Thieme

Krebs und Ernährung

Risiken und Prävention –
wissenschaftliche Grundlagen und Ernährungsempfehlungen

Herausgegeben von Siegfried Knasmüller

Unter Mitarbeit von

Miroslav Mišík
Wolfram Parzefall
Karl-Heinz Wagner

159 Abbildungen

Georg Thieme Verlag
Stuttgart · New York

Impressum

Bibliografische Information
der Deutschen Nationalbibliothek

Die Deutsche Nationalbibliothek verzeichnet diese Publikation in der Deutschen Nationalbibliografie; detaillierte bibliografische Daten sind im Internet über http://dnb.d-nb.de abrufbar.

Wichtiger Hinweis: Wie jede Wissenschaft ist die Medizin ständigen Entwicklungen unterworfen. Forschung und klinische Erfahrung erweitern unsere Erkenntnisse, insbesondere was Behandlung und medikamentöse Therapie anbelangt. Soweit in diesem Werk eine Dosierung oder eine Applikation erwähnt wird, darf der Leser zwar darauf vertrauen, dass Autoren, Herausgeber und Verlag große Sorgfalt darauf verwandt haben, dass diese Angabe **dem Wissensstand bei Fertigstellung des Werkes** entspricht.
Für Angaben über Dosierungsanweisungen und Applikationsformen kann vom Verlag jedoch keine Gewähr übernommen werden. **Jeder Benutzer ist angehalten**, durch sorgfältige Prüfung der Beipackzettel der verwendeten Präparate und gegebenenfalls nach Konsultation eines Spezialisten festzustellen, ob die dort gegebene Empfehlung für Dosierungen oder die Beachtung von Kontraindikationen gegenüber der Angabe in diesem Buch abweicht. Eine solche Prüfung ist besonders wichtig bei selten verwendeten Präparaten oder solchen, die neu auf den Markt gebracht worden sind. **Jede Dosierung oder Applikation erfolgt auf eigene Gefahr des Benutzers.** Autoren und Verlag appellieren an jeden Benutzer, ihm etwa auffallende Ungenauigkeiten dem Verlag mitzuteilen.

Rüdigerstraße 14
70469 Stuttgart
Deutschland
Telefon: +49/(0)711/8931-0
Unsere Homepage: www.thieme.de

Printed in Germany

Zeichnungen: BITmap, Mannheim
Umschlaggestaltung: Thieme Verlagsgruppe
Umschlaggrafik: Martina Berge, Bad König unter Verwendung von Abbildungen von © ag visuell – Fotolia.com, © f9photos – Fotolia.com, © mates – Fotolia.com, Andrea Danti – Fotolia.com
Redaktion: Dr. Antje Merz-Schönpflug, Eitelborn
Satz: Fotosatz Buck, Kumhausen
gesetzt aus Adobe InDesign CS5
Druck: Grafisches Centrum Cuno, Calbe

ISBN 978-3-13-154211-3 1 2 3 4 5 6
Auch erhältlich als E-Book:
eISBN (PDF) 978-3-13-170581-5

Vorwort

Anerkannten Untersuchungen zufolge sind in den westlichen Industrieländern Ernährungsfaktoren für etwa 35 % aller Krebstoten verantwortlich; dies entspricht im EU-Raum ca. 460.000 Todesfällen pro Jahr. Ernährungsfaktoren lösen damit eine etwa ebenso hohe Krebsmortalität aus wie der Faktor Rauchen und verursachen im Vergleich zum Straßenverkehr eine ca. 16-fach höhere Anzahl an Todesfällen (28.000 Verkehrstote im Jahr 2012).

In der Bevölkerung ist das Wissen um die Zusammenhänge zwischen der Auslösung von Krebs und falscher Ernährung kaum vorhanden. Die Ursachen für den derzeitigen Informationsmangel sind vielfältig: Zum einen sind die Medien vor allem an einfach zu transportierenden Botschaften interessiert. Diese können von der Forschung angesichts der komplexen Zusammensetzung der menschlichen Ernährung und der vielfältigen molekularen Prozesse, die der Krebsprävention durch Nahrungsinhaltsstoffe zugrunde liegen, nicht geliefert werden. Zum anderen klären die Lebensmittelproduzenten die Verbraucher nicht ausreichend über etwaige gesundheitsschädliche Effekte ihrer Produkte auf, da sie vor allem an Gewinnmaximierung interessiert sind. Vielmehr werden die Verbraucher dazu verführt, möglichst viele und teure Lebensmittel zu konsumieren.

Mit wachsender Besorgnis registrieren Ernährungswissenschaftler in der Bevölkerung Fehlernährung und deren Folgeerscheinungen. So tritt z. B. vermehrt Übergewicht auf, das einen wichtigen Risikofaktor für Krebs darstellt. Gleichzeitig werden zunehmend Lebensmittel verzehrt, die arm an bioaktiven Nahrungsinhaltsstoffen sind. Bioaktiven Nahrungsinhaltsstoffen wiederum werden gesundheitsfördernde Effekte, z. B. Schutzeffekte vor Krebs, zugeschrieben. Auffällig ist auch, dass der Verzehr von frischem Obst und Gemüse trotz ihrer mittlerweile ganzjährigen Verfügbarkeit in den letzten Jahren nicht wesentlich angestiegen ist.

Ungesunde Ernährung und Übergewicht in Kombination mit einer überwiegend „sessilen" bewegungsarmen Lebensweise kann zu Langzeitschäden führen, wie u. a. zur Auslösung von Diabetes Typ II und zu einem Anstieg des Krebsrisikos. Nicht nur an den heimischen Herden, auch in Pflegeheimen und in Werks- und Schulküchen, werden aktuelle Forschungsergebnisse nicht entsprechend berücksichtigt. Aus Sicht der Forschung im Bereich Krebsprävention ist die derzeitige Situation teilweise alarmierend.

Es gibt in der Forschung keine allgemein gültigen ewigen Wahrheiten. Auch zu Schutzwirkungen, die einzelnen Nahrungsmittelinhaltsstoffen zugeschrieben werden, gibt es immer wieder neue Erkenntnisse und bestehende Hypothesen müssen entsprechend geändert werden. Beispielsweise schreibt man derzeit den sekundären Pflanzeninhaltsstoffen eine höhere Bedeutung hinsichtlich der Prävention von Krebserkrankungen zu als einzelnen Vitaminen. Aufwendige Humanstudien, u. a. die „European Prospective Study on Cancer" (EPIC), haben in den letzten Jahren zuverlässige Informationen darüber geliefert, welche Nahrungsfaktoren die Erkrankungsrisiken erhöhen bzw. senken. Dadurch ist es mittlerweile möglich, für einzelne Gruppen von Nahrungsinhaltsstoffen (z. B. Ballaststoffe und Spurenelemente) relativ konkrete Ernährungsempfehlungen abzugeben. Die Entwicklung revolutionärer neuer Methoden, insbesondere der -OMICS Verfahren (z. B. Transkriptomics, Genomics, Metabolomics) hat dazu beigetragen, dass wir heute die Mechanismen, die den Schutzeffekten der Nahrungsinhaltsstoffe zugrunde liegen, besser verstehen.

Wir beschreiben in diesem Werk auch die wichtigsten molekularen Prozesse im Zusammenspiel von Nahrungsinhaltsstoffen und der Krebsauslösung bzw. der Krebsprävention. Diese liefern oft plausible Erklärungen für Zusammenhänge, die in Humanstudien gefunden werden. Wir haben bewusst eine kritische Form der Darstellung gewählt, um auf Irrtümer aufmerksam zu machen. Es ist uns ein besonderes Anliegen, mit weit verbreiteten Fehlmeinungen „aufzuräumen", etwa hinsichtlich der Gefahr von Zusatz- und Süßstoffen. Im Gegenzug möchten wir auch insbesondere auf unterschätzte Gefahren hinweisen, z. B. auf die Bedeutung von Alkohol und Übergewicht.

Letztendlich soll das Buch dazu beitragen, die Informationslücke hinsichtlich des Zusammenhangs zwischen Krebs und Ernährung zu schließen. Wir haben es primär für Allgemeinmediziner, Internisten und Ärzte, die Krebspatienten betreuen, geschrieben, aber auch für Ernährungswissenschaftler, Lebensmittelchemiker, Ökotrophologen und Diätassistenten sowie Studierende dieser Fachrichtungen. Ihnen möchten wir den Einstieg in dieses wichtige Thema erleichtern und dabei helfen, die Bevölkerung, insbesondere Risikogruppen, durch gezielte Ernährungsstrategien vor Krebs zu schützen.

Das Buch ist in die folgenden Abschnitte gegliedert:

Die ersten 3 Kapitel beschreiben die Grundlagen der Krebsentstehung sowie die Methoden, die eingesetzt werden, um Zusammenhänge zwischen malignen Erkrankungen und Ernährungsfaktoren zu untersuchen.

Kapitel 4 beschäftigt sich mit den Risikofaktoren, d.h. mit den einzelnen Gruppen krebsauslösender Substanzen in Nahrungsmitteln, sowie der Rolle von Übergewicht und Fett- und Fleischverzehr.

Die darauf folgenden Kapitel sind stabilisierenden Faktoren und Schutzfaktoren gewidmet. Abschließend werden Empfehlungen abgegeben, die zu einer Reduktion des Krebsrisikos beitragen können.

Danksagung

An der Realisierung dieses Buches waren zahlreiche Kollegen, Mitarbeiter und Freunde beteiligt, denen ich meinen Dank aussprechen möchte. Allen voran meinen Mitautoren Wolfram Parzefall für die peniblen Korrekturen und für seine Beiträge, die v. a. die allgemeinen Grundlagen der Krebsentstehung, die Risikofaktoren und die Auswahl der weiterführenden Literatur betreffen; Karl-Heinz Wagner lieferte wertvolle Informationen über das Vorkommen von Schutzsubstanzen in Nahrungsmitteln, über die Effekte der Phytoöstrogene und Omega-3-Fettsäuren sowie über chemische Veränderungen von Nahrungsmitteln durch Kochprozesse. Miroslav Mišík führte die Literaturrecherchen durch und sorgte für die Erstellung der Abbildungen. Bei der Niederschrift des Manuskripts standen mir Anna Heger, Chrysoula Vraka und Bernhard Rainer zur Seite. Sie haben (oft mit Mühe) meine Aufzeichnungen entziffert und anfallende Korrekturen mit großer Sorgfalt durchgeführt. Dem „Thieme Team" – bestehend aus der Projektmanagerin Yvonne Dürr, der Projektplanerin Heike Tegude und der Herstellerin Marion Holzer – sowie der Redakteurin Antje Merz-Schönpflug danke ich für die wertvolle Betreuung, Ergänzungen und Verbesserungen betreffend, und auch für die äußerst konstruktive Hilfe bei der Gestaltung des Buches sowie letztendlich für die Geduld im Hinblick auf nachträgliche Verbesserungen und Verzögerungen der Abgabe einzelner Manuskriptteile.

Das Buch wäre nicht ohne die Anregungen und den Input meiner Mitarbeiter und Studenten zustande gekommen. Ich danke daher Sabine Fuchs, Reinhard Stidl und Markus Zsivkovits, die sich mit antioxidativen und DNA-protektiven Eigenschaften von Milchsäurebakterien beschäftigten, Brenda Lacky, Christine Hölzl und Julia Bichler arbeiteten in meiner Gruppe über die Schutzwirkungen von Kaffee und Kohlsprossen, Christine Schwab und Maria Uhl über heterozyklische aromatische Amine, Veronika Ehrlich über Pilzgifte und Schwermetalle, Christoph Buchmann über Benzoxazinoide in Getreiden. Kassie Fekadu, Hans Steinkellner, Bernhard Majer und Maria Uhl erforschten im Rahmen von EU-Projekten die Schutzeffekte von Kohlgemüsen und die Krebsrisiken heterozyklischer aromatischer Amine und anderer nahrungsspezifischer Kanzerogene. Nina Karger untersuchte die Effekte von Grüntee. Besonders wichtig waren die Forschungsarbeiten und Anregungen von Armen Nersesyan, der ein Experte für humane Biomonitoringverfahren ist, sowie von Franziska Ferk, die gemeinsam mit Asima Chakraborty die antioxidativen und krebsschützenden Eigenschaften von Gallussäure entdeckten. Gemeinsam mit Christoph Pichler untersuchte Franziska Ferk auch die protektiven Eigenschaften von Xanthohumol im Menschen; weiters entdeckte sie die Schutzwirkungen von Kaffee vor den krebsauslösenden Wirkungen von Aflatoxin.

Auch meinen Lehrern möchte ich danken, Georges Mohn, der an der Universität Leiden tätig war, Herbert Rosenkranz von der Case Western Reserve University in Cleveland sowie David DeMarini, der bei der US-EPA arbeitet. Von den zahlreichen Kollegen, die mich unterstützten, möchte ich namentlich Michael Kundi (Med. Uni. Wien) nennen, sowie die viel zu früh verstorbene Beatrix Pool-Zobel (Uni. Jena), Hans-Ruedi Glatt (DIfE Potsdam), Tamara Grummt (UBA, Bad Elster), Ian Johnson (IFR, Norwich) und Michael Fenech (CSIRO, Adelaide). Letztendlich danke ich Georg Krupitza für die wertvollen Diskussionen im Rahmen einer langjährigen Freundschaft, Beate Enders für die emotionale Unterstützung und Kecki Knasmüller für die fröhliche Zuneigung.

Siegfried Knasmüller

Anschriften

Herausgeber

Knasmüller, Siegfried, Prof. Dr.
Universitätsklinik für Innere Medizin I
der Medizinischen Universität Wien
Institut für Krebsforschung
Borschkegasse 8a
1090 Wien
Österreich

Mitarbeiter

Mišík, Miroslav, Dr.
Universitätsklinik für Innere Medizin I
der Medizinischen Universität Wien
Institut für Krebsforschung
Borschkegasse 8a
1090 Wien
Österreich

Parzefall, Wolfram, Prof. Dr.
Universitätsklinik für Innere Medizin I
der Medizinischen Universität Wien
Institut für Krebsforschung
Borschkegasse 8a
1090 Wien
Österreich

Wagner, Karl-Heinz, Prof. Dr.
Universität Wien
Department für Ernährungswissenschaften
Althanstraße 14
1090 Wien
Österreich

Abkürzungen

ACF	Aberrant Crypt Foci
ADH	Alkoholdehydrogenase
ADI-Werte	Acceptable daily Intake Values
AF-2	α-2-Furyl-5-Nitrofuranacrylamid
AFB1	Aflatoxin B1
AGE	Advanced Glycation Endproducts
AHF	Altered hepatic Foci
AHH	Arylhydrocarbonhydroxylase
AhR	Aryl-Hydrocarbon-Rezeptor
AICR	American Institute for Cancer Research
Akt	Proteinkinase B, PKB
ALA	α-Linolensäure
ALARA	As low as reasonably achievable, so niedrig wie vernünftigerweise erreichbar
ALDH	Aldehyddehydrogenase
ALT	Alanin-Aminotransferase
AMS	Accelerator Mass Spectrometry, Beschleuniger-Massenspektrometrie
AMS	Allylmethylsulfid
AMSO	Allylmethylsulfoxid
AMSO(2)	Allylmethylsulfon
AOM	Azoxymethan
AOPP	Advanced oxidized Protein Products
AP-1	Aktivator-Protein 1
APAF-1	Apoptoseprotein-aktivierender-Faktor-1
APC	Antigen Presenting Cells, antigenpräsentierende Zellen
APC	Adenomatous Polyposis coli (Tumorsuppressorgen)
APL	akute promyeloische Leukämie
ARE	Antioxidanzien-responsives Element
ARNT	Ah-Receptor Nuclear Translocator
AST	Aspartat-Aminotransferase
ATF3	Activating Transcription Factor 3
AαC	2-Amino-9H-pyrido[2,3-b]indol
B(a)P	Benzo(a)pyren
Bcl-2	Protein „B-Zell-Lymphom 2“
Bcl-xL	Protein „B-Zell-Lymphom extra large“
BEN	balkanendemische Nephropathie
BER	Basenexzisionsreparatur
bFGF	Basic Fibroblast Growth Factor, basischer Fibroblasten-Wachstumsfaktor
BfR	Bundesinstitut für Risikobewertung
BHA	Butylhydroxyanisol
BHT	Butylhydroxytoluol
BITC	Benzyl-Isothiocyanate
BMD10	Benchmark Dose
BMDL10	Benchmark Dose Limit
BMI	Body Mass Index
BMR10	Benchmark Response
cAMP	zyklisches Adenosinmonophosphat
CaR	extrazellulärer Kalziumrezeptor
CAT	Katalase
CCK	Cholezystokinin
CCl4	Tetrachlormethan
CDK	cyclinabhängige Kinase
cDNA	komplementäre DNA
CFU	Colony Forming Units
COMT	Catechol-O-Methyltransferase
CONTAM	EU-Panel on Contaminants in the Food Chain
COX-2	Cyclooxygenase 2
CR	Caloric Restriction
CRC	Kolorektalkarzinom
CRP	C-reaktives Protein
CTCL	Cutaneous T-Cell Lymphoma, kutane T-Zell-Lymphome
CTGF	Connective Tissue Growth Factor
CTL	zytotoxische T-Lymphozyten
CYP	Zytochrom-P450-Enzyme
D-A-CH-Referenzwerte	Referenzwerte für die Nährstoffzufuhr der Gesellschaften für Ernährung in Deutschland (DGE), Österreich (ÖGE) und der Schweiz (SGE/SVE)
DADS	Diallyldisulfid
DAS	Diallylsulfid
DATS	Diallyltrisulfid
DBP	Vitamin-D-bindendes Protein
DFG	Deutsche Forschungsgemeinschaft
DGE	Deutsche Gesellschaft für Ernährung
DHA	Docacosahexaensäure
DHF	Dihydrofolsäure
DHFR	Dihydrofolat-Reduktase
DIfE	Deutsches Institut für Ernährungsforschung
DIO	Diet-induced Obesity
Dio	Jod-Thyroxindeiodasen
DKFZ	Deutsches Krebsforschungszentrum

DMA	Desmethylangolensin
DMA(V)	Dimethylarsinsäure
DMBA	Dimethylbenzanthrazen
DMH	Dimethylhydrazin
DNA	Desoxyribonukleinsäure
DNMT	DNA-Methyltransferase
DON	Deoxynivalenol
DPPH	2,2-Diphenyl-1-pikrylhydrazyl
DRE	Dioxin-responsive Elemente
DS	Desaturase
dTMP	Desoxythymidinmonophosphat
dUMP	Desoxyuridinmonophosphat
DZ	dendritische Zellen
EC	Epicatechin
ECG	Epicatechingallat
EFSA	European Food Safety Authority
EGC	Epigallocatechin
EGCG	Epigallocatechingallat
EGF	Epidermal Growth Factor
EGFR	Epidermal Growth Factor Receptor
EH	Epoxidhydrolase
EL	Elongase
ELISA	Enzyme-linked Immunosorbent Assay
EPA	Eicosapentaensäure
EPIC	European Prospective Investigation into Cancer and Nutrition
ER	Östrogenrezeptor
ERE	Östrogen-responsive Elemente
ERK	Extracellular-signal regulated Kinase
FACS	Fluorescence activated Cell Sorting
FAD	Flavin-Adenin-Dinukleotid
FAO	Food and Agriculture Organization
FAP	familiäre adenomatöse Polyposis
FB1	Fumonisin B1
FDA	Food and Drug Administration (USA)
ω-3-FS	ω-3-Fettsäuren
FFQ	Food Frequency Questionnaires
FGF	Fibroblast Growth Factor, Fibroblastenwachstumsfaktor
FMN	Flavin-Mono-Nukleotid
FOS	Fructooligosaccharide
FOX	Forkhead Box
FRAP	Ferric reducing antioxidant Power
FSH	follikelstimulierendes Hormon
Fyn	Tyrosinkinase Fyn
GALT	Gut-associated lymphoid Tissue
GCL	Glutamatcysteinligasen
γGCL	γ-Glutamat-Cystein-Ligase
GHS	Globally harmonized System of Classification and Labelling of Chemicals
β-Gluc	β-Glukuronidase
GMO	gentechnisch modifizierte Organismen
GPx	Glutathionperoxidase
GR	Glutathionreduktase
GRAS	Generally regarded as save
GSE	Grape Seed Extracts
GSH	Glutathion
GSSG	oxidiertes Glutathion
GST	Glutathion-S-Transferase
γ-GT	γ-Glutamyl-Transferase
HA	heterozyklische aromatische Amine
HAT	Histonacetylasen
HCC	hepatozelluläres Karzinom
HDAC	Histondeacetylasen
HDACI	Histon-Deacetylase-Inhibitoren
5-HETE	5-Hydroxyeicosatetraensäure
HGFR	Hepatocyte Growth Factor Receptor
HIF	Hypoxia-inducible Factor
HIV	Human Immunodeficiency Virus, humanes Immundefizienzvirus
HMEC	Human microvascular endothelial Cells
HMF	Hydroxymethylfurfural
HMG-CoA	3-Hydroxy-3-Methylglutaryl-Coenzym-A
HNA	Hydroxynonenal
HNPCC	Hereditary nonpolyposis colorectal Cancer
HO-1	Hämoxygenase-1
HPLC	Hochdruckflüssigkeitschromatografie
HPRT	Hypoxanthin-Guanin-Phosphoribosyltransferase
HPV	Human Papilloma Virus
HR	Hazard Ratio
HRT	Hormone Replacement Therapy, Hormonersatztherapie
HUVEC	Human umbilical Vein endothelial Cells
8-OHdG	8-Hydroxydesoxyguanosin
I3C	Indol-3-carbinol
IARC	International Agency for Research on Cancer
IBD	Inflammatory Bowel Disease
IFN	Interferon

IGF	Insulin-like Growth Factor
IGF-1R	Insulin-like Growth Factor 1 Receptor
IGFBP	Insulin-like Growth Factor-binding Protein
IKK	IκB-Kinase
IL	Interleukin
iNOS	induzierbare Stickstoffmonoxidsynthase
IPCS	International Program on Chemical Safety
IQ	2-Amino-3-methylimidazo[4,5-f] chinolin
ISF	Isoflavone
ITC	Isothiocyanate
IκBα	Nuclear Factor of kappa Light Polypeptide Gene Enhancer in B-Cells Inhibitor alpha
JAK1	Janus Kinase 1
JNK	c-Jun-N-terminale Kinasen
Keap1	Kelch-like ECH-associated Protein 1
KG	Körpergewicht
KI	Konfidenzintervall
LAB	Lactic Acid Bacteria, Milchsäurebakterien
LAR	Lariciresinol
LC-MS	Flüssigkeitschromatografie-Massenspektrometrie
LD_{50}	letale Dosis für 50 % = Dosis, bei der 50 % der untersuchten Tiere sterben
LF	Lacrymatory Factor, tränenreizender Faktor
LH	luteinisierendes Hormon
LOX	Lipoxygenase
LP	Lipidperoxidation
LPS	Lipopolysaccharide
µM	Mikromolar
MAK	maximale Arbeitsplatzkonzentration
MAM	Methylazoxymethanol
MAPK	Mitogen-activated Protein Kinase, Mitogen-aktivierte Proteinkinasen
MAT	Matairesinol
Mcl-1	Induced myeloid Leukemia Cell Differentiation Protein
MDA	Malondialdehyd
MDR	Multiple Drug Resistance
MeIQ	2-Amino-3,4-dimethylimidazo-[4,5-f]chinolin
MeIQx	2-Amino-3,8-dimethylimidazo-[4,5-f]chinoxalin
MEK1	Threonin und Tyrosin erkennende Kinase
6-O-MGMT	6-O-Methylguanin-DNA-Methyltransferase
MHC	Major Histocompatibility Complex, Haupthistokompatibilitätskomplex
miRNA	Micro-Ribonukleinsäure
MKK4	Mitogen-activated Protein Kinase Kinase 4
MMA(V)	Monomethylarsonsäure
MMP	Matrixmetalloproteinase
MNU	Nitrosomethylurea, Nitrosomethylharnstoff
MOE	Margin of Exposure
MPK5	mitogenaktivierte Proteinkinase 5
mRNA	Messenger-Ribonukleinsäure, Boten-Ribonukleinsäure
MTD	Maximal tolerated Dose, maximale tolerierte Dosis
MTF-1	metallresponsiver Transkriptionsfaktor-1
MTHFR	Methylentetrahydrofolat-Reduktase
mVDR	membranständiger Vitamin-D-Rezeptor
MYH	MutY-Homolog-Glycosylase
NADPH	Nicotinamid-adenin-dinukleotidphosphat
NAT	N-Acetyltransferase
NBMA	Nitroso-benzyl-methylamin
NDBA	Nitrosodibutylamin
NDEA	Nitrodiethylamin
NDMA	Nitrosodimethylamin
NER	Nukleotidexzisionsreparatur
NFκB	Nuclear Factor kappa B
NK-Zellen	natürliche Killerzellen
NMBA	4-(N-Methyl-N-nitroso)-buttersäure
NMU	Nitrosomethylurea
NNK	4-(Methylnitrosamino)-1-(3-pyridyl)-1-butanon
NOAEL	No observed adverse Effect Level
NOEL	No observed Effect Level
NPIP	N-Nitrosopiperidin
NPRO	Nitrosoprolin
NPYR	N-Nitrosopyrrolidin
NQO-1	NAD(P)H-Dehydrogenase (quinone 1)
NRC	National Research Council

Nrf2	Nuclear Factor E2-related Factor 2
NSAID	Non steroidal anti-inflammatory Drugs, nichtsteroidale Antirheumatika
NSP	Non Starch Polysaccharides, Nicht-Stärke-Polysaccharide
NTP	National Toxicology Program (USA)
OAT	O-Acetyltransferase
OECD	Organisation for Economic Co-operation and Development, Organisation für wirtschaftliche Zusammenarbeit und Entwicklung
OGG1	8-Oxoguanin-DNA-Glycosylase
OR	Odds Ratio
ORAC	Oxygen Radical Absorbing Capacity
OTA	Ochratoxin A
p38 MAPK	p38-mitogenaktivierte Proteinkinasen
PA	Proanthocyanidine
2D-PAGE	zweidimensionale Polyacrylamid-Gelelektrophorese
PAK	polyzyklische aromatische Kohlenwasserstoffe
PARP	Poly(ADP-ribose)-Polymerase
PCB	polychlorierte Biphenyle
PCDD	polychlorierte Dibenzodioxine
PCDF	polychlorierte Dibenzofurane
PCNA	Proliferating Cell Nuclear Antigen
PDGF	Platelet-derived Growth Factor
PEITC	Phenethyl-Isothiocyanat
PGE	Pomegranate Extract, Granatapfel-Extrakt
PGE2	Prostaglandin E2
PhIP	2-Amino-1-methyl-6-phenylimidazo[4,5-b]pyridin
PI3K	Phosphoinositid-3-Kinase
PIN	Pinoresinol
PKB	Proteinkinase B, Akt
PKC	Proteinkinase C
PLA2	Phospholipase 2
PLTP	Phospholipid-Transferprotein
POD	Peroxidase
PPAR-γ	Peroxisome Proliferator-activated Receptor γ
ppb	parts per billion, Teile pro Milliarde
PSA	Prostata-spezifisches Antigen
PTWI	Provisional tolerable weekly Intake
PUFA	Polyunsaturated fatty Acids, mehrfach ungesättigte Fettsäuren
RÄ	Retinol-Äquivalent
Raf1	Proto-Oncogene Serine/Threonin Protein Kinase
RAR	Retinoic Acid Receptor
RBP	Retinol-binding Protein
RDA-Werte	Recommended daily Allowance
RKI	Robert Koch Institut
RNA	Ribonukleinsäure
ROS	Reactive Oxygen Species, reaktive Sauerstoffspezies
RR	relatives Risiko
RT-PCR	Real-Time Polymerase Chain Reaction
RXR	Retinoid X Receptor, 9-cis-Retinolsäurerezeptor
SAC	S-Allyl-Cystein
SAH	S-Adenosyl-Homocystein
SAM	S-Adenosyl-Methionin
SAMC	S-Allylmercaptocystein
SCE	Sister-Chromatid Exchange
SCF	Scientific Committee on Food
SCFA	Short Chain Fatty Acids, kurzkettige Fettsäuren
SCGE	Single Cell Gel Electrophoresis, Comet-Assay, Einzelzell-Gelelektrophorese
SEC	Secoisolariciresinol
SERM	Selective Estrogen Receptor Modulators
SFM	5-(Sulfoxymethyl)-2-furfural
SHBG	Sexual Hormon-binding Globulin
SLRL	Sex-linked recessive lethal Test
SMR	standardisierte Mortalitätsrate
SNP	Single Nucleotide Polymorphisms
SOD	Superoxiddismutase
SPF	spezifiziert pathogenfrei
STAT3	Signal Transducer and Activator of Transcription 3
SULT	Sulfotransferase
SYR	Syringaresinol
TÄ	Tocopherol-Äquivalent
TAA	totale antioxidative Aktivität
TAC	totale antioxidative Kapazität
TBARS	Thiobarbituric Acid Reactive Substances, Thiobarbitursäure-reaktive Substanzen
TCDD	2,3,7,8-Tetrachlordibenzodioxin
TCDF	2,3,7,8-Tetrachlordibenzofuran
TCM	traditionelle chinesische Medizin
TCR	T-Zell-Rezeptor
TD_{50}-Wert:	toxische Dosis einer Substanz, die bei der Hälfte der Individuen eine definierte Wirkung auslöst

TDI	Tolerable daily Intake, tolerable tägliche Aufnahme
TEAC	Trolox-equivalent antioxidant Capacity
TEF	Toxizitätsäquivalenzfaktor
TEQ	Toxizitätsäquivalente
TF	Theoflavin
TGF-β	Transforming Growth Factor β, Tumor Growth Factor β
THF	Tetrahydrofolsäure
Th-Zellen	T-Helferzellen
TIMP1	Tissue Inhibitor of Metalloproteinase 1
TLR	Toll-like-Rezeptoren
TNF-α	Tumornekrosefaktor α
TPA	12-0-Tetradecanoylphorbol-13-acetat
TQ	Thymochinon
TRAIL	Tumor Necrosis Factor-related Apoptosis-inducing Ligand
Trp-1	3-Amino-1,4-dimethyl-5H-pyrido [4,3-b] indol
Trp-2	1Methyl-3-amino-5H-pyrido (4,3-b) indol
TrxR	Thioredoxinreduktasen
TS	Thymidilat-Synthase
α-TTP	α-Tocopherol-Transferprotein
TWI	Tolerable weekly Intake
UDPGT	Uridindiphosphoglucuronosyl-Transferase
UDS	Unscheduled DNA Synthesis
UGT1A1	UDP-Glucuronyltransferase 1A1
uPA	Urokinase-Typ Plasminogen-Aktivator
VDR	Vitamin-D-Rezeptor
VDRE	Vitamin-D-responsive Elemente
VEGF	Vascular endothelial Growth Factor, vaskulärer endothelialer Wachstumsfaktor
WCRF	World Cancer Research Fund
WHO	Weltgesundheitsorganisation
WHR	Waist to Hip Ratio
XN	Xanthohumol
XRE	Xenobiotic Responsive Element
ZAP-70	Zeta-chain-associated Protein Kinase 70
ZnT	Zinktransporter

Inhaltsverzeichnis

1 Allgemeine Grundlagen

1.1 Historische Notizen

▶ **Entdeckung von Kanzerogenen.** Die Geschichte der wissenschaftlich fundierten Krebsforschung beginnt im Zeitalter der Aufklärung. 1775 erhielt der Franzose Bernard Peyrilhe den Preis der französischen Akademie der Wissenschaft für seine (allerdings nicht reproduzierbaren) Transplantationsversuche mit Tumoren und im gleichen Jahr postulierte der englische Arzt Percivall Pott, dass das Auftreten von Hodenkrebs bei Schornsteinfegern mit ihrer beruflichen Exposition im Zusammenhang steht. Etwa 100 Jahre später erkannte der deutsche Arzt Alfred Wilhelm Volkmann, dass Teer krebsauslösend wirkt, und 1915 begannen japanische Forschungsgruppen mit Experimenten, in denen sie Teer auf die Ohren von Kaninchen pinselten und die dabei entstehenden Hauttumoren untersuchten. Dies war ein wichtiger Meilenstein der experimentellen Krebsforschung.

Ende des 19. Jahrhunderts berichtete der Frankfurter Chirurg Rehn über das Auftreten von Blasenkrebs bei Arbeitern in Anilinfabriken. Diese Beobachtung führte zur Entdeckung der krebsauslösenden Effekte von aromatischen Aminen.

Buttergelb ist ein Azofarbstoff, der früher zur farblichen Verbesserung von Butter („Schönen") verwendet wurde. Schon in den 1930er Jahren erkannte man, dass diese Verbindung in Versuchstieren Krebs auslöst und zog sie aus dem Verkehr.

Sehr wichtige Informationen über die Mechanismen der Krebsentstehung lieferten die Experimente, die Isaac Berenblum in den 1930er Jahren durchführte; seine Versuche sind in Kapitel 1.5 genauer beschrieben. Zu dieser Zeit wurden auch die ersten Vertreter von Kanzerogenen in Nahrungsmitteln isoliert, beispielsweise Benzo(a)pyren und andere polyzyklische aromatische Kohlenwasserstoffe und Nitrosamine. Anfang der 1970er Jahre wurden die ersten heterozyklischen aromatischen Amine in gebratenem Fleisch von dem japanischen Forscher Takashi Sugimura entdeckt.

▶ **Entdeckung von Schutzfaktoren.** Die Entdeckung von Schutzfaktoren in der Nahrung reicht bis in die 1. Hälfte des 20. Jahrhunderts zurück. Bereits nach dem Ende des 2. Weltkrieges beobachtete man in Tierexperimenten, dass bestimmte schwefelartige Aminosäuren und Vitamine DNA-Schäden und die Auslösung von Tumoren durch radioaktive Strahlung verhindern, und schon bald erkannte man, dass auch andere Inhaltsstoffe pflanzlicher Nahrungsmittel protektive Eigenschaften aufweisen. Zu den Pionieren der Präventionsforschung zählen der japanische Forscher Tsuneo Kada und der Amerikaner Lee Wattenberg. Kada beschäftigte sich vor allem mit der Erforschung von Substanzen, die vor DNA-Schäden schützen, und untersuchte Hunderte von Pflanzenextrakten in Experimenten mit Bakterien. Wattenberg arbeitete mit seiner Gruppe an der University of Minnesota und entdeckte in Tierexperimenten u. a. die Schutzwirkungen von Kohlgemüsen, Kaffeeinhaltsstoffen und vielen anderen Nahrungskomponenten.

▶ **Omics-Methoden.** Ein wichtiger aktueller Meilenstein ist die Anwendung von „Omics"-Techniken in Bezug auf die Erfassung von gesundheitsrelevanten Effekten von Nahrungsinhaltsstoffen (Kapitel 2.5). Die entsprechenden Methoden wurden um die Jahrtausendwende verfügbar und ermöglichen es, gleichzeitig Hunderte bis Tausende Änderungen der Transkription von Genen und von Proteinexpressionsmustern zu erfassen. Dadurch können komplexe molekularbiologische Mechanismen erforscht werden, die mit Krebsauslösung in Zusammenhang stehen. Insbesondere die Erforschung von Signalketten wurde durch die Entwicklung dieser Verfahren möglich.

1.2 Häufigkeit von Krebserkrankungen und Todesfällen

▶ **Mortalität und Inzidenz.** Weltweit sterben jährlich etwa 7,6 Mio. Menschen an Krebs, im EU-Raum sind es 1,28 Mio. Tote pro Jahr [16]. Dies entspricht 2531 Krebstoten pro 1 Mio. Menschen, wobei die Erkrankungsraten 2–2,5-fach höher liegen. Vergleicht man die Häufigkeit diverser Todesursachen, so zeigt sich, dass Krebserkrankungen mit ca. 25 % derzeit die zweithäufigste Ursache darstellen, an erster Stelle stehen Herz-Kreislauf-Erkrankungen, die etwa doppelt so häufig auftreten. ▶ Abb. 1.1 a u. Abb. 1.1 b zeigen die Häufigkeitsverteilung der häufigsten Krebsraten in Deutschland und die entsprechenden Mortalitätsraten (Angaben pro 100.000 Einwohner) sowie deren Entwicklung von 1990 und 2006.

▶ **Krebsarten.** Bei Männern sind Prostata- und Lungenkrebs die häufigsten Erkrankungsformen, bei Frauen ist die häufigste Form seit Jahren der Brustkrebs, gefolgt von Darm, Lunge und Magen. Bei beiden Geschlechtern ist Dickdarmkrebs recht häufig, wobei angenommen wird, dass diese Krebsart in besonderer Weise durch Ernährungsfaktoren beeinflusst wird.

Betrachtet man die Veränderungen der Erkrankungsraten über einen Zeitraum von mehreren Jahrzehnten, so zeigt sich, dass es zu deutlichen Verschiebungen kam. Beispielsweise nahm die Häufigkeit von Magenkrebs in Europa deutlich ab und es wurde spekuliert, dass dies möglicherweise mit dem Wegfall des Konsums konservierter Lebensmittel durch die Entwicklung von Kühlverfahren und die Verfügbarkeit von Kühlschränken in Zusammenhang steht. Während die Mortalität von Magen-, Darm-, Brust- und Prostatakrebs bei Frauen und Männern zwischen 1990 und 2006 abnimmt, ist dies für Lungenkrebs nur bei Männern zu beobachten. Bei Frauen steigt sowohl die Inzidenz als auch die Mortalität. Die positiven Trends sind vor allem auf eine verbesserte Diagnose und erfolgreichere Therapien zurückzuführen.

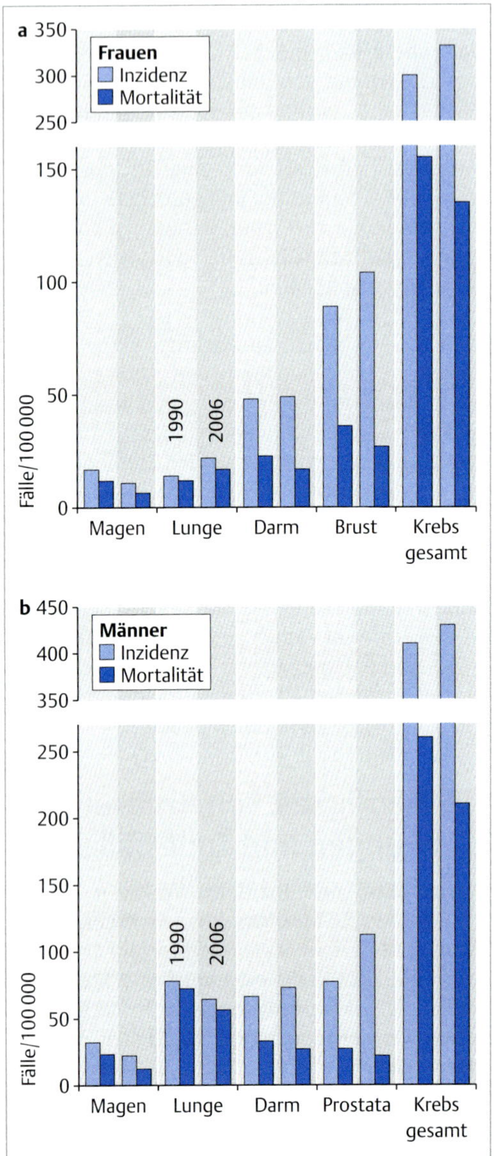

Abb. 1.1 Verbreitung von Krebserkrankungen in Deutschland zwischen 1990 und 2006 (Quelle: [8]).
a Frauen
b Männer.

1.3 Auftreten von Krebserkrankungen und Ernährungsfaktoren – globale Zusammenhänge

1.3.1 Beeinträchtigung der Krebsinzidenz durch Ernährung

▶ **Lebensstil und Umwelt.** ▶ Abb. 1.2 gibt eine Übersicht über die „vermeidbaren" Krebsrisiken. Sie beruht auf Abschätzungen der Epidemiologen Richard Peto und Richard Doll [2]. Die erste derartige Untersuchung wurde bereits Anfang der 1980er Jahre publiziert und in nachfolgenden Studien weitgehend bestätigt. Die Grafik zeigt den Anteil verschiedener Risikofaktoren an der Krebsmortalität in den USA. Trotz der Unsicherheiten, die mit derartigen globalen Abschätzungen verbunden sind (die Zahlen in Klammern geben jeweils die Schwankungsbereiche an, jene außerhalb der Klammern die wahrscheinlichsten Werte), wird deutlich, dass neben Tabakkonsum Ernährungsfaktoren eine ganz zentrale Rolle spielen. Interessanterweise spielen andere Risikofaktoren, denen die Allgemeinbevölkerung oft eine erhebliche Bedeutung zumisst (z. B. Umweltverschmutzung), nur eine untergeordnete Rolle.

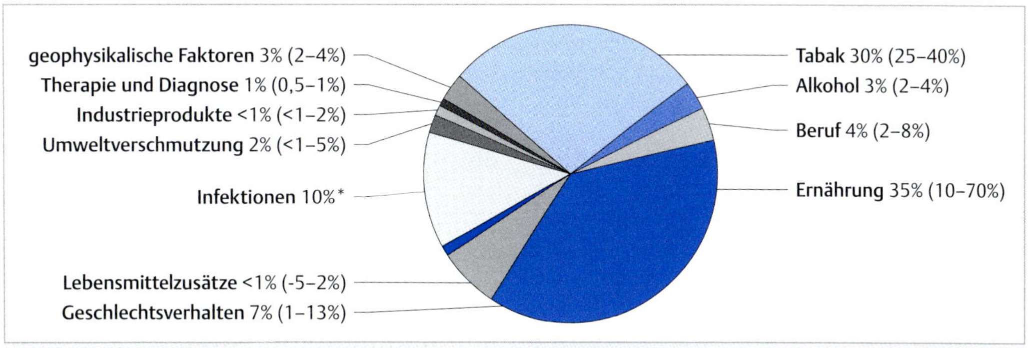

Abb. 1.2 Anteil von Umwelt- und Lebensstilfaktoren an der Krebsmortalität. Die Segmente geben in % die Krebsmortalität an, die Zahlen in Klammern die jeweiligen Unsicherheitsbereiche (Quellen: [2], [6]).

▶ **Genetische Faktoren.** Eine häufig gestellte Frage betrifft die Vererbbarkeit von Krebsrisiken. Tatsächlich schätzt man, dass etwa 10–30% der Krebserkrankungen genetisch bedingt sind, wobei es sich durchwegs um selten vorkommende maligne Erkrankungen handelt. Bei einigen Krebsarten, etwa Leukämie oder Brustkrebs, gibt es eindeutig genetische Prädispositionen. Darüber hinaus können genetisch bedingte Faktoren die Empfindlichkeit gegenüber exogenen Krebsursachen verstärken. Der Anteil äußerer Faktoren an der Krebsentstehung wird auf 70–90% geschätzt.

▶ **Ernährungsfaktoren.** Die Methoden, die eingesetzt werden, um den Einfluss von Ernährungsfaktoren abschätzen zu können, sind vielfältig. Besonders erwähnenswert sind die Ergebnisse von Migrationsstudien. Betrachtet man beispielsweise die Krebsverteilung in Japan, so sieht man, dass Magenkrebs dort relativ häufig auftritt, während die Inzidenzen von Brust- und Dickdarmkrebs deutlich niedriger sind als bei der Bevölkerung der USA. Das Auftreten von Krebserkrankungen bei japanischen Auswanderern in den USA veränderte sich und nach 2–3 Generationen lag eine ähnliche Verteilung der diversen Krebsarten wie in der amerikanischen Bevölkerung vor, ohne dass es zu maßgeblichen ethischen Vermischungen gekommen war. Mit anderen Worten, die Häufigkeit der Magenkrebstumoren nahm ab, während die Häufigkeit von Brust- und Dickdarmkrebs zunahm. Diese Verschiebungen gingen Hand in Hand mit Änderungen des Ernährungsverhaltens. Ein weiteres Beispiel sind die Sieben-Tages-Adventisten, eine religiöse Gruppe, die sich durch geringen Alkohol- und Fleischverzehr auszeichnet, dafür aber erhöhte Mengen an ballaststoffreichen pflanzlichen Nahrungsmitteln konsumiert. Diese Gruppe weist ein deutlich vermindertes Gesamtkrebsrisiko auf.

Migrationsstudien gelten als nicht besonders zuverlässig, da sich neben der Ernährungsweise auch andere Einflussgrößen ändern. Auch im Fall der Adventistenstudien muss betont werden, dass diese religiöse Gruppe auch Alkohol und Tabakkonsum ablehnt, sodass es zu „Confounding"-Effekten kommen kann. Nichtsdestotrotz sind die erwähnten Untersuchungen wichtige historische Meilensteine im Hinblick auf die Erkenntnis, dass das Krebsrisiko für den Menschen in erheblichem Ausmaß von der Ernährung beeinflusst wird.

1.3.2 Verschiedene Ernährungsformen

Neben energieliefernden Bestandteilen wie Fetten, Kohlenhydraten und Proteinen enthalten Lebensmittel auch Vitamine und Spurenelemente. Ohne sie wären Körperfunktionen, wie der Aufbau von Knochen, die Teilung der Zellen und die Bewegung der Muskulatur, nicht möglich. Der Körper kann diese Nährstoffe nicht selbst bilden, sodass er auf regelmäßige Zufuhr über die Nahrung angewiesen ist.

In den letzten Jahrzehnten haben sich Kost- und Ernährungsformen entwickelt, die im Hinblick auf die Beeinflussung der Krebsrisiken unterschiedlich gut untersucht sind. Grundsätzlich unterscheidet man zwischen Mischkost, Vollwertkost, vegetarischer Kost, veganer Kost und anderen weniger populären und teilweise alternativen Kostformen.

▶ **Misch- und Vollwertkost.** Ausgewogene Mischkost beinhaltet alle Lebensmittelgruppen und wird oft in Form von Nahrungsmittelpyramiden oder Ernährungskreisen dargestellt. Vollwertkost ist eine besonders ausgewogene Ernährungsweise. Sie beruht dabei vor allem auf Obst, Gemüse, Hülsenfrüchten, Getreide und Milch. Die moderne Vollwertkost ist überwiegend laktovegetabil und es dominieren Obst, rohes oder gedünstetes Gemüse, Hülsenfrüchte, Getreideprodukte und Milcherzeugnisse. Auf tierische Produkte wird weitgehend verzichtet, ebenso auf raffinierten Zucker, künstliche Zusatzstoffe und industriell behandelte Erzeugnisse. Vollwertkost legt ferner Wert auf Regionalität und Saisonalität.

▶ **Vegetarische und vegane Kost.** Vegetarische Ernährungsformen werden auch in den westlichen Industrienationen immer beliebter. Der Vegetarismus geht auf den griechischen Philosophen Pythagoras aus dem 6. Jahrhundert vor Christus zurück. Der Begriff kommt von dem lateinischen „vegetare" und bedeutet „leben" oder „wachsen". Die drei wichtigsten Formen des Vegetarismus sind:

- vegan (Veganer essen ausschließlich pflanzliche Kost und lehnen alle von Tieren stammenden Stoffe oder Produkte in der Nahrung ab, selbst Honig)
- laktovegetabil (Pflanzenkost ergänzt durch Milch und Milchprodukte)
- ovolaktovegetabil (Pflanzenkost mit Milchprodukten und Eiern)

Diese Ernährungsformen sind pflanzenbetont und durch hohen Verzehr von sekundären Pflanzeninhaltsstoffen gekennzeichnet.

▶ **Mittelmeer- und westliche Diät.** Zusätzlich zu diesen Einteilungen assoziiert man bestimmte geografische Gebiete mit unterschiedlichen Ernährungsformen. Die wichtigsten Beispiele sind die „westliche Diät" und die „Mediterrandiät". Letztere ist eine Ernährungsform, die von der traditionellen Küche in den verschiedenen Mittelmeerländern inspiriert wurde. Kürzlich wurde sie von der UNESCO zum Weltkulturerbe erhoben. Heute ist jedoch die Küche in den Ländern der Levante nicht mehr mit der Mittelmeerdiät identisch. Die Ernährungsweise in diesen Ländern galt als besonders gesund, da Studien in den vergangenen Jahrzehnten ergaben, dass die Bewohner der Mittelmeerregionen seltener an Herz-Kreislauf-Erkrankungen leiden und die Menschen auf der Insel Kreta eine über dem europäischen Durchschnitt liegende Lebenserwartung haben. Die auf der Mittelmeerdiät beruhenden Ernährungsempfehlungen entsprechen mittlerweile jedoch nicht mehr der Alltagskost in Ländern wie Spanien, Italien und Griechenland. Die dort konsumierte Nahrung entspricht einer ausgewogenen Mischkost und ist relativ fettreich.

Die „westliche Diät" ist nicht genau definiert. Sie steht oft symbolisch für eine nicht den Empfehlungen entsprechende Ernährungsweise in den industrialisierten Ländern der „westlichen Welt". Charakteristisch sind eine hohe Aufnahme von Salz, Fett, gesättigten Fettsäuren, Alkohol sowie tierischen Produkten und ein zu geringer Verzehr von Obst, Gemüse, höher ungesättigten Fettsäuren und spezifischen Vitaminen und Mineralstoffen.

1.3.3 Änderungen des Ernährungsverhaltens

Die Betrachtung der Änderung der Ernährungsweise in den letzten Jahrhunderten liefert wichtige Hinweise für Aussagen über die Versorgung mit bioaktiven Nahrungsinhaltsstoffen.

▶ **Kalorienaufnahme und Fleischverzehr.** Sehr auffällig ist, dass es global gesehen zu einem deutlichen Anstieg der täglichen Kalorienaufnahme kam. Man schätzt, dass zwischen 1970 und 2000 die tägliche Pro-Kopf-Aufnahme in den westlichen Industriestaaten um mehr als 500 kcal anstieg. Gleichzeitig stieg der Verzehr von Fleisch, aber auch von Obst und Gemüse. Insbesondere Geflügel wird in erhöhten Mengen konsumiert (Verdreifachung des Verzehrs in Mitteleuropa auf ca. 50 g/Person/Tag zwischen 1963 und 2003), am häufigsten wird in Europa jedoch Schweinefleisch gegessen (derzeit ca. 55 g/Person/Tag); der Konsum hat sich in den letzten 40 Jahren verdoppelt. In den USA dominierte der Verzehr von Rindfleisch, der aber von Geflügel abgelöst wurde. Durch die Umstellung der Produktion des Fleisches änderte sich auch seine Zusammensetzung. Um 1850 lag das Durchschnittsalter der auf Weiden gehaltenen Rinder bei der Schlachtung bei 4–5 Jahren, heute ist es möglich, die Tiere im Alter von 14 Monaten zu schlachten, wobei mehr als 99 % der Tiere in den USA aus Zuchtbetrieben stammen, in denen sie mit Körnerfutter aufgezogen werden. Dieses Fleisch ist deutlich ärmer an ω-3-Fettsäuren als das von

Weidevieh. Noch reicher an diesen wichtigen Nahrungsbestandteilen ist Fleisch von Wildtieren und man schätzt, dass die Aufnahme dieser Verbindungen in der Steinzeit etwa um das 4-Fache höher war.

▶ **Obst und Gemüse.** Auch der Verbrauch von Obst und Gemüse ist nach dem 2. Weltkrieg angestiegen, allerdings weniger deutlich als jener von Fleisch. In den letzten 40 Jahren stieg der Verzehr von Früchten um rund 30%, ein Teil davon entfällt auf die Produktion von Säften. Der Gemüsekonsum erhöhte sich um ca. 20%. Einen deutlichen Anstieg sieht man bei Tomaten, Salat und Karotten. Bei anderem Gemüse mit bioaktiven Inhaltsstoffen gibt es starke regionale Unterschiede, beispielsweise werden Kohlsprossen vor allem in England und in den Niederlanden verzehrt, nicht jedoch in Deutschland und Österreich. Interessant ist, dass es Gebiete in China gibt, in denen besonders hohe Knoblauchmengen verzehrt werden. Die japanische Ernährung ist gekennzeichnet durch einen hohen Verzehr an Soja und Sojasprossen. Süditalien ist im Vergleich zum wohlhabenden Norden wirtschaftlich immer benachteiligt gewesen. Das bedeutete für die Bevölkerung ärmliche Kost, die viel Gemüse, jedoch kaum Fleisch enthielt. Die Kreta-Diät entstand, da sich Bewohner der Insel Kreta vorwiegend von Gemüse und Kräutern ernährten, die auf der Insel gefunden wurden.

▶ **Getreide.** Eines der wichtigsten Genussmittel in Europa ist Mehl, wobei bis ins 19. Jahrhundert die Verarbeitung so erfolgte, dass wichtige Bestandteile der Körner, insbesondere Ballaststoffe, erhalten blieben, die das derzeitige Auszugsmehl nicht mehr enthält. Des Weiteren dominierten im Mittelalter Getreidesorten wie Hirse und Buchweizen den Speiseplan, diese sind heute fast völlig aus den Küchen verschwunden.

▶ **Zucker.** Zucker wurde bereits 500 v. Chr. in Nordindien in kristalliner Form hergestellt, in Europa stieg der Verzehr in den letzten 200 Jahren drastisch (fast um das 10-Fache) an und liegt derzeit bei etwa 40 kg/Person/Jahr. Ein Teil dieser exzessiven Verwendung entfällt auf gesüßte Getränke, die erst im 20. Jahrhundert Verwendung fanden, in den Jahrhunderten davor wurde vor allem Wasser getrunken. Man nimmt an, dass diese kalorienreichen und nährstoffarmen Getränke vor allem bei Kindern in besonderer Weise zum Anstieg des Übergewichts in den Industrieländern beitragen.

1.4 Entstehung und Eigenschaften von Krebszellen

Krebserkrankungen können unterschiedliche Ursachen haben. Sie können durch Viren ausgelöst werden, aber auch durch chronische Entzündungen, Chemikalien und Strahlung. Auch die phänotypischen Erscheinungsformen von Krebs in unterschiedlichen Organen sowie die molekularen Prozesse, die zur Entstehung von Krebszellen führen, sind äußerst vielfältig.

▶ **Charakteristika maligner Zellen.** Ein generelles Charakteristikum maligner Zellen ist ihr unkontrolliertes Wachstum. Es beruht auf erhöhter Teilung und verminderten Absterberaten. In Gewebekultur sieht man, dass Krebszellen ein völlig anderes Verhalten aufweisen als normale Zellen. Sie wandern stärker in den Kulturschalen umher, teilen sich häufiger und haben keine Kontaktinhibition wie normale Zellen. Dies führt zur Bildung von Zellhaufen (Foci). Weitere Charakteristika, die im Zellverband zu beobachten sind, sind das invasive Wachstum (das Verdrängen anderer Zellen), die Initiierung der Ausbildung von Blutgefäßen in soliden Tumoren (Neoangiogenese) und die Metastasierung. Allerdings sind diese Eigenschaften nicht für alle Krebsarten charakteristisch. Es gibt auch Formen wie Leukämien oder Aszites, bei denen keine soliden Tumoren entstehen.

▶ **Differenzierung und Entdifferenzierung.** Um die Mechanismen, die zur Entstehung von Krebs führen, zu verstehen, sollte man sich in Erinnerung rufen, dass im Laufe der Evolution in den Lebewesen Organe entstanden sind, die Spezialfunktionen erfüllen. Im Verlauf der Embryonalentwicklung werden diverse Gewebe und Organe aus den Keimblättern gebildet, dieser Prozess wird als Differenzierung bezeichnet. Während im frühen Embryonalstadium die Zellen eines Keimblattes noch in der Lage sind, eine Vielzahl von Organen aufzubauen, verlieren sie diese Eigenschaften während der Embryogenese und sind „determiniert". Die Umwandlung von normalen Zellen in Krebszellen (maligne Transformation) ist oft mit einer Entdifferenzierung verbunden, d. h. die Zellen verlieren jene Eigenschaften, die für sie im

Gewebe eines bestimmten Organs charakteristisch sind. Anders gesagt, sie verlieren sowohl die organtypische Form und in vielen Fällen auch die organspezifischen Funktionen, manchmal kommt es zur Expression von Enzymen, die für Embryonalzellen charakteristisch sind.

▶ **Molekulare Prozesse.** Die molekularen Prozesse, die zur Bildung von Krebszellen führen, sind heute zumindest teilweise bekannt. Ihre Aufklärung ist eines der faszinierendsten Gebiete der medizinischen Forschung. Bereits 1908 entdeckte man, dass durch zellfreie Extrakte bei Hühnern Leukämie ausgelöst werden kann, nachfolgend identifizierte man eine Reihe von Viren, die bei Tieren die Entstehung von Tumoren induzieren. Die erste menschliche Krebsform, von der man herausfand, dass sie durch Viren ausgelöst wird, ist das nach seinem Entdecker benannte Burkitt-Lymphom. In der Folgezeit widmete man sich intensiv der Erforschung der kanzerogenen Viren, da man hoffte, durch die Klärung der Struktur ihrer Erbsubstanz jene Gene identifizieren zu können, die für malignes Wachstum verantwortlich sind. Als man aus einem menschlichen Blasentumor DNA isolierte und in Gewebekulturzellen „einbaute", um nachfolgend die DNA-Sequenz zu ermitteln, die für die Umwandlung in Krebszellen verantwortlich war, fand man ein Gen, das man bereits in einem Tumorvirus gefunden hatte (Harvey-Ras-Gen). Es stellte sich heraus, dass es in gesunden humanen Zellen in einer Form vorliegt, die für die Weiterleitung von Signalen zuständig ist; deshalb wird es als Protoonkogen bezeichnet. Durch Mutationen kommt es zu einer Änderung der Erbinformation dieses Gens, die letztendlich für das ungehemmte Wachstum von Krebszellen verantwortlich ist. Onkogene im Erbgut krebserregender Viren stammen ursprünglich aus dem Erbgut der Wirtszellen.

▶ **Mutationen von Onkogenen.** Man kennt heute eine ganze Reihe von Krebsgenen und weiß, dass Änderungen ihrer Expression durch genetische Effekte (Mutationen) hervorgerufen werden. Hierzu gehören Gene, deren Produkte als Transkriptionsfaktoren wirken, die bei der Signalübertragung, dem Energiestoffwechsel und der Zellteilung eine Rolle spielen (s. Kapitel 1.6.2). Daneben kennt man auch Tumorsuppressorgene, die den Organismus vor Krebs schützen. Funktionsausfälle durch Mutationen (oder andere molekulare Prozesse) erhöhen daher das Krebsrisiko. Eines der bekanntesten Suppressorgene ist *p53*, das die Zellteilung von Krebszellen hemmt und Reparaturprozesse kontrolliert. *p53* ist etwa bei 50 % aller Krebszellen mutiert, dies beweist seine wichtige Rolle bei der Auslösung maligner Erkrankungen.

Es wird angenommen, dass in den meisten Fällen Mutationen mehrerer Onkogene an der Auslösung bestimmter Krebsformen beteiligt sind. Ein typisches Beispiel für diese schrittweisen Veränderungen ist die Umwandlung normaler Darmzellen in Dickdarmtumoren. Dabei kommt es durch Mutationen in verschiedenen Onkogenen zu einer allmählichen Umwandlung von gesundem Gewebe in Tumoren (▶ Abb. 1.3).

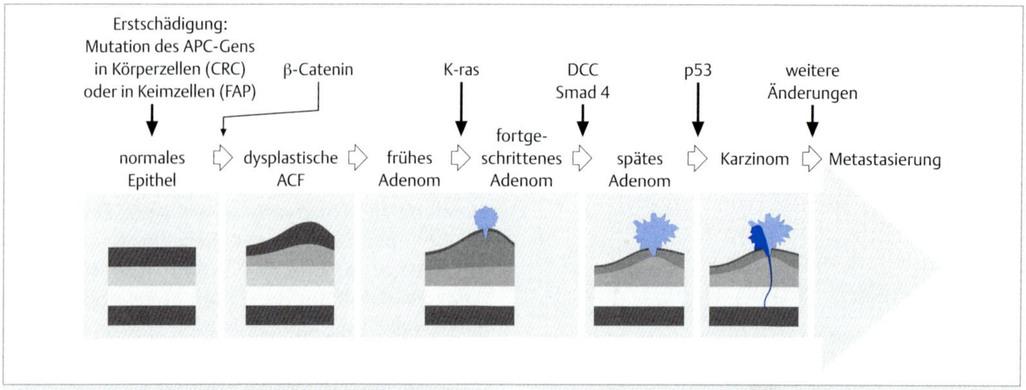

Abb. 1.3 Stufenweise Entstehung von Dickdarmtumoren aus Vorstufen. Die Abbildung zeigt, dass Mutationen in diesen Genen zu einer stufenweisen Umwandlung von Normalgewebe zu Tumoren führen. Smad 4 und p53 sind Tumorsuppressorgene, K-ras (Kirsten Rat Sarcoma) ist ein Onkogen, APC (Adenomatous Polyposis Coli) ist ein Tumorsuppressorgen, das bei familiärer adenomatöser Polypose mutiert ist. ACF: Aberrant Crypt Foci, CRC: Kolorektalkarzinom, FAP: familiäre adenomatöse Polypose (Quelle: [3]).

1.5 Grundlagen der Risikoabschätzung kanzerogener Noxen

1.5.1 Mehrstufenkonzept der Kanzerogenese

▶ **Experimenteller Ansatz.** Ein gut geeigneter Ansatz zum Verständnis der Risikoabschätzung von kanzerogenen Substanzen sind die Experimente, die der Forscher Berenblum bereits in den 1930er Jahren durchführte. ▶ Abb. 1.4 zeigt den Ablauf eines typischen Experimentes zur Initiation und Promotion an der Mäusehaut.

Durch Pinselung von Mäusehaut mit kanzerogenen Substanzen entstehen warzenähnliche Papillome. Der Forscher verwendete 7,12-Dimethylbenzanthrazen (DMBA), eine polyzyklische Kohlenwasserstoffverbindung (PAK), die in Teer enthalten ist. Eine niedrige Dosis erzeugte keine Papillome, eine höhere genügte jedoch, um die Bildung von Papillomen auszulösen. Wurde die Haut der Tiere mehrere Wochen hinweg mit Krotonöl behandelt (das aus der Pflanze Croton tiglium gewonnenes Öl), bildeten sich keine Hauttumoren. Interessant wurde es, wenn man die Behandlung kombinierte. Verwendete man eine niedrige Dosis von DMBA, die per se nicht ausreichte, um Tumoren zu induzieren, und verabreichte nachfolgend das Öl, entstanden nach kurzer Zeit Papillome und später Karzinome. Eine Umkehr der Prozedur (zuerst das Öl, dann DMBA-Behandlung) hatte keine Wirkung.

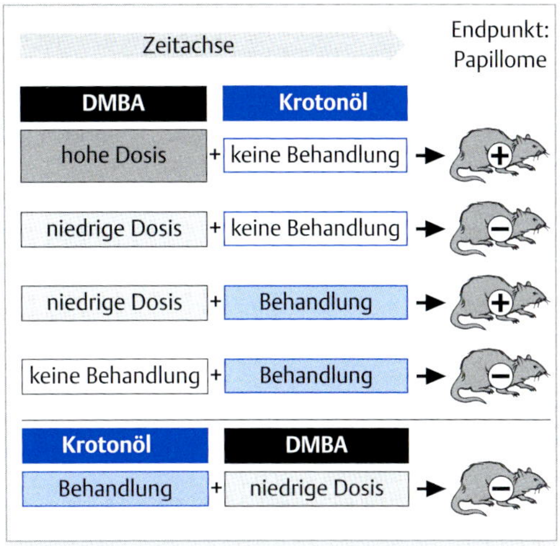

Abb. 1.4 Schema eines Initations-Promotions-Experiments (nach Berenblum). Pinselung von Mäusehaut mit Teer oder 7,12-Dimethylbenzanthrazen (DMBA, eine polyzyklische Kohlenwasserstoffverbindung, die aus Teer isoliert wurde) führt zu Papillomen, wenn eine hohe Dosis eingesetzt wird. Eine niedrige Dosis führt zu keinen Effekten. Kombiniert man jedoch eine niedrige Dosis mit nachfolgender Pinselung mit Krotonöl entstehen Papillome. Krotonöl ist per se nicht effektiv, auch wenn die Reihenfolge der Behandlung umgekehrt wird, entstehen keine Vorstufen von Hauttumoren.

▶ **Initiation und Promotion.** Aus diesen Befunden wurde das Mehrstufenkonzept der Krebsentstehung entwickelt (▶ Abb. 1.5). Unter dem Einfluss von Substanzen, von denen man später nachwies, dass sie die Erbsubstanz schädigen, entstehen initiierte Zellen. Promotoren bewirken die klonale Vermehrung dieser Zellen und letztendlich die Bildung von Tumorvorstufen. Promotoren stimulieren entweder die Zellteilung oder aber sie hemmen die Apoptose. Im Fall des Krotonöls werden entzündliche Prozesse ausgelöst. Aus dem Wirkstoff des Öls wurde die Verbindung 12-O-Tetradecanoylphorbol-13-acetat (TPA) isoliert, die für die Effekte des Öls verantwortlich ist. Diese Substanz wird auch heute noch in der experimentellen Krebsforschung eingesetzt. Eine große Zahl von Arzneimitteln, darunter auch Substanzen mit hormonähnlicher Wirkung, Pestizide und Umweltgifte wie Dioxine, die in Lebensmitteln vorkommen, wurden in Tierexperimenten als Promotoren identifiziert. Sie wirken meist organspezifisch. Im Rahmen einer dritten Stufe (Progression) entstehen Tumoren und Metastasen.

▶ **Apoptose.** Nicht alle DNA-Schäden lösen Krebs aus. Es ist möglich, dass die Zellen durch Reparatur der DNA zum Normaltyp zurückkehren, initiierte Zellen können auch absterben, sodass es nicht zur Bildung von Tumoren kommt. Krebszellen sterben eine spezielle Form des Zelltodes, den man als Apoptose bezeichnet. Sie ist durch eine andere Morphologie charakterisiert als der üblicherweise auftretende Zelltod (Nekrose) und es wurde festgestellt, dass ihr Ablauf durch ein genetisches Programm festgelegt ist. Sie tritt auch bei der Embryonalentwicklung (Entwicklung von Fingern und Zehen) und bei der Entstehung gelappter Blätter von Pflanzen auf. In den letzten Jahren versuchten die Forscher intensiv, die zugrunde liegenden Prozesse zu verstehen und Verbindungen zu identifizieren, die Apoptose auslösen, um dies bei der Therapie von Krebserkrankungen zu nutzen.

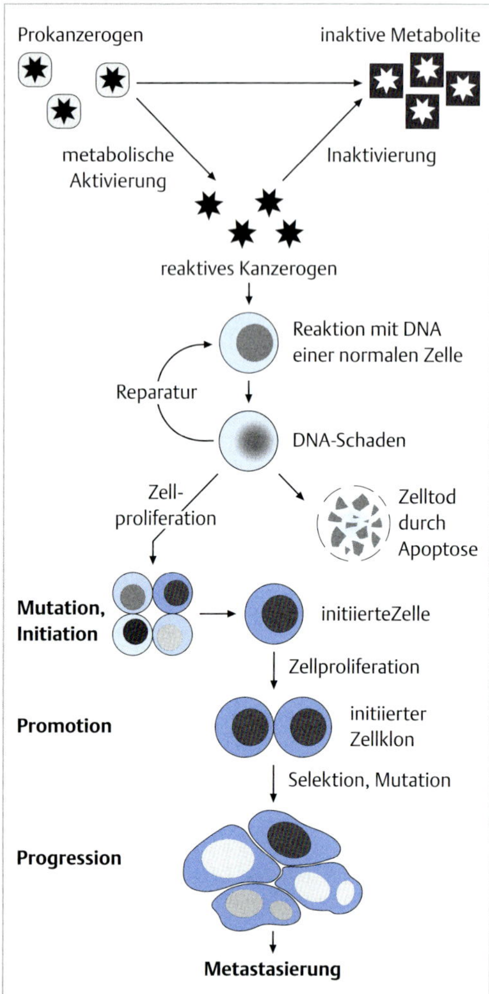

Abb. 1.5 Schematische Darstellung des Mehrstufenkonzepts der Krebsentstehung.

1.5.2 Gentoxische und nicht gentoxische Kanzerogene

▶ **Dosis-Wirkungs-Beziehungen.** Initiierende und promovierende Kanzerogene unterscheiden sich im Hinblick auf ihre Wirkcharakteristik und dies hat Auswirkungen auf die Gefährlichkeit, die man ihnen zuschreibt. Tumorinitiation ist ein nicht reversibler Prozess, d.h. auch wenn man die Behandlung unterbricht und sie erst nach längeren oder kürzeren Zeitintervallen fortsetzt, ist die Ausbeute der Tumoren etwa gleich hoch wie ohne Unterbrechung. Im Gegensatz dazu ist die Wirkung der Tumorpromotoren weitgehend reversibel. Demzufolge unterscheiden sich die beiden Verbindungsgruppen hinsichtlich ihrer Dosis-Wirkungs-Beziehungen. Während bei DNA-schädigenden Substanzen lineare Dosis-Wirkungs-Beziehungen gefunden wurden, besitzen Promotoren Schwellenwerte. Mit anderen Worten, bei DNA-schädigenden Noxen ist noch jede so geringe Dosis gefährlich, während bei nicht gentoxischen Kanzerogenen eine bestimmte Expositionskonzentration erreicht werden muss, um das Risiko zu erhöhen. Ein typisches Beispiel für einen tumorinitiierenden Faktor ist die radioaktive Strahlung, die auch in geringsten Dosen ein Risiko darstellt. Bestimmte Hormone (Östrogene), aber auch Dioxine, die als Promotoren wirken, stellen – wie erwähnt – erst ab einer bestimmten Menge ein Risiko dar.

▶ **Gesamtdosis.** Ein weiteres wichtiges Charakteristikum in Bezug auf DNA-schädigende Kanzerogene betrifft die Gesamtdosis, die erforderlich ist, um in einem Kollektiv von Tieren Tumoren auszulösen. Experimente mit Diethylnitrosamin, das in gepökeltem Fleisch enthalten ist, zeigten deutlich, dass das Produkt aus der täglichen Einzeldosis multipliziert mit der Anzahl der Expositionsdauer in Tagen annähernd gleich ist:

$$D = d \times t$$

D = Gesamtdosis, d = Einzeldosis pro Tag, t = Zahl der Tage

Anders gesagt, reduziert man die Tagesdosis und erhöht die Dauer, resultiert daraus annähernd das gleiche Risiko, da sich die (irreversiblen) Wirkungen der Einzeldosen summieren. Dies gilt auch für andere gentoxische Substanzen. Allerdings zeigten genauere Untersuchungen mit sehr niedrigen Tagesdosen, dass in diesem Fall die Gesamtdosis oft geringer wird, d.h. es genügt eine niedrigere Tagesmenge.

▶ **Grenzwerte.** Die unterschiedlichen Effekte gentoxischer und nicht gentoxischer Kanzerogene haben wichtige Konsequenzen für die Festlegung von Grenzwerten. Aufgrund der Linearität der Wirkungen gentoxischer Verbindungen können keine Sicherheitsabstände für die täglichen Aufnahmemengen definiert werden. Das Ziel ist bei derartigen Substanzen die Minimierung der Exposition („as low as reasonably achievable" – ALARA). Bei nicht gentoxischen Verbindungen (Dioxine, bestimmte Pestizide und Hormone) gelten aufgrund der

Exkurs: Schwellenwerte bei gentoxischen Kanzerogenen?

Wie im Text erwähnt, resultiert die höhere Einschätzung der Gefährlichkeit DNA-reaktiver Kanzerogene im Vergleich zu nicht gentoxischen Substanzen aus der Annahme, dass es für ihre mutagenen Wirkungen keine Schwellenwerte gibt. Tatsächlich findet man in verschiedenen Untersuchungsmodellen über einen weiten Bereich hin lineare Beziehungen zwischen der Dosis und der Auslösung von Mutationen. Theoretische Überlegungen legen jedoch die Annahme nahe, dass es Niedrigdosisbereiche gibt, bei denen die Reparaturkapazität der Zellen ausreicht, um Primärschäden der DNA vollständig zu eliminieren. Die Annahme, dass das „Dogma" einer linearen Beziehung nicht aufrechtzuerhalten ist, wird durch Ergebnisse einer aktuellen Untersuchung bewiesen. Die Vermarktung eines antiviralen Präparats (Viracept), das für die Therapie von HIV eingesetzt wird, wurde aufgrund seiner Verunreinigung mit Methylmethansulfonat (MMS) von der European Medicines Agency verboten. In Tierexperimenten (Muta-Maus) konnte nachgewiesen werden, dass ein Schwellenwert definiert werden kann, wobei angenommen wird, dass bei höheren Dosen eine Sättigung der Alkylguaninreparaturkapazität vorliegt. Da die Konzentrationen im pharmazeutischen Produkt zu Belastungen führten, die deutlich unter dem Schwellenwert lagen, wurde das Präparat wieder zugelassen.

Schwellenwerte weniger strenge Sicherheitsvorkehrungen. Dies trifft im Übrigen auch auf eine bestimmte Art gentoxisch wirkender Substanzen zu, nämlich auf Aneugene, die aufgrund von Störungen des Spindelapparates Fehlaufteilungen von Chromosomen auslösen. DNA-schädigende Kanzerogene werden als besonders gefährlich eingestuft, da es bei ihnen keine Schwellenwerte gibt. Üblicherweise geht man davon aus, dass die NOELS (No observed Effect Levels), dies sind die höchsten Dosierungen, die gerade noch keine Effekte auslösen, die zumutbaren humanen Expositionskonzentrationen um den Faktor 100–1000 unterschreiten müssen.

1.6 Molekulare Mechanismen der Krebsauslösung

1.6.1 Metabolische Aktivierung und Detoxifizierung von Kanzerogenen

Wie bereits erwähnt, wurde Ende des 19. Jahrhunderts erstmals vermehrtes Auftreten von Blasenkrebs bei Arbeitern in Anilinfabriken beobachtet. Erst wesentlich später erkannte man, dass aromatische Amine, insbesondere β-Naphthylamin, für diese Effekte verantwortlich sind. Es handelt sich dabei um Verbindungen, die durch aromatische Kohlenwasserstoffringe mit einer Aminogruppe gekennzeichnet sind; diese Substanzen werden auch heute noch zur Herstellung von Farbstoffen verwendet. In Versuchen, in denen die Verbindung mit Paraffin in Form von Kügelchen in die Harnblase von Versuchstieren implantiert wurde, fand man keine Auslösung von Tumoren. Diese Experimente zeigten, dass die Substanz nicht unmittelbar kanzerogen wirkt. Im Gegensatz dazu löste Verfütterung Blasentumoren aus und man erkannte in der Folge, dass viele Kanzerogene im Körper aktiviert werden, d.h. sie werden in Stoffwechselprodukte umgewandelt, die Krebs auslösen.

Kanzerogen wirkende Substanzen, aber auch Arzneimittel und zahleiche Inhaltsstoffe pflanzlicher Nahrungsmittel sind körperfremde Verbindungen (Xenobiotika). Im Gegensatz zu den energieliefernden Bestandteilen unserer Nahrung, Vitaminen und Spurenelementen, die bestimmte Funktionen in unserem Körper haben, „kennt" unser Körper diese Verbindungen nicht und versucht daher, sie über den Darm bzw. über den Harn zu eliminieren. Um dies zu bewerkstelligen, hat sich eine zweistufige Strategie entwickelt. Der erste Schritt besteht darin, Fremdstoffe durch Hydrolyse-, Oxidations- oder Reduktionsprozesse in reaktionsfreudige Stoffwechselprodukte umzuwandeln. Diese Reaktionen werden durch eine Reihe von Enzymen katalysiert.

▶ **Phase-I-Enzyme/Zytochrom-P450-Enzyme.** Die für die Entgiftung/Giftung wichtigsten Prozesse werden von Zytochrom-P450-Enzymen ausgeführt. Beim Menschen sind 57 aktive Gene (CYP) bekannt, die für eine entsprechende Zahl an Isoformen kodieren. CYP-Enzyme werden entsprechend ihrer Sequenzhomologie in Familien (erste arabische Ziffer) und Unterfamilien (gro-

Tab. 1.1 Substrate diverser Zytochrom-Isoformen und die Beeinflussung ihrer Aktivität durch Nahrungsinhaltsstoffe.

Zytochrom-P450-Enzym[1]	Kanzerogene Substrate	Modulation der Aktivität durch Nahrungsinhaltsstoffe und andere Substanzen
CYP1A1	PAK, z. B. Benzo(a)pyren	↑ Kaffee ↓ Kahweol/Cafestol
CYP1A2	aromatische Amine: 2-Naphtylamin, 4-Aminobiphenyl, Benzidin; heterozyklische Amine, z. B. PhIP, Trp-2	↑ Kohlgemüse ↓ Kahweol/Cafestol
CYP2E1	Nitrosamine (z. B. Dimethylnitrosamin), Vinylchlorid, Benzol, Styrol	↑ Alkohol, ↓ Nikotin, ↓ Diallylsulfid (Knoblauch)
CYP2D6	tabakspezifische Nitrosamine: N-Nitroso-nornicotin, 4-(Methylnitrosamino)-1-(3-pyridyl)-1-butanon	↓ Alkamide (Schwarzer Pfeffer), ↓ Serpentine (Catharantus roseus), ↓ Johanniskraut (Hypericum perforatum)
CYP3A4	Benzo(a)pyren, u. a. PAK, Aflatoxin B_1, Sterigmatocystin	↓ Resveratrol (Rotwein), ↓ Furocumarine (Grapefruitsaft), ↓ Knoblauchextrakt

[1] Die Enzyme der CYP-Gruppe werden entsprechend ihrer Sequenzhomologie in Familien (erste arabische Ziffer) und Unterfamilien (großer lateinischer Buchstabe) sowie mit einer abschließenden arabischen Ziffer für das individuelle Enzymprotein bezeichnet
PAK: polyzyklische aromatische Kohlenwasserstoffe, PhIP: 2-Amino-1-methyl-6-phenylimidazo[4,5-b]pyridin, Trp-2: Amino-1-methyl-5H-pyrido[4,3-b]indol

ßer lateinischer Buchstabe) sowie mit einer abschließenden arabischen Ziffer für das individuelle Enzymprotein bezeichnet. Diese gewährleisten, dass nahezu alle Fremdstoffe, die in den Körper gelangen, abgebaut werden können. Die Enzyme kommen hauptsächlich in den Abschlussgeweben (Epithelien) der Organe vor, wobei sie in der Leber als Hauptstoffwechselorgan besonders aktiv ist. Innerhalb der Zellen sind sie im endoplasmatischen Retikulum lokalisiert. In ▶ Tab. 1.1 sind einige wichtige Enzyme aufgeführt, die an der Aktivierung von Kanzerogenen beteiligt sind.

▶ **Phase-II-Enzyme.** Stoffwechselprodukte, die durch Phase-I-Reaktionen entstehen, sind elektrophil, d. h. sie reagieren spontan mit zellulären Molekülen, die elektronenreich sind. Dazu zählen Stickstoff (N), Schwefel (S) und Sauerstoff (O) enthaltende Gruppen der RNA- und DNA-Basen und funktionelle Gruppen in Proteinen. Die Reaktionsprodukte werden in einem zweiten Schritt durch Phase-II-Enzyme zu Metaboliten umgewandelt, die eine bessere Wasserlöslichkeit besitzen und leicht über den Harn bzw. über die Galle ausgeschieden werden können. Die Phase-II-Reaktionen sind Konjugationsreaktionen, d. h. an die Phase-I-Produkte werden hydrophile Moleküle, nämlich Glucuronsäure, Sulfonsäure und das Tripeptid Glutathion, aber auch Acetyl- oder Methylgruppen „angehängt". Die einzelnen Enzyme wurden nach den entsprechenden funktionalen Gruppen benannt, die sie umsetzen (▶ Tab. 1.2).

Die zuletzt genannten Enzyme katalysieren Reaktionen, die meist zu einer Entgiftung (Detoxifizierung) kanzerogen wirkender elektrophiler Stoffwechselprodukte führen. Man kennt jedoch auch Chemikalien, die durch Phase-II-Reaktionen in DNA-reaktive Stoffwechselprodukte umgewandelt werden. Typische Beispiele sind heterozyklische Amine, die durch N-Acetyltransferasen aktiviert werden, oder thermische Zersetzungsprodukte, an deren Aktivierung Sulfotransferasen beteiligt sind (Methylpyren, das heterozyklische Amin PhIP und Furylalkohol). Alle diese Substanzen wurden in Nahrungsmitteln gefunden. Halogenierte organische Verbindungen, die durch Chlorierung von Trinkwasser entstehen (und mit der Auslösung von Blasenkrebs in Zusammenhang stehen), werden durch Glutathion-S-Transferase in DNA-reaktive elektrophile Stoffwechselprodukte umgewandelt.

▶ Abb. 1.6 zeigt schematisch die Verstoffwechselung diverser nahrungsrelevanter Kanzerogene. Nitrosamine, polyzyklische aromatische Kohlenwasserstoffe, heterozyklische aromatische Amine (HA) und Aflatoxine haben gemeinsam, dass sie erst im Körper durch Phase-I-Reaktionen aktiviert werden. Die letzten drei Gruppen können durch Konjugationsreaktionen entgiftet werden. Bei Aflatoxinen und PAK spielt dabei vor allem die

Tab. 1.2 Umwandlung von nahrungsspezifischen Kanzerogenen durch Phase-II-Enzyme.

Enzyme	Reaktion	Kanzerogene Substrate	Modifikation der Aktivität durch Nahrungsinhaltsstoffe und andere Verbindungen
Glutathion-S-Transferase	Glutathion-(GSH-) Konjugation	zahlreiche Nahrungsinhaltsstoffe z. B. AFB_1, PAK	↑ EGCG, ↑ Allylsulfide, ↑ Glucosinolate, ↑ Diterpene
Sulfotransferase	Sulfonsäurerest wird übertragen	PhIP, Furylalkohol	nicht induzierbar, ↓ durch Cruciferen und ihre Inhaltsstoffe, Quercetin, Pentachlorphenol
Glucuronidase	Transfer von Glucuronsäure	heterozyklische aromatische Amine	durch Cruciferen und ihre Inhaltsstoffe
N-Acetyltransferase	Transfer einer Acetylgruppe auf ein N-Atom	aromatische und heterozyklische Amine	↓ kaffeespezifische Diterpene

AFB_1: Aflatoxin B_1, PAK: polyzyklische aromatische Kohlenwasserstoffe, EGCG: Epigallocatechingallat, PhIP: 2-Amino-1-methyl-6-phenylimidazo[4,5-b]pyridin

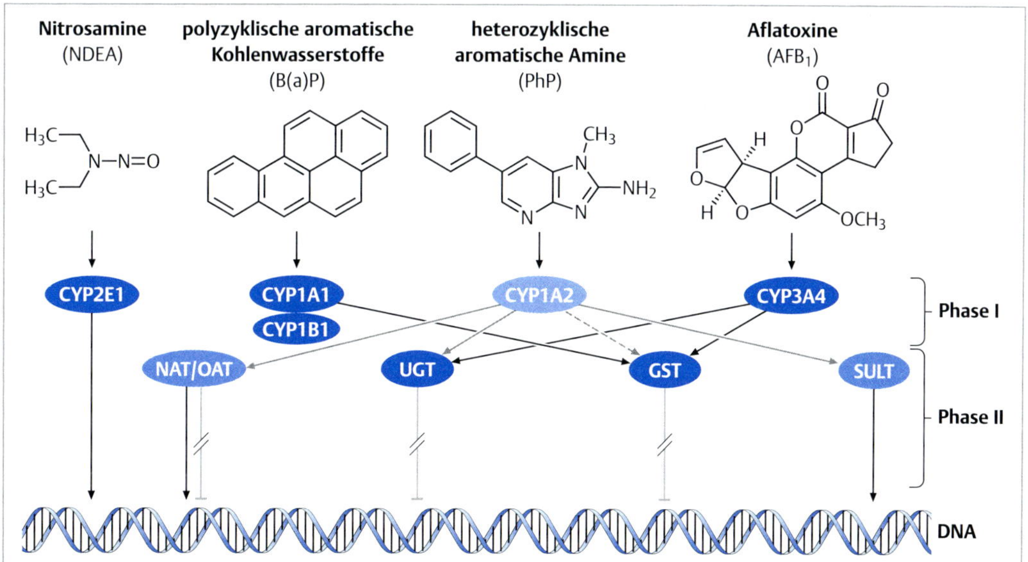

Abb. 1.6 Vereinfachte Darstellung der Verstoffwechslung von Kanzerogenen durch Phase-I- und Phase-II-Reaktionen. GST: Glutathion-S-Transferase, UDPGT: Uridindiphosphoglucuronosyl-Transferase, OAT: O-Acetyltransferase, NAT: N-Acetyltransferase, SULT: Sulfotransferase, durchgezogene Pfeile: Aktivierungswege, geblockte Linien: Detoxifizierung.

Glutathiontransferase eine zentrale Rolle, bei HA die Glucuronyltransferase.

▶ **Direkt wirkende Kanzerogene.** Der Vollständigkeit halber muss erwähnt werden, dass es neben indirekt wirkenden Kanzerogenen, die durch die erwähnten Phase-I-Reaktionen zu Kanzerogenen umgewandelt werden, auch direkt wirkende Kanzerogene gibt, die ohne Aktivierung Krebs auslösen. Diese Verbindungen spielen als Nahrungsinhaltsstoffe eine untergeordnete Rolle, einige werden bei der Krebstherapie, andere in industriellen Prozessen für chemische Synthesen verwendet.

▶ **„Single Nucleotide" Polymorphismen.** Die unterschiedliche Ansprechempfindlichkeit von

Menschen auf Arzneimittel, beispielsweise auf kontrazeptive Östrogene, und Alkohol führte zur Entdeckung der Polymorphismen fremdstoffmetabolisierender Enzyme. Durch Mutationen in den für Enzyme kodierenden Genen (vor allem durch Mutationen in einzelnen Nukleotiden, Single Nucleotide Polymorphisms – SNP) kommt es zu mehr oder weniger drastischen Funktionsausfällen. Das bekannteste Beispiel ist eine Funktionsstörung der Alkoholdehydrogenase (ADH), die zu Alkoholintoleranz führt. Diese Mutation ist besonders bei Asiaten häufig und die nach Alkoholkonsum auftretende Gesichtsrötung wird als „Oriental Flushing" bezeichnet.

1.6.2 Signaltransduktion: intra- und extrazelluläre Kommunikation

Die Regelung der Aktivitäten fremdstoffmetabolisierender Enzyme ist ein gutes Beispiel für die Erforschung der Mechanismen der Übertragung von Signalen in Zellen. Erst in den letzten Jahren wurde klar, dass es sich bei Signalübertragungen um komplexe Netzwerke intra- und extrazellulärer Kommunikation handelt.

▶ **Transkriptionsfaktoren.** Viele fremdstoffmetabolisierende Phase-I- und Phase-II-Enzyme sind normalerweise nur mäßig aktiv, da die Aufrechterhaltung ihrer Aktivität energieaufwendig ist. Wenn Fremdstoffe in unseren Körper gelangen, wird die Transkription von Genen, die für diese Enzyme kodieren, hochreguliert, um potenzielle Gifte unschädlich zu machen und diese zu eliminieren. Die molekularen Mechanismen, die dieser Aktivierung zugrunde liegen, wurden in den letzten Jahren intensiv erforscht, um Substanzen zu identifizieren, die die Entgiftung verstärken und so den Menschen vor kanzerogenen Chemikalien schützen. Körperfremde Substanzen, darunter auch viele Inhaltsstoffe pflanzlicher Nahrungsmittel (beispielsweise Allylverbindungen in Lauchgemüse, Glucosinolate in Kohlgemüse und Inhaltsstoffe von Gewürzen), lösen im Inneren der Zellen Prozesse aus, durch die Signale weitergeleitet werden. Sie aktivieren im Zytosol Enzyme, sog. MAP-Kinasen, die Phosphatreste auf Proteine übertragen. Die so veränderten Moleküle werden von weiteren zytosolischen Enzymen im Zellplasma als Substrat erkannt und es kommt nach Abfolge recht komplexer Reaktionen zur Aktivierung von Transkriptionsfaktoren. Es handelt sich dabei um Proteine, die die Expression von Genen regulieren.

▶ **Nrf2.** Im Fall der fremdstoffmetabolisierenden Enzyme ist der wichtigste Faktor der „Nuclear Factor E2-related Factor 2" (Nrf2). Er liegt im Zytosol der Zellen an ein weiteres Protein („Kelch-like-ECH-associated Protein 1", Keap 1) gebunden in inaktiver Form vor. Durch Interaktion mit signalübertragenden Enzymen, die durch ein äußeres Signal aktiviert werden (s.o.), kommt es zur Modifikation von Cysteinresten im Nrf2-Keap-Komplex. Nrf2 wird von Keap 1 abgespalten und wandert in das Innere des Zellkerns zur Erbsubstanz. Dort aktiviert er die sog. „Antioxidanzien-responsiven Elemente (ARE). Er spaltet diese Proteine von der DNA ab, wodurch die Transkription von Genen eingeleitet wird. Der relativ komplexe Ablauf dieser Prozesse ist in ▶ Abb. 1.7 schematisch dargestellt. ARE-Elemente befinden sich an zahlreichen Stellen der DNA, sodass Nrf2 die Transkription einer Vielzahl von Genen kontrolliert. Durch ihre Aktivierung entsteht Boten-RNA (mRNA), die zu den Ribosomen wandert und dort für die Synthese von Proteinen zuständig ist. Im Fall von Nrf2 werden nach Aktivierung Gene transkribiert, die u.a. für Enzyme kodieren, die Giftsubstanzen (auch Kanzerogene) entgiften. Eines dieser Enzyme, das von diversen Nahrungsinhaltsstoffen auf diesem Weg induziert wird, ist die Glutathiontransferase.

▶ **NFκB.** Auch andere Transkriptionsfaktoren wie p53, AP-1 (s.u.) oder NFκB können durch Nahrungsinhaltsstoffe aktiviert werden. Im Zusammenhang mit Nahrungsinhaltsstoffen ist ein Transkriptionsfaktor erwähnenswert, der mit der Auslösung von Entzündungsreaktionen im Zusammenhang steht. Nuclear Factor kappa B (NFκB) ist ein Protein, das normalerweise im Zytoplasma von Zellen in inaktiver Form an IκB gebunden vorliegt. Durch oxidativen Stress, Strahlung, aber auch durch tumorspezifische Substanzen (Tumornekrosefaktor α) und Interleukine wird IκB abgespalten. Nahrungsinhaltsstoffe wie Vitamin E, diverse Polyphenole, das in Ingwer vorkommende Gingerol sowie Resveratrol (in Rotwein) und Glucosinolate (in Kohlgemüsen) inhibieren die Aktivierung von NFκB. Wird dieser Transkriptionsfaktor im Zytoplasma freigesetzt, wandert er ebenfalls in den Zellkern und verursacht dort die Transkription ei-

Exkurs: Aneugene Substanzen in Getreidekeimlingen

Der Verzehr gekeimter Getreidesprossen wird in vielen alternativen Koch- und Ernährungsbüchern als besonders gesund empfohlen. Tatsächlich enthalten die Keimlinge von Weizen und anderen Getreiden relativ hohe Mengen an Vitaminen und Spurenelementen. Charakteristische Inhaltsstoffe der Getreidekeimlinge sind die sog. Benzoxazinoide, deren Effekte beim Menschen nur wenig erforscht sind. Sie liegen in den Zellen junger Sprossen in inaktiver Form vor und werden erst bei der Zerstörung der zellulären Strukturen durch Abspaltung von Zuckermolekülen in biologisch aktive Stoffwechselprodukte umgewandelt. Die so entstehenden Verbindungen sind biologisch hochaktiv, sie wirken insektizid und bakterizid und verhindern das Wachstum anderer Pflanzen in der Umgebung des Keimlings. Wir konnten in Experimenten mit Humanzellen zeigen, dass diese Substanzen Fehlaufteilungen von Chromosomen auslösen. Sie sind derzeit das einzige Beispiel von Nahrungsinhaltsstoffen, die aneugen wirken. Viele Forscher nehmen an, dass aneugene Effekte zur Auslösung von Krebserkrankungen führen. Obwohl die kanzerogenen Eigenschaften der Benzoxazinoide bisher nicht untersucht wurden, ist vom Verzehr größerer Mengen junger Keimlinge abzuraten. Die Konzentrationen, die in Zellkulturexperimenten Schäden auslösten, entsprechen jenen, die im Darm nach Verzehr junger Keimlinge erreicht werden können. In älteren Keimlingen (z.B. in „Weizengras“) sind die Level deutlich geringer.

Weise ermöglichen, Modulatoren von DNA-Prozessen zu detektieren, und es konnte gezeigt werden, dass bestimmte Nahrungsbestandteile wie Vitamin Q sowie Kiwis Reparaturprozesse induzieren.

▶ **Ausfall von Reparaturformen.** Werden primäre DNA-Schäden nicht repariert, so führen nachfolgende Zellteilungen zur Änderung der Basensequenz (▶ Abb. 1.10). Diese Mutationen werden an Tochterzellen weitergegeben. Die Zellteilung ist ein entscheidender Faktor bei der Krebsentstehung, da durch sie DNA-Schäden in persistierende Mutationen umgewandelt werden. Alle Bedingungen, die sie fördern, steigern das Krebsrisiko. Dazu zählt das Organwachstum bei der natürlichen Entwicklung, aber auch regeneratives Wachstum nach akut toxischen Schäden. DNA-Schäden können allerdings so gravierend sein, dass die betroffenen Zellen nicht lebensfähig sind und absterben.

Die Zusammenhänge zwischen Krebsentstehung und DNA-Schäden sind auch durch erbliche Krankheitsformen wie Ataxia telangiectasia (erhöhtes Risiko für Lymphome, Leukämien und Brustkrebs), Xeroderma pigmentosum (Hauttumoren) und HNPCC (Hereditary nonpolyposis colorectal Cancer, Lebenszeitrisiko für das Auftreten eines Kolonkarzinoms von ca. 80%) dokumentiert. Alle diese Erkrankungen sind durch den Ausfall bestimmter DNA-Reparaturformen gekennzeichnet.

▶ **Genmutationen.** Sind einzelne Gene von Mutationen betroffen, so spricht man von Genmutationen, wobei man zwischen dem Austausch einzelner Basen und Leserasterverschiebungen unterscheiden kann. Im ersteren Fall sind einzelne Basen betroffen und dies führt zur Änderung einer Aminosäure in einem Protein (3 Basen kodieren für eine Aminosäure), im zweiten Fall gehen einzelne Basen oder längere DNA-Abschnitte verloren (Deletion) oder werden integriert (Insertion), sodass ganze Aminosäuresequenzen verändert werden.

▶ **Chromosomenaberrationen.** Durch direkte Einwirkungen (z.B. radioaktive Strahlung und Adduktbildung), aber auch als Folge von Repa-

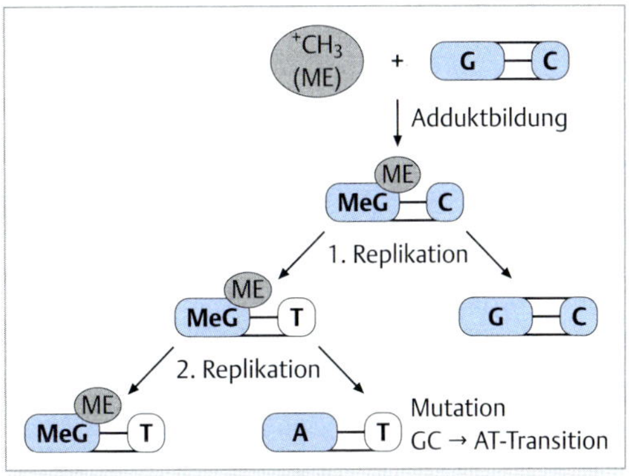

Abb. 1.10 Entstehung von Mutationen als Folge von DNA-Addukten am Beispiel der Methylierung von Guanosin. Durch Fehlbasenpaarung kommt es nach DNA-Replikation zu persistierenden Veränderungen des genetischen Codes. ME: Methyl.

raturprozessen, kommt es zu Strangbrüchen der DNA, die zu Chromosomenaberrationen führen. Zu den strukturellen Aberrationen zählen Deletionen, Bruchstückverluste sowie Translokationen und Insertionen. Von „numerischen" Aberrationen oder Aneuplodie spricht man, wenn einzelne Chromosomen verloren gehen oder zusätzlich ins Genom integriert werden. Derartige Effekte, die auf Zerstörung des Spindelapparates beruhen, werden von Nahrungsinhaltsstoffen kaum ausgelöst. Ob und inwieweit aneugene Effekte bei der Auslösung von Krebserkrankungen eine Rolle spielen, wird seit Jahrzehnten kontrovers diskutiert.

▶ **Konsequenzen von DNA-Schäden.** Ergänzend muss erwähnt werden, dass Erbsubstanzschäden in Körperzellen auch zur Beschleunigung von Alterungsprozessen führen können und mit der Auslösung von Arteriosklerose und neurodegenerativen Erkrankungen im Zusammenhang stehen. Sind nicht Körperzellen, sondern Keimzellen von Mutationen betroffen, so führt dies zur Reduktion der Fertilität und zu Erbkrankheiten.

1.6.4 Epigenetische Faktoren

Die Erbsubstanz kann nicht nur durch DNA-Schäden verändert werden, sondern auch durch andere Prozesse, die die räumliche Verpackung der DNA und damit die Genaktivität beeinflussen. Hierzu gehören

- Methylierung bzw. Demethylierung am Cytosin,
- Methylierung von bestimmten Kerneiweißen (Histonen; H3 an Lysin 9),
- die Acetylierung bzw. Deacetylierung von Histonen und
- Methyl-CpG-bindenden Domänproteine.

Da es sich um Vorgänge handelt, die nicht auf einer Änderung des genetischen Codes beruhen, bezeichnet man sie als epigenetisch. Diese Änderungen können auf Tochterzellen übertragen werden, im Gegensatz zu Mutationen sind sie jedoch reversibel. Ihre biologische Funktion ist die Regelung der gewebespezifischen Transkription von Genen und der Differenzierung von Zellen. Es wurde experimentell nachgewiesen, dass die Abschaltung von DNA-Reparaturgenen oder von Tumorsuppressorgenen durch derartige Prozesse die Krebsentstehung beschleunigen kann.

Die Konsequenzen epigenetischer Veränderungen sind für die Wissenschaft besonders interessant, da sie neben der Auslösung von Mutationen und Rekombinationen eine Erklärung für die Veränderung der Expression von Genen liefern. Außerdem liefert die Epigenetik eine molekulare Erklärung für die Weitergabe persönlich erworbener Eigenschaften im Sinn von Lamarck. Wenn beispielsweise das Körpergewicht oder der Konsum von Alkohol, die unserer Kontrolle unterliegen, Methylierungsmuster so beeinflussen, dass diese an unsere Nachfahren weitergegeben werden, so beweist dies, dass unser Verhalten die Gesundheitsrisiken unserer Kinder nachhaltig beeinflussen kann.

DNA-Methylierung und Transkription von Genen

Um die Transkription zu regeln, werden bestimmte Basen der DNA (Cytosine) in C5-Position methyliert (Anhängen einer Methylgruppe). Cytosinbasen liegen häufig neben Guaninbasen und diese sog. „CpG-Dinukleotide" sind im gesamten Genom von Säugetieren verstreut. Besonders häufig findet man sie in Kontroll-(Promotor-)regionen funktioneller Gene. Sind die CpG-Dinukleotide nicht methyliert, kann die DNA abgelesen werden, wohingegen Methylierung zu einer Änderung der Struktur führt – das Chromatin wird wesentlich kompakter – und die Transkription der Gene unterbleibt („Silencing") (▶ Abb. 1.11). Tumorzellen haben andere Methylierungsmuster als Normalzellen und da diese Veränderungen auch nach Zellteilungen erhalten bleiben, kommt es nach Vervielfältigung zur Entstehung von Zellen mit anderen Programmen (d. h. mit veränderten Transkriptionsmustern). Die DNA von Tumorzellen ist insgesamt hypomethyliert, im Gegensatz dazu sind häufig Promotorregionen von Tumorsuppressorgenen hypermethyliert. Dies führt zur verringerten Expression dieser Gene. Interessanterweise konnte man nachweisen, dass Gene, die bei vererbbaren Krebserkrankungen mutiert sind, besonders leicht methyliert werden können.

Beeinflussung der DNA-Methylierung durch Nahrungsinhaltsstoffe

Eine Reihe interessanter Ergebnisse, die die Effekte von Nahrungsinhaltsstoffen betreffen, wurden in einem Tiermodell gewonnen. Mäuse, die Mutationen in einem Gen aufweisen, das für die gelbe Farbe des Fells kodiert (Agouti-Gen), weisen in der

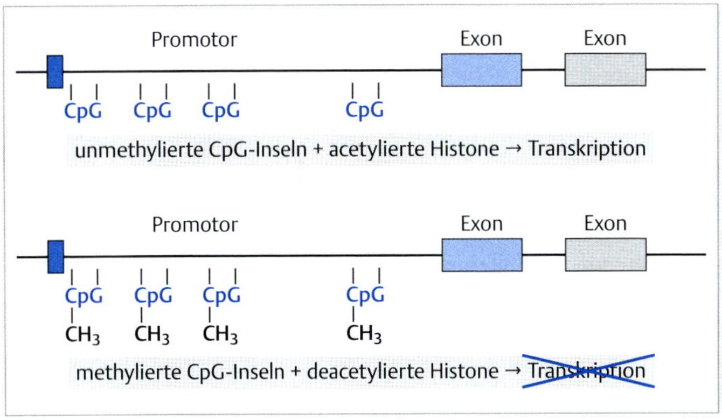

Abb. 1.11 Epigenetische Genregulation durch Promotor-Hypermethylierung und Histonacetylierung.

Behaarung große Mengen eines gelben Pigments auf. Dies ist mit pathophysiologischen Veränderungen wie Fettleibigkeit und insulinunabhängiger Zuckerkrankheit gekoppelt, des Weiteren erkranken die Tiere häufiger an Krebs. Man kann diese Eigenschaften durch eine spezielle Mutation (Insertion eines Retrovirus) auslösen. Ist dieses DNA-Stück nicht methyliert, so ist der Phänotyp (das äußere Erscheinungsbild) der Tiere unverändert. Nach Methylierung kommt es jedoch zu einer Farbänderung und zum Auftreten der erwähnten Krankheiten.

Dies ist ein ideales Modell, um den Einfluss von Nahrungsinhaltsstoffen zu untersuchen. Einfache Fütterungsversuche zeigten, dass Veränderungen des Phänotyps (des äußeren Erscheinungsbilds der Tiere) über mehrere Generationen hinweg weitergegeben werden. Diese interessante Beobachtung scheint auch auf den Menschen zuzutreffen. Daher ist es wahrscheinlich, dass auch ernährungsbedingte Krankheitsrisiken beim Menschen durch diesen Mechanismus an nachfolgende Generationen weitergegeben werden. Ein konkretes Beispiel für die Beeinflussung von Nachfolgegenerationen ist die Abnahme von Methylierung von CpG-Sequenzen des „Insulin-like Growth Factor" (ein Wachstumsfaktor) bei Kindern von Frauen, die von der Hungersnot des holländischen Winters 1944/45 betroffen waren.

Man hat in den letzten Jahren eine Vielzahl von krebsassoziierten Genen entdeckt, deren Expression durch Hypermethylierung verändert wird. Einige typische Beispiele dafür sind in ▶ Tab. 1.4 aufgelistet.

▶ **Folsäure.** Die wichtigsten „Spender" von Methylgruppen im Stoffwechsel sind die als „Folate" bezeichneten Derivate der Folsäure. Ihre Rolle für die Aufrechterhaltung der DNA-Stabilität ist in Kapitel 5.2 eingehend beschrieben. Zu geringe Aufnahme von Folsäure über die Nahrung führt zu einer Abnahme der S-Adenosylmethioninkonzentrationen, einer Verbindung, die für intrazelluläre Methylierungsreaktionen zuständig ist.

Folsäuredefizienz führt zu einer Erniedrigung der Methylierung der DNA. Von diesem Prozess sind einzelne Organe besonders betroffen. Auch beim Menschen führen Mängel zu einer Abnahme

Tab. 1.4 Beispiele für krebsassoziierte Gene, die von „Silencing" durch Hypermethylierung betroffen sind.

Krebsform	Einige Beispiele
Kolorektalkrebs	*ESR1* (Östrogen-Rezeptor α), *IGF-2* (Insulin-like Growth Factor), *EGFR* (Epidermal Growth Factor Receptor), *APC* (Adenomatous Polyposis Coli), *TIMP3* (Tissue Inhibitor of Metalloproteinase-3)
Brustkrebs	*RASSF1A* (Ras Association Domain Family 1), *DCIS* (Ductal Carcinoma in Situ), *GST P1* (Glutathion-S-Transferase π), *RAR-β2* (Retinoic Acid Receptor β2)
Prostatakrebs	*RASSF1A* (Ras Association Domain Family 1), *PTGS2* (Prostaglandin-Endoperoxid-Synthase 2 = COX-2), *ER α* und *β* (Östrogen-Rezeptoren α und β)
Lungenkrebs	$P16^{INK4\alpha}$ Methylierung in frühen Stadien, Hypermethylierung von *DAPK1* (Death-Associated Protein Kinase 1), *MGMT* (Methylguanin-DNA-Methyltransferase) und *FHiT* (Fragile Histidine Triad Protein)

der Gesamtmethylierungsrate und es wurde in Interventionsstudien gezeigt, dass Hypomethylierung durch Folsäuresupplementierung kompensiert werden kann. Allerdings fand man Hinweise darauf, dass nach Supplementierung Methylierungsmuster auftreten, die mit einer Erhöhung der Dickdarmkrebsrate assoziiert sind.

▶ **Alkohol.** Auch Alkoholkonsum beeinflusst den Methylierungszustand, und zwar über Inhibition der Synthese von S-Adenosyl-Methionin. Die Verbindung spielt eine wichtige Rolle bei Methylierungsreaktionen, des Weiteren hemmt Alkohol die Aufnahme von Folsäure.

▶ **Andere Nahrungsinhaltsstoffe.** Ein weiterer Nahrungsinhaltsstoff, der die Methylierungsrate beeinflusst, ist Selen. In Tierexperimenten konnte gezeigt werden, dass das Verfüttern selenarmer Nahrung zu Hypomethylierung führt. Epigallocatechingallat (EGCG) ist der wichtigste Inhaltsstoff in Grüntee und er wurde im Hinblick auf seine chemopräventiven Eigenschaften recht eingehend untersucht (Kapitel 6.7.1). Es ist jedoch nachgewiesen, dass die Substanz im Dickdarm durch Inhibition des Enzyms C^6-Methylguanin-DNA-Methyltransferase (C^6-MGMT) die Methylierungsmuster beeinflusst. Ein Polyphenol, das in Soja vorkommt, nämlich Genistein, führte in

Tab. 1.5 Bespiele für die Beeinflussung der DNA-Methylierung durch spezielle Nahrungsbestandteile.

Nahrungsbestandteil	Evidenz für Beeinflussung der Methylierung
Folsäure	Humanstudie (1100 Teilnehmer): Veränderung des Methylierungsstatus der DNA bei hohen Dosen Tierexperimente: Fütterung mit folsäurearmer Kost: ↓ Methylierung von miRNA (Micro-RNA)
Selenverbindungen (Se)	Inhibition von DNA-Methylierungsprozessen: Tierexperimente: ↓ der globalen Methylierung und ↑ von ACF (Aberrant Crypt Foci) durch Selenmangel; In-vitro-Experimente: Selen aktivierte Gene wie *GST P1* (Glutathion-S-Transferase), APC (Adenomatous Polyposis Coli) und *CSR1* (Cellular Stress Response 1)
Retinolsäure (RA) (Metabolit des Vitamin A)	Tierexperimente zeigen, dass RA die Expression von RA-Rezeptoren erhöht, und man vermutet, dass dieser Prozess durch Methylierungsprozesse gesteuert wird
Vitamin E	Beeinflussung der Expression von mRNA aus der Leber, möglicherweise Änderung der Verfügbarkeit von SAM (S-Adenosyl-Methionin) durch Beeinflussung der Glutathion-Synthese
EGCG (Epigallocatechingallat)	Inhibition von DNA-Methyltransferase (DNMT), die die Methylierung der Erbsubstanz katalysiert, durch Bindung an das Enzym nachgewiesen; des Weiteren Methylierung diverser Gene nachgewiesen, z. B. von hTERT (Untereinheit des Enzyms Telomerase)
Genistein und Soja-Isoflavone	Behandlung von Zelllinien der Prostata, des Ösophagus und Dickdarms führte zur Re-Expression diverser Gene, z. B. MGMT (Methylguanin-DNA-Methyltransferase), RAR β (Retinol-Rezeptor β); ↓ des MCM-Gens (Minichromosom Maintenance), das bei DNA-Replikationen eine Rolle spielt
Curcumin	↓ Regulation diverser miRNA in humanen Pankreaszellen, z. B. ER α und Sp1 (Transkriptionsfaktor)
Indol-3-carbinol und Diindolyl-Methan (in Kohlgemüse)	Beeinflussung der EMT (Epithelial to mesenchymal Transition); Re-Expression diverser Gene in Pankreaszellen, z. B. *EGFR* (Epidermal Growth Factor Receptor), und NFκB-regulierten Genen wie *IRAK C* (Interleukin-1-Rezeptor-assoziierte Kinase), MTA2 (Metastasis associated Protein 2)
Lycopin (Tomate)	Änderung der Methylierung von Brustkrebszellen, Reaktivierung der Transkription von mRNA, die für Glutathion-S-Transferase P1 kodiert
Sulforaphan (Brokkoli)	DNA-Demethylierung bestimmter Gene, z. B. *hTERT* (Telomerase-Untereinheit)

↓ Reduktion, ↑ Anstieg

Mäusen ebenfalls zu einer Änderung der Methylierungsraten. In ▶ Tab. 1.5 sind einige Beispiele für Nahrungsinhaltsstoffe aufgelistet, die Änderungen der Methylierungsmuster krebsassoziierter Gene verursachen.

▶ **Klinische Relevanz.** Trotz zahlreicher Studien ist es bisher nicht gelungen ein „gesundes" Methylierungsmuster der DNA zu definieren und eine selektive Methylierung durch Nahrungsinhaltsstoffe zu bewirken. Die präventive bzw. klinische Relevanz von Methylierungsmustern ist derzeit nur bedingt bekannt.

Histonacetylierung

▶ **Schutz vor Krebserkrankungen durch Inhibition von HDAC.** Ähnlich wie die Methylierung von Basen beeinflusst auch die Acetylierung von Kerneiweißen (Histonen) die Transkription von Genen. In Säugerzellen ist die DNA in 4 verschiedenen Kerneiweißen (H1–H4) verpackt. Acetylierung der Histone, insbesondere von H3 und H4, führt zu einer Auflockerung der Chromatinstruktur und erhöhter Transkription, während Hypoacetylierung gegenteilige Effekte auslöst. Diese Prozesse werden durch Enzyme gesteuert, die die Übertragung von Acetylgruppen an die Histone katalysieren (Histonacetylasen, HAT) oder diese entfernen (Histondeacetylasen, HDAC). HDAC vermindern und HDAC-Inhibitoren steigern die Histon-Acetylierung. Vergleichbar mit der Methylierung ist eine Deacetylierung für Tumorsuppressorgene nicht wünschenswert, für Proliferationsfaktoren jedoch erwünscht. Man kennt 4 verschiedene HDAC und es wurden sowohl synthetische als auch natürlich vorkommende Substanzen identifiziert, die diese Enzyme inhibieren (Histon-Deacetylase-Inhibitoren, HDACI). Einige der chemisch hergestellten Inhibitoren wurden in Tierexperimenten untersucht und verhinderten das Wachstum von Tumoren. Des Weiteren wurde in Versuchen mit Zellkulturen Induktion von Apoptose und Hemmung der Zellteilung beobachtet. Mittlerweile wurde mit der Durchführung klinischer Studien begonnen, beispielsweise mit Patienten, die an verschiedenen Formen von Leukämie erkrankt waren; insbesondere bei CTCL-Erkrankungen (Cutaneous T-Cell Lymphoma) zeigten sich vielversprechende Ergebnisse.

▶ **Sulforaphan.** Interessanterweise wirken auch Nahrungsinhaltsstoffe als HDACI. Der US-Forscher Roderick Dashwood (University of Oregon) veröffentlichte eine Reihe interessanter Artikel, die dieses Thema betreffen [9], [10]. Er berichtete beispielsweise über Inhibition von HDAC durch Sulforaphan (das Aglucon von Glucoraphanin, das in Rettich und Brokkoli vorkommt). Man fand diesen Effekt nicht nur in Zellkulturen, sondern auch in Tiermodellen und bei Menschen. Parallel zur Hemmung von HDAC beobachte man in Apc^{min}-Mäusen, die aufgrund einer Mutation besonders anfällig für Darmkrebs sind, verringerte Entstehung von Polypen im Dünndarm. Auch in Transplantationsexperimenten mit Prostatatumoren wurde nach der Verabreichung von Sulforaphan Wachstumsverzögerung beobachtet. Konsum von Brokkoli, der diese Substanz enthält (68 g/Person/Tag), führte beim Menschen nach 2–3 Stunden zu einer deutlichen Hemmung der HDAC in mononukleären peripheren Blutzellen.

▶ **Allylsulfide.** Auch mit Allylsulfiden (Inhaltsstoffe von Knoblauch- und Zwiebelgewächsen) wurden vielversprechende Ergebnisse erhalten. Besonders effektiv war die Verbindung Allylmercaptan, die in der Leber aus Diallyldisulfid gebildet wird. Mithilfe von Computersimulationen konnte nachgewiesen werden, dass die Substanz in das katalytische Zentrum des Enzyms passt und es inhibiert. Nachfolgend wurde gezeigt, dass sie durch Änderung des Acetylierungsmusters die Aktivität von Transkriptoren beeinflusst, die an der Expression von Genen beteiligt sind, die bei der Tumorentstehung eine Rolle spielen.

In den letzten Jahren wurde eine Vielzahl von Nahrungsinhaltsstoffen identifiziert, die den Acetylierungszustand von Histonen beeinflussen. Einige davon sind in ▶ Tab. 1.6 aufgelistet.

Die Identifikation von HDACI in pflanzlichen Nahrungsmitteln ist ein aufregendes neues Forschungsgebiet und die nächsten Jahre werden zeigen, ob sich die Hoffnungen, die man in diesem Bereich in Hinblick auf die Identifikation chemopräventiver Verbindungen setzt, erfüllen.

1.6.5 Sauerstoffradikale und oxidative DNA-Schäden

Freie Sauerstoffradikale spielen bei vielen biologischen Prozessen eine zentrale Rolle. Die Bedeutung, die ihnen bezüglich der Auslösung von Krebserkrankungen zukommt, wird durch die hohe Anzahl wissenschaftlicher Veröffentli-

Tab. 1.6 Beispiele für Nahrungsinhaltsstoffe oder Stoffwechselprodukte, die die Acetylierung von Kerneiweißen beeinflussen.

Substanz	Funktion/Effekt
Selen	das aus Se-Methyl-Selenocystein und Se-Methionin gebildete α-Keto-γ-Methyl-Seleno-butyrat ist ein aktiver Inhibitor von HDAC (Histondeacetylasen) in Dickdarmzellen, Na-Selenit reduziert die Bildung von aberranten Krypten in Ratten und verändert die globale Methylierung
Na-Butyrat (kurzkettige Fettsäure, die aus Ballaststoffen und restistenter Stärke gebildet wird)	klassischer HDAC-Inhibitor in vitro, in Friend-Maus-Leukämie-Zellen Hyperacetylierung von Histonen gefunden
Genistein	Beeinflussung der Signale des Androgenrezeptors, HDAC6 wird deacetyliert und aktiviert diverse Proteine u. a. HSP90 (Heat-Shock-Protein 90) ein AP-Chaperon, in Prostatazellen verursacht Genistein Hyperacetylierung von HSP90 und dies führt zu Abbau des AP-Proteins
Curcumin	Inhibition von p300/CBP führt zu einer Veränderung der Bindung an Histone; Inhibition der HAT in diversen Zelllinien, HDAC wird hingegen in einigen Zelllinien nicht beeinflusst
Suforaphan (in Brokkoli)	typischer HDAC-Inhibitor, z. B. in HeLa-Zellen Erhöhung der Gesamtacetylierung mit H3 und H4 in menschlichen Proteinkernzellen, außerdem Deaceytlierung von HSP90 (s. o.) und Aktivierung der AP-Proteine

chungen belegt, die dieses Thema betreffen. Man nimmt an, dass Störungen des Redoxzustandes sowohl bei der Auslösung als auch bei der Entwicklung von Krebs eine Rolle spielen, und es ist bekannt, dass bestimmte Nahrungsinhaltsstoffe vor oxidativen Schäden schützen. Mit vielen dieser Substanzen wurde in Tierexperimenten und auch in Humanstudien Schutz vor Krebserkrankungen gefunden. Daher werden im nächsten Abschnitt die Entstehung reaktiver Sauerstoffspezies (ROS) und ihre biologischen Effekte beschrieben.

Entstehung und biologische Funktionen von Sauerstoffradikalen

Molekularer Sauerstoff (O_2), der in der Luft enthalten ist, ist nur wenig reaktionsfreudig. Um biologisch relevante Effekte auszulösen, muss er in reaktiveren Formen vorliegen. Chemisch gesehen handelt es sich bei Oxidationen um Verbindungen von Sauerstoff mit Molekülen oder Atomen (klassische Definition) bzw. um Elektronenabgabe eines Substrats. Die Oxidation von Molekülen führt zu drastischen Veränderungen ihrer Eigenschaften.

▶ **Wichtigste Sauerstoffradikale.** Die reaktionsfreudigen Formen des Sauerstoffs werden als Sauerstoffradikale bezeichnet. Sie sind hochreaktiv, da sich in der äußeren Elektronenhülle ungepaarte Elektronen befinden. Biologisch relevante Radikale sind das Superoxidanion ($O_2^{-\bullet}$), das Hydroxylradikal ($HO^\bullet$) sowie das Stickoxidradikal ($NO^\bullet$). Singulett-Sauerstoff ($^1O_2$) und Wasserstoffperoxid (H_2O_2) sind keine Radikale, aber ebenfalls hochreaktiv. Diese Verbindungen werden unter dem Sammelbegriff „Reactive Oxygen Species“ (ROS zusammengefasst. In biologischen Systemen sind Radikale kontinuierlichen Umwandlungen unterworfen, die in ▶ Abb. 1.12 schematisch dargestellt sind.

▶ **Endogene Entstehungsprozesse.** Verbrennungen sind chemisch gesehen Oxidationsreaktionen und durch Freisetzung von Energie charakterisiert. Derartige Prozesse laufen in kontrollierter Form auch in unserem Körper ab, da durch sie im Rahmen der Zellatmung aus Nahrungsmitteln Energie gewonnen wird. Bei diesen Reaktionen werden in den Mitochondrien Elektronen auf molekularen Sauerstoff übertragen, der dabei reduziert wird. Dieser Prozess läuft stufenweise ab, dabei entstehen im Inneren der Zellen Radikale. Auch bei der Immunabwehr spielen ROS eine wichtige Rolle. Fresszellen (Makrophagen), die in speziellen Zellorganellen (Lysosomen) enthalten sind und Bakterien inaktivieren, tun dies, indem sie pathogene Keime aufnehmen und durch Radikale töten. Eine weitere Quelle endogener Radikalbelastungen sind enzymatische Reaktionen (z. B. von Xanthinoxidase und CYP-Enzymen katalysierte Prozesse).

▶ **Exogene Belastungen.** Der endogenen Entstehung von Radikalen stehen exogene Faktoren gegenüber (▶ Abb. 1.13). Eine wichtige Belastungsquelle ist Tabakrauch, auch ionisierende Strahlung führt zur Bildung von Radikalen, die auf die Zerlegung von Wassermolekülen in den Zellen zurückzuführen sind. Auch Nahrungsmittel, bestimmte Pharmazeutika (Adriamycin, Bleomycin, Catcholöstrogene) und Metalle (Fe, As, Cu) können Freisetzung von Radikalen verursachen.

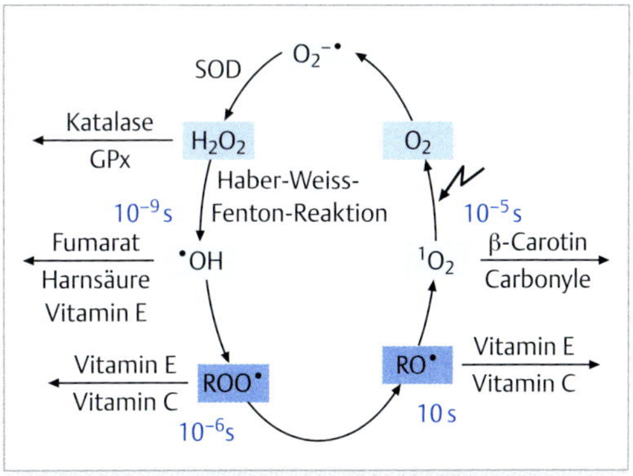

Abb. 1.12 Schematische Darstellung der Bildung und Inaktivierung von Radikalen in biologischen Systemen. Superoxidradikale ($O_2^{-•}$), die u. a. in den Mitochondrien entstehen, werden durch Superoxiddismutase (SOD) zu Wasserstoffperoxid (H_2O_2) umgewandelt, das in weiterer Folge durch Katalase inaktiviert werden kann. Alternativ kommt es dabei zur Bildung von Hydroxylradikalen (•OH), die entweder abgefangen werden (z. B. durch Vitamin E) oder aber die Zellmembran angreifen und Peroxyl- und Alkoxylradikale (ROO• und RO•) bilden. Diese können durch Vitamine zerstört werden oder nach Abbruch der Kettenreaktion in kurzkettige Singulett-Sauerstoffmoleküle umgewandelt werden, die unter Abgabe von Energie molekularen Sauerstoff bilden (Quelle: [7]). GPx: Glutathionperoxidase.

Inaktivierung von Radikalen durch Antioxidanzien und Enzyme

Radikale werden in einem gesunden Organismus durch eine Reihe von Prozessen unter Kontrolle gehalten, an denen sowohl Enzyme als auch antioxidativ wirkende Substanzen beteiligt sind. Das dynamische Gleichgewicht zwischen Bildung und Inaktivierung kann durch Erkrankungen gestört sein, sodass biologisch wichtige Moleküle geschädigt werden (oxidativer Stress).

▶ **Endogene Schutzfaktoren.** Zu den wichtigsten antioxidativ wirkenden Enzymen zählen Superoxiddismutase, Katalase und Glutathionperoxidase. Enzyme wirken bekanntlich als „Biokatalysatoren" und ermöglichen chemische Reaktionen unter physiologischen Bedingungen, ohne dabei selbst verändert zu werden. Antioxidanzien hingegen sind Verbindungen, die in der Lage sind, Sauerstoffradikale zu inaktivieren. Oft werden die dabei entstandenen Oxidationsprodukte im Körper durch weitere Reaktionen regeneriert.

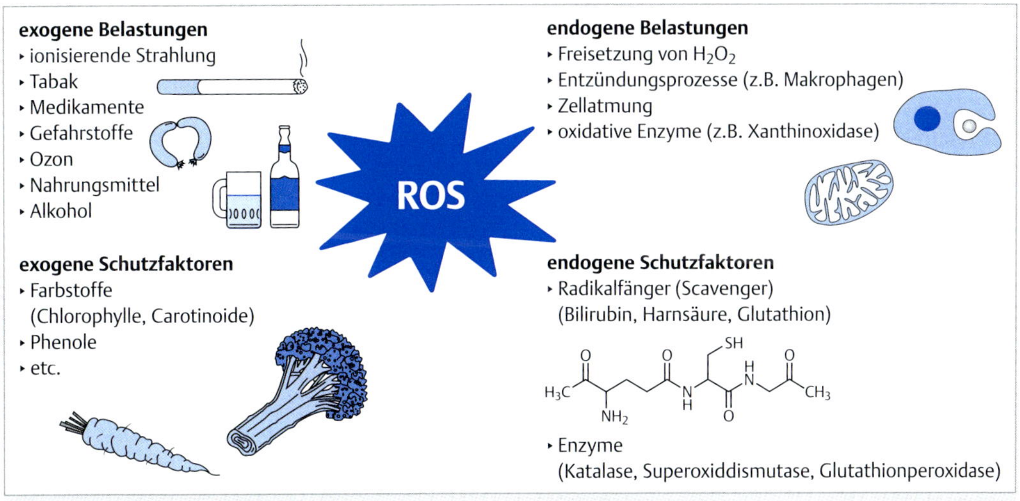

Abb. 1.13 Endogene und exogene Belastungen mit freien Sauerstoffradikalen (ROS).

Im Fall der Glutathionperoxidase (GPx) wird Wasserstoffperoxid mithilfe von Glutathion (GSH) entgiftet. Das Oxidationsprodukt des Glutathions (GSSG) wird über ein Enzym, die Glutathionreduktase, wieder reduziert und steht für weitere Reaktionen zur Verfügung. Solange Glutathion im Zytosol in ausreichender Menge vorhanden ist, sind Proteine und DNA vor oxidativen Angriffen geschützt. Neben GSH zählen Harnsäure und Bilirubin im menschlichen Körper zu den wichtigsten Antioxidanzien.

▶ **Exogene Schutzfaktoren.** Protektive Verbindungen, die exogen, d. h. über die Nahrung, aufgenommen werden, sind die Vitamine A, E und C sowie Pigmente wie Carotinoide und Chlorophylle. Viele Jahre konzentrierte sich die Forschung auf die antioxidativen Effekte der Vitamine und einzelner Carotinoide. Neue Untersuchungen zeigen, dass pflanzliche Phenole wahrscheinlich eine wichtigere Rolle spielen als andere Antioxidanzien. Die täglichen Aufnahmemengen phenolischer Verbindungen wie Catechine und Hydroxyzimtsäuren sind relativ hoch und es gibt Hinweise, dass sie bei der Aufrechterhaltung des Redoxzustandes eine wichtigere Rolle spielen als Vitamine und Pigmente. Die Radikale werden „eingefangen" und durch Resonanzstabilisierung ist das Reaktionsprodukt relativ reaktionsträge. Allerdings können Phenole in Gegenwart von Übergangsmetallen auch Radikale freisetzen (Haber-Weiss- und Fenton-Reaktion). Dies ist die Ursache, warum unter In-vitro-Bedingungen mit diesen Verbindungen bei hohen Konzentrationen oft gentoxische Effekte beobachtet werden. Typische Beispiele sind das Flavonoid Quercetin oder Kaffee, der zahlreiche phenolische Verbindungen enthält. Da in Humanstudien meist Schutzeffekte gefunden wurden, ist anzunehmen, dass die unter unphysiologischen Bedingungen beobachtete Freisetzung von ROS und die in kultivierten Zellen ausgelösten DNA-Schäden beim Menschen nicht bzw. nur in eingeschränkter Form auftreten.

Abb. 1.13 fasst endogene und exogene Belastungen mit Sauerstoffradikalen sowie entsprechende Schutzfaktoren zusammen.

Konsequenzen von oxidativem Stress

ROS oxidieren eine Vielzahl von Molekülen, die im Körper biologische Funktionen erfüllen; die wichtigsten Reaktionen sind in ▶ Abb. 1.14 grafisch dargestellt.

▶ **Lipidperoxidation.** Einige Oxidationsprozesse, beispielsweise die Lipidperoxidation, sind im Zusammenhang mit der Entstehung maligner Erkrankungen von besonderer Bedeutung. Fettsäuren liegen im Körper in Form von Lipiden als Bestandteile von Zellmembranen vor und können relativ leicht oxidiert werden. Dies trifft besonders auf ungesättigte Fettsäuren zu, die eine hohe Anzahl von Doppelbindungen aufweisen (Linolsäure, Linolensäure, Arachidonsäure und Docosahexaensäure). Durch Sauerstoffradikale wird eine Kaskade von Reaktionen ausgelöst, wobei die entstehenden Reaktionsprodukte eine Fortsetzung der Reaktion bewirken. Diese Kettenreaktion wird auch als Lipidperoxidation bezeichnet. Die einzelnen Teilschritte sind in ▶ Abb. 1.15 schematisch dargestellt.

Als Ausgangsmaterial ist in der Abbildung die Linolsäure dargestellt, es können jedoch auch andere Fettsäuren in gleicher Weise abgebaut werden. Endprodukte der Reaktion sind Aldehyde, Ketone und Hydroxyverbindungen und kurzkettige Alkane. Einzelne dieser Substanzen sind DNA-reaktiv und wirken krebsauslösend. Typische, gut charakterisierte und leicht messbare Endprodukte der Lipidperoxidation sind Malondialdehyd (MDA) und 4-Hydroxynonenal. Diese Verbindungen werden häufig als Marker verwendet, um Schutzeffekte von Antioxidanzien im Menschen zu untersuchen.

▶ **Oxidation von DNA-Basen.** Neben der Schädigung der Erbsubstanz durch Reaktionsprodukte der Lipidperoxidation ist auch eine direkte Oxidation von Makromolekülen durch ROS möglich. Vor allem DNA-Basen werden leicht oxidiert, sodass Produkte wie Thyminglykol, 5-Methylhydroxyuracil und 8-Oxoguanin entstehen. 8-Oxoguanin ist relativ stabil und kann im Serum, in Zellen und im Harn leicht quantifiziert werden.

Um oxidative DNA-Schäden zu minimieren, entstand im Lauf der Evolution eine Reihe von Enzymen, die oxidative Schäden beseitigen. Die wichtigsten sind 8-Oxoguanin-DNA-Glycosylase (OGG1) und MutY-(MYH-)Glycosylase. Es handelt sich dabei um Glycosylasen, die im ersten Schritt der Exzisionsreparatur geschädigte Basen, beispielsweise 8-Oxoguanin und 2,6-Diamino-4-hydroxy-5-formamidopyrimidin, eliminieren. Mutiertes MYH steht beim Menschen mit der Entstehung von Polypen und Krebs im Dickdarm im Zusammenhang.

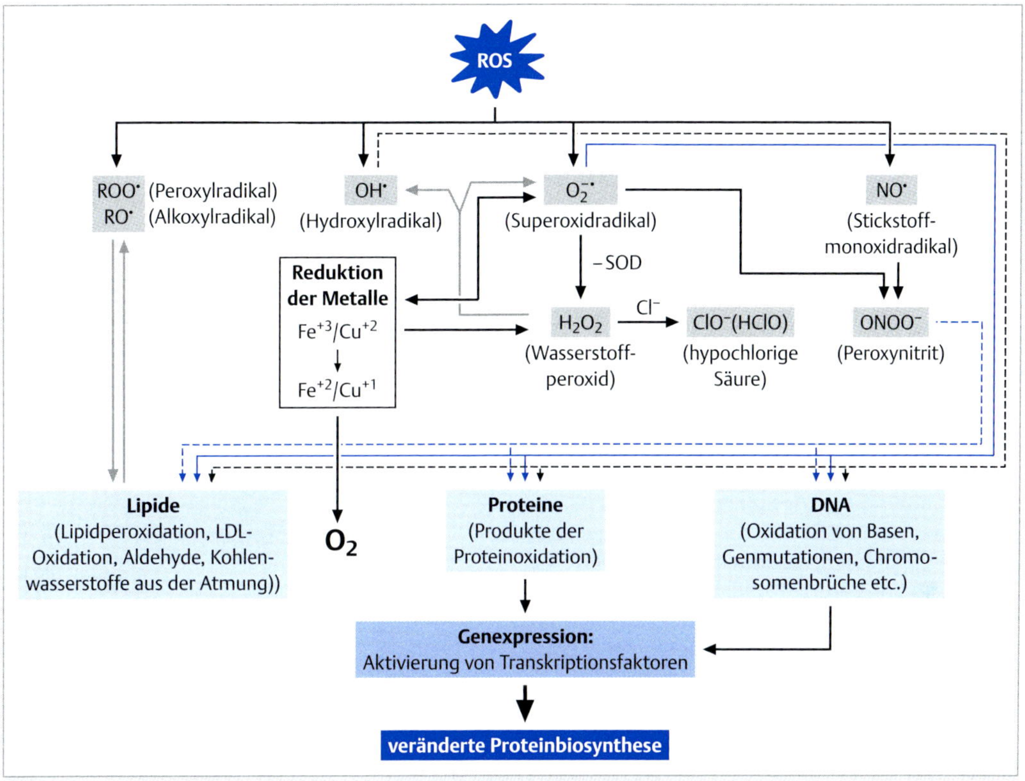

Abb. 1.14 Oxidation von biologisch relevanten Molekülen durch Radikale (Quelle: [4]) Das Schema zeigt auch die Reaktionen und die Bildung diverser reaktiver Sauerstoffspezies.

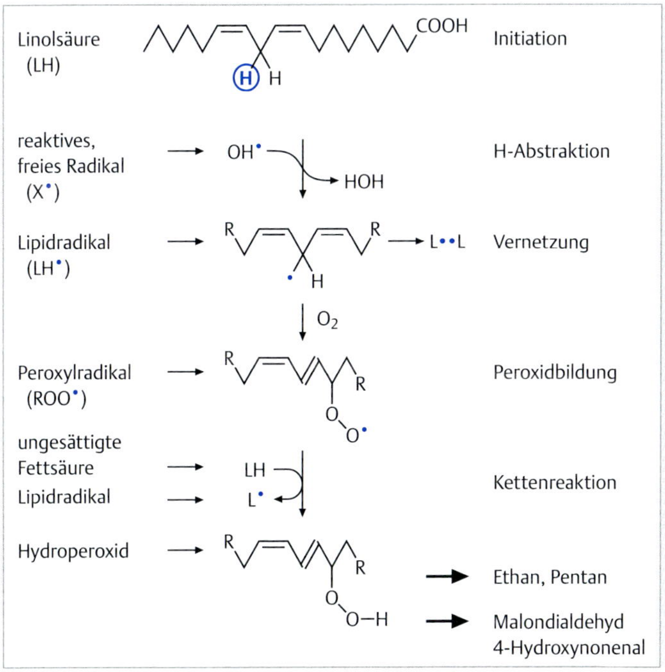

Abb. 1.15 Schematische Darstellung der Lipidperoxidation am Beispiel der Linolsäure. Durch Angriff eines Radikals (z. B. eines Hydroxylradikals) entsteht aus der Fettsäure ein Lipidradikal (L•), das durch Oxidation in ein Peroxylradikal (ROO•) umgewandelt wird. Dieses Radikal reagiert mit weiteren ungesättigten Fettsäuren. Damit wird eine Kettenreaktion in Gang gesetzt. Durch Vernetzung zweiter Lipidradikale oder durch Inaktivierung des Peroxylradikals (z. B. durch Vitamin E) kommt es zum Abbruch der Kettenreaktion (siehe Abb. 6.3).

Exkurs: Schützen Antioxidanzien den Menschen vor Krebs?

▶ **Ergebnisse großer Studien.** Viele Jahrzehnte hindurch war die Mehrzahl der Forscher überzeugt, dass Antioxidanzien den Menschen vor Krebserkrankungen schützen. Diese Ansicht wird durch eine Reihe von neueren Studien zunehmend in Frage gestellt. Bereits 1994 erschütterten die Ergebnisse der finnischen Raucherstudie die Anhänger der Antioxidanzientheorie [18]. Etwa 30.000 Raucher konsumierten entweder Vitamin E (50 mg/Tag), β-Carotin (20 mg/Tag) oder eine Kombination der beiden Substanzen. In der Gruppe, die β-Carotin erhielt, sah man einen deutlichen Anstieg der Zahl der Lungenkarzinome (um 18%). Vitamin E und die Kombination von Vitamin E und β-Carotin hatten keine Auswirkungen auf das Lungenkrebsrisiko. Auch in einer weiteren Studie mit β-Carotin- und Vitamin-A-Supplementierung fand man bei Rauchern in den USA einen klaren Anstieg und die Untersuchung wurde aus ethischen Gründen vorzeitig beendet [17].

In einer 2008 erschienenen Metaanalyse (eine zusammenfassende Analyse der Ergebnisse humaner Interventionsstudien mit Antioxidanzien) berichten die Autoren über erhöhte Mortalität nach Einnahme von β-Carotin, Vitamin A und Vitamin E [1]. Mit Vitamin C und Selen wurde keine erhöhte Sterblichkeit beobachtet.

Es muss allerdings festgestellt werden, dass es einzelne große Studien gibt, deren Ergebnisse weniger dramatisch sind. Beispielsweise fand man in einer Untersuchung, an der überwiegend Nichtraucher teilnahmen, keine erhöhten Krebsraten (Physicians Health Study, USA) [11]. Auch bei Diabetespatienten und Personen mit Herz-Kreislauf-Problemen wurden in einer englischen Studie keine erhöhten Inzidenzen nach Einnahme von Vitamin E, Vitamin C und β-Carotin gefunden (MRC/BHF-Heart Protection Study) [12]. Deutliche Schutzeffekte wurden erfreulicherweise in einer chinesischen Studie (Linxian-Studie) und einer französischen Untersuchung (SU.VI.MAX) gefunden. Allerdings sprechen die Ergebnisse dieser Studien weniger für eine Supplementierung, sondern unterstreichen eher die Bedeutung einen normalen (ausreichenden) Versorgung über die Ernährung.

Die Teilnehmer der Linxian-Studie hatten eine ausgeprägte Mikronährstoff-Unterversorgung (Retinol, ß-Carotin, Vitamine E und C) und weisen weltweit die höchste Inzidenz an Ösophagus-/Kardia-Karzinomen auf (32% aller Todesfälle). Nach der Supplementierung sah man eine deutliche Reduktion dieser Krebsformen [15].

In der in Frankreich realisierten SU.VI.MAX Studie sah man, dass nach Verabreichung einer niedrig dosierten Nährstoffmischung (1–3-faches der empfohlenen Aufnahmemengen der Vitamine A, C, und E sowie von ß-Carotin, Se und Zn) bei Männern, nicht jedoch bei Frauen die entsprechenden Blutspiegel erhöht waren; parallel dazu sah man bei Männern eine Abnahme der Krebsinzidenz und -mortalität [13]. Eine aktuelle Studie betrifft die Schutzeffekte von Selen vor Prostatakrebs (SELECT-Studie, USA [14]). Die Ergebnisse waren ernüchternd, da man keine Hinweise auf die erhofften protektiven Wirkungen fand (weitere Details siehe S. 209). Alle erwähnten Untersuchungen waren prospektive Studien mit relativ hohen Teilnehmerzahlen, dennoch hat man die Hoffnung, dass Antioxidanzien vor Krebs schützen, noch nicht aufgegeben.

▶ **Einflussfaktoren.** Im Fall der Raucherstudien ist festzustellen, dass β-Carotin offensichtlich keine geeignete Schutzsubstanz ist. Es ist aus In-vitro-Experimenten bekannt, dass diese Verbindung durch Sauerstoffradikale in Moleküle zerlegt wird, die selbst DNA-reaktiv sind und wahrscheinlich krebserregend wirken. Die Schutzeffekte der Vitamine A und E vor oxidativen DNA-Schäden sind im Vergleich zu Effekten, die mit anderen, in Pflanzen vorkommenden Verbindungen (beispielsweise mit bestimmten Phenolen) gefunden wurden, nicht besonders hoch und die Aufnahmemengen waren in manchen Studien wahrscheinlich nicht ausreichend, um biologisch relevante Effekte (beispielsweise Schutz vor oxidativen DNA-Schäden) auszulösen. Wir wissen aus Untersuchungen mit Einzelsubstanzen, dass pflanzliche Phenole wesentlich stärker antioxidativ wirken als die in diesen Untersuchungen eingesetzten Vitamine. Ein weiterer Faktor, der die Ergebnisse beeinflusst, ist der Ernährungszustand der Teilnehmer. Es ist wahrscheinlich, dass Schutzwirkungen vor allem dann auftreten, wenn eine Unterversorgung vorliegt. In keiner der Untersuchungen wurde der Redoxzustand der Teilnehmer vor und während der Supplementierung der Nahrungsergänzungsmittel gemessen.

Es ist bekannt, dass Antioxidanzien unter speziellen Bedingungen prooxidativ wirken, d.h. sie setzen Sauerstoffradikale bzw. Elektronen frei. Beispielsweise wirken manche Flavonoide und Hydroxyzimtsäuren unter In-vitro-Bedingungen in Gegenwart von Übergangsmetallen oxidierend. Man bezeichnet diese Reaktion als Haber-Weiss-Fenton-Reaktion und es ist wahrscheinlich, dass sie auch im Körper des Menschen stattfindet. Diese Eigenschaft, die für viele phenolische Antioxidanzien charakteristisch ist, liefert auch eine Begründung für die oft in Chemopräventionsexperimenten beobachteten U-förmigen Dosis-Wirkungs-Beziehungen. Misst man beispielsweise als Endpunkt DNA-Schäden, so zeigt sich bei geringer Zugabe einer Chemikalie eine Schutzwirkung, die jedoch bei höheren Dosen ins Gegenteil umschlägt. Derartige Effekte wurden auch mit Vitamin C und Selen gefunden. Die Versorgungslage der Teilnehmer an der amerikanischen Selenstudie war bereits vor der Supplementierung recht gut und extrapoliert man die erhaltenen Effekte aus Tierexperimenten, war die Situation so, dass eine Zunahme der DNA-Schädigungen und keine Schutzeffekte zu erwarten waren.

▶ **Fazit.** Um herauszufinden, ob Antioxidanzien den Menschen vor Krebs schützen, sollten biochemische Verfahren zur Anwendung kommen, in denen sowohl die Ausgangssituation erfasst wird als auch die durch die Intervention ausgelösten Veränderungen. Wahrscheinlich sind insbesondere bei Menschen Schutzeffekte zu erwarten, bei denen (beispielsweise durch Krankheiten bedingte) Störungen des Redoxhaushaltes vorliegen. Wie erwähnt, sind Entzündungen durch erhöhte Radikalbelastungen charakterisiert und es ist bekannt, dass diese Pathologien, beispielsweise Zirrhose, Pankreatitis oder chronisch entzündliche Darmerkrankungen (Inflammatory Bowel Disease, IBD) wie Colitis ulcerosa und Morbus Crohn, mit erhöhten Krebsrisiken assoziiert sind.

Oxidative DNA-Schäden und Krebs

Zahlreiche Befunde deuten darauf hin, dass Schäden der Erbsubstanz durch Sauerstoffradikale zur Auslösung von Krebserkrankungen führen. Allerdings steht ein eindeutiger Nachweis für diesen Zusammenhang derzeit noch aus. Dafür sprechen Befunde, die zeigen, dass Chemikalien, die Radikale freisetzen, in Tierexperimenten Krebs auslösen. Des Weiteren konnte in zahlreichen Laborversuchen nachgewiesen werden, dass antioxidativ wirksame Vitamine und Pflanzeninhaltsstoffe Krebsauslösung verhindern. Ob die Ergebnisse derartiger Modelle auch auf den Menschen übertragen werden können, ist fraglich, da bei diesen Untersuchungen mit Chemikalien oder physikalischen Faktoren gearbeitet wurde, die für die Krebsauslösung beim Menschen nicht relevant sind. Ein weiterer Hinweis auf eine kausale Beziehung sind Befunde, die zeigen, dass entzündliche Erkrankungen, bei denen Makrophagen ROS im Gewebe erzeugen, mit erhöhten Krebsrisiken assoziiert sind.

1.7 Immunsystem und Ernährung

Das Immunsystem hat einen maßgeblichen Einfluss auf die Entstehung von Krebserkrankungen. Verschiedene Untersuchungen haben gezeigt, dass der Zustand des Immunsystems durch Ernährungsfaktoren maßgeblich verändert werden wird. In den nächsten Abschnitten werden die wichtigsten, teilweise recht komplexen Prozesse kurz dargestellt. ▶ Abb. 1.16 gibt eine schematische Übersicht über die Funktionsweise des Immunsystems und die beteiligten Zelltypen.

1.7.1 Unspezifische und spezifische Immunreaktionen

▶ **Phagozytose.** Wenn pathogene Keime, beispielsweise Bakterien oder Viren, in den Körper eindringen, werden diese zunächst durch die stammesgeschichtliche ältere Form der unspezifischen Immunabwehr bekämpft. Pathogene Keime werden aufgrund spezifischer Strukturen ihrer Zellmembranen von phagozytierenden Zellen (Makrophagen, neutrophile Granulozyten, dendritische Zellen) erkannt und angegriffen. Makrophagen und Neutrophile nehmen die Keime in das

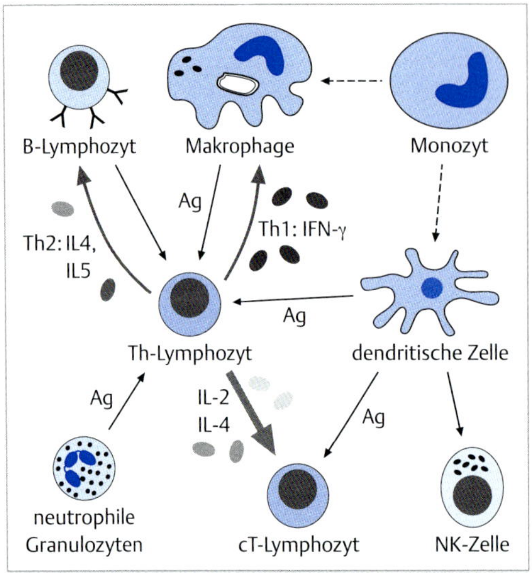

Abb. 1.16 Einige Zelltypen und Funktionen des Immunsystems. Ein pathogener Organismus (●) trifft auf phagozytierende Zellen des angeborenen Immunsystems, Makrophagen und dendritische Zellen, die aus Monozyten entstehen, und neutrophile Granulozyten. Diese Zellen versuchen, die eingedrungenen Keime zu zerstören; nachfolgend präsentieren Makrophagen und dendritische Zellen den T-Zellen aufgenommene Antigene (Ag). Diese Zellen steigern ihrerseits die Aktivität der Makrophagen oder aktivieren antikörperproduzierende B-Lymphozyten. Zytotoxische T-Zellen (cT-Lymphozyt) können viral befallene Zellen und Tumorzellen töten. Die Kommunikation der Zellen erfolgt durch eine Vielzahl intrazellulärer Botenstoffe (Interleukine). NK-Zelle: natürliche Killerzelle (Quelle: [5]).

Innere des Zellkörpers auf und zerstören sie durch reaktive Sauerstoffspezies und Stickstoffradikale. Darüber hinaus werden Entzündungsreaktionen durch Freisetzung von speziellen Mediatoren wie Zytokinen und Chemokinen ausgelöst.

▶ **Humorale Immunität.** Neben diesem direkt wirkenden und konstitutiv vorhandenen Abwehrsystem entwickelte sich auch eine zweite induzierbare Form von Immunreaktionen (spezifische oder humorale Immunität). Makrophagen und dendritische Zellen, die aus Monozyten entstehen, verarbeiten die Strukturen verdauter Keime und „bewahren" Fragmente von Peptiden an den Außenmembranen auf. Sie werden dadurch zu „Antigen presenting Cells" (APC), die erforderlich sind, um Immunreaktionen auszulösen. Diese Reaktionen werden von B- und T-Lymphozyten bewerkstelligt. Die beiden Zellformen sind nach ihrer Herkunft benannt (Thymus, Knochenmark oder Bone Marrow) und besitzen Rezeptoren, die spezifisch bestimmte Antigene binden. T-Lymphozyten erkennen ihre Antigene, wenn sie an in Clustern vorliegenden Molekülen binden, die als Major Histocompatibility Complex (MHC, Haupthistokompatibilitätskomplex) vorliegen. Von diesen kennt man zwei verschiedene Arten. MHC-I-Moleküle werden bei allen Körperzellen, die einen Zellkern besitzen, gefunden und haben intrazelluläre Antigene, während MHC-II-Moleküle extrazelluläre Antigene bilden und nur bei speziellen Zellen (z. B. APC) auftreten. Bei Vorhandensein von Antigenen werden die T-Lymphozyten aktiviert und beginnen sich zu teilen. Nach Beendigung der Immunreaktion wandeln sich einzelne dieser Zellen in langlebige Gedächtniszellen um, die eine raschere Immunantwort auslösen.

▶ **T-Helferzellen.** Eine besonders wichtige Form der T-Lymphozyten sind die Helferzellen (Th), die das Antigen $CD4^+$ auf der Oberfläche besitzen und mit den MHC-II-Zellen interagieren. Sie aktivieren sowohl Makrophagen als auch B-Zellen, die das spezielle Antigen besitzen. Der erstere Zelltyp reagiert darauf mit erhöhter Immunantwort; die B-Zellen wandeln sich in Plasmazellen um, die Antikörper gegen die spezifischen Antigene produzieren. Zwei verschiedene Subtypen der Th-Zellen sind für die Auslösung dieser Reaktion zuständig. Th1-Zellen für die Makrophagen und Th2-Zellen für die B-Zellen. Diese Zellen sind morphologisch identisch, unterscheiden sich jedoch hinsichtlich der Zytokine, die sie produzieren.

1.7.2 Immunsystem und Krebsentstehung

▶ **Inaktivierung von Krebszellen.** Bestimmte T-Lymphozyten (zytotoxische T-Lymphozyten oder CTL) spielen bei der Inaktivierung von Krebszellen eine wichtige Rolle. Diese Zellen sind durch CD8-Antigene auf der Oberfläche charakterisiert und verursachen den Tod (Nekrose oder Apoptose) von virusinfizierten und degenerierten Zellen. CTL-Zellen reagieren mit Peptiden, die für Krebszellen typisch sind, den sog. tumorassoziierten Antigenen (TAA). Zur vollständigen Aktivierung benötigen sie die Unterstützung der MHC-I-Zellen.

Eine weitere Form von Zellen mit zytotoxischen Eigenschaften sind die natürlichen Killerzellen

(NK), die ebenfalls zu den Lymphozyten gehören. Auch sie erkennen veränderte Körperzellen wie Tumorzellen, aber auch Zellen, die mit Viren oder Parasiten (wie Leishmania oder Listeria) infiziert sind.

▶ **Immuntoleranz und tumorfördernde Faktoren.** Allerdings unterliegt das Immunsystem manchmal im Kampf gegen Krebszellen und ist nicht in der Lage, das Wachstum von Tumoren zu verhindern. Eine Ursache ist, dass die tumorspezifischen Antigene oft nicht von T-Zellen erkannt werden (Immuntoleranz). Die wichtigsten „Antigen presenting Cells" sind im Hinblick auf tumorassoziierte Antigene dentritische Zellen, die diese aus Tumorzellen aufnehmen, die von NK-Zellen getötet wurden. Es ist sogar möglich, dass das Immunsystem unter bestimmten Bedingungen die Entstehung von Tumoren fördert. Entzündungsprozesse, die über das Tumorsystem geregelt werden, spielen bei Krebserkrankungen eine wichtige Rolle. Die Freisetzung von ROS, an der vor allem Fresszellen des Immunsystems beteiligt sind, kann zu DNA-Schäden und zu Prozessen führen, die das Wachstum von Tumoren begünstigen. Zytokine sind Verbindungen, die als Botenstoffe beim Verlauf von Entzündungen einen wichtigen Stellenwert haben. Sie leiten Signale weiter, die dazu führen, dass Zellen des Immunsystems die Wände von Blutgefäßen durchwandern und in Gewebe eindringen. Die Ausbreitung und Metastasierung bestimmter Tumorarten kann durch diese Prozesse begünstigt werden. Des Weiteren wurde nachgewiesen, dass einzelne Zytokine die Angiogenese fördern und die Teilung von Krebszellen beschleunigen.

1.7.3 Beeinflussung des Immunsystems durch Nahrungsfaktoren

▶ **Nahrungsinhaltsstoffe.** Das Funktionieren des Immunsystems hängt von der Ernährungssituation ab. Für die komplexen Reaktionen, die bei Immunantworten ablaufen, ist die Synthese von Proteinen erforderlich, die aus Nahrungsbestandteilen aufgebaut werden. Auch die Energie, die für diese Prozesse erforderlich ist, stammt aus Nahrungsmitteln. Darüber hinaus gibt es Inhaltsstoffe von Lebensmitteln, die Immunfunktionen direkt oder indirekt beeinflussen. In ▶ Tab. 1.7 sind einige Nahrungsinhaltsstoffe aufgelistet, die immunmodulierend wirken. Die entsprechenden Zufuhrmengen (soweit bekannt) werden in den Kapiteln zu den jeweiligen Substanzen erwähnt.

▶ **Immunreaktionen im Darm.** Besonders interessant ist die Frage, wie unser Körper im Darm schädliche von nicht schädlichen Keimen unterscheiden kann und wie es durch bestimmte Nahrungsinhaltsstoffe zur Auslösung von Immunreaktionen im Verdauungstrakt kommt. Die komplizierten Mechanismen, die diesen Vorgängen zugrunde liegen, sind teilweise aufgeklärt. Epithelzellen des Darms können Antigene präsentieren und MHC-Proteine an der Oberfläche exprimieren. Der Transport von Antigenen erfolgt im Darm über spezifische Epithelzellen, die in den sog. Peyer-Plaques (dies sind Ansammlungen von Lymphknoten) lokalisiert sind. Es handelt sich um lymphoide Gewebe, in denen Interaktionen zwischen Makrophagen, dentritischen Zellen und Lymphozyten stattfinden (Details siehe Kapitel 6.11.3). Die Aktivierung dieser Zellen und die Auslösung von Zytokinproduktion können lokale Stimuli in systemische Immunreaktionen umwandeln.

1.8 Entwicklung von Tumoren

1.8.1 Metastasierung

Einer der wichtigsten Prozesse bei der Ausbreitung von Krebs im Körper ist die Metastasierung. Dabei dringen Tumorzellen in gesundes Gewebe und Organe ein, die entfernt vom ursprünglichen Tumor liegen, und vermehren sich dort. Bei diesem Vorgang können verschiedene Stufen unterschieden werden, nämlich

- die Invasion und Infiltration in normales umliegendes Gewebe und Permeation von schmalen Lymph- und Blutgefäßen,
- die Freisetzung von Krebszellen, die einzeln oder in Gruppen in die Zirkulation eingeschleust werden, und
- die Wanderung dieser Zellen über Blut- und Lymphsystem in Organe, die vom Primärtumor entfernt sind, wo sie letztendlich in den Kapillargefäßen der Gewebe hängen bleiben und Metastasen bilden.

Während dieses Vorganges kommt es zur dramatischen Veränderung der Expression einzelner Proteine. Einer der zentralen Prozesse ist die Umwandlung von epithelialen zu mesenchymalen Zellen.

Man kennt diesen Vorgang auch aus der Embryonalentwicklung vielzelliger Organismen. Stationäre Zellen, die in Epithelien lokalisiert sind, werden dabei in mobile Mesenchymzellen umgewandelt. Die Prozesse, die der Bildung von Metastasen zugrunde liegen, ähneln oft jenen, die auch in gesunden Organismen stattfinden, beispielsweise während der Wundheilung oder der Embryogenese.

▶ **Inhibierende Nahrungsinhaltsstoffe.** Die Inhibition der Metastasierung durch Nahrungsinhaltsstoffe ist derzeit wenig erforscht. Beispiele für nahrungsspezifische Verbindungen, die in Tierexperimenten die Metastasierung inhibieren, sind Anthocyane, Quercetin und Selen sowie Berberin aus Berberitzen.

Tab. 1.7 Beeinflussung des Immunsystems durch Nahrungsmittel.

Substanz (Herkunft)	Mechanismen
ω-3-Fettsäuren (Fischöle)	werden über die Zellmembran eingebaut, durch Cyclooxygenase und Lipoxygenase entstehen Eicosanoide, die an Entzündungsreaktionen beteiligt sind Verbindungen, die aus ω-3-Fettsäuren gebildet werden, wirken weniger stark entzündlich als die aus anderen Fettsäuren (z. B. Arachidonsäure) gebildeten Eicosanoide
Eisen (Fleisch, Innereien, Petersilie, Hülsenfrüchte)	Kofaktor für Enzyme, die bei der Zellteilung eine Rolle spielen (z. B. Ribonukleotidreduktase) Fe-Mangel führt zur Erniedrigung der Zahl der T-Lymphozyten; wichtig auch für das Funktionieren der Myeloperoxidase (spielt bei Abwehrfunktionen der Makrophagen eine zentrale Rolle)
Zink (Innereien, Fisch, Vollkorn, Gemüse)	essenziell für die Entwicklung von T-Lymphozyten in der Thymusdrüse, Kofaktor für Thymulin, ein Peptid, das im Thymus gebildet wird und für die Bildung von T-Lymphozyten erforderlich ist
Selen (Getreide, Nüsse, Innereien)	Kofaktor der Glutathionperoxidase, bei Mangel reduzierte Fähigkeit von Granulozyten, pathogene Keime zu töten bei Selensupplementierung erhöhte Aktivität der Killerzellen
Vitamin C (Zitrusfrüchte, Paprika, Kiwi)	schützt Leukozyten vor ROS-Schäden bei Entzündungen bei Mangel Abnahme der Fähigkeit von Neutrophilen und Monozyten, pathogene Keime zu töten
Vitamin E (Weizenkeimöl, Nüsse, Wirsingkohl, Soja)	schützt phagozytierende Zellen, erhöht die Teilungsrate von NK-Zellen und T-Lymphozyten bei älteren Menschen: erhöhte NO-Produktion → höhere COX-2-Aktivität → erhöhte Produktion von Prostaglandin E2, das die Teilung von T-Zellen inhibiert
Vitamin A sowie Retinolsäure und verwandte Substanzen	Retinolsäure erhöht die Teilungsrate von T-Lymphozyten und stimuliert die Bildung von Th2-Zytokinen, reduziert darüber hinaus die Entstehung von Th1-Zytokinen
Milchsäurebakterien (Joghurt)	Erhöhung von Immunfunktionen (sowohl direkte als auch indirekte), wobei insbesondere NK-Zellen stimuliert werden in Tierexperimenten fand man Inhibition der Entwicklung des Wachstums chemisch induzierter Tumoren und führte dies auf erhöhte Aktivität der NK-Zellen zurück
Carotinoide (Karotten, Aprikosen, Kartoffeln)	Umwandlung in Vitamin A, auch Aktivität von „Nicht-Provitamin-A-Carotinoiden“, vor allem Erhöhung der Aktivität von NK-Zellen
Flavonoide (viele Obst- und Gemüsesorten)	Inhibition der Aktivität von COX-2 und LOX, die an der Synthese von Prostaglandinen beteiligt sind, die Entzündungsreaktionen auslösen Steigerung der Funktionen von T-Zellen
Saponine (Spinat, Knoblauch, Hafer, Hülsenfrüchte)	wirken in höheren Konzentrationen hämolytisch, in niedrigen Konzentrationen lösen sie durch Steigerung der Antikörperproduktion die Proliferation von Monozyten aus sowie Induktion von CD4-Helferzellen und Steigerung der Produktion von Zytokinen (Th1 und Th2)
β-Glucane (diverse Getreidearten, Hefe)	Anstieg der Produktion inflammatorischer Zytokine der Th1-Zellen bewirken den Anstieg des „Oxidative Burst“ bei Zerstörung pathogener Keime durch Makrophagen

1.8.2 Angiogenese

Als Angiogenese bezeichnet man die Bildung von Blutgefäßen. Es handelt sich um einen biologisch wichtigen Prozess, der auch im gesunden Organismus, beispielsweise während der Embryonalentwicklung, stattfindet. Unter Normalbedingungen herrscht ein Gleichgewichtszustand zwischen der Produktion von Molekülen, die Angiogenese auslösen, und solchen, die sie verhindern. Bei bestimmten Krankheiten, z. B. bei altersbedingter Degeneration der Makula densa der Netzhaut, kommt es jedoch zu abnormaler Blutgefäßbildung.

Im Fall der Krebsentstehung ist die Angiogenese erforderlich, um die schnell wachsenden Tumorzellen mit Sauerstoff zu versorgen. Mangelhafte Sauerstoffversorgung (Hypoxie) ist ein Auslöser für die Produktion des vaskulären endothelialen Wachstumsfaktors (VEGF). Das Protein wird von malignen Zellen gebildet und initiiert die Gefäßneubildung, die Tumorwachstum und Metastasierung fördern kann. Die Inhibition dieses Prozesses ist ein wichtiger Ansatz für die Prävention.

Molekulare Mechanismen

Die molekularen Mechanismen der Angiogenese sind gut erforscht. Sie beruhen auf der Bildung von Wachstumsfaktoren, die in Geweben produziert werden und an spezielle Rezeptoren binden, die an Endothelzellen von Gefäßen lokalisiert sind. In der Folge kommt es zur Aktivierung dieser Zellen und zur Synthese neuer Moleküle, beispielsweise von Matrixmetalloproteinasen (MMP) und von Urokinase-Typ Plasminogen-Aktivator (uPA). Diese Proteine lösen die Gewebsmatrix von Gefäßen auf, nachfolgend teilen sich die Endothelzellen und wandern durch die aufgelösten Stellen in benachbartes Tumorgewebe, in dem es ebenfalls zu Gewebsauflösung und letztendlich zur Bildung von Blutgefäßen kommt. Es handelt sich dabei um einen recht komplizierten Vorgang, für den Kommunikation zwischen Tumorzellen, Makrophagen und Endothelzellen erforderlich ist. Im Fall der Angiogenese in Tumoren spielen dabei Proteine wie VEGF und der basische Fibroblasten-Wachstumsfaktor (bFGF) eine wichtige Rolle. VEGF leitet Signale über zwei Tyrosinkinaserezeptoren (VEGF-R1 und VEGF-R2) weiter und die Inhibition dieses Prozesses ist ein wichtiger therapeutischer Ansatz, um die Angiogenese in Tumoren zu blockieren.

In ▶ Tab. 1.8 sind einige Nahrungsinhaltsstoffe aufgelistet, die die Angiogenese inhibieren.

Tab. 1.8 Einfluss von Nahrungsinhaltsstoffen auf die Angiogenese.

Substanz/Vorkommen	Wirkprinzip
Genistein (Sojabohnen)	↓ MMP-9 und ↑ TIMP1, Inhibition der Proliferation von Endothelzellen, Inhibition von VEGF und von COX-2-Expression
Cucurmin (Gelbwurz)	↓ der Transkription von VEGF und bFGF, Unterdrückung von MMP-2 und MMP-9
Resveratrol (Rotwein)	↓ Bildung von Kapillargefäßen von HUVEC
EGCG (Grüntee)	↓ Wanderung von Endothelzellen, inhibiert die Expression von MMP-2
Torilin (Sesquiterpen, in Früchten von Torillis japonica, Klettenkerbel)	↓ Neubildung von Gefäßen in Mäusen (bFGF-induziert), auch in Hühnerembryomodellen wurden Effekte gefunden
3-Hydroxyflavon (im Saft von Zitrusfrüchten)	↓ Angiogenese in Versuchstieren
Silibin (Flavonolignan aus der Artischocke)	↓ Wachstum, die Invasion, die Wanderung und Röhrenbildung von Endothelzellen
Vitamin K2 (von Darmbakterien gebildet)	↓ Teilung und Röhrenbildung von Endothellzellen
Ellagsäure (Beerenfrüchte)	↓ von VEGF und PDGF induzierten Signalen in Endothelzellen.

EGCG: Epigallocatechingallat, MMP: Matrixmetalloproteinase, TIMP1: Tissue Inhibitor of Metalloproteinase, VEGF: Vascular endothelial Growth Factor, COX-2: Cyclooxygenase 2, bFGF: Basic Fibroblast Growth Factor, HUVEC: Human umbilical Vein endothelial Cells, PDGF: Platelet-derived Growth Factor

1.9 Literatur

[1] Bjelakovic G, Nikolova D, Gluud LL et al. Antioxidant supplements for prevention of mortality in healthy participants and patients with various diseases. Cochrane Database Syst Rev, CD007176; 2008

[2] Doll R, Peto R. The causes of cancer: quantitative estimates of avoidable risks of cancer in the United States today. J Natl Cancer Inst. 1981; 66: 1191–1308

[3] Fearon ER, Vogelstein B. A genetic model for colorectal tumorigenesis. Cell 1990; 61: 759–767

[4] Knasmüller S, Nersesyan A, Misík M et al. Use of conventional and -omics based methods for health claims of dietary antioxidants: a critical overview. Br J Nutr 2008; 99 (Suppl. 1): ES3–ES52

[5] Meyer A. Impact of dietary factors on the immune System. In: Knasmüller S, DeMarini D, Johnson I, Gerhäuser C, eds. Chemoprevention of Cancer and DNA Damage by Dietary Factors. Weinheim: Wiley-VHC; 2009

[6] Montesano R, Hall J. Environmental causes of human cancers. Eur J Cancer 2001; 37 (Suppl. 8): S67–S87

[7] Nohl H. Die Biologie und Toxikologie des Sauerstoffs. In: Uranüs S, Hrsg. Chirurgische Forschung: Die Milz, Sauerstoffradikale und Reperfusionsvorgänge, Biomaterialien und Biokompatibilität. München: Zuckschwerdt; 1994: 59–80

[8] Robert Koch Institut. Verbreitung von Krebserkrankungen in Deutschland. Entwicklung der Prävalenzen zwischen 1990 und 2010. Berlin: RKI; 2010

[9] Myzak MC, Dashwood RH. Histone deacetylases as targets for dietary cancer preventive agents: lessons learned with butyrate, diallyl disulfide, and sulforaphane. Curr Drug Targets 2007; 7: 443–452

[10] Ho E, Beaver LM, Williams DE, Dashwood RH. Dietary factors and epigenetic regulation for prostate cancer prevention. Adv Nutr 2011; 2: 497–510

[11] Soni MG, Thurmond TS, Miller ER, 3rd et al. Safety of vitamins and minerals: controversies and perspective. Toxicol Sci 2010; 118: 348–355

[12] Heart Protecion Study Collaborative Group. MRC/BHF Heart Protection Study of antioxidant vitamin supplementation in 20,536 high-risk individuals: a randomised placebo-controlled trial. Lancet 2002; 360: 23–33

[13] Hercberg S, Galan P, Preziosi P et al. The SU.VI.MAX Study: a randomized, placebo-controlled trial of the health effects of antioxidant vitamins and minerals. Arch Intern Med 2004; 164: 2335-2342

[14] Klein EA, Thompson IM, Jr., Tangen CM et al. Vitamin E and the risk of prostate cancer: the Selenium and Vitamin E Cancer Prevention Trial (SELECT). JAMA 2011; 306: 1549–1556

[15] Qiao YL, Dawsey SM, Kamangar F et al. Total and cancer mortality after supplementation with vitamins and minerals: follow-up of the Linxian General Population Nutrition Intervention Trial. J Natl Cancer Inst 2009; 101: 507–518

[16] Malvezzi M, Bertuccio P, Levi F, La Vecchia C, Negri E. European cancer mortality predictions for the year 2013. Ann Oncol 2013; 24: 792–800

[17] Omenn GS, Goodman GE et al. Risk factors for lung cancer and for intervention effects in CARET, the Beta-Carotene and Retinol Efficacy Trial. J Natl Cancer Inst 1996; 88: 1550–1559

[18] The Alpha-Tocopherol Beta Carotene Cancer Prevention Study Group. The effect of vitamin E and beta carotene on the incidence of lung cancer and other cancers in male smokers. N Engl J Med 1994; 330: 1029–1035

[19] Wattenberg LW. Inhibition of neoplasia by minor dietary constituents. Cancer Res 1983; 43 (5 Suppl): 2448s–2453s

[20] Wattenberg LW, Hanley AB et al. Inhibition of carcinogenesis by some minor dietary constituents. Princess Takamatsu Symp 1985; 16: 193–203

1.10 Weiterführende Literatur

Bartram CR. Genetische Grundlagen der Kanzerogenese. In: Hiddemann W, Bartram CR, Hrsg. Die Onkologie. Teil 1: Epidemiologie – Pathogenese – Grundprinzipien der Therapie. 2. Aufl. Berlin: Springer; 2010: 67–127

Bartsch H, Nair J. Chronic inflammation and oxidative stress in the genesis and perpetuation of cancer: role of lipid peroxidation, DNA damage, and repair. Langenbecks Arch Surg 2006; 391: 499–510

Becker N. Epidemiologie bösartiger Neubildungen. In: Hiddemann W, Bartram CR, Hrsg. Die Onkologie. Teil 1: Epidemiologie – Pathogenese – Grundprinzipien der Therapie. 2. Aufl. Berlin: Springer; 2010: 42–66

Debatin KM SF. Apoptose. In: Hiddemann W, Bartram CR, Hrsg. Die Onkologie. Teil 1: Epidemiologie – Pathogenese – Grundprinzipien der Therapie. 2. Aufl. Berlin: Springer; 2010: 151–161

Geley S, Hengst L. Zellzyklus. In: Hiddemann W, Bartram CR, Hrsg. Die Onkologie. Teil 1: Epidemiologie – Pathogenese – Grundprinzipien der Therapie. 2. Aufl. Berlin: Springer; 2010: 162–180

Glatt H. Xenobiotic metabolism. In: Knasmüller S, DeMarini D, Johnson I, Gerhäuser C, eds. Chemoprevention of Cancer and DNA Damage by Dietary Factors. Weinheim: Wiley-VHC; 2009

Heath VL, Bicknell R. Anticancer strategies involving the vasculature. Nat Rev Clin Oncol 2009; 6: 395–404

Huang J, Plass C, Gerhäuser C. Cancer chemoprevention by targeting the epigenome. Curr Drug Targets 2011; 12: 1925–1956

Kryston TB, Georgiev AB, Pissis P et al. Role of oxidative stress and DNA damage in human carcinogenesis. Mutat Res 2011; 711: 193–201

Leitzmann C. Alternative Ernährungsformen. 2. Aufl. Stuttgart: Hippokrates; 2005

Lutz WK, Schlatter J. The relative importance of mutagens and carcinogens in the diet. Pharmacol Toxicol 1993; 72 (Suppl. 1): 104–107

Morvan D, Steyaert JM, Schwartz L et al. Normal human melanocytes exposed to chronic insulin and glucose supplementation undergo oncogenic changes and methyl group metabolism cellular redistribution. Am J Physiol Endocrinol Metab 2012; 302: E1407–E1418

O'Neill LAJ. Das immunologische Frühwarnsystem. Spektrum der Wissenschaft 2005; 68–75

Parzefall W, Kager N, Knasmüller S. Induction of DNA damage and cancer by dietary factors. In: Knasmüller S, DeMarini DM, Johnson I, Gerhäuser C, eds. Chemoprevention of Cancer and DNA Damage by Dietary Factors. Weinheim: Wiley-VHC; 2009

Renner C, Zippelius A. Tumorimmunologie. In: Hiddemann W, Bartram CR, Hrsg. Die Onkologie. Teil 1: Epidemiologie – Pathogenese – Grundprinzipien der Therapie. 2. Aufl. Berlin: Springer; 2010: 325–345

Ruemmele FM, Garnier-Lengliné H. Why are genetics important for nutrition? Lessons from epigenetic research. Ann Nutr Metab 2012; 60 (Suppl. 3): 38–43

Schulte-Hermann R, Parzefall W. Mehrstufenprozess der Kanzerogenese und chemische Kanzerogenese. In: Hiddemann W, Bartram CR, Hrsg. Die Onkologie. Teil 1: Epidemiologie – Pathogenese – Grundprinzipien der Therapie. 2. Aufl. Berlin: Springer; 2010: 181–223

Shin S, Kensler TW. Dietary factors regulate metabolism of carcinogens through transcriptional signaling pathways. In: Knasmüller S, DeMarini DM, Johnson I, Gerhäuser C, eds. Chemoprevention of Cancer and DNA Damage by Dietary Factors. Weinheim: Wiley-VHC; 2009

Spork P. Der zweite Code. Epigenetik – oder wie wir unser Erbgut steuern können. 3. Aufl. Reinbek: Rowohlt; 2009

Watzl B, Leitzmann C. Bioaktive Substanzen in Lebensmitteln. 3. Aufl. Stuttgart: Hippokrates; 2005

World Cancer Research Fund/American Institute for Cancer Research. Food, Nutrition, Physical Activity, and the Prevention of Cancer: a Global Perspective. Washington DC: AICR; 2007

Zöller M. Zellinvasion und Metastasierung. In: Hiddemann W, Bartram CR, Hrsg. Die Onkologie. Teil 1: Epidemiologie – Pathogenese – Grundprinzipien der Therapie. 2. Aufl. Berlin: Springer; 2010: 308–324

2 Methoden und Modelle der Krebsforschung und ihr Einsatz zur Untersuchung von Nahrungsmitteln

Um die krebsauslösenden und protektiven Eigenschaften von Nahrungsinhaltsstoffen zu bewerten, ist die Kenntnis der Methoden erforderlich, die angewendet werden, um diese zu erforschen. Es gibt kein perfektes Nachweisverfahren und die Kenntnis der Vor- und Nachteile der diversen Untersuchungsmodelle ist die Voraussetzung für eine kritische Beurteilung der Datenlage. Die nachfolgenden Abschnitte geben eine kurze Übersicht über die am häufigsten verwendeten Methoden und ihre Grundlagen.

2.1 Vor- und Nachteile von In-vitro- und In-vivo-Experimenten

Die Aussagekraft von Experimenten hängt wesentlich vom gewählten Untersuchungsverfahren ab. In ▸ Abb. 2.1 sind die Vor- und Nachteile verschiedener Ansätze schematisch dargestellt.

2.1.1 Versuche mit subzellulären Fraktionen und stabilen Zelllinien

Subzelluläre Fraktionen, in denen Homogenate aus intakten Zellen verwendet werden, werden häufig bei Enzymmessungen eingesetzt, aber auch um antioxidative Eigenschaften von Nahrungsinhaltsstoffen zu detektieren. Die Ergebnisse derartiger Studien sind für den Menschen nur bedingt relevant, da die Modelle wichtige biologische Prozesse nicht oder nur inadäquat reflektieren. Dies trifft teilweise auch auf Experimente mit stabilen Zelllinien zu, die häufig eingesetzt werden, um DNA-schädigende und -schützende Effekte von Substanzen zu untersuchen bzw. auch um mechanistische Fragestellungen zu klären. Da Krebs eine Erkrankung ist, die nur bei vielzelligen Lebewesen auftritt, können krebsauslösende und protektive Eigenschaften von Substanzen nur in vivo nachgewiesen werden; es wurde jedoch versucht, Transformationstests mit Zellen zu entwickeln,

Exkurs: Die „Health Claims"-Verordnung der Europäischen Union

Konzentrate, Lyophilisate und Extrakte von pflanzlichen Nahrungsmitteln können derzeit als Lebensmittel vermarktet werden, ohne dass es – im Gegensatz zu Arzneimitteln – erforderlich ist, gesundheitlich positive Wirkungen nachzuweisen. In der Vergangenheit wurden hinsichtlich derartig hergestellter Nahrungsergänzungsmittel, aber auch hinsichtlich „funktioneller Nahrungsmittel", denen solche Substanzgemische zugefügt wurden, oft Behauptungen über gesundheitliche Effekte aufgestellt, die nicht durch wissenschaftliche Fakten belegbar sind. Um diesem Missbrauch entgegenzuwirken, wurde von der European Food Safety Authority (EFSA) im Jahr 2006 die „Health Claims"-Verordnung verabschiedet, die vorsieht, dass positive gesundheitliche Effekte von Lebensmitteln und daraus hergestellten Supplementen nur dann postuliert werden dürfen, wenn diese durch „sound scientific evidence" (überzeugende wissenschaftliche Befunde) belegbar sind. Im Fall von krebspräventiv wirkenden Nahrungsmitteln könnte dies genau genommen nur aufgrund von groß angelegten klinischen Studien glaubhaft gemacht werden. Allerdings zeigen Metaanalysen des World Cancer Research Funds (WCRF), dass für bestimmte pflanzliche Nahrungsmittel in vielen prospektiven und retrospektiven epidemiologischen Studien Schutzeffekte gefunden wurden, die auch durch Tierexperimente erhärtet werden konnten [30]. Ob dies ausreichend ist, damit Health Claims von Behörden akzeptiert werden, bleibt abzuwarten.

Recht häufig wurden in der Vergangenheit diverse Wundermittel angeboten, die angeblich vor Krebs schützen oder diesen sogar heilen können. Typische Beispiele sind Noni (Morinda citrifolia), die indische Maulbeere, aus deren Früchten u. a. Säfte hergestellt werden, aber auch die Katzenkralle (Uncaria tomentosa), eine südamerikanische Pflanze, aus deren Blättern ein Tee hergestellt wird, der antioxidative und krebsschützende Eigenschaften haben soll. In beiden Fällen ist die Wirksamkeit beim Menschen nicht durch überzeugende Studien belegt.

in denen Veränderungen erfasst werden, die für Krebszellen typisch sind.

▶ **Zellen aus Organen und Tumoren.** Stabile Primärzellen, die aus Organen von Versuchstieren oder Menschen isoliert wurden, können sich nur bedingt teilen und verlieren schnell (d. h. nach einigen Teilungen) die Aktivitäten fremdstoffmetabolisierender Enzyme. Wesentlich leichter durchführbar sind Experimente mit stabilen Zelllinien, die aus Tumoren isoliert wurden oder durch virale oder chemische Transformation entstanden sind. Derartige Zellen sind leicht kultivierbar, sie teilen sich rasch und werden häufig für routinemäßige Untersuchungen eingesetzt. Allerdings haben sie einen großen Nachteil; sie besitzen kaum Phase-I- und Phase-II-Enzyme, die Kanzerogene und Schutzsubstanzen verstoffwechseln.

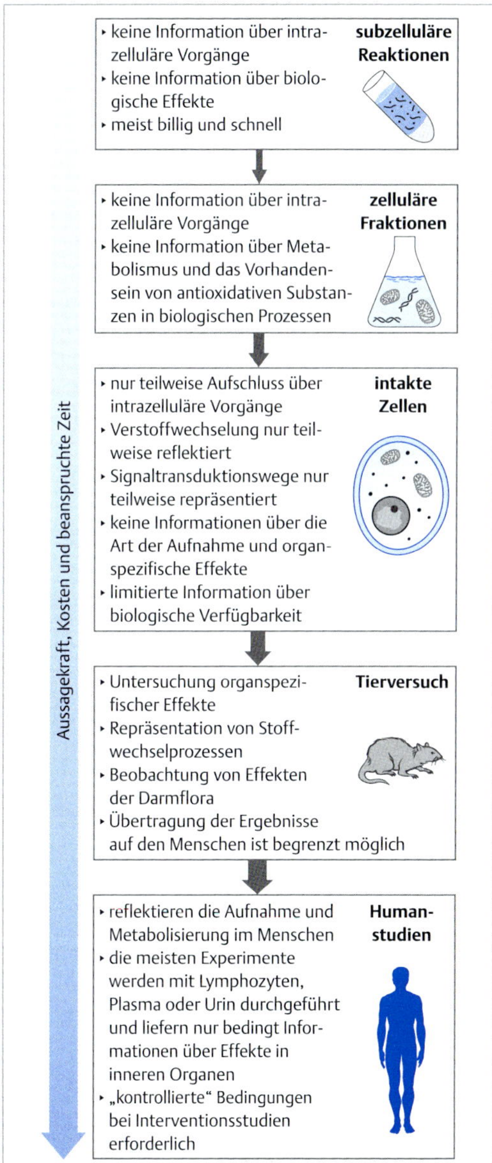

Abb. 2.1 Vor- und Nachteile diverser Untersuchungsmodelle (Quelle: [4]).

▶ **Zusatz von Leberenzymgemischen.** Um die Verstoffwechselung von Chemikalien nachzuahmen, werden bei Experimenten mit stabilen Zelllinien oder Bakterien meist Leberenzymgemische zugesetzt, die die Situation am lebenden Versuchstier bzw. im Menschen nur bedingt reflektieren. Bei Chemopräventionsuntersuchungen, die das Ziel haben, Schutzsubstanzen zu identifizieren, wurden in der Vergangenheit ebenfalls häufig In-vitro-Experimente mit Leberhomogenaten eingesetzt und es zeigte sich, dass häufig Ergebnisse erhalten wurden, die auf den Menschen nicht übertragbar sind. Beispielsweise kommt es bei In-vitro-Experimenten oft zur Inaktivierung von Phase-I-Enzymen, sodass Schutzwirkungen vorgetäuscht werden. Wie erwähnt, ist die Induktion von entgiftenden Enzymen ein wichtiger Mechanismus der Chemoprävention und dieser kann in konventionellen In-vitro-Modellen mit exogenen Enzymgemischen nicht detektiert werden. Aufgrund der raschen Durchführbarkeit dieser Experimente wurden dennoch tausende Nahrungsinhaltsstoffe untersucht; die erarbeiteten Daten sind für den Menschen jedoch weitgehend irrelevant. Die Hoffnung, dass man aufgrund von schnell durchführbaren In-vitro-Screening-Tests die wirksamsten Kandidaten identifizieren kann, hat sich nicht erfüllt.

▶ **Optimierungsversuche.** Versuche, bessere Zelllinien zu konstruieren, waren in den letzten Jahren teilweise erfolgreich. Vielversprechende Ansätze sind die Konstruktion von genetisch veränderten Zellen, die humane Enzyme exprimieren, sowie die Identifizierung einzelner humaner Zelllinien, die meist aus der Leber stammen und in denen bestimmte Phase-I- und Phase-II-Enzyme erhalten sind. Ein typisches Beispiel ist HepG2, eine Leberzelllinie, die diverse Phase-I- und Phase-II-Enzyme in induzierbarer Form aufweist, sie hat allerdings den Nachteil, dass sie relativ instabil ist. Weitere Alternativen sind die Verbesserung der Kulturbedingungen von Primärzellen und die Entwicklung von Organmodellen.

2.1.2 Tierversuche

▶ **Beachtung der Dosis-Wirkungs-Beziehungen.** Wesentlich zuverlässigere Aussagen als Experimente mit Zellen liefern Untersuchungen mit Labornagern. Bei der Klärung der Frage, ob Prüfsubstanzen kanzerogene Eigenschaften aufweisen, wurden oft hohe Dosierungen eingesetzt. Diese Vorgehensweise ist durchaus sinnvoll, da man davon ausgehen kann, dass bei gentoxischen Kanzerogenen lineare Dosis-Wirkungs-Beziehungen vorliegen, sodass es aus finanziellen und tierschützerischen Erwägungen gerechtfertigt ist, eine relativ kleine Gruppe zu verwenden, die mit hohen Dosen behandelt wird. Allerdings kommt es unter derartigen Versuchsbedingungen zu Fehlinterpretationen. Bei der Untersuchung chemopräventiver Effekte wurden ebenfalls häufig hohe Konzentrationen potenzieller Schutzstoffe untersucht. In diesem Fall ist eine Extrapolation auf den Menschen nicht sinnvoll, da anzunehmen ist, dass die Effekte Schwellenwerte aufweisen. Beispielsweise wird die Aktivierung von Phase-II-Enzymen oder anderen von Transkriptionsfaktoren kontrollierten Prozessen erst bei einer bestimmten Dosis ausgelöst. Daher sind derartige Hochdosierungsexperimente fast immer nur von akademischem Interesse. Beispiele für sinnlose Tierexperimente sind Studien, in denen hohe Mengen von Kaffeeinhaltsstoffen verabreicht wurden, und Experimente mit Glucosinolaten, die dem Konsum von mehreren Kilo Kohlgemüse pro Tier und Tag entsprechen.

▶ **Nebenwirkungen protektiver Substanzen.** Im Übrigen sind neben der Schutzwirkung vor Krebs auch mögliche Nebeneffekte von Nahrungsinhaltsstoffen von Relevanz. Im Fall der kaffeespezifischen Diterpenoide ist bekannt, dass sie die Homocysteinkonzentrationen erhöhen und damit ein Risiko für Herz-Kreislauf-Erkrankungen darstellen. Die Inhaltsstoffe der Kohlgemüse haben, wenn sie in hohen Dosen gegeben werden, goitrogene Eigenschaften, d.h. sie reduzieren die Thyroxinkonzentration im Blut und lösen Kropfbildung aus.

▶ **Detektion kanzerogener Substanzen.** Es gibt eine Reihe von Tierversuchen, in denen kanzerogene Wirkungen von Nahrungsinhaltsstoffen detektiert werden, die für den Menschen keine Relevanz haben. Trotz der Fehlergebnisse, die bisweilen erhalten werden, kann auf Experimente mit Labornagern nicht verzichtet werden. Die krebsauslösenden Effekte vieler Substanzen, auch von solchen, die in Nahrungsmitteln vorkommen, z.B. von Mykotoxinen, polyzyklischen aromatischen Kohlenwasserstoffen und heterozyklischen aromatische Aminen, wurden in Tierexperimenten entdeckt.

2.2 Detektion DNA-schädigender und -protektiver Effekte von Nahrungsmittelinhaltsstoffen

DNA-schädigende Chemikalien lösen Primärschäden wie Adduktbildung, Quervernetzung oder Oxidation von Basen aus. Diese Veränderungen können, wie erwähnt, durch Reparaturprozesse beseitigt werden. Ist dies nicht der Fall, führen sie zu persistierenden Veränderungen der Erbsubstanz (Mutationen), die an die Tochterzellen weitergegeben werden, oder aber zum Tod der betroffenen Zellen.

2.2.1 Nachweis von Primärschäden

Zahlreiche nahrungsrelevante Kanzerogene wie Mykotoxine, heterozyklische aromatische Amine, polyzyklische aromatische Amine und Kohlenwasserstoffverbindungen binden an die Erbsubstanz, wobei vor allem Basen (insbesondere Guanin) den Hauptangriffspunkt bilden. Die so entstandenen DNA-Addukte können mit biochemischen Verfahren nachgewiesen werden, indem die Erbsubstanz enzymatisch zerlegt und nachfolgend chromatografisch aufgetrennt wird.

DNA-Adduktmessungen können sowohl mit Zellkulturen, aber auch mit Zellen, die aus diversen Organen von Versuchstieren isoliert wurden, durchgeführt werden. Diese Methoden sind auch geeignet, um beim Menschen Belastungen in Lymphozyten zu messen. Allerdings können diese Experimente nur mit Verbindungen durchgeführt werden, bei denen die Exposition ausreichend hoch ist. Ein typisches Beispiel sind polyzyklische aromatische Kohlenwasserstoffe, die leicht in Blutzellen quantifiziert werden können. Für die Messung von heterozyklischen aromatischen Aminen beim Menschen sind aufwendigere Methoden wie die Beschleuniger-Massenspektrometrie (Accelerator Mass Spectrometry, AMS) erforderlich, die aufgrund der hohen Kosten in den meisten Labors nicht durchgeführt wird. Oxidationsprodukte von Basen können nach Zerlegung der DNA in diversen Indikatorzellen, z. B. in Lymphozyten, bzw. im Harn mittels Hochdruckflüssigkeitschromatografie (HPLC) quantifiziert werden.

2.2.2 Indikationsverfahren

Die Messung von zellulären Reaktionen auf DNA-Schäden, beispielsweise die Auslösung von DNA-Reparaturprozessen, bildet die Grundlage diverser indirekter Methoden, die unter dem Begriff Indikationsverfahren subsumiert werden können.

Wie erwähnt, basieren Reparaturprozesse auf der Exzision von Basen und Nukleotiden. Alkalisiert man die DNA, so führt dies zur Auflösung der Doppelstränge in Einzelstränge. Lücken, die reparaturbedingt entstanden sind, können nachgewiesen werden, indem man die Zunahme der einzelsträngigen Bruchstücke nach Exposition von Zellen oder Organismen mit einer Testsubstanz untersucht. Ein klassischer Ansatz, der darauf beruht, aber derzeit kaum mehr Verwendung findet, ist die Filter-Eluierungsmethode. Dabei wird radioaktiv markierte DNA nach Extraktion mit gleichmäßiger Geschwindigkeit durch Filter gepumpt und in Probengefäßen gesammelt. Durch Radioaktivitätsmessungen (Szintillationszählung) können Rückschlüsse auf die Durchgangsgeschwindigkeit gezogen werden, die die Länge der DNA und damit das Ausmaß ihrer Schädigung reflektiert.

▶ **UDS-Messungen.** Wird die DNA von Zellen durch gentoxische Kanzerogene geschädigt, setzen Reparaturprozesse ein. Dabei werden die erforderlichen Bausteine neu synthetisiert. UDS-Messungen ermöglichen die Bestimmung der reparaturbedingten „außerplanmäßigen" DNA-Synthese (Unscheduled DNA Synthesis). Diese Experimente beruhen auf der Hemmung der replikativen im Rahmen der Zellteilung stattfindenden DNA-Synthese mittels Hydroxyharnstoff. Durch Verwendung von radioaktiv markiertem ^{3}H-Thymidin ist es möglich, den reparaturbedingten Einbau, der durch DNA-Schäden ausgelöst wurde, zu messen. Die Experimente können sowohl in vitro, aber auch mit Versuchstieren durchgeführt werden. Im ersteren Fall wird der Einbau der Basen mittels Szintillationszählungen bestimmt, bei Tierexperimenten misst man die UDS autoradiografisch auf Dünnschnitten (durch Schwarzfärbung einer Fotoemulsion).

Comet-Assay

Das derzeit wichtigste Verfahren, das in die Kategorie der UDS-Messungen fällt, ist der Einzelzell-Gelelektrophorese-Test (Single Cell Gel Electrophoresis Assay, SCGE oder Comet-Assay). Er beruht auf der Messung der Wanderung der DNA in einem elektrischen Feld (▶ Abb. 2.2 b). Durch DNA-Schäden entstehen entweder unmittelbar oder infolge von Reparaturprozessen Einzel- und Doppelstrangbrüche und es kommt zu einer Auflockerung der Struktur. Die Erbsubstanz wandert in einem elektrischen Feld zur Anode und es entstehen kometenartige Strukturen, deren Größe, Länge und Intensität Aussagen über das Ausmaß der Schädigung ermöglichen. In der Praxis werden Zellkerne isoliert, auf agarosebeschichtete Objektträger gebracht und gefärbt. Nach Alkalisierung (dies führt zu einzelsträngiger DNA) werden die Zellen in einer Elektrophoresekammer einem elektrischen Feld ausgesetzt und nachfolgend mikroskopisch ausgewertet. In den letzten Jahren wurden computergestützte Auswertesysteme entwickelt, die die Evaluierung der Experimente wesentlich erleichtern. Wichtig ist bei diesen Untersuchungen auch die Bestimmung der Lebensfähigkeit der Zellen, da eine zu geringe Vitalität zu Fehlinterpretationen führen kann. Der große Vorteil des Verfahrens liegt darin, dass die Zellen keine Teilungen durchlaufen müssen, bei Kleinkerntests und Mutationsexperimenten ist dies jedoch erforderlich. Um Comet-Assays durchzuführen, benötigt man lediglich einige Hundert Zellen.

▶ **Messung von Reparaturaktivitäten.** Neben Messungen, die unter Standardbedingungen durchgeführt werden und Auskunft über Einzel- und Doppelstrangbrüche geben, wurden auch Methoden entwickelt, die die Bestimmung von Reparaturaktivitäten ermöglichen, sowie Verfahren, mit denen Aussagen darüber getroffen werden können, ob sich die Empfindlichkeit der Zellen gegenüber Nahrungskanzerogenen oder reaktiven Sauerstoffspezies verändert. Beispielsweise fanden wir, dass nach Kaffeekonsum die Auslösung von DNA-Schäden durch polyzyklische aromatische Kohlenwasserstoffe in den Lymphozyten der Teilnehmer erheblich reduziert war. Diese Ergebnisse deuten darauf hin, dass es durch Kaffeekonsum zu Schutzwirkungen vor diesen Umwelt- und Nahrungskanzerogenen beim Menschen kommt. Diese Effekte konnten nachfolgend durch eine Induktion des Schutzenzyms Glutathion-S-Transferase erklärt werden.

Will man die Änderung der Aktivität von Reparaturprozessen messen, werden isolierte Zellkerne mit Chemikalien geschädigt, die durch bestimmte Reparaturprozesse beseitigt werden können. Nachfolgend inkubiert man die Kerne mit dem Zytoplasma von Lymphozyten oder anderen Zellen, die den Probanden vor und nach Nahrungsintervention abgenommen wurden. Findet man nach dem Verzehr kleinere Kometen, so ist dies ein Hinweis auf eine Steigerung der DNA-Reparaturaktivität. Ein typisches Beispiel für Nahrungsmittel, die dies bewirken, sind Kiwifrüchte, deren Inhaltsstoffe beim Menschen die Basenexzisionsreparatur aktivieren.

Die SCGE-Technik wurde genauer beschrieben, da sie aufgrund der zeit- und kostengünstigen Durchführbarkeit vermehrt in Chemopräventionsuntersuchungen eingesetzt wird, und zwar nicht nur mit Zellkulturen, sondern auch in Tierexperimenten (in diesen können viele verschiedene Organe untersucht werden) und in humanen Präventionsstudien, in denen vor allem periphere Lymphozyten verwendet werden.

2.2.3 Mutationstests

Den verschiedenen Mutationstypen entsprechend kann man zwischen Gen- und Chromosomenmutationstests unterscheiden (▸ Abb. 2.2 a, Abb. 2.2 c u. Abb. 2.2 d). Mit den ersteren Verfahren werden Veränderungen auf Genebene erfasst, nämlich Basenaustausche und Leserasterverschiebungen. Man benötigt bei Mutationstests hohe Zellzahlen, da es sich bei Mutationen um seltene Ereignisse handelt. Daher sind derartige Experimente mit Säugetieren und anderen höheren Lebewesen nur schwer durchführbar.

Salmonella/Mikrosomen-Test

Die am häufigsten eingesetzte Methode ist der Salmonella/Mikrosomen-Assay (▸ Abb. 2.2 a), der von dem Amerikaner Bruce Ames in den 1960er Jahren entwickelt wurde. Er wird mit Bakterien durchge-

Exkurs: Verwendung von Comet-Assays in humanen Interventionsstudien

Bereits 1996 veröffentlichten die schottischen Forscher Susan Duthie und Andrew Collins die Ergebnisse von Comet-Experimenten mit Vitamin C, in denen sie die DNA-Stabilität in Einzelzell-Gelelektrophorese-Tests mit Lymphozyten nach Verabreichung des Vitamins am Menschen untersuchten [5]. Nachfolgend führte Beatrix Pool-Zobel im Krebsforschungszentrum Karlsruhe die ersten Untersuchungen mit pflanzlichen Nahrungsmitteln durch. Mittlerweile liegen Ergebnisse von rund 100 Studien vor, in denen der Einfluss von Nahrungsfaktoren auf die Bildung von Einzel- und Doppelstrangbrüchen und auf die Entstehung oxidierter Basen gemessen wurde [6]. Die Ergebnisse entsprachen nur teilweise den Erwartungen. Beispielsweise fand man nach Konsum relativ hoher Mengen von beliebig konsumiertem Obst und Gemüse (600 g/Person/Tag) keine Schutzeffekte vor oxidativer DNA-Schädigung. Auch bei antioxidativ wirksamen Vitaminen und Vitaminpräparaten detektierte man erst mit hohen Dosen Effekte und Experimente mit Resveratrol und anthocyanhaltigen Pflanzen verliefen negativ. Mit Grüntee wurden Schutzwirkungen beobachtet, allerdings nur nach Konsum relativ großer Mengen (4–5 Tassen/Tag) [7]. Im Gegensatz dazu fanden wir mit einzelnen pflanzlichen Nahrungsmitteln, beispielsweise mit Kohlsprossen und Spinat, außerordentlich starke Effekte [8]. Auch mit Kaffee wurde nach Konsum von 600–800 ml/Tag eine Abnahme der Bildung oxidierter Basen und Schutz vor ROS-induzierten Schäden detektiert [9]. Die stärksten protektiven Effekte wurden bisher mit Gallussäure beobachtet, einer kleinmolekularen phenolischen Verbindung, die in Mangos, Rhabarber und Rotwein enthalten ist. Bereits geringe Mengen (12 mg/Person) führten zu dramatischen Schutzeffekten im Hinblick auf die Bildung oxidierter DNA-Basen [10]. Die in Deutschland über die Nahrung täglich aufgenommene Menge liegt bei 18 mg pro Person und Tag, daher ist anzunehmen, dass diese Substanz erheblich zur Aufrechterhaltung des Redoxzustandes des Menschen beiträgt.

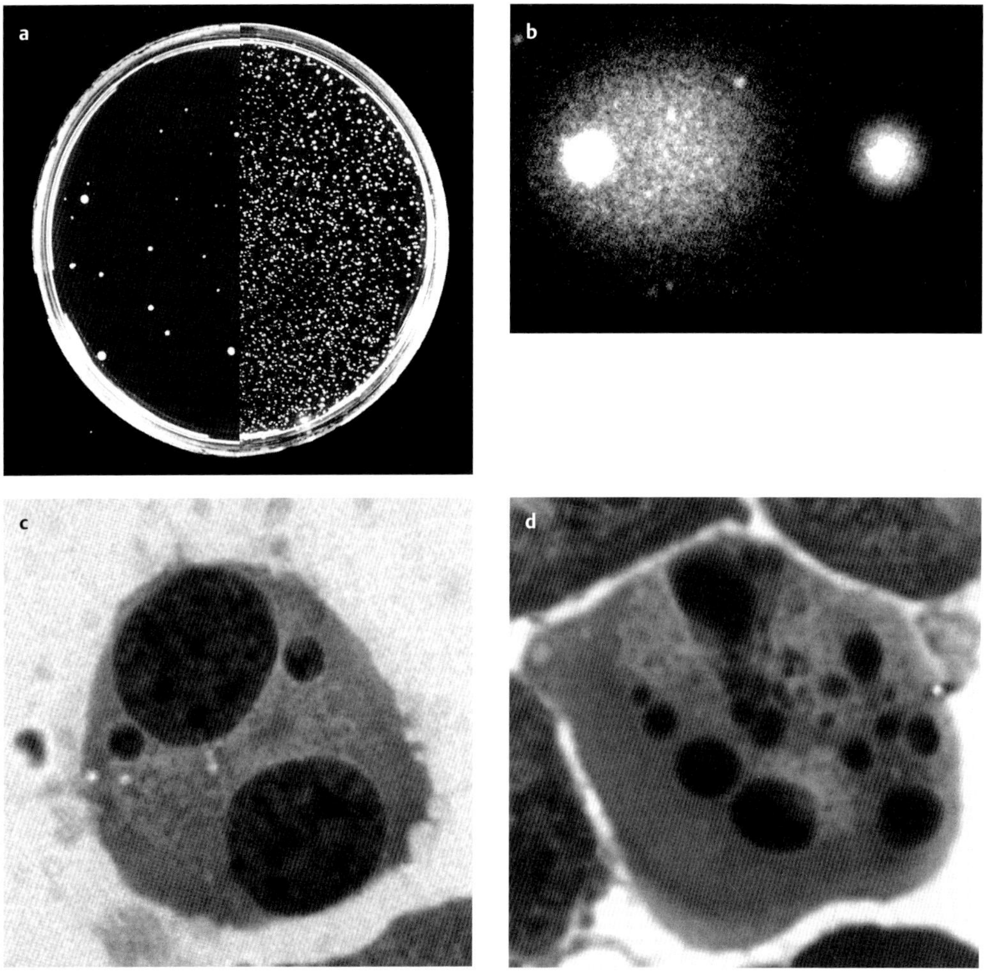

Abb. 2.2 Diverse Gentoxizitätstests.
a Der Salmonella/Mikrosomen-Test beruht auf der Bildung von histidinprototrophen Mutantenkolonien auf histidinfreien Selektivagarplatten (linke Hälfte).
b Einzelzell-Gelelektrophorese-Tests, in denen die DNA-Wanderung in einem elektrischen Feld als Maß der Schädigung bestimmt wird; rechts ist ein ungeschädigter Zellkern, links ist ein Kern, der einen Kometen bildet.
c Kleinkerne sind extranukleäre Körper, die durch Chromosomenfehlaufteilung (Aneuploidie) und Chromosomenbrüche (Klastogenität) entstehen. In Lymphozyten werden Kleinkerne nach Cytochalasin-Behandlung in binukleären Zellen ausgewertet.
d Apoptose (programmierter Zelltod).

führt, die bei Mäusen Typhus erregen (Salmonella typhimurium). Die Zellen sind genetisch so verändert, dass sie nicht in der Lage sind, die Aminosäure Histidin zu synthetisieren, d. h. sie sind histidinauxotroph und wachsen daher nur in Medien, die die Aminosäure enthalten. Durch Mutationen in unterschiedlichen Zielgenen werden die Bakterienzellen histidinunabhängig, d. h. sie synthetisieren die Aminosäure. Es handelt sich dabei um Rückmutationen zum Wildtyp. Ames konstruierte verschiedene Stämme, einerseits solche, die ein Zielgen besitzen, das auf Basenaustauschmutationen anspricht, andererseits Derivate, die vorwiegend Leserasterverschiebungen detektieren.

In der Praxis sind die Versuche recht einfach. Die Bakterien werden in Flüssigmedium angezüchtet.

Danach werden zu einer definierten Menge einer Bakterienkultur (1–2 × 10^8 Zellen) die Testsubstanz sowie ein Enzymgemisch, das aus der Leber von Ratten gewonnen wurde, das sog. „S9-Mix", beigesetzt. Das Leberhomogenat ahmt die Verstoffwechselung von körperfremden Substanzen nach. Dieses Gemisch wird auf histidinfreie Agarplatten aufgebracht und nach Bebrütung in der Dunkelheit wird die Zahl der histidinunabhängigen Kolonien bestimmt, die aus mutierten Zellen entstanden sind. Dieses einfache Verfahren wird bei routinemäßigen Substanzprüfungen eingesetzt, um erbsubstanzschädigende Kanzerogene zu detektieren, und viele nahrungsrelevante Substanzen können damit erfasst werden. Man verwendete den Salmonella/Mikrosomen-Test auch jahrzehntelang, um schützende Inhaltsstoffe in Lebensmitteln zu identifizieren. Dieser Ansatz ist jedoch nur wenig zielführend, da die Induktion von Schutzenzymen nicht erfasst werden kann. Ganz im Gegenteil, häufig kommt es unter diesen In-vitro-Bedingungen zur Inhibition aktivierender Enzyme, die im lebenden Säugetier durch Induktion der Synthese kompensiert werden. Der einzige Mechanismus des Krebsschutzes, der auch in In-vitro-Tests mit Bakterien und Säugerzellen zuverlässig detektiert werden kann, ist die direkte Inaktivierung von DNA-reaktiven Molekülen.

Thioguaninresistenztest und HPRT-Assay

Mutationstests können auch mit Säugerzellen durchgeführt werden, allerdings müssen die Zellen wesentlich länger inkubiert werden, da sie sich langsamer teilen, und die Versuche werden fast immer mit stabilen Zelllinien durchgeführt. Die Methode beruht auf der Zugabe von Verbindungen, die anstelle von DNA-Basen eingebaut werden und zum Absterben der Indikatorzellen führen. Durch Mutationen ändert sich die Verstoffwechselung und die Zellen überleben die Behandlung. Typische Beispiele sind der Thioguaninresistenztest und der HPRT-Assay (Hypoxanthin-Guanin-Phosphoribosyltransferase).

Tests mit transgenen Tieren

Um Mutationen in inneren Organen von Labornagern zu detektieren, wurden transgene Tiere gezüchtet (Muta™ Mouse, Big Blue®Rat, Big Blue®Mouse). Diesen wurden Gene eingebaut (LacI oder LacZ), die für Enzyme kodieren, die die Vergärung von Milchzucker zu Milchsäure katalysieren. Diese Gene können nach Behandlung mit Testsubstanzen aus diversen Organen mittels Exzisionsenzymen ausgeschnitten und nachfolgend mit Phagen in Bakterien transfiziert werden. Durch Züchtung dieser Bakterien auf geeigneten Nährböden können mit Indikatoren Mutationen, die zu Laktosevergärung führen, durch die Farbmorphologie der Kolonien (Blaufärbung) detektiert und quantifiziert werden. Des Weiteren ist es in diesen Untersuchungen auch möglich, die Zielgene auszuschneiden und zu sequenzieren, um die „Mutationsspektren" zu ermitteln, die durch gentoxische Kanzerogene ausgelöst werden. Darunter versteht man charakteristische Mutationsmuster (Basenaustausche, Deletionen oder Translokationen), die für Substanzgruppen charakteristisch sind. Die Mutationsspezifität von Chemikalien kann auch in anderen Genen mittels Sequenzanalyse ermittelt werden, beispielsweise in den Zielgenen der Salmonellastämme oder in Säugerzellen im HPRT-Gen. Die Hoffnung, dass es durch Ermittlung der Spektren möglich ist, Effekte, die für Gruppen von Kanzerogenen typisch sind, zu eruieren und dadurch herauszufinden, ob Tumoren durch derartige Mutationen entstanden sind und damit auf bestimmte Gruppen von Kanzerogenen zurückgeführt werden können, hat sich leider nicht erfüllt. Nur mit einzelnen Substanzen, beispielsweise bei Aflatoxin B_1, war es möglich, charakteristische „Fingerprintmutationen" zu detektieren.

Kleinkerntests

Die klassische Methode, um Chromosomenaberrationen zu erfassen, sind die mikroskopischen Untersuchungen von Metaphasezellen. Dabei werden diverse Veränderungen, beispielsweise Bruchstückverluste und Translokationen, erfasst. Dieses Verfahren ist relativ zeitaufwendig, daher wurden diese Experimente weitgehend durch Kleinkerntests ersetzt.

▶ **Prinzip.** Es handelt sich bei Kleinkernen um extranukleäre Körper, die durch strukturelle oder numerische Chromsosomenaberrationen entstehen und im Zytoplasma liegen. Bricht ein Chromosom oder eine Faser des Spindelapparates (der die Chromosomen im Rahmen der Zellteilung von der Äquatorialplatte an die Pole zieht), bleiben Chromosomenfragmente oder ganze Chromosomen im Zytoplasma liegen und werden nicht in den Zellkern integriert. Kleinkerne sind unter dem Mikroskop in der Interphase leicht zu erkennen und können auf einfache Weise ausgewertet werden. Da diese Methode wesentlich weniger zeitaufwendig ist als klassische Chromosomenaberrationsuntersuchungen, wird sie häufig durchgeführt und zwar mit Zellkulturen, aber auch bei Tierexperimenten und in Humanstudien. Ob Kleinkerne lediglich Chromosomenbruchstücke oder ganze Chromosomen enthalten, kann durch spezielle Färbetechniken geklärt werden.

▶ **Labornager-Erythrozyten.** Der Kleinkerntest mit polychromatischen Erythrozyten des Knochenmarks von Labornagern ist der häufigste In-vivo-Mutationstest bei der routinemäßigen Prüfung von Substanzen. Die Zielzellen sind Vorläufer der roten Blutkörperchen und besitzen noch Zellkerne. Zeitweise wurde dieses Verfahren auch eingesetzt, um DNA-schützende Nahrungsinhaltsstoffe zu detektieren. Es ist jedoch nicht besonders zuverlässig, da bestimmte Chemikalien das Knochenmark nicht erreichen. Dies ist beispielsweise bei heterozyklischen Aminen und Nitrosaminen der Fall. Mit anderen Worten: Dieser Test ist fehleranfällig und liefert oft falsch negative Ergebnisse. Dies trifft auch auf Untersuchungen mit potenziell krebsschützenden Nahrungsinhaltsstoffen zu. Bedauerlicherweise werden viele Industriechemikalien ausschließlich mit dieser recht unzuverlässigen Methode geprüft.

▶ **Humane Lymphozyten.** In Humanuntersuchungen werden Kleinkerntests meist mit peripheren Lymphozyten durchgeführt. Dem Australier Michael Fenech gelang in den 1980er Jahren eine entscheidende Verbesserung [11]. Kleinkerne können nur dann entstehen, wenn die Zellkerne eine Teilung durchlaufen, und man erkennt normalerweise nicht, ob dies tatsächlich der Fall ist. Daher war man bei der Planung von Experimenten auf die Berücksichtigung der Dauer des Zellzyklus angewiesen, der durch Prüfsubstanzen beeinflusst werden kann. Das Verfahren war daher stets mit Unsicherheiten behaftet. Das Problem konnte durch Verwendung einer Substanz (Cytochalasin B) gelöst werden, die Kernteilungen, nicht aber Zellteilungen ermöglicht. Bei der Teilung der Zellkerne werden durch Zugabe der Substanz für einen Zellzyklus Zellen mit zwei Kernen erzeugt (▶ Abb. 2.2 c). Neben Kleinkernen können in den Lymphozyten auch andere nukleäre Anomalien wie Knospen und nukleoplasmatische Brücken detektiert werden. Erstere entstehen durch Vervielfältigung (Amplifikation) von Genen, die Letzteren reflektieren dizentrische Chromosomen. Beide Endpunkte sind ebenfalls geeignet, um DNA-Schäden nachzuweisen. Zusätzliche Parameter sind die Teilungsaktivität der Zellen (mitotische Indizes) sowie verschiedene Formen des Zelltods (Apoptose und Nekrose). Der Kleinkerntest mit Lymphozyten, der auch in Humanstudien zunehmend Anwendung findet, ist somit ein „Mutiple-Endpoint"-Verfahren, das zahlreiche wertvolle Informationen liefert. Er wird auch zunehmend bei der Untersuchung von Nahrungsmitteln angewendet.

▶ **Mundschleimhautzellen.** Auch mit exfolierten Zellen der Mundschleimhaut können Kleinkerntests durchgeführt werden (▶ Abb. 2.2 d). Die Zellen wandern von der Basalmembran an die Oberfläche, sterben dort ab und werden durch neue ersetzt. Mit Bürstchen oder Spateln können die Zellen auf einfache Weise gesammelt werden. Allerdings ist eine Kultivierung mit Cytochalasin B nicht mehr möglich, da die Zellen tot sind. Mit diesem Verfahren können, ähnlich wie mit Blutzellen, verschiedene Parameter erfasst werden. Diese Methode wird derzeit validiert und standardisiert und stellt eine vielversprechende Alternative zu Experimenten mit Lymphozyten dar, da die Zellen auf nicht invasive Weise gesammelt werden können und keine Kultivierung unter Sterilbedingungen erforderlich ist.

Schwesterchromatid-Austauschtest

Als Rekombination bezeichnet man den Austausch von DNA-Abschnitten zwischen Chromosomen (die aus je zwei Tochtersträngen bestehen). Es wird zwischen inter- und intrachromosomalen Effekten unterschieden. Auch durch diese Vorgänge können Gene ausgeschaltet werden und es gibt eine jahrzehntelange Diskussion, ob diese Prozesse bei der Auslösung von Krebserkrankungen eine kausale Rolle spielen. Durch unterschiedliche Färbung von Schwesterchromatiden eines Chromosoms können Austausche von homologen Stücken sichtbar gemacht werden. Diese Methode wird als Schwesterchromatid-Austauschtest (engl. SCE, Sister-Chromatid Exchange) bezeichnet. SCE wurden oft in Humanstudien neben Chromsosomenaberrationen erfasst und es ist bekannt, dass zahlreiche chemische Kanzerogene in Zellkultur derartige Austausche verursachen.

2.2.4 Aussagekraft der Humanstudien

Wie aussagekräftig sind die Ergebnisse von Humanstudien, in denen genetische Veränderungen erfasst werden im Hinblick auf die Vorhersage von Krebsrisiken? Diese Frage wurde von dem italienischen Forscher Stefano Bonassi untersucht, der Daten aus zahlreichen Labors sammelte und auswertete [12], [13]. Es zeigte sich, dass es signifikante Korrelationen zwischen der Erhöhung von Chromosomenaberrationen in Lymphozyten und Krebsinzidenzen gibt. Dies trifft auch auf die Kleinkernfrequenzen zu, nicht jedoch auf die SCE-Austauschraten. Diese Analysen deuten darauf hin, dass Chromosomenaberrationen und Kleinkerne valide Biomarker für Krebsrisiken beim Menschen sind und Schutzeffekte durch Nahrungsinhaltsstoffe als Hinweise auf krebsschützende Eigenschaften zu werten sind. Dennoch kommen derzeit in Humanstudien vor allem Comet-Assays zur Anwendung. Sie sind schneller und kostengünstiger durchführbar und Änderungen der DNA-Stabilität können bereits nach einigen Stunden oder Tagen detektiert werden. Wie bereits erwähnt, reflektieren die Kometen jedoch nur vorübergehende (nicht persistierende) Veränderungen der Erbsubstanz und es ist derzeit unklar, ob sie zuverlässige Marker für erhöhte/erniedrigte Krebsrisiken sind.

2.3 Nachweis antioxidativer Nahrungsinhaltsstoffe

Aufgrund der Bedeutung, die oxidativem Stress und Sauerstoffradikalen an der Auslösung von Krebserkrankungen zugeschrieben wird, und der zahlreichen Veröffentlichungen, die Schutzwirkungen vor malignen Erkrankungen mit antioxidativen Effekten in Zusammenhang bringen, werden in diesem Teilkapitel die wichtigsten Methoden zur Detektion antioxidativer Eigenschaften von Nahrungsinhaltsstoffen beschrieben.

Im Wesentlichen ist zwischen Verfahren zu unterscheiden, die auf physikalischen Messungen beruhen, rein chemischen Methoden und solchen, in denen biologisch relevante Makromoleküle untersucht werden. Letztendlich sind auch indirekte Verfahren erwähnenswert, beispielsweise Messungen der Aktivitäten antioxidativer Enzyme.

2.3.1 Physikalische und chemische Methoden

Die wichtigste physikalische Methode ist die Elektronenspinresonanz, mit der freie Radikale quantifiziert werden, wobei bei kurzlebigen Spezies oft stabilisierende Substanzen („molekulare Fallen") zugesetzt werden. Zu den chemischen Methoden zählt eine Vielfalt von Verfahren, in denen meist Farbumschläge, die durch Oxidations- oder Reduktionsprozesse ausgelöst wurden, erfasst werden. Ein wichtiger Begriff ist der TAC-Wert, er steht für die „totale antioxidative Kapazität" und kann mit verschiedenen Methoden im Plasma und auch in Nahrungsmitteln selbst (z.B. in Säften) bestimmt werden, z.B. durch Messung des Potenzials, Eisenionen zu reduzieren (FRAP, Ferric reducing antioxidant Power). In ▶ Abb. 2.3 sind einige weitere Verfahren aufgeführt. Um die Stärke eines Effekts vergleichend auszudrücken, berechnet man oft den TEAC-Wert (Trolox-Äquivalentwert), bei dem die gemessenen Werte mit der Aktivität einer Standardverbindung (Trolox, ein Strukturanalog von Vitamin E) verglichen werden. Besondere Erwähnung verdient der 2,2-Diphenyl-1-pikrylhydrazyl-Test (DPPH-Assay), da er Informationen über antioxidative Vorgänge liefert, die im Inneren von Zellen stattfinden.

2.3.2 Oxidation von Makromolekülen

Messungen oxidativer Veränderungen von Makromolekülen sind relevanter als die oben erwähnten Methoden, da sie oft mit der Auslösung von Krankheiten im Zusammenhang stehen.

▶ **Lipidperoxidation.** In Kapitel 1.6.5 (Abschnitt „Konsequenzen von oxidativem Stress") wurde bereits die Lipidperoxidation (LP) beschrieben und es gibt eine Reihe chemischer Parameter, die über diesen Prozess Auskunft geben. Wichtige Endpunkte sind beispielsweise Messungen von Malondialdehyd (MDA) und anderer Thiobarbitursäure-reaktiver Substanzen (TBARS). Die Untersuchungen können mit Körperflüssigkeiten und mit Zellen durchgeführt werden. MDA wird spektrofotometrisch durch Bildung eines rosa Farbkomplexes, der infolge von Reaktionen mit Thiobarbitursäure gebildet wird, gemessen. Der MDA-Test ist das am häufigsten angewendete Verfahren zur Bestimmung der Lipidperoxidation. Da

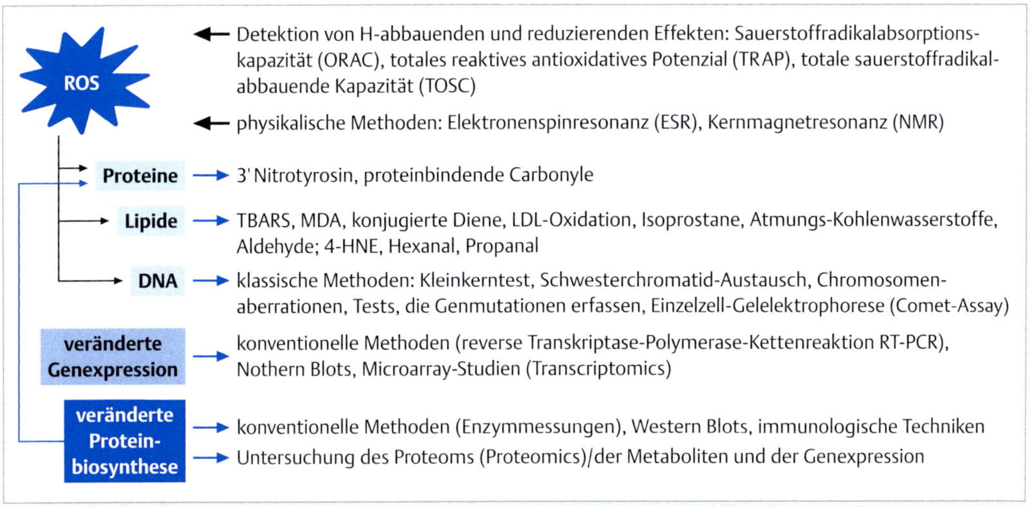

Abb. 2.3 Verschiedene Messmethoden, die eingesetzt werden, um antioxidativ wirksame Inhaltsstoffe von Nahrungsmitteln zu untersuchen (Quelle: [4]). TBARS: Thiobarbitursäure-reaktive Substanzen, MDA: Malondialdehyd, LDL: Low-Density-Lipoprotein 4-HNE: 4-Hydroxynonenol, RT-PCR: Real-Time Polymerase Chain Reaction.

die Proben über einen längeren Zeitraum stark erhitzt werden, reflektieren die Messungen die Situation im menschlichen Körper nur teilweise. Die Bestimmung von konjugierten Dienen, die während der Lipidperoxidation entstehen, ist methodisch aufwendiger und erfolgt vor allem mit Hochdruckflüssigkeitschromatografie (HPLC).

Besonders relevante Verfahren beruhen auf der Bestimmung von Isoprostanen; dies sind Oxidationsprodukte der Arachidonsäure. Eines der Reaktionsprodukte ($F_2\alpha$-Isoprostan) ist stabil und kann im Harn, aber auch im Serum bestimmt werden. Allerdings hängt die Genauigkeit der Messungen von den angewendeten Methoden ab. HPLC-Bestimmungen sind besser reproduzierbar und zuverlässiger als Ergebnisse, die mit Enzyme-linked Immunosorbent Assays (ELISA) erhalten werden, die häufig als Testkits angeboten werden. Weitere Parameter der Lipidperoxidation, die allerdings schwieriger zu messen sind, beruhen auf der Bestimmung der Kohlenwasserstoffe in der Atemluft („breath-hydrocarbons") und der Bestimmung von Reaktionsprodukten wie 4-Hydroxynonenal und Hexanal.

▶ **Oxidation von Proteinen.** Oxidative Veränderungen von Proteinen führen zur Bildung diverser Oxidationsprodukte. Sie werden als „Advanced oxidized Protein Products" (AOPP) bezeichnet und können nach Reaktion mit 2,4-Nitrophenylhydrazin spektrofotometrisch bestimmt werden. Bei Schädigung von Proteinen durch Stickoxid entsteht als wichtigstes Reaktionsprodukt Nitroalbumin. Auch die Oxidation von Cholesterin kann als Marker für oxidative Schäden herangezogen werden. Es ist möglich, oxidiertes Low-Density-Lipoprotein (LDL) direkt im Serum des Menschen zu messen, oft wird auch unter In-vitro-Bedingungen die Oxidationszeit bestimmt.

Die Oxidation des Tripeptids Glutathion ist ein weiterer Endpunkt, der zur Charaktersierung des Redoxzustandes herangezogen wird. Die Messungen können sowohl im Serum als auch in Geweben durchgeführt werden, beispielsweise mit spektrometrischen Verfahren.

▶ **Oxidation von DNA.** Für Untersuchungen der Oxidation der DNA wurden chemische Methoden entwickelt, die auf der Quantifizierung von oxidierten Basen und Nukleotiden beruhen. Besonders stabil ist ein Oxidationsprodukt von Guanin (8-Hydroxydeoxyguanin, 8-OHdG), das sowohl im Harn als auch im Serum und in Blutzellen beim Menschen vorkommt und mit HPLC und anderen Verfahren gemessen werden kann. Auch bei diesem Parameter gelten ELISA-Tests als eher unzuverlässig und es wurde versucht, die Reproduzierbarkeit von 8-OHdG-Messungen durch eine internationale Standardisierungsinitiative (ECVAM, http://ecvam.jrc.ec.europa.eu) zu verbessern.

Relativ einfach durchführbar ist der „Comet-Assay" (s. Kapitel 2.2.2), für den Protokolle entwickelt wurden, bei denen läsionsspezifische Restriktionsenzyme eingesetzt werden, die oxidierte Basen erkennen und die DNA an den entsprechenden Stellen schneiden. Formamidopyrimidinglycosylase (FPG) erkennt oxidierte Purine, während Endonuklease III oxidierte Pyrimidine detektiert. Inkubiert man Zellkerne mit diesen Enzymen, nimmt die Größe und Intensität der Kometen zu. Auf diese Weise können oxidative DNA-Schäden sowohl in inneren Organen von Labortieren als auch in peripheren Lymphozyten des Menschen leicht quantifiziert werden. Insbesondere bei humanen Interventionsstudien erfreut sich dieses Verfahren steigender Beliebtheit.

▶ **Indirekte Verfahren.** Letztendlich sind noch einige indirekte Verfahren zu nennen, die Auskunft über antioxidative Eigenschaften von Nahrungsinhaltsstoffen liefern, beispielsweise die Messung der Aktivitäten antioxidativ wirksamer Enzyme (SOD, GPx, Katalase etc.). Für diese Bestimmungen stehen einfache spektrometrische Verfahren zur Verfügung, aber auch speziellere Methoden, die auf ELISA basieren, die die Messung von Isoenzymen ermöglichen. Zur Bestimmung der Transkriptionsaktivitäten von Enzymen kann die quantitative RT-PCR („Real-Time Polymerase Chain Reaction") eingesetzt werden.

Da sich die Oxidierbarkeit biologisch relevanter Moleküle deutlich voneinander unterscheidet, ist es nicht verwunderlich, dass die Übereinstimmung der Ergebnisse verschiedener Methoden, die für die Bestimmung von oxidativen Eigenschaften herangezogen werden, gering ist. Beispielsweise wirken Nahrungsinhaltsstoffe, die vor Lipidperoxidation schützen, nicht unbedingt DNA-protektiv. Auch eine Verbesserung der gesamten antioxidativen Kapazität (TAC) führt nicht notwendigerweise zum Schutz von Proteinen, Zellmembranen oder der Erbsubstanz. Die sinnvollste Vorgehensweise, um zu relevanten Aussagen über antioxidativ wirksame Nahrungsinhaltsstoffe zu gelangen, ist daher die Kombination mehrerer Verfahren, insbesondere solcher, deren Endpunkte mit Erkrankungen in Zusammenhang stehen.

2.4 Nachweis kanzerogener Wirkungen

2.4.1 In-vitro-Modelle

Wie erwähnt, können krebsauslösende und -schützende Effekte nur in Versuchstieren und am Menschen untersucht werden. In-vitro-Ex-

Exkurs: Wie zuverlässig sind die Methoden zur Bestimmung antioxidativer Eigenschaften von Nahrungsmitteln?

Mehrere Tausend Publikationen wurden über antioxidative Eigenschaften von Nahrungsmitteln und deren Inhaltsstoffe publiziert. Neben wissenschaftlicher Neugier waren diese Experimente auch durch wirtschaftliche Interessen motiviert; man versuchte, Werbestrategien für bestimmte Lebensmittel zu entwickeln und Nahrungsmittelsupplemente gewinnträchtig zu vermarkten. Daher ist die kritische Beurteilung der Aussagekraft verschiedener Methoden sinnvoll und es ist von besonderer Bedeutung, ob die Feststellung antioxidativer Eigenschaften lediglich auf Ergebnissen von In-vitro-Experimenten beruht oder ob Resultate aus Humanstudien vorliegen. In-vitro-Ergebnisse können nur teilweise auf den Menschen übertragen werden. Eines der stärksten bekannten Antioxidanzien, das man in Versuchen mit kultivierten Zellen identifizierte, ist das aus der Gelbwurz stammende Curcumin. Diese Verbindung wird kaum über den Darmtrakt aufgenommen. Dies trifft auch auf Chlorophylle und Anthocyane (Farbstoffe in roten Beerenfrüchten) zu, sodass in inneren Organen nicht mit Schutzwirkungen zu rechnen ist. Allerdings ist es wahrscheinlich, dass im Darmtrakt antioxidative Effekte auftreten, und dies ist insofern wichtig, da oxidative Sauerstoffspezies wahrscheinlich bei der Auslösung von Dickdarmkrebs eine Rolle spielen. Ein potentes Antioxidans, das sehr gut über den Darm aufgenommen wird, ist die Gallussäure. Diese kleinmolekulare phenolische Verbindung kommt in Mango, aber auch in Rhabarber, Rotwein und Kaffee vor und wirkt beim Menschen 30- bis 50-fach stärker DNA-schützend als die Vitamine A und C.

perimente mit Säuger- und Humanzellen liefern jedoch oft wichtige Hinweise auf Eigenschaften von Nahrungsinhaltsstoffen, die mit Krebserkrankungen in Zusammenhang stehen.

▶ **Verwendete Zelllinien.** Bei derartigen Untersuchungen können eine Vielzahl verschiedener Zellarten verwendet werden. Für die in Kapitel 2.2.2 und 2.2.3 beschriebenen Gentoxizitätsuntersuchungen werden bei der routinemäßigen Prüfung von Chemikalien, Zelllinien eingesetzt, die leicht kultivierbar sind, wie z. B. eine Ovarzelllinie des chinesischen Hamsters (CHO) oder eine Fibroblastenlinie (V79). Diese Zellen besitzen nur wenige fremdstoffmetabolisierende Enzyme. Ansätze, verbesserte Modelle zu entwickeln, sind in Kapitel 2.1.1 beschrieben.

Um Aussagen über organspezifische Effekte treffen zu können, werden Zellen verwendet, die aus verschiedenen Geweben stammen, etwa MCF-7 eine Brustkrebszellline, HepG2, die aus einem Adenokarzinom in der Leber isoliert wurden, HaCaT-Zellen aus Hautkeratinozyten; als Beispiele für Dickdarmzelllinien sind CaCo-2 und HT29 zu nennen. Eine der ältesten Zelllinien ist die aus einem Zervixkarzinom stammende HeLa-Zelllinie, die bereits 1951 gezüchtet wurde. Die diversen Zelllinien sind im Hinblick auf ihren Differenzierungs- und Transformationsgrad nicht einheitlich. Wichtig ist auch, dass sie sich funktionell und morphologisch von den Primärzellen der Ursprungsgewebe oft stark unterscheiden. Wie bereits erwähnt, führt das Fehlen der Repräsentanz spezieller Transkriptionsfaktoren und Signalwege häufig zu Ergebnissen, die nicht auf den Menschen übertragen werden können.

▶ **Untersuchung der Zellteilung.** Viele verschiedene Parameter können unter In-vitro-Bedingungen untersucht werden, um Aufschlüsse über krebserregende bzw. schützende Effekte zu erhalten. In Kapitel 2.2 wurden diverse Methoden zum Nachweis von DNA-Schäden beschrieben. Ein weiterer wichtiger Endpunkt, der auf recht einfache Art und Weise ermittelt werden kann, ist die Untersuchung der Beeinflussung der Zellteilung durch protektive Substanzen, oft werden dabei Zelllinien unterschiedlicher Malignität verglichen. Durch gezielte Verfahren, z. B. Fluorescence activated Cell Sorting (Durchflusszytometrie, FACS) Analysen, ist es möglich festzustellen, welche Phase des Zellzyklus beeinflusst wird. Bei Proliferationsexperimenten wird die Zellzahl oft mikroskopisch bestimmt. Als weiterer Endpunkt kann der Einbau von radioaktivem Thymidin durch Szintillationsmessungen bestimmt werden.

▶ **Analyse der Zellvitalität.** Auch Untersuchungen der Beeinflussung akut toxischer Effekte liefern Informationen über krebspräventive Eigenschaften. Dabei werden verschiedene Verfahren verwendet, etwa Experimente, in denen mit Neutralrot oder Trypanblau die Vitalität der Zellen bestimmt wird. Bei der ersteren Methode wird der Farbstoff von Organellen (Lysosomen) lebender Zellen aufgenommen, bei der zweiten gelangt er aufgrund der veränderten Membrandurchlässigkeit toter Zellen ins Zellinnere und kann an Proteine binden. Mittels 3-(4,5-Dimethylthiazol-2-yl)-2,5-diphenyltetrazoliumbromid (MTT) können Auswirkungen auf Mitochondrienfunktionen auf einfache Weise spektrofotometrisch untersucht werden.

▶ **Untersuchung des Zelltods.** Des Weiteren ist es mit speziellen Färbetechniken möglich, unterschiedliche Formen des Zelltods morphologisch zu analysieren, wobei vor allem der Apoptose im Hinblick auf die Identifizierung chemoprotektiver Verbindungen besondere Bedeutung zugeschrieben wird. Neben Auszählung anhand morphologischer Kriterien wurden auch andere Detektionsverfahren entwickelt (z. B. der Tunnel-Assay, der auf der Fragmentierung der Erbsubstanz beruht). Auch Bestimmungen der Aktivitäten von Caspase 3 und 7, zwei Enzymen, die eine Schlüsselrolle bei der Auslösung der Apoptose spielen, werden herangezogen, um Aussagen zu treffen.

▶ **Untersuchung der Angiogenese.** Für In-vitro-Experimente, die die Angiogenese betreffen, werden meist endotheliale Zelllinien eingesetzt (HUVEC – Human umbilical Vein endothelial Cells, HMEC – Human microvascular endothelial Cells) oder Aortenzellen von Rindern. Als Endpunkte untersucht man die Mobilität der Zellen und ihre Differenzierung sowie mittels biochemischer Verfahren die Expression von Proteinen, die für die Angiogenese typisch sind (VEGF, MMP-2 etc.).

▶ **Störung der interzellulären Kommunikation.** Ein recht interessantes Verfahren, das bereits seit Jahrzehnten verwendet wird, beruht auf der Fähigkeit von kanzerogen wirkenden Substanzen, die interzelluläre Kommunikation, die durch spezielle Kanäle („Gap-junctions") erfolgt, zu unterbinden. Kultiviert man Zellen in Gewebekultur und behandelt sie mit krebsauslösenden Chemikalien, so sieht man bei Zugabe eines geeigneten Farbstoffes, dass die Ausbreitung unterbleibt.

▶ **Transformationstests.** In Transformationstests misst man die Fähigkeit von Krebszellen, in Kultur Kolonien zu bilden. Diese beruht auf dem Verlust der Kontaktinhibition, die für maligne Transformation typisch ist und zur Bildung von Foci (Zellhaufen) führt. Man kann diese Experimente mit verschiedenen Zellarten durchführen. Theoretisch sollte es möglich sein, mit Transformationstests Kanzerogene und krebsschützende Verbindungen in Nahrungsinhaltsstoffen zu detektieren. Allerdings haben sich diese Experimente in der Praxis nicht bewährt, da sie zu aufwendig und fehleranfällig sind.

2.4.2 In-vivo-Modelle

Die Nachteile der im Moment verfügbaren In-vitro-Ansätze bedingen, dass die Forschung derzeit nicht auf Tierversuche verzichten kann. Bei Krebsexperimenten werden fast ausschließlich Labornager eingesetzt. Neben Langzeitkanzerogenitätsuntersuchungen (s. u.), in denen als Endpunkt die Entstehung von Tumoren erfasst wird, führt man auch Studien durch, in denen präneoplastische Veränderungen von Zellen untersucht werden. Bei diesen Experimenten werden funktionelle und morphologische Veränderungen von Zellen, aus denen Tumoren entstehen, erfasst. Diese Verfahren haben den Vorteil, dass sie weniger zeitaufwendig und aufgrund der kürzeren Versuchsdauer und niedrigeren Tierzahl wesentlich kostengünstiger durchführbar sind als Experimente, in denen die Bildung von Tumoren untersucht wird. Allerdings können diese Läsionen nicht in allen Organen erfasst werden.

Eine weitere Möglichkeit ist die Auslösung von Krebs durch Transfer von Krebszellen oder Transplantation von Tumoren. Um nahrungsspezifische Schutzstoffe zu identifizieren, wurden oft Modelle eingesetzt, die darauf beruhen, dass in den Versuchstieren mittels Chemikalien oder radioaktiver Strahlung Tumoren induziert werden. Des Weiteren können mit genetisch veränderten Tieren Experimente durchgeführt werden, in denen Prozesse nachgeahmt werden (z. B. Mutationen in Onkogenen), die beim Menschen zur Auslösung von Krebserkrankungen führen.

Langzeitstudien mit Labornagern

Betrachtet man die ältere Literatur, so fällt auf, dass das Design von Tierversuchen, in denen die krebsauslösenden Eigenschaften von Chemikalien untersucht wurden, sehr uneinheitlich war. In vielen Experimenten wurden nur wenige Tiere pro Gruppe verwendet und die Haltungs- und Expositionsbedingungen waren oft schlecht definiert. Um die Durchführung derartiger Versuche zu vereinheitlichen, wurden vom amerikanischen National Cancer Institute im Rahmen des „National Toxicology Programms" (NTP) klare Richtlinien für die Prüfung von Chemikalien auf krebsauslösende Eigenschaften entwickelt. Derartige Untersuchungen werden vor allem mit „wichtigen" Chemikalien durchgeführt, beispielsweise solchen, die in größeren Mengen hergestellt werden, aber auch mit Arzneimitteln und Pflanzenschutzmitteln.

▶ **Ermittlung der MTD.** Bevor das Hauptexperiment durchgeführt wird, wird in einer Vorstudie die maximale tolerierte Dosis (Maximal tolerated Dose, MTD) ermittelt. Dies ist jene Menge, die gerade noch tolerierbare unerwünschte Nebenwirkungen auslöst, z. B. einen Gewichtsverlust von weniger als 10 %. Zusätzlich zur MTD werden im nachfolgenden Hauptexperiment ein bis zwei weitere, niedrigere Dosierungen getestet, und zwar je an zwei Spezies (fast immer Mäuse und Ratten) und in beiden Geschlechtern. In den Untersuchungen des NTP werden bestimmte Tierstämme verwendet, nämlich Harlan-Sprague-Dawley Ratten (früher Fischer 344-Ratten und B6C3F1/N-Hybridmäuse). Dies ist aus Vergleichsgründen wichtig, da sich unterschiedliche Ratten- und Mäusestämme in ihrer Ansprechempfindlichkeit auf kanzerogene Substanzen stark unterscheiden.

▶ **Hauptversuch.** Pro Gruppe werden 50 Tiere behandelt, und zwar entweder lebenslänglich oder bis 25 % der Kontrolltiere oder jener, die mit der geringsten Dosis behandelt wurden, gestorben sind. Während der gesamten Behandlungsdauer wird die klinische Symptomatik verfolgt; die chemische Stabilität der Testsubstanz wird durch analytische Untersuchungen kontrolliert. Die Bewertung der Studie erfolgt mittels Nekropsie und Histopathologie, zusätzlich wird ein umfassendes Blutbild erstellt. Um die Versuchsbedingungen zu kontrollieren, werden die Experimente in keimfreien Räumen durchgeführt (SPF, spezifiziert pathogenfrei), die Auswahl der Versuchstiere und die Verteilung der Käfige in den Räumen erfolgt randomisiert. Um Infektionen mit pathogenen Keimen zu detektieren, werden zusätzlich Kontrolltiere (Sentinels) mitgeführt. Von besonderer Bedeutung sind die Spontantumorraten in den Kontrollen, oft werden zur verbesserten Bewertung historische Kontrolldaten mit einbezogen.

Die Kosten für diese langfristigen und umfangreichen Studien liegen bei mehr als einer Mio. Euro pro Untersuchung. Man kann davon ausgehen, dass Lebensmittelzusatzstoffe, Herbizide und Pestizide sehr gut untersucht sind, während über natürliche Inhaltsstoffe von Nahrungsmitteln meist nur wenige Informationen aus Langzeitstudien vorliegen. Dies trifft auch auf Substanzen zu, die in Gewürzen vorkommen und oft ausgeprägte Giftwirkungen besitzen.

▶ **Hintergrund.** Das MTD-Konzept beruht auf der Annahme, dass es möglich ist, bei Gabe hoher Dosen mit einem relativ kleinen Kollektiv von Versuchstieren Ergebnisse zu erhalten, die es erlauben, Rückschlüsse auf krebsauslösende Eigenschaften beim Menschen zu ziehen. Der Versuchsaufbau steht im Gegensatz zur tatsächlichen Exposition großer Bevölkerungsgruppen, die meist wesentlich niedrigeren Substanzmengen ausgesetzt sind. Die wissenschaftliche Rechtfertigung dieser Vorgehensweise beruht auf der bereits erwähnten Beobachtung, dass viele gentoxische Kanzerogene über einen weiten Bereich hin eine lineare Dosis-Wirkungs-Beziehung aufweisen. Allerdings ist es bei einigen Chemikalien nicht möglich, Dosierungen zu untersuchen, die erheblich höher sind als die Exposition des Menschen. Dies trifft beispielsweise auf Chemikalien und Nahrungsinhaltsstoffe zu, die abführend oder fieberauslösend wirken. Auch scharfe Inhaltsstoffe von Gewürzen und Lebensmitteln (z.B. Capsaicin) können nur in relativ niedrigen Dosen geprüft werden. In diesem Zusammenhang ist erwähnenswert, dass auch die elektromagnetische Strahlung der Mobiltelefone deshalb nicht zufriedenstellend untersucht wurde, da Feldstärken, die nur geringfügig über den realen Belastungen liegen, zu thermischen Effekten, d.h. zu einem Temperaturanstieg der Versuchstiere führen. Unter diesen Bedingungen können daher keine sinnvollen Krebsuntersuchungen durchgeführt

Exkurs: Fehlinterpretation der kanzerogenen Wirkungen von Nahrungsinhaltsstoffen in Tierexperimenten

▶ **Saccharin.** 1977 wurde in einer amerikanischen epidemiologischen Studie erstmals über einen Zusammenhang zwischen dem Auftreten von Blasenkarzinomen und der Verwendung des künstlichen Süßstoffs Natriumsaccharin berichtet [14]. Tatsächlich fand man in zahlreichen nachfolgend durchgeführten Tierexperimenten mit dieser Substanz (nicht aber mit den Kalium- und Kalziumsalzen des Saccharins) Hinweise auf erhöhte Tumorraten in der Blase von männlichen Ratten und verbot daher die Vermarktung. Mit anderen Spezies wie Mäusen, Hunden und Affen wurden keine krebsauslösenden Effekte gefunden. Erst Jahre später konnte das Rätsel des Saccharins gelöst werden. Man erkannte, dass die Substanz eine Erhöhung der Teilungsrate des Blasenepithels verursacht und vermutete, dass dies im ursächlichen Zusammenhang mit der Bildung der Tumoren stehen könnte. In Genotoxizitätstests fand man keine Hinweise auf mutagene Wirkungen und auch Untersuchungen diverser Verunreinigungen verliefen ergebnislos. Bei der Prüfung der Effekte weiterer Natriumsalze organischer Säuren, wie Nariumcitrat, Natriumascorbat und Natriumglutamat, fand man – ähnlich wie mit Saccharin – erhöhte Proliferationsraten im Blasenepithel und erhöhte Tumorausbeuten in männlichen Ratten. Untersuchte man vergleichend verschiedene Saccharinverbindungen im Hinblick auf Änderungen des pH-Werts des Harns, so zeigte sich, dass die stärksten Anstiege durch das Na-Salz verursacht wurden, während strukturanaloge Verbindungen (Kaliumsaccharin, Kalziumsaccharin sowie die Säure selbst) geringere Effekte verursachten. Die Annahme, dass der pH-Wert die tumorauslösenden Wirkungen des Natriumsaccharins beeinflusst, konnte man in einem Experiment mit Ammoniumchlorid eindeutig beweisen. Verfütterung dieser Substanz, die in Ratten den pH-Wert des Harns erniedrigt, führte zu einer Inhibition der Entstehung saccharininduzierter Blasentumoren. Durch mikroskopische Untersuchungen des Harns konnte das Phänomen weiter geklärt werden. Man fand, dass es bei Hochdosierungsexperimenten zu Kristallbildung in der Blase kommt, die zu Entzündungen des Blasenepithels führt. Die damit verbundene Freisetzung von reaktiven Sauerstoffspezies ist, so glaubt man heute, die Ursache für die Entstehung der Tumoren. In diesem Zusammenhang ist erwähnenswert, dass viele entzündliche Prozesse im Körper mit der Freisetzung von Sauerstoffradikalen und erhöhten Krebsrisiken assoziiert sind. Sind die mit Ratten erhaltenen Ergebnisse für den Menschen relevant? Sicher nicht, da der Harn des Menschen einen niedrigeren pH-Wert aufweist als die Ratte und da es durch die geringen Aufnahmemengen zu keiner Kristallbildung kommen kann.

▶ **D-Limonen.** Ein weiteres Beispiel für eine nahrungsrelevante Verbindung, mit der in Tierexperimenten falsch positive Ergebnisse erhalten wurden, ist D-Limonen. Die Substanz ist in den Ölkörpern, die in den Schalen von Zitrusfrüchten eingelagert sind, enthalten und für den typischen Geruch der Orangen- und Zitronenschalen verantwortlich. Die Verbindung wird bei der Herstellung von Lebensmitteln verwendet, u.a. für die Produktion von Speiseeis, aber auch in der Parfümindustrie. In männlichen Ratten löst Verfütterung die Entstehung von Nierentumoren aus und zwar in einem bestimmten Areal, das die proximalen Tubuli enthält. In aufwendigen biochemischen Untersuchungen konnte gezeigt werden, dass die Wirkung von D-Limonen aus seiner Interaktion mit bestimmten Eiweißmolekülen erklärbar ist, den sog. $\alpha 2\mu$-Globulinen [19]. Durch Bindung an diese Proteine kommt es zu einer gestörten Ausscheidung (die Hydrolyse der Proteine in der Niere ist herabgesetzt) und in der Folge zu einer Anhäufung der Proteine in den Nierenzellen und zu zelltoxischen Effekten, die letztendlich zur Auslösung von Tumoren führen. Interessant ist, dass nicht nur D-Limonen, sondern auch eine Reihe anderer Chemikalien, u.a. synthetische Treibstoffe für Flugzeuge, Pestizide (Lindan), Pharmaka (Levamisol) und industriell verwendete Lösungsmittel (Tetrachlorethylen, Methylisobutylketon, Hexachlorethan) zu dieser hyalinen Tröpfchennephropathie (Hyaline Droplet Nephropathy) führen und in der Niere von männlichen Ratten Krebs verursachen. Auch diese Befunde sind für den Menschen irrelevant, da die erwähnten Proteine im Serum beim Menschen nicht vorkommen. Es handelt sich um Eiweiße, die bei Rattenmännchen Lockstoffe (Pheromone) transportieren, die sowohl geschlechts- als auch speziesspezifisch sind.

werden. Allerdings hat der Einsatz hoher Dosierungen manchmal den Nachteil, dass es zu abnormen und unphysiologischen Veränderungen kommt, die zu falschen Ergebnissen führen können.

Präneoplastische Läsionen

Eine vielversprechende Alternative zu Langzeitstudien sind Experimente, in denen die Entstehung oder der Schutz vor der Bildung präneoplastischer Läsionen in Labornagern untersucht wird. Es handelt sich dabei um morphologisch und/oder funktionell veränderte Gruppen von Zellen, von denen man annimmt, dass aus ihnen Tumoren entstehen. Man kennt derartige Veränderungen in einer Reihe von Organen (Hyperplasien und Dysplasien der Haut, noduläre Veränderungen der Lunge, morphologisch veränderte Zellen der Nieren, Veränderungen der Mundhöhle, die aufgrund der Weißfärbung als Leukoplakien bezeichnet werden).

Zwei Arten dieser Läsionen, nämlich aberrante Foci in den Krypten des Dickdarms (ACF – „Aberrant Crypt Foci") sowie veränderte Leberfoci (AHF – „Altered hepatic Foci") werden in der experimentellen Krebsforschung besonders häufig eingesetzt, um die Effekte von Nahrungsinhaltsstoffen zu untersuchen. Daher werden diese Endpunkte in den nachfolgenden Abschnitten genauer beschrieben. Ein wesentlicher Vorteil der Foci-Modelle im Vergleich zu Langzeitexperimenten, in denen die Bildung von Tumoren erfasst wird, ist das frühere Auftreten dieser Veränderungen. In beiden Organen können Foci bereits 2–3 Monate nach Beginn der Behandlung der Tiere detektiert werden. Auch die erforderlichen Tierzahlen (6–10 pro Behandlungsgruppe) sind deutlich niedriger als bei Langzeitexperimenten. Foci-Experimente sind in besonderer Weise geeignet, um mechanistische Fragestellungen zu untersuchen, allerdings sind sie auf bestimmte Organe beschränkt.

Präneoplastische Foci in der Leber

Bereits 1971 fand der französische Forscher Briere, dass die Behandlung von Versuchstieren mit Azofarbstoffen zur Bildung von Zellinseln in der Leber führt, die sich aufgrund ihres Färbungsverhaltens vom übrigen Gewebe unterscheiden [15]. Nachfolgend entdeckte man, dass diese Zellaggregate auch im Hinblick auf funktionelle Eigenschaften (z.B. in ihrer Enzymausstattung) Unterschiede zu Normalzellen aufweisen, und es wurden histochemische Methoden entwickelt, die es ermöglichten, sie mikroskopisch zu identifizieren. Derzeit wird die Expression der plazentaren Form des Enzyms Gluthation-S-Transferase (GSTp+) am häufigsten als Endpunkt verwendet.

Die Untersuchung der Bildung und Entwicklung der Foci lieferte wichtige Hinweise auf die molekularen Mechanismen der Krebsentstehung und wurde auch verwendet, um nahrungs- und umweltrelevante Chemikalien im Hinblick auf ihre krebserregenden und krebsschützenden Eigenschaften zu untersuchen. Um zwischen initiierenden und promovierenden Eigenschaften zu unterscheiden, verwendet man Modellsubstanzen mit bekannter Wirkung, z.B. Nitrosamine und Aflatoxin als Initiatoren, und Phenobabital und andere Verbindungen als Promotoren, die in Kombination mit Prüfsubstanzen auf die jeweiligen anderen Eigenschaften untersucht werden.

▶ **Schutzeffekte.** Beispiele für nahrungsrelevante Schutzsubstanzen, die auf Initiationsebene wirksam waren, sind Allizin aus Knoblauchgewächsen sowie Chlorophylle, Glucosinolate und butyliertes Hydroxytoluen (ein Konservierungsmittel). Auch mit Kohlgemüsen fand man vielversprechende Schutzeffekte. Recht interessante Ergebnisse erhielt man in Experimenten, in denen die Kalorienzufuhr reduziert wurde; führte man den Tieren 40% weniger Kalorien als den Kontrolltieren zu, beobachtete man, dass die Zellteilungen in mit einem Nitrosamin induzierten Foci bis zu 85% abnahmen, gleichzeitig fand man einen deutlichen Anstieg der Apoptoseraten [18].

Aberrante Krypten im Dickdarm

Die Oberfläche des Dickdarms ist durch Krypten (fingerförmige Einstülpungen) gekennzeichnet, an deren Basis laufend Zellteilungen stattfinden. Bereits 1987 beobachtete die amerikanische Forscherin Ranjana P. Bird, die Entstehung von Krypten mit aberranter Morphologie (ACF), nachdem sie Versuchstiere (Ratten) mit einem dickdarmspezifischen Kanzerogen behandelt hatte. Die Zellen der ACF sind durch ein untypisches Kern-Zytoplasma-Verhältnis und durch erhöhte Zellteilungsraten gekennzeichnet, zusätzlich weisen sie auch veränderte Enzymaktivitäten auf (beispielsweise von COX-2). Auch die Expression bestimmter Proteine, z.B. von Cadherin, ist verändert und Untersuchungen der DNA zeigten, dass in den Krypten eine Reihe von Genen, die mit der Entstehung von Krebserkrankungen assoziiert sind, mutiert sind (z.B. apc) und dass sie abnormale Methylierungsmuster aufweisen. Diese Eigenschaften unterstreichen den präneoplastischen Charakter der Zellen. Die Tatsache, dass ACF nach Methylenblaufärbung des Dickdarms mikroskopisch leicht detektierbar sind, macht sie zu wertvollen Endpunkten für die Untersuchung der Mechanismen der Entstehung von Dickdarmkrebs.

Luca Roncucci und Mitarbeiter von der Universität Modena zeigten 1991 [16], dass veränderte Krypten auch beim Menschen auftreten, und die Vermutung, dass es sich um Vorstufen von Dickdarmkarzinomen handelt, konnte durch weitere Untersuchungen erhärtet werden.

Der Vollständigkeit halber muss erwähnt werden, dass zwischen nicht dysplastischen und dysplastischen ACF zu unterscheiden ist. Die Ersteren weisen relativ runde Öffnungen auf, während dysplastische Krypten durch schlitzförmige Öffnungen charakterisiert sind. Insbesondere die Letzteren werden aufgrund ihrer funktionellen Veränderungen als Vorstufen von Tumoren betrachtet.

In der Praxis kann man ACF in Tierexperimenten durch spezielle Nahrungsinhaltsstoffe auslösen oder aber ihre Entstehung und Entwicklung verhindern. Typische Induktoren sind die in Fleisch vorkommenden heterozyklischen aromatischen Amine. Allerdings sind die Ausbeuten, die man mit ihnen erhält, relativ gering. Daher verwendete man häufiger synthetische Modellsubstanzen wie Azoxymethan (AOM) und Dimethylhydrazin (DMH).

▶ **Schutzeffekte.** Bisher wurden einige Hundert Studien veröffentlicht, in denen Nahrungsinhaltsstoffe auf ihre Schutzwirkungen bezüglich der Bildung und Entwicklung von Foci untersucht wurden (▶ Tab. 2.1). Im Fall der ACF ist eine Liste der bisher durchgeführten Studien über eine Website abrufbar (http://www.inra.fr/reseau-nacre/sci-

Tab. 2.1 Beispiele für Chemopräventionsstudien, in denen präneoplastische Läsionen in Leber (AHF) und Dickdarm (ACF) untersucht wurden.

Substanz	Ergebnisse
Vitamin D	↓ Bildung von AOM-induzierten ACF durch Abbau von β-Catenin und Anstieg der Expression von c-myc in Ratten
ω-3-Fettsäuren	↓ von Kolonkarzinogenese in AOM-initiierten Ratten; entzündungshemmende Aktivität (Inhibition von IL-1 und TNF-α-Synthese)
Fructane vom Inulin-Typ	↓ AOM- oder DMH-induzierter ACF; entzündungshemmende Aktivität in Ratten und Mäusen
Zwiebel	↓ Anzahl und Größe von AOM- und IQ-induzierten ACF während der Initiation und Promotion in Mäusen mit Typ-2-Diabetes
Satsuma (Citrus unshiu)	↓ AOM-initiierter ACF und BCAC in Mäusen mit Typ-2-Diabetes
Polyphenole aus Grüntee	↓ AOM-induzierter ACF durch ↓ der nukleären Expression von β-Catenin und Cyclin D1 und ↑ von Apoptose in F344-Ratten
Kohlgemüse	↓ DMH-induzierter ACF und MCF in Wistar-Ratten
Diverse Kohlgemüse (Kohlsprossen, Saft von Rotkohl)	Kohlsprossen: ↓ Häufigkeit von IQ-induzierten ACF und GSTp+-Leberfoci Rotkohl: ↓ Größe von IQ-induzierten GSTp+-Leberfoci in F344-Ratten
Chlorophyllin und Chlorophyll	↓ AFB_1-induzierter GSTp+-Leberfoci in F344-Ratten
Knoblauchpulver mit hohem Allizingehalt	↓ von AFB_1- und 2-AAF-induzierten GSTp+-Leberfoci in Ratten durch ↑ von Schutzenzymen (GST, UDPGT)

↓ Reduktion, ↑ Anstieg, ACF: Aberrante Crypt Foci, AFB_1: Aflatoxin B_1, 2-AAF: 2-Acetylaminofluoren, AHF: Altered hepatic Foci, veränderte Leberfoci, AOM: Azoxymethan, BCAC: β-Catenin-angereicherte Krypten, DMH: Dimethylhydrazin, GSTp: plazentare Form der Glutathion-S-Transferase, IQ: 2-Amino-3-methylimidazo[4,5-f]chinolin, MCF: Mucin-verminderte Foci, GST: Glutathion-S-Transferase, UDPGT: Uridindiphosphoglucuronosyl-Transferase

memb/corpet/indexan.html [Stand: 20.03.2013]; [1], [2], [3]). Interessanterweise fand man mit einer Reihe von Substanzen, die in Versuchstieren Focibildung inhibierten, auch in Humanstudien deutliche Hinweise auf Schutzeffekte. ▶ Abb. 2.4 a u. Abb. 2.4 b zeigen präneoplastische Läsionen in der Leber und im Dickdarm.

Verwendung von chemischen Kanzerogenen in Präventionsstudien

Bereits seit den 1960er Jahren verwendet man in Chemopräventionsexperimenten Modellkanzerogene, die in bestimmten Organen Tumoren auslösen. In ▶ Tab. 2.2 sind einige Beispiele für derartige Untersuchungen aufgelistet. Besonders häufig führte man Untersuchungen mit Vertretern der polyzyklischen aromatischen Kohlenwasserstoffe durch, die bei Labornagern in verschiedenen Organen wie Brustdrüse, Vormagen und Lunge Tumoren auslösen. Auch mit radioaktiver Strahlung wurden zahlreiche Versuche durchgeführt; in diesem Fall werden in verschiedenen Organen Tumoren induziert.

In einigen Modellen werden initiierende und promovierende Substanzen sequenziell verabreicht. Durch zeitlich unterschiedliche Verabreichung der Prüfsubstanzen kann festgestellt werden, ob die Wirkung präferenziell auf der Initiations- oder auf der Promotionsebene stattfindet. Bei der Interpretation von Tierexperimenten ist zu berücksichtigen, welche Substanzen eingesetzt wurden, um Tumoren auszulösen und in welchem Zeitraum Schutzsubstanzen wirksam waren.

▶ **Art der kanzerogenen Substanzen.** Im Hinblick auf die Extrapolation der Resultate auf den Menschen ist es von Bedeutung, ob die kanzerogenen Substanzen bei Auslösung humaner Krebserkrankungen überhaupt eine Rolle spielen. Dies ist beispielsweise bei alkylierenden Substanzen nicht der Fall, obwohl sie in Tierstudien in der Vergangenheit oft verwendet wurden. Auch Verbindungen wie Azoxymethan und Dimethylhydrazin, die für Dickdarmexperimente eingesetzt werden, spielen bei der Auslösung von Krebserkrankungen beim Menschen keine Rolle und Untersuchungen von Schutzwirkungen gegenüber Zytostatika, die in der Chemotherapie verwendet werden, sind bestenfalls von akademischem Interesse.

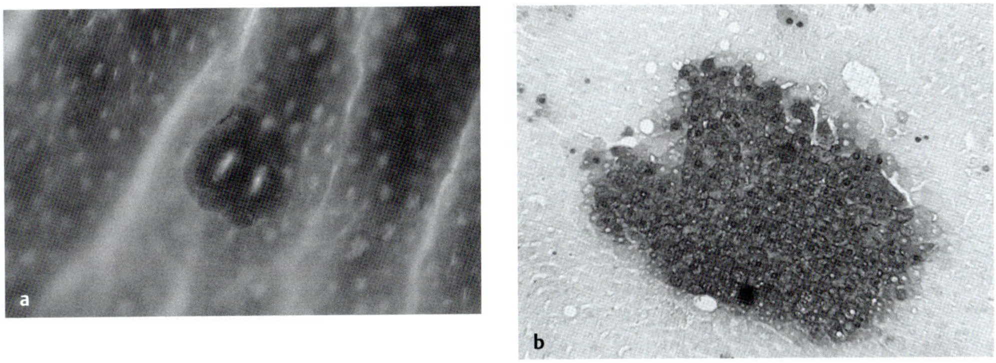

Abb. 2.4 Zwei Formen von präneoplastischen Läsionen.
a Aberrante Krypten im Darm.
b GSTp-Foci in der Leber. Mit freundlicher Genehmigung von Frau Professor Grasl-Kraupp, Medizinische Universität Wien.

▶ **Zeitpunkt der Schutzeffekte.** Detektiert man Schutzeffekte von Nahrungsinhaltsstoffen, wenn diese vor der Behandlung der Tiere mit krebsauslösenden Chemikalien verabreicht wurden, so können diese durch direkte Inaktivierung, aber auch durch Induktion entgiftender und/oder Inhibition aktivierender Enzyme erklärt werden. Derartige Schutzwirkungen (die durch sog. „blockierende Agenzien" verursacht wurden) sind häufig substanzspezifisch, d.h. ihre Wirkungen sind nicht generalisierbar. Findet man hingegen Effekte nach Kanzerogenbehandlung, so deutet dies darauf hin, dass es sich um Mechanismen handelt, die nach Primärschädigung der Zellen wirksam werden. Diese durch „Suppressing Agents ausgelösten chemopräventiven Effekte sind beispielsweise durch Erhöhung der DNA-Reparatur, Hemmung der Metastasierung und der Angiogenese erklärbar. Sie sind relativ unabhängig von der Art der Kanzerogene, die zur Auslösung der Tumoren eingesetzt werden.

Untersuchungen mit genetisch veränderten Tieren

Neben Auslösung von Tumoren durch Chemikalien können auch genetisch veränderte Tiere eingesetzt werden. Meist handelt es sich um La-

Tab. 2.2 Modellexperimente mit Chemikalien.

Zielorgan	Behandlung/Tierspezies	Beispiele für Chemoprävention
Lunge	A/J-Mäuse: Behandlung mit tabakspezifischen Nitrosaminen, z.B. 4-(Methylnitrosamino)-1-(3-pyridyl)-1-butanon	Grüntee, EGCG
Haut	haarlose Mäuse: DMBA-Initiation + UV-Bestrahlung Swiss-Albino-Mäuse: DMBA + TPA	Rote-Rüben-Extrakt, Resveratrol
Brustdrüse	Behandlung von Mäusen mit Nitrosomethylharnstoff	Sojaproteine
Leber	ICR-Mäuse: Behandlung mit Dimethylnitrosamin + TPA (Promotor) Forelle: Aflatoxin	Isothiocyanate aus Kohlgemüsen
Darm	Sprague-Dawley-Ratten: Azoxymethan oder Dimethylhydrazin sowie heterozyklische aromatische Amine	Kohlgemüse und deren Inhaltsstoffe
Blase	Wistar-Ratten: N-Butyl-N-(4-hydroxybutyl-)nitrosamin	Ingwerextrakt, Gingerol (aus Ingwer)
Pankreas	SPF-Albino-Ratten, Wistar-Ratten, Azaserin	diverse Antioxidanzien, z.B. Selen

TPA: 12-0-Tetradecanoylphorbol-13-acetat, DMBA: 7,12-Dimethylbenz(a)-anthrazen, EGCG: Epigallocatechingallat
SPF: spezifiziert pathogenfrei

Tab. 2.3 Beispiele für die Verwendung genetisch veränderter Versuchstiere.

Organ	Tierstamm und genetische Veränderung	Beispiele für chemopräventive Effekte von Nahrungsinhaltsstoffen
Darmtrakt	APC-Mutationen in der Min-Maus	Fructane (Inulin), Sulforaphan, Grünteeextrakt
Prostata	prostataspezifische Expression eines viralen Onkogens (SV40) im TRAMP-Modell (transgene Adenokarzinome in der Prostata von Mäusen; andere Prostatamodelle: TRAP, Nkx 3.1, Pen)	Genistein, Polyphenole aus Grüntee
Brust	Mutation im *Hras128*-Gen, erhöhte Empfindlichkeit auf Induktion von Tumoren durch Methylnitrosoharnstoff	D-Limonen, Isoflavone und Soja
Brust	transgene Mäuse mit Funktionsausfällen des p53-Tumorsuppressorgens	Kalorienrestriktion, Soja

APC: Adenomatous Polyposis Coli

bornager, die Mutationen in Onkogenen oder in Tumorsuppressorgenen aufweisen. In ▶ Tab. 2.3 sind einige Beispiele für die Verwendung derartiger Tiere in Präventionsstudien aufgelistet.

Die Aussagekraft von Experimenten, die mit diesen Modellen erhalten werden, hängt davon ab, ob sie die Situation im Menschen tatsächlich widerspiegeln. Im Fall der APCmin-Mäuse besitzen die Tiere einen genetischen Schaden, der beim Menschen ebenfalls auftreten kann und mit erhöhten Dickdarmkrebsrisiken assoziiert ist; auch Funktionsausfälle des *p53*-Gens wurden in vielen humanen Tumoren gefunden.

Xenograft-Modelle

Der Vollständigkeit halber müssen auch die Transplantationsmodelle erwähnt werden, bei denen Tumorzellen, die aus Tieren oder Menschen stammen, in Wirtstiere verpflanzt werden und in diesen Krebsentstehung auslösen. Ein Sonderfall sind Asziteszellen, es handelt sich dabei um Krebszellen, die in der Bauchhöhle vorkommen und durch Injektion von Peritonealflüssigkeit auf Wirtstiere übertragen werden können.

Diese Modelle spielen in der Chemopräventionsforschung eher eine untergeordnete Rolle. Beispiele für erfolgreiche Experimente sind Untersuchungen der Wachstumshemmung transplantierter Tumoren in Mäusen durch über die Nahrung verabreichte Milchsäurebakterien und Verhinderung des Wachstums von Metastasen in Lunge und Leber bei Mäusen (die durch HAT-29-Zellen verursacht wurden) durch Inhaltsstoffe von Kohlgemüsen.

2.5 Omics-Methoden

2.5.1 Definitionen und Nomenklatur

Unter „Omics"-Techniken versteht man im engeren Sinn „High-Throughput"-Methoden, also Verfahren mit „hohem Durchsatz", die es ermöglichen, parallel zahlreiche biologische Prozesse zu messen. Betreffen die Vorgänge die Transkription von Genen, so spricht man von „Transkriptomics" oder „Genomics", analysiert man Proteinmuster, so fällt dies in den Bereich von „Proteomics", werden Metaboliten untersucht, so spricht man von „Metabolomics".

Manchmal stellt man den Begriff „Nutrigenomics" (die Auswirkung von Nahrungsmitteln auf die Expression von Genen) dem Begriff „Nutrigenetics" gegenüber, der sich auf Untersuchungen bezieht, die den Einfluss der genetischen Variabilität auf Reaktionen des menschlichen Körpers betreffen. Gemeint sind dabei vor allem Polymorphismen von Enzymen. Ein weiterer Fachausdruck, den man bisweilen findet, ist Toxicogenomics. Er bezieht sich auf die Untersuchung der Auswirkungen von Giftstoffen (zu denen auch Kanzerogene zählen) auf die Expression von Genen.

Für jede der erwähnten Ebenen wurden spezielle Methoden entwickelt. ▶ Abb. 2.5 zeigt schematisch die verschiedenen Verfahren und ihre Vernetzung. Aus einer Vielzahl von Genen entstehen Boten-DNA-Moleküle, die teilweise in Proteine „umgeschrieben" werden. Viele Eiweiße fungieren als Enzyme und sind an der Bildung von Metaboliten beteiligt, die aus körpereigenen Verbindungen, aber auch aus exogen zugeführten Substanzen (Pharmaka, Nahrungsmitteln) gebildet werden.

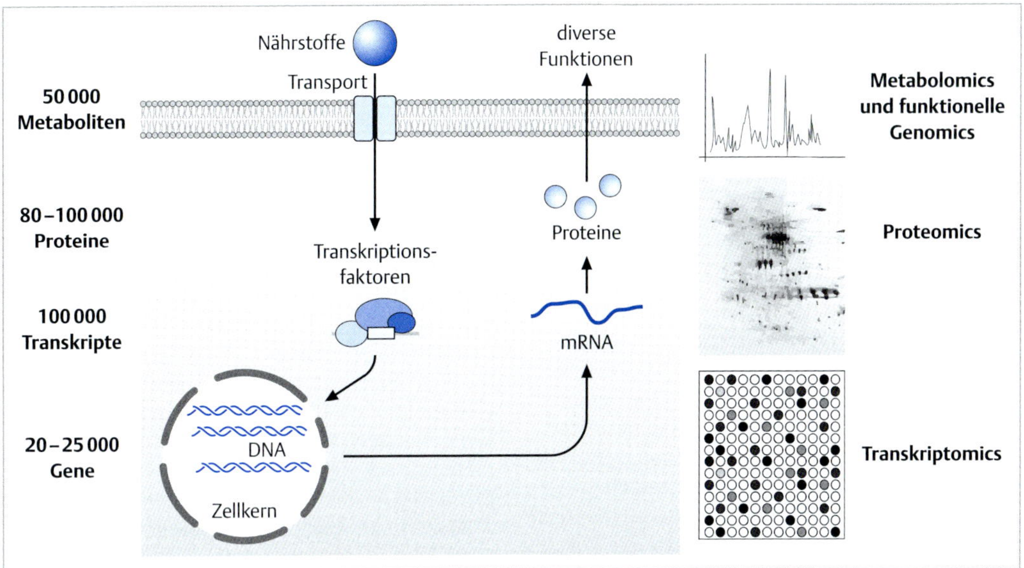

Abb. 2.5 Diverse „Omics"-Methoden.

2.5.2 Transkriptomics

Um die Transkription einzelner Gene zu untersuchen, werden herkömmlicherweise „Northern Blots" eingesetzt. Dabei werden die Transkripte mittels Gelelektrophorese getrennt und mit speziellen Färbungen (z. B. Ethidiumbromid) sichtbar gemacht. Nachfolgend werden die RNA-Basen auf Nylon- oder Nitrozellulosemembranen transferiert und mit substanzspezifischen Proben hybridisiert.

▶ **Real-Time PCR.** Teilweise wurde das klassische Northern-Blot-Verfahren durch sensiblere Methoden ersetzt, die auf der Real-Time Reverse Transcriptase Polymerase Chain Reaction (RT-PCR) beruhen. Dabei wird aus einer Probe mRNA isoliert und mittels des Enzyms Reverse Transkriptase ein bestimmtes Gen in cDNA (komplementäre DNA) umgeschrieben. Üblicherweise erfolgt die „Übersetzung" von DNA im menschlichen Körper in Richtung der Boten-DNA, das aus Viren isolierte Enzym Reverse Transkriptase produziert jedoch DNA. Um eine bestimmtes Gen zu vervielfältigen, setzt man ein Reaktionsgemisch ein, das mRNA, Reverse Transkriptase, Primer und DNA-Bausteine enthält. Bei den Primern handelt es sich um Ketten aus Nukleotiden, die für das jeweilige Gen charakteristisch sind, das man untersuchen will, und die erforderlich sind, damit die Reaktion anläuft. Die Reaktion findet in einem sog. Thermozykler statt. Nach Beendigung der Reaktion wird die Menge an gebildeter cDNA quantitativ ermittelt. Mit dieser Methode ist es möglich, zu untersuchen, ob externe Einflüsse (z. B. Konsum einen Nahrungsmittels) die Transkription eines Gens beeinflussen.

▶ **Microarrays.** Noch effizienter ist der Einsatz von Microarrays, der auf dem Prinzip der Paarung (Hybridisierung) einzelsträngiger DNA beruht. Einzelne DNA-Ketten, die aus mehreren Nukleotiden bestehen (Oligomere), werden auf „Chips" fixiert, mit denen die Hybridisierungsreaktion durchgeführt wird. Ein typisches Experiment besteht aus mehreren Teilschritten. Zunächst wird mRNA aus einer Probe extrahiert und mittels Reverse Transkriptase (RNA-abhängige DNA-Polymerase) in cDNA umgeschrieben, die mit speziellen Farbstoffen (z. B. Cyanin 3 und 5) markiert wird. Manchmal schreibt man cDNA in cRNA um und behandelt diese mit den Farbstoffen. Nachfolgend wird die Hybridisierung unter definierten Bedingungen durchgeführt (dabei kommt es zur Ausbildung von Brücken zwischen den Oligonukleotiden, die auf den Microarrays lokalisiert sind, mit der gefärbten cDNA oder mRNA). Nach einem Waschschritt (Entfernung überschüssiger nicht hybridisierter markierter Oligonukleotide) werden die Signale auf den Arrays mit speziellen Analysegeräten ermittelt und die erhobenen Daten analysiert.

Exkurs: Neue Wissenschaften oder lediglich „Werkzeugkästen"?

Die Entstehung von Begriffen wie „Nutrigenomics" und „Toxicogenomics" impliziert, dass viele Forscher diese Verfahren als neue Wissenszweige betrachten, andere sehen sie allerdings eher als hocheffiziente Werkzeuge, die in besonderer Weise dazu eingesetzt werden können, um mechanistische Fragestellungen zu bearbeiten.

Das wichtigste Charakteristikum der diversen Verfahren ist ihre hohe Effizienz: Während mit konservativen Methoden nur einzelne Prozesse erforscht werden können, beispielsweise die Transkription oder Aktivität von einzelnen Enzymen, ist es mit den Omics-Techniken möglich, parallel Hunderte bis Tausende Prozesse gleichzeitig zu messen.

2004 wurde von der EU das Exzellenznetzwerk „Nutrigenomics Organisation" (NuGO) (www.nugo.org) aus der Taufe gehoben und großzügig gefördert. Insgesamt waren 22 europäische Forschungsinstitutionen beteiligt. In der Realisierungsphase zeigte sich die Problematik der Anwendung der neuen Methoden, deren Ergebnisse nicht besser waren als die jeweiligen Fragestellungen. Obwohl unzählige Einzeldaten erhoben wurden, war es oft nicht möglich, sie in einen Gesamtzusammenhang zu bringen und die erhaltenen Ergebnisse entsprechend zu interpretieren. Auch die biostatistische Auswertung unzähliger Einzeldaten stellte vor allem in der Anfangsphase die Forscher vor schwierige Probleme.

Die Anwendung der Omics-Techniken ist anhand der Datenlage für nahrungsrelevante Antioxidanzien leicht darzustellen. 2010 waren knapp hundert Arbeiten publiziert, die Transkriptionsprozesse betrafen, etwa zwei Dutzend Publikationen bezogen sich auf Proteomics-Analysen und lediglich drei auf Metabolomics-Studien [17]. Die unterschiedliche Zahl der Veröffentlichungen reflektiert die Komplexität und die Kosten der diversen Untersuchungsmethoden. Demgegenüber standen etwa 30 Arbeiten, in denen die allgemeine Bedeutung des Gebietes betont wurde, die jedoch keine Originaldaten enthielten.

Ähnlich enttäuschend sieht die Datenlage im Bereich von Toxicogenomics aus. Trotz intensiver Bemühungen war es bisher nicht möglich, Genexpressionsmuster zu identifizieren, die für die Identifizierung von Kanzerogenen eingesetzt werden können. Es war allerdings möglich, spezielle Aussagen zu treffen, ob Leberkanzerogene metabolische Aktivierung benötigen oder nicht. Diese Erkenntnisse können mit konventionellen Analysen auf wesentlich kostengünstigere Art und Weise gewonnen werden.

Auch die Frage, ob nahrungsrelevante Verbindungen vor Krebs schützen würden, ist derzeit lediglich mit herkömmlichen Verfahren zu klären. Aufgrund der komplexen biochemischen Prozesse war es beispielsweise nicht möglich, eindeutige Protein- oder Genexpressionsmuster zu identifizieren. Änderungen, die für oxidativen Stress typisch sind und mit einzelnen Substanzen (z. B. Resveratrol, ECGE, Selen und Vitaminen) in Tierexperimenten beobachtet wurden, waren oft unspezifisch (d. h. es wurden Gene oder Proteine identifiziert, die zahlreiche Funktionen besitzen). Ergebnisse von In-vitro-Studien zeigen, dass die Resultate vor allem von der Art und der Herkunft der Zelllinien abhängen. Das wichtigste Anwendungsgebiet der Omics-Techniken ergibt sich aus der Möglichkeit, neue bisher unbekannte molekulare Mechanismen zu identifizieren, die mit dem Schutz vor Krebserkrankungen in Zusammenhang stehen.

▶ **„Targeted" Arrays.** Neben großen Arrays, mit denen simultan die Transkription von mehr als 20.000 Genen untersucht werden kann, wurden eine Vielzahl spezieller („targeted") Arrays entwickelt, auf denen ein bis mehrere Hundert Oligonukleotide repräsentiert sind. Diese ermöglichen die Analyse ausgewählter Gruppen von Genen, die bei bestimmten Prozessen eine zentrale Rolle spielen, beispielsweise bei Entzündungen, DNA-Reparatur, Schutz vor Sauerstoffradikalen oder Induktion von xenobiotischen Enzymen. Diese kleinen Arrays sind leicht handhabbar und werden zunehmend kostengünstig vermarktet. Sie können auch eingesetzt werden, um Effekte von Nahrungsinhaltsstoffen zu untersuchen, und es ist zu erwarten, dass ihre Verwendung in den nächsten Jahren weiter ansteigen wird.

2.5.3 Proteomics

Die Detektion erhöhter oder erniedrigter Transkription von Genen bedeutet nicht notwendigerweise, dass dadurch die Konzentrationen der entsprechenden Proteine verändert werden. Um konkrete Aussagen treffen zu können, ist es notwendig, quantitative Analysen durchzuführen.

Einzelne Proteine können durch Western Blots relativ leicht identifiziert werden. Hochleistungsverfahren für Proteomics-Analysen beruhen auf der Anwendung zweidimensionaler Polyacrylamid-Gelelektrophorese (2D-PAGE). Man isoliert die Proteine aus Zellen und trennt sie gelelektrophoretisch nach ihrer Ladung auf (isoelektrischer Punkt, 1. Dimension), danach erfolgt eine Trennung nach dem Molekulargewicht (2. Dimension). Im Fall komplexer Proteingemische ist es oft erforderlich, Vorreinigungsschritte einzubauen, um verwertbare Ergebnisse zu erhalten. Nach der Trennung werden die einzelnen Spots, die Proteinen entsprechen, mit einem geeigneten Farbstoff (Silbernitrat, Coomassie-Brillant-Blau) gefärbt. Die Spots werden visuell oder mit geeigneten Computerprogrammen identifiziert und quantifiziert. Wenn es nicht möglich ist, sie aufgrund von Voruntersuchungen zu identifizieren, können sie ausgeschnitten werden; in nachfolgenden Schritten ist eine Charakterisierung mit Antikörpern möglich. Eine Alternative dazu ist Proteinverdau mit Trypsin oder anderen geeigneten Enzymen und die Identifikation mit chemisch analytischen Verfahren. Besonders häufig wird eine Methode eingesetzt, die aus einer Kombination von Spektrometrie und Flüssigkeitschromatografie besteht (Matrix-assisted Laser Desorption/Ionization – Time-of-Flight Mass Spectrometry, MALDI-TOF). Neben der Erfassung der Änderung bestehender Enzymmuster ist es auch möglich, die Neusynthese von Proteinen (beispielsweise in Lymphozyten des Menschen nach Nahrungsinterventionen) zu untersuchen.

2.5.4 Metabolomics

Als „Metabolom“ wird die Gesamtheit von endogenen und exogenen Metaboliten bezeichnet, die in einem biologischen System enthalten sind. Messungen der Änderungen der Konzentrationen dieser Stoffwechselprodukte sind theoretisch noch besser geeignet, um den physiologischen Zustand eines Lebewesens zu beschreiben als Proteom- oder Genexpressionsanalysen (die auf die Untersuchung einzelner Arten von Makromolekülen beschränkt sind). Allerdings ist der methodische Aufwand im Vergleich zu dem, der für die Durchführung anderer Verfahren erforderlich ist, relativ hoch. Weltweit besitzen derzeit nur relativ wenige Forschungsinstitutionen das erforderliche Know-how und die finanziellen Mittel, um aussagekräftige Untersuchungen durchzuführen. Sowohl bei der Auftrennung als auch bei der Identifikation der Substanzen kommen chemisch analytische Verfahren zum Einsatz. Am häufigsten werden für die Auftrennung Gaschromatografie und HPLC und für die Detektion Massenspektrometrie und Nuklearmagnetresonanzspektrometrie verwendet.

Die Resultate der Analysen können mit Daten verglichen werden, die in einer Datenbasis gespeichert und frei verfügbar sind (Human Metabolome Database, HMDB, http://www.hmdb.ca/). Diese umfasst derzeit etwa 41.000 Einträge, die hydrophile und lipophile Metaboliten betreffen. Des Weiteren enthält diese Datenbank auch Informationen über Proteine und DNA-Sequenzen, die mit diesen Verbindungen in Zusammenhang stehen. Ergänzt wird sie durch weitere Datenbanken, nämlich der Drug Bank (http://www.drugbank.ca [Stand: 31.07.2012]), die Informationen über Arzneistoffe enthält, und der Food Data Bank, die Einträge über Nahrungsbestandteile und Lebensmittelzusatzstoffe enthält.

2.6 Epidemiologie und Biomonitoring

Die Epidemiologie beschäftigt sich mit der Verteilung von Krankheiten und der Identifikation von Faktoren, die sie verursachen. Aufgrund statistischer Korrelationen werden Zusammenhänge zwischen dem Auftreten von Erkrankungen und Faktoren hergestellt. Ob diese allerdings kausal bedingt sind, muss durch weiterführende mechanistische Untersuchungen belegt werden. Ein typisches Beispiel für einen Zusammenhang, der falsch interpretiert werden könnte, ist die Korrelation zwischen dem Mitführen von Feuerzeugen und dem Auftreten von Lungenkrebs.

▶ **Prospektive und retrospektive Studien.** Zwei Formen von Studien sind unterscheidbar, nämlich zukunftsgerichtete, prospektive Untersuchungen („Cohort Studies“) und retrospektive Fallstudien („Case Control Studies“).

Untersucht man die Einflüsse von Nahrungsfaktoren auf das Krebsgeschehen, so ist dies aus mehreren Gründen problematisch. Da es sich bei Krebs um eine Erkrankung handelt, die erst nach jahrzehntelanger Exposition auftritt (bei Rauchern erst nach 20–30 Jahren), sind lange Beobachtungszeiträume erforderlich. Ein weiteres Problem ergibt sich aus dem relativ seltenen Auftreten einzelner Krebsarten. Im Hinblick auf die Durchführung prospektiver Studien bedeutet dies, dass sich der Beobachtungszeitraum über Jahrzehnte erstreckt und mehrere Tausend Personen an diesen Studien teilnehmen müssen (oft ist die Teilnehmerzahl bei prospektiven Untersuchungen ≥ 20.000). Der Vorteil der retrospektiven Studien besteht im Wesentlichen darin, dass man bereits von Erkrankten ausgeht, sodass man weniger Teilnehmer benötigt. Nachteilig ist, dass das Erinnerungsvermögen im Hinblick auf die langen Zeiträume, die in Betracht gezogen werden müssen, eingeschränkt ist. Prospektive Studien sind meist teurer und zeitaufwendiger als retrospektive Studien und man misst ihnen eine höhere Aussagekraft zu. Allerdings sind nicht nur das Design und die Teilnehmerzahl für die Qualität von Studien ausschlaggebend, sondern auch die Frage, ob Störgrößen („Confounding"-Faktoren), die zu Fehlinterpretationen führen können, berücksichtigt wurden. Fehleinschätzungen können durch Zufallsergebnisse, falsche Befragung und inadäquate Vergleichbarkeit der Teilnehmergruppen, aber auch durch Ausfall von Teilnehmern bedingt sein. Auch die Berücksichtigung von weiteren Einflüssen (beispielsweise im Fall von Krebserkrankungen der Altersunterschied der Teilnehmer) ist erforderlich, um relevante Aussagen treffen zu können.

Die Stärke eines Effekts wird bei prospektiven Studien durch das relative Risiko ausgedrückt (RR), dies ist der Quotient der Inzidenz der Erkrankungen der Exponierten und der Nichtexponierten. Werte > 1 deuten auf einen Anstieg des Risikos hin, Werte < 1 auf Schutzeffekte. Allerdings ist eine klare Aussage nur dann möglich, wenn die Unterschiede statistisch signifikant sind, und dies wird durch eigene Verfahren abgesichert. Die wichtigste Kenngröße bei Fallstudien ist die „Odds-Ratio" (OR). Man berechnet sie, indem man die bei den Erkrankten beobachtete Inzidenz mit der einer möglichst geeigneten Kontrollgruppe vergleicht.

$$\text{Odds Ratio} = \frac{a/c}{b/d} = \frac{a \cdot d}{b \cdot c}$$

(a) bedeutet die Zahl der Erkrankten mit Risiko- oder Schutzfaktor, (b) die Zahl der Erkankungen ohne Risiko-/Schutzfaktor, (c) die Zahl der Gesunden mit Risiko-/Schutzfaktor und (d) die Zahl der Gesunden ohne Risiko-/Schutzfaktor. Ein weiterer häufig verwendeter Begriff ist die Hazard Ratio (HR). Dies ist nicht dasselbe wie das Relative Risiko, obwohl sie wohl oft so verstanden wird. Sie bezieht sich auf eine bestimmte Zeitspanne. „Hazard" (Risiko) ist die Wahrscheinlichkeit, mit dem bei einem Menschen, der eine bestimmte Zeit unter Beobachtung steht, in dieser Periode ein „Ereignis" auftritt, z.B. eine Krebserkrankung. Bei der Berechnung der „Hazard Ratio" werden verschiedene „Hazard Rates" verglichen. Unter „Ratio" versteht man die Anzahl der Ereignisse in einer bestimmten Zeit.

Sowohl bei prospektiven (seltener auch bei retrospektiven) Studien werden Untergruppen gebildet, die sich in ihrer Exposition unterscheiden (z.B. bei Kaffeetrinkern-Gruppen, die weniger als 2, weniger als 4 und mehr als 4 Tassen pro Tag konsumieren). Entsprechend der Zahl der Untergruppen spricht man von Terzilen (3), Quartilen (4) und Quintilen (5). Findet man einen Anstieg der Effekte mit steigender Exposition (Dosis-Wirkungs-Beziehung), so erhärtet dies die Vermutung eines Zusammenhanges. Besonders erwähnenswert ist die EPIC Studie („European Prospective Investigation into Cancer and Nutrition"). Diese ist die größte je durchgeführte Untersuchung zu Zusammenhängen zwischen Ernährung und Gesundheit (http://epic.iarc.fr): An dieser prospektiven Studie nehmen ca. 520.000 Menschen teil und sie wird von 23 Forschungsinstitutionen aus 10 europäischen Ländern verwirklicht. Im Rahmen des Gesamtprojekts wurden zahlreiche Teilstudien veröffentlicht, die geringere Teilnehmerzahlen umfassten und spezielle Fragestellungen betrafen.

▶ **Metaanalysen.** Die Epidemiologie ist im Hinblick auf die Erforschung von Krebsrisiken ein recht „stumpfes Schwert". Dies zeigen die oft widersprüchlichen Ergebnisse von Chemopräventionsstudien. Um die Aussagekraft zu erhöhen, fasst man oft die Resultate von Einzelstudien in Metaanalysen zusammen, die verbesserte Aussagen ermöglichen. Beispielsweise gibt es nur wenige Studien, in denen kein Zusammenhang zwischen Kaffee und dem Auftreten von Leberkrebs beobachtet wurde, während die meisten der Untersuchungen derartige Effekte beobachten, sodass anzunehmen ist, dass tatsächlich Schutzeffekte zu erwarten sind.

▶ **„Molekulare" Epidemiologie.** Die konventionelle Epidemiologie beschäftigt sich mit der Erfassung von exogenen Faktoren. Untersuchungen endogener Parameter, die mit molekularbiologischen Verfahren erfasst werden können, fallen in das Gebiet der „molekularen Epidemiologie". In Bezug auf die Untersuchung von Krebsinzidenzen sind in diesem Zusammenhang vor allem Studien zu erwähnen, in denen Enzympolymorphismen mit Erkrankungsrisiken korreliert werden. Diese Untersuchungen sind auch im Hinblick auf die Erfassung von Schutz- und Risikofaktoren in der Nahrung relevant, da oft Enzyme betroffen sind, die an der Aktivierung und Detoxifizierung von Nahrungsinhaltsstoffen beteiligt sind. Die Ermittlung von Polymorphismen ist methodisch relativ einfach: Nach Isolierung der DNA aus Tumorgewebe bzw. aus Blutzellen von Patienten werden die entsprechenden Gene mit Restriktionsenzymen ausgeschnitten und vervielfältigt (Polymerase Chain Reaction) und nachfolgend mittels Gensonden typisiert oder sequenziert.

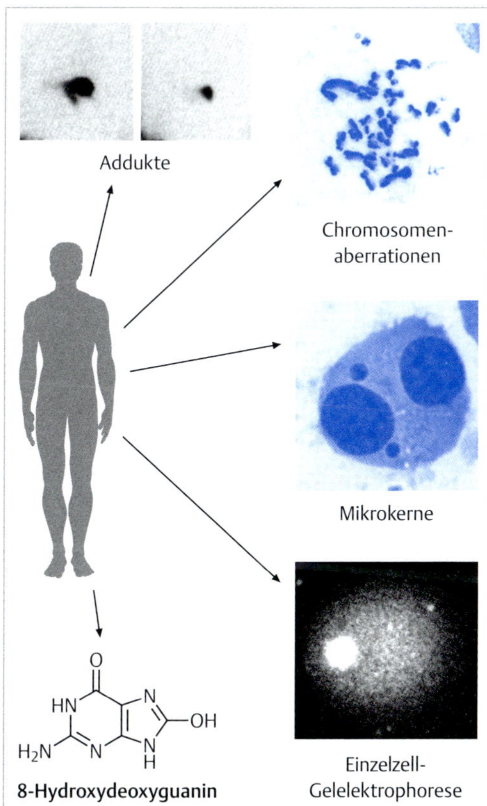

Abb. 2.6 Verschiedene Arten von Biomonitoring-Verfahren, in denen DNA-Schäden erfasst werden.

▶ **Humanes Biomonitoring.** Von „humanem Biomonitoring" spricht man, wenn Expositionen des Menschen mit chemischen, molekularbiologischen und biochemischen Verfahren erfasst werden (▶ Abb. 2.6). Oft (aber nicht immer) werden diese Veränderungen mit Erkrankungen in Verbindung gebracht. Neben der Messung von Schutz- und Schadstoffen und deren Stoffwechselprodukten in Körperflüssigkeiten, Ausscheidungsprodukten oder in Haaren und Nägeln können auch Reaktionsprodukte von biologisch relevanten Molekülen erfasst werden (beispielsweise Addukte bestimmter Chemikalien mit DNA-Basen, Proteinen oder anderen Molekülen). DNA-Schäden werden beim Menschen vor allem in Form von Chromosomenaberrationen und Kleinkernfrequenzen in Blutzellen gemessen. Auch in exfolierten (abgestorbenen und aus dem Gewebe herausgelösten) Zellen der Mund- und Nasenschleimhaut können verschiedene nukleäre Aberrationen detektiert werden, die akute toxische und gentoxische Effekte reflektieren.

▶ **Interventionsstudien.** Sehr häufig werden bei der Untersuchung chemopräventiver Nahrungsinhaltsstoffe Interventionsstudien durchgeführt. Dabei werden die Nahrungsmittel oder einzelne Inhaltsstoffe über einen bestimmten Zeitraum von den Teilnehmern konsumiert. Zu Fehlinterpretationen kann es durch Unverträglichkeiten kommen, die die Teilnahme beeinträchtigen („Compliance"), aber auch durch saisonale Effekte und durch Veränderungen des Körpergewichts, wenn es sich um längerfristige Studien handelt. Bei der Untersuchung von Reinsubstanzen kann die Aussagekraft der Experimente durch das Mitführen von Plazebogruppen verbessert werden; bei komplexen Nahrungsmitteln (z. B. bei der Untersuchung von Obst und Gemüse) ist dies jedoch nicht möglich. Durch „Wash-out"-Phasen (Zeitintervalle, die nach der Intervention „eingeschoben" werden) kann geklärt werden, ob die Effekte reversibel sind.

2.7 Literatur

[1] Corpet DE, Pierre F. Point: From animal models to prevention of colon cancer. Systematic review of chemoprevention in min mice and choice of the model system. Cancer Epidemiol Biomarkers Prev 2003; 12: 391–400

[2] Corpet DE, Pierre F. How good are rodent models of carcinogenesis in predicting efficacy in humans? A systematic review and meta-analysis of colon chemoprevention in rats, mice and men. Eur J Cancer 2005; 41: 1911–1922
[3] Corpet DE, Tache S. Most effective colon cancer chemopreventive agents in rats: a systematic review of aberrant crypt foci and tumor data, ranked by potency. Nutr Cancer 2002; 43: 1–21
[4] Knasmüller S, Nersesyan A, Misík M et al. Use of conventional and -omics based methods for health claims of dietary antioxidants: a critical overview. Br J Nutr 2008; 99 (Suppl. 1): ES3–ES52
[5] Duthie SJ, Ma A, Ross MA, Collins AR. Antioxidant supplementation decreases oxidative DNA damage in human lymphocytes. Cancer Res 1996; 56: 1291–1295
[6] Pool-Zobel BL, Leucht U. Induction of DNA damage by risk factors of colon cancer in human colon cells derived from biopsies. Mutat Res 1997; 375: 105–115
[7] Loft S, Moller P, Cooke MS et al. Antioxidant vitamins and cancer risk: is oxidative damage to DNA a relevant biomarker? Eur J Nutr 2008; 47 (Suppl. 2): 19–28
[8] Hoelzl C, Glatt H, Meinl W et al. Consumption of Brussels sprouts protects peripheral human lymphocytes against 2-amino-1-methyl-6-phenylimidazo[4,5-b]pyridine (PhIP) and oxidative DNA-damage: results of a controlled human intervention trial. Mol Nutr Food Res 2008; 52: 330–341
[9] Bichler J, Cavin C, Simic T et al. Coffee consumption protects human lymphocytes against oxidative and 3-amino-1-methyl-5H-pyrido[4,3-b]indole acetate (Trp-P-2) induced DNA-damage: results of an experimental study with human volunteers. Food Chem Toxicol 2007; 45: 1428–1436
[10] Ferk F, Chakraborty A, Jager W et al. Potent protection of gallic acid against DNA oxidation: results of human and animal experiments. Mutat Res 2011; 715: 61–71
[11] Fenech M, Morley AA. Measurement of micronuclei in lymphocytes. Mutat Res 1985; 147: 29–36
[12] Bonassi S, Coskun E, Ceppi M et al. The Human MicroNucleus project on eXfoLiated buccal cells (HUMN(XL)): the role of lifestyle, host factors, occupational exposures, health status, and assay protocol. Mutat Res 2011a; 728: 88–97
[13] Bonassi S, El-Zein R, Bolognesi C, Fenech M. Micronuclei frequency in peripheral blood lymphocytes and cancer risk: evidence from human studies. Mutagenesis 2011b; 26: 93–100
[14] Reuber MD. Carcinogenicity of saccharin. Environ Health Perspect 1978; 25: 173–200
[15] Briere N. Differential staining of preneoplastic foci in rat liver parenchyma during azo dye carcinogenesis. Histochemie 1971; 26: 113–119
[16] Roncucci L, Medline A, Bruce WR. Classification of aberrant crypt foci and microadenomas in human colon. Cancer Epidemiol Biomarkers Prev 1991; 1: 57–60
[17] Knasmuller S, Nersesyan A, Misik M et al. Use of conventional and -omics based methods for health claims of dietary antioxidants: a critical overview. Br J Nutr 2008; 99 (E Suppl. 1): ES3–E52
[18] Grasl-Kraupp B, Bursch W et al. Food restriction eliminates preneoplastic cells through apoptosis and antagonizes carcinogenesis in rat liver. Proc Natl Acad Sci U S A 1994; 91: 9995–9999
[19] Hard GC, Whysner J. Risk assessment of d-limonene: an example of male rat-specific renal tumorigens. Crit Rev Toxicol 1994; 24: 231–254

2.8 Weiterführende Literatur

Beyer LA, Beck BD, Lewandowski TA. Historical perspective on the use of animal bioassays to predict carcinogenicity: Evolution in design and recognition of utility. Crit Rev Toxicol 2011; 41: 321–338

Bonita R, Beaglehole R, Kjellström T. Einführung in die Epidemiologie. 2. Aufl. Bern: Hogrefe; 2008

Breslow NE, Day NE. Statistical methods in cancer research. Volume I – The analysis of case-control studies. IARC Sci Publ 2000: 5–338

Breslow NE, Day NE. Statistical methods in cancer research. Volume II – The design and analysis of cohort studies. IARC Sci Publ 2000: 1–406

DiPaolo JA, Burkhardt A, Doniger J et al. In vitro models for studying the molecular biology of carcinogenesis. Toxicol Pathol 1986; 14: 417–423

Schneider MV, Orchard S. Omics technologies, data and bioinformatics principles. Methods Mol Biol 2011; 719: 3–30

3 Chemie der Nahrungsverarbeitung

Die Zubereitung von Speisen führt zu drastischen Veränderungen ihrer chemischen Zusammensetzung. Dabei entstehen neue (u. a. auch krebsauslösende) Verbindungen und die Wirkungen bioaktiver Substanzen und auch ihre Bioverfügbarkeit werden erheblich verändert. In diesem Kapitel werden einige der wichtigsten Prozesse mit besonderer Berücksichtigung der krebsauslösenden und -schützenden Faktoren beschrieben.

3.1 Kochen

3.1.1 Kurze Geschichte des Kochens

Kochen ist eine der ältesten kulturellen Aktivitäten des Menschen. Die frühesten Spuren der Nahrungszubereitung wurden in Afrika entdeckt, es handelte sich um 1,5 Mio. Jahre alte Antilopenknochen. Der entscheidende Schritt, die Entdeckung des Feuers, fand vor etwa 800.000 Jahren statt. Die ältesten Kochstellen wurden in China und Frankreich gefunden. Neben der Verbesserung der Verdaulichkeit führte das Kochen zu einer enormen Ausweitung des Nahrungsangebots.

3.1.2 Veränderungen im Kochtopf

Man unterscheidet prinzipiell zwischen feuchten und trockenen Gartechniken, also mit und ohne Wasserzusatz. Zu den Ersteren zählen Kochen, Dämpfen und Dünsten. Die Temperaturen liegen in diesem Fall bei etwa 100°C. Trockene Zubereitungsarten wie Grillen und Braten sind durch höhere Temperaturen gekennzeichnet (Braten 70–200°C, Frittieren 140–190°C, Grillen bis zu 300°C), daher führen die letzteren Verfahren zu besonders dramatischen Veränderungen von Nahrungsinhaltsstoffen.

Die Hauptbestandteile der Nahrung werden durch das Kochen leichter verdaulich. Stärke quillt im Wasser zunächst auf, bei 55–87°C platzen die Stärkekörper und es entsteht ein Stärkekleister, der sich mehr oder weniger leicht unter Säuerung zersetzt. Bei Eiweißverbindungen kommt es zu einer Veränderung der Molekülstruktur. Durch Hitzeeinwirkung entstehen neue Bindungen zwischen Aminosäuren von verschiedenen Kettenabschnitten oder zu benachbarten Molekülen. Dies resultiert im Zusammenbruch der Sekundär- und Tertiärstruktur von Enzymen und anderen bioaktiven Bestandteilen. Makroskopisch sichtbar flocken diese Proteine aus bzw. sie gerinnen; das bekannteste Beispiel ist das Stocken von Eiklar durch Erhitzen. Bei der Zubereitung von Fleisch wird das darin enthaltene Kollagen zu Gelatine umgewandelt.

Fette und Öle haben viel höhere Kochpunkte als Wasser und eine hohe Wärmekapazität, so kann die Hitze auf andere Lebensmittel übertragen werden. Beim Braten in Fetten tritt das Wasser aus den Lebensmitteln aus und wird an das Öl abgegeben; erst dann steigt die Temperatur über 100°C an und es entwickelt sich das typische Brat- und Frittieraroma. Bei Temperaturen über 120°C beginnen in Kartoffeln Reaktionen abzulaufen, die zur Bildung von Acrylamid führen. Gleichzeitig kommt es zu einem Transfer von Öl in das Innere der Lebensmittel. Die Aufnahme von Brat- bzw. Frittierfett liegt bei Kartoffelchips bei 30–40%, bei Krapfen zwischen 15 und 20% und bei Pommes frites zwischen 6 und 12%. Die eigentliche Fettaufnahme erfolgt erst nach der Entnahme während des Abkühlens der Lebensmittel.

Zwei Reaktionen sind für die Entstehung kanzerogener Substanzen bei der Nahrungszubereitung von besonderer Bedeutung, die bereits in Kapitel 1.6.5 (Abschnitt „Konsequenzen von oxidativem Stress") beschriebene Lipidperoxidation und die Maillard-Reaktion.

3.2 Oxidation von Fetten

Wir haben den Ablauf der Lipidperoxidation bereits in Kapitel 1.6.5 in Zusammenhang mit den oxidativen Sauerstoffradikalen beschrieben. Sie findet aber auch in fettreichen Nahrungsmitteln statt und zwar einerseits beim Verkochen und andererseits bei längerfristiger Lagerung bei Normaltemperaturen in Gegenwart von Luftsauerstoff. Man hat eine Reihe von Untersuchungen durchgeführt, die die Frage betreffen, ob ranziges Fett krebsauslösende Eigenschaften hat. Tatsächlich zeigen einige Ergebnisse, dass es zur Bildung sog. Etheno-Addukte mit der DNA kommt. Dies sind Strukturen, bei denen meist an Adenin ein Addukt gebildet wird, das einen Ringschluss mit den funktionellen Gruppen bildet. Die Auslösung von Krebserkrankungen durch derartige Fette ist allerdings nicht ausreichend erforscht, sodass keine verbindlichen Aussagen getroffen werden können.

3.3 Maillard-Reaktion

Die Reaktion ist nach ihrem Entdecker, dem französischen Physiker und Chemiker Louis Camille Maillard, benannt. 1912 führte er Experimente durch, die ihm internationale Bekanntheit einbrachten. Er untersuchte die Reaktionen, die stattfinden, wenn man Aminosäuren (Bestandteile von Eiweiß) und Zucker gemeinsam erhitzt, und fand, dass eine Vielzahl von Substanzen gebildet wird, die maßgeblich an der Aromabildung von Lebensmitteln beteiligt sind.

▶ **Produkte und Nebenprodukte.** Der Ablauf der Reaktion ist kompliziert und die chemischen Strukturen der Produkte hängen von der Ausgangssubstanz und den Reaktionsbedingungen ab. Zu den Substanzen, die relativ schnell entstehen, zählen die sog. Amadori-Verbindungen (1-Amino-1-desoxyketose), die allerdings weiter umgesetzt werden. Wichtige Produkte sind die sog. Melanoidine, stickstoffhaltige organische Verbindungen, die in vielen Lebensmitteln vorkommen (Kaffee, Bier, Brot und Gebäck) und für ihre Aromen verantwortlich sind. Des Weiteren entstehen zahlreiche flüchtige geruchgebende Substanzen. Letztendlich sind einige Verbindungen zu nennen, die als Nebenprodukte entstehen und gentoxische und kanzerogene Eigenschaften aufweisen, beispielsweise 5-Hydroxymethylfurfural (HMF) und Acrylamid. Die Bildung von Acrylamid durch die Maillard-Reaktion ist in ▶ Abb. 3.1 dargestellt.

Die Maillard-Reaktionen laufen auch bei Normaltemperaturen ab, allerdings sind die Umsatzraten in diesem Fall erheblich niedriger. Es ist daher auch möglich, die Entstehung von Maillard-Produkten beim Menschen nachzuweisen. Hierbei werden die gebildeten Substanzen als Advanced Glycation Endproducts (AGE) bezeichnet. Da für ihre Bildung Zuckermoleküle erforderlich sind, werden sie vor allem bei Diabetikern in erhöhten Konzentrationen gefunden.

▶ **Gesundheitsrelevante Eigenschaften.** Die biologischen Eigenschaften der Maillard-Produkte sind nur teilweise erforscht. Dies hängt mit der Komplexität ihrer Bildung und der Vielfalt ihrer chemischen Strukturen zusammen. Üblicherweise geht man in der Forschung so vor, dass man Produkte von „Modellreaktionen" untersucht, in denen einzelne Ausgangssubstanzen verwendet werden.

Wie wird das Krebsrisiko des Menschen durch Maillard-Produkte beeinflusst? Die Antwort auf diese Frage ist schwierig und war Thema von COST-Aktionen (914 und 927) [1], [2], die von der Europäischen Forschungsgemeinschaft gefördert wurden (http://epic.arc.fr). In ▶ Tab. 3.1 sind einige relevante Befunde zusammengefasst.

Zu den AGE zählen verschiedene Substanzen wie HbA1c (ein biochemischer Kontrollmarker bei Diabetes mellitus), Glyoxal und Pentamidin. Ein wichtiger Aspekt der biologischen Wirkung der AGE ist die Tatsache, dass es einen speziellen Rezeptor gibt (RAGE). In den Endothelzellen der Gefäßwände führt die Interaktion von AGE mit RAGE zur intrazellulären Bildung von ROS, die den Transkriptionsfaktor NFκB aktivieren. Dieser steht seinerseits eng mit der Auslösung von Krebs in Zusammenhang (s. Kapitel 1.6.2).

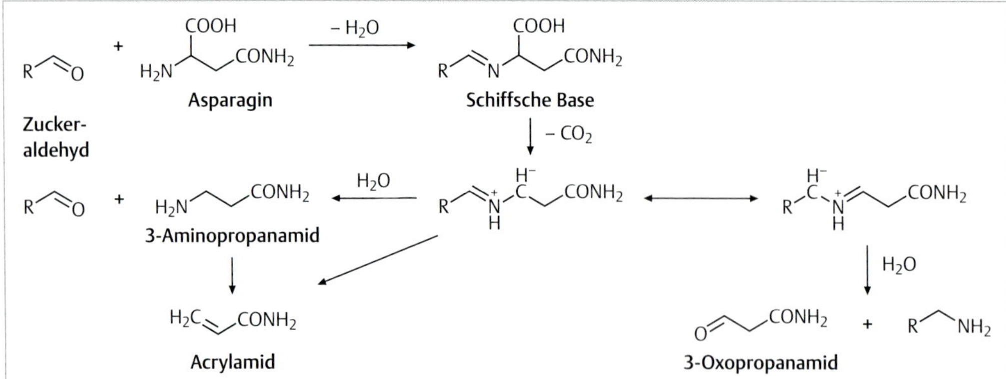

Abb. 3.1 Bildung von Acrylamid durch die Maillard-Reaktion. Glucose und die Aminosäuren Asparagin > Glutamin >Cystein (in abnehmender Ausbeute) reagieren beim Backen und/oder trockenen Erhitzen oberhalb 120°C zu sogenannten Schiff'sche Basen. Dieses Kondensationsprodukt unterliegt vielfältigen Folgereaktionen, bei denen eine zur Entstehung von Acrylamid führt.

Tab. 3.1 Einige gesundheitsrelevante Eigenschaften von Maillard-Produkten, die mit der Auslösung von Krebserkrankungen in Zusammenhang stehen.

Effekt	Mechanismen
Positive Effekte	
Schutz vor kanzerogenen Chemikalien	Inaktivierung von heterozyklischen aromatischen Aminen im Verdauungstrakt
Detoxifizierung von Kanzerogenen	Induktion von Phase-II-Enzymen in Tierexperimenten nachgewiesen (z. B. Induktion von GST durch Propyl-Lysin)
Schutz vor Sauerstoffradikalen	Inhibition von Lipidperoxidation in Modellexperimenten in vitro, Erhöhung der antioxidativen Kapazität von Plasma im Menschen nach Konsum von Melanoidinen
Negative Effekte	
Auslösung von Mutationen und Krebs	im Tierexperiment Auslösung von Mutationen und Krebs nachgewiesen
Bildung DNA-schädigender Kanzerogene	im Fall von 5-HMF und Acrylamid Adduktbildung, schwach mutagene Effekte anderer niedermolekularer Melanoidine in Bakterien und menschlichen Zellen
Auslösung von Entzündungen	Aktivierung von NFκB durch einen speziellen Rezeptor

5-HMF: 5-Hydroxymethylfurfural, GST: Glutathion-S-Transferase, NFκB: Nuclear Factor kappa B

3.4 Schicksal protektiver Substanzen bei der Verarbeitung von Lebensmitteln

Ebenso vielfältig wie die chemischen Strukturen der diversen Schutzsubstanzen ist ihr Verhalten bei der Nahrungszubereitung. Während Vitamin C bei erhöhten Temperaturen schnell zerstört wird, sind andere Vitamine wie E und A relativ stabil. Einige Verbindungen wie Lycopin werden durch Erhitzen sogar in einen bioaktiv wirksameren Zustand umgewandelt. Durch die thermische Zubereitung von Lebensmitteln steigt auch die Bioverfügbarkeit zahlreicher Inhaltsstoffe an, da die Zellmembranen teilweise zerstört werden. Allerdings kommt es auch zu einem Austritt der Substanzen ins Kochwasser (z. B. bei Kohlgemüsen).

Erwähnenswert ist, dass bei Substanzgruppen wie Glucosinolaten und Allylverbindungen, die durch Enzyme aktiviert werden, diese durch hohe Temperaturen zerstört werden (z. B. Alliinase bei Lauchgemüsen oder Myosinase bei Cruziferen). Oft wird die Aktivierung der biologisch inaktiven Moleküle in gekochten pflanzlichen Nahrungsmitteln durch Darmbakterien katalysiert. Details zum thermischen Verhalten diverser Verbindungen sind in den jeweiligen Kapiteln zu finden. Weitere wichtige Arten der Nahrungszubereitung – wie Pökelung und Milchsäuregärung – und die damit verbundenen Änderungen des Gehalts an gesundheitsrelevanten Verbindungen sind in den entsprechenden Kapiteln (Kapitel 4.7.2 und Kapitel 6.11) genauer beschrieben.

3.5 Literatur

[1] European Cooperation in Science and Technology. Food and Agriculture COST Action 914 (1995-1999). Validation of predictive models of microbiological growth and survival in food matrices and throughout the food chain. Im Internet: http://www.cost.eu/domains_actions/fa/Actions/914, Stand: 28.11.2013

[2] European Cooperation in Science and Technology. Food and Agriculture COST Action 927 (2004-2009). Thermally processed foods: possible health implications. Im Internet: http://www.cost.eu/domains_actions/fa/Actions/927, Stand: 29.11.2013

3.6 Weiterführende Literatur

Barham P. The Science of Cooking. Berlin: Springer; 2001

Elmadfa I, Leitzmann C. Ernährung des Menschen. 4. Aufl. Stuttgart: UTB; 2004

Field SQ. Culinary Reactions: The Everyday Chemistry of Cooking. Chicago: Chicago Press; 2012

4 Risikofaktoren

Dieses Kapitel betrifft die Auslösung von Krebserkrankungen durch Nahrungsinhaltsstoffe. Es beginnt mit Teilkapiteln über die Rolle der Hauptbestandteile der Nahrung (Fette, Kohlenhydrate und Eiweiße), die Effekte von Alkohol und die Bedeutung der wichtigsten Lebensmittelzusatzstoffe. Nachfolgend wird eine Reihe „natürlicher" Kanzerogene, d.h. Substanzen biogenen Ursprunges, beschrieben, die in Gewürzen und Pflanzen vorkommen sowie Pilzgifte, zu denen äußerst gefährliche Verbindungen wie die Aflatoxine zählen. Die nächsten Abschnitte betreffen Substanzgruppen, die vorwiegend in Fleisch gefunden werden, nämlich Nitrosamine, polyzyklische aromatische Kohlenwasserstoffe und heterozyklische aromatische Amine. Anschließend werden die Wirkungen thermischer Abbauprodukte beschrieben (Acrylamid und weitere Produkte, die bei Maillard-Reaktionen während des Kochens entstehen). Die letzten Abschnitte betreffen die Effekte von Schwermetallen, Dioxinen und polychlorierten Biphenylen. Obwohl die letzteren Gruppen kein nennenswertes Risiko darstellen, waren sie häufig Ursache von Lebensmittelskandalen und sehr oft wird ihre Gefährlichkeit durch mediale Berichterstattung überbetont. Wir werden versuchen, ihr Gefährdungspotenzial ins rechte Licht zu rücken. Nach Erörterung der Relevanz der diversen Stoffgruppen in Bezug auf das menschliche Krebsrisiko wird in einem eigenen Abschnitt die Rolle des Übergewichts bei der Auslösung von Krebserkrankungen dargestellt, da es beim Menschen ein wichtiger Krebsrisikofaktor ist.

Soweit es sinnvoll ist, werden bei den einzelnen Schadstoffgruppen die chemischen und physikalischen Eigenschaften sowie ihre Entstehung und Verstoffwechselung beschrieben, weitere Unterkapitel betreffen die Mechanismen, die zur Auslösung maligner Erkrankungen führen, die Resultate tierexperimenteller Untersuchungen und letztendlich die Ergebnisse epidemiologischer Studien. Am Ende der jeweiligen Teilkapitel wird versucht, Aussagen über Maßnahmen zu treffen, die zu einer Reduktion der Risiken beitragen.

4.1 Rolle der Hauptbestandteile der Nahrung

Dieses Teilkapitel ist bewusst kurz gehalten, da es schwierig ist, eindeutige und allgemeingültige Schlussfolgerungen zu ziehen. Es ist nicht auszuschließen, dass Zusammenhänge, die beispielsweise in Humanstudien beobachtet wurden, nicht durch energieliefernde Bestandteile der Nahrung (Eiweiße, Fette und Kohlenhydrate) verursacht werden, sondern vielmehr durch Substanzen, die bei der Zubereitung der Speisen entstehen. Bei der Interpretation der Daten ist auch zu beachten, dass durch Konsum eines Lebensmittels (etwa von Auszugsmehl oder Zucker) das erhöhte Auftreten von Erkrankungen nicht notwendigerweise durch Schadstoffe verursacht wird, sondern durch Mangel an stabilisierenden Faktoren und von Substanzen mit schützenden Eigenschaften. Des Weiteren ist zu beachten, dass Lebensmittel, die besonders energiereich sind, auch durch erhöhte Kalorienzufuhr negative Auswirkungen verursachen können.

4.1.1 Fette

Allgemeines

Die Chemie und die Verdauung von Fetten sind in einschlägigen Lehrbüchern eingehend beschrieben (z.B. in „Die Ernährung des Menschen" von Elmadfa und Leitzmann [9]) und werden in diesem Buch nicht erörtert. Ihre Rolle bei der Auslösung maligner Erkrankungen wurde relativ gut erforscht, wobei interessanterweise zwei Mechanismen diskutiert werden: die Beeinflussung des Hormonstatus und die vom Konsum abhängige Produktion von Gallensäuren (s.u.). Tatsächlich deuten die Ergebnisse von Fütterungexperimenten darauf hin, dass Fette das Auftreten chemisch induzierter Dickdarmkarzinome verstärken. Besonderes Augenmerk legte man auf die Untersuchung von Fetten, die aus trans-Fettsäuren bestehen. Es handelt sich dabei um ungesättigte Fettsäuren, die mindestens eine Doppelbindung in trans-Konfiguration aufweisen (Fettsäuren liegen entweder als cis- oder als trans-Isomere vor). Sie kommen in besonders hohen Mengen in bestimmten Produkten wie Pommes frites, Keksen und Backwaren vor und gerieten aufgrund negativer gesundheitlicher Auswirkungen (Erhöhung der Herz-Kreislauf-Erkrankungsrisiken) ins öffentliche Interesse. 2004 stellte die EFSA in einer Aussendung fest, dass keine ausreichenden, aussagekräftigen Untersuchungen über die Erhöhung des Krebsrisikos durch trans-Fettsäuren vorliegen. [101]

Ein prinzipielles Problem bei der Bewertung des Risikos durch Verzehr von Fetten ist, dass ihre Wirkungen nur schwer von Risiken zu trennen sind, die durch hohe Kalorienzufuhr bedingt werden.

Epidemiologische Studien

Brust

M. Gerber kommt 2009 in einem Positionspapier der französischen Agentur für Ernährungssicherheit zu dem Schluss, dass es deutliche Hinweise darauf gibt, dass der Verzehr fettreicher Nahrung das Erkrankungsrisiko erhöht [12]. Im Gegensatz hierzu stehen Metaanalysen zur Wirkung von tierischem Fett, die von der amerikanischen Rindfleischindustrie gefördert wurden (s. Exkurs „Interessensbezogene Analysen“, Kapitel 4.2.2).

2007 veröffentlichte der WCRF ein Statement, demzufolge kein Zusammenhang zwischen fettreicher Ernährung und Brustkrebs besteht [150]. In einer US-amerikanischen Analyse wurden signifikante Zusammenhänge bei postmenopausalen Frauen gefunden [148]. Ebenfalls erwähnenswert ist die EPIC-Studie (European Prospective Investigation into Cancer and Nutrition). Eine Untersuchung hierbei betrachtete Frauen mit unterschiedlichen Ernährungsmustern. In der Gruppe, die viel Fleisch, Butter, tierische Fette, Margarine und wenig Brot und Fruchtsäfte konsumierte, sah man ein doppelt so hohes Risiko an Brustkrebs zu erkranken als in der Gruppe, die fettreiche Lebensmittel in niedrigen Mengen konsumierte.

Besonders überzeugend sind die Ergebnisse einer Interventionsstudie, in deren Rahmen man Frauen über mehrere Jahre hinweg betrachtete ([23]). Wie in der WCRF-Analyse war der Effekt schwach, aber signifikant. Die Ergebnisse derselben Untersuchung zeigen, dass Fettverzehr den Östrogenspiegel erhöht, und erhärten so die Annahme einer Risikoerhöhung durch Fettverzehr. Darüber hinaus sah man auch eine Erniedrigung der SHBG-Konzentrationen, die das Erkrankungsrisiko beeinflussen (s. Kapitel 6.12.4).

Eine französische Teilstudie der EPIC beschäftigte sich mit der Frage, welche Fettsäuren das Risiko erhöhen. Dabei wurden 19.934 Frauen (363 Fälle) über einen Zeitraum von 13 Jahren hinweg beobachtet ([2] [5]). Mit einfach ungesättigten cis-Fettsäuren wurde kein Zusammenhang detektiert, im Gegensatz dazu sah man beim Verzehr von einfach ungesättigten trans-Fettsäuren erhöhte Risiken. In der Quintile mit dem höchsten Verzehr wurde ein um 75 % erhöhtes Erkrankungsrisiko gefunden.

Die Daten, die sich auf Untergruppen der Fettsäuren beziehen, sind allerdings insgesamt relativ widersprüchlich. Dies trifft beispielsweise auf ungesättigte Fettsäuren zu: Von 4 aktuellen Kohortenstudien wurde nur in 2 Studien ein Effekt gefunden; in den übrigen Studien wurde kein Effekt gefunden. Im Fall einfach ungesättigter Fettsäuren fand man in Europa und den USA meist positive Assoziationen. Eine Ausnahme stellen Analysen dar, die in Mittelmeerländern durchgeführt wurden; hier war der Konsum von MUFA (Monounsaturated fatty Acids) invers mit dem Erkrankungsrisiko assoziiert. Die Ursache dafür ist wahrscheinlich, dass die Zufuhr dieser Fettsäuren in diesen Ländern über Olivenöl erfolgt; dieses ist reich an schützenden Phenolen.

Besonders erwähnenswert sind die Ergebnisse zweier Beobachtungsstudien und einer Interventionsstudie. In diesen wurden Hinweise darauf gefunden, dass der Verzehr geringer Fettmengen die Überlebenschancen von Brustkrebspatientinnen signifikant erhöht. In einer Interventionsstudie beobachtete man 975 Frauen, die im Frühstadium an Brustkrebs erkrankt waren sowie 1462 Kontrollen ([6]). Eine Gruppe wurde mit weniger Fett ernährt (33 g/Tag) als die Kontrollgruppe (51 g/Tag). Die Teilnehmer der ersten Gruppe hatten in Folge der kalorienreduzierten Ernährung ein um 3 kg erniedrigtes Körpergewicht. Die Wahrscheinlichkeit des erneuten Auftretens der Erkrankung war in dieser Gruppe um 24 % (!) reduziert, besonders deutlich war der Effekt bei östrogenunabhängigen Tumoren.

Kolorektalkrebs

Betrachtet man den Gesamtfettverzehr, so lassen sich keine eindeutigen Schlussfolgerungen hinsichtlich des Kolorektalkrebsrisikos ableiten. Von 4 Fall- und 2 Kohortenstudien, die die Fettaufnahme zum Erkrankungsrisiko in Bezug stellen, sah man in 2 japanischen Studien keine Beziehung. In einer schottischen Arbeit sah man einen Zusammenhang, der nach Berücksichtigung der Gesamtkalorienzufuhr verschwand, und in einer kanadischen Studie sah man eine klar positive Assoziation; diese Studie wurde aufgrund mangelhafter Fragebögen als unzuverlässig kritisiert, da die Gesamtkalorienzufuhr nicht berücksichtigt wurde. Recht eindrucksvoll ist das Ergebnis einer großen Untersuchung (National Institute of Health AARP Diet and Health Study-Cohort), die das Ernährungsmuster betrachtete und in der 2.151 Erkrankungen bei Männern und 959 Erkrankungen bei Frauen registriert wurden ([10]). Man sah deutlich, dass fettarme Ernährung bei Männern das Erkrankungsrisiko um 18% reduziert, der entsprechende Wert für Frauen lag bei 13%.

Es gibt für den Zusammenhang zwischen Fettverzehr und dem Auftreten von Dickdarmkrebs eine plausible mechanistische Erklärung: Der Konsum der Fette erhöht die Produktion von Galle, welche diese emulgiert. Galle enthält primäre Gallensäuren, die durch Vertreter der intestinalen Mikroflora in sekundäre Gallensäuren (Desoxycholsäuren) umgewandelt werden. Diese Derivate wirken teilweise DNA-schädigend und man sah in Dickdarmkrebsmodellen mit Labornagern teilweise auch tumorpromovierende Eigenschaften.

Die Effekte einzelner Fettsäuren sind in einer Arbeit von Mariette Gerber (2009) eingehend beschrieben [12]: Für trans-Fettsäuren ist die Datenlage schwach, laut WCRF 2007 können keine Aussagen getroffen werden [30] [150]. Insgesamt bezeichnet der Fonds den Zusammenhang zwischen Verzehr von tierischen Fetten und dem vermehrten Auftreten von kolorektalen Karzinomen als „limited-suggestive". In einer größeren, nachfolgend realisierten Fallstudie sah man einen Effekt, der jedoch nicht signifikant war. Die meisten Untersuchungen deuten darauf hin, dass Konsum von ω-6-FS nicht mit CRC assoziiert ist; die Ergebnisse mit langkettigen ungesättigten Fettsäuren sind extrem widersprüchlich.

Prostata

2007 kam der WCRF zum Schluss, dass aufgrund der Datenlage keine Beziehung zwischen Fettverzehr und dem Auftreten von Prostatakarzinomen besteht; auch in 3 nachfolgend realisierten Fallstudien sah man keinen deutlichen Zusammenhang [112], [113], [136]. Bei der Betrachtung einzelner Fettsäurearten sah man manchmal signifikante Beziehungen. Die Analyse einer Fallstudie, die im Rahmen des EPIC-Projekts durchgeführt wurde, ergab bei Vergleich der höchsten Quintile mit der niedrigsten einen signifikanten Zusammenhang zwischen dem Auftreten der Erkrankung und dem Verzehr langkettiger ω-3 PUFA (Risikoerhöhung um 36%). Interessanterweise sah man in einer Studie, die 390 Männer nach einer Prostataresektion einschloss, dass Konsum gesättigter Fettsäuren (SFA) mit erhöhten PSA-Werten assoziiert ist [123]. In einer Gruppe mit niedrigem SFA-Verzehr machten diese Fettsäuren 9% der gesamten Energiezufuhr aus, in der Hochverzehrsgruppe 14,1%.

Endometrium

Die Bewertung von 2 Kohorten- und 9 Fallstudien durch den WCRF (2007) ergab keine Hinweise auf eine klare Assoziation zwischen Fettverzehr und Endometriumkrebs [30]. Aus 2 Fallstudien, die nachfolgend publiziert wurden, ergaben sich Hinweise auf eine Beziehung zum Konsum tierischer Fette. Letztendlich ist noch eine Interventionsstudie zu nennen, in der man in der Niedrigfettgruppe eine geringfügige (nicht signifikante) Abnahme der Erkrankungshäufigkeit um 5% sah [23].

Ovar

Die Ergebnisse diverser Studien sind in Übersichtsarbeiten von M. Schulz und Mitarbeitern (2009) und M. Gerber (2009) zusammengefasst [25], [12]. In einer Metaanalyse von 12 Kohortenstudien sah man einen moderaten Zusammenhang zwischen dem Verzehr der Fettsäuren und der Erkrankungshäufigkeit bei Vergleich der höchsten und niedrigsten Quintile von (14%). In einer israelischen Interventionsstudie (631 Fälle, 1.174 Kontrollen) fand man, dass Ersatz von tierischem Fett durch nicht tierisches Fett über einen Zeitraum von 2-7 Jahren das Risiko, an Ovarialkrebs zu erkranken, deutlich senkt (OR 0,6 pro 100 kcal) [17].

4.1.2 Proteine

Ähnlich wie mit Fetten fand man mit Proteinen in Tiermodellen Hinweise auf Auslösung von Dickdarmkrebs. Man erklärte dies durch Freisetzung von Ammoniak aus Aminosäuren im Darmtrakt bzw. durch erhöhte Ausscheidung von Fetten, die wiederum die Gallensäureproduktion steigern. Ammoniak, das als Abbauprodukt von Proteinen entsteht, löst in Zellkulturen zwar DNA-Schäden aus und erhöht in Tierversuchen die Tumorausbeute im Darm, es ist jedoch unklar, ob diese Befunde für den Menschen relevant sind.

Betrachtet man die Ergebnisse von Humanstudien, so sieht man, dass tatsächlich in einer Reihe von Untersuchungen erhöhte Inzidenzen von Darm- und Magenkrebs gefunden wurden. Allerdings zeigen genauere Analysen, dass diese Zusammenhänge nur mit tierischen Proteinen auftreten. Als Auslöser kommen daher auch heterozyklische aromatische Amine in Betracht, die (allerdings nur bei bestimmten Zubereitungsformen) in Fleisch, nicht jedoch in pflanzlichen Nahrungsmitteln entstehen.

4.1.3 Zucker und Polysaccharide

Hoher Blutzuckerspiegel führt zu einem Anstieg der Insulinkonzentrationen und tierexperimentelle Befunde zeigten, dass dies zu Zellteilungen im Brustgewebe führt. Man diskutierte diesen Mechanismus in Zusammenhang mit Humanstudien, in denen man eine Beziehung zwischen dem Verzehr von Zuckern (Monosacchariden) und erhöhtem Auftreten von Brustkrebs fand. Allerdings ist diese Assoziation bisher nicht eindeutig nachgewiesen.

Recht gut ist die Rolle der Polysaccharide in Populationsstudien untersucht (diese beruhen auf Vergleichen der Verzehrmengen verschiedener Nahrungsmittel in verschiedenen Ländern). Man fand inverse Assoziationen mit dem Auftreten von Dickdarmkrebs und die Erklärungen, die auf mechanistischen Ergebnissen beruhen, sind plausibel. Einerseits ist eine Ernährung mit stärkereichen pflanzlichen Lebensmitteln reich an schützenden Ballaststoffen (deren Effekte in Kapitel 6.5 näher beschrieben werden), andererseits werden sowohl Stärke als auch Nicht-Stärke-Polysaccharide (Non Starch Polysaccharides, NSP) bei der Verdauung in kurzkettige Fettsäuren umgewandelt, die die Eigenschaft besitzen, Krebszellen in differenzierte Zellen umzuwandeln. Ein typisches Beispiel ist Butyrat. Zusätzlich sinkt durch den Verzehr stärkereicher Nahrung der Säuregehalt (pH-Wert) des Darms und dies führt zu einer Reduktion der Löslichkeit der Gallensäuren.

Zusammenfassung

Eindeutig nachgewiesene Assoziationen zwischen energieliefernden Bestandteilen der Nahrung (Eiweiße, Fette und Kohlenhydrate) und Krebserkrankungen gibt es nicht.

4.2 Fleischkonsum

4.2.1 Mechanismen der Krebsauslösung durch Fleischkonsum

In ► Abb. 4.1 sind schematisch einige Mechanismen dargestellt, durch die der Verzehr von rotem Fleisch und daraus hergestellten Produkten zur Entstehung von Krebserkrankungen führen kann. Die Rolle von einzelnen Gruppen von Kanzerogenen (Nitrosamine, PAK und HA) ist in eigenen Kapiteln beschrieben.

► **Nitrosamine.** Nitrosamine entstehen in gepökeltem Fleisch und sind auch in daraus hergestellten Wurstwaren enthalten. Die Verbindungen können jedoch auch während der Verdauung gebildet werden, wobei dem aus Hämoglobin stammenden Eisen eine katalytische Funktion zugeschrieben wird. Neben den altbekannten Nitrosaminen wird auch die Bildung weiterer Nitrosierungsprodukte diskutiert, deren Strukturen unbekannt sind.

► **Häm und Lipidperoxidation.** Häm löst durch Freisetzung von Radikalen die Lipidperoxidation aus und dies führt zur Entstehung von reaktiven Produkten, die nicht nur tumorinduzierende, sondern auch promovierende Eigenschaften haben. Tatsächlich wurde in Tierexperimenten gezeigt, dass auch rotes Fleisch im Hinblick auf die Entstehung von Dickdarmtumoren promovierende Eigenschaften besitzt; mit weißem Fleisch wurden derartige Effekte nicht gefunden. Der Häm-Gehalt diverser Fleischsorten, der in diesen Experimenten untersucht wurde, war im Hinblick auf die Krebsentstehung der entscheidende Faktor.

Die durch Fettsäureoxidation gebildeten Reaktionsprodukte wie Aldehyde und Ketone lösen in Versuchen mit Labornagern ebenfalls Krebs aus. Malondialdehyd bildet DNA-Addukte und verursacht Mutationen. 4-Hydroxynonenal induziert in normalen Dickdarmzellen Apoptose, nicht jedoch in Zellen, die aufgrund von Mutationen im ABC-Gen als Vorstufen von Krebszellen angesehen werden.

► **Fett und Gallensäuren.** Fleisch enthält unterschiedliche Mengen an Fett, darüber hinaus wird durch eine fettreiche Zubereitung (z. B. Frittieren) der Gesamtfettgehalt auf bis zu 30 % erhöht. Eine relativ unzuverlässige Metaanalyse deutet darauf hin, dass der Konsum tierischer Fette das

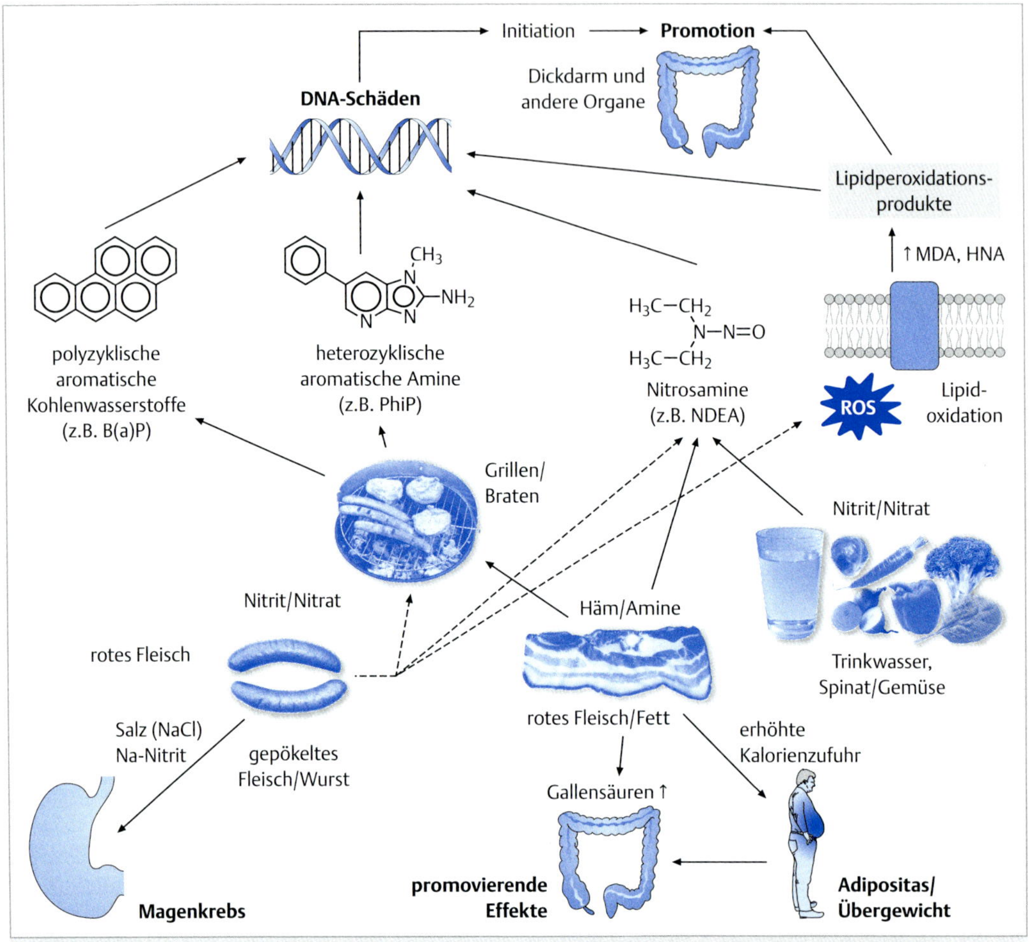

Abb. 4.1 Schematisierte Darstellung des Anstiegs von Krebserkrankungen durch Fleischkonsum. MDA: Malondialdehyd, HNA: Hydroxynonenal, B(a)P: Benzo-(a)pyren, NDEA: Nitrodiethylamin, PhIP: 2-Amino-1-methyl-6-phenylimidazo[4,5-b]pyridin, ROS: reaktive Sauerstoffspezies.

Krebsrisiko beim Menschen nicht beeinflusst, obwohl in einzelnen Untersuchungen Hinweise auf Auslösung von Dickdarmkrebs gefunden wurden. Hier bietet sich als mögliche Erklärung für erhöhte Krebsrisiken die verstärkte Bildung von Gallensäuren an, die der Emulgation von Fetten dienen. Diese Säuren werden durch Vertreter der intestinalen Mikroflora in sekundäre Gallensäuren umgewandelt, die tumorpromovierende Eigenschaften besitzen und von denen postuliert wird, dass sie bei der Auslösung von Dickdarmkrebs eine wichtige Rolle spielen.

▶ **Übergewicht.** Neben diesen direkten Effekten sind auch indirekte Wirkungen zu berücksichtigen. Da fleischreiche Nahrung sehr kalorienreich ist, führt ihr Verzehr zu Übergewicht. In einer groß angelegten Untersuchung mit mehr als 370.000 Teilnehmern, die im Rahmen der EPIC-Studie durchgeführt wurde, fand man, dass Fleischverzehr und Gewichtszunahme eindeutig korrelieren [32]. Zusätzlicher Verzehr eines Steaks pro Tag (ca. 450 kcal) führt nach 2 Jahren zu einer Gewichtszunahme von 2 kg. Aufgrund der Beziehungen zwischen Körpergewicht und Krebsrisiken (s. Kapitel 4.16) kann der Verzehr von Fleisch die Erkrankungshäufigkeiten durch die Zunahme des Körpergewichts deutlich erhöhen.

Exkurs: Verzehr von Fleisch und Fleischprodukten weltweit betrachtet

Der Verzehr von Fleisch und Fleischprodukten hat sich in Mitteleuropa seit dem Zweiten Weltkrieg fast verdreifacht. In Deutschland werden derzeit pro Jahr pro Kopf insgesamt 61 kg Fleischwaren verzehrt (Fisch und Meeresfrüchte nicht eingerechnet), die Verzehrmengen in Österreich und in der Schweiz liegen bei 67 bzw. 54 kg/Jahr. Etwa die Hälfte des Fleisches kommt in verarbeiteter Form auf den Markt („processed meat“). Aus der Sicht der Krebsforschung ist insbesondere interessant, dass mehr als 95% dieser Produkte gepökelt sind. In der wissenschaftlichen Literatur werden häufig die Begriffe „red meat“ (rotes Fleisch) und „white meat“ (weißes Fleisch) verwendet. Ersterer bezieht sich auf Fleischarten, die einen hohen Hämoglobinanteil besitzen, wie Rind-, Schweine- und Schaffleisch; weißes Fleisch ist ein Sammelbegriff für diverse Geflügelarten. In Mitteleuropa dominiert bei rotem Fleisch der Verzehr von Schweine- und Rindfleisch. Sie machen etwa 75–80% der Gesamtverzehrsmenge in Mitteleuropa aus (Verhältnis Schweine- zu Rindfleisch etwa 4:1), während Geflügelfleisch etwa 17% des Konsums beträgt. Etwas anders sieht die Situation in den USA aus. Hier wird, wie auch in Südamerika, mehr Rindfleisch konsumiert als in Europa. Interessanterweise nimmt der Fleischkonsum besonders in China extrem stark zu, da Fleisch als Statussymbol gilt. Daher hat sich der Durchschnittskonsum in den letzten 30 Jahren vervierfacht und erreicht mittlerweile etwa die Höhe von Mitteleuropa. In Japan sind die Verzehrsmengen von rotem Fleisch mit einem Jahreskonsum von weniger als 40 kg/Kopf deutlich geringer. Zudem werden verarbeitete Fleischprodukte nur selten konsumiert.

4.2.2 Ergebnisse diverser epidemiologischer Studien

Die Zusammenhänge zwischen Fleischkonsum und Dickdarmkrebs sind am besten untersucht. Daneben werden in dieser Darstellung auch Effekte in anderen Organen abgehandelt.

Kolorektalkrebs

Vergleichsstudien zwischen Ländern, in denen wenig bzw. viel Fleisch verzehrt wird, zeigen, dass in Gebieten mit niedrigem Konsum Dickdarmkrebs seltener auftritt.

▶ **Metaanalysen.** In drei großen Metaanalysen wurden die Resultate von pro- und retrospektiven Studien ausgewertet. Norat und Kollegen (2002) wählten aufgrund definierter Kriterien aus 48 Studien 23 besonders sorgfältig durchgeführte Untersuchungen aus [21]. Sie kommen zu dem Schluss, dass in der höchsten Quintile (94–126 g rotes Fleisch pro Tag) das Dickdarmkrebsrisiko um 35% erhöht ist. Diese Aussage betrifft den Konsum von verarbeitetem und unverarbeitetem Fleisch; betrachtet man lediglich unverarbeitetes Fleisch, ist der Zusammenhang immer noch signifikant.

Eine weitere Metaanalyse von Larsson und Wolk (2006) kommt ebenfalls zu dem Schluss, dass das Risiko durch Fleischkonsum signifikant erhöht wird, wobei sich die der Analyse zugrunde liegenden Studien nur geringfügig mit den Daten von Norat überlappen [15]. Die Analyse beruhte auf Untersuchungen von mehr als 1 Mio. Menschen, die in 18 prospektiven Studien analysiert wurden. Das Dickdarmkrebsrisiko durch Verzehr von rotem (verarbeitetem und unverarbeitetem) Fleisch war um 28% erhöht.

Letztlich analysierten auch Experten des „World Cancer Research Funds“ drei Studien, in denen ebenfalls signifikante Zusammenhänge gefunden wurden. Bei Verzehr von 100 g Fleisch/Tag betrug der Risikoanstieg 29% [30].

Exkurs: Interessensbezogene Analysen

Den erwähnten Studien, die von anerkannten Experten durchgeführt wurden, steht eine Reihe von Metaanalysen gegenüber, in denen prospektive Studien berücksichtigt wurden. Die Ergebnisse wurden in mehreren wissenschaftlichen Zeitschriften veröffentlicht. [33]–[36]

Zwei der Arbeiten sind sehr ähnlich, da stark überlappende Datensätze ausgewertet wurden. Sie betreffen den Konsum von rotem Fleisch und Dickdarmkrebs und kommen überraschenderweise zu dem Schluss, dass keine signifikanten Zusammenhänge postuliert werden können. In einer weiteren Studie, die ausschließlich verarbeitetes Fleisch betrifft, wurden ebenfalls keine Zusammenhänge gefunden.

Dieselben Autoren haben in den letzten Jahren eine Reihe weiterer Metaanalysen veröffentlicht, in denen es um Zusammenhänge zwischen Fleischverzehr und Krebsauslösung geht. Dabei ist auffällig, dass in keiner dieser Untersuchungen Assoziationen gefunden wurden [103], z.B. in einer Studie, die Prostatakrebs betrifft, und einer weiteren, in der die Krebsinzidenz durch den Verzehr von tierischem Fett betrachtet wurde [102].

Federführend ist bei diesen Publikationen Dominik D. Alexander, der für die Firma Exponent Health Sciences Practice Inc. in Wood Dale tätig ist [35]. Es handelt sich dabei um eine Beratungsfirma. Im Fall der erwähnten Studien taucht als Sponsor die „National Cattle and Beef Association" auf. Obwohl die Autoren betonen, dass kein Interessenskonflikt („Conflict of Interest") besteht, ist dies angesichts dieser Tatsache wenig glaubwürdig.

Immerhin wurden die Analysen in wissenschaftlichen Journalen publiziert und unterlagen einem „Reviewing Process". Das Problem bei Metaanalysen ist allerdings, dass ihre Qualität wesentlich durch die Auswahlkriterien bestimmt wird. Studien, die methodisch nicht einwandfrei durchgeführt wurden, sollten nicht miteinbezogen werden, beispielsweise wurden in der von Norat veröffentlichten Analyse aufgrund mangelnder Qualitätskriterien weniger als die Hälfte aller betrachteten Studien ausgewertet. In den Arbeiten von Alexander und Mitarbeitern werden keine klaren Auswahlkriterien definiert, offensichtlich wurden alle verfügbaren Publikationen miteinbezogen [102]. In den Untersuchungen über Dickdarmkrebs wurden 34 bzw. 35 Einzelstudien berücksichtigt. Problematisch ist neben der mangelnden Qualitätskontrolle auch die Tatsache, dass äußerst unterschiedliche Studiengruppen in einen Topf geworfen werden. Beispielsweise wurden mehrere Untersuchungen in Südostasien berücksichtigt. Da die Zusammensetzung der Nahrung und die aufgenommenen Fleischmengen in diesen Gebieten völlig anders sind als in westlichen Industrieländern, führt dies zu einer höheren Heterogenität der Ergebnisse und dies erschwert das Auffinden statistisch signifikanter Zusammenhänge.

▶ **Einzelstudien.** Von den zahlreichen Einzelstudien sind zwei aufgrund ihrer hohen Qualität besonders erwähnenswert. In einer sehr umfangreichen Untersuchung („NIH-AARP Diet and Health Study") mit mehr als 500.000 Teilnehmern, in der sowohl der Konsum von rotem Fleisch als auch der Verzehr von verarbeitetem Fleisch untersucht wurde, fand man signifikante Zusammenhänge mit dem Auftreten von Kolorektalkrebs (RR 1,24 bzw. 1,16; Vergleich erste und fünfte Quintile) [110]. Zusätzlich wurde versucht, die Faktoren zu analysieren, die für diese Assoziationen verantwortlich sind, und es wurden signifikante Korrelationen zwischen Nitrat, Häm-Eisen, bestimmten heterozyklischen aromatischen Aminen und dem Auftreten von Dickdarmkrebs gefunden.

Die zweite Großuntersuchung ist die EPIC-Studie mit Teilnehmern aus 10 europäischen Ländern, in der ebenfalls mehr als eine halbe Mio. Menschen untersucht wurde. Auch in dieser wurde ein signifikanter Zusammenhang gefunden [36].

Zusammenfassung

Drei große Metaanalysen und zahlreiche Einzelstudien kamen zu dem Schluss, dass der Konsum von rotem und verarbeitetem Fleisch das Risiko für Kolorektalkrebs in Abhängigkeit von der Verzehrmenge erhöht.

Weitere Organe

Die Zusammenhänge zwischen dem Auftreten von Prostatakrebs und Fleischkonsum wurden in 12 prospektiven Studien untersucht. In 6 davon sah man schwache Assoziationen, insgesamt ergeben sich jedoch keine schlüssigen Anhaltspunkte auf einen Zusammenhang. Recht deutlich hingegen ist die Korrelation zwischen Speiseröhrenkrebs und Fleischverzehr, die in der erwähnten NIH-Studie aufgedeckt wurde [111]. Hier fand man in der höchsten Quintile bei Konsum von rotem Fleisch

Exkurs: Wie kann das Krebsrisiko durch Fleischverzehr reduziert werden?

In den Kapiteln, die die diversen kanzerogenen Substanzen behandeln finden sich Hinweise, wie ihre Entstehung durch besondere Zubereitungsformen reduziert werden kann (Kapitel 4.8 und 4.10). Häm-Eisen, das für die negativen Effekte verantwortlich gemacht wird, kann durch Kalziumverbindungen (Phosphate) und auch durch das in Gemüsen enthaltene Chlorophyll inaktiviert werden. Die Zubereitung von Fleischgerichten, die zusätzlich Antioxidanzien enthalten (z. B. Olivenöl, Vitamin-D- oder -C-reiche Lebensmittel oder Pflanzen, die Flavonoide enthalten), reduzierte die Lipidperoxidationsprozesse im Darmtrakt. Zudem deutet eine Reihe tierexperimenteller Befunde darauf hin, dass die tumorpromovierenden Eigenschaften von Fleisch durch diese Zubereitungsarten deutlich reduziert werden.

einen Anstieg von 79 %. In derselben Untersuchung wurde auch das Auftreten von Magenkrebs berücksichtigt. Man fand keine signifikanten Zusammenhänge, wenn man den Fleischkonsum per se betrachtete, allerdings sah man Assoziationen mit der Aufnahme einiger fleischspezifischer heterozyklischer aromatischer Amine.

Im Rahmen der EPIC-Studie analysierte man die Beziehung zwischen Häm-Eisen und Magenkrebs und fand Hinweise auf ein geringfügig erhöhtes Risiko (HR 1,13) [37]. Die Assoziation war nur bei Personen signifikant, die niedrige Vitamin-C-Konzentrationen im Plasma aufwiesen (weniger als 39 nmol/l). Auch die Beziehungen zum Auftreten von Lungenkrebs wurden in dieser Studie analysiert: Weder mit rotem noch mit verarbeitetem Fleisch waren Zusammenhänge erkennbar.

4.2.3 Empfehlungen zur Reduktion des Risikos

Von Norat und Mitarbeitern [21] liegen Berechnungen vor, denen zufolge kein erhöhtes Krebsrisiko durch Fleischkonsum besteht, wenn eine Aufnahmemenge von 70 g pro Tag nicht überschritten wird. Täglicher Verzehr von 168 g (dieser Wert ist für Argentinien typisch) erhöht das Risiko, an Kolorektalkrebs zu erkranken, um etwa 25 %. In Mitteleuropa liegt die tägliche durchschnittliche Fleischaufnahme zwischen 145 und 185 g.

Einer Aufnahmeempfehlung des WCRF zufolge sollten pro Woche nicht mehr als 500 g Fleisch verzehrt werden [30]. Mehrkonsum von rotem Fleisch, so die Organisation, erhöht das Krebsrisiko. Bei Konsum von 50 g verarbeitetem Fleisch steigt das Risiko um 21 %. Allerdings wird von Experten kritisiert, dass die der Empfehlung des WCRF zugrunde liegenden Berechnungen nicht ausreichend durch wissenschaftliche Daten begründet wurden.

4.3 Alkohol

Es ist allgemein bekannt, dass chronischer Alkoholkonsum zu psychischen Störungen und zu Leberzirrhose führt, dass er aber einen der wichtigsten Krebsrisikofaktoren darstellt, wissen nur wenige Menschen. Auch der „Multiplikationseffekt", der in Kombination mit Rauchen beobachtet wurde, findet kaum Beachtung. Experten beobachten derzeit mit wachsener Besorgnis den Anstieg des Konsums bei einzelnen Bevölkerungsgruppen, insbesondere bei Jugendlichen.

▶ **Pro-Kopf-Mengen.** Betrachtet man die Situation in Europa, so liegt Deutschland vor allem bei Bier im Spitzenfeld (Konsum pro Kopf pro Jahr ca. 150 l, Wein ca. 25 l und ca. 6 l Spirituosen). Bei Wein dominieren Frankreich, Italien und Portugal mit mehr als 80 l pro Kopf, bei Schnäpsen Polen, Russland und Finnland (die Werte liegen hier zwischen 10 und 15 l pro Kopf pro Jahr). Die Bewertung des Krebsrisikos erfolgt meist auf der Basis der täglich aufgenommenen Menge an reinem Alkohol, die sich aufgrund der Gehalte der diversen alkoholischen Getränke leicht berechnen lässt. Erwähnenswert ist, dass auch in technologisch nicht vergorenen Lebensmitteln geringe Alkoholmengen vorkommen. Beispielsweise enthalten Bananen bis 1 % Ethylalkohol, Traubensaft bis 0,6 %.

▶ **Weitere biologisch aktive Stoffe.** Alkoholische Getränke enthalten neben Alkohol auch andere biologisch aktive Inhaltsstoffe, die nicht ganz außer Acht gelassen werden können. Neben Schadstoffen wie Nitrosaminen und heterozyklischen aromatischen Aminen (z. B. PhIP, das in Bieren und Whiskys gefunden wurde) sind auch Schutzstoffe erwähnenswert, beispielsweise Xanthohumol im Bier sowie Phenole (u. a. Quercetin und Resveratrol) im Wein. Auch Gerbstoffe (Tannine) sind in manchen Getränken in recht erheblichen Mengen enthalten, beispielsweise fand man in Brandys bis 1 g/l.

4.3.1 Verstoffwechselung von Alkohol

Die kanzerogenen Eigenschaften des Alkohols hängen mit seiner Verstoffwechselung zusammen. ▶ Abb. 4.2 gibt einen Überblick über die wichtigsten Reaktionen. Etwa 10 % werden unverändert oder mit Glucuronsäure konjugiert abgeatmet („Fahne"), die restlichen 90 % werden in der Leber oder im Verdauungstrakt umgesetzt. Der Abbau findet vor allem in der Leber statt, wo bei durch Alkoholdehydrogenasen (ADH) oder durch Zytochrom P4502E1 katalysierten Reaktionen zunächst Acetaldehyd entsteht. Eine gewisse Rolle spielt auch die Umsetzung in der Mundhöhle durch den Speichel und die darin enthaltenen Bakterien. Die Acetaldehydkonzentrationen im Mund sind 10- bis 100-fach höher als im Blut und bei Rauchern deutlich höher als bei Nichtrauchern. Acetaldehyd wird durch Aldehyddehydrogenasen schnell zu Essigsäure oxidiert und diese zur Fettsäuresynthese verwendet, daher kommt es bei Alkoholikern oft zur Entstehung einer Fettleber.

4.3.2 Mechanismen der Krebsauslösung durch Alkohol

Wie in den nachfolgenden Abschnitten genauer beschrieben, löst Alkohol in verschiedenen Organen Krebs aus und die zugrunde liegenden Mechanismen sind äußerst vielfältig.

▶ **Acetaldehyd.** Acetaldehyd ist, wie erwähnt, ein wichtiges Intermediärprodukt und es ist eindeutig nachgewiesen, dass diese Verbindung die Erbsubstanz schädigt. Hauptaddukt ist N^2-Ethyliden-2'-deoxyguanosin (N^2-EtidG), das durch einen Reduktionsschritt in ein stabiles Produkt umgewandelt wird (N^2-EtdG). Daneben kennt man eine Reihe anderer primärer DNA-Schäden, die durch Alkohol ausgelöst werden.

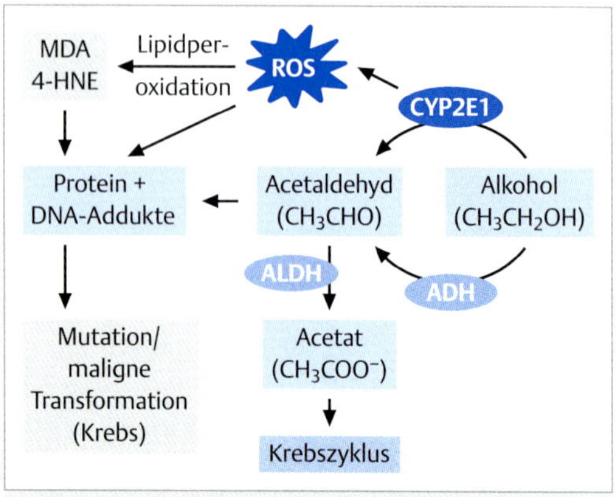

Abb. 4.2 Verstoffwechselung von Alkohol. Bei Nichtalkoholikern erfolgt die Umwandlung v. a. über Alkoholdehydrogenase (ADH), bei chronischem Alkoholkonsum steigt der Weg über das Enzym CYP2E1 drastisch an. Es kommt zu erhöhter Synthese dieses Enzyms, das auch Nitrosamine aktiviert. ROS: reaktive Sauerstoffspezies, MDA: Malondialdehyd, 4-HNE: 4-Hydroxynonenal, ALDH: Aldehyddehydrogenase (Quelle: [20]).

▶ **Enzympolymorphismen.** Es gibt Hinweise darauf, dass Acetaldehyd vor allem bei der Auslösung von Ösophaguskrebs eine Rolle spielt. Durch Mutationen kommt es zu Funktionsausfällen des Gens, das für Acetaldehyddehydrogenase kodiert. Dies ist bei Asiaten besonders häufig und führt zu einer Erhöhung der Acetaldehydkonzentrationen im Blut. Etwa 40–50 % der Populationen Südostasiens haben im ALDH2-Gen einen „Single Nukleotid Polymorphism" (ALDH2*2), der dazu führt, dass im Enzym die Aminosäure Lysin durch Glutamin ersetzt wird. Individuen, die diese Mutation besitzen, haben (im Vergleich zu Menschen, bei denen das Gen intakt ist) ein erheblich (bis 50-fach) erhöhtes Risiko, an Ösophaguskrebs zu erkranken. Gleichzeitig fand man in dieser Risikogruppe stark erhöhte Konzentrationen der erwähnten DNA-Addukte.

Man kennt auch andere Polymorphismen von Enzymen, die mit der Verstoffwechselung von Alkohol in Zusammenhang stehen, etwa bei Alkoholdehydrogenasen. Die Assoziationen zu Krebsrisiken sind jedoch nur durch wenige Einzelstudien belegt; es gibt beispielsweise Hinweise auf eine Beeinflussung des Dickdarm- und Brustkrebsrisikos. In ▶ Abb. 4.3 sind diverse Mechanismen und die Zielorgane, in denen die Krebsauslösung erfolgt, dargestellt.

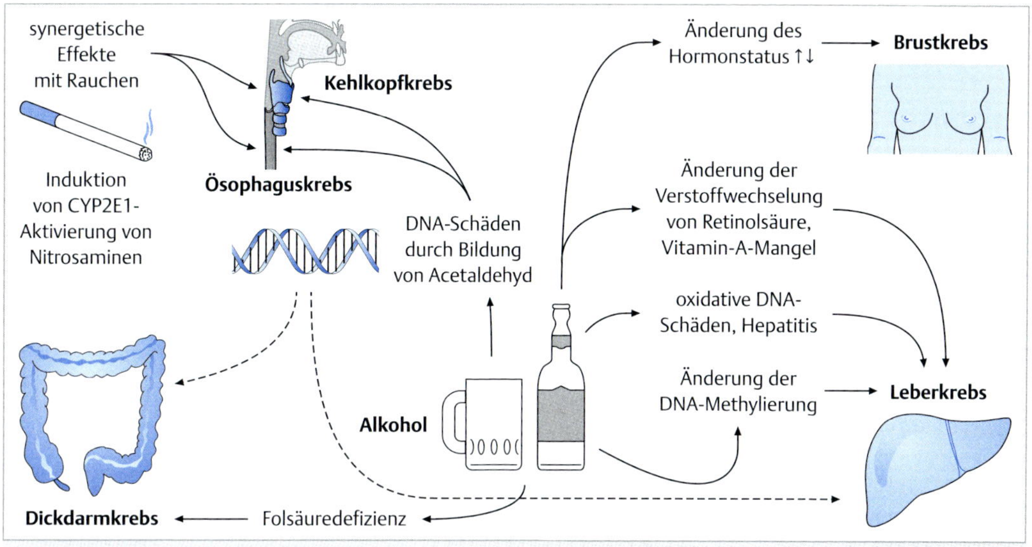

Abb. 4.3 Mechanismen der Krebsauslösung durch Alkohol und Zielorgane.

4.3.3 Leberschädigung und Auslösung von hepatozellulären Karzinomen durch Alkohol

Acetaldehyd spielt bei der Auslösung von Leberkrebs durch Alkohol wahrscheinlich keine wesentliche Rolle, da die Konzentrationen dieses Stoffwechselprodukts in diesem Organ relativ gering sind. Des Weiteren fand man keine Assoziationen zwischen den erwähnten Polymorphismen und dem Auftreten hepatozellulärer Karzinome.

▶ **Entzündungen und Radikale.** Wesentlich mehr Bedeutung schreibt man Entzündungsprozessen und der Freisetzung von Sauerstoffradikalen zu. Durch Alkoholkonsum gehen bakterielle Endotoxine aus dem Darm ins Blut über und gelangen direkt in die Leber. Diese Gifte aktivieren dort Fresszellen, die ROS freisetzen und Entzündungen und Zellschäden verursachen. Die Schädigung des Gewebes wird durch Zellteilungen ausgeglichen, die parallel dazu stattfindende Proliferation von Bindegewebszellen ändert die Struktur der Leber. Der Pathologe sieht bei chronischem Alkoholismus eine Abfolge von Leberentzündung (Hepatitis), gefolgt von Fibrose, die unter Bildung knotiger Veränderungen und Verlust der Organfunktion als Zirrhose endet. Auch die Verstoffwechselung des Alkohols durch das Enzym CYP2E1 trägt zur Freisetzung von Radikalen bei. Ein weiterer Faktor, der eine Rolle spielen könnte, ist die Erhöhung der intrazellulären Eisenkonzentrationen, die bei chronischen Alkoholikern beobachtet wird.

▶ **Leberzirrhose.** Fast alle hepatozellulären Karzinome entstehen in den westlichen Industrieländern in zirrhotischen Lebern. In Tierexperimenten sieht man, dass aus dysplastischen Arealen des Gewebes, die durch chronische Alkoholadministration ausgelöst werden, enzymveränderte Foci (s. Kapitel 2.4.2, Abschnitt „Präneoplastische Foci in der Leber") gebildet werden. In diesen beobachtete man die Bildung sog. „Ovalzellen", von denen angenommen wird, dass es sich um Stammzellen handelt, aus denen Tumoren entstehen. Bei der Proliferation der Ovalzellen spielt der Tumornekrosefaktor α (TNFα) eine Rolle; er wird bei chronischer Leberentzündung aus Kupffer-Zellen freigesetzt. Ein weiteres Phänomen, das ebenfalls durch Alkoholismus ausgelöst werden kann, aber nicht spezifisch ist, ist die Bildung von „Mallory-Körpern". Es handelt sich um nach ihrem Entdecker benannte Strukturen innerhalb der Zellen, die man bei alkoholischer und nicht alkoholischer Zirrhose findet. Sie bestehen vor allem aus Keratin und sind mikroskopisch leicht erkennbar.

4.3.4 Weitere Mechanismen

Es gibt eine Reihe weiterer Vorgänge, die durch Alkohol verursacht werden und die mit der Aus-

Exkurs: „Ein Gläschen in Ehren“ oder „wie viel Alkohol ist unschädlich“?

Rund 40% der erwachsenen Bevölkerung (≥ 15 Jahre) im deutschsprachigen Raum konsumieren Alkoholmengen, die von der Weltgesundheitsorganisation (WHO) als gesundheitsgefährdend eingestuft werden. Täglicher Konsum von mehr als 40g Alkohol bei Frauen und mehr als 60g bei Männern führt zu einem erhöhten Risiko chronischer Toxizität. Obwohl ein täglicher Alkohol-Durchschnittskonsum bis 12g bei Frauen und bis 24g bei Männern als risikoarm erachtet wird, empfiehlt die WHO einige alkoholfreie Tage pro Woche einzuhalten. Die Deutsche Gesellschaft für Ernährung (DGE) toleriert niedrigere Werte von 20g für Männer und 10g für Frauen als tägliche Höchstmenge und weist ausdrücklich darauf hin, dass bei diesen Werten die möglicherweise herzschützende Wirkung von Alkohol berücksichtigt ist.

In einer Bewertung durch die IARC wird festgestellt, dass aufgrund epidemiologischer Befunde alle alkoholischen Getränke und Ethylalkohol als Bestandteil von alkoholischen Getränken Humankanzerogene sind. Das Risiko für die Entstehung von Leberkrebs durch Alkohol steigt bei chronischer Aufnahme von mehr als 40g Alkohol pro Tag deutlich an, daher sollte im Sinne einer gezielten Prävention auf Alkoholkonsum verzichtet werden (Deutsche Gesellschaft für Ernährung, DGE, www.dge.de, Bericht 2008). Einen Grenzwert für risikolosen oder harmlosen Alkoholkonsum gibt es nicht (Robert Koch Institut, RKI, www.rki.de, 2008).

lösung von Tumoren in Zusammenhang gebracht werden.

▶ **Östrogenspiegel.** Ethanol verändert beispielsweise die Regulation des Östrogenspiegels; diese Eigenschaft könnte mit dem Anstieg des Brustkrebsrisikos in Zusammenhang stehen, der in einer Reihe von Studien gefunden wurde. Es gibt zwei Formen von Mammakarzinomen, nämlich östrogenabhängige und östrogenunabhängige. Die Tatsache, dass bei Frauen mit Alkoholmissbrauch fast ausschließlich der erste Typ gefunden wird, ist ein Hinweis darauf, dass hormonelle Effekte möglicherweise bei der Tumorpromotion eine Rolle spielen.

▶ **DNA-Methylierungsmuster.** Eine weitere interessante Eigenschaft des Alkohols ist seine Fähigkeit, die Methylierungsmuster der DNA zu verändern. Die Verbindung S-Adenosyl-Methionin (SAM) spielt bei vielen Methylierungsreaktionen eine Rolle. Alkohol inhibiert die Synthese dieser Substanz und diese Eigenschaft dürfte vor allem Auswirkungen auf das Leberkrebsrisiko haben. Experimente mit Mäusen zeigten jedenfalls, dass es bei Knock-out-Tieren, denen das Gen für das Enzym Methionin-Adenosyl-Transferase fehlt, zu Zirrhose und Lebertumoren kommt.

▶ **Folsäure.** Ein weiterer wichtiger Mechanismus beruht auf der Störung der Aufnahme von Spurenelementen durch Alkohol. Personen, die mehr als 20g Alkohol/Tag konsumieren, haben signifikant erniedrigte Folsäurekonzentrationen und ein erhöhtes Risiko, an Dickdarmkrebs zu erkranken. Folsäure spielt bei Methylierungsreaktionen eine zentrale Rolle, darüber hinaus beeinflusst sie aber auch die Integrität der Erbsubstanz (s. Kapitel 5.2.4). Mangel, der durch Enzymdefekte hervorgerufen wird (Ausfall der Methylentetrahydrofolatreduktase), ist mit erhöhtem Dickdarmkrebsrisiko assoziiert. Dies ist ein Hinweis darauf, dass erhöhte Inzidenzen dieser Krebsform bei Alkoholikern mit Störungen der Folatversorgung in Zusammenhang stehen.

▶ **Retinolsäure.** Ein weiterer Mechanismus ist die Beeinflussung der Verstoffwechselung von Retinolsäure, einer Verbindung, die bei der Differenzierung und Teilung von Zellen eine zentrale Rolle spielt. Die Substanz beeinflusst die Transkription zahlreicher Gene, indem sie an spezielle Rezeptoren bindet. Bei Alkoholikern kommt es in der Leber zu Mangel an Vitamin A, aus dem die Säure entsteht. Eine weitere Ursache der geringen Konzentrationen bei Alkoholikern ist der verstärkte Abbau der Retinolsäure durch CYP2E1. Die Aktivität dieses Enzyms wird durch Alkoholkonsum stark erhöht. Auch bestimmte Vitamin-A-Mangelerscheinungen wie Nachtblindheit und sexuelle Dysfunktionen werden häufig bei chronischem Alkoholismus gefunden. Aus Tierexperimenten ist bekannt, dass Retinolsäuremangel zu verstärkter

Exkurs: Alkoholkonsum erhöht das Krebsrisiko von Rauchern

In den 80er Jahren wurden von uns am Institut für Krebsforschung der Universität Wien eine Reihe interessanter Versuche durchgeführt. Mäusen wurde entweder akut oder über mehrere Wochen hinweg Alkohol verabreicht, nachfolgend wurden durch tabakspezifische Nitrosamine DNA-Schäden in inneren Organen ausgelöst. Diese im Rauch enthaltenen Verbindungen entstehen aus Nikotin und werden ähnlich wie die in Lebensmitteln enthaltenen Nitrosamine durch α-Hydroxylierung aktiviert. Ihre Umwandlung in krebsauslösende Stoffwechselprodukte wird durch das Enzym CYP2E1 katalysiert. Einmalige Verabreichung von Alkohol führte zu einer Abnahme der Nitrosaminschäden (durch Inhibition des Enzyms), während es nach chronischer Administration von Alkohol zu einer starken Zunahme der Erbsubstanzschäden in diversen inneren Organen kam. Enzymmessungen zeigten, dass Dauerkonsum von Alkohol zu einer starken Erhöhung der Aktivität des Enzyms CYP2E1 führt, das auch bei der Verstoffwechselung von Ethanol eine Rolle spielt. Dieser Befund liefert eine Erklärung für die synergistische Beziehung zwischen Alkohol und Tabakrauchen. Abb. 4.4 zeigt, dass Rauchen oder Alkoholkonsum allein das Risiko, an Speiseröhrenkrebs zu erkranken, 7- bis 14-fach erhöht; bei gleichzeitigem Rauchen und Trinken steigt das Risiko auf das 55-Fache an. Die verstärkte Umwandlung der tabakspezifischen Nitrosamine in krebsauslösende Stoffwechselprodukte durch CYP2E1-Induktion könnte eine der Ursachen für diesen „Multiplikationseffekt“ sein, von dem vor allem Organe wie der Kehlkopf und die Mundhöhle betroffen sind. Industriechemikalien wie Benzol, Styrol, Vinylchlorid und die in vielen Lebensmitteln enthaltene Substanz Acrylamid (Kapitel 4.11) werden ebenfalls durch CYP2E1 in kanzerogene Stoffwechselprodukte umgewandelt und es ist anzunehmen (allerdings nicht nachgewiesen), dass Alkoholiker, die diesen Verbindungen (beispielsweise berufsbedingt) ausgesetzt sind, ein erhöhtes Risiko haben, an Krebs zu erkranken.

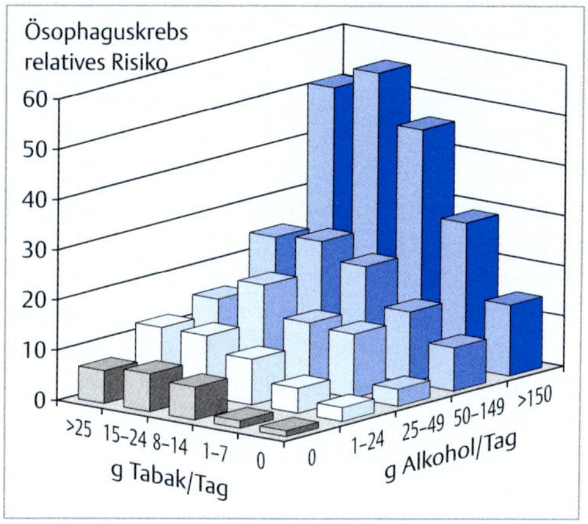

Abb. 4.4 Auswirkungen von Rauchen und Alkoholkonsum auf das Ösophaguskrebsrisiko (Quelle: [3]).

Zellteilung in der Leber sowie zu Aktivierung des Transkriptionsfaktors AP-1 und Inhibition der Apoptose führt.

▶ **Immunsuppression.** Darüber hinaus unterdrückt Alkohol die Aktivität der natürlichen Killerzellen des Immunsystems und dies begünstigt die Tumorentstehung.

Die molekularen Mechanismen, die den synergistischen Effekten zwischen Rauchen und Alkoholkonsum zugrunde liegen, werden im nachfolgenden Abschnitt genauer beschrieben.

4.3.5 Tierexperimentelle Befunde

In der Vergangenheit stufte man Alkohol nicht als Kanzerogen ein, sondern lediglich als Tumorpromotor bzw. als Kokanzerogen, da man in Tierexperimenten keine Auslösung von Tumoren fand. Eine genauere Analyse der Befunde durch die IARC zeigte, dass ältere Studien erhebliche methodische Mängel aufwiesen. In neueren Untersuchungen fand man sowohl in Mäusen als auch in Ratten, denen man lebenslänglich Alkohol in Trinkwasser gab, eindeutige Hinweise auf tumorauslösende Eigenschaften.

Eines der Probleme bei Untersuchungen mit Labornagern ist, dass Mäuse und Ratten eine natürliche Abneigung gegen Alkohol haben. Hamster sind im Gegensatz dazu „geborene Alkoholiker“; dies ist einer der Gründe, warum viele Ethanolstudien mit ihnen durchgeführt wurden. Interessant ist auch, dass eine Reihe von Tierexperimenten zeigte, dass Alkohol die Wirkung zahlreicher anderer chemischer Kanzerogene maßgeblich verstärkt; dies ist für Aflatoxin B_1 auch beim Menschen belegt.

4.3.6 Humanstudien

In vielen Untersuchungen wird die Assoziation zwischen den Krebsrisiken Alkohol auf die tägliche Aufnahmemenge bezogen, die in Gramm angegeben wird. Daher sollte man sich bei der Interpretation der Humanstudien vor Augen halten, dass ein großes Bier (0,5 l) oder ein Viertel Wein etwa 20–30 g reinen Alkohol enthalten.

▶ **Ösophagus-, Larynx-, Pharynxkrebs.** Bereits Anfang des 20. Jahrhunderts veröffentlichte der französische Pathologe Lamu eine Arbeit, in der er postulierte, dass der in Absinth enthaltene Alkohol für das Auftreten von Ösophaguskrebs verantwortlich ist [129]. Es stellte sich heraus, dass seine Vermutung stimmt. Sowohl retrospektive als auch prospektive Studien zeigten, dass Konsum von 50 g Alkohol pro Tag das Risiko an Speiseröhren-, Kehlkopf-, Pharynx- und Mundhöhlenkrebs zu erkranken auf das 2-bis 3-Fache erhöht [126]. Bei chronischem Alkoholkonsum steigen die Tumorraten in diesen Organen auf das 6-Fache an. Die synergistischen Effekte mit Tabakkonsum wurden bereits erwähnt, wobei es vor allem im oberen Verdauungstrakt zu Erhöhungen der Inzidenzen auf das bis zu 50-Fache kommt.

▶ **Leberkrebs.** Das relative Risiko für Leberkrebs steigt bei Konsum von 80 g Alkohol pro Tag auf das 4- bis 7-Fache (verglichen mit Abstinenz oder Konsum von weniger als 40 g/Tag) (▶ Abb. 4.5 b). Besonders dramatische Anstiege sieht man bei Patienten mit Lebererkrankungen wie Hepatitis B und C oder Hämochromatose (eine Eisenspeicherkrankheit). Bei Hepatitis C steigt das relative Risiko bei Konsum von 80 g Alkohol pro Tag auf mehr als das 120-Fache!

▶ **Brustkrebs.** Die Ergebnisse von mehr als 100 epidemiologischen Studien zeigen, dass chronischer Alkoholismus das Brustkrebsrisiko erhöht. Eine Metaanalyse von 53 Studien ergab pro 10 g zusätzlichen Alkohols/Tag einen Anstieg des Risikos von 7 % [122]. Diese Untersuchung diente als Grundlage für weitere Berechnungen, die zu dem Schluss führten, dass etwa 4 % aller Brustkrebsfälle dem Konsum von Alkohol zuzuschreiben sind (dies sind in den USA immerhin 8000 Fälle/Jahr bzw. in Europa 3600 Brustkrebstodesfälle).

▶ **Kolorektalkrebs.** Auch die Beziehung zwischen Alkoholismus und Dickdarmkrebs ist gut belegt. In mehr als 50 pro- und retrospektiven Studien wurden Zusammenhänge gefunden. Chronischer Alkoholismus, so das Ergebnis von 27 Kohortenstudien, erhöht das Kolorektalkrebsrisiko um das 2-Fache [120]. Eine Metaanalyse ergab bei täglichem Konsum von 50 g Alkohol eine Erhöhung des relativen Risikos um 1,5 [105]. Auch das Auftreten von Darmpolypen (die als Vorstufen von Darmtumoren angesehen werden) korreliert eindeutig mit dem Konsum alkoholischer Getränke.

▶ **Gesamtkrebsmortalität.** Betrachtet man das Gesamtrisiko (die Krebssterblichkeit von Alkoholikern), so zeigt sich eine deutliche Dosisabhängigkeit. Das Ergebnis einer oft zitierten prospektiven Studie mit 276.000 Männern ist in ▶ Abb. 4.5 a dargestellt. Man sieht einen deutlichen Anstieg, interessanterweise ist im unteren Kurvenbereich eine geringfügige Abnahme des Risikos erkennbar, die auch in einigen anderen Untersuchungen gefunden wurde.

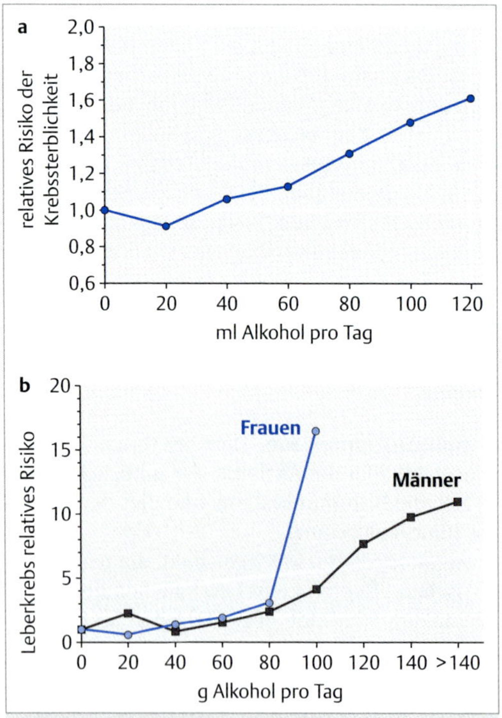

Abb. 4.5 Alkohol und Krebsrisiko.
a Zunahme der Krebsmortalität in Abhängigkeit vom Konsum alkoholischer Getränke (Quelle: [1]).
b Relatives Risiko für Leberkrebs (Quelle: [7]).

2007 veröffentlichte die IARC eine globale Abschätzung des Anteils von Krebserkrankungen durch Alkoholkonsum [38], [39]: Sie kam auf 3,6% weltweit (5,2 bei Männern und 1,7% bei Frauen), dies entspricht 389.000 Fällen/Jahr. Schätzungen der WHO zufolge sterben weltweit 1,8 Mio. Menschen pro Jahr durch Alkohol (hier sind neben der Krebsmortalität auch die Todesfälle durch Herz-Kreislauf-Erkrankungen und Zirrhose mit eingerechnet).

Zusammenfassung

Alkohol erhöht dosisabhängig die Krebsmortalität. Zusammenhänge mit Leberkrebs, Kolorektalkrebs und Brustkrebs sind nachgewiesen. Das durch Alkohol erhöhte Risiko für Ösophagus-, Larynx- und Pharynxkrebs wird durch Tabakrauchen massiv verstärkt.

▶ **Alkohol bei Jugendlichen.** Zum Glück ist Alkoholabhängigkeit bei Kindern und Jugendlichen eher selten, dennoch hat sich die Zahl der Jugendlichen, die aufgrund von Alkoholmissbrauch in Kliniken eingeliefert werden, in den deutschsprachigen Ländern in den letzten Jahrzehnten verdoppelt. Besonders auffällig ist auch, dass das durchschnittliche Alter des Erstkonsums immer niedriger wird. Es liegt in Deutschland bei unter 12 Jahren und damit niedriger als beim Rauchen. 10% der Jugendlichen im Alter von 12–15 Jahren geben an, in den drei letzten Monaten mindestens einen Rausch gehabt zu haben. In Österreich verhält sich die Situation ähnlich. Damit liegen beide Länder zusammen mit Großbritannien im europäischen Spitzenfeld. Besonders das „Binge Drinking“, auch als Komatrinken bezeichnet, hat in den letzten Jahren zugenommen. In den letzten Jahren gab es bei den stationären Einweisungen von Kindern und Jugendlichen wegen Alkoholvergiftung jährliche Zuwachsraten von bis zu 40%.

4.4 Lebensmittelzusatzstoffe

Fragt man Verbraucher nach bedenklichen und gesundheitsgefährdenden Inhaltsstoffen von Lebensmitteln, so werden fast immer die Zusatzstoffe genannt. Diese Vermutung wird sowohl durch mediale Berichterstattung als auch durch instinktive Ängste vor synthetisch hergestellten Chemikalien, die „natürlichen“ (und daher als gesund betrachteten) Nahrungsmitteln zugesetzt werden, verursacht. Tatsächlich sind viele Zusatzstoffe natürlich vorkommende Verbindungen. Typische Beispiele sind Farbstoffe wie Chlorophyll, Carotin, aber auch Dickungs- und Geliermittel, die aus Algen hergestellt werden sowie Vitamine. Beruhigend für den Konsumenten ist auch, dass viele Lebensmittel keine Zusatzstoffe enthalten dürfen, beispielsweise Grundnahrungsmittel wie Reis, Getreide, Nüsse, frisches Obst und Gemüse, Eier, Kartoffel, Nudeln, aber auch Molkereiprodukte wie Milch, Quark, Naturjoghurt, Sauer- und Buttermilch. Recht häufig findet man Zusatzstoffe in Fertigprodukten wie Keksen, Biskuits, Puddings, Speiseeis, Säften, Spirituosen sowie in Fisch und Fleischprodukten.

▶ **Gesetzliche Regelungen.** Die Verwendung von Zusatzstoffen ist durch gesetzliche Regelungen genau definiert. Es handelt sich um Substanzen, die eingesetzt werden, um die Beschaffenheit von Lebensmitteln zu beeinflussen und/oder um bestimmte Eigenschaften und Wirkungen zu erzielen. Die wichtigsten Grundvoraussetzungen für ihre Zulassung sind, dass der Stoff technisch notwendig ist, dass er nicht zur Täuschung des Verbrauchers beiträgt und dass er gesundheitlich unbedenklich ist. Die Einhaltung der ersteren Kriterien ist in Einzelfällen durchaus diskussionswürdig, beispielsweise ist zu hinterfragen, ob durch Verwendung von Farbstoffen in Säften nicht ein höherer Fruchtanteil vorgetäuscht wird und ob tatsächlich eine technische Notwendigkeit für ihren Einsatz gegeben ist. Die Einhaltung des dritten Kriteriums wird durch die zuständigen nationalen und internationalen Behörden geprüft. Wichtigste Instanz in Europa ist die European Food Safety Association (EFSA), das amerikanische Pendant ist die Food and Drug Administration (FDA).

▶ **Negativbeispiele.** Tatsächlich sind die Ängste der Verbraucher nicht ganz unbegründet. Der „klassische Bösewicht“ ist Buttergelb, eine Azoverbindung, die in Tierexperimenten Leber- und Blasenkrebs verursacht. Die Substanz wurde in den 1930er Jahren zur farblichen Verbesserung von Butter verwendet. Ein anderes Negativbeispiel ist α-2-Furyl-5-nitrofuranacrylamid (AF-2). Diese Verbindung wurde 1958 erstmals synthetisiert und zwischen 1965 und 1974 in Japan zur Haltbarmachung von Lebensmitteln (Tofu, Würste, Fischprodukte) eingesetzt. Die Verbrauchsmengen

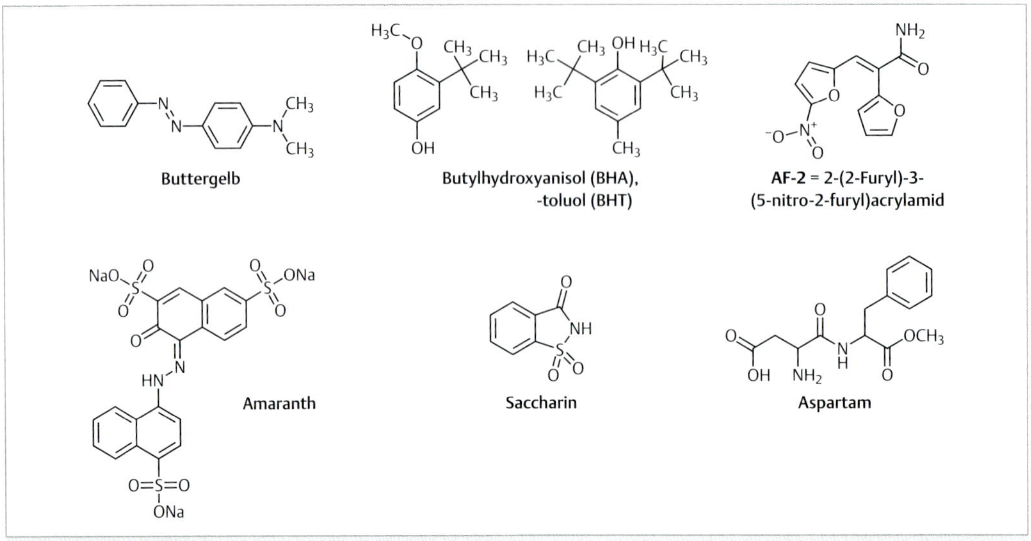

Abb. 4.6 Strukturformeln einiger Lebensmittelzusatzstoffe, die mit der Auslösung von Krebserkrankungen in Zusammenhang gebracht wurden.

lagen immerhin bei 20–30 Tonnen/Jahr und die Belastungen betrugen bis 50 mg/kg Körpergewicht. Tierexperimente zeigten, dass die Verbindung sowohl in Ratten als auch in Mäusen und Hamstern Tumoren verursacht und zwar im Vormagen und in der Brustdrüse. Ob die in diesem Zeitraum von einigen Wissenschaftlern postulierte erhöhte Brustkrebsinzidenz in Japan mit der Verwendung dieser Substanz in Zusammenhang steht, ist nicht eindeutig beweisbar; prinzipiell ist mit einem Anstieg erst nach einer längeren Latenzzeit zu rechnen.

Wir beschränken uns in diesem Buch auf die Darstellung der relevantesten Lebensmittelzusatzstoffe und konzentrieren uns vor allem auf Gruppen, bei denen Bedenken bestehen, nämlich auf Azofarbstoffe, künstliche Süßstoffe und einige Verbindungen, die zu anderen Verwendungsgruppen zählen. In ▸ Abb. 4.6 sind die chemischen Strukturen von Substanzen dargestellt, die in diesem Kapitel beschrieben werden.

4.4.1 Farbstoffe

Nur bestimmte Lebensmittel wie Süßwaren (z. B. Bonbons, kandierte Früchte, Schokoladenprodukte, Speiseeis, Creme- und Geleespeisen), Fischerzeugnisse und Liköre dürfen gefärbt werden. Seit 1996 wurden die Einsatzmöglichkeiten von Farbstoffen durch neue Regelungen der Europäischen Gemeinschaft deutlich eingeschränkt. Als besonders bedenklich gelten seit jeher die Azofarbstoffe. Die Problematik ihrer Verwendung ist im nachfolgenden Exkurs kurz dargestellt.

2007 erschien in der angesehenen medizinischen Zeitschrift „The Lancet“ ein Artikel, in dem postuliert wurde, dass Farbstoffe, die in Nahrungsmitteln enthalten sind, Hyperaktivität bei Kindern auslösen [40]. Dies führte dazu, dass die EFSA die Toxizität dieser Substanzen einer Neubewertung unterzog, die die Basis der Einschätzung ihrer Gefährlichkeit in diesem Buch bildet.

Exkurs: Immer Ärger mit Azofarbstoffen

Azofarbstoffe werden weltweit in großen Mengen produziert und vorwiegend für die Herstellung von Textilien eingesetzt. Wie der Name sagt, sind sie durch eine Azobindung gekennzeichnet; dies ist eine Doppelbindung zwischen zwei Stickstoffatomen (N=N), die reduktiv gespalten werden kann. Die Trennung führt zur Entstehung von Molekülen (aromatischen Aminen), die durch Acetylierung in DNA-reaktive krebserzeugende Stoffwechselprodukte umgewandelt werden können. Wahrscheinlich besitzen menschliche

Zellen Enzyme, die in der Lage sind, Azoverbindungen zu zerlegen; eindeutig nachgewiesen ist ihre Spaltung durch Enzyme von Darmbakterien. Dies ist für die in Lebensmitteln enthaltenen Azofarbstoffe von besonderer Bedeutung.

▶ **Problemfeld Untersuchungsmethoden.** Die Problematik der Bewertung der Azofarbstoffe ergibt sich aus der Fehleranfälligkeit der zur Verfügung stehenden Untersuchungsmethoden. Üblicherweise werden Verbindungen zuerst in Mutagenitätstests in vitro und nachfolgend in Versuchstieren untersucht. Erhält man in diesen Tests positive Resultate, führt man nachfolgend Kanzerogenitätsstudien durch. Bereits in den frühen 1980er Jahren zeigte der FDA-Mitarbeiter Michael J. Prival, dass der Salmonella/Mikrosomen-Test (s. Kapitel 2.2.3) nicht zur Untersuchung der Azofarbstoffe geeignet ist, da die Azobindung (N ≡ N) unter Standardversuchsbedingungen nicht gespalten wird. Er entwickelte mit seinen Kollegen daher eine aussagekräftigere Variante des Verfahrens, deren Anwendung jedoch in den internationalen Prüfrichtlinien nicht vorgesehen ist. Auch Tierexperimente, in denen Chromosomenschäden oder Kleinkerne in Knochenmark erfasst werden, sind für die Untersuchung der Farbstoffe nicht geeignet, da die reaktiven Stoffwechselprodukte die Zielzellen oft nicht erreichen. Diese bei routinemäßigen Substanzprüfungen eingesetzten Untersuchungsverfahren sind daher für die Beurteilung der Gefährlichkeit von Azofarbstoffen ungeeignet.

Als man vor einigen Jahren herausfand, dass einige derzeit für die Lebensmittelherstellung verwendete Azofarbstoffe in diversen inneren Organen „Kometen" in Einzelzell-Gelelektrophorese-Tests induzierten (diese Methode wurde erst in den 1990er Jahren verfügbar, s. Kapitel 2.2.2), führte dies zu erheblichen Verunsicherungen. Wie erwähnt, verschwinden die Kometen infolge von Reparaturprozessen wieder, d.h. persistierende Veränderungen der Erbsubstanz reflektieren sie nicht. Die Hersteller azofarbstoffhaltiger Lebensmittel waren sicher erleichtert, als eine Arbeit publiziert wurde, in der keine Entstehung von Kleinkernen im Darmtrakt mit Substanzen gefunden wurde, die in Komet-Tests Effekte ausgelöst hatten. Ein Nachteil der Kleinkerntests mit Darmzellen ist aber, dass diese Methode weder validiert noch standardisiert ist. Die derzeitige Datenlage ist also unbefriedigend und es ist fraglich, warum die (sehr zeit- und kostengünstige) Variante des Salmonella/Mikrosomen-Tests nach Prival nicht routinemäßig eingesetzt wird, um Azofarbstoffe, die in Lebensmitteln verwendet werden, besser zu untersuchen.

Eine andere Alternative wäre die Testung der Spaltprodukte, die aus den Farbstoffen gebildet werden, allerdings finden sich in der Fachliteratur dazu nur wenige Daten. Aus einigen Farbstoffen, die für die Herstellung von Lebensmitteln verwendet werden (etwa Braun HF), entstehen nach der Aufspaltung Amine, die mit Sulfonsäuren verestert sind. Die Konjugation mit diesen Säuren führt meist zur Entgiftung (d.h. die gebildeten Amine sind nicht DNA-reaktiv und krebsauslösend) und dieser Tatbestand wird von den Produzenten oft geltend gemacht, um die Verwendung der Farbstoffe zu rechtfertigen. Ein eindeutiger experimenteller Nachweis wäre jedoch wünschenswert, da bekannt ist, dass es Ausnahmen von dieser Regel gibt.

▶ **Textilindustrie.** Die Hauptproblematik der Azofarbstoffe liegt im Bereich der Textilindustrie. Etwa 7–9% aller Textilien, die auf den Markt kommen, setzen Farbstoffe frei, die in optimierten bakteriellen Untersuchungen mutagen wirken. Selbst wenn nur ein Teil dieser Farbstoffe kanzerogenes Potential besitzt, bedeutet dies, dass tausende Tonnen kanzerogener Substanzen auf den Menschen und die Umwelt losgelassen werden. In Deutschland und anderen europäischen Ländern ist die Verwendung von Farbstoffen verboten, aus denen bestimmte Amine freigesetzt werden können, die nachgewiesenermaßen Krebs auslösen, beispielsweise Benzidin, 2-Naphthylamin und 4-Aminobiphenyl. Dies ist jedoch nur die Spitze des Eisbergs, da eine Vielzahl von Aminen, die in Farbstoffen vorkommen können, in Bezug auf ihre kanzerogenen und mutagenen Eigenschaften hin nicht ausreichend untersucht ist. Außerdem werden aus Entwicklungsländern, in denen es derartige Regelungen nicht gibt, oft in großen Mengen Billigwaren importiert, die gefährliche Azofarbstoffe enthalten.

▶ **Lebensmittel.** Ein wichtiger Hinweis auf die Unbedenklichkeit der in Lebensmitteln verwendeten Azofarbstoffe im Hinblick auf ihre möglichen gesundheitsschädigenden Eigenschaften ergibt sich aus der Tatsache, dass sie in mehr oder weniger gut durchgeführten Kanzerisierungsstudien mit Labornagern untersucht wurden und keine (eindeutige) Auslösung von Tumoren gefunden wurde. Aus diesem Grund kommt die EFSA in ihrer aktuellen Beurteilung zu dem Schluss, dass die derzeit geltenden ADI-Werte nicht verändert werden müssen.

Derzeit verwendete Lebensmittelfarbstoffe

Betrachtet man die derzeit verwendeten Lebensmittelfarbstoffe genauer, so sieht man, dass bei fast allen Verbindungen die Datenlage ausreichend ist, um eine Entwarnung zu geben. Im Fall von Ponceau 4R werden die gefundenen Ergebnisse von Gentoxizitätstests durch die negativen Resultate von Krebsstudien relativiert. Allerdings können DNA-Schäden neben Krebs auch zur Auslösung anderer Erkrankungen führen.

▶ **Amaranth.** Wirklich bedenklich ist eigentlich nur die Verwendung von Amaranth, das in den USA nicht zugelassen ist. Neben Negativbefunden liegen auch Ergebnisse von drei Studien vor, in denen tumorauslösende Wirkungen beobachtet wurden. Auch der Nachweis der Auslösung von Hyperplasien in der Niere von Ratten ist ein Hinweis auf die Umwandlung von Normalzellen zu Krebszellen. Allerdings, so die Argumentation der Industrie, könnte dies auf Kalzifizierung des Nierengewebes zurückzuführen sein, die bei Einhaltung des ADI-Wertes (Acceptable daily Intake) beim Menschen nicht zu erwarten ist. Fakt ist, dass hier eine Substanz verwendet wird, die nicht als sicher einzustufen ist. Aufgrund von Kosten-Nutzen-Abwägungen sollte sie daher aus Gründen des Vorsorgeprinzips aus dem Verkehr gezogen werden. Dies kommt auch in einer Stellungnahme von Experten zum Ausdruck, die feststellten, dass die Verbindung „leider noch zugelassen“ ist [9]. Dem besorgten Verbraucher kann geraten werden, Lebensmittel wie Fischrogen, Kaviar und Liköre, die diesen Farbstoff (E 123) enthalten, nicht zu kaufen. In ▶ Tab. 4.1 sind die Ergebnisse von Gentoxizitätstests und Kanzerogenitätsstudien mit diversen Azofarbstoffen beschrieben.

▶ **Erythrosin.** Neben Azoverbindungen sind noch einige weitere Farbstoffe erwähnenswert, etwa Erythrosin (E 127), eine jodhaltige Substanz, die aus Fluorescein hergestellt wird. Sie wird ausschließlich für die Färbung von Kirschen (in Cocktails und Konserven) verwendet und löste in einigen bakteriellen Mutagenitätstests positive Effekte aus, Kanzerisierungsexperimente verliefen allerdings negativ.

▶ **Zuckerkulör.** Zuckerkulör (E 150 a–d) wird aus Zucker durch Erhitzen mit Reaktionsbeschleunigern hergestellt. Die Verbindung ist für alle Lebensmittel zugelassen und auch in Cola, Bier und Whiskeys enthalten. In Bakterientests wurden positive Ergebnisse erhalten, die wahrscheinlich auf Bildung von Maillard-Produkten zurückzuführen sind. Diese entstehen auch bei normalen Kochprozessen und sind in diversen Röstprodukten, beispielsweise in Kaffee, enthalten. Da Verfütterung dieser Verbindung bis 6% in der Nahrung bei Labornagern keine Tumoren verursachte, kann die Substanz als sicher angesehen werden.

▶ **Titanoxid.** Bei Titanoxid (E 171) handelt es sich um ein Weißpigment, das zur Herstellung von Dragees, Kaugummis und für Überzüge von Tabletten verwendet wird. Derzeit ist eine kontroverse Diskussion im Gang, die die Frage betrifft, ob die Verwendung der Verbindung in Sonnenschutzprodukten als sicher anzusehen ist. Es ist nicht ganz klar, ob das Metalloxid, das aufgrund seiner Wirkung als UV-Filter verwendet wird, in innere Hautschichten eindringt und in innere Organe gelangt. Im Fall der Verwendung bei der Herstellung von Lebensmitteln ist zu berücksichtigen, dass die Partikel erheblich größer sind als die Nanopartikel, die für Sonnenschutzmittel verwendet werden (< 100 nm). Daher nimmt man an, dass die Verwendung des Oxids in der Lebensmittelproduktion unbedenklich ist. Allerdings wurden in Mäusen Hinweise auf gentoxische Effekte gefunden (siehe Exkurs Seite 185).

4.4.2 Süßstoffe

Süßstoffe sind synthetische oder natürliche Verbindungen, die einen geringen Energiegehalt aufweisen, aber eine wesentlich höhere Süßkraft besitzen als Rübenzucker (Saccharose). Lebensmittel, die diese Verbindungen enthalten, müssen gekennzeichnet werden. Da die Kombination mehrerer Einzelsubstanzen ihre Süßkraft erhöht (es werden

Tab. 4.1 Ergebnisse von Gentoxizitätstests und Kanzerogenitätsstudien mit diversen Azofarbstoffen.

Name	Farbe, CAS-, E-Nummer	Verwendung	Gentoxizitätsstudien	Kanzerogenitätsstudien
Azorubin (Karmesin)	Rot 3567-69-9 E 122	in Verbindung mit Amaranth zur Herstellung brauner Farbtöne Spirituosen, Süßwaren, Speiseeis, Sirup	– in Standard-Salmonella/Mikrosomen-Test, in DNA-Reparaturtests mit Rattenhepatozyten, in vivo CA mit Labornagern + in Pflanzen CA (kein Standardverfahren)	erste Studien mit R und M bereits seit den 1950er Jahren, meist kleine Tierzahlen 1983 Studien mit größeren Tierzahlen, kein Anstieg von Tumoren, Hyperplasien in Milz in M, Uteruspolypen in R (aber keine Erhöhung im Vergleich mit historischen Kontrollen)
Allurarot	Rot 25956-17-6 E 129	Süßwaren, Speiseeis, Pudding, Desserts	– Darmtrakt von M, KK-Test + Anstieg von DNA-Migration in männl. M, in Comet-Assay in Kolon	– in Kanzerogenitätstest mit M und R
Amaranth	Rot 915-67-3 E 123	Kaviar, Fischrogen, Liköre	– in Standard-Salmonella/Mikrosomen-Test, auch Metaboliten, KK im Darmtrakt von M + CA mit CHO in vitro, Drosophila-(SLRL)Test widersprüchlich, Comet-Assay im Dickdarm von M	IARC 1975: keine Evaluierung möglich, da die Studien methodisch nicht einwandfrei durchgeführt wurden; in einigen früheren Studien Hinweise auf kanzerogene Effekte in M Hyperplasien in der Niere
Braun FK	Braun 8062-14-4 E 154	nur in englischem Räucherhering zugelassen	besteht aus 6 Azofarbstoffen, 2 davon in Salmonella/Mikrosomen-Test positiv	nicht kanzerogen in einer Studie mit R
Braun HAT	Braun 4553-89-3 E 156	Süßwaren, Kuchen, Speiseeis, Kekse, Blätterteig	– in bakteriellen Mutagenitätstests	in 2 Studien mit M und R untersucht (ausreichende Tierzahl), keine Hinweise auf kanzerogene Eigenschaften
Brillantschwarz BN	Violettschwarz 2519-30-4 E 151	Kaviarersatz, Saucen, Süßwaren, Lakritze, Kosmetika	+ in Comet-Assays mit humanen Lymphozyten, KK mit Pflanzen	kein Hinweis auf kanzerogene Eigenschaften in M und R (Dosierung 500 bzw. 1300 mg/kg/KG/d)
Gelborange-S	Orange 2783-94-0 E 110		– in bakteriellen Mutagenitätstest, CA- und KK-Untersuchungen mit Labornagern	erste tierexperimentelle Befunde mit R und M bereits in den 1950er Jahren, zahlreiche Studien mit negativen Ergebnissen
Cochenillerot A (Ponceau 4R)	Rot 2611-82-7 E 124	Schokoladenmixgetränke, Sirups, Spirituosen, diverse Süßspeisen, Knabberwaren, Schmelzkäse, Mischungen mit anderen Farbstoffen	– in bakteriellen Mutagenitätstests + CA in Säugerzellen in vitro, KK-Test mit M, Auslösung von DNA-Migration in diversen inneren Organen in Comet-Assays	nicht signifikanter Anstieg von Tumoren in den Ovarien bei M, eindeutig negative Ergebnisse in mehreren Untersuchungen mit R
Tartrazin	Zitrusgelb 1934-21-0 E 102	Liköre, Obst- und Branntweine, nicht alkoholische aromatisierte Getränke, Feinbackwaren, Knabberwaren	– in bakteriellen Mutagenitätstest, CA in Knochenmark von M, KK-Test im Darmtrakt + in Comet-Assay in Magen, Dickdarm und Blase, Fäkalextrakte und Harnproben + verursachen Effekte in Bakterientests	zahlreiche gut durchgeführte Tierexperimente mit M, R und H ergaben keine Hinweise auf kanzerogenes Potenzial

–: negative Resultate, +: positive Resultate, CA: Chromosomenaberrationen, KK: Kleinkerne, M: Mäuse, R: Ratten, H: Hamster, CHO: Ovarzellen des chinesischen Hamsters (Zelllinie), SLRL: Sex-linked recessive lethal Test verschiedene Geschmacksknospen erregt), verwendet man fast immer Gemische. Zu den natürlichen Süßstoffen zählt Thaumatin (E 957), das aus den Beeren eines westafrikanischen Strauchs (Katamfe, Thaumatococcus daniellii) gewonnen wird. Es handelt sich um ein Gemisch aus Proteinen mit extrem hoher Süßkraft (2000-fach höher als Zucker). Ebenfalls eine Natursubstanz ist das vor Kurzem zugelassene Neohesperidin-Dihydrochalkon (E 959), das aus Zitrusfrüchten hergestellt wird. Diese Verbindungen werden derzeit nur in geringen Mengen für die Herstellung von Lebensmitteln eingesetzt. Bedeutender sind synthetische Süßstoffe wie Acesulfam K (E 950), Aspartam (E 951), Cyclamat (E 952), Saccharin (E 954) und Sucralose (E 955).

▶ **Thaumatin.** Über die gentoxischen Eigenschaften von Thaumatin finden sich in der Fachliteratur keine Informationen, auch Kanzerisierungsstudien wurden nicht publiziert. Das bedeutet nicht, dass die entsprechenden Daten nicht existieren, da sie bei der Zulassung lediglich den Behörden vorgelegt werden müssen. Die Einsichtnahme in derartige Studien durch externe Wissenschaftler ist in Europa nicht erforderlich, sodass die Überprüfung der Qualität der Experimente nur den Beamten der zuständigen Behörden obliegt. Diese mangelnde Transparenz wird von vielen Wissenschaftlern als bedauerlicher Mangel empfunden.

▶ **Neohesperidin und Sucralose.** Im Gegensatz dazu sind in der Fachliteratur Informationen über Neohesperidin zu finden, die zeigen, dass die Substanz keine gentoxischen und kanzerogenen Eigenschaften besitzt. Dies trifft auch auf Sucralose zu.

Im Hinblick auf mögliche krebsauslösende Eigenschaften sind drei Verbindungsgruppen von besonderem Interesse, nämlich Cyclamat, Saccharin und Aspartam.

Cyclamate

Diese Verbindungen sind Salze der Cyclohexylsulfaminsäure. Für Lebensmittel werden das Ca- und das Na-Derivat verwendet, wobei die Natrium-Verbindung aufgrund ihrer besseren Löslichkeit häufiger eingesetzt wird. Sie wird für die Herstellung von Erfrischungsgetränken verwendet, ist aber auch in Fertigprodukten enthalten, da sie relativ hitzebeständig (bis 260°C) ist. Die Süßkraft beträgt nur ein Zehntel des Saccharins, ist jedoch 35- bis 70-mal höher als jene von Zucker. Da die Verbindung schon sehr lange am Markt ist, liegen zahlreiche toxikologische Untersuchungen vor. 1999 führte die IARC eine aktualisierte Bewertung durch [41].

Gentoxizität

Zahlreiche Befunde zeigen, dass weder in Bakterien noch in Pflanzen, Insekten (Fruchtfliegen) und Säugerzelllinien gentoxische Effekte nachweisbar sind. Positive Resultate von Einzelstudien konnten in Wiederholungsuntersuchungen nicht bestätigt werden. Interessant ist, dass in einer Humanstudie (11 Patienten mit Leber- und Nierenerkrankungen) Hinweise auf erhöhte Chromosomenaberrationen in Blutzellen gefunden wurden [106]. Dieser Befund war in einer Nachfolgestudie mit gesunden Probanden nicht reproduzierbar.

Kanzerogenität

Die ersten Tierstudien mit Ratten und Mäusen wurden in den 1970er Jahren veröffentlicht. In einigen wurden Hinweise auf erhöhtes Auftreten von Blasentumoren gefunden. Auch in einem Versuch, in dem cyclamatbehandelten Ratten ein alkylierendes Agens in die Blase implantiert wurde, fand man erhöhte Tumorraten in diesem Organ. Die IARC betont jedoch, dass diese Experimente einer kritischen Überprüfung nicht standhalten, beispielsweise könnte es durch die Implantierung zu mechanischen Schäden des Blasenepithels gekommen sein. Zahlreiche Experimente, so die IARC, auch solche mit Affen, sind aufgrund methodischer Mängel nicht bewertbar. Gut durchgeführte Studien (drei mit Mäusen und eine mit Ratten) ergaben keine Hinweise auf kanzerogenes Potenzial.

Die Annahme, dass die Substanz keine krebsauslösenden Eigenschaften besitzt, wird auch durch die Ergebnisse von vier retrospektiven Humanstudien untermauert, in denen man die Beziehungen zwischen Cyclamatkonsum und dem Auftreten von Blasenkrebs untersuchte. Es konnten keine Assoziationen beobachtet werden. Drei der Untersuchungen betrafen die Verwendung diverser künstlicher Süßstoffe, nur eine bezog sich ausschließlich auf die Verwendung von Cyclamat.

Saccharin

Die Substanz wurde 1879 erstmals synthetisiert, nachfolgend entdeckte man zufällig ihre hohe Süßkraft, die das 550-Fache von Zucker beträgt.

Von allen synthetischen Süßstoffen ist die Verbindung am längsten (seit 1884) im Einsatz. Aufgrund der Löslichkeit wird fast nur das Natriumsalz verwendet. Da es einen metallischen Nachgeschmack hat, werden meist Gemische mit Cyclamat eingesetzt. Die Geschichte der Erforschung der kanzerogenen Wirkung ist in Kapitel 2.4.2 im Exkurs „Fehlinterpretation der kanzerogenen Wirkungen von Nahrungsinhaltsstoffen in Tierexperimenten" detailliert beschrieben. Ergänzend ist festzustellen, dass es neben tierexperimentellen Befunden auch eine Reihe von Humanstudien gibt, in denen keine Hinweise auf krebsauslösende Eigenschaften gefunden wurden.

Aspartam

Die Ergebnisse um die Erforschung der krebsauslösenden Eigenschaften dieser Verbindung lesen sich wie ein Kriminalroman, bei dem es jedoch außer mehreren Hundert Versuchstieren keine Toten gab (s. Abschnitt „Kanzerogene Effekte in Labortieren").

Die Verbindung (L-Aspartyl-L-Phenylalaninmethylester) besteht aus zwei Aminosäuren (Phenylalanin und Asparaginsäure) und Methanol. Die Aminosäuren kommen auch in Proteinen vor. Im Darm wird Aspartam durch Peptidasen und Esterasen in die entsprechenden Bausteine gespalten. Das freigesetzte Methanol wird, ebenso wie andere Spaltprodukte, im normalen Stoffwechsel oxidativ abgebaut. Aufgrund der natürlichen Bestandteile und der geringen Mengen, die konsumiert werden, ist anzunehmen, dass es sich um eine gesundheitlich unbedenkliche Substanz handelt. Aspartam liefert im Gegensatz zu anderen Süßstoffen Energie (4 kcal/g), seine Süßkraft ist 180- bis 200-fach höher als jene von Zucker, im Gegensatz zu Cyclamat ist die Verbindung nicht hitzestabil.

Aspartam wurde 1965 zufällig vom amerikanischen Chemiker James M. Schlatter entdeckt, der nach Substanzen suchte, die geeignet waren, um Magengeschwüre zu behandeln. Die Jahresproduktion dieses weltweit am häufigsten produzierten künstlichen Süßstoffs liegt bei 15 Mio. kg, er ist in mehr als 6000 Lebensmitteln enthalten.

Gentoxizität

Die gentoxischen Eigenschaften der Verbindung wurde eingehend in vitro und in vivo geprüft; die Ergebnisse dieser Untersuchungen sind in mehreren Übersichtsarbeiten beschrieben (z. B. [19]). Sie zeigen in überzeugender Weise, dass Aspartam keine DNA-schädigenden Wirkungen besitzt. Weder in Bakterientests noch in Tierexperimenten fand man Hinweise auf erbsubstanzschädigende Effekte.

Kanzerogene Effekte in Labortieren

In den Jahren 2005 und 2006 platzte die Nachricht, dass Aspartam kanzerogene Effekte in diversen Organen von Ratten auslöst, wie eine Bombe in die Medienberichterstattung.

▶ **ERF-Studie.** Der italienische Forscher Morando Soffritti arbeitet im Cesare Maltoni Krebsforschungszentrum in Bologna, das von der Europäischen Ramazzini Stiftung (European Ramazzini Foundation, ERF) für Onkologie und Umweltwissenschaften gefördert wird. Die Hauptergebnisse der Studie wurden in der Fachzeitschrift „Environmental Health Perspectives" publiziert, erste Resultate bereits ein Jahr zuvor im „Europäischen Journal für Onkologie" [42], [43]. Die Ergebnisse wurden über Printmedien und das Fernsehen verbreitet und gegenwärtig sind viele Konsumenten der Meinung, dass Aspartam beim Menschen Krebserkrankungen auslöst.

Der Umfang der ERF-Studie ging über die von der OECD festgelegten Richtlinien für Kanzerisierungsstudien mit Labornagern deutlich hinaus, da mehr Tiere (100–150 Ratten pro Gruppe statt 50) und mehr Dosierungen (6 anstelle von 3) untersucht wurden. Die Resultate wurden von der EFSA kritisch ausgewertet und es fiel zunächst auf, dass nach mehr als 100-wöchiger Behandlung die Überlebensraten sowohl bei den unbehandelten Kontrollen als auch bei den behandelten Tieren sehr niedrig waren. Bei den weiblichen Tieren überlebten in den Kontrollen weniger Tiere als in den Behandlungsgruppen. Aspartam verursachte eine deutliche Abnahme der Futteraufnahme. Man fand in allen Gruppen in diversen Organen Entzündungen, insbesondere in den Lungen und Nieren, und zwar unabhängig von der Verfütterung des Süßstoffs. Mit anderen Worten, alle Tiere waren am Lebensende gesundheitlich schwer beeinträchtigt und dies hatte nichts mit der Verabreichung der Testsubstanz zu tun. Nichtsdestotrotz wurde die Studie im Hinblick auf die Auslösung von Tumoren ausgewertet und die Forscher postulierten in weiblichen und männlichen Tieren einen Trend in Bezug auf die Auslösung von Lymphomen und Leukämien, signifikantes Auftreten von Karzinomen im Nierenbecken und Harnleiter und (vor allem bei männlichen Tieren) erhöhte Raten von bösartigen Tumoren (Schwannome) in peripheren Nerven.

▶ **Lymphome und Leukämien.** Die nähere Betrachtung der Resultate zeigt allerdings, dass in den männlichen Tieren bei den Leukämien kein dosisabhängiger Effekt erkennbar war, in den weiblichen Tieren ist dies zwar der Fall, die Zahl der Tumoren liegt jedoch im Bereich der historischen Kontrolldaten (also jener, die in früheren Experimenten mit unbehandelten Tieren gefunden wurden). Die EFSA [118] (www.efsa.europa.eu) stellt fest, dass die erhöhten Inzidenzen dieser Krebsform mit großer Wahrscheinlichkeit nicht durch Aspartam verursacht wurden, sondern durch chronische Entzündungen (die wie erwähnt auch in den Kontrolltieren gefunden wurden). Es ist bekannt, dass Ratten mit chronischen Atemwegserkrankungen häufig im Bronchialbereich Hyperplasien entwickeln, aus denen lymphoretikuläre Tumoren entstehen.

▶ **Harnwegstumoren.** Wie aber sieht es mit den von den italienischen Forschern diagnostizierten Harnwegstumoren aus? Diese waren immerhin deutlich dosisabhängig und traten bei beiden Geschlechtern auf. Die in der Studie gefundenen Nierenbeckentumoren wurden von amerikanischen Experten einer Nachuntersuchung unterzogen. Von drei diagnostizierten „Karzinomen" wurden nur zwei von den US-Pathologen bestätigt, beim dritten „Tumor" handelte es sich lediglich um eine Hyperplasie (Vergrößerung eines Gewebes durch vermehrte Proliferation). Geht man davon aus, dass nur etwa zwei Drittel der Karzinome korrekt eingestuft wurden, hätte dies entscheidenden Einfluss auf die Interpretation des Gesamtergebnisses. Nichtsdestotrotz sind diese Resultate ernst zu nehmen, zumindest für Ratten. Es ist nämlich aus früheren Studien mit Aspartam bekannt, dass bei hoher Dosierung Hyperplasien im Nierengewebe auftreten, die durch Kalziumablagerungen verursacht werden. Dieser Effekt tritt spezifisch bei Ratten auf und ist für den Menschen nicht relevant. Auch in der ERF-Studie wurden Mineralablagerungen in den Nieren der Tiere gefunden.

▶ **Tumoren peripherer Nerven.** Was Tumore in peripheren Nerven betrifft, fanden die Italiener nur relativ wenige, sodass sich keine Dosis-Wirkungs-Beziehung ergab. Die Kontrolltiere wiesen keine derartigen Karzinome auf. In der Zusammenfassung der ERF-Studie wird festgestellt, dass in beiden Geschlechtern ein signifikanter Trend der Gesamttumorzahlen erkennbar ist; die EFSA stellte dazu fest, dass die statistische Auswertung in diesem Fall nicht korrekt erfolgte.

▶ **Lungen- und Leberkarzinome.** Der Kritik zum Trotz publizierte dieselbe Forschergruppe 2010 eine weitere Studie, diesmal mit Mäusen, in der über einen deutlichen Anstieg von Lungen- und Leberkarzinomen berichtet wird [146]. In dieser Untersuchung wurden bereits die Muttertiere behandelt und nachfolgend die Jungtiere bis zu ihrem Lebensende. Die Effekte waren nicht dosisabhängig, die meisten Tumoren wurden in beiden Organen mit der niedrigsten Substanzmenge gefunden. In dieser Untersuchung wurden a priori Pathologen des US National Toxicology Program (NTP) miteinbezogen. Von 100 Präparaten, die vergleichend ausgewertet wurden, kam es bei 26 zu Unstimmigkeiten.

▶ **Andere Studien mit Labortieren.** Trotz aller Widersprüche wäre man geneigt, die Befunde ernst zu nehmen, gäbe es nicht zahlreiche weitere Untersuchungen mit Labornagern, in denen keinerlei Hinweise auf kanzerogene Eigenschaften von Aspartam gefunden wurden. In drei relativ großen Studien (40 bis 86 Tiere pro Geschlecht) wurden mit gesunden Ratten keine Effekte detektiert. Des Weiteren liegen Ergebnisse aus zwei unabhängigen Studien mit Mäusen und einer mit Hamstern vor, die alle negativ ausfielen [118]. Im Rahmen des National Toxicology Program wurden vor Kurzem drei Studien mit relativ geringen Tierzahlen (15 ♂ und 15 ♀ pro Gruppe) durchgeführt, in denen genetisch veränderte Mäusestämme eingesetzt wurden, die aufgrund von DNA-Reparaturdefekten besonders empfindlich auf Kanzerogene reagieren. Auch in diesen wurden keine Hinweise auf Tumorinduktion gefunden.

▶ **Epidemiologische Studien.** Werfen wir noch einen Blick auf die epidemiologischen Studien. In einer von insgesamt sechs Untersuchungen postulierte man einen Anstieg der Gehirntumoren nach Einführung des Süßstoffs am Markt, die Menge an

Exkurs: Zwischen den Zeilen ...

Der Nachweis der kanzerogenen Wirkung von Aspartam durch Soffritti und seine Mitarbeiter war eine aufsehenerregende Entdeckung. Es ist daher fraglich, warum ein derartig wichtiges Ergebnis (Aspartam ist, wie erwähnt, der weltweit am häufigsten verwendete Süßstoff) nicht in wissenschaftlichen Top-Journalen wie „Nature" oder „Science" oder zumindest in einer hochkarätigen Krebszeitschrift publiziert wurde. Ein erster Bericht über die Ergebnisse der Rattenstudie wurde im „European Journal of Oncology" publiziert, aber dies ist ein relativ „Impact-Factor"-schwaches Journal (der Impact Factor wird aus der durchschnittlichen Zahl der Zitierungen von Originalarbeiten berechnet und ist ein wichtiges Qualitätskriterium von wissenschaftlichen Zeitschriften). Einer der Gründe könnte sein, dass es Gutachtern anderer Journale auffiel, dass die Studie methodisch nicht einwandfrei durchgeführt worden war. Nichtsdestotrotz erregte die Untersuchung großes Aufsehen und es entstand durch mediale Berichterstattung der Eindruck, sie sei deshalb besonders glaubhaft, da sie von unabhängigen Forschern durchgeführt und nicht von der Industrie gesponsert worden war. Tatsächlich wurden einige (nicht alle) der anderen Tierexperimente mit Aspartam von Herstellern bezahlt, aber auch in diesem Fall müssen sich die Untersuchungsinstitutionen an die Regeln halten, die in internationalen Richtlinien festgeschrieben sind.

Die Hauptkritik an der Rattenstudie von Soffritti kam von der EFSA, einer unabhängigen internationalen Behörde, deren zentrale Aufgabe der Schutz der Verbraucher ist. Das Urteil fiel vernichtend aus und die Begründung ist nachvollziehbar und gerechtfertigt. 1989 und 2002 berichtete Soffritti über erhöhtes Auftreten von Leukämien und Lymphomen in weiblichen Ratten, denen Formaldehyd im Trinkwasser verabreicht worden war [44], [45]. Eine Stellungnahme der WHO betont Fehlinterpretationen bei der Auswertung und auch Fehler bei den statistischen Analysen. Ähnlich wie bei Aspartam gibt es zahlreiche gut durchgeführte Studien, in denen mit formaldehydversetztem Trinkwasser negative Ergebnisse erhalten wurden.

Aspartam wurde in dieser Studie nicht erhoben. In allen übrigen Untersuchungen fand man keinerlei Hinweise auf krebsauslösende Effekte. Besonders überzeugend sind die Ergebnisse von zwei prospektiven Studien, an denen 473.000 bzw. 560.000 Menschen teilnahmen. In diesen groß ausgelegten Untersuchungen wurden weder Erhöhungen der Anzahl der Gehirntumoren, noch der Tumoren des hämatopoetischen Systems (z. B. Lymphome) detektiert [46].

Stevia

Eine natürliche Alternative zu synthetischen Süßstoffen?

Seit Dezember 2011 sind die vorwiegend aus Steviosid (▶ Abb. 4.7 b) bestehenden Steviolglykoside durch die EU als Lebensmittelzusatzstoff zugelassen. Stevia rebaudiana („Süßblatt" oder „Honigblatt", ▶ Abb. 4.7 a) ist ein Korbblütler, der schon seit Jahrhunderten von der indigenen Bevölkerung Brasiliens und Paraguays als Süßstoff und Medizin verwendet wird.

Die Süßkraft der Pflanze wird durch spezielle glykosidische Inhaltsstoffe verursacht, die im Körper gespalten werden. Neben der Leitsubstanz Steviosid kommen in der Pflanze auch andere süße Inhaltsstoffe vor, bespielsweise die strukurell ähnlichen Rebaudioside. Ein wesentlicher Vorteil gegenüber Aspartam ist die Hitzebeständigkeit dieser Verbindungen, sodass die Extrakte beim Backen von Süßigkeiten verwendet werden können.

Genau genommen wurde von der EU nicht die Verwendung der Pflanze zugelassen, sondern die durch industrielle Verfahren hergestellten Extrakte, die die Glykoside in angereicherter Form enthalten. Konsumentenschützer betonen daher, dass die „Natürlichkeit" der Präparate, die oft als Kriterium für ihre Unbedenklichkeit propagiert wird, ein Etikettenschwindel ist. Vor der Zulassung der diversen Produkte erfolgte von der EFSA eine positve Bewertung hinsichtlich der toxikologischen Eigenschaften, allerdings ist seit der Vermarktung im großen Stil eine Debatte um mögliche Risiken entbrannt. Beispielsweise werden in der Wikipedia-Webpage mutagene Effekte erwähnt.

a

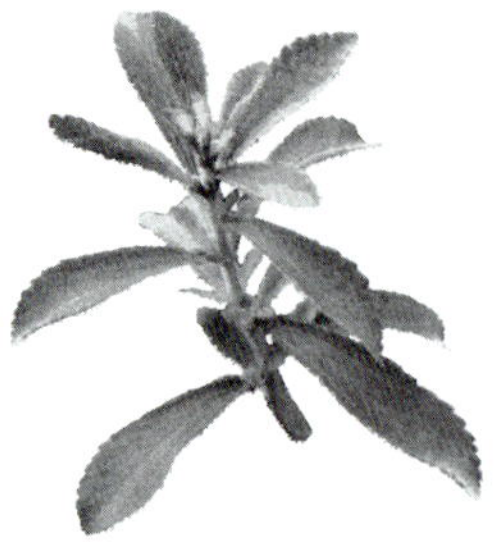

b

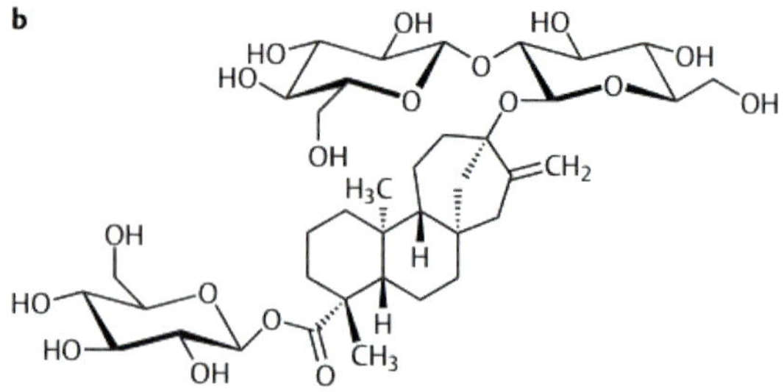

Abb. 4.7 Stevia-Pflanze.
a Zeichnung der Pflanze Stevia rebaudiana.
b Steviosid, der wichtigste Inhaltsstoff der Stevia-Pflanze.

Mutagenitätsexperimente und Langzeitstudien

Die Bedenken gegen die Steviaextrakte gehen auf einige Studien zurück, in denen gentoxische Eigenschaften gefunden wurden. 1985 erschien bereits eine Untersuchung, in der gezeigt wurde, dass Steviol (das im Körper gebildete Aglykon) nach Inkubation mit Leberenzymen in einem Bakterienstamm mutagen wirkt [143]. Die Autoren vermuteten, dass für diese Effekte die Bildung eines Epoxids verantwortlich ist. Nachfolgend synthetisierten sie dieses Stoffwecheselprodukt und zeigten, dass es tatsächlich Genmutationen in den Indikatorzellen auslöst. Auch in anderen Bakterientests wurden vereinzelt positive Ergebnisse erhalten, beispielsweise im umu-Test. Im Gegensatz dazu verliefen weitere Experimente mit anderen Bakterienstämmen negativ. Auch in Säugerzellkulturen, in denen auf Auslösung von Chromosomenschäden und Genmutationen hin untersucht wurde, erhielt man durchwegs negative Ergebnisse, ebenso wurden in Experimenten mit menschlichen Lymphozyten keine Hinweise auf Chromosomenschäden und Genmutationen gefunden. In den meisten Untersuchungen wurden die Glykoside, nicht jedoch die Stoffwechselprodukte (Aglykone) getestet.

Die Diskussion um die Sicherheit der Extrakte der Pflanze brach im Jahr 2007 erneut aus, nachdem eine brasilianische Forschergruppe Ergebnisse veröffentlichte, in denen sie zeigte, dass die Verabreichung von Steviaextrakt an Ratten in Blutzellen, aber auch in Gehirn, Milz und vor allem in der Leber Kometbildung auslöst [140]. Demgegenüber stehen allerdings Resultate von Chromosomenuntersuchungen und Kleinkerntests mit Labornagern, die durchwegs negativ verliefen, und da diese Befunde persistierende Veränderungen des genetischen Materials reflektieren, schreibt man ihnen mehr Bedeutung zu als den Ergebnissen von Comet-Assays. Zudem wurden in einer Nachfolgeuntersuchung mit Mäusen keine Hinweise auf Auslösung von DNA-Migration in Comet-Assays gefunden. Darüber hinaus ist die Studie selbst insofern unglaubwürdig, als erst nach langfristiger Behandlung ein Effekt detektiert wurde. Dies ist sehr untypisch für dieses Testverfahren.

Wichtigstes Argument für die Ungefährlichkeit der Präparate sind die Ergebnisse mehrerer Langzeitstudien, in denen keine Hinweise auf kanzerogene Eigenschaften gefunden wurden.

Möglicherweise schützen die Inhaltsstoffe der Pflanze den Menschen sogar vor Krebserkrankungen. In-vitro-Ergebnisse zeigten, dass Steviosid und diverse Aglykone die Aktivierung von Epstein-Barr-Viren in Zellen verhindern, und in Experimenten mit Mäusen wurden in einem zweistufigen Krebsmodell Hinweise auf Schutz vor Auslösung von Hautkrebs gefunden.

4.4.3 Weitere Lebensmittelzusatzstoffe

Unter den zahlreichen Zusatzstoffen gibt es weitere Verbindungen, mit denen in Tierexperimenten Hinweise auf kanzerogene Wirkungen erhalten wurden.

▶ **Phenole.** In diesem Zusammenhang sind die als Antioxidanzien verwendeten Phenole Butylhydroxyanisol (BHA, E 320) und Butylhydroxytoluol (BHT, E 321) erwähnenswert. BHA findet sich in Knabberwaren und Trockensuppen. Verfütterung löst in Ratten, Mäusen und Hamstern Vormagentumoren aus. Eine direkte Extrapolation dieser Befunde auf den Menschen ist nicht möglich, da dieser dieses Organ nicht besitzt. In Kombinationsexperimenten mit anderen Kanzerogenen, beispielsweise mit Methylazoxymethanol, das Darmtumoren verursacht, und mit Dimethylbenzanthrazen, das Brustkrebs auslöst, wurden im Gegensatz dazu Schutzeffekte beobachtet. BHT hat eine ähnliche Wirkcharakteristik wie BHA und wird vor allem bei der Herstellung von Kaugummis verwendet.

Die strukturelle Ähnlichkeit dieser synthetisch hergestellten Substanzen mit Phenolen, die häufig in pflanzlichen Nahrungsmitteln gefunden werden, kann als Argument für ihre Ungefährlichkeit herangezogen werden. Auch natürliche Phenole (z. B. Hydroxyzimtsäuren, Katechol) lösen in Hochdosierungsexperimenten in Labornagern Tumoren aus. Die Lebensmittel, die sie enthalten (Tees, Kaffee), gelten beim Menschen jedoch als sicher. Dies gilt auch für Propionsäure (E 280), die in hohen Dosen in einigen Tierexperimenten Krebs verursachte. Die Substanz ist eine kurzkettige Fettsäure, die auch im Darmtrakt bei der Verdauung von stärkehaltigen Nahrungsmitteln entsteht. Sie wird für die Herstellung von Brötchen verwendet, die zu Hause fertiggebacken werden.

▶ **Carrageen.** Zahlreiche Dickungsmittel sind natürlichen Ursprungs, manche dieser Stoffe werden allerdings durch chemische Prozesse verändert und erst dann Nahrungsmitteln zugesetzt. Dies ist beispielsweise bei Carrageen der Fall. Chemisch gesehen handelt es sich um Salze von Zuckermolekülen, die Kettenstrukturen bilden. Die Verbindungen werden aus Rotalgen gewonnen und als Gelier- und Dickungsmittel eingesetzt. Natürliches (unbehandeltes) Carrageen findet sich in Trockenmilch, Verdickungsmitteln, Dessertpulver und Eiscremes. Es sind allerdings nicht alle natürlichen Verbindungen zugelassen, sondern nur solche mit großer Molekülgröße. In Kombinationsexperimenten mit Azoxymethan und N-Methylnitrosoharnstoff stiegen die Tumorraten bei Ratten deutlich (bis auf das Doppelte) an. Da die in diesen Experimenten verwendeten Kanzerogene beim Menschen keine Rolle spielen, ist eine Extrapolation nicht möglich. Ernster zu nehmen sind die Ergebnisse, die man mit „degradiertem" Carrageen erhielt, das durch Säurebehandlung gewonnen wird. Die Verbindung löst per se Kolorektaltumoren in Labornagern aus, wobei die NOEL bei 1 % im Futter liegt. Da dieses Ergebnis in Wiederholungsexperimenten bestätigt wurde, wird die Verbindung nicht mehr bei der Produktion von Lebensmitteln verwendet.

4.4.4 Wie gefährlich sind unsere Lebensmittelzusatzstoffe?

Zusammenfassung

Abgesehen von allergischen Reaktionen und anderen Unverträglichkeiten kann man davon ausgehen, dass die bei uns zugelassenen Lebensmittelzusatzstoffe als sicher anzusehen sind. Zumindest bei den Süßstoffen ist dies auch durch entsprechende Humanstudien abgesichert, während es aufgrund der unterschiedlichen Verzehrmengen bei Farbstoffen nicht möglich ist, sinnvolle epidemiologische Untersuchungen durchzuführen. Hier liefern Tierstudien wichtige Informationen und man kann davon ausgehen, dass im Allgemeinen keine Gefahren bestehen (mögliche Ausnahmen wurden erwähnt).

Beruhigend ist auch, dass die Verwendung einzelner Substanzen auf ganz bestimmte Gruppen von Lebensmitteln beschränkt ist und dass wissenschaftlich fundierte ADI-Werte definiert wurden. Es besteht kein Grund, in Panik auszubrechen, nur weil mit bestimmten Substanzen in einzelnen Tierstudien Tumorinduktionen gefunden wurden oder weil es in bestimmten Modellen zur Auslösung von DNA-Schäden kam. Letztlich ist entscheidend, ob unter realistischen Bedingungen mit einer nennenswerten Gefährdung des Menschen zu rechnen ist.

Trotz dieser positiven Bewertung des Gesamtrisikos besteht bei einigen Verbindungen nach wie vor Forschungsbedarf. Vor allem mechanistische Fragestellungen sollten weiter bearbeitet werden, da sie Antworten auf die Frage geben, ob bestimmte Phänomene, die bei Tierexperimenten auftreten, auf den Menschen übertragbar sind oder nicht. Will man jedes Restrisiko ausschließen, darf der Verbraucher weder Fleischprodukte noch Gemüse und Gewürze konsumieren, da auch in diesen natürlichen Lebensmitteln Kanzerogene enthalten sind.

4.5 Kanzerogene Verbindungen in pflanzlichen Lebensmitteln

Pflanzliche Lebensmittel werden als besonders gesund angesehen und die Tatsache, dass auch in ihnen Substanzen enthalten sind, die Krebs auslösen, ist den Verbrauchern weitgehend unbekannt.

Bereits in den 70er und 80er Jahren wusste man allerdings, dass im Mehl, das aus Cycadeen-Palmen hergestellt wurde, eine krebsauslösende Verbindung enthalten ist, die als Cycasin bezeichnet wird. Diese Substanz wird nach Abspaltung eines Zuckermoleküls durch Bakterien im Darm in ein äußerst reaktives Stoffwechselprodukt (Azoxymethan, AOM) umgewandelt, das Leberkrebs auslöst. Als man die Gefährlichkeit der Substanz in Tierexperimenten erkannte, schloss man die Fabriken, die aus dem Palmenmehl Backwaren herstellten, beispielweise in den Florida Keys und in Polynesien. Ein anderes exotisches Beispiel aus grauer Vorzeit ist der Adlerfarn (Pteridium aquilinum), dessen junge Schösslinge in Russland ähnlich wie Bambussprossen verzehrt wurden. Es gibt Hinweise aus Tierexperimenten, dass Verfütterung an Labornager Blasenkrebs auslöst, und es war möglich, eine Verbindung (Ptaquilosid) zu isolieren, die für diese Effekte verantwortlich gemacht wird.

▶ **Kanzerogene Pflanzeninhaltsstoffe.** Anfangs der 90er Jahre veröffentlichte Bruce Ames (der Erfinder des Salmonella/Mikrosomen-Tests) eine Reihe von Artikeln, in denen er die Behauptung aufstellte, dass die menschliche Nahrung eine Vielzahl von kanzerogenen Verbindungen enthält, die aus Pflanzen stammen und deren Gefährlichkeit genauso ernst zu nehmen sei wie die synthetisch hergestellter Chemikalien, auf deren Untersuchung sich die Toxikologen in der Vergangenheit überwiegend konzentriert hatten [47]. Ames listete in seinen Publikationen eine Reihe von pflanzlichen Inhaltsstoffen auf, die in Tierexperimenten Tumoren induzieren, und dies führte in der Folge zu heftigen Diskussionen in der Fachwelt. Beispielsweise relativierten diese Artikel das Postulat der im US-Recht verankerten Delaney-Klausel, die besagte, dass in der menschlichen Nahrung keine krebsauslösenden Substanzen enthalten sein dürfen.

Ames [48] begründet das Vorkommen der Substanzen in den Pflanzen evolutionsbiologisch. Er betont, dass es sich um „natürliche Pestizide" handelt, mittels derer sich die Pflanzen vor Fressfeinden schützen. Die Giftküche der Mutter Natur, so der Forscher, sei wesentlich effizienter als die der chemischen Industrie. Einerseits würden einzelne Verbindungen besonders hohe Giftwirkungen besitzen, andererseits sei es für den Menschen von besonderer Relevanz, dass manche dieser Substanzen (beispielsweise die Chlorogensäuren) in hohen Dosen über lange Zeiträume hinweg aufgenommen wurden. Diese Beobachtungen klangen beunruhigend; nichtsdestotrotz beschäftigte sich auch in den nachfolgenden Jahren die Forschung überwiegend mit synthetisch hergestellten Verbindungen und auch heute klaffen noch erhebliche Wissenslücken, die die Beurteilung der Gefährlichkeit der natürlichen Kanzerogene erschwert.

4.5.1 Vorkommen und Chemismus

Neben den bereits erwähnten Verbindungen Cycasin und Limonen, die nur in Ratten wirken (s. Kapitel 2.4.2, Exkurs „Fehlinterpretation der kanzerogenen Wirkungen von Nahrungsinhaltsstoffen in Tierexperimenten"), zählen zu den Kanzerogenen, die in pflanzlichen Lebensmitteln vorkommen, eine Reihe von Pilzgiften (Gyromitrin und Agaritin) sowie Substanzen, die in zahlreichen Lebensmitteln und Getränken enthalten sind, wie Catechol und Kaffeesäure, sowie Aromastoffe wie das Cumarin und die in Gewürzen vorkommenden Alkylbenzene (Safrol in Safran, Methyleugenol in Nelken und Estragol, das seinen Namen von Estragon erhielt). Eine besondere Verbindungsgruppe sind die in Doldenblütlern vorkommenden Methoxypsoralene. Sie sind auch in Petersilie und Sellerie enthalten und werden durch Sonnenlicht in Kanzerogene umgewandelt. Auch Sinigrin, ein Glykosid, das für den scharfen Geruch von Meerrettich verantwortlich und in zahlreichen Arten von Kohlgemüsen und insbesondere in Kohlsprossen enthalten ist, sowie das daraus nach Zuckerabspaltung entstehende Allylisothiocyanat wirken in Tierexperimenten krebsauslösend. Die chemischen Strukturen der diversen Verbindungen sind recht unterschiedlich, einige Beispiele sind in ▶ Abb. 4.8 dargestellt.

4.5.2 Verstoffwechselung und Mechanismen der Krebsauslösung

Nicht in allen Fällen sind die Mechanismen bekannt, die zur Auslösung von Tumoren durch die diversen Verbindungen führen. Diese Lücken erschweren die Risikoabschätzung beim Menschen. Beispielsweise sind die Vorgänge, die der Auslösung von Tumoren durch Catechol und Kaffeesäure zugrunde liegen, weitgehend unbekannt. In einigen Untersuchungen fand man keine gentoxischen Effekte, sodass nicht klar ist, ob die Verbindungen als Initiatoren oder Promotoren einzustufen sind.

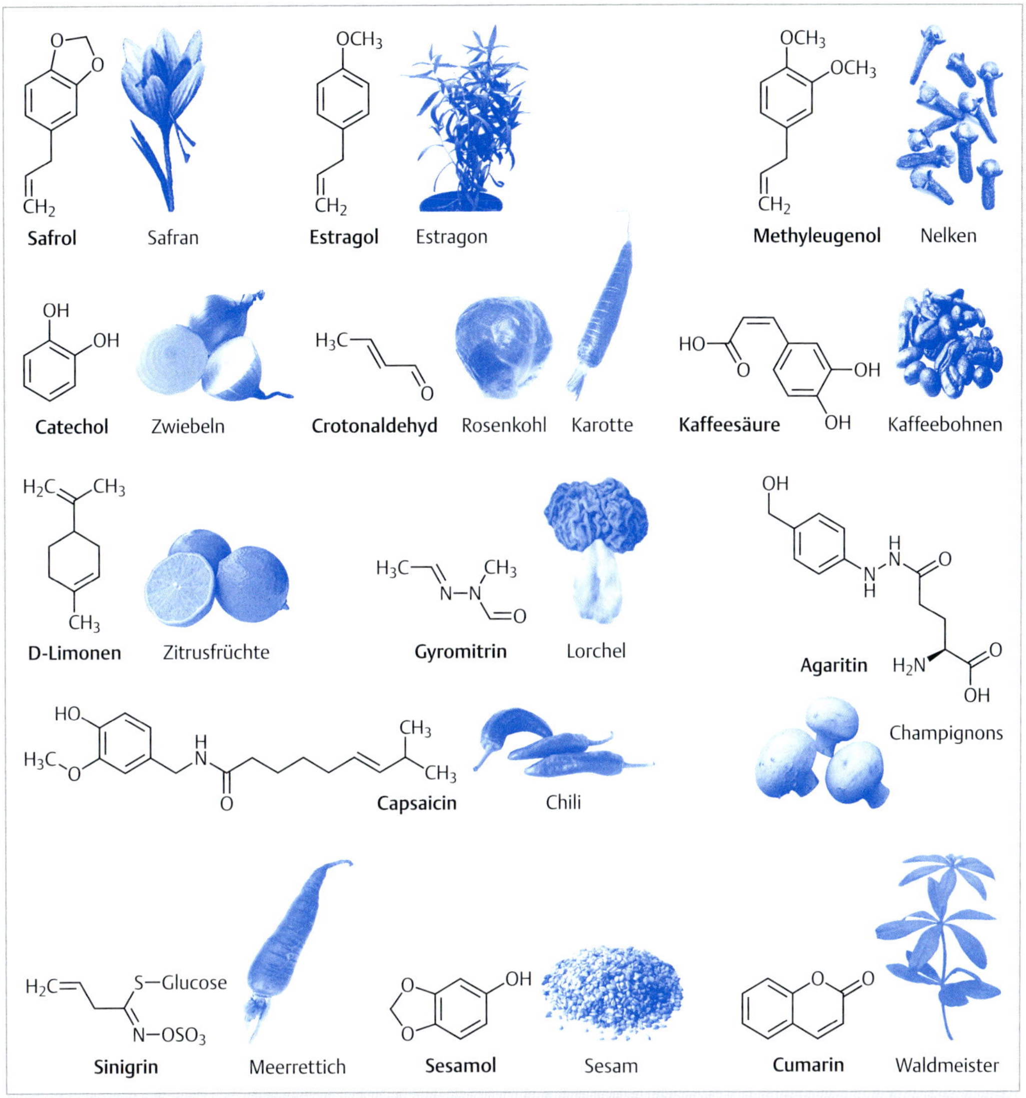

Abb. 4.8 Strukturformeln diverser in Pflanzen und Pilzen vorkommender kanzerogener Verbindungen.

▶ **Cycasin.** Das aus dem Cycasin im Dickdarm durch Abspaltung von Zuckermolekülen gebildete Azoxymethan wird in der Leber durch eine Dehydrogenase zum entsprechenden Aglykon umgewandelt (Methylazoxymethanol, MAM), das DNA-schädigende Eigenschaften besitzt.

▶ **Glucosinolate.** Die Verstoffwechselung der Glucosinolate, zu denen das Sinigrin zählt, ist gut erforscht (s. Kapitel 6.10) und es ist wird angenommen, dass das daraus gebildete hochreaktive Allylisothiocyanat direkt DNA-schädigend wirkt. Auch im Fall anderer Glucosinolate konnten Hans Ruedi Glatt und seine Mitarbeiter vom Deutschen Institut für Ernährungsforschung (DIfE) in Potsdam vor Kurzem nachweisen, dass diese Substanzen DNA-Adduktbildung verursachen [11], und es ist aus früheren Experimenten bekannt, dass sie chromosomenschädigend wirken. Allerdings ist derzeit nicht abschätzbar, ob sie auch Tumoren auslösen.

▶ **Alkylbenzene und Pilzgifte.** Die Verstoffwechselung der Alkylbenzene ist nur teilweise geklärt, im Fall von Methyleugenol wird durch Zytochrom P450 ein Hydroxyderivat gebildet, das DNA-reaktiv ist. Auf ähnliche Weise wird auch Safrol umgesetzt und nachfolgend durch Sulfotransferasen in reaktive Carbeniumionen umgewandelt. Aus Estragol entsteht nach Hydroxylierung ein elektrophiles Epoxid, das ebenfalls DNA-reaktiv wirkt. Auch die Pilzgifte werden durch Zytochrome verstoffwechselt; im Fall des Gyromitrin entsteht als wichtigstes Reaktionsprodukt das DNA-reaktive N-Methylhydrazin.

▶ **Capsaicin und Cumarin.** Die kanzerogenen Stoffwechselprodukte von Capsaicin und Cumarin sind nur unzureichend untersucht. Möglicherweise spielt die Bildung reaktiver Epoxide bei der Auslösung von Krebs eine Rolle.

4.5.3 Kanzerogene Effekte in Tierexperimenten

In ▶ Tab. 4.2 sind die Resultate einiger Tierexperimente aufgelistet, in denen die diversen Substanzen untersucht wurden. In vielen Studien wurden die Verbindungen in hohen Dosierungen dem Futter zugesetzt und es ist fraglich, ob unter diesen Bedingungen Ergebnisse erhalten werden, die für den Menschen relevant sind. Es gibt Studien, in denen Pflanzeninhaltsstoffe intraperitoneal oder subkutan appliziert wurden; die Aussagekraft dieser Experimente ist als unzureichend einzustufen. Des Weiteren ist die Interpretation der Ergebnisse auch dann schwierig, wenn Tumoren in Organen entstehen, die beim Menschen nicht vorkommen. Beispielsweise lösen Kaffeesäure, Catechol und Sesamol im Vormagen von Ratten Tumoren aus.

In einigen Fällen sind die Befunde widersprüchlich; dies ist beispielsweise bei Capsaicin der Fall.

Tab. 4.2 Vorkommen und Wirkung pflanzlicher Kanzerogene [49].

Trivialname/chemischer Name	Vorkommen	Beispiele für kanzerogene Effekte	Mutagenität und andere Wirkungen
Kaffeesäure/ 3,4-Dihydroxyzimtsäure	Kaffee (631 mg/kg), Heidelbeeren (950 mg/kg), Weintrauben (bis 700 mg/kg)	Mäuse: squamöse Papillome, Lungen- und Vormagenkarzinome (z. B. 2 % i. d. N.) Ratten: Nieren- und Vormagenkarzinome (2 % i. d. N.)	Salmonella: negativ, Kleinkerntests: ebenfalls meist negativ
Catechol/ 1,2-Benzendiol	Röstkaffee (72 mg/kg), auch in Äpfeln, Zwiebeln und Rohrzucker	Ratten: Adenokarzinome, Hyperplasien im Drüsenmagen (0,8–2 % i. d. N.) in manchen Untersuchungen jedoch auch negative Befunde	Kleinkerntest in vivo (Knochenmarktest): positiv
Sinigrin/ 2-Propenyl-Glucosinolat	Meerrettich – Wurzel (0,3 %), Kohlsprossen (17 %), schwarze Senfsamen (bis 4,5 %)	Fibrosarkome in Mäusen (25 mg/kg Körpergewicht)	in hohen (fast letalen) Dosierungen: diverse Arten von Chromosomenaberrationen
Allylisothiocyanat/ 2-Propenyl-Isothiocyanat	entsteht aus Sinigrin durch Abspaltung von Zucker	Papillome in der Blase von Ratten, in hohen Dosen subkutane Fibrosarkome bei weiblichen Ratten	löst in vitro Chromosomenschäden aus
Cycasin/ (Methyl-ONN-azoxy) methyl-β-D-Glucopyranosid)	in Cycadeen-Palmenmehl (bis 4 % des Trockengewichts)	Lebertumoren in Ratten und Mäusen	Cycasin löst erst nach Abspaltung des Zuckermoleküls positive Effekte in fast allen Genotoxizitätstests aus
Safrol/ 1-Allyl-3,4-methylendioxybenzen	Muskatöl (0,28–3,8 %), Betelnüsse (15,35 g/kg)	Mäuse: Lebertumoren (1–5 g/kg p. o.) Ratten: Lebertumoren (z. B. 5 g/kg i. d. N.)	Chromosomenaberrationen in vitro in Leberzellen, bildet DNA-Addukte, Kleinkerntest mit Knochenmark

Tab. 4.2 (Fortsetzung)

Trivialname/chemischer Name	Vorkommen	Beispiele für kanzerogene Effekte	Mutagenität und andere Wirkungen
Estragol/ 1-Methoxy-4-allylbenzol	in ätherischen Ölen von Estragon (60–75 %), Basilikum (20–43 %)	Mäuse: Lungenadenome, Hepatome, Angiosarkome, mit Hydroxyestragol (ein Metabolit): ebenfalls Lebertumoren (100–300 mg/kg p. o.) Ratten: Auslösung von Hepatomen durch Hydroxyestragoloxid	bildet DNA-Addukte in diversen inneren Organen
Methyleugenol/ 4-Allyl-1,2-dimethoxybenzen	Basilikumblätter (2–235 µg/100 g), Muskat (0,1–17,9 %), Piment (5,0–8,8 %)	Mäuse: Lebertumoren, auch mit Hydroxymethyleugenol (bis 150 mg/kg p. o.) Ratten: Lebertumoren (bis 150 mg p. o.)	in Bakterientests nur schwach mutagen oder negativ, keine Auslösung von Chromosomenaberrationen in Hamsterzellen
Agaritin / 1-Glutaminsäure-5-(2-4-hydroxymethyl-phenylhydrazin)	rohe Champignons (94–629 mg/kg), Dosenpilze (1–55 mg/kg)	Mäuse: Tumoren in Lunge und Blutgefäßen (0,06 % in Trinkwasser) s.c.-Hauttumoren, manchmal auch negative Ergebnisse	in Bakterientests schwach positive Resultate
Gyromitrin/ Acetaldehyd-methyl-formylhydrazin	Frühjahrslorcheln (bis 0,3 % vom Frischgewicht)	Mäuse: Tumoren in Lunge, Vormagen, Klitoris, Präputialdrüse (50 mg/kg p. o.) Hamster: Lebertumoren, Tumoren im Blinddarm	negativ in Bakterientests, nur wenige Befunde
Capsaicin/ N-(4-Hydroxy-3-ethoxybenzyl)-8-methyl-6-nonenamid	rote Chilis (bis 0,1 mg/g), Cayennepfeffer (bis 1,32 mg/g Trockengewicht), roter Paprika (bis 2,5 mg/g)	Mäuse: Tumoren (gutartige Adenome) im Blinddarm (0,03 % i. d. N.) Lebertumoren in Ratten und Mäusen: Ergebnisse widersprüchlich	Genotoxizitätsbefunde sehr widersprüchlich, Kleinkerne in Knochenmark in einzelnen Studien gefunden
Crotonaldehyd/ 2-Butenal	in vielen Früchten (≤ 0,01 mg/kg), Kohlsprossen, Kraut (0,02–0,1 mg/kg)	Ratten: niedrige Dosis: hepatozelluläre Karzinome (42 mg/l in Trinkwasser) mit höheren Mengen (420 mg/l): keine Effekte	DNA-Addukte in Haut- und Leberzellen nachgewiesen, positiv in Bakterientests
Sesamol/ 3,4-Methylendioxyphenol	Sesamöl (0,01–0,05 %)	squamöse Karzinome im Vormagen (2 % i. d. N.), Induktion papillomärer Foci in der Blase, Auslösung von Lebertumoren in der Ratte	Inhibition der Zellwandsynthese von grampositiven Bakterien
Cumarin/ 2H-1-Benzopyran-2-on	ätherische Öle von Gewürzpflanzen; Waldmeister (0,4–1 %), Pfefferminze (20 mg/kg), Zimtrinde (7 g/kg)	Toxizitätsstudien bei Ratten und Hunden: keine Effekte bei therapeutisch angewandten Dosen	mit metabolischer Aktivierung positive Effekte in Bakterienmutagenitätstests, in humanen Leberzelllinien Auslösung von Kleinkernen

i. d. N.: in der Nahrung, p. o.: per os

In Mäusen kam es nach Verfütterung im Blinddarm zur Entstehung gutartiger Tumoren, in anderen Studien fand man hingegen Lebertumoren. Diese Effekte zeigten sich jedoch nicht in allen Experimentserien. In Kombination mit anderen Kanzerogenen fand man mit Capsaicin tumorpromovierende Wirkung. Das in Cayennepfeffer enthaltene Crotonaldehyd löste paradoxerweise nur in niedriger Dosierung, nicht jedoch in hohen Konzentrationen in Ratten Lebertumoren aus.

4.5.4 Effekte beim Menschen/ Risikoabschätzung

Um es vorwegzunehmen: Die Datenlage ist für die meisten pflanzlichen Inhaltsstoffe, die in diesem Kapitel beschrieben werden, äußerst dürftig, sodass es schwierig ist, eindeutige Schlussfolgerungen zu ziehen. Auch eine Extrapolation der tierexperimentellen Befunde auf den Menschen ist aufgrund der widersprüchlichen Ergebnisse und der mangelnden Kenntnis der molekularen Mechanismen bei den meisten Verbindungen so gut wie unmöglich.

Wie erwähnt, kritisierte Bruce Ames bereits vor mehr als 20 Jahren die Diskrepanz des Aufwands bei der Erforschung von natürlichen und synthetischen Verbindungen [47], [48]. Während pharmazeutische Präparate und Lebensmittelzusatzstoffe eingehend untersucht wurden, ist dies bei Inhaltsstoffen pflanzlicher Nahrungsmittel meist nicht der Fall.

▶ **Gewürzinhaltsstoffe.** Die von der IARC durchgeführte Einstufung von Gewürzinhaltsstoffen liegt bereits mehr als 10 Jahre zurück. Cumarin wurde als nicht bewertbar klassifiziert und erhielt von der US Food and Drug Administration keinen GRAS-Status („generally regarded as save"), d.h. diese Substanz steht nicht auf einer Liste der Lebensmittelinhaltsstoffe, die als sicher angesehen werden. Dies gilt auch für Crotonaldehyd. Bei den Alkylbenzenen (Safrol, Eugenol etc.) scheiden sich die Geister. Das europäische Komitee für Food Safety (SCF) empfahl eine Einschränkung der Aufnahme, da keine sichere Dosis definiert werden kann. Im Gegensatz dazu stellt das Expertenkomitee der Geschmacks- und Extrakthersteller (FEMA) fest, dass die Aufnahme von Estragol und Methyleugenol durch Gewürze kein signifikantes Krebsrisiko für den Menschen darstellt. Als Begründung wird angegeben, dass die Dosis, die in Tierstudien Tumoren auslöst (1–10 mg/kg Körpergewicht), die Aufnahmemengen des Menschen um das 100- bis 1.000-Fache überschreitet. Die aktuelle Empfehlung für den Gehalt von Methyleugenol in Lebensmitteln ist 0,05 mg/kg, dies entspricht dem Detektionslimit. Safrol und Methyleugenol haben im Gegensatz zu Estragol keinen GRAS-Status und dürfen nicht als Lebensmittelzusatzstoffe verwendet werden. Der Safrolgehalt von Lebensmitteln darf in der EU einen Maximalwert von 1,0 mg/kg nicht überschreiten; die US-FDA hat den Zusatz zu Lebensmitteln generell untersagt.

▶ **Agaritin und Gyromitrin.** Mit Agaritin wurden seit der Einstufung durch die IARC in Kategorie 3 (nicht klassifizierbar) keine weiteren Tierexperimente mehr durchgeführt, auch die Versuche mit Gyromitrin sind veraltet und es wurde keine Einstufung vorgenommen.

▶ **Kaffeesäure und Catechol.** Kaffeesäure wurde von der IARC in die Klasse 2B („möglicherweise humankanzerogen") gestuft. Die Annahme einer krebsauslösenden Wirkung von Catechol wird durch die Resultate einer aktuelleren japanischen Humanstudie untermauert. Die Substanz wurde durch die IARC nicht klassifiziert (Kategorie 3) und ist nicht in der GRAS-Liste enthalten.

▶ **Chili, Capsaicin.** Über die Assoziation zwischen dem Auftreten von Krebserkrankungen und dem Konsum von Chili gibt es Untersuchungen aus Hochexpositionsländern wie Indien und Mexiko, in denen Hinweise auf die Auslösung von Tumoren im oberen Verdauungstrakt gefunden wurden. Beispielsweise wurde in einer mexikanischen Humanstudie aus dem Jahr 1994 der Einfluss von Chilikonsum auf das Auftreten von Magenkrebs untersucht [134]. Diese Studie kam zu dem Ergebnis, dass das Risiko einer Erkrankung durch Capsaicin-Konsum durchschnittlich 5-fach höher war als in der Kontrollgruppe. In einer älteren italienischen Studie aus dem Jahr 1987 fand man, dass der Verzehr von Chilipulver das Krebsrisiko der oberen Atmungs- und Verdauungswege um das 2- bis 3-Fache erhöht [138]. Dennoch wurde die Substanz von der FDA auf die GRAS-Liste gesetzt.

Exkurs: Eine fatale Verwechslung

1991 bestellte eine Privatklinik in Brüssel diverse Kräuter aus China, um daraus Schlankheitspillen herzustellen. Das Präparat sollte u. a. Trockenmaterial einer Pflanze aus der Familie der Mondsamengewächse (Stephania tetrandra) enthalten, das beim Versand irrtümlicherweise mit einer Osterluzeiart (Aristolochia fangchi, ▶ Abb. 4.9 b) verwechselt wurde, da in der chinesischen Medizin beide Pflanzenarten denselben Namen (Fangchi) haben. Die Kräuter wurden ausgeliefert und den Tabletten beigemengt. In den nächsten Jahren traten bei mehr als hundert Betroffenen akute Nierenerkrankungen (Chinesische-Kräuter-Nephropathie, Chinese Herb Nephropathy, CHN) auf, die in den meisten Fällen Transplantationen erforderlich machten und zu einer Reihe von Todesfällen führten. Bereits 1994 traten die ersten Fälle von Harnleiterkrebs bei den Betroffenen auf und man erkannte, dass ein Alkaloid der Osterluzei (Aristolochiasäure) für die Auslösung dieser Tumoren verantwortlich ist. Erwähnenswert ist in diesem Zusammenhang auch die Tatsache, dass in anderen Teilen der Welt ebenfalls zahlreiche Fälle bekannt wurden, die auf den Konsum von osterluzeihaltigen Präparaten zurückzuführen sind.

In Taiwan treten chronische Nierenerkrankungen und akutes Nierenversagen wesentlich häufiger auf als in anderen Ländern. Es wurde ein deutlicher, statistisch signifikanter Zusammenhang zwischen dem Auftreten dieser Erkrankungen und dem Konsum von Aristolochia-haltigen Kräutertees gefunden. Auch Drogisten, die derartige Tees herstellen, leiden häufiger an Nierenerkrankungen. Diese Befunde deuten darauf hin, dass mehrere hunderttausend Menschen von Schäden, die durch Aristolochiasäure verursacht werden, betroffen sind.

▶ **Aristolochiasäure.** Heinz Schmeiser, der am DKFZ in Heidelberg tätig ist, erforschte eingehend die Wirkungen der Aristolochiasäure. Die Verbindung wirkt in den meisten Untersuchungssystemen DNA-schädigend und löst Adduktbildung aus [50]. Chemisch gesehen, handelt es sich um eine aromatische Nitroverbindung (s. Kapitel 4.9), die durch metabolische Aktivierung in reaktive Stoffwechselprodukte umgewandelt wird (▶ Abb. 4.9 a). In Tierexperimenten fand man nach oraler Verfütterung in den Nieren, im Harnleiter und seltener auch in anderen Organen Krebsauslösung und es steht außer Zweifel, dass Aristolochiasäure für das Auftreten der Tumoren beim Menschen verantwortlich war. Die organspezifische Wirkung ist durch Aktivierung der Substanz durch ein spezielles Enzym (Prostaglandin-H-Synthase) erklärbar. Man vermutete, dass die Nierenerkrankungen, die durch die chinesischen Kräuterpräparate ausgelöst wurden, möglicherweise auch mit Kontaminationen durch das Pilzgift Ochratoxin in Zusammenhang stehen könnten. Allerdings verwarf man diese Annahme schon bald, da keine Ochratoxin-A-typischen DNA-Adduktmuster bei den Patienten gefunden wurden. Heute ist man im Gegensatz dazu der Meinung, dass Aristolochiasäure bei der Auslösung von Nierenerkrankungen in Balkanländern, die früher dem Ochratoxin zugeschrieben wurden, eine Rolle spielen könnte (s. Kapitel 4.6.3, Exkurs „Eine alternative Erklärung zur Auslösung von Tumoren bei balkanendemischer Nephropathie“).

Die Säure löst spezielle Mutationen (AT→TA-Transversionen) aus, die auch im *p53*-Gen von BEN-Patienten in Urothelialtumoren gefunden wurden.

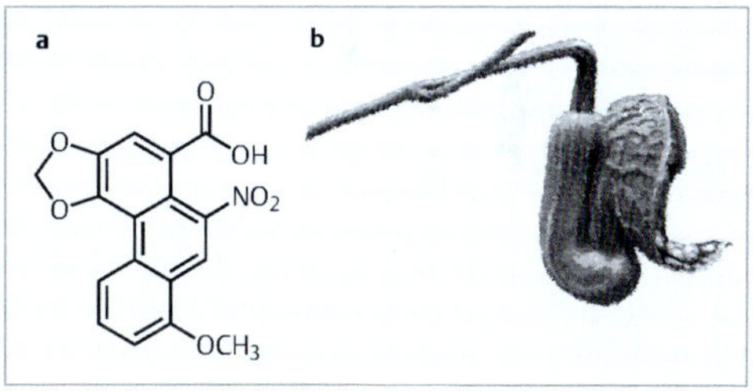

Abb. 4.9 Aristolochiasäure.
a Strukturformel der Aristolochiasäure ist ein Gemisch aus zwei Nitrophenanthren-Carboxylsäuren (AA I und AA II) und in diversen Osterluzeiarten enthalten. Die Pflanze wird seit dem Altertum in der traditionellen Volksmedizin gegen Schlangenbisse und rheumatische Beschwerden verwendet
b Zeichnung von Aristolochia fangchi.

4.5.5 Soll man den Konsum von pflanzlichen Lebensmitteln mit kanzerogenen Inhaltsstoffen vermeiden?

Zusammenfassung

Nach der Meinung der Autoren dieses Buches sind die Aufnahmemengen der Inhaltsstoffe aus Gewürzen bei normaler Ernährungsweise so gering, dass kein relevantes Krebsrisiko daraus abzuleiten ist. Dies trifft jedoch nicht notwendigerweise auf die Verwendung von Reinsubstanzen bei der Lebensmittelherstellung zu. Des Weiteren sollte man den Konsum großer Mengen von Gewürzen, die kanzerogene Substanzen enthalten, vermeiden. Dies trifft auch auf den Verzehr anderer Lebensmittel zu, etwa auf rohe Champignons und andere Pilze. Bereits im Jahr 2000 empfahl die WHO, auf den Verzehr von Frühlingslorcheln zu verzichten.

Kaffeesäure ist vor allem in Kaffee in großen Mengen enthalten. Da zahlreiche Humanstudien, in denen das Krebsrisiko von Kaffeetrinkern untersucht wurde, zu der Erkenntnis gelangten, dass in manchen Organen Schutzwirkungen auftreten; da generell bei Nutztieren keine erhöhten Krebsinzidenzen nachweisbar waren, kann davon ausgegangen werden, dass die Aufnahme dieser Verbindung über Lebensmittel beim Menschen kein Risiko darstellt.

4.6 Mykotoxine

Jährlich werden tausende Tonnen an Lebensmitteln und Tierfutter durch Infektionen mit Pilzen unbrauchbar. Die Stoffwechselprodukte dieser Mikroorganismen lösen bei Menschen und Tieren schwere Vergiftungen aus. Einige der Pilzgifte (Mykotoxine) wirken gentoxisch und verursachen Krebs, bei einer Reihe weiterer Verbindungen ist der derzeitige Forschungsstand unbefriedigend, sodass keine klare Beurteilung ihrer Langzeiteffekte möglich ist. Die nachfolgenden Teilkapitel behandeln drei wichtige und besonders relevante Gruppen, nämlich Aflatoxine, Ochratoxine und Gifte, die von Fusarienarten gebildet werden. Im letzten Teilkapitel werden weitere Toxine behandelt, die ebenfalls von Schimmelpilzen gebildet werden.

Es ist prinzipiell zwischen zwei Formen der Kontamination zu unterscheiden, nämlich Befall mit Lagerpilzen (z. B. Aspergillusarten) und bei Kultivierung von Nutzpflanzen im Freiland auftretende Infektionen mit Feldpilzen (z. B. Fusarienarten).

4.6.1 Aflatoxine

Man kennt diese Substanzen bereits seit den 1960er Jahren und wurde erstmals in Tierzuchtanlagen auf ihre akut giftigen Eigenschaften aufmerksam, beispielsweise durch das Sterben von Truthähnen nach Verfütterung von verpilztem erdnusshaltigem Futter.

Vorkommen und Nachweis

Die Gifte werden durch bestimmte Schimmelpilzarten gebildet und zwar durch Aspergillus flavus und Aspergillus parasiticus. Es wird geschätzt, dass derzeit mehr als 5 Milliarden Menschen exponiert sind. Für die Menschen in Mitteleuropa ist beruhigend, dass die Pilze für ihr Wachstum tropische Temperaturen und hohe Luftfeuchtigkeit benötigen. In Ländern mit gemäßigtem Klima erfolgt die Exposition durch Konsum von kontaminierten Lebensmitteln, die importiert wurden. Besonders häufig sind Erdnüsse, Gewürze (Pfeffer), Trockenfrüchte (Feigen) und Nüsse befallen; auch Getreidearten und Mais können infiziert sein. Die Maximalwerte liegen je nach Lebensmittel zwischen 50 und 100 ng/kg. Ein Extremwert wurde in Pistazien detektiert (140 µg/kg). In Säuglingsmilchpulver fand man in Deutschland in einigen Proben (3 %) Aflatoxin-M_1-Werte, die über dem gesetzlich zugelassenen Grenzwert lagen (0,01 µg/kg). In Industrieländern liegt keine kontinuierliche Exposition vor und durch laufende Kontrollen wird sichergestellt, dass infizierte Lebensmittel aus dem Verkehr gezogen werden.

Der Nachweis in Lebensmitteln erfolgt meist mittels einer Kombination von Säulen- und Dünnschichtchromatografie oder mit ELISA-Kits, die Nachweisgrenze liegt im Nanogramm-Bereich.

Chemische Strukturen, Verstoffwechselung und gentoxische Eigenschaften

Aflatoxin B_1 ist der giftigste und am weitesten verbreitete Vertreter dieser Substanzklasse. Daneben kennt man eine Reihe strukturell ähnlicher

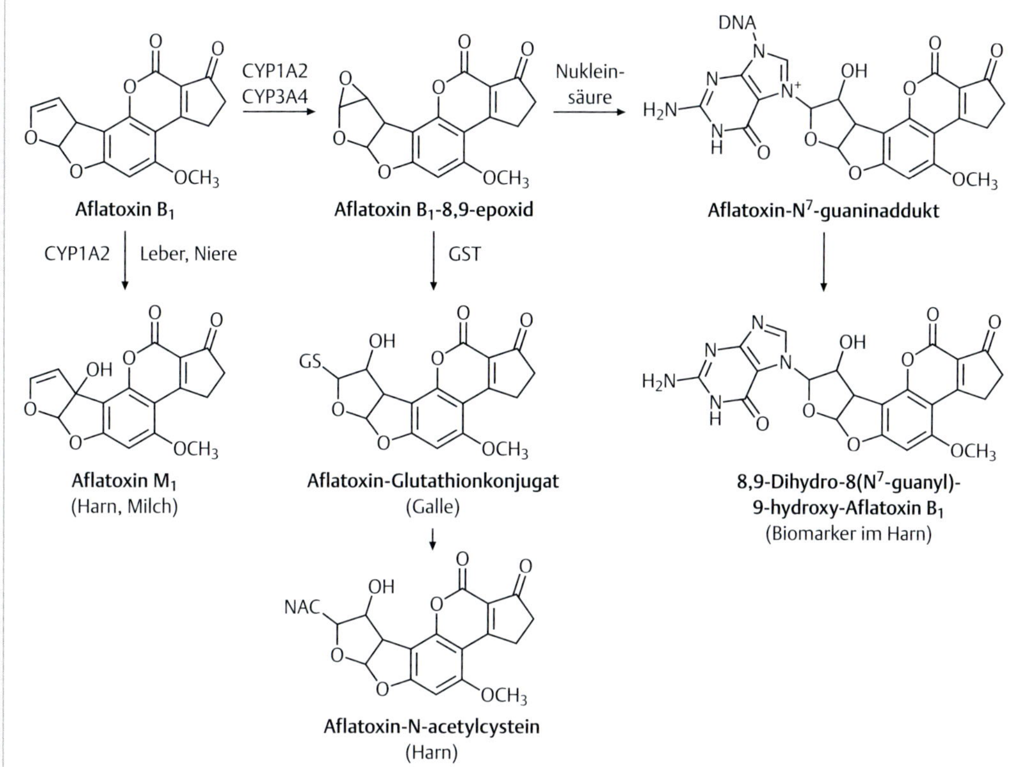

Abb. 4.10 Verstoffwechselung von Aflatoxin B_1. GST: Glutathion-S-Transferase (Quelle: [14]).

Verbindungen (AFB_2, AFG_1, AFG_2), deren Giftwirkungen wesentlich geringer sind. AFM_1 und AFM_2 sind Hydroxylierungsprodukte, die in der Milch gefunden werden.

▶ **Verstoffwechselung.** Die Verstoffwechselung der Aflatoxine ist gut erforscht und für AFB_1 in ▸ Abb. 4.10 schematisch dargestellt. In der Leber entstehen durch Reaktionen, die von Zytochromen katalysiert werden, Epoxide, beispielsweise AFB_1-8,9-exo-epoxid und das entsprechende -endo-epoxid. Ersteres bindet an die DNA und zwar präferenziell an Guanosin. In der Folge kann es zum „Herausfallen" der Basen kommen („apurine Stelle") oder zur Öffnung des Rings, wodurch ein stabiles Addukt gebildet wird; in der Folge kommt es zu Basenaustauschmutationen (G→T-Transversionen). Die wichtigste Rolle bei der Bildung der Epoxide spielt CYP3A4, es sind jedoch auch eine Reihe anderer CYP-Isoformen in der Lage, Aflatoxine zu verstoffwechseln.

▶ **Mutationen.** Von besonderer Bedeutung ist, dass AFB_1 eine „Fingerprintmutation" auslöst, d. h. es löst in einem bestimmten Gen (*p-53*-Tumorsuppressorgen) an einer bestimmten Stelle (im Codon 249) Mutationen aus. Diese Eigenschaft kann man sich zunutze machen, um festzustellen, ob Lebertumoren tatsächlich durch Aflatoxinexposition verursacht wurden, indem man DNA aus dem Tumorgewebe extrahiert und sequenziert (▸ Abb. 4.11).

▶ **Entgiftung.** Die Entgiftung der Aflatoxine erfolgt vor allem über Konjugationsreaktionen mit Glutathion, die von der entsprechenden Transferase katalysiert werden (▸ Abb. 4.10). Eine weitere Möglichkeit ist die nicht enzymatische Hydrolyse der Epoxide, die zur Bildung ungesättigter Dihydrodiole führt.

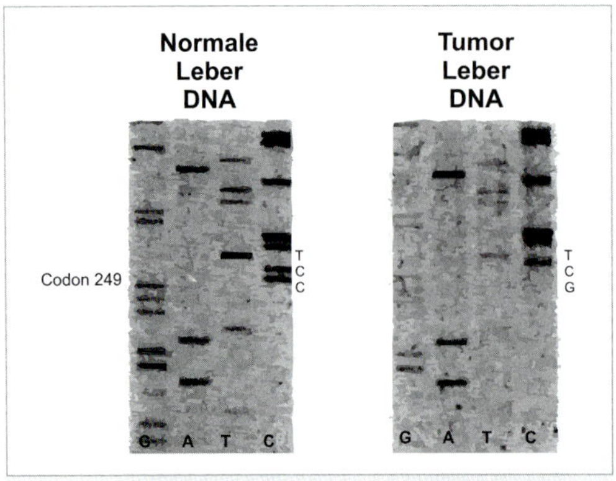

Abb. 4.11 Durch AfB_1 ausgelöste Fingerprintmutation im *p53* Gen.

Ergebnisse von Tierversuchen

Die Kanzerogenität der Aflatoxine wurde mit zahlreichen Tierarten untersucht. In vielen Spezies wurde Krebsauslösung beobachtet, beispielsweise in Ratten, Hamstern, Fischarten (Forelle, Lachs, Guppy) und Affen (Rhesusaffe, Grüne Meerkatze, Javaneraffe). In Ratten fand man bereits mit geringen Mengen (1 µg/kg) nach oraler Verabreichung Hyperplasien und Tumoren in der Leber, während im Gegensatz dazu in Mäusen in diversen Versuchen keine Auslösung von Tumoren nachweisbar war. Auch AFB_2, G_1 und M_1 lösen in Tierexperimenten Tumoren aus, nicht jedoch G_2 und M_2.

Gefährdung des Menschen

AFB_1 ist das gefährlichste bekannte Humankanzerogen. Betrachtet man die Häufigkeit verschiedener Krebsformen, so sieht man, dass in vielen Ländern Afrikas und Südostasiens (z. B. in China) Leberkrebs häufiger als andere Tumorarten auftritt. Die IARC schätzt, dass weltweit jährlich etwa 600.000 Menschen an hepatozellulären Karzinomen (HCC) sterben, und es wird angenommen, dass Aflatoxine bei der Auslösung dieser Krebsart eine entscheidende Rolle spielen.

Biomarker und humane Risiken

▶ **Nachweis von Addukten und Mutationen.** Um die Gefährdung des Menschen einschätzen zu können, wurde eine Reihe von Methoden entwickelt, mit denen die Belastungen quantifiziert werden können. Es ist beispielsweise möglich, mit chemisch-analytischen Methoden Basenaddukte im Harn zu bestimmen (Abb. 4.10). Besonders häufig werden im Plasma Albuminaddukte gemessen, die entweder mit Immunoassays und/oder Flüssigkeitschromatografie-Massenspektrometrie (LC-MS) im Harn und Plasma quantifiziert werden können.

Wie erwähnt, ist es möglich, die aus Lebertumoren isolierte DNA zu sequenzieren und so Hinweise darauf zu erhalten, ob die Erkrankung durch das Mykotoxin verursacht wurde. In Gambia fand man die Mutation im Codon 249 des Gens p53 nur bei 5 % der Gesunden, jedoch bei 40 % der Menschen, die an Leberkrebs erkrankt waren. Auch in China wurde die Fingerprintmutation häufig bei HCC-Patienten gefunden. Im Gegensatz dazu tritt sie fast nie in Lebertumoren von Europäern auf. Dies ist ein Hinweis darauf, dass hier andere Faktoren (z. B. Alkoholismus) die Erkrankung verursachen. Auch in Kanada und Japan liegt die Prävalenz dieser Mutation unter der 1 %-Grenze.

In mehr als 90 % der Bevölkerung Westafrikas wurden Aflatoxin-Albumin-Addukte gefunden. Spitzenwerte (bis 100 %) detektierte man in Proben aus Gambia und Benin. Die Menschen in Thailand und Nepal (15 % und 12 %) sind vergleichsweise weniger exponiert. In China wurden in einzelnen Gebieten bei 70 % der Proben positive Befunde erhalten.

Besonders bedenklich ist, dass die Exposition bereits im Mutterleib beginnt (die Gifte sind in der Lage, die plazentare Barriere zu durchdringen) und während der Stillzeit anhält, da kanzerogene Metaboliten auch in der Muttermilch enthalten sind.

▶ **Risikobewertung.** Obwohl die krebsauslösende Wirkung der Aflatoxine beim Menschen als nachgewiesen eingestuft wird (IARC-Klassifikation für AFB_1, G_1 und M_1 als Gruppe 2A und „beschränkte Evidenz" 2B für AFB_2), ist es schwierig, das Risiko exakt zu bewerten. Schätzungen aus Gambia ergaben für das Auftreten von Leberkrebs 1,7–3,4-fach erhöhte Risiken bei aflatoxinexponierten Menschen, die eine Hepatitisinfektion hatten. In einer taiwanesischen Studie fand man ein 3-fach erhöhtes Risiko.

▶ **Akute Vergiftungen.** In den letzten Jahrzehnten kam es vereinzelt zu akuten Aflatoxinvergiftungen, bei denen mehrere Hundert Menschen ums Leben kamen. 1974 starben in Indien 106 Menschen an akuten Vergiftungen, etwa 400 hatten Vergiftungserscheinungen. Dreißig Jahre später kam es in Kenia zu einer Katastrophe mit ähnlichen Ausmaßen. Aus den nachfolgend durchgeführten Untersuchungen von Lebensmitteln lässt sich der LD_{50}-Wert für den Menschen abschätzen; er liegt im Bereich zwischen 0,54 und 1,62 mg/kg Körpergewicht. Die Ursache für die Vergiftungen war in allen Fällen der Konsum von verpilztem Mais. Die als Aflatoxikose bezeichnete Vergiftung ist durch das Auftreten schwerer Leberschäden gekennzeichnet.

▶ **Aflatoxin plus Virushepatitis.** In vielen Ländern mit Aflatoxinexposition gibt es hohe Raten an Hepatitis und der Zusammenhang zwischen der Pilzgiftexposition und der Viruserkrankung wurde in älteren epidemiologischen Studien meist nicht beachtet. Heute nimmt man an, dass das Erkrankungsrisiko für Leberkrebs bei virusinfizierten Personen erhöht ist, es wird aber immer noch diskutiert, ob es zu einer additiven Wirkung kommt oder zu einem Multiplikationseffekt. Eine neuere Studie aus Gambia legt die Vermutung nahe, dass das Risiko dramatisch ansteigt: HBV-infizierte Menschen mit Mutationen in Codon 249 hatten ein 400-fach (!) erhöhtes Risiko, an Leberkrebs zu erkranken, folglich ist eine synergistische Wirkung wahrscheinlich.

Die Erhöhung der Erkrankungshäufigkeit könnte durch die Tatsache erklärt werden, dass die durch das Pilzgift ausgelöste Mutation im *p53*-Gen zu gesteigerter Chromosomeninstabilität und zu einem Verlust der Heterozygotie führt. Befunde, die bei Menschen erhoben wurden, deuten auf derartige Zusammenhänge hin. Man hat versucht, durch gezielte Tierexperimente diese Assoziation besser zu verstehen. Beispielsweise konstruierte man Mäuse mit Mutationen im *p53*-Gen, die Antigene exprimierten, die für Hepatitisinfektionen typisch sind, und fand erhöhte Raten von Leberkrebs. Es gibt auch einige Hypothesen, denen zufolge die Virusinfektion die Reparatur der durch Aflatoxin verursachten DNA-Schädigung inhibiert oder Zellen, in denen durch das Pilzgift genetische Schäden ausgelöst wurden, schneller in Krebszellen umgewandelt werden, da es durch die Infektion, die zu einer chronischen Leberentzündung führt, zu einem Anstieg der Zellteilungen kommt.

Exkurs: Schutz vor Leberkrebs, der durch aflatoxinbelastete Nahrungsmittel ausgelöst wird

In einer Reihe von Langzeituntersuchungen mit Mäusen fand man, dass Aflatoxin in dieser Spezies kaum Leberkarzinome verursacht, und die Dosis, die erforderlich ist, um bei dieser Tierart akute Vergiftungen auszulösen, ist 30-fach höher als jene, die bei Hasen benötigt wird. Die Ursache für die Unempfindlichkeit der Mäuse ist, so nimmt man an, die hohe Aktivität des Schutzenzyms Glutathiontransferase, das auch durch Nahrungsinhaltsstoffe induzierbar ist. Tatsächlich zeigen Tierexperimente, dass Substanzen, die die Aktivität des Enzyms erhöhen, vor DNA-Schäden und Auslösung von Lebertumoren durch Aflatoxin schützen. Typische Beispiele sind Allylsulfide in Lauchgemüse und Glucosinolate in Kohlarten. Auch Kaffee schützt vor der Auslösung von Vorstufen von Leberkrebs (präneoplastische Foci) durch das Pilzgift. Thomas Kensler und seine Kollegen an der Johns Hopkins University in Baltimore führten in China Interventionsstudien mit einer synthetisch hergestellten organischen Schwefelverbindung (Oltipraz) an Bewohnern von Hochbelastungsgebieten durch [51]. Die Ergebnisse sind vielversprechend: Nach Verabreichung der Chemikalie beobachtete man eine deutliche Abnahme der Albuminaddukte und der Bildung geschädigter DNA-Basen.

Noch zielführender ist eine von Christopher Wild, dem Direktor der IARC, initiierte Kampagne, in deren Rahmen man versucht, Bewohnern von afrikanischen Hochbelastungsgebieten zu zeigen, wie Verpilzung von Nahrungsmitteln (insbesondere von Getreiden) während der Lagerung in luftdurchlässigen Verpackungsmaterialien und Deposition ohne direkten Bodenkontakt auf einfache Weise vermieden werden kann [52]. Die Ergebnisse dieser Initiative sind beeindruckend: Die mittels chemischer Analysen und Biomarker ermittelte Aflatoxinbelastung und damit auch das Leberkrebsrisiko sanken dramatisch.

Da Aflatoxine sehr hitzestabil sind (Schmelzpunkt 239–299°C), ist das Kochen verpilzter Nahrungsmittel keine sinnvolle Strategie, um sich vor diesen Pilzgiften zu schützen.

Grenzwerte

In der EU gilt derzeit für Aflatoxin B_1 in Getreiden (außer Mais), Nüssen und getrockneten Früchten ein Maximalwert von 2 µg/kg; die Gesamtmenge an Aflatoxinen darf in diesen Produkten 4 µg/kg nicht überschreiten. Die EFSA stellte 2009 fest, dass eine Erhöhung der Grenzwerte für bestimmte Arten von Nüssen (z.B. Pistazien, Mandeln) auf 8–10 µg/kg zu keiner maßgeblichen Mehrbelastung der Bevölkerung führen würde [53]. Bei Gewürzen ist man etwas toleranter, hier gelten Höchstmengen von 5 µg AFB_1/kg und 10 µg Gesamtaflatoxine/kg. Für Getreidebreikost für Säuglinge gilt ein Wert von 0,1 µg/kg und für Säuglingsmilchnahrung 0,025 µg/kg.

Zusammenfassung

Das Pilzgift Aflatoxin B_1 ist das gefährlichste bekannte Humankanzerogen. Die krebsauslösende Wirkung der Aflatoxine beim Menschen ist als nachgewiesen eingestuft, dennoch ist es schwierig, das Risiko exakt zu bewerten. Eine Virushepatitis erhöht das Risiko eines Leberzellkarzinoms bei aflatoxinexponierten Personen zusätzlich.

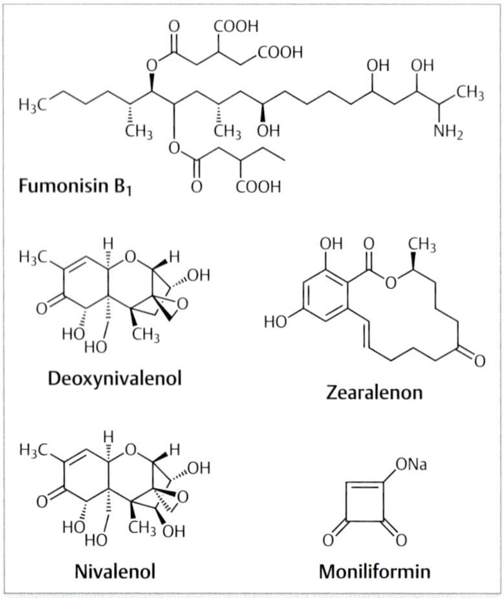

Abb. 4.12 Strukturformeln von verschiedenen Mykotoxinen.

4.6.2 Fusarientoxine

▶ **Vorkommen.** Unter der Feldpilzflora sind vor allem Vertreter der Gattung Fusarium als Produzent von Pilzgiften von Bedeutung. Einerseits ist es bisher nicht gelungen, effiziente Wirkstoffe gegen diese Spezies zu entwickeln, andererseits beseitigten die diversen zum Einsatz gelangten Fungizide die Konkurrenzflora. In der Landwirtschaft sind insbesondere dort Probleme mit diesen Pilzen aufgetreten, wo man die ursprünglich vielfältige Fruchtfolge durch Monokulturen ersetzte. Besonders gefährdete Getreidesorten sind Mais, Hafer und Weizen. In Mitteleuropa dominieren Toxine wie Vomitoxin (Deoxynivalenol), Zearalenon, Nivalenol und Moniliformin. Fumonisine spielen quantitativ eine deutlich geringere Rolle. Fusarium moniliforme (auch F. verticillioides), der wichtigste Fumonisinproduzent, dominiert vor allem in trockenen und heißen Gebieten wie Südafrika (▶ Abb. 4.12).

▶ **Befallsmuster.** Das Befallsmuster hängt von der jeweiligen Pilzart ab. F. graminearum, der Hauptproduzent von Vomitoxin und Zearalenon befällt sehr massiv Maiskolben. Die Infektion von Mais mit F. subglutinans (ein wichtiger Moniliforminproduzent) wird durch Larven des Maiszünslers verursacht. Diese Schmetterlingsart legt ihre Eier in einem Bohrloch ab und es kommt zum Befall einiger Körner rund um die Öffnung. Die Umfassung des Kolbens durch umgeformte Blätter (Lieschenschluss) übt beim Mais einen Brutschrankeffekt aus, der das Wachstum der Pilze begünstigt.

Bei Hafer sind meist nur Ähren auf einzelnen Rispen befallen und es kommt aufgrund der räumlichen Distanz selten zu Sekundärinfektionen von einer Ähre zur anderen. Daher kommen Gifte wie Vomitoxin und Zearalenon meist in wenigen Körnern, dafür aber in hohen Konzentrationen vor. Im Gegensatz dazu findet man Nivalenol, das von einer anderen Pilzart (F. poae) gebildet wird, oft auf zahlreichen Körnern, allerdings in geringeren Konzentrationen. Bei der Verarbeitung von Hafer werden die Toxine bei der Herstellung von Haferflocken und -kleien weitgehend entfernt.

Für den Verbraucher spielt der Befall von Weizen eine besonders wichtige Rolle. Speziell Durumweizen ist häufig infiziert und enthält relativ hohe Konzentrationen, da es zu massiven Sekundärinfektionen von Ähre zu Ähre kommt, sodass häufig stark befallene „Schmachkörner“ zu finden sind.

Betrachtet man die Verteilung der Giftkonzentrationen in einem Getreidekorn, so misst man die höchsten Mengen in den äußeren Schichten, da der Angriff des Pilzes zwischen Perikarp und Aleuronschicht erfolgt, von dort aus wächst er durch das Endosperm nach innen.

Fumonisine

Die Struktur der Fumonisine wurde Ende der 1980er Jahre aufgeklärt. Man findet diese Gifte fast ausschließlich in Maisprodukten. Spitzenwerte wurden in Proben aus den USA und der Transkei (Südafrika) gemessen, sie lagen im Bereich zwischen 10 und 122 mg/kg. Bisweilen findet man in Mittelmeerländern in Mais und Maisprodukten Konzentrationen bis mehrere Hundert ppb, in Deutschland und Österreich liegen die Werte meist unter 200 ppb. Chemisch gesehen, handelt es sich um hydroxylierte Kohlenwasserstoffketten mit diversen Substituenten (Tricarylsäure, Methyl- und Aminogruppen). Toxikologisch ist Fumonisin B_1 (FB_1) die relevanteste Verbindung, es gibt jedoch eine Reihe strukturell verwandter Substanzen wie FB_2 und FB_3. Diese Gifte werden von verschiedenen Fusarienarten gebildet, insbesondere von F. moniliforme; diese Pilzart produziert auch ein weiteres Toxin, nämlich Fusarin C.

Mechanismen der Krebsentstehung

Es gibt verschiedene Hypothesen zu den molekularen Prozessen, durch die Fumonisine Krebs auslösen. FB_1 ist in vielen Gentoxizitätsuntersuchungen negativ, allerdings fanden wir in In-vitro-Experimenten mit Leberzellen von Ratten Auslösung von Chromosomenschäden und Kleinkernbildung. In Tierexperimenten traten Strangbrüche auf, die durch oxidative Schäden erklärt wurden.

Eine andere Ansicht geht davon aus, dass die Hemmung der Sphingolipidsynthese (Sphingolipide sind Bestandteile der Zellmembran) durch das Pilzgift zu Veränderungen der Signalübertragung führt, die Prozesse wie Zellteilung und Apoptose betreffen, und dass das daraus resultierende Ungleichgewicht an der Krebsentstehung beteiligt ist. Letztendlich sind auch Störungen des Immunsystems erwähnenswert.

Tierexperimentelle Befunde

Der erste Hinweis auf die kanzerogenen Eigenschaften der Fumonisine wurde in Experimenten gefunden, in denen Pilzkulturen an Ratten verfüttert wurden und Lebertumoren auslösten. Nachfolgende Untersuchungen zeigten, dass FB_1 in Kombination mit Diethylnitrosamin in Ratten als Tumorpromotor in der Leber wirkt. In einem weiteren Versuch fand man mit relativ hohen Dosen (1,6 mg/kg Körpergewicht/Tag) bei männlichen BOIX-Ratten Lebertumoren. In einer Studie mit einem anderen Rattenstamm wurden ebenfalls Nierentumoren, jedoch keine hepatozellulären Tumoren gefunden. In Mäusen löste das Gift in weiblichen, nicht aber in männlichen Tieren Leberkrebs aus. FB_1 besitzt also sowohl tumorinitiierende als auch -promovierende Eigenschaften, wobei Erstere erst bei hohen Dosierungen auftreten.

Humanstudien

▶ **Ösophaguskarzinom.** Epidemiologische Studien, die in der Transkei (einem Gebiet im östlichen Kapland von Südafrika) durchgeführt wurden, zeigen, dass es in Regionen mit hohen FB-Kontaminationen von Mais zu einem Anstieg von Ösophaguskrebs kommt. Aufgrund dieses aufsehenerregenden Befundes fördert das südafrikanische medizinische Forschungskonzil bereits seit Jahrzehnten ein spezielles Programm zur Erforschung mykotoxinbedingter Krebsauslösung (PROMEC) [54]. Südafrikanische Forscher wie Walter Marasas und Wentzel Gelderblom publizierten wichtige Studien, die die Gefährlichkeit der Fusariumtoxine betreffen [55].

Auch aus China gibt es Berichte, die darauf hinweisen, dass FB-Toxine das Risiko für Speiseröhrenkrebs erhöhen. In diesem Fall werden die statistisch erhobenen Daten zusätzlich durch Biomonitoring-Befunde untermauert, die zeigen, dass die Sphingolipidmuster in Gebieten mit hohem Risiko verändert waren.

▶ **FB-Toxine und AFB_1.** Möglicherweise erhöhen die FB-Toxine auch die kanzerogenen Wirkungen von AFB_1. Dies zeigen experimentelle Befunde mit Forellen. Des Weiteren gibt es auch Berichte aus China über Zusammenhänge zwischen FB-Belastungen und erhöhtem Auftreten von HCC aus Gebieten mit hoher Aflatoxinbelastung.

Darüber hinaus ist erwähnenswert, dass FB_1 die Aufnahme von Folsäure aus dem Verdauungstrakt reduziert. Da diese Substanz eine wichtige Rolle bei der Krebsauslösung spielt (s. Kapitel 5.2), könnte die gestörte Absorption die Krebsentstehung indirekt begünstigen.

Grenzwerte und Gegenmaßnahmen

Die FAO-Expertengruppe definierte eine provisorische tägliche Aufnahmemenge von 2 µg/kg Körpergewicht als Grenzwert für die Toxine FB_1, FB_2 und FB_3 (alleine oder in Kombination). Dieser Wert gilt auch in der EU. Er beruht auf dem NOEL für das Auftreten von Nierentumoren in Ratten (Sicherheitsfaktor 200). Die Belastungen in Gebieten Südafrikas und in anderen Ländern Afrikas überschreiten diese Werte jedoch um ein Vielfaches. Daher versucht man durch gezielte Gegenmaßnahmen die Belastungen von Speisen zu reduzieren, allerdings entstehen beim Verkochen kontaminierter Lebensmittel Hydrolyseprodukte, die ebenfalls Giftwirkungen auslösen, daher ist dies keine sinnvolle Strategie, um Fumonisine unschädlich zu machen. Eine einfache, aber effiziente Maßnahme ist die Elimination befallener Maiskörner durch Handsortierung und Waschen. Eine aktuelle Studie zeigt, dass dadurch eine Reduktion der Belastungen bis 65 % erreicht werden kann.

Weitere Fusarientoxine

Es gibt eine Reihe weiterer Fusarientoxine, die in Mitteleuropa häufig in Getreideprodukten gefunden werden, dazu zählen Substanzen mit Trichothecen-Strukturen wie Deoxynivalenol, Nivalenol, Zearalenon (▸ Abb. 4.12) und das wesentlich seltener vorkommende hochgiftige T-2-Toxin (man synthetisierte diese Verbindung, um ihre Eignung für die biologische Kriegsführung zu untersuchen). Besonders häufig findet man in europäischen Getreideprodukten Deoxynivalenol (DON), das auch als „Vomitoxin“ bezeichnet wird, da es zu heftigem Erbrechen führt. Interessanterweise ist dieses Gift in wesentlich größeren Mengen (bis 500 ppb) in Vollkornteigwaren enthalten als in konventionellen Produkten aus Auszugsmehl (die lediglich Werte bis 50 ppb aufweisen). Aufgrund der unterschiedlichen Verarbeitung sind in Haferflocken geringere Mengen zu finden als in Produkten aus Weizen.

Wir behandeln die krebsauslösende Eigenschaft dieser Gifte nur kursorisch, weil die Datenlage widersprüchlich ist und nicht ausreicht, um eindeutige Schlüsse zu ziehen. Viele Untersuchungen sind veraltet und es besteht in Anbetracht der globalen Bedeutung dieser Gifte ein eklatanter Forschungsbedarf.

▶ **Zearalenon.** Zearalenon bindet an Östrogenrezeptoren und löst bei weiblichen Schweinen Scheinschwangerschaften und pathologische Veränderungen der Geschlechtsorgane und bei männlichen Tieren Atrophie der Samenkanäle aus. In bakteriellen Mutagenitätstests erhielt man negative Ergebnisse, mit hohen Dosierungen fand man in Säugerzellen jedoch Auslösung von Chromosomenaberrationen. Die Ergebnisse von Kanzerisierungsstudien sind widersprüchlich. In einer gut durchgeführten Untersuchung des amerikanischen National Toxicology Program traten in Mäusen Lebertumoren auf. Mit einem anderen Mäusestamm wurden keine Effekte gefunden, auch Experimente mit Ratten ergaben keine Hinweise auf tumorigene Eigenschaften.

▶ **Deoxynivalenol.** Beim Menschen und bei Zuchttieren führt Deoxynivalenol (DON) zu Erbrechen, das durch zentralnervöse Störungen ausgelöst wird. In Gentoxizitätsuntersuchungen mit menschlichen Leberzellen fand man Auslösung von Kleinkernen und bei Säugerzellen Störungen der intrazellulären Kommunikation (Inhibition der „Gap Junctions“). In Tierexperimenten wurde Lipidperoxidation beobachtet. All diese Befunde deuten auf ein krebsauslösendes Potenzial hin. Es wurde mit dem Toxin bisher nur eine aussagekräftige Langzeitkanzerisierungsstudie mit Mäusen durchgeführt, in der keine Hinweise auf kanzerogene Eigenschaften gefunden wurden. Allerdings erhielt man, wie erwähnt, auch mit dem sehr gefährlichen AFB_1 in dieser Spezies durchwegs negative Resultate. Dies zeigt, dass die Untersuchung dieses außerordentlich weit verbreiteten Pilzgiftes an nur einer Tierart nicht ausreichend ist, um eine zufriedenstellende Beurteilung vornehmen zu können.

Wir haben bereits erwähnt, dass man in mehreren Gebieten Chinas hohe Inzidenzen an Ösophaguskrebs findet und dass die Kontamination von Nahrungsmitteln mit FB_1 dafür verantwortlich gemacht wird. Allerdings gibt es auch Studien, die dafür sprechen, dass in der Provinz Linxian, in der Mais oft hohe Konzentrationen DON enthält, das gehäufte Auftreten von Ösophaguskarzinomen in einzelnen Familien möglicherweise durch dieses Pilzgift verursacht wird. Andere Studien widersprechen dieser Annahme, beispielsweise fand man in anderen Gebieten Chinas mit hoher Prävalenz von Speiseröhrenkrebs keine erhöhten DON-Konzentrationen in Lebensmitteln.

▶ **Nivalenol.** Auch bei Nivalenol ist die Datenlage unklar. In einer Untersuchung mit Mäusen wurden Hinweise auf Hypophysenadenome gefunden, in Experimenten mit einem anderen Stamm traten diese Effekte jedoch nicht auf. Versuche mit Ratten verliefen ebenfalls negativ.

▶ **T-2-Toxin.** In männlichen Mäusen löst T-2-Toxin HCC und Lungenadenome aus, in Experimenten mit Ratten fand man Hinweise auf Vormagenkrebs und in Gentoxizitätsuntersuchungen wurden teilweise positive Resultate erhalten.

▶ **Moniliformin.** Moniliformin ist aufgrund von Gentoxizitätstests als weitgehend unbedenklich einzustufen. Wie bei vielen anderen Pilzgiften fehlen allerdings aussagekräftige Daten über mögliche krebsauslösende Eigenschaften aus Langzeitversuchen.

4.6.3 Ochratoxine

Kaum eine Substanz wird – was die Mechanismen ihrer krebsauslösenden Wirkung betrifft – so kontrovers diskutiert wie Ochratoxin A (OTA). Bereits Anfang der 1950er Jahre beobachtete man in Balkanländern das Auftreten von Nierenerkrankungen, die mit dem Auftreten erhöhter Krebsraten in Niere, Blase und Harnleiter assoziiert waren. Epidemiologische Untersuchungen und tierexperimentelle Befunde deuteten darauf hin, dass OTA Tumoren in Blase und Niere auslöst. Die Tatsache, dass diese Verbindung auch in zahlreichen Lebensmitteln in westlichen Industrieländern gefunden wird, hat zu heftigen Diskussionen geführt.

Struktur, Bildung und Vorkommen

Die Substanz wird von verschiedenen Schimmelpilzarten (Penicillium und Aspergillus sp.) gebildet. 1965 wurde Ochratoxin A (▶ Abb. 4.13) erstmals aus einer Kultur von Aspergillus ochraceus isoliert, nachfolgend identifizierte man weitere strukturanaloge Verbindungen (Ochratoxin B und C und die entsprechenden Methylester). Chemisch fällt vor allem auf, dass die Verbindung aus einer Cumarin-Untereinheit besteht, die mit der Aminosäure Phenylalanin peptidisch verbunden ist. Verschiedene Lebensmittel wie Getreide, Mais, Reis, Weintrauben, aber auch Kaffeebohnen und Tee sind für Pilzinfektionen, die zu OTA-Kontaminationen führen, besonders anfällig. Auch Fleischprodukte können durch „Cross-over" von verpilztem Silagefutter belastet sein. Da die Substanz auch ins Blut der Tiere gelangt, kommt es in daraus hergestellten Endprodukten (z. B. in Blutwurst) zu erhöhten Werten.

▶ **Aufnahmemengen.** Die täglichen Aufnahmemengen von Einwohnern von EU-Ländern konnten über die Plasmaspiegel (die im Bereich zwischen 0,18 und 1,19 ng/ml liegen) berechnet werden. Sie variieren erheblich; in Spanien schätzt man, dass pro Tag 2,3 ng/kg Körpergewicht über die Nahrung aufgenommen werden, der Wert für Norwegen liegt um eine Zehnerpotenz niedriger. Betrachtet man einzelne Lebensmittel, so zeigt sich, dass in Deutschland die höchsten Belastungen bei Kakao und Kaffee auftreten (ca. 0,5–0,6 µg/kg). Relativ hohe Konzentrationen findet man auch in Rosinen und in Schweinenieren. Die über die Verzehrmengen errechneten täglichen OTA-Belastungen ergaben, dass die Hauptbelastung auf den Konsum von Brot zurückzuführen ist (0,36 ng/kg/Tag), gefolgt von Müsli, Getreideprodukten und Kaffee.

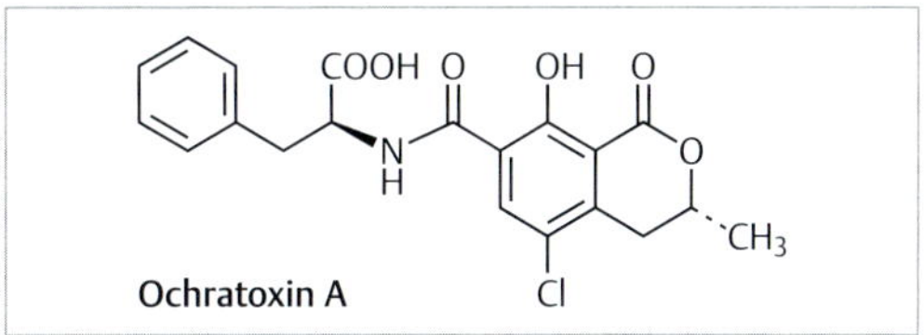

Abb. 4.13 Strukturformel von Ochratoxin A.

Kanzerogene Wirkungen bei Tier und Mensch

Wir beschränken uns aus Platzgründen auf die Darstellung der wichtigsten Befunde. Die Ausscheidung und Verstoffwechselung ist teilweise erfasst; was die weiteren Eigenschaften betrifft, ist erwähnenswert, dass aus Tierexperimenten auch akuttoxische, immuntoxische und teratogene Effekte bekannt sind. Ein Teil dieser Wirkungen ist auf die Inhibition der Synthese der Aminosäure Phenylalanin zurückzuführen. Aufgrund der strukturellen Ähnlichkeit des Pilzgiftes kommt es zu einer reversiblen Inhibition der Phenylalanint-RNA-Synthetase. Es handelt sich um eine kompetetive Hemmung, die durch Phenylalaninsupplementierung der Nahrung aufgehoben werden kann.

▶ **Balkanendemische Nephropathie.** Bereits in den 1950er Jahren kam es in Balkanländern (Bulgarien, Rumänien und Teilen des früheren Jugoslawien) zu einer oft tödlich verlaufenden Nierenerkrankung (balkanendemische Nephropathie, BEN), die durch fibrotische Veränderungen der äußeren Nierenrinde sowie starke Schrumpfung und Gewichtsverlust der Nieren gekennzeichnet ist. Diese pathologischen Prozesse führten letztendlich zu Funktionsausfällen.

▶ **Tumoren bei BEN-Patienten.** In den 1960er Jahren und auch in den nachfolgenden Jahrzehnten häufte sich die Evidenz, dass die Erkrankung durch das Pilzgift ausgelöst wurde, obwohl bis heute auch andere Faktoren diskutiert werden. Des Weiteren sahen die Epidemiologen, dass BEN-Patienten mit besonders großer Häufigkeit an Tumoren des Harntrakts (Blase, Harnleiter und Nieren) erkrankten. Beispielsweise fand man im Distrikt Vratza in Bulgarien signifikant erhöhte Tumorraten bei BEN-Patienten. Im gesamten Urogenitaltrakt traten Tumoren 38-fach häufiger auf, besonders hohe Raten fand man im Harnleiter und in den Nierenbecken; hier war das Risiko um das 90-Fache erhöht.

Zahlreiche Nachfolgestudien bestätigten diese Zusammenhänge. Besonders deutliche Assoziationen fand man in Untersuchungen in den späten 80er und frühen 90er Jahren. Sie zeigten nicht nur eine Korrelation zwischen BEN und dem Auftreten von Tumoren, sondern deuteten auch auf OTA als Ursache hin, da man im Blut der Patienten endemischer Gebiete erhöhte Konzentrationen des Pilzgiftes fand.

Die Annahme, dass das Toxin tatsächlich für die Auslösung der Tumoren verantwortlich ist, wird auch durch tierexperimentelle Befunde erhärtet, die zeigen, dass in Labornagern durch das Mykotoxin Nierentumoren ausgelöst werden. Ratten reagieren auf OTA wesentlich empfindlicher als Mäuse. Eine tägliche Dosis von 70 µg/kg Körpergewicht löst bei 43 % der Tiere Adenome und Karzinome aus, mit einer geringeren Dosis (21 µg/kg) fand man keine Effekte.

Suche nach den Mechanismen

Die Ergebnisse von Gentoxizitätsuntersuchungen sind widersprüchlich. In In-vitro-Modellen, die für routinemäßige Substanzprüfungen eingesetzt werden (beispielsweise in Experimenten mit Salmonella-Stämmen), erhielt man negative Ergebnisse, anderseits ergaben andere Untersuchungen, z. B. mit einer humanen Leberzelllinie, positive Resultate. Möglicherweise, so vermutet man, sind die negativen Befunde auf inadäquate Repräsentanz der Verstoffwechselung zurückzuführen. In Gegenwart von Mikrosomenpräparaten aus der Niere fand man unter In-vitro-Bedingungen tatsächlich Hinweise auf Bildung von DNA-Addukten. Unter anderem diskutierte man die Rolle der Prostaglandin-H-Synthetase bei der Aktivierung des Pilzgiftes. Tierexperimente ergaben fast immer positive Befunde, beispielsweise wurden Auslösung von Strangbrüchen und Induktion von DNA-Synthese in Ratten gefunden.

▶ **DNA-Addukte.** Von besonderer Bedeutung war der Nachweis der Bildung von DNA-Addukten. Man postulierte, dass die Addukte, die in der Erbsubstanz von behandelten Labornagern detektiert wurden, jenen ähneln, die in OTA-exponierten BEN-Patienten auftreten. Dies wurde als Beweis dafür gewertet, dass das Pilzgift für das Auftreten der Krankheit verantwortlich ist und lieferte auch eine Erklärung für seine krebsauslösende Wirkung.

Die Frage, welche Addukte durch OTA gebildet werden, wurde aufgrund von In-vitro-Experimenten beantwortet. Man postulierte eine Aktivierung der Substanz durch CYP2C9 und Cyclooxygenase, die zur Bildung von Hydroxychinon-Addukten am C8-Atom von Guanosin führt. Nachfolgende Untersuchungen, die mit radioaktiv markiertem OTA durchgeführt wurden, ergaben jedoch keine Hinweise auf Adduktbildung, und da dieses Verfahren als aussagekräftiger angesehen wird als die ursprünglichen Experimente, stellten die neueren Ergebnisse die „OTA-Story" in Frage.

Annie Pfohl-Leszkowicz von der Universität Toulouse und ihre Mitarbeiter, die einige Arbeiten über Adduktbildung von OTA veröffentlicht hatten, versuchten ihre Ergebnisse zu verteidigen. Sie postulierten die Bildung eines elektrophilen Benzochinons, das für die Bildung der DNA-Addukte verantwortlich sein soll [56]. Die Gegner der „Adduktthypothese" hingegen behaupteten, dass OTA nur auf indirektem Weg DNA-Schäden auslöst

Exkurs: Eine alternative Erklärung zur Auslösung von Tumoren bei balkan-endemischer Nephropathie

Wie im Exkurs „Eine fatale Verwechslung" (Kapitel 4.5.4) beschrieben, ist die Aristolochiasäure für die Auslösung der Chinesische-Kräuter-Nephropathie verantwortlich. Aktuelle Befunde, die auf Ergebnissen beruhen, die mit molekularbiologischen Verfahren erhalten wurden, deuten darauf hin, dass diese Substanz möglicherweise auch mit der Auslösung der Tumoren, die man bei BEN-Patienten fand, in Zusammenhang steht. Aristolochiasäure verursacht die Bildung spezieller DNA-Addukte am Adenosin und man fand diese in der Nierenrinde von BEN-Patienten. Darüber hinaus zeigten DNA-Sequenzanalysen aus Krebsgewebe von Patienten aus Gebieten, in denen BEN endemisch auftritt, eine spezifische, für Aristolochiasäure typische Mutation. Im *p53*-Tumorsuppressorgen fand man diese Mutationen in 89% aller untersuchten Gewebeproben, wobei vor allem A:T→T:A-Transversionen vorliegen. Man findet diese Mutationen in einer Reihe von Genen; neben den erwähnten *p53* zeigten Tierexperimente auch in Onkogenen (H-ras und K-ras) derartige Veränderungen.

Bedeutet dies, dass die Ansicht, OTA sei für BEN und die damit verbundene Erhöhung des Krebsrisikos verantwortlich, verworfen werden muss? Anhänger dieser Meinung betonen, dass bisher mit OTA nur DNA-Veränderungen gefunden wurden, die zu einer anderen Form von Mutationen führen. Diese wurden in den Tumoren nicht detektiert. Allerdings ist, wie erwähnt, die Adduktbildung durch OTA noch nicht vollständig geklärt und es ist eindeutig in Tierexperimenten nachgewiesen, dass die Substanz Tumoren auslöst, und zwar in jenen Organen, die auch von BEN betroffen sind. Auch die Tatsachen, dass die für BEN typische Veränderung der Niere durch OTA im Tierexperiment ausgelöst wurde und in den endemischen Gebieten OTA-Belastungen in Nahrungsmitteln gefunden wurden, sprechen für die OTA-Hypothese.

(Letzteres konnte man nicht wegdiskutieren), und da es Befunde gibt, die zeigten, dass Antioxidanzien die erbsubstanzschädigenden Effekte verhindern, nahm man an, dass Sauerstoffradikale bei der Auslösung der Schäden eine Rolle spielen. Tatsächlich kennt man bis heute keine DNA-reaktiven Stoffwechselprodukte von OTA und dies ist einer der Hauptkritikpunkte an der Annahme, dass die Substanz kovalente Addukte bildet.

▶ **Wirtschaftliche Aspekte.** Man sollte nicht vergessen, dass bei der Beurteilung der Gefährlichkeit des Pilzgiftes auch wirtschaftliche Interessen eine wichtige Rolle spielen. Wie erwähnt, ist OTA in recht erheblichen Mengen in Kaffee und zahlreichen anderen Lebensmitteln enthalten und ist daher seit vielen Jahren eine Problemsubstanz für Lebensmittelproduzenten. Für die Festelegung von Grenzwerten (s. u.) ist es von entscheidender Bedeutung, ob eine Substanz direkt DNA-schädigend wirkt (also Addukte bildet) oder nur auf indirektem Weg.

Festlegung von Grenzwerten

Am 9. April 2009 erhielt die EFSA von der Rechtsanwaltsfirma „Phillip und Partner" einen Brief, in dem die Behörde ersucht wurde, aufgrund aktueller Daten die Maximalwerte für OTA in Lebensmitteln neu zu bewerten. Die Agentur stellte fest, dass eine Änderung der derzeitigen Regelung nicht gerechtfertigt ist. Momentan geht man seitens der Gesetzgeber davon aus, dass es keine Evidenz für OTA-spezifische DNA-Addukte gibt, und nimmt an, dass die DNA-schädigenden Effekte auf oxidativen Stress zurückzuführen sind. Die Festlegung des Grenzwertes basiert daher nicht auf der kanzerogenen Wirkung der Substanz, sondern auf der Auslösung nierentoxischer Effekte bei Schweinen, die die empfindlichste Spezies für derartige Schäden darstellt. Das Lowest-observed-Effekt-Level (LOEL) liegt bei 8 µg/kg Körpergewicht pro Tag und unter Einbeziehung eines Unsicherheitsfaktors von 450 definierten die Experten eine tolerierbare wöchentliche Aufnahmemenge von 120 ng/kg Körpergewicht.

Zusammenfassung

Unter den Fusarientoxinen besitzen insbesondere die Fumonisine kanzerogene Eigenschaften. Humanstudien deuten darauf hin, dass sie das Risiko für Ösophaguskarzinome erhöhen. Die übrigen Fusarientoxine sind bezüglich krebsauslösender Eigenschaften noch unzureichend untersucht.

Die potenzielle krebsauslösende Wirkung der Ochratoxine wird sehr kontrovers diskutiert. Es gibt zwar zahlreiche Hinweise darauf, dass sie die Balkan-Nephropathie und Tumoren des Harntrakts bei BEN-Patienten verursachen, die Bildung von DNA-Addukten durch Ochratoxin A als auslösender Mechanismus konnte jedoch bislang nicht eindeutig nachgewiesen werden.

4.6.4 Einige weitere Pilzgifte

Wie bereits erwähnt, sind viele Pilzgifte, die unsere Nahrung kontaminieren, im Hinblick auf ihre langzeittoxischen Wirkungen außerordentlich schlecht untersucht. Eine der Ursachen ist darin zu suchen, dass für Langzeit-Kanzerisierungsstudien relativ große Substanzmengen erforderlich sind und dass die Synthese bzw. die Isolierung größerer Mengen der Gifte mit erheblichen Kosten verbunden sind.

▶ **Patulin.** Dieses Pilzgift (▶ Abb. 4.14 a) wird in erheblich höheren Mengen in Lebensmitteln gefunden als andere Pilzgifte und von verschiedenen Pilzarten gebildet. Vor allem Gemüse und diverse Obstsorten sind betroffen. Besonders häufig wird das Gift in Äpfeln gefunden, in denen Mengen bis 80 mg/kg detektiert wurden.

In konventionellen Bakterientests wurden mit Patulin keine gentoxischen Effekte gefunden, in Säugerzellen hingegen erhielt man häufig positive Resultate und auch mit einer humanen Leberzelllinie wurde von uns Auslösung von Strangbrüchen beobachtet. Tierexperimentelle Befunde hinsichtlich gentoxischer Wirkungen fehlen völlig. Es gibt jedoch einige veraltete Kanzerisierungsstudien mit Labornagern, in denen keine Hinweise auf kanzerogenes Potenzial erhalten wurden. Diese Versuche sind jedoch aus methodischen Gründen nicht aussagekräftig.

▶ **Citrinin.** Citrinin (▶ Abb. 4.14 b) wird von Penicillium und einigen Aspergillusarten gebildet

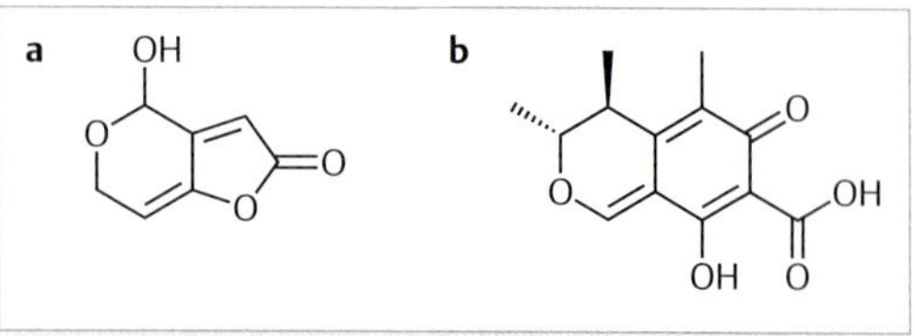

Abb. 4.14 Patulin und Citrinin.
a Strukturformel von Patulin.
b Strukturformel von Citrinin.

und kommt in Getreiden, Mais und Erdnüssen vor. In Bakterientests wurden mit der Substanz keine Effekte detektiert, es gibt aber Hinweise auf Auslösung von DNA-Schäden in Säugerzellen und auf Auslösung von Chromosomenschäden in humanen Leberzellen, die durch Chromosomenfehlaufteilung (Aneuploidie) erklärbar sind. Man nimmt an, dass derartige Prozesse zur Auslösung von Krebserkrankungen führen. In F344-Ratten wurden gutartige Nierentumoren gefunden und bei Kombination mit anderen Substanzen sah man mehrfach kokanzerogene Eigenschaften (also eine Verstärkung der krebsauslösenden Wirkung). In Experimenten mit Mäusen, Sprague-Dawley-Ratten und Fischen zeigten sich allerdings keine Hinweise auf kanzerogenes Potenzial der Substanz.

4.7 Nitrosamine

Die Giftwirkungen der Nitrosamine wurden in Industrielabors entdeckt, als man beobachtete, dass N-Nitrosodimethylamin (NDMA) an Arbeitern Vergiftungen verursacht. Insbesondere Wissenschaftler des Deutschen Krebsforschungszentrums (DKFZ) Heidelberg wie Bertold Spiegelhalder, Hermann Druckrey, Rudolf Preußmann und Gerhard Eisenbrand haben sich um die Erforschung der Wirkungen dieser Substanzgruppe verdient gemacht. 1967 veröffentlichten Druckrey und seine Mitarbeiter eine der umfangreichsten je durchgeführten Kanzerogenitätsstudien mit Ratten, in der sie die Dosis-Wirkungs-Effekte zahlreicher Nitrosamine untersuchten [57]. Heute sind etwa 300 Substanzen im Hinblick auf ihre krebsauslösenden Eigenschaften getestet, mit mehr als 90 % erhielt man positive Ergebnisse.

4.7.1 Chemische Strukturen

Nitrosamine und Nitrosamide werden unter dem Überbegriff Nitrosoverbindungen zusammengefasst. Aus beiden Substanzgruppen entstehen elektrophile Stoffwechselprodukte, die an die DNA binden. Nitrosamine sind bei Raumtemperatur stabil und werden erst im Körper enzymatisch aktiviert, während Nitrosamide spontan zerfallen.

Man kennt eine Vielzahl von Nitrosaminen, die durch Besitz einer Nitrosogruppe gekennzeichnet sind. ▸ Abb. 4.15 zeigt die chemischen Strukturen einiger Substanzen, die in Lebensmitteln vorkommen. Die Reste (R1, R2) sind entweder Alkylgruppen, können aber auch aus ringförmigen Strukturen bestehen. Man unterscheidet zwischen flüchtigen und nichtflüchtigen Nitrosaminen, wobei vor allem die Ersteren krebsauslösende Eigenschaften besitzen.

4.7.2 Bildung von Nitrosaminen in Lebensmitteln

Nitrosamine entstehen durch Umsetzung von sekundären Aminen mit nitrosierenden Agenzien. Die Reaktion zwischen Nitritionen und Protonen führt zur Bildung von salpetriger Säure, aus der die nitrosierenden Agenzien Distickstofftrioxid (N_2O_3) und -tetroxid (N_2O_4) entstehen. Auch protonierte salpetrige Säure selbst ist ein wirksames Nitrosierungsmittel.

▶ **Einflussfaktoren.** Zwei wichtige Faktoren beeinflussen die Bildung der Nitrosamine, nämlich der pH-Wert des Milieus und die Basizität des Amins. Die maximale Ausbeute erhält man bei pH-Werten zwischen 3 und 4; diese Bedingungen liegen im Magen vor. ▸ Abb. 4.16 zeigt die Reaktionsgleichung der Bildung von Nitrosaminen und den Reaktionsverlauf. Die Ausbeute ist von der Nitritmenge abhängig. Es handelt sich um eine Reaktion zweiter Ordnung; bei geringen Konzentrationen ist die Ausbeute niedrig, bei hohen „explodiert“ die Bildung der Endprodukte.

Die Belastung von Lebensmitteln ist auf zwei Ursachen zurückzuführen, nämlich auf die Entstehung der Nitrosamine in Fleischwaren und auf die endogene Bildung im sauren Milieu des menschlichen Verdauungstrakts (Magen).

▶ **Pökeln von Fleischwaren.** Bei der Bildung der Nitrosamine in fleischhaltigen Lebensmitteln spielt die Pökelung eine zentrale Rolle. Dieses Verfahren war vor der Erfindung von Kühlschränken das wirksamste Mittel zur Verhinderung von Bakterieninfektionen, u. a. durch Clostridium botulinum, an denen unzählige Menschen starben. Bis ins 19. Jahrhundert enthielten Pökelsalzgemische 2–3 % salpetrige Säure, nachfolgend ersetzte man diese durch Nitrit. Bisweilen wurden recht hohe Mengen (bis 5 %) zugesetzt, was zu Vergiftungen führte. Das heute zum Einsatz kommende Pökelsalz besteht aus Kochsalz mit einem Maximalgehalt von 0,4–0,5 % Na-Nitrit. Bei der industriellen Fertigung, etwa von Würsten, wird die Lake maschinell oder per Hand in das Fleisch injiziert. Das gepökelte Fleisch wird meist nicht direkt verarbeitet, sondern kommt in geräucherter Form auf den Markt. In Deutschland werden pro Person jährlich etwa 45 kg Fleisch verzehrt, zu 90 % der Produkte wird bei der Herstellung Nitrat (Pökelsalz) zugesetzt. Die Gesamtaufnahme von Nitrat durch Fleischverzehr liegt pro Person bei 2 mg/Tag.

▶ **Pflanzliche Lebensmittel.** Neben der Aufnahme durch Fleisch und daraus hergestellten Produkten werden Nitrit und Nitrat auch aus pflanzlichen Lebensmitteln aufgenommen. Schätzungen

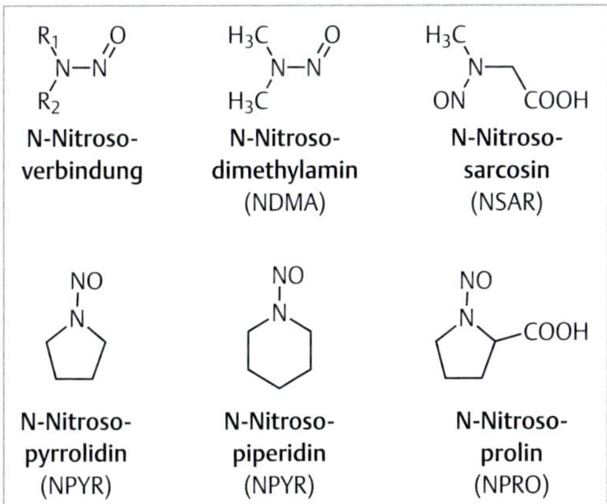

Abb. 4.15 Chemische Strukturen diverser Nitrosamine.

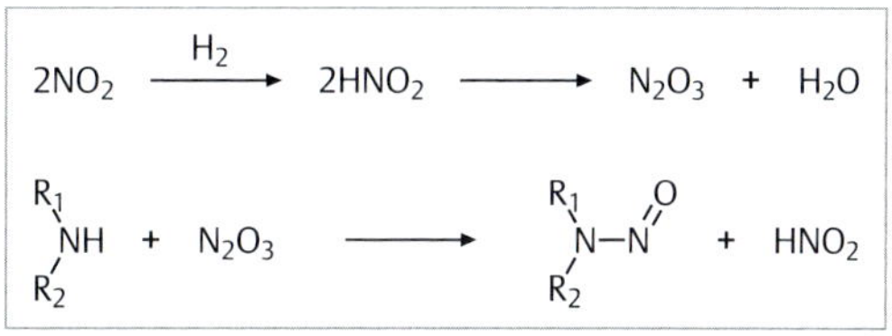

Abb. 4.16 Vereinfachte Darstellung der Bildung von Nitrosaminen. Durch Umsetzung von Stickstoffdioxid aus Nitrit entsteht ein Trioxid, das mit Aminen (Bestandteil von Aminosäuren) reagiert (Quelle: [8]).

zufolge stammen etwa 50% des Nitrats, das in Deutschland aufgenommen wird, aus Gemüseprodukten, die Aufnahme über Fleisch macht nur ca. 2% der Gesamtbelastung aus.

In pflanzlichen Lebensmitteln wurden hohe Belastungen in Rettichen gefunden (ca. 2000 mg/kg), gefolgt von Kopfsalat, Radieschen (1700 mg/kg) und Spinat (800 mg/kg). Zu den höchstbelasteten pflanzlichen Nahrungsmitteln zählt übrigens Rucola. Man fand in Deutschland in der Hälfte aller untersuchten Proben (ca. 250) Mengen über 500 mg/kg, die Spitzenwerte lagen bei 8000 mg/kg. In einer Aussendung des Bundesinstituts für Risikobewertung wird festgestellt, dass es durch den Konsum des Salats zu Überschreitungen des ADI-Wertes kommen kann, der von der WHO mit 0–3,7 mg/kg Körpergewicht festgelegt wurde (dies entspricht einer Aufnahme von 256 mg/Tag eines erwachsenen Mannes mit 70 kg und 212 mg/kg einer Frau mit 58 kg).

Die Festlegung des ADI-Wertes durch die WHO ist eine unsichere Angelegenheit, da es keine systematischen Humanstudien zur endogenen Nitrosaminbildung gibt; er wurde aus einer Langzeit-Fütterungsstudie mit Ratten abgeleitet, in denen die Tiere Standardfutter erhielten (in dem die Nitrosaminbildung nicht in entsprechender Weise berücksichtigt wurde). Das BfR stellt daher völlig zu Recht fest, dass „die Bedeutung der endogenen Nitritbildung für die Nitrosaminbildung und somit für eine mögliche Krebsinduktion weitgehend noch unklar ist".

▶ **Gesamtbelastung.** Die Nitrataufnahme über das Trinkwasser liegt in Deutschland bei 22% der Gesamtbelastung. Die tägliche Gesamtmenge an Nitrat, die v. a. über pflanzliche Nahrung und Wasser aufgenommen wird, liegt bei 80–100 mg/Person. Die Belastung der pflanzlichen Lebensmittel wird überwiegend durch Düngung verursacht.

Die Betrachtung der aufgenommenen Nitratmengen ist für Nitrosaminbelastungen insofern von Bedeutung, da es in Nahrungsmitteln zu einer teilweisen Umwandlung in Nitrit kommt. Darüber hinaus findet diese Reaktion auch im menschlichen Körper statt. Die exogene Nitritbildung in Lebensmitteln durch Bakterien ist beispielsweise bei der Herstellung von Säuglingsnahrung relevant, da es in Milchprodukten zu bakteriellen Verunreinigungen kommen kann. Nitrat wird in der Mundhöhle durch die Speichelflora zu Nitrit umgesetzt. Nach Verschlucken der Nahrung wird ein Teil des Nitrats im oberen Darmtrakt resorbiert und gelangt durch einen Nebenkreislauf über das Blut in den Speichel und so erneut in die Mundhöhle und wird dort aufgrund der längeren Verweilzeit teilweise in Nitrit umgewandelt. Auch im oberen Darmbereich kann es zu Nitritbildung kommen, insbesondere wenn bakterielle Infektionen (z. B. Helicobacter pylori) vorliegen.

4.7.3 Beeinflussung der Bildung von Nitrosaminen durch Nahrungsinhaltsstoffe

Zahlreiche Inhaltsstoffe der menschlichen Nahrung beeinflussen die Entstehung von Nitrosaminen im Verdauungstrakt. Beispielsweise inhibieren Ascorbinsäure und Ascorbat die Bildung von Nitrosaminen. In Deutschland sind daher Natrium- und Calciumascorbat bei der Herstellung von Fleischprodukten als Pökelmittel zugelassen. Ein weiterer wichtiger Inhibitor ist Vitamin E; auch Thiole wie Cystein und Glutathion verhindern die Bildung der Kanzerogene. Phenole können die Bildung dieser Substanzen entweder fördern (indem sie Amine schneller nitrieren) oder verringern.

Exkurs: Wie kann man den Nitrosamingehalt pflanzlicher Nahrungsmittel reduzieren?

Das österreichische Bundesministerium für Landwirtschaft gab eine Nitratfibel für Gemüseanbau heraus, die wertvolle Ratschläge enthält. Es wird empfohlen, die Wasserabgaben genau zu dosieren, da Gießwasser Nitrat enthält, 10 Tage vor der Ernte nicht mehr zu düngen und vor allem Depot- und Ammoniakdünger zu verwenden. Des Weiteren wird geraten, im Winter Gründüngungspflanzen anzubauen und die Ernterückstände einzuarbeiten. Letztlich gibt es auch Empfehlungen für den Konsumenten, nämlich das Entfernen von Stielen, Strünken und Blattrispen, das zu einer Reduktion des Nitratgehalts beiträgt.

Exkurs: Inhibition der Bildung von Nitrosaminen durch Nahrungsinhaltsstoffe

In den 1970er und 1980er Jahren wurden zahlreiche Studien durchgeführt, in denen man Versuchstiere mit Aminen und nitrosierenden Agenzien fütterte und nachfolgend die Ausscheidung der im Verdauungstrakt gebildeten Nitrosamine im Harn quantifizierte. Tatsächlich fand man mit Vitamin E, aber auch mit Hydroxyzimtsäuren, wie Kaffee- und Chlorogensäure, sowie mit diversen Getränken (Kaffee, Tee) und pflanzlichen Nahrungsmitteln (z.B. mit Stachelbeeren) deutliche Schutzeffekte. Forscher der IARC in Lyon einwickelten ein Humanmodell, in dem sie den Probanden nitritreiche Lebensmittel (z.B. Rote-Rüben-Saft) und die Aminosäure Prolin unter kontrollierten Bedingungen verabreichten und nachfolgend die Nitrosoprolin-(NPRO-)Konzentrationen im Harn quantifizierten. NPRO ist für derartige Untersuchungen geeignet, da es nicht krebsauslösend wirkt [58]. Die Ergebnisse dieser Experimente zeigen, dass auch im Menschen erhebliche Nitrosaminmengen endogen gebildet werden. Des Weiteren konnte man mit diesem Modell auch Schutzeffekte untersuchen, beispielsweise wurde nach Verabreichung von Vitamin C und Vitamin E eine signifikante Inhibition der Ausscheidung gefunden.

4.7.4 Belastung einzelner Lebensmittel mit Nitrosaminen

▶ **Fleisch und Fisch.** Wie erwähnt, enthalten Pökel- und Räucherfleisch und die daraus hergestellten Wurstwaren Nitrosamine. Die meisten nicht flüchtigen Verbindungen sind toxikologisch nur wenig interessant, da sie keine oder nur geringe kanzerogene Aktivität besitzen. Beim Braten von Fleisch werden allerdings einzelne harmlose Verbindungen durch Abspaltung einer Carboxylgruppe (Decarboxylierung) in gefährliche krebsauslösende Substanzen umgewandelt; beispielsweise entsteht aus dem nicht kanzerogenen N-Nitrosoprolin das stark kanzerogene N-Nitrosopyrrolidin (NPYR).

Unter den flüchtigen Nitrosaminen sind NDMA und NPYR erwähnenswert. Die Konzentrationen, die die Chemiker in Würsten detektierten, lagen früher im Bereich zwischen 0,5–12 µg/kg und 0,5–45 µg/kg. Seit den 1990er Jahren wurden die Nitritkonzentrationen bei der Herstellung drastisch reduziert, die nachfolgend gefundenen NDMA-Konzentrationen erreichten Maximalwerte bis zu 2,5 µg/kg. In gebratenem Schinken fand man etwas höhere Konzentrationen. NDMA wurde auch in zahlreichen Analysen in Fisch und Fischprodukten nachgewiesen, etwa in geräuchertem Material (0,6–2,6 µg/kg), aber auch in Konserven (bis 5,3 µg/kg). In asiatischen Produkten, etwa in thailändischen Fischwaren, wurden weitere Nitrosamine wie N-Nitrosopiperidin (NPIP) und NPYR teilweise in erheblichen Mengen detektiert. NPIP wird auch in gewürzten Fleischprodukten gefunden, da es in Pfeffer vorkommt.

▶ **Käse und Gewürze.** Gelegentlich sind auch Käse und andere Milchprodukte mit Nitrosaminen kontaminiert. Nitrat wird nämlich Käsesorten wie Gouda und Edamer zugesetzt, um das Wachstum von Clostridien zu verhindern, die die Reifung durch Gasproduktion negativ beeinflussen. Auch in Gewürzen wurden Nitrosamine gefunden. Beispielsweise detektierte man in Pfeffer oft hohe Mengen von NPYR (bis 24 µg/kg) sowie NPIP, das aus dem Alkaloid entsteht.

▶ **Bier.** Dramatisch hohe Werte (bis 68 µg NDMA pro Liter) wurden Ende der 1970er Jahre in deutschen Bieren gefunden. Die Öffentlichkeit war nach Bekanntwerden dieser Befunde geschockt und man versuchte, die Ursachen der Belastungen zu eruieren. Es zeigte sich, dass Malz Verbindungen wie Di- und Trimethylamin und andere Substanzen enthält, die während der Keimung der Gerste entstehen. Beim Rösten des Malzes („Darren“) wurden ursprünglich Gasbrenner eingesetzt, die Stickoxide bilden, die in direkten Kontakt mit diesen Verbindungen kamen, sodass Nitrosamine entstanden. Durch die Entwicklung indirekter Heizmethoden konnten die Nitrosamingehalte drastisch gesenkt werden und einzelne Brauereien begannen in Werbekampagnen nitrosaminfreies Bier anzupreisen.

4.7.5 Verstoffwechselung, mutagene und kanzerogene Wirkung

Nitrosamine zählen zu den stärksten bekannten Kanzerogenen. Sie werden jedoch erst gefährlich, wenn sie im Körper enzymatisch in Stoffwechselprodukte umgewandelt werden, die die Erbsubstanz schädigen.

▶ **Hydroxylierung von Nitrosaminen.** In ▶ Abb. 4.17 ist die Aktivierung von Dialkylnitrosaminen schematisch dargestellt. Zunächst erfolgt eine Hydroxylierung (Anhängen einer OH-Gruppe) am α-C-Atom (dies ist jenes Kohlenstoffatom, das der Nitrosogruppe am nächsten ist). Das so gebildete α-Hydroxynitrosamin ist instabil und zerfällt unter Bildung des entsprechenden Aldehyds und des Nitrosomonoalkylamins, das mit seiner tautomeren Form mit Diazohydroxid im Gleichgewicht steht. Nun gibt es zwei Möglichkeiten: Entweder es erfolgt eine direkte Bindung an die nukleophilen Zentren von biologisch relevanten Molekülen (z. B. der DNA) oder es kommt zum Zerfall, d. h. unter Abspaltung von Stickstoff und einem Hydroxylion entsteht ein reaktives Carbeniumion, das ebenfalls DNA-reaktive Eigenschaften besitzt. Nitrosamide zerfallen wie erwähnt spontan, dabei entstehen ebenfalls Alkyldiazohydroxide, die DNA-Addukte bilden.

Die Hydroxylierungsreaktion wird durch ein spezielles Zytochrom – nämlich CYP2E1 – katalysiert, das auch für die Aktivierung von Acrylamid zuständig ist. Dieses Enzym kann möglicherweise durch Alkohol induziert werden. Dies erklärt die Tatsache, warum bei Rauchern, die Alkoholiker sind, erhöhte Krebsinzidenzen auftreten (s. Exkurs „Alkoholkonsum erhöht das Krebsrisiko von Rauchern", Kapitel 4.3.4).

▶ **Mutationen und Chromosomenschäden.** Das primäre Angriffsziel der Zerfallsprodukte ist die DNA-Base Guanin, wobei vor allem O^6- und N^7-Addukte entstehen. Das Sauerstoffaddukt spielt im Hinblick auf die Auslösung von Krebs die bedeutendere Rolle. In der Folge kommt es zu Basenfehlpaarungen (GC→AT-Transitionen) und zu Mutationen, die zur Auslösung von Krebs führen. Nitrosamine lösen nicht nur Genmutationen aus, sondern auch Chromosomenschäden und Kleinkerne. Die Mechanismen der Alkylierung der DNA wurden in den 1960er und 1970er Jahren von Wissenschaftlern der Universität Leiden intensiv erforscht. Im Fall der Alkyladdukte entstanden im Laufe der Evolution komplizierte und hocheffiziente Reparatursysteme, die geschädigte DNA-Basen eliminieren. Eines der beteiligten Reparaturenzyme ist die O^6-Methylguanosintransferase (O^6MGT). Sie katalysiert den Transfer von Methylgruppen und schützt so die Erbsubstanz. Interessanterweise können spezielle Diterpene, die in Kaffee enthalten sind, die Aktivität dieses Enzyms induzieren, allerdings ist die Aufnahmemenge dieser Substanzen bei normalem Konsum des Getränks nicht ausreichend, um diese Schutzeffekte auszulösen.

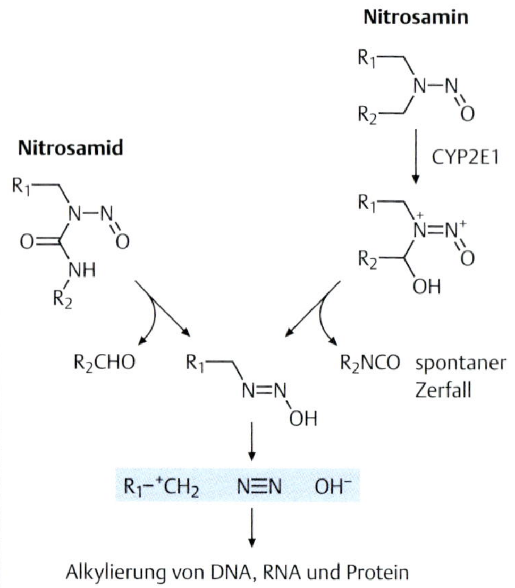

Abb. 4.17 Aktivierung von Dialkylnitrosaminen (Quelle: [8]).

▶ **Strukturabhängigkeit.** Die Hydroxylierung der Nitrosamine und ihre mutagenen Eigenschaften sind stark von ihrer Struktur abhängig. Hängen am α-C-Atom mehrere Substituenten, erschwert dies die Hydroxylierung (Chemiker sprechen in diesem Fall von sterischer Hinderung); dadurch nimmt die kanzerogene Potenz der Verbindungen ab.

4.7.6 Kanzerogene Effekte in Tierexperimenten

Die Eigenschaften der Nitrosamine wurden mit zahlreichen Tierarten untersucht und in allen untersuchten Spezies kam es zur Tumorbildung. Im Gegensatz zu den Nitrosamiden, die Tumoren an der Stelle auslösen, an der sie appliziert werden, induzieren Nitrosamine in einer Vielzahl innerer Organe Krebs.

Es gibt einige einfache Faustregeln, die die kanzerogenen Eigenschaften von Nitrosaminen betreffen. Bei den symmetrischen aliphatisch offenkettigen oder zyklischen Verbindungen nimmt die Stärke ihrer kanzerogenen Wirkung mit dem Molekulargewicht ab. Eine der gefährlichsten Verbindungen der Gruppe ist NDMA. Symmetrisch substituierte Nitrosamine (R1=R2) induzieren in Ratten Leber-, Nasen- und Nierentumoren. Unsymmetrische Nitrosamine verursachen nach parenteraler Verabreichung meist Tumoren in der Speiseröhre. Der amerikanische Forscher William Lijinski beschäftigte sich eingehend mit den organspezifischen Wirkungen und zeigte, dass Verbindungen mit einer geraden Zahl von 8–14 C-Atomen pro Seitenkette vorwiegend Blasentumoren erzeugen [132]. Auch Nitrosodibutylamin (NDBA) erzeugt in diesem Organ Krebs und wurde in der experimentellen Krebsforschung häufig als Modellsubstanz verwendet.

Nitrosamine sind im Tierexperiment wesentlich stärkere Kanzerogene als die meisten PAK oder heterozyklische aromatische Amine. Während von den letzteren Verbindungen oft einige Milligramm pro Tag pro kg Körpergewicht oral verabreicht werden müssen, um Tumoren auszulösen, genügen bei den Nitrosaminen geringere Mengen: Der NOEL-Wert („no observed effect level", also jene Konzentration, die noch keinen Effekt auslöst), liegt bei Ratten im Fall von NDMA bei 30 µg/kg Körpergewicht/Tag, für NPIP sind es 350 µg.

4.7.7 Ergebnisse von Humanstudien

Trotz des erfolgreichen Nachweises der endogenen Bildung von Nitrosaminen während der Verdauung und der hohen kanzerogenen Aktivität einzelner Nitrosamine in Tierexperimenten war es nicht möglich, eindeutige Kausalzusammenhänge zwischen der Aufnahme von Nitrat, Nitrit oder Nitrosaminen und dem Auftreten von Krebserkrankungen beim Menschen festzustellen. Im Fall von Nitrat postulierte man wiederholt Assoziationen mit der Belastung von Trinkwasser und der Inzidenz von Magenkrebs; da aber dieser Zusammenhang in einigen Studien nicht gefunden wurde, ist es nicht möglich, eindeutige Aussagen zu treffen. In zwei Untersuchungen, die in Deutschland

Exkurs: Auslösung von Nasalkrebs durch nitrosaminbelastete Fische in China

Guangdong ist eine der südlichsten Provinzen Chinas und liegt in unmittelbarer Nähe von Hongkong. Ein wichtiger Wirtschaftszweig ist die Fischerei an der Küste und in Binnengewässern. Man fand in diesem Gebiet ungewöhnlich hohe Inzidenzen von Nasopharyngealkrebs, nämlich 25–40 Fälle/100.000 Einwohner, während in Nordchina die Häufigkeit dieser Krebsform bei 2–3 Fällen pro 100.000 Einwohner liegt. Besonders hohe Raten fand man bei einer armen Bevölkerungsgruppe, den „Tankas", die auf ihren Booten leben und als Hauptnahrungsmittel frischen und eingesalzenen Fisch verzehren. Man fand deutliche Assoziationen mit dem Sozialstatus (je ärmer, desto mehr Nasalkrebs) und mit der Häufigkeit des Fischverzehrs, wobei auffiel, dass erhöhte Inzidenzen ab einem Lebensalter von 40–45 Jahren auftreten. Interessant ist auch, dass der gesalzene Fisch in Kombination mit Reis häufig als Babynahrung nach dem Absetzen des Stillens verwendet wird. Der Zusammenhang mit dem Fischverzehr erweckte das Interesse der Forscher und es wurden zahlreiche Proben untersucht. Tatsächlich fand man in den Trockenfischen, die von den Fischern verzehrt wurden, hohe Nitrosaminkonzentrationen (Werte bis 400 µg/kg), und zwar vor allem NDMA (seltener auch NPYR und NPIP). Nachfolgende Untersuchungen mit getrockneten Fischen in Japan, Kanada und Tunesien ergaben wesentlich niedrigere Belastungen. Möglicherweise spielen Bakterieninfektionen während der Trocknung, aber auch die spezielle Art des Verfahrens hinsichtlich der Nitrosaminbildung eine Rolle (die Tiere werden in China im Gegensatz zu anderen Ländern Südostasiens nach dem Einsalzen ohne Entfernen der Därme getrocknet).

durchgeführt wurden, fand man jedenfalls keine Hinweise auf erhöhte Risiken durch Nitratbelastungen.

In einigen Studien, die in Gebieten in China und Taiwan durchgeführt wurden, für die hohe Aufnahme von Nitrosaminen charakteristisch ist, was durch den Verzehr von Fischen zustande kommt, wurden erhöhte Krebsrisiken postuliert (s.u.). Interessant sind auch aktuelle Publikationen aus China [133], in denen in einem Gebiet (Nan'ao in Guangdong) mit extrem hohem Ösophaguskrebsrisiko nachgewiesen wurde, dass die Ausscheidung von Nitrosaminen über den Harn deutlich höher ist als in Gebieten mit niedrigerem Risiko. Auch die Aufnahme von Nitrat war in dieser Provinz 7-fach höher als in anderen Gebieten und die Forscher führten diese Werte auf den Verzehr von belasteten pflanzlichen Lebensmitteln zurück.

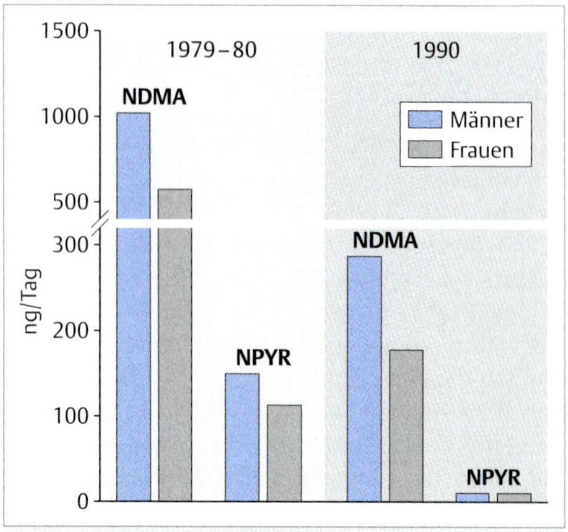

Abb. 4.18 Nitrosaminbelastungen in Deutschland. NDMA: Nitrosodimethylamin, NPYR: N-Nitrosopyrrolidin.

4.7.8 Bewertung des Gefährdungspotenzials, Risikoabschätzung und Grenzwerte

▶ **Deutschland.** Es gibt zuverlässige Expositionsabschätzungen aus Deutschland, die einen erfreulichen Trend erkennen lassen. Die Ergebnisse sind in ▶ Abb. 4.18 grafisch dargestellt und zeigen bei den gefährlichsten Nitrosaminen eine deutliche Abnahme der Exposition. Dieser Trend ist auf Reduktion der Nitrit- und Nitratgehalte im Trinkwasser und pflanzlichen Lebensmitteln und andere Maßnahmen zurückzuführen. Die Unterschiede der Belastungen zwischen Männern und Frauen sind durch Alkoholkonsum erklärbar.

▶ **Asien.** In asiatischen Ländern werden durchwegs höhere Werte gefunden, beispielsweise sind die Belastungen mit NDMA in Japan etwa 10-fach höher als in Mitteleuropa, und in China wurden Extremwerte bis 180 µg/Tag (Gesamtbelastung) gefunden. Die erwähnten Mengen wurden ausschließlich aus den Belastungen von Lebensmitteln berechnet, zusätzlich sollte man auch die endogene Bildung berücksichtigen, die allerdings schwer einschätzbar ist. Unter der Annahme einer Aufnahme von 10 mg Nitrit ist mit einer Nitrosaminbelastung von ca. 4,4 µg/Tag bei Männern und 2,5 µg/Tag bei Frauen zu rechnen.

▶ **NOEL-Werte und gesetzliche Bestimmungen.** Betrachtet man die niedrigsten Werte aus Tierexperimenten, die erforderlich sind, um Krebs auszulösen, und vergleicht diese mit den mittleren Belastungen des Menschen, so zeigt sich, dass im Fall von NDMA die täglichen Belastungen derzeit um den Faktor 100 geringer sind, als es den tierexperimentellen NOEL entspricht. Dieser „Sicherheitsabstand" ist zwar beruhigend, allerdings ist zu betonen, dass es sich bei den Nitrosaminen um DNA-schädigende Kanzerogene handelt, die keine (oder erst bei sehr niedrigen Dosen) Schwellenwerte aufweisen, und dass von der Exposition die Gesamtbevölkerung betroffen ist. Die NOEL-Werte aus den Tierexperimenten stammen aus Versuchen, in denen pro Gruppe nicht mehr als 50 Tiere eingesetzt wurden. Es ist daher nicht auszuschließen, dass durch Nitrosaminbelastungen beim Menschen Krebserkrankungen ausgelöst werden. Dies rechtfertigt auch die getroffenen gesetzlichen Regelungen. Im Hinblick auf Fleischprodukte ist die Situation allerdings unbefriedigend. Im innereuropäischen Lebensmittelrecht ist der Gehalt an Nitrit in Pökelsalz nicht limitiert, nur die Höchstmenge der Verbindung in den Endprodukten (50–100 mg/kg) ist festgelegt. Viele Experten empfinden dies als Missstand und fordern konkretere Regelungen.

Das deutsche Bundesinstitut für Risikobewertungen stellt fest, dass für Säuglings- und Kleinkindnahrung eine Absenkung der Nitratmengen auf weniger als 100 mg/kg sinnvoll wäre. Man weiß aus Experimenten mit Labortieren, dass bei Neugeborenen und Jungtieren die Empfindlichkeit gegenüber Nitrosaminen deutlich höher ist, und es

Exkurs: Schutz vor Nitrosaminen

Wie erwähnt, finden es viele Experten wünschenswert, die derzeitige Gesetzgebung für Lebensmittel zu verbessern, um die Nitrosaminbelastung zu reduzieren. Auf der Verbraucherseite kann die Belastung durch geringeren Verzehr von gepökelten und geräucherten Fleischwaren reduziert werden. Tierexperimente zeigen deutlich, dass durch Konsum von Nahrungsmitteln, die reich an phenolischen Verbindungen wie Hydroxyzimtsäuren sind, die endogene Bildung der Nitrosamine verhindert wird. Wirksame Phenole finden sich in Getränken wie Tee und Kaffee, aber auch in zahlreichen Obst- und Gemüsesorten. Da es nur zu endogener Bildung von Nitrosaminen kommt, wenn Nitrit (das in Gemüsen wie Spinat, roten Rüben und Rucola in hohen Mengen enthalten ist) und Proteine (aus Käse und Fleisch) während der Verdauung zusammentreffen, kann die Entstehung in einfacher Weise verhindert werden, indem man derartige Lebensmittel nicht gemeinsam konsumiert. Ein typisches Beispiel für eine endogene „Nitrosierungsmischung" ist das in Indien weit verbreitete Gericht „Palak Paneer", eine Speise, die aus einer Kombination von Spinat und Käse besteht. Aber auch bei weniger exotischen Gerichten ist eine endogene Nitrosaminbelastung möglich, nämlich bei allen Kombinationen von nitratreichen Gemüsen mit proteinreichen Lebensmitteln wie Fleisch, Fisch oder Käse.

ist anzunehmen, dass dies auch auf den Menschen zutrifft. Für Bier wurde von den deutschen Brauereien für NDMA eine technische Richtkonzentration (TRK) von 0,5 mg/l definiert.

Zusammenfassung

Nitrosamine zählen zu den stärksten bekannten Kanzerogenen. Sie werden gefährlich, wenn sie im Körper enzymatisch in Stoffwechselprodukte umgewandelt werden, die Mutationen und Chromosomenschäden auslösen. Sie sind in gepökeltem Fleisch enthalten, entstehen aber auch während der Verdauung, insbesondere im Magen. Im letzteren Fall ist ihre Bildung vom Nitrit- bzw. Nitratgehalt im Trinkwasser, in pflanzlichen Lebensmitteln und Fleischprodukten abhängig.

4.8 Polyzyklische aromatische Kohlenwasserstoffe

Bereits 1875 berichtete der deutsche Arzt Richard von Volkmann über das erhöhte Auftreten von Hautkrebs bei Teerarbeitern. Die erste PAK-Verbindung (Dibenzo[a,h]anthrazen) wurde 1930 von Kennway und Hischler aus Steinkohlenteer isoliert und man konnte mit dieser Verbindung die Auslösung von Hautkarzinomen durch Pinselung von Kaninchenohren nachweisen. Drei Jahre später wurde Benzo(a)pyren (B(a)P) isoliert und charakterisiert und ist derzeit die am besten untersuchte Modellsubstanz unter den PAK.

Bereits in den 1960er Jahren begann man, systematisch Tierexperimente durchzuführen, um die kanzerogenen Wirkungen dieser Verbindungen zu erforschen. Des Weiteren verbesserte man die chemisch-analytischen Nachweisverfahren und dies bildete die Vorraussetzung für exakte Messungen der Konzentrationen in Nahrungsmitteln und Umweltkompartimenten und für Risikoabschätzungen.

4.8.1 Chemische Strukturen und Bildung

PAK sind Verbindungen, die aus mehreren aromatischen (Benzol-)Ringen bestehen. Sie entstehen durch unvollständige Verbrennung von organischem Material. Bisher wurden etwa 500 verschiedene Substanzen isoliert. Bei hohen Verbrennungstemperaturen (> 1000°C) werden vorwiegend reine Aromaten gebildet, bei tieferen Temperaturen findet man auch Kongenere, die Methylgruppen und andere Strukturen enthalten. PAK-Moleküle sind planar gebaut, es kann jedoch bei großmolekularen Verbindungen zu Torsionen (Verdrehungen) kommen. Die Flüchtigkeit nimmt mit der Zahl der aromatischen Ringe ab, fast alle Vertreter sind lipophil und in Wasser schlecht löslich. ▶ Abb. 4.19 zeigt die Strukturen einiger gefährlicher Vertreter.

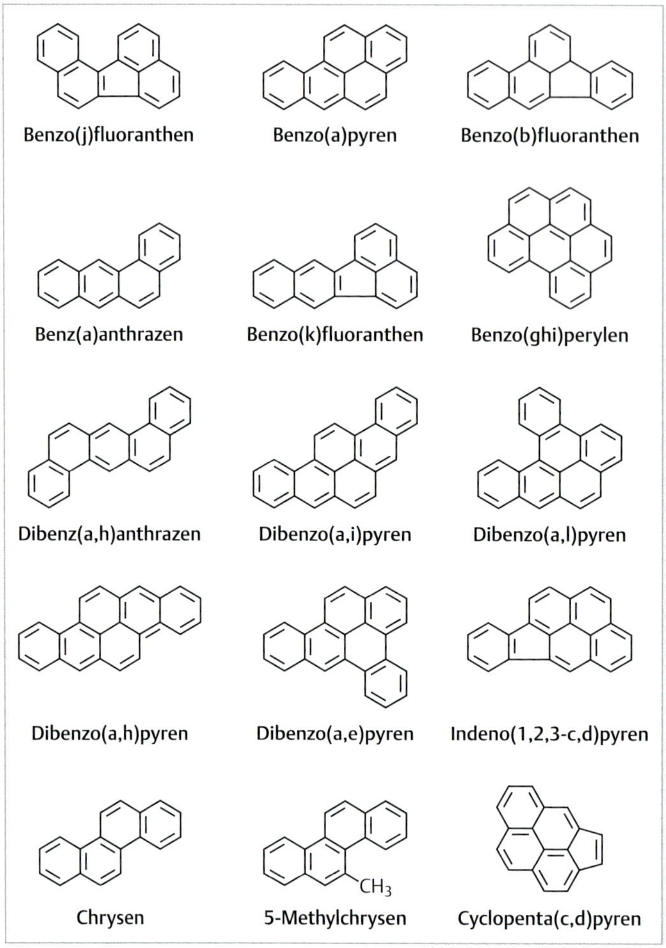

Abb. 4.19 Kanzerogene PAK, die in der EFSA-Liste enthalten sind.

▶ **Umweltbelastung.** Die kanzerogene Wirkung der PAK wurde, wie erwähnt, durch berufsbedingte Exposition entdeckt. Für Lebensmittel sind verschiedene Belastungswege relevant, beispielsweise Kontamination von Obst und Gemüse durch Staubpartikel in der Luft, denen diese Substanzen anhaften. Die Ursachen der Umweltbelastungen sind Verbrennungsprozesse (Autoabgase, Vulkanausbrüche, Heizungen). Insbesondere Substanzen, die aus mehr als 4 Ringen bestehen, binden an Partikel, die in die Atmosphäre gelangen, wobei nachgewiesen ist, dass die Verbindungen durch Sonnenstrahlung allmählich zerlegt werden. Auch in Gewässern sind PAK nachweisbar und in küstennahen Regionen und Binnengewässern finden sich in Sedimenten oft hohe Konzentrationen. Das Auftreten von Tumoren bei Fischarten der kanadischen Seenplatte konnte durch anthropogen verursachte Freisetzung dieser Substanzen erklärt werden. Auch landwirtschaftlich genutzte Böden sind oft erheblich kontaminiert, der Transfer in Nutzpflanzen ist jedoch gering. Während es in der Atmosphäre zu einer raschen Zerstörung partikelgebundener PAK kommt, persistieren sie in Sedimenten über viele Jahrzehnte.

▶ **Lebensmittelbelastung.** Durch Freisetzung aus den genannten Umweltkompartimenten kommt es zu Belastungen von Lebensmitteln. Die Konzentrationen von pflanzlichen Primärprodukten (Obst, Gemüse) können recht erheblich sein, wenn diese in der Nähe von belasteten Industriegebieten oder in Städten („urbane Privatgärten") kultiviert werden. Im Gegensatz dazu sind die Mengen, die in unverarbeitetem Fleisch von Wirbeltieren sowie in Milch und Eiern gefunden werden, gering, da PAK schnell verstoffwechselt und eliminiert werden. Starke Verunreinigungen wurden allerdings in Muscheln gefunden, die diese partikelgebunden über die Nahrung aufnehmen.

Belastungen des Trinkwassers sind wegen der geringen Löslichkeit selten, während in Ölen relativ hohe Konzentrationen gefunden werden, die auf die Röstung und Antrockung des Materials, aus dem sie hergestellt werden, zurückzuführen sind.

▶ **Nahrungszubereitung.** Beim Kochen von Lebensmitteln in Wasser reichen die Temperaturen zur Bildung von PAK nicht aus. Im Gegensatz dazu ermöglicht der direkte Kontakt mit dem Feuer während des Grillens die Entstehung dieser Substanzen. Tropft Fett in die Glut, so kommt es zur Bildung erheblicher PAK-Mengen an der Oberfläche des Grillgutes. Bisweilen wurden in gegrilltem Fleisch Werte bis 86 µg/kg Benzo(a)pyren gefunden. Auch bei unprofessioneller Räucherung kann es zu hohen Belastungen kommen (z.B. in Schinken ≥ 300 µg/kg). Steinofenpizzen können ebenfalls hohe Mengen enthalten und auch in Kaffeebohnen wurden (abhängig vom Röstverfahren) manchmal hohe Konzentrationen gefunden, die jedoch nicht ins Getränk freigesetzt werden.

▶ **Aufnahmemengen.** Die mittlere PAK-Menge, die täglich pro Person über die Nahrung aufgenommen wird, wurde in verschiedenen europäischen Studien geschätzt. Die Werte für Großbritannien liegen bei 3,7 µg, bei 3,0 µg für Italien und zwischen 5 µg und 17 µg für die Niederlande. In einer Studie, die in England durchgeführt wurde, stammte der Hauptanteil aus Ölen (34%) und Getreideprodukten (31%). Gemüse enthielt nur 12% der Gesamtmenge [114]. In einer holländischen Untersuchung stammten 27% der PAK aus Getreideprodukten und nur 1% aus Ölen [115]. Bemerkenswert ist, dass der Konsum von Fisch und Fleischprodukten nur unwesentlich zur Gesamtbelastung beiträgt.

Interessant sind auch Vergleiche der Aufnahme und Belastung durch unterschiedliche Quellen. Die Gesamtexposition durch die Nahrungsaufnahme entspricht etwa dem Konsum einer Zigarettenpackung (nur Hauptstrom), die Belastungen über die Luft liegen bei 30–50% der Exposition, die durch Nahrungsaufnahme verursacht wird; entsprechende Abschätzungen für Trinkwasser ergeben Werte zwischen 1–3%.

4.8.2 Metabolische Aktivierung, DNA-Schädigung und Entgiftung

▶ **Aktivierung.** Die Verstoffwechselung von PKA ist eine komplexe Angelegenheit, daher beschränken wir uns auf die Beschreibung der wichtigsten Teilschritte. ▶ Abb. 4.20a zeigt schematisch die Stoffwechselwege von B(a)P. Durch Umsetzung mit Zytochromen entstehen Epoxide, die durch Epoxidhydrolase (EH) zu Dihydrodiolen umgewan-

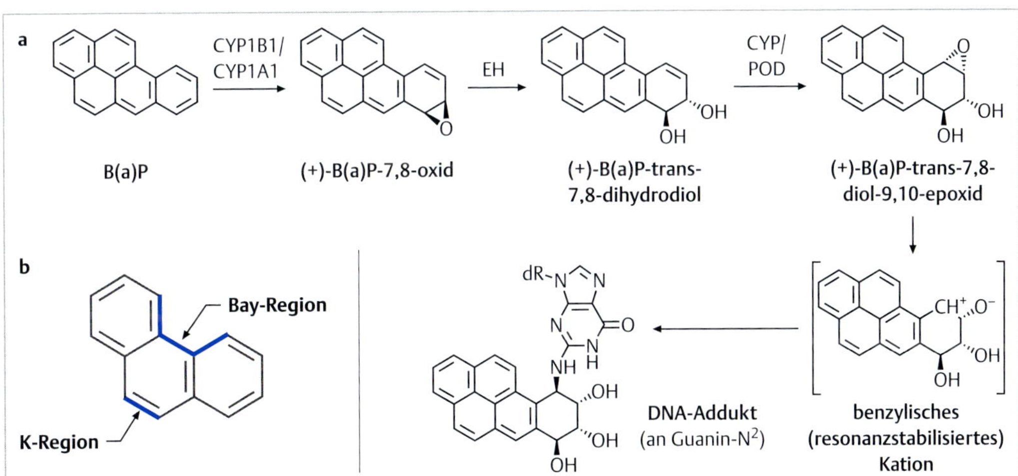

Abb. 4.20 Polyzyklische aromatische Kohlenwasserstoffe (PAK) (Quelle: [8]).
a Aktivierung der PAK am Beispiel des Benzo(a)pyrens (B(a)P). EH: Epoxidhydrolase, POD: Peroxidase.
b Lage der „Bay-Region" und „K-Region" bei Phenanthren.

delt werden, welche durch weitere Umsetzungen erneut Epoxide bilden. Letztendlich entstehen eine Reihe strukturell unterschiedlicher Oxide, von denen einige, beispielsweise (+)-Benzo(a)pyren-7,8-oxid (BPDE) besonders elektrophil sind und präferenziell an DNA-Basen (v.a. an Guanin) binden. In der Folge kommt es zu Fehlbasenpaarungen und zur Auslösung von Mutationen. Epoxide können an unterschiedlichen Positionen der PAK-Strukturen entstehen und man nahm ursprünglich an, dass die sog. „K-Region"-Epoxide von besonderer Bedeutung für die Krebsauslösung sind, fand aber später, dass diese Stoffwechselprodukte leicht entgiftet werden können. Heute schreibt man den „Bay-Region"-Epoxiden die entscheidende Rolle bei der Auslösung von Erbsubstanzschäden und Krebserkrankungen zu (▶ Abb. 4.20 b).

▶ **Detoxifizierung.** Die Reaktionen, die zu einer Detoxifizierung der Metaboliten führen, sind gut erforscht. Elektrophile Stoffwechselprodukte wie Epoxide und Chinone (die für die DNA-Schädigung und für die Auslösung von Krebserkrankungen verantwortlich gemacht werden) werden durch Glutathiontransferasen konjugiert. Bei der Detoxifizierung und Ausscheidung anderer elektrophiler Produkte spielen Glucuronyl- und Sulfotransferasen eine zentrale Rolle.

▶ **Ah-Rezeptor.** Von besonderer Bedeutung ist die Fähigkeit vieler PAK, an ein spezielles Protein zu binden, das als Ah-(Aryl-Hydrocarbon-)Rezeptor bezeichnet wird und die Transkription von Genen sowie die Synthese von Enzymen kontrolliert, u.a. von solchen, die die PAK in DNA-reaktive und kanzerogene Stoffwechselprodukte umwandeln. In geringem Ausmaß wird auch die Bildung von Schutzenzymen (z.B. von Glutathion-S-Transferase) aktiviert. Die PAK induzieren also ihre eigene Aktivierung. Auch andere planar gebaute Moleküle binden an den Ah-Rezeptor. Typische Beispiele sind die Dioxine (die per se nicht gentoxisch sind) und Moschusketone, die als Duftstoffe Verwendung finden. Diese Substanzen erhöhen die Bildung DNA-reaktiver Stoffwechselprodukte aus PAK und steigern so ihre kanzerogenen Wirkungen (d.h. sie wirken als Komutagene und Kokanzerogene).

4.8.3 Mechanismen der Krebsauslösung und Ergebnisse von Tierstudien

PAK werden, wie erwähnt, in DNA-reaktive Stoffwechselprodukte umgewandelt, die Mutationen auslösen. Die Epoxide des Benzo(a)pyrens binden vor allem an Guanin und lösen präferenziell Transversionen aus (GC→AT). Dies gilt jedoch nicht notwendigerweise für andere Vertreter der Gruppe. 7,12-Dimethylbenz(a)anthrazen (DMBA) bindet nicht nur an Guanin, sondern auch an Adenin, und Metaboliten von Benzo(c)phenanthren binden ebenfalls an Adenin.

Kanzerogene PAK führen in fast allen Gentoxizitätstest zu positiven Ergebnissen. In Bakterientests lösen sie nach Zusatz von Leberhomogenat vor allem Basenaustauschmutationen aus. In Untersuchungen mit Säugerzellen wurden neben Genmutationen auch strukturelle Chromosomenmutationen und Kleinkerne gefunden. Die Letzteren können auch in Tierexperimenten und in Humanstudien detektiert werden; eine weitere Möglichkeit ist die Messung von DNA-Addukten.

Einzelne PAK wurden bereits seit den 1960er Jahren als Modellverbindungen in der experimentellen Krebsforschung verwendet. Neben den erwähnten Hautpinselungsversuchen mit Labornagern wurden die Verbindungen auch oral verabreicht und führen in diversen inneren Organen zur Bildung von Tumoren. Benzo(a)anthrazen verursacht v.a. Leber- und Lungenkrebs, 7,12-Dimethylbenz(a)anthrazen, Benzo(a)pyren und 3-Methylcholanthren induzieren in der Ratte Mammakarzinome.

▶ **Chemische Struktur und Kanzerogenität.** Die Stärke der krebserregenden Aktivitäten hängt von den jeweiligen chemischen Strukturen ab. Die Einstufung der kanzerogenen Potenzen dieser Verbindungen basiert vor allem auf Ergebnissen von Pinselexperimenten an der Haut von Mäusen. Bizyklische PAK besitzen keine krebserregenden Eigenschaften, unter den trizyklischen Substanzen sind 9,10-Dimethylbenzanthrazen und 1,2,3,4-Tetraphenyl als Krebserreger erwähnenswert. Zu den 4-Ring-Aromaten zählt Benz(a) anthrazen, dessen kanzerogene Wirkung durch Methylgruppen stark erhöht wird. Beispielsweise ist 7,12-Dimethylbenz(a)anthrazen eines der stärksten Kanzerogene dieser Verbindungsklasse. Besonders bösartig unter den 5-Ring-Verbindungen sind Benz(a)pyren und Dibenz(a,h)anthrazen. 6-Ring-Verbindungen sind allesamt stark kanzerogen, spielen aber aufgrund der relativ geringen Konzentrationen in Lebensmitteln eine untergeordnete Rolle.

Nicht alle PAK wirken krebsauslösend, völlig wirkungslos sind beispielsweise das als Insektizid verwendete Naphthalin (2 Ringe), aber auch Verbindungen wie Pyren, Anthrazen, Fluoren oder Perylen.

4.8.4 Humanstudien

Eine Reihe von Arbeitsplatzstudien zeigte, dass Arbeiter, die PAK-Belastungen ausgesetzt sind, höhere Krebsinzidenzen aufweisen. Typische Beispiele sind Beschäftigte von Kokereien, aber auch Straßenarbeiter, die Teerdämpfen ausgesetzt sind. Ob und inwieweit die Aufnahme von PAK aus Lebensmitteln zu erhöhten Erkrankungsraten führt, ist aufgrund der komplexen Expositionsszenarien schwer abschätzbar.

▶ **Messtechniken.** Ein vielversprechender Ansatz ist die Entwicklung von DNA-Adduktmessungen mit dem ^{32}P-Postlabeling-Verfahren. In einigen Untersuchungen, etwa mit Hamburgern und Grillfleisch, war es möglich, einen Anstieg der Addukte aufgrund des Verzehrs PAK-haltiger Lebensmittel zu messen. Interessanterweise zeigten Untersuchungen von Soldaten während des Golfkrieges, dass die inhalative Exposition durch brennende Ölfelder zu geringeren Belastungen führte als die während des Heimaturlaubs konsumierten gegrillten Nahrungsmittel. Erschwert wird die Interpretation derartiger Messungen durch starke interindividuelle Schwankungen, die u.a. auf Enzympolymorphismen zurückgeführt werden können. Der teilweise Ausfall von Enzymen, die an der Aktivierung bzw. Detoxifizierung der PAK beteiligt sind (z.B. von CYP-Isoformen und Glutathiontransferase), oder deren Induktion beeinflussen das individuelle Gesundheitsrisiko. Dies belegen nicht nur Humanstudien, sondern auch tierexperimentelle Untersuchungen mit Knock-out-Tieren. Die ^{32}P-Technik ist für die Durchführung größerer Humanstudien aufgrund des hohen Zeitbedarfs wenig geeignet; neuere Verfahren (etwa die Identifikation von BPDE-Addukten mit HPLC) sind einfacher und präziser.

Um die Gesamtbelastungen zu messen, können ausgewählte Stoffwechselprodukte der PAK quantifiziert werden. Dazu dienen bestimmte Leitsubstanzen, wie 1-Hydroxypyren im Urin. Sie sind leicht messbar, haben aber den Nachteil, dass sie sich nicht von kanzerogenen Vertretern ableiten. Ein möglicher Ausweg ist die Messung von Phenanthren-1,2,3,4-tetrol, das als Hydrolyseprodukt des „Bay-Region"-Dihydrodiol-Epoxids den wichtigsten Bioaktivierungsweg für kanzerogene PAK

Exkurs: Schutz vor PAK?

Um sich vor PAK zu schützen, sind mehrere Strategien möglich. Eine Verringerung der Exposition erreicht man, wenn man staubbehaftete pflanzliche Lebensmittel vor dem Verzehr gründlich wäscht; in diesem Fall ist jedoch nur eine beschränkte Reduktion der Belastung (10–20%) erzielbar. Auch der Verzehr von selbst angebauten Lebensmitteln in Industriegebieten und in städtischen Bereichen sollte niedrig gehalten werden, weil er zu erhöhten Belastungen führen kann. Die Vermeidung von einseitigem Konsum besonders belasteter Fleischwaren, wie etwa von geräucherten Produkten und Grillwaren, die bei hohen Temperaturen zubereitet wurden, führt zu einer deutlichen Abnahme der Exposition. Professionell, unter kontrollierten Bedingungen hergestellte geräucherte Lebensmittel weisen meist niedrigere PAK-Werte auf als Produkte, die mit traditionellen Verfahren in Privathaushalten erzeugt werden. Neben geräuchertem Fleisch sind auch Dörrbirnen (Kletzen) relevant, die teilweise hohe Konzentrationen (bis 850 µg/kg) aufweisen.

Wie bereits in Kapitel 1.1 erwähnt, war Lee Wattenberg einer der ersten Forscher, der sich systematisch mit der Suche nach antikanzerogenen Substanzen beschäftigte [59]. Er führte Tierexperimente durch, in denen er PAK wie B(a)P oder 7,12-DMBA verwendete und fand nach Verfütterung von pflanzlichen Inhaltsstoffen von Kohl- und Lauchgemüsen dramatische Schutzeffekte. Die darin enthaltenen Substanzen erhöhten die Aktivität von Glutathiontransferasen, die bei der Entgiftung der elektrophilen Metabolite der PAK eine zentrale Rolle spielen. Andere GST-Induktoren sind Catechine in Grüntee und Kaffee sowie diverse Inhaltsstoffe von Gewürzen wie Ingwer und Ginseng.

widerspiegelt. Ebenfalls vielversprechend, aber methodisch noch nicht ausreichend entwickelt, sind Messungen von Basenaddukten im Harn.

▶ **Grenzwerte.** Die Festlegung von humanrelevanten Grenzwerten ist gerade bei den PAK mit vielen Unsicherheiten verbunden. Die „klassische" Abschätzung der kanzerogenen Aktivität aufgrund von Hautpinselung von Labornagern ist auf die orale Aufnahme durch Nahrungsmittel nicht übertragbar. Es ist bekannt, dass diverse Vertreter im Verdauungstrakt nur in geringem Ausmaß absorbiert werden, und es gibt deutliche Unterschiede zwischen Labornagern und dem Menschen. Beispielsweise liegt die Aufnahme von B(a)P aus dem Darmtrakt bei Labornagern bei 50%, während sie beim Menschen lediglich 10% beträgt. Ein weiteres Problem ergibt sich aus der Vielfalt der Verbindungen, die zu dieser Gruppe zählen. Um den analytischen Aufwand in einem vertretbaren Rahmen zu halten, wird für die Festlegung von Grenzwerten oft nur B(a)P als Leitsubstanzen gemessen und es wird angenommen, dass diese Verbindung mit einem relativ konstanten Anteil zur biologischen Aktivität von PAK-Gemischen beiträgt. In der Vergangenheit bewertete man die Gesamtbelastung von Lebensmitteln mit PAK durch Berechnung der B(a)P-Äquivalente, indem man annahm, dass alle übrigen Verbindungen bis zur maximal 25-fachen Belastung der chemisch-analytisch bestimmten B(a)P-Menge beitragen.

Bereits 1984 wurde von der US-EPA eine Prioritätenliste erstellt. Diese enthielt auch PAK, die zwar in großen Mengen in Lebensmitteln vorkommen, aber keine oder nur geringe kanzerogene Aktivität aufweisen. Sinnvoller ist die Liste der European Food Safety Authority (EFSA), die 15 kanzerogene PAK umfasst; das Joint FAO/WHO Expert Committee on Food Additives (JECFA) hat die zusätzliche Aufnahme von Benzo(k)fluoranthen in diese Liste empfohlen, die die Basis für regulatorische Maßnahmen für Lebensmittel in der EU bildet. In einer speziellen EU-Verordnung (208/2005) wurden die Grenzwerte für B(a)P in diversen Lebensmitteln festgelegt. Diese betragen für Kleinkinder- und Säuglingsnahrung 1 µg/kg, für Öle und Fette 2 µg/kg, für ungeräucherten Fisch 2 µg/kg, für geräucherte Fisch- und Fleischerzeugnisse 5 µg/kg, für Krebstiere und Kopffüßer ebenfalls 5 µg/kg und für Schalentiere 10 µg/kg.

Zusammenfassung

PAK entstehen durch unvollständige Verbrennung von organischem Material und bestehen aus mehreren aromatischen (Benzol-)Ringen. Die Stärke ihrer kanzerogenen Aktivität hängt von der chemischen Struktur ab: 5- und 6-Ring-Verbindungen haben die stärksten krebsauslösenden Eigenschaften. Gründliche Reinigung staubbehafteter pflanzlicher Lebensmittel und Verzicht auf einseitig hohen Konsum geräucherter und gegrillter Fleischwaren können die PAK-Aufnahme durch Lebensmittel reduzieren.

4.9 Nitroaromaten (Nitro-PAK)

Diese Substanzen wurden in den 1970er und 1980er Jahren von mehreren Gruppen, u.a. von Herbert Rosenkranz [144] und seinen Mitarbeitern an der Case Western Reserve University in Cleveland, intensiv erforscht. Aufgrund der Tatsache, dass sie in bakteriellen Mutagenitätstests extrem starke gentoxische Effekte auslösen, vermutete man, dass sie auch für den Menschen besonders gefährlich sind. Man relativierte diese Ansicht aber schon bald, als man erkannte, dass bakterielle Indikatorzellen (z.B. die im Ames-Test verwendeten Salmonella-Stämme) Enzyme wie Nitroreduktasen und Acetyltransferasen besitzen, die diese Verbindungen in DNA-reaktive Produkte umwandeln. Menschen und Säugetiere besitzen diese Enzyme zwar ebenfalls, aber ihre Aktivitäten sind wesentlich geringer. Langzeitkrebsstudien zeigten, dass einige, aber nicht alle Nitro-PAK zwar Tumoren auslösen, jedoch erst bei sehr hohen Dosierungen [104]. Heute schreibt man der Aufnahme von Nitro-PAK durch Verzehr von Lebensmitteln keine besonders hohe Relevanz in Bezug auf die humanen Krebsrisiken zu. Einige Verbindungen werden dennoch aus Gründen der Vollständigkeit in diesem Buch kurz erwähnt. Eine Substanz, die ebenfalls in diese Gruppe gehört, ist die Aristolochiasäure, ein Inhaltsstoff der Osterluzei, die möglicherweise Nierentumoren auslöst (Details s. Exkurs „Eine fatale Verwechslung", Kapitel 4.5.4). Auch Moschus-Ketonverbindungen, die in der Parfüm- und Kosmetikerzeugung Verwendung finden, zählen zu dieser Gruppe.

4.9.1 Chemische Strukturen und Bildung

Nitro-PAK sind organische Verbindungen mit ein oder mehreren Nitrogruppen (-NO), die an einem aromatischen Ringsystem sitzen, der auch Nicht-Kohlenstoffe enthalten kann (z. B. Stickstoff oder Sauerstoffatome bei Nitroimidazolen oder Nitrofuranen). ▶ Abb. 4.21 zeigt die Strukturen einiger Modellsubstanzen, die besonders gut untersucht sind.

▶ **Vorkommen.** Die Verbindungen gelangen durch Aufnahme von Pflanzen aus verunreinigten Böden, durch Verbrennungsprozesse (Rösten und Räuchern) und aufgrund atmosphärischer Verunreinigungen in Lebensmittel. Sie entstehen in der Umwelt vor allem durch Verbrennungsprozesse und sind in Emissionen von Diesel- und Flugzeugmotoren enthalten, auch in Kopiertonern wurden erhebliche Mengen gefunden. In diesem Zusammenhang ist erwähnenswert, dass Mononitroverbindungen als Arzneimittel zur Bekämpfung von Wurm- und Einzellerinfektionen eingesetzt werden.

▶ **Lebensmittelbelastung.** Über die Kontaminationen von Nahrungsmitteln liegt eine Reihe von Studien vor. In gekochtem Hühnerfleisch fand man die höchsten Belastungen mit 1-Nitropyren (bis 40 µg/kg). Die Werte von 2-Nitrofluoren waren in Bratwürsten besonders hoch (ca. 20 µg/kg), ansonsten liegen die Belastungen in Käse, Gemüsen und Fleischprodukten meist unter 2 µg/kg. Relativ hohe Konzentrationen (oft zwischen 10 und 20 µg/kg) fand man in Gewürzen wie Kümmel, Paprika und Majoran.

4.9.2 Metabolismus und DNA-schädigende Eigenschaften

Bei der Aktivierung der Nitro-PAK spielen Nitroreduktasen und Acetyltransferasen eine zentrale Rolle, da sie diese Verbindungen in DNA-reaktive Metaboliten umwandeln. ▶ Abb. 4.22 zeigt das Aktivierungsschema für 1-Nitropyren. 2-Nitrofluoren wird in ähnlicher Weise verstoffwechselt, während 6-Nitrochrysen in Säugetieren durch Zytochrom-P450-Enzyme metabolisiert wird, im Fall des 3-Nitrobenzanthron spielt neben N-Acetyltransferase die Sulfotranferase eine zentrale Rolle.

4.9.3 Tierexperimente

Eine Reihe von Verbindungen wurde vom International Program on Chemical Safety (IPCS) aufgrund der Ergebnisse von Tierexperimenten als kanzerogen eingestuft. Dazu zählen auch lebensmittelrelevante Substanzen wie 2-Nitrofluoren, das in Ratten nach oraler Verabreichung (ab 17 mg/kg KG) Tumoren in Leber, Vormagen und Dünn-

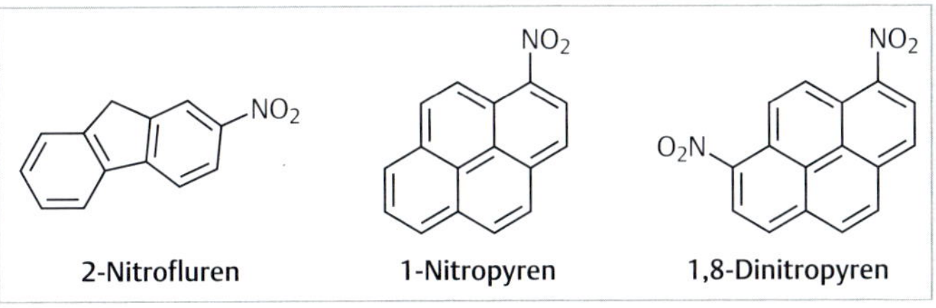

Abb. 4.21 Strukturen von kanzerogenen Nitroaromaten, die in Lebensmitteln vorkommen.

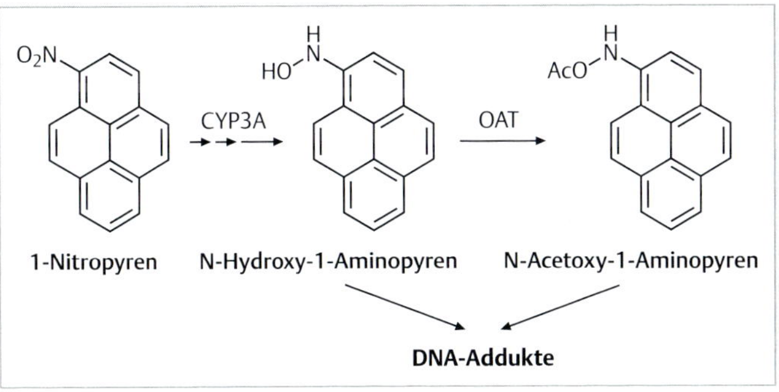

Abb. 4.22 Metabolische Aktivierung von 1-Nitropyren. OAT: O-Acetyltransferase (Quelle: [8]).

Exkurs: Warum war die Entdeckung der heterozyklischen aromatischen Amine von besonderer Bedeutung?

Die Antwort auf diese Frage ist leicht zu geben: HA werden fast ausschließlich in gebratenem Fleisch gefunden. Sie lösen in Experimenten mit Labornagern in diversen Organen, insbesondere im Kolon, Tumore aus. Die letztere Beobachtung liefert eine mögliche Erklärung für das Auftreten von Dickdarmkrebs in Ländern, die durch erhöhten Fleischkonsum gekennzeichnet sind. Dickdarmkrebs ist ein „Wohlstandskrebs", der in reichen Ländern wesentlich häufiger auftritt als in armen, und es gab vor der Entdeckung der HA keine befriedigende Erklärung für dieses Phänomen. Man postulierte u. a. Zusammenhänge mit der Bildung von Fecapentaenen, die durch die intestinale Darmflora gebildet werden, relativierte diese Annahme aber, da sich zeigte, dass die Ausscheidung dieser in Bakterientests hochmutagenen Verbindungen im Darm nicht mit dem Risiko für Krebserkrankungen korrelierte. Als weitere Ursache diskutierte man sekundäre Gallensäuren, die in Tierexperimenten vor allem promovierende Eigenschaften zeigten, sowie DNA-Instabilität von Genen in den Darmzellen, die für Reparaturprozesse kodieren.

darm auslöst, sowie 2-Nitropyren, das Brusttumoren verursacht (LOEL 25 mg/kg KG).

4.9.4 Humanrisiken und Grenzwerte

Lebensmittel und Umweltkompartimente sind meist mit Gemischen von PAK und Nitro-PAK verunreinigt, daher ist es schwierig, die Krebsentstehung durch Nitroverbindungen abzuschätzen. Es gibt erfolgreiche Ansätze, Biomarker für Nitro-PAK-Exposition zu entwickeln. In ähnlicher Weise wie bei den PAK quantifizierte man einzelne Stoffwechselprodukte im Harn, des Weiteren ist es auch möglich, DNA- und Hämoglobin-Addukte mit chemisch-analytischen Verfahren zu bestimmen. Die Anwendung des ^{32}P-Postlabeling-Verfahrens hat sich aufgrund der vielfältigen Aktivierungswege und der geringen Adduktmengen als schwierig herausgestellt. Eine Konsequenz der Wissenslücken der Effekte beim Menschen ist das Fehlen von Richt- und Grenzwerten für diese Verbindungsgruppe in Lebensmitteln.

Zusammenfassung

Da Lebensmittel meist mit Gemischen von PAK und Nitro-PAK verunreinigt sind, ist es schwierig, die Kanzerogenität von Nitroverbindungen einzuschätzen. Heute geht man allerdings davon aus, dass der Aufnahme von Nitro-PAK durch Verzehr von Lebensmitteln keine besonders hohe Relevanz in Bezug auf die humanen Krebsrisiken zukommt.

4.10 Heterozyklische aromatische Amine

Zu Beginn der 1970er Jahren kannte man bereits zwei wichtige Gruppen kanzerogener Inhaltsstoffe von Nahrungsmitteln, nämlich Nitrosamine und polyzyklische aromatische Kohlenwasserstoffe. Die Entdeckung der heterozyklischen aromatischen Amine (HA) durch den Forscher Takashi Sugimura war ein weiterer wichtiger Meilenstein. Sugimura war ein „Aushängeschild" der japanischen Krebsforschung. Er untersuchte Fische, die seine Frau in der Küche verbrannt hatte, in seinem Labor und entdeckte, dass die daraus hergestellten Extrakte in Bakterientests hohe Mutagenität aufwiesen [60], [61]. Es gelang ihm, hieraus eine Substanz zu identifizieren, die er aufgrund ihrer Struktur als 2-Amino-3-methylimidazo[4,5-b]chinolin („IQ") bezeichnete. Nachfolgend entdeckten er und John Weisburger in New York und Forscher des Lawrence Livermore Instituts eine Reihe strukturell ähnlicher Verbindungen.

4.10.1 Chemische Struktur und Bildung

HA sind durch „heterozyklische" Strukturen gekennzeichnet, d. h. sie bestehen aus aromatischen und nicht aromatischen Ringen und Aminogruppen. In der Literatur findet man fast immer Kurzbezeichnungen, die sich von den chemischen Gruppen oder Grundgerüsten der Aminosäure, aus der sie gebildet werden, ableiten. Man kennt heute eine Reihe von Verbindungen, die in Fleisch gefunden wurden und chemisch gesehen in mehrere Gruppen unterteilt werden: Pyridoimidazole wie 3-Amino-1,4-dimethyl-5H-pyrido-[4,3-b]indol (Trp-P-1, ▶ Abb. 6.9) und 2-Amino-6-methyldipyrido [1,2-a:3',2'-d] imidazol (Glu-P-1), Chinoline wie 2-Amino-3-methylimidazo[4,5-f]chinolin (IQ) und 2-Amino-3,4-dimethylimidazo[4,5-f]-chinolin (MeIQ), Chinoxaline wie 2-Amino-3-methylimidazo [4,5-f]chinoxalin (IQx), 2-Amino-3,8-dimethylimidazo[4,5-f]chinoxalin (MeIQx) und 2-Amino-3,4,8-trimethylimidazo[4,5-f]chinoxalin (4,8-DiMeIQx) sowie Pyridine wie 2-Amino-1-methyl-6-phenyl-imidazo[4,5-b]pyridin (PhIP) und Carbolinderivate (▶ Abb. 4.23 a). Harman und Norharman sind untypische Verbindungen, da sie keine NH_2-Gruppe besitzen, sie werden jedoch von einigen Forschern aufgrund ihrer heterozyklischen Struktur ebenfalls zu den HA gezählt.

4.10.2 Entstehung und Belastung von Lebensmitteln

Die Reaktionen, die zur Bildung der HA führen, wurden von der schwedischen Forscherin Margareta Jägerstad geklärt. Im Allgemeinen entstehen diese Verbindungen nach Erhitzen eines Gemisches aus Zuckern, Aminosäuren und Kreatin (Methylguanidinoessigsäure) (▶ Abb. 4.23 b). Die letztere Verbindung findet man in Muskelfasern; sie liegt dort meist in Form von Kreatinpyrophosphat vor und dient als Energiereserve, um ATP zu regenerieren.

▶ **Vorkommen.** Die Bildung der HA wurde intensiv erforscht und zwar einerseits in Modellreaktionen mit Einzelsubstanzen, andererseits unter realistischen Bedingungen in gebratenem Fleisch. Besonders häufig fand man PhIP. Die höchsten Konzentrationen, die gemessen wurden, lagen in Hühnerfleisch bei 480 ng/g. An zweiter Stelle im Hinblick auf die Häufigkeit steht 2-Amino-9H-

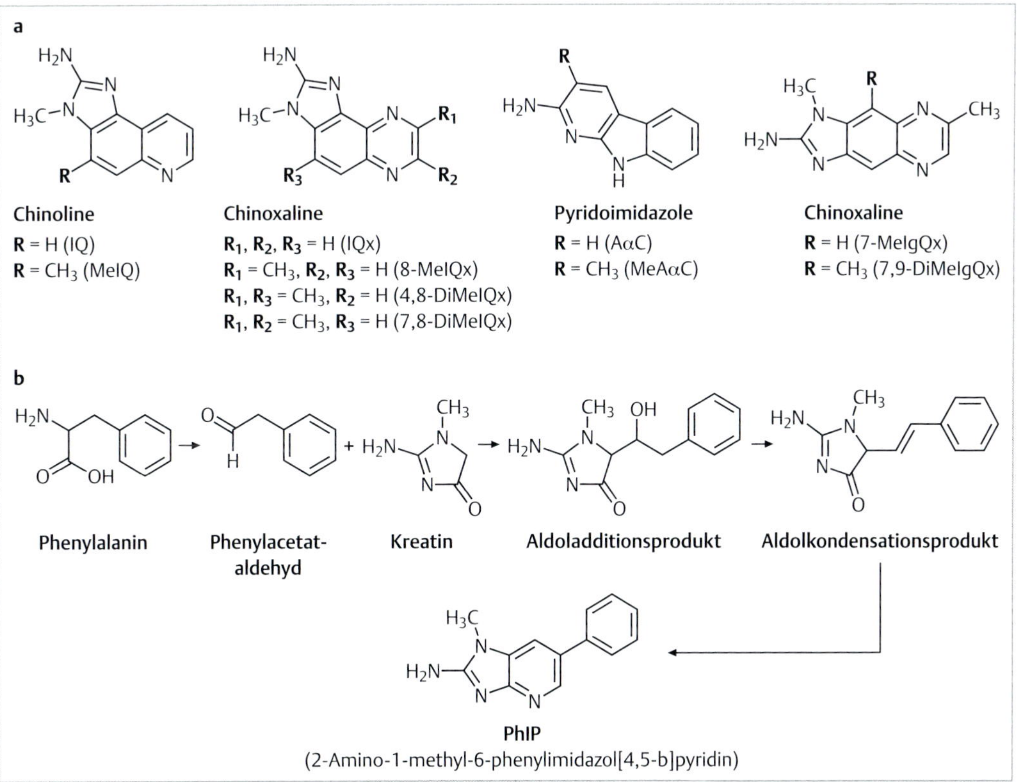

Abb. 4.23 Heterozyklische aromatische Amine (HA) (Quelle: [26]).
a Chemische Strukturen diverser HA.
b Bildungsreaktion von PhIP.

pyrido[2,3-b]indol (AαC), das in Rindfleisch in Mengen bis 80 ng/g gefunden wird. Die Konzentrationen der HA in Fleischwaren variieren stark. Die Gründe dafür liegen nicht nur in der Abhängigkeit ihrer Bildung von der Kochtemperatur, sondern auch in den Ungenauigkeiten der chemisch-analytischen Verfahren. Verbindungen wie IQ und MeIQx wurden meist in Mengen gefunden, die im Bereich zwischen 5 und 30 ng/g lagen. Andere Substanzen (IQx, 7,9-DiMeIQ) detektierte man nur fallweise, weitere HA fand man ausschließlich in Modellreaktionen, nicht aber in verarbeitetem Fleisch. Pyrolyseprodukte der Aminosäuren Glutamin und Tryptophan spielen quantitativ gesehen in unseren Lebensmitteln so gut wie keine Rolle.

▶ **Fleischzubereitung.** Der Einfluss der Fleischzubereitung auf die Bildung der HA wurde eingehend untersucht. Im Gegensatz zu den polyzyklischen aromatischen Kohlenwasserstoffen findet man HA auch im Inneren des Fleisches, sie kommen aber hauptsächlich an der Oberfläche vor, da hier höhere Temperaturen herrschen. Allgemein kann man sagen, dass ihre Bildung mit der Temperatur und der Bratdauer zunimmt. Beispielsweise fand man in Hühnerfleisch nach einer Bratzeit von 36 min bei 211°C 70 ng PhIP/g, nach 14 min und bei niedrigerer Temperatur (197°C) war die Belastung um 80% geringer. Auch in Bratrückständen werden in den Pfannen oft hohe Werte gefunden; dies ist insofern von Bedeutung, da sie zur Herstellung von Soßen verwendet werden.

▶ **Weitere Quellen.** Da Innereien im Gegensatz zu Muskelfleisch kein Kreatin enthalten, entstehen in ihnen bei der Verarbeitung keine nennenswerten HA-Mengen. In geräucherten Fischen wurden geringe Mengen detektiert, ebenso in alkoholischen Getränken wie Bier und Wein, wobei die Entstehung in diesen Nahrungsmitteln derzeit noch unklar ist. Eine wichtige Belastungsquelle mit PhIP ist das Rauchen, pro Zigarette wurden im Kondensat Mengen bis 20 ng detektiert.

4.10.3 Verstoffwechselung

Der Metabolismus der HA ist kompliziert, daher beschreiben wir nur die wichtigsten Reaktionen. Etwa 90% werden über den Verdauungstrakt aufgenommen und in inneren Organen, insbesondere in der Leber, durch Zytochrom-P450-Enzyme (vor allem durch CYP1A2) verstoffwechselt.

▶ **Aktivierung.** Die Reaktionsprodukte werden entweder entgiftet (sodass keine DNA-reaktiven krebsauslösenden Stoffwechselprodukte entstehen) oder aktiviert. In diesem Kapitel wird nur die letztere Reaktion beschrieben, ihr Ablauf ist schematisch in ▶ Abb. 4.24 dargestellt. Durch Anhängen einer Hydroxylgruppe am Stickstoffatom entstehen Hydroxylamine, die durch Konjugationsreaktionen weiter umgesetzt werden. Glucuronidierung führt zu Entgiftung, während Umsetzungen durch Sulfonsäure- und N-Acetyltransferasen die Bildung DNA-reaktiver Stoffwechselprodukte zur Folge hat. Diese Reaktionen finden vor allem in der Leber, aber auch in anderen inneren Organen statt. Von besonderer Bedeutung ist die Tatsache, dass durch Enzyme der Darmbakterien Entgiftungsprodukte (Glucuronsäurekonjugate), die in der Leber gebildet werden und über die Galle in den Darm gelangen, durch Glucuronidasen wieder gespalten werden können. Die Zellen der Darmschleimhaut können diese Spaltprodukte weiter verstoffwechseln (z.B. acetylieren), sodass erneut erbsubstanzschädigende Metaboliten entstehen. Dies erklärt, warum viele HA im Dickdarm Tumoren verursachen.

Wie erwähnt, spielt auch die Sulfatierung einiger HA eine wichtige Rolle. Experimente mit Säugerzellen, in die einzelne humane Sulfonsäuretransferasen „eingebaut" wurden, zeigten, dass sie erheblich zur Bildung krebsauslösender Stoffwechselprodukte von PhIP und AαC beitragen. Bei anderen HA (IQ, MeIQ etc.) spielen diese Reaktionen keine Rolle, hier ist der Hauptaktivierungsweg die Acetylierung am Sauerstoffatom des Hydroxylamins.

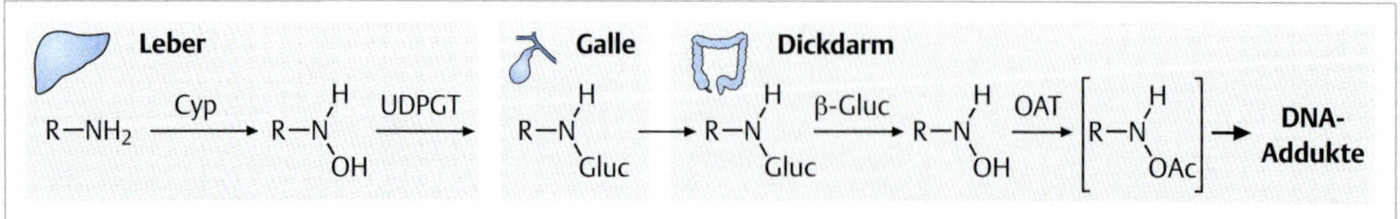

Abb. 4.24 Vereinfachtes Schema der Verstoffwechselung von Chinolin-HA. Ac: Acetat, UDPGT: Uridindiphosphoglucuronosyl-Transferase, OAT: O-Acetyltransferase, β-Gluc: β-Glucuronidase, Gluc: Glucuronsäure.

4.10.4 Gentoxische Wirkungen

▶ **Adduktbildung und Mutationen.** Wie auch bei den PAK ist die Bildung von Addukten mit der DNA-Base Guanosin für die Auslösung von Krebserkrankungen von entscheidender Bedeutung. In weiterer Folge kommt es zur Auslösung von Mutationen (GC→AT) und es ist bekannt, dass diese auch in bestimmten Onkogenen stattfinden. HA sind in bakteriellen Mutationstests äußerst potente Mutagene. Man fand in diesen Untersuchungen sehr starke Unterschiede der Aktivität der einzelnen Verbindungen (bis 1000-fach), in Gentoxizitätsexperimenten mit Säugerzellen wirken sie im Gegensatz dazu relativ ähnlich und auch die kanzerogenen Aktivitäten der meisten HA sind etwa gleich hoch. Die recht unterschiedlichen Effekte in Bakterientests sind durch die Substratspezifitäten der Acetyltransferasen und Nitroreduktasen erklärbar.

Auch in Versuchstieren und im Menschen ist die Bildung von DNA-Addukten durch HA nachgewiesen. Da beim Menschen die Exposition über die Nahrung relativ gering ist, ist es nur mit extrem empfindlichen und teuren chemisch-analytischen Verfahren möglich, Addukte nachzuweisen. Verabreichung von 70 µg PhIP an Patienten, denen ein Stück Dickdarm entfernt wurde, ergab eine Menge von 30–130 Addukten pro 10^{12} DNA-Basen in Zellen der Darmschleimhaut. Auch die PhIP-Addukte, die in Brustgewebe gefunden wurden, lagen in einem ähnlichen Bereich.

▶ **Chromosomenschäden.** Die Primärschäden der DNA führen in Säugerzellen zur Auslösung von Chromosomenschäden und Kleinkernbildung, allerdings „versagen" viele In-vitro-Verfahren und liefern negative Resultate, da die entsprechenden Enzyme nicht in den Zellen vorkommen. Auch in Kleinkerntests mit Knochenmarkzellen werden negative Ergebnisse erhalten. Die HA wurden hinsichtlich ihrer DNA-reaktiven Eigenschaften in vielen Tierarten untersucht und die Unterschiede lassen sich durch die individuelle Verstoffwechselung erklären. Die Hoffnung, durch Experimente mit Affen zu einer verbesserten Risikoabschätzung für den Menschen zu gelangen, musste aufgegeben werden, da man dramatische Unterschiede im Metabolismus fand. Beispielsweise wird MeIQx in Makaken nicht von Zytochrom-Enzymen in die entsprechenden N-Hydroxy-Metaboliten umgewandelt, es wirkt daher kaum DNA-schädigend und nicht kanzerogen. Auch mit anderen HA wurden deutliche Speziesunterschiede gefunden. Ein wichtiges Charakteristikum von PhIP ist, dass die Verbindung an Östrogenrezeptoren bindet und in Brustzellen Teilungen auslöst. Diese Eigenschaft könnte eine Auslösung von Brusttumoren verursachen.

4.10.5 Ergebnisse von Tierexperimenten

Viele HA wurden in Labornagern auf kanzerogene Eigenschaften hin untersucht. In Ratten lösten einige von ihnen (z. B. IQ, MeIQ, PhIP) nach Verfütterung Darmtumoren aus. Es waren aber auch andere Organe betroffen, beispielsweise die Haut oder die Zymbaldrüse. PhIP löste in Ratten auch in der Brustdrüse Tumoren aus. In Experimenten mit Mäusen fand man vor allem Tumoren in der Leber und mit IQ, MeIQx auch in der Lunge oder im Vormagen (IQ, MeIQ). In Untersuchungen mit Makaken fand man nach oraler Verabreichung von IQ über mehrere Jahre hinweg Lebertumoren; PhIP und MeIQ lösten keine Erkrankungen aus.

4.10.6 Ergebnisse von Humanstudien

▶ **Analyseverfahren.** Die tägliche Aufnahmemenge der HA ist geringer als jene von PAK. Daher können DNA-Addukte nur mit aufwendigen Geräten gemessen werden, wenn relativ hohe Mengen konsumiert werden. Es ist jedoch möglich, HA im Harn nach Verzehr von gebratenem Fleisch mit chemisch-analytischen Methoden zu messen. Ebenfalls zielführend ist die Anreichung von Harnproben und die nachfolgende Bestimmung mutagener Effekte in Bakterientests, wobei man Stämme verwenden kann, die eine hohe Ansprechempfindlichkeit haben, da ihnen Gene eingebaut wurden, die für O-Acetyltransferase kodieren. Wie erwähnt, spielt dieses Enzym bei der Aktivierung der HA eine zentrale Rolle.

Versuche, DNA-Addukte beim Menschen zu detektieren, waren nur teilweise erfolgreich. Nach Verabreichung hoher Mengen von PhIP (70–80 µg/Tag) fand man im Darmtrakt 30–500 Addukte/10^{12} Basen. Die in diesen Studien von den Probanden konsumierten Mengen lagen jedoch mehr als 100-fach höher als die für Nordeuropa typischen Aufnahmemengen. Da PhIP in den Haaren eingelagert wird, versuchte man Expositionsabschätzungen durch entsprechende Analysen durchzuführen, diese Messungen können jedoch für umfangreiche Untersuchungen nicht eingesetzt werden. Weitere Ansätze für humanes Biomonitoring sind Bestimmungen der Amine und ihrer Metaboliten im Plasma; besonders erfolgreich waren US-Forscher wie Robert J. Turesky [149] und seine Mitarbeiter vom New York State Department of Health, sie setzten dazu hochempfindliche Verfahren wie die Tandem-Massenspektrometrie ein.

Insgesamt sind die derzeit verfügbaren Monitoringverfahren teuer und arbeitsaufwendig und können daher nicht in Humanstudien eingesetzt werden. Deshalb versuchte man, die Exposition in Humanstudien mit Fragebögen zu ermitteln. Dabei ergaben sich jedoch Probleme, die die Abschätzung der Zubereitung und der konsumierten Fleischmengen betrafen. Die Forscher versuchten diese Unsicherheiten mittels fotografischer Abbildungen in den Griff zu bekommen.

Betrachtet man die Ergebnisse dieser Studien, so ist offensichtlich, dass sie sehr widersprüchlich sind.

▶ **Fleischkonsum.** Die Resultate der EPIC-Studie zeigen, dass das Kolorektalkrebrisiko eindeutig mit dem Verzehr von rotem Fleisch korreliert [137]. Auch in einer gut kontrollierten retrospektiven schwedischen Studie mit mehr als 500 Fällen sah man einen derartigen Zusammenhang und in einer amerikanischen Studie berichtete man über eine Assoziation zwischen der Aufnahme von DiMeIQx und der Inzidenz von Dickdarmtumoren, allerdings gibt es auch Untersuchungen, in denen kein Zusammenhang beobachtet wurde [62]. Auch hinsichtlich des Brustkrebsrisikos sind die Befunde widersprüchlich. Die EPIC-Studie fand keine Assoziation mit dem Verzehr von Fleisch, in einer amerikanischen Untersuchung wurde hingegen eine signifikante Korrelation mit der Aufnahme von PhIP und dem Auftreten von Brusttumoren beobachtet, jedoch kein Zusammenhang mit MeIQx und DiMeIQx [145].

Besonders interessant sind die Ergebnisse einer Studie, die in Singapur durchgeführt wurde [63]. Man fand erhöhte Raten von Lungenkrebs bei Köchen, die in Garküchen Fleisch zubereiteten, während bei jenen, die Gemüsegerichte herstellten, keine Tumoren auftraten.

▶ **Acetyliererstatus.** Wie erwähnt, spielt das Enzym Acetyltransferase eine zentrale Rolle bei der Aktivierung der Amine. Zwei Gene kodieren beim Menschen für dieses Enzym, nämlich NAT1 und NAT2. Letzteres kann durch Mutationen inaktiv werden, es ist also polymorph. Man unterscheidet daher zwischen „schnellen" und „langsamen" Acetylierern. Bei der letzten Gruppe kommt es durch Mutationen zu Funktionsausfällen des Enzyms. Mehrere Studien zeigten, dass Dickdarmkrebs bei schnellen Acetylierern häufiger auftritt. Betrachtet man den Fleischverzehr als weiteren Parameter, so sieht man in einigen Fallstudien einen deutlichen Anstieg des Dickdarmkrebsrisikos in Abhängigkeit von den NAT2-Polymorphismen. Beispielsweise fand man in einer Studie bei Personen, die schnelle Acetylierer waren und hohe Mengen an rotem Fleisch verzehrten, einen Anstieg des Risikos auf das 2,8-Fache. Auch CYP1A2, das die α-Hydroxylierung der HA katalysiert, ist polymorph und man fand in derselben Studie, dass hohe CYP1A2-Aktivität das Risiko von schnellen Acetylierern, die häufig Fleisch verzehren, auf das 10-Fache erhöhte. Da keine anderen Darmkanzerogene bekannt sind, die durch diese Enzyme aktiviert werden, sind diese Befunde ein Hinweis darauf, dass die HA bei der Auslösung dieser Krebserkrankungen eine Rolle spielen. Allerdings ist auch hier die Datenlage nicht einheitlich und es gibt Studien, in denen keine Zusammenhänge mit den erwähnten Polymorphismen gefunden wurden. Das Brustkrebsrisiko scheint vom Acetyliererstatus nicht beeinflusst zu werden.

4.10.7 Risikoabschätzung

Die Tatsache, dass auch beim Menschen DNA-Addukte nachweisbar waren, zeigt, dass HA die Erbsubstanz schädigen. Daher ist es wahrscheinlich, dass diese Verbindungen ein humanes Krebsrisiko darstellen. Die IARC stufte IQ als „wahrscheinlich" humankanzerogen ein (Gruppe 2A) und AαC, MeIQx, MeIQ und PhIP als „möglicherweise" humankanzerogen (Gruppe 2B). In einem Bericht des US-National Toxicology Program (NTP) wird festgestellt „HA are reasonably anticipated to be human carcinogens".

▶ **Aufnahmemengen.** Wie gefährlich sind HA tatsächlich? Die tägliche Aufnahme von PhIP erreicht beim Menschen Maximalwerte zwischen 2 und 4 µg/Person/Tag, jene von MeIQx 2 µg. Damit die letztere Verbindung in Mäusen Krebs verursacht, müssen täglich 0,06 % in der Nahrung über mehrere Monate hinweg gefüttert werden. Dies entspricht einer täglichen Aufnahme von 60 mg/kg Körpergewicht und diese Menge ist ca. 1.000.000-fach höher als die Belastung des Menschen.

Mit PhIP beobachtete man in Tierexperimenten Effekte, wenn man dem Futter 0,02–0,04% zusetzte, sodass ähnliche Werte für das Humanrisiko ableitbar sind wie für MeIQx. Aufgrund der tierexperimentell erhobenen Daten ist das Risiko des Menschen, infolge von HA-Exposition an Krebs zu erkranken, daher vernachlässigbar gering. Zu diesem Schluss kommt auch der amerikanische Forscher Laylon, dessen Berechnungen ergaben, dass nur 0,25% der Dickdarmkrebserkankungen in den USA durch HA-Aufnahme erklärbar sind.

▶ **Einflussfaktoren.** Allerdings ist nicht auszuschließend, dass das Zusammentreffen mehrerer Faktoren die Gefährlichkeit dieser Verbindungen wesentlich erhöht. Beispielsweise steigt in Tierexperimenten die Tumorausbeute stark an, wenn man eine fettreiche und ballaststoffarme Diät füttert, und genau dies ist für die Ernährung in den westlichen Industriestaaten charakteristisch. Auch die Darmflora beeinflusst die kanzerogenen Wirkungen der HA. In keimfreien Ratten lösten HA weniger DNA-Schäden aus als in normalen Tieren. Inokulierten wir menschliche Darmkulturen in keimfreie Tiere, ergaben sich, je nachdem ob sie von Vegetariern oder Fleischkonsumenten stammten, Unterschiede hinsichtlich ihrer DNA-schädigenden Effekte. Wir fanden, dass in Ratten mit intestinalen Floren von Fleischessern mehr DNA-Schäden durch HA induziert wurden. Eine Erklärung für diese Beobachtung liefern Befunde der Universität Gent. Die Forscher arbeiten dort

Exkurs: Schutz vor heterozyklischen aromatischen Aminen durch Nahrungsfaktoren

Bisher wurden mehrere Hundert Arbeiten veröffentlicht, die den Schutz vor HA durch Inhaltsstoffe der menschlichen Nahrung betreffen, und es wurden zahlreiche Mechanismen identifiziert, die zu ihrer Entgiftung führen. Ballaststoffe, Pigmente wie Chlorophylle und auch Milchsäurebakterien inaktivieren diese Kanzerogene, indem sie diese direkt binden und so die Aufnahme aus dem Darmtrakt reduzieren. Orale Verabreichung von Milchsäurebakterien (die für die Herstellung von Joghurt verwendet werden) einige Stunden vor oder gemeinsam mit HA führt zu einem deutlichen Schutz vor DNA-Schädigung in Dickdarmzellen, zur Reduktion der Bildung präneoplastischer Läsionen (Vorstufen von Dickdarmkrebs) und einer Abnahme der Ausscheidung der HA über den Harn. Im Fall der kaffeespezifischen Diterpenoide konnte gezeigt werden, dass sie die Aktivierung von CYP2A1 inhibieren, allerdings sind die erforderlichen Konzentrationen in den üblicherweise aufgenommenen Kaffeemengen zu gering. Einer der wichtigsten Entgiftungswege ist die Konjugation mit Glucuronsäure und die Schutzeffekte vor der Bildung HA-induzierter präneoplastischer Läsionen im Dickdarm durch Kohlgemüse konnten von uns durch Induktion der Aktivierung von Glucuronyltransferasen erklärt werden, die diese Reaktion katalysieren.

Die meisten Chemopräventionsuntersuchungen wurden mit Labornagern durchgeführt, es gibt aber auch Ergebnisse von Humanstudien. Beispielsweise fanden wir nach Verzehr von Kohlgemüsen eine Abnahme der Harnmutagenität. In einer weiteren Untersuchung beobachteten amerikanische Wissenschaftler nach Verzehr von HA-reichen Fleischmahlzeiten einen Anstieg der DNA-Schädigung in Dickdarmzellen (die aus Biopsieproben isoliert wurden). Nach Konsum einer Diät, die Milchsäurebakterien und Kohlgemüse enthielt, wurde eine deutliche Abnahme der Schädigung gefunden [64]. In einer Untersuchung mit Rosenkohl (Verzehrmenge 300 g/Teilnehmer pro Tag) isolierten wir nach 5 Tagen Lymphozyten aus dem Blut der Teilnehmer und behandelten sie mit den HA Trp-P-1 und PhIP. Nachfolgend wurde das Ausmaß der DNA-Schädigung in Comet-Assays bestimmt. Es zeigte sich, dass die durch PhIP ausgelösten Schäden nach dem Gemüseverzehr deutlich abnahmen. Dieser Schutzeffekt konnte durch Inhibition einer Sulfontransferase erklärt werden, die für die Aktivierung dieser Substanz erforderlich ist [65].

Eine Reduktion der HA-Exposition ist auch durch die Fleischzubereitung erreichbar. Niedrigtemperaturgaren führt zu einer starken Abnahme der Bildung dieser Substanzen. Der österreichische Chemiker Michael Murkovic zeigte, dass die Verwendung von Marinaden und Gewürzen zu einer signifikanten Reduktion der HA-Bildung führt [66].

Exkurs: Die Entdeckung von Acrylamid in Nahrungsmitteln

1997 kam es bei Tunnelarbeiten in Schweden zur Exposition von Arbeitern. Um das Ausmaß ihrer Belastung zu untersuchen, bestimmte man die Hämoglobinaddukte im Blut. Im selben Jahr hatte man gezeigt, dass es möglich ist, Belastungen des Menschen mit dieser Methode bei Rauchern zu messen. Aus Vergleichsgründen wurden die Ergebnisse mit jenen einer unbelasteten Kontrollgruppe verglichen und die Forscher wunderten sich, dass auch bei dieser relativ hohe Werte auftraten. Die schwedische Forscherin Margareta Törnqvist (die an der Universität von Stockholm arbeitet) und ihre Mitarbeiter konnten das Rätsel lösen. Sie fanden, dass bestimmte Lebensmittel, die die Teilnehmer der Kontrollgruppen verzehrt hatten, hohe Mengen Acrylamid enthalten [67]. Diese Erkenntnis führte in den nachfolgenden Jahren zu intensiven Forschungsaktivitäten. Man begann, die Konzentrationen der Substanz in zahlreichen Nahrungsmitteln zu messen, und klärte die Reaktionen, die zu ihrer Entstehung führen. Des Weiteren versuchte man, die Krebsrisiken des Menschen durch den Konsum belasteter Lebensmittel genauer abzuschätzen. Beunruhigend an der ganzen Sache ist, dass Acrylamid in Tierexperimenten bereits in recht geringen Mengen Krebs auslöst und dass die Exposition des Menschen über den Verzehr von Lebensmitteln um einiges höher ist als die Aufnahme anderer gefährlicher Kanzerogene.

mit künstlichen „Verdauungsapparaten", die die Situation im menschlichen Darm nachahmen, und fanden, dass bestimmte Darmbakterien HA in gefährliche Stoffwechselprodukte umwandeln.

Interessant ist auch, dass mit Nahrungsbestandteilen, von denen man weiß, dass sie HA inaktivieren, in vielen Humanstudien Schutzeffekte vor Dickdarmkrebs gefunden wurden. Auch dies ist ein indirekter Hinweis darauf, dass den „Cooked Food Mutagens" im Hinblick auf das humane Krebsrisiko eine höhere Bedeutung zukommt als aufgrund der tierexperimentellen Ergebnisse angenommen werden kann.

Zusammenfassung

Heterozyklische aromatische Amine kommen fast ausschließlich in gebratenem Fleisch vor, wobei niedrigere Temperaturen bei der Fleischzubereitung die HA-Belastung reduzieren. Von der IARC wurden HA als „wahrscheinlich" humankanzerogen (IQ) bzw. „möglicherweise" humankanzerogen (MeIQx, MeIQ und PhIP) eingestuft. Die Aufnahmemengen von HA mit der Nahrung sind gering, sodass sie für den Menschen kein nennenswertes Risiko darstellen, an Krebs zu erkranken, doch ist nicht auszuschließen, dass weitere Faktoren, wie Nahrungszusammensetzung und -zubereitung etc. die Gefährlichkeit der HA erhöhen. Für Diäten, die reich an Milchsäurebakterien und Kohlgemüse sind, konnte eine Abnahme der Schädigung von Dickdarmzellen durch HA nachgewiesen werden.

4.11 Acrylamid

▶ **Anwendungsbereiche.** Bereits seit den 1950er Jahren wurden große Mengen dieser Industriechemikalie produziert. Es handelt sich um ein einfaches Molekül (N-Propenamid, CH_2=CH-CO-NH_2). Aufgrund der Doppelbindung kann man daraus Kettenmoleküle herstellen, die für zahlreiche Anwendungen eingesetzt werden, u. a. werden einfache Polymere in der Papierherstellung und Wasseraufbereitung als Flockungsmittel eingesetzt. Andere Verwendungsbereiche sind bei der Herstellung von Plastikartikeln wie Kontaktlinsen oder in der Kosmetikindustrie z. B. zur Produktion von Lotionen und Shampoos. Polyacrylamid findet auch in der Baubranche Verwendung, beispielsweise bei der Konstruktion von Tunnels, Dammfundamenten und Kläranlagen.

▶ **Toxizität.** Die Giftwirkungen von Acrylamid sind schon seit Jahrzehnten bekannt. Man untersuchte sie in Zusammenhang mit der Exposition von Arbeitern, die mit der Produktion der Polymere beschäftigt sind, da während der Herstellung geringe Mengen des Ausgangsprodukts freigesetzt werden. Acrylamid wirkt beim Menschen als Nervengift und löst Taubheit und Ataxie (Störungen der Bewegungskoordination) aus, auch in Tierversuchen fand man derartige Symptome. Langfristige Einwirkung höherer Konzentrationen führt zur Degeneration der peripheren Nerven und Schäden in Gehirnteilen, die für Lernprozesse zuständig sind. Auch die tumorauslösenden und

DNA-schädigenden Eigenschaften von Acrylamid sind seit Jahrzehnten bekannt, die Einschätzung der menschlichen Gefährdung änderte sich jedoch Ende der 1990er Jahre schlagartig.

4.11.1 Bildung und Vorkommen

Acrylamid ist ein Produkt der Maillard-Reaktion (s. Kapitel 3.3) und entsteht beim Erhitzen proteinreicher Nahrung in Gegenwart von Kohlehydraten.

▶ **Produkte und Zubereitung.** Die Reaktionsbedingungen, unter denen die Verbindung entsteht, sind gut untersucht und es ist bekannt, dass die Aminosäuren Asparagin und Methionin an der Bildung beteiligt sind. Da Getreidesorten wie Roggen und Weizen, aber auch Kartoffeln große Mengen Asparagin enthalten, findet man in Brot, Kartoffelchips und Pommes frites die höchsten Mengen an Acrylamid. Auch die Temperatur spielt bei der Bildung eine Rolle. Beim Kochen von Lebensmitteln (100°C) entsteht kein Acrylamid, bei hohen Temperaturen läuft die Bildungsreaktion jedoch ab, besonders hohe Konzentrationen fand man oberhalb von 180°C. In ▶ Tab. 4.3 sind die Konzentrationen in einigen Lebensmitteln aufgelistet.

Tab. 4.3 Beispiele für Acrylamidkonzentrationen in einigen Lebensmitteln (Quelle: Bundesamt für Gesundheit, Schweiz, 2002).

Produkt	Menge (µg/kg)
Frühstückszerealien	104
Cracker	50–560
Pommes frites	150–405
Rösti, kurz gebraten	20–270
Rösti, lang gebraten	4300–4500
Kartoffelchips	190–2000
Lebkuchen	583
Brot	30–110
Knäckebrot	60–510
Bisquits	269

▶ **Reduktion der Konzentrationen.** Aufgrund der Kenntnis der Bildungsreaktion war es möglich, die Konzentrationen in diversen Produkten zu reduzieren, beispielsweise konnten Berichten aus Deutschland zufolge die Mengen in Kartoffelchips auf fast die Hälfte gesenkt werden (von 530 auf 300 µg/kg), in Zwieback und Keksen für Kleinkinder von 90 auf 20 µg/kg und in Frühstückszerealien (ohne Berücksichtigung von Müsli) von 100 auf 50 µg/kg. Allerdings war man nicht bei allen Lebensmittelgruppen erfolgreich.

4.11.2 Verstoffwechselung

Tierexperimente zeigen, dass Acrylamid relativ schnell über den Verdauungstrakt aufgenommen und im gesamten Körper verteilt wird. Die Verbindung erreicht auch die Sexualorgane und wird bei trächtigen Tieren in den Embryonen gefunden. In diesem Zusammenhang ist erwähnenswert, dass in Experimenten mit Ratten embryo- und reproduktionstoxische Effekte detektiert wurden, allerdings erst mit Dosierungen, die relativ hoch waren (≥ 2 mg/kg Körpergewicht). Die Substanz ist auch in der Muttermilch nachweisbar.

Acrylamid wird durch eine von Zytochrom 2E1 katalysierte Reaktion in ein reaktives Epoxid (Glycidamid) umgewandelt (▶ Abb. 4.25). Ein alternativer Verstoffwechselungsweg ist die Konjugation mit Glutathion, die zur Ausscheidung von Mercaptursäuren führt.

▶ **Hämoglobinaddukte.** Acrylamid und Glycidamid binden kovalent an Aminosäuren. Man macht sich diese Eigenschaft zunutze, um die Exposition des Menschen mithilfe der Bestimmung von Hämoglobinaddukten in Erythrozyten zu quantifizieren. Vergleichsuntersuchungen mit diversen Spezies zeigen, dass es deutliche Unterschiede bei der Bildung dieser Addukte gibt. In Mäusen wurden beispielsweise wesentlich höhere Mengen gefunden als unter vergleichbaren Expositionsbedingungen beim Menschen. Wie erwähnt, kann man die Bildung von Hämoglobinaddukten als Marker einsetzen, um die Exposition des Menschen zu quantifizieren. Nachteilig ist dabei allerdings, dass Erythrozyten nur eine kurze Lebensdauer haben (ca. 4 Monate), sodass keine Aussagen über Langzeitbelastungen möglich sind.

4.11.3 Mechanismen der Krebsauslösung

Die DNA-schädigenden Eigenschaften von Acrylamid und Glycidamid sind gut belegt. Die Verbindung ist auch ohne metabolische Umwandlung DNA-reaktiv, allerdings wirkt es in Säugerzellen nur schwach mutagen. Glycidamid ist im Gegensatz dazu unter In-vitro-Bedingungen stark mutagen.

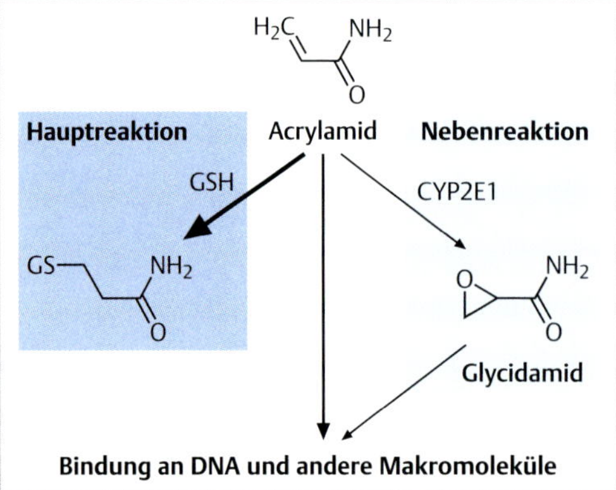

Abb. 4.25 Verstoffwechselung von Acrylamid. GSH: Glutathion.

In Tierexperimenten wurden mit Acrylamid in zahlreichen Modellen eindeutig positive Resultate erhalten. Interessanterweise fand man auch in Spermienzellen Auslösung von DNA-Schäden. Dies ist ein Hinweis darauf, dass die Substanz möglicherweise beim Menschen zu verminderter Fruchtbarkeit führt. Allerdings liegen diesbezüglich keine Ergebnisse epidemiologischer Studien vor.

Es ist eindeutig nachgewiesen, dass Glycidamid mit DNA-Basen (insbesondere mit Guanosin) Addukte bildet, die mit der Auslösung von Krebs in Zusammenhang stehen. Daneben werden auch indirekte Mechanismen diskutiert, beispielsweise oxidativer Stress, der durch „Verarmung" des Glutathionspiegels hervorgerufen werden kann. Wie erwähnt, wird Acrylamid durch Konjugation mit Glutathion entgiftet, das bei der Aufrechterhaltung des Redoxzustandes beim Menschen eine wichtige Rolle spielt. Auch Veränderungen des Hormonstatus (insbesondere die Beeinflussung von Sexualhormonen) könnten bei der Auslösung von Tumoren beim Menschen beteiligt sein.

4.11.4 Tierexperimentelle Befunde

Es gibt mehrere umfangreiche Studien mit Labornagern, die die krebsauslösenden Eigenschaften von Acrylamid belegen [125]. Bereits 1986 wurde die erste Studie mit Ratten durchgeführt, nicht alle Befunde konnten in Nachfolgeuntersuchungen bestätigt werden. In zwei Experimentserien wurde ein Anstieg von Tumoren der Schilddrüse und Hodentumoren bei Männchen gefunden sowie Tumoren in der Brustdrüse bei Weibchen. Die niedrigste effektive Dosis lag bei 1–2 mg/kg/Tag. In Untersuchungen mit Mäusen wurde Auslösung von Lungentumoren beobachtet, Hauttumoren traten nur in Kombination mit einem Tumorpromotor auf. In weiteren Experimenten wurde die Auslösung von Lungenkrebs nicht bestätigt, man fand jedoch in einer aktuellen, gut durchgeführten Studie (NTP) [139] erneut eindeutige Hinweise auf Tumorauslösung in Lunge, Leber und in den Harderschen Drüsen (im inneren Augenwinkel) von Mäusen.

4.11.5 Humanstudien

Insgesamt wurden bisher etwa 20 Humanstudien veröffentlicht, die die Zusammenhänge zwischen Acrylamidaufnahme über die Nahrung und das Auftreten von Krebserkrankungen betreffen. Die Qualität und der Umfang der einzelnen Untersuchungen unterscheiden sich erheblich. Die meisten Erhebungen wurden in den letzten 10 Jahren durchgeführt (seit den alarmierenden Ergebnissen aus Schweden, die das Auftreten der Substanz in Lebensmitteln betrafen).

In den meisten Untersuchungen wurden keine statistisch signifikanten Zusammenhänge gefunden, aktuellere prospektive Studien berichten jedoch über einen Anstieg des Risikos; allerdings wurden bei einzelnen Krebsarten sogar inverse Assoziationen beobachtet.

▶ **Brustkrebs.** Deutliche Hinweise erhielt man in zwei Studien, in denen ein Zusammenhang mit dem gehäuften Auftreten von Brustkrebs nachgewiesen wurde. Sowohl in einer niederländischen [68] als auch in einer dänischen [69] Untersuchung fand man bei postmenopausalen Frauen erhöhte Risiken, wobei die Effekte nur bei östrogenabhängigen Mammakarzinomen detektiert wurden. In der holländischen Studie war der Effekt nur bei Nichtraucherinnen signifikant (der Anstieg des Risikos lag in der höchsten Expositionsgruppe bei 40%). In der dänischen Studie wurden Hämoglobinaddukte als Parameter für die Belastung gemessen. Eine Erhöhung der Exposition auf das 10-Fache (verglichen mit den Kontrollen) war mit einem 2,7-fachen Anstieg des Brustkrebsrisikos assoziiert. In einer weiteren Untersuchung mit prämenopausalen Frauen quantifizierte man die Exposition ebenfalls über Messung von Hämoglobinaddukten [141]. Man sah keine Assoziation mit dem Auftreten von Brustkrebs; allerdings wurde in dieser Untersuchung nicht zwischen östrogenabhängigen und -unabhängigen Tumoren unterschieden.

▶ **Andere Krebserkrankungen.** Weitere Erkrankungen, bei denen man in prospektiven Studien signifikante Zusammenhänge mit Acrylamidbelastungen fand, sind Eierstock- und Gebärmutterkrebs. In einer europäischen Untersuchung fand man etwa eine Verdoppelung des Risikos für Gebärmutterkrebs (bei Nichtraucherinnen) [124]; in einer weiteren Studie aus Schweden, in der Störgrößen durch die Familiengeschichte nicht berücksichtigt wurden, sah man keine Zusammenhänge. Hinweise auf Korrelationen mit Eierstockkrebs erhielt man in einer prospektiven Untersuchung aus den Niederlanden, allerdings gibt es auch hier Widersprüche; in einer italienischen [142] und in einer schwedischen Studie [130] wurden diese Effekte nicht gefunden.

Erwähnenswert ist auch das (ebenfalls statistisch nicht signifikante) erhöhte Auftreten von Nieren- und Mundhöhlenkrebs, das in jeweils einer Studie beobachtet wurde.

▶ **Zuverlässigkeit der Studien.** Die Uneinheitlichkeit der Ergebnisse der Humanstudien führt zu der Frage, wie zuverlässig diese Ergebnisse sind. Wie bereits im Abschnitt über heterozyklische aromatische Amine erwähnt, ist die Abschätzung der Exposition mittels Fragebögen (Food Frequency Questionnaires, FFQ) eine recht unzuverlässige Angelegenheit. Im Fall des Acrylamids sah man keine oder nur schwache Übereinstimmungen zwischen der Menge an Hämoglobinaddukten und den aus den Fragebögen berechneten Aufnahmemengen. Fast alle bisherigen epidemiologischen Untersuchungen (außer den zwei erwähnten europäischen Studien) beruhen auf Expositionsabschätzung durch Befragung. Allerdings zeigen auch die Hämoglobinmessungen starke interindividuelle Schwankungen, da die Adduktbildung durch diverse Faktoren (Sport, Alkoholkonsum etc.) erheblich beeinflusst wird. Eine weitere mögliche Störgröße bei Humanstudien ist die Exposition mit anderen kanzerogenen Verbindungen, die ebenfalls in Nahrungsmitteln enthalten sind, beispielsweise mit HA und Furanen. Im Fall von Hydroxymethylfurfural (HMF) führte man gezielte Analysen durch und fand, dass keine Korrelationen zwischen der Exposition und der Aufnahme von Acrylamid bestehen, sodass dieser Faktor ausgeschlossen werden konnte.

Interessant ist, dass die Lunge bei Labornagern ein wichtiges Zielorgan der Krebsentstehung ist, während beim Menschen sogar Schutzeffekte gefunden wurden; im Hinblick auf das Auftreten von Brustkrebs stimmen die Ergebnisse einiger Humanstudien mit den Befunden aus Experimenten mit Ratten allerdings überein.

4.11.6 Risikoabschätzung und Grenzwerte

Berechnet man die MOE-Werte (s. Kapitel 4.15.2) für Acrylamid (Prinzip s. Kapitel 4.15.2), ergibt sich für die Auslösung von Brusttumoren eine Zahl von 200 und für Hodenkrebs ein Wert von 1000. Dies ist ein Hinweis darauf, dass die Substanz hinsichtlich des menschlichen Krebsrisikos als wesentlich gefährlicher einzustufen ist als etwa Benzo(a)-pyren oder das heterozyklische aromatische Amin PhIP, für die Werte von 20.000 und 80.000 errechnet wurden (s. Kapitel 4.15.3). Die Bedeutung von Acrylamid resultiert einerseits aus seiner Wirkstärke und andererseits aus der Tatsache, dass der Mensch vergleichsweise hohen Dosen ausgesetzt ist.

Berechnet man anhand der Daten aus Langzeitexperimenten das aus der Exposition resultierende Risiko, so ergibt sich bei einer Belastung von 1 µg/kg Körpergewicht eine Erhöhung des relativen Risikos im Bereich zwischen 1,05 und 1,15 (also zwischen 5 und 15 %). Derartige Effekte sind nur in äußerst großen epidemiologischen Untersuchungen messbar. Die in den einzelnen Humanstudien gefundenen Effekte bezüglich der Auslösung von Eierstockkrebs, Gebärmutter- und Nierenkrebs liegen, was das Risiko betrifft, wesentlich höher als es aufgrund der Tierexperimente zu erwarten wäre.

Möglicherweise „reflektieren" die Tiermodelle die Situation beim Menschen nicht in adäquater Weise. Mit vielen Chemikalien wurde Auslösung von Schilddrüsentumoren bei Ratten gefunden und man weiß, dass die Extrapolation derartiger Resultate auf den Menschen nicht möglich ist, da den Tieren ein Protein (das Schilddrüsenhormonbindende Globulin) fehlt, das die Hormonkonzentrationen beim Menschen im Blutkreislauf reguliert und konstant hält.

▶ **Mögliche hormonelle Effekte.** Vielleicht spielen bei der krebsauslösenden Wirkung von Acrylamid nicht nur gentoxische, sondern auch hormonelle Effekte eine Rolle. Die Verteilung der DNA-Addukte in verschiedenen Geweben von Versuchstieren entspricht nicht der Organspezifität der Krebsauslösung und es gibt eine Reihe von Befunden, die darauf hindeuten, dass Acrylamid die Synthese von Geschlechtshormonen beeinflusst. Allerdings ist nicht bekannt, ob diese Hinweise, die aus Experimenten mit Zellkulturen und Labornagern stammen, auf den Menschen übertragen werden können. Die in den Hoden männlicher Tiere gefundenen Tumoren könnten auf Effekte zurückzuführen sein, die durch hormonelle Schwankungen erklärbar sind; diese treten bei dem Rattenstamm F344, der in den Acrylamidstudien eingesetzt wurde, häufig auf.

4.11.7 Bewertung der menschlichen Gefährdung und gesetzliche Regelungen

Im Gegensatz zu anderen Substanzen, die in Lebensmitteln vorkommen, spielen bei Acrylamid auch Belastungen am Arbeitsplatz eine Rolle. Deshalb hat die Senatskommission zur Prüfung gesundheitsschädlicher Arbeitsstoffe die Substanz als „wahrscheinlich kanzerogen beim Menschen" klassifiziert und der Substanz keinen MAK-Wert zugeordnet. Eine ähnliche Einstufung wurde von der IARC vorgenommen (Gruppe 2A).

▶ **Reduktionsbemühungen.** Für Lebensmittel wurde festgelegt, dass aus Kunststoffen, die für Verpackungen verwendet werden, keine Migration erfolgen darf (wobei die Nachweisgrenze bei 10 µg/kg liegt). Diese Grenze gilt jedoch nicht (!) für den Verkauf von Lebensmitteln, die zubereitungsbedingt Acrylamid enthalten. Hier gilt das ALARA-Prinzip („as low as reasonably achievable") und man versucht in Deutschland, im Rahmen des „Minimierungskonzepts" die Gehalte in Lebensmitteln zu reduzieren. Man geht dabei so vor, dass die Konzentrationen in diversen Nahrungsmittelgruppen gemessen werden („Warengruppenbezogene Beobachtung") und identifiziert jene, die zu 10% der am höchsten belasteten einer Warengruppe gehören. Der niedrigste Wert dieser 10%-Spitzengruppe ist der „Signalwert". Für manche Lebensmittelgruppen liegt er über 1000 µg/kg; in diesem Fall wurde willkürlich ein Wert von 1000 µg/kg festgelegt. Die Signalwerte werden jährlich aktualisiert. Man beobachtet die Acrylamidkonzentrationen bereits seit dem Jahr 2000, 5 Jahre später stellte man in 6 von 13 Warengruppen eine deutliche Abnahme fest, beispielsweise in Pommes frites und Knäckebrot. Bei anderen Gruppen sah man allerdings keine Veränderungen (auch bei solchen, die besonders hohe Konzentrationen aufweisen, etwa bei Kartoffelchips und geröstetem Kaffee).

4.11.8 Vermeidung von Acrylamidexposition

Da die Temperatur bei der Bildung von Acrylamid eine entscheidende Rolle spielt, kann man die Bildung durch die Zubereitung beeinflussen. Bei der Herstellung von Pommes frites sollte die Temperatur des Fettes 180°C nicht überschreiten und es sollte beachtet werden, dass Kartoffelpuffer, die im Umluftherd zubereitet werden, weniger Acrylamid enthalten als solche, die bei vergleichbaren Temperaturen in der Bratpfanne hergestellt werden. Angegrünte und gekeimte Kartoffeln sollten nicht verwendet werden, da ihr Zuckergehalt besonders hoch ist und in ihnen bei der Zubereitung höhere Acrylamidkonzentrationen entstehen.

Zusammenfassung

Acrylamid ist eine Industriechemikalie, die als Produkt der Maillard-Reaktion auch in zahlreichen Nahrungsmitteln vorkommt, vor allem in Kartoffel- und Getreideprodukten, für deren Herstellung hohe Temperaturen (insbesondere über 180°C) erforderlich sind. Die krebsauslösenden Eigenschaften von Acrylamid und seinem Stoffwechselprodukt Glycidamid sind durch tierexperimentelle Befunde eindeutig belegt, in einigen Humanstudien wurden Hinweise auf Brust-, Eierstock- und Gebärmutterkrebs gefunden, allerdings ist die Datenlage uneinheitlich. Die Substanz wurde als „wahrscheinlich kanzerogen beim Menschen" klassifiziert. Die Belastung von Lebensmitteln konnte durch gezielte Maßnahmen in den letzten Jahren erheblich reduziert werden.

4.12 Weitere thermische Abbauprodukte: Furan und 5-Hydroxymethylfurfural

Bei der thermischen Zubereitung von Lebensmitteln entsteht eine Vielzahl weiterer Substanzen, von denen wir zwei herausgreifen, die aufgrund der derzeitigen Datenlage als potenziell gefährlich für den Menschen angesehen werden.

4.12.1 Furan

Bereits Ende der 1970er Jahre wies man nach, dass Furan beim Kochen von Lebensmitteln entsteht. Man wurde aber erst in den 1990er Jahren auf das Gefährdungspotenzial dieser Verbindung aufmerksam, als man in Labornagern Krebsauslösung beobachtete. Furan spielt auch als Industriechemikalie bei der Herstellung von Kunststoffen eine wichtige Rolle.

Vorkommen

In einem Bericht der EFSA ist der Gehalt in europäischen Lebensmitteln dokumentiert (www.efsa.europa.eu). Die höchsten Konzentrationen wurden in gerösteten Kaffeebohnen gefunden (Mittel: 3600 µg/kg, Maximalwerte bis 6900 µg/kg). Weitere nennenswerte Produkte sind Fertigsuppen (ca. 200 µg/kg) sowie Fleisch und Fisch in Dosen (bis 100 µg/kg). Da Furan sehr flüchtig ist, trägt es auch zum Aroma mancher Produkte bei.

Aufnahme und Verstoffwechselung

Da die Substanz gut fettlöslich ist, wird sie fast vollständig aus dem Verdauungstrakt aufgenommen. Die Leber eliminiert Furan schnell aus dem Blut und verstoffwechselt es, wobei vor allem Oxidation durch CYP2E1 eine Rolle spielt, daneben sind auch andere Zytochrome an der Verstoffwechselung beteiligt. Als wichtigstes Reaktionsprodukt entsteht ein ungesättigter Dialdehyd (Cis-2-Buten-1,2-dial), der vor allem in der Leber gebildet wird und dort toxische Effekte hervorruft. Eines der wichtigsten Abbauprodukte ist Kohlendioxid (▶ Abb. 4.26).

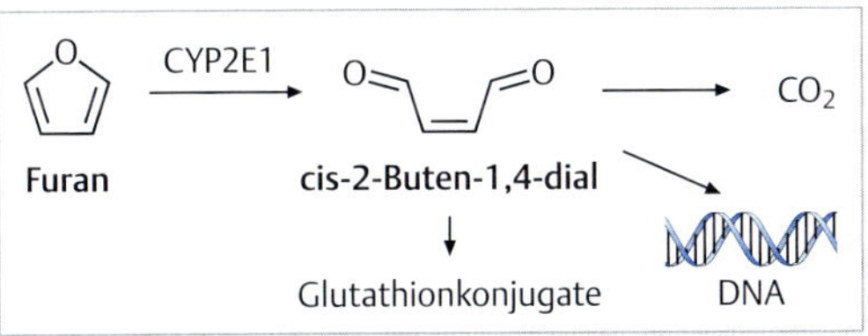

Abb. 4.26 Biotransformation von Furan. Der Dialdehyd, der von Lebermikrosomen gebildet wird, reagiert mit verschiedenen nukleophilen Molekülen und der DNA (Quelle: [11]).

Mechanismen der Krebsauslösung

Die Datenlage zur Gentoxizität ist widersprüchlich. In Bakterientests erhielt man mit der Ausgangssubstanz negative Ergebnisse, mit dem Hauptmetaboliten hingegen fand man im Stamm TA104, der empfindlich auf Sauerstoffradikale reagiert, Induktion von Histidin-Revertanten.

Die Ergebnisse, die mit Säugerzellen erhalten wurden, sind ebenfalls nicht einheitlich. Aufgrund der Resultate von Tierexperimenten ist anzunehmen, dass die Bildung kovalenter DNA-Addukte wahrscheinlich keine oder nur eine untergeordnete Rolle spielt. Als wichtigsten Mechanismus diskutiert man die Bildung von Vernetzungen zwischen DNA und Proteinen, die zur Instabilität der Erbsubstanz führen. Allerdings fand man in Labornagern nur bei hoher Dosierung Auslösung von Chromosomenaberrationen in Knochenmarkzellen und es wurde postuliert, dass gentoxische Effekte eine untergeordnete Rolle bei der Auslösung von Krebs spielen. Andererseits spricht die Tatsache, dass man in furaninduzierten Tumoren in bestimmten Onkogenen Mutationen fand, dafür, dass (möglicherweise indirekt verursachte) Schäden der Erbsubstanz an der Auslösung beteiligt sind. Aufgrund der ausgeprägten Zytotoxizität, die man in Labornagern beobachtet und die sich vor allem in der Leber manifestiert, kommt es auch zu Entzündungen und zu einer Erhöhung der Zellteilung; diese Prozesse können bei der Auslösung von Tumoren beteiligt sein.

Tierexperimentelle Befunde

Die krebserregenden Eigenschaften sind in Tierexperimenten mit Labornagern eindeutig nachgewiesen. In Ratten betraf der stärkste Effekt die Auslösung von Gallengangskarzinomen, sie wurden bereits bei der niedrigsten untersuchten Dosis (2 mg/kg Körpergewicht/Tag) gefunden. Diese Tumoren entstanden in allen weiblichen und männlichen Tieren und sogar nach kurzfristiger Behandlung kam es in diesem Organ zu Krebsentstehung. Mit höheren Dosierungen fand man in Ratten auch Karzinome in der Leber, die auch in Mäusen ein wichtiges Zielorgan der Tumorentstehung ist. Erwähnenswert ist auch, dass in diversen anderen Organen Karzinome auftreten, beispielsweise bei Ratten im hämatopoetischen System und bei Mäusen im Vormagen.

Ergebnisse von Humanstudien und Risikoabschätzung

Es gibt bisher keine einzige Humanstudie, in der Furanexposition als Ursache von Krebserkrankungen untersucht wurde. Von der EFSA wurden Messungen der Konzentrationen in Lebensmitteln durchgeführt und diese Daten wurden in Dänemark und Deutschland verwendet, um die Exposition durch Konsum von Nahrungsmitteln abzuschätzen. Aus den Berechnungen ergibt sich eine durchschnittliche Gesamtbelastung von Erwachsenen mit 33 µg/kg/Tag; bei Kindern (4–6 Jahre) liegt der entsprechende Wert bei 1,1 µg. Die Hauptbelastung resultiert aus Kaffeekonsum, in der dänischen Studie wurde der Anteil auf mehr als 95 % der Gesamtbelastung geschätzt, in Deutschland liegt er bei 75 % [117]. Unter den übrigen Nahrungsmitteln, die zur Exposition beitragen, sind vor allem Frühstückszerealien zu erwähnen.

▶ **Kaffeekonsum.** Die Belastung durch Kaffee hängt wesentlich von der Zubereitungsart ab. Interessanterweise erzeugen Kaffeeautomaten Produkte, die deutlich höhere Furan-Konzentrationen aufweisen als Filterkaffee. Die durchschnittlichen Konzentrationen liegen in fertigen Getränken bei 30 und 90 µg/l, in Instantgetränken sind sie durchwegs niedriger (ca. 9 µg/l). Rechnet man mit hohen Kontaminationen, so ergibt sich durch Kaffeekonsum in Deutschland eine durchschnittliche tägliche Aufnahmemenge von 57 µg/Person/Tag, in Dänemark errechnete man 27 µg und in Frankreich 26 µg. Diese Mengen entsprechen 0,5–1 µg/kg Körpergewicht und sind immerhin 2000-fach niedriger als jene, die in Tierexperimenten Tumoren verursachen. Man kann daher annehmen, dass das Humanrisiko relativ gering ist; dies wird durch Befunde untermauert, die zeigen, dass die Krebsrisiken bei Kaffeetrinkern nicht erhöht, sondern in einzelnen Organen sogar erniedrigt sind.

4.12.2 5-Hydroxymethylfurfural (HMF)

Eine weitere Verbindung, über deren mögliche Effekte beim Menschen ebenfalls keine Daten vorliegen, ist HMF (▶ Abb. 4.27). Die Verstoffwechselung und die gentoxischen Eigenschaften dieser Substanz wurden unter anderem von Hans-Ruedi Glatt und seinen Mitarbeitern am Deutschen Institut für Ernährungsforschung (DIfE) in Potsdam eingehend untersucht [70].

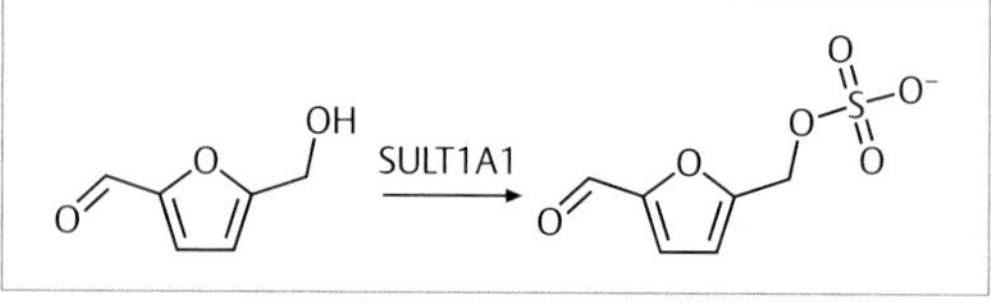

Abb. 4.27 Chemische Struktur und Aktivierung von 5-Hydroxymethylfurfural. SULT1A1: Sulfotransferase 1A1 (Quelle: [11]).

Bildung und Vorkommen

Die Substanz ist ein Zwischenprodukt der Maillard-Reaktion und wird gebildet, wenn Hexose in Gegenwart von Aminosäuren oder Proteinen erhitzt wird oder wenn Zucker (Fruktose oder Saccharose) durch Erhitzen dehydriert werden (thermisch bedingte Abspaltung von Wasser). HMF ist von besonderem Interesse, weil der Gehalt in Lebensmitteln im Vergleich zu anderen krebsauslösenden Verbindungen sehr hoch ist, beispielsweise ist die Exposition des Menschen verglichen mit Furan etwa 100-fach höher. In ▶ Tab. 4.4 sind einige besonders belastete Lebensmittel aufgelistet. Interessant ist auch, dass die Verbindung in Unkenntnis ihrer Wirkungen aufgrund ihrer „vitalisierenden Eigenschaften" einem Erfrischungsgetränk zugesetzt wurde (dem in Österreich vermarkteten CYL „Change Your Lifestyle"-Drink).

Tab. 4.4 HMF-Konzentrationen einiger Lebensmittel (Quelle: [11]).

Nahrungsmittel	HMF-Gehalt (mg/kg oder mg/l)
Karamellisierter Zucker und daraus hergestellte Produkte	110–9500
Pflaumenmarmelade	1100–1200
Getrocknete Pflaumen	1600–2200
Getrocknete Birnen	56–3500
Balsamico-Essig	316–3251
Likörweine (Malaga, Madeira)	620–840
Sherry	27–1245

Verstoffwechselung

HMF besteht aus drei Strukturen, einem Furanring, einer Aldehydgruppe und einer allylischen Alkoholgruppe. Die beiden Letzteren sind leicht angreifbar und werden enzymatisch in eine Vielzahl von Metaboliten umgewandelt. Diverse Enzyme wie Alkoholdehydrogenasen, Glucuronyltransferasen, Glutathiontransferasen und Sulfotransferasen spielen bei der Verstoffwechselung eine zentrale Rolle.

Im Harn von Ratten fand man zwei Hauptprodukte, ein Furonsäurederivat und das entsprechende Glyconkonjugat. Im Menschen liegt allerdings eine andere Verstoffwechselung vor. Als primäres Ausscheidungsprodukt findet man im Harn vor allem Furan-2,5-Dicarboxylsäure, die aufgrund der Oxidation der Alkohol- und der Aldehydguppe gebildet wird.

Mechanismen der Krebsauslösung und Gentoxizität

Eine wichtige Erkenntnis von Glatt und seinen Mitarbeitern ist, dass die Konjugation von HMF mit Sulfonsäure zur Bildung von 5-(Sulfoxymethyl)-2-furfural (SFM) führt und dass dieses Stoffwechselprodukt für die gentoxischen Eigenschaften der Verbindung verantwortlich ist [70]. Während mit der Ausgangssubstanz in Gentoxizitätstests mit Säugerzellen und Bakterien negative oder nur schwach positive Ergebnisse erhalten wurden (da die Indikatorzellen diesen Metabolisierungsweg nicht adäquat reflektieren), fand man nach „Einbau" der entsprechenden Sulfotransferasen in die Indikatorzellen deutliche Effekte. In Experimenten mit Labornagern erhielt man mit HMF in Untersuchungen mit Knochenmarkzellen (Kleinkerntest) negative Ergebnisse, mit SFM sah man jedoch deutliche Effekte. Die Ursache für diese Diskrepanz ist durch die mangelnde Repräsentanz der Sulfotransferasen, die an der Verstoffwechselung beteiligt sind, erklärbar. In-vitro-Experimente deuten darauf hin, dass SMF DNA-Addukte bildet, allerdings sah man in Bakterientests auch Induktion von Mutanten unter Bedingungen, unter denen keine derartigen Addukte gebildet werden.

Ergebnisse von Kanzerisierungsstudien

Es gibt Befunde aus Foci-Experimenten, in denen die Auslösung präneoplastischer Läsionen im Darm von Ratten mit Karamell untersucht wurde, der 1 % HMF enthielt. Parallel dazu wurde HMF-freier Karamell getestet. Es zeigte sich, dass nach Verfütterung des HMF-reichen Produkts eine wesentlich höhere Zahl von Tieren diese Läsionen aufwies, die als Vorstufen von Dickdarmkrebs angesehen werden. Durch Änderung des Versuchsprotokolls war es möglich, im selben Modell auch die Entwicklung der Foci unter HMF-Einfluss zu untersuchen, und man beobachtete eine deutliche Größenzunahme. Diese Ergebnisse zeigen, dass HMF sowohl initiierende als auch promovierende Eigenschaften besitzt. 2008 wurden die Resultate einer mit Spannung erwarteten umfangreichen NTP-Studie veröffentlicht. Die Verbindung wurde in Ratten und Mäusen untersucht und die Resultate waren eher enttäuschend. In Ratten wurden bei beiden Geschlechtern keine Tumoren gefunden, in Mäusen beobachtete man einen Anstieg der Lebertumoren in weiblichen Tieren ab einer Dosis von 188 mg/kg Körpergewicht [71].

Letztlich ist auch eine aktuellere Studie erwähnenswert, in der HMF in einem Mäusestamm untersucht wurde, der aufgrund genetischer Prädisposition besonders für Darmtumoren anfällig ist (min-Maus). Nach Gabe relativ hoher Dosen wurde ein geringfügiger Anstieg der Tumoren im Verdauungstrakt beobachtet, allerdings ist fraglich, ob diese Befunde, die mit diesen hochempfindlichen Tieren erhalten wurden, auf den Menschen übertragbar sind [147].

Risikoabschätzung und gesetzliche Regelungen

▶ **Aufnahmemengen.** Aufgrund der derzeitigen Datenlage ist die Abschätzung des Humanrisikos eigentlich nicht möglich. Die Belastungen des Menschen sind um Größenordnungen höher als jene mit anderen gentoxischen Kanzerogenen, die in Nahrungsmitteln enthalten sind. Einer Schätzung aus dem Jahr 2000 zufolge liegt die durchschnittliche Aufnahmemenge pro Person/Tag zwischen 30 und 60 mg. Ältere Berechnungen ergaben Werte bis 150 mg. Wesentlich geringere Expositionen (1,6 mg/Person/Tag) ergaben sich aus einer Schätzung durch die EFSA (2005), dieser Wert liegt deutlich über dem „Threshold of Cancer", der von der JECFA 1996 definiert wurde (0,54 mg/Person/Tag); allerdings sind in dieser Abschätzung die neueren tierexperimentellen Befunde nicht berücksichtigt.

Legt man die Exposition der weiblichen Mäuse mit Tumoren aus der NTP-Studie zugrunde, so müsste der Mensch mehr als 13 g pro Tag (!) aufnehmen, um an Krebs zu erkranken. Die tatsächliche Exposition ist zumindest um 2–3 Zehnerpotenzen niedriger. Allerdings ist nicht klar, ob und inwieweit die Tierexperimente zuverlässige Rückschlüsse auf die humanen Risiken ermöglichen, da eine andere Verstoffwechselung vorliegt. Tatsächlich fand man vor Kurzem, dass auch in Mäusen SMF als Stoffwechselprodukt gebildet wird, aber die Sulfotransferasen (insbesondere SULT1A1), die diesen DNA-reaktiven Metaboliten bilden, haben im Menschen eine andere Substratspezifität und Organverteilung. Daher könnte der Mensch wesentlich empfindlicher auf HMF reagieren als die in den Krebsstudien eingesetzten Labornager. Humanstudien, in denen die tägliche HMF-Exposition ermittelt und zu Krebsinzidenzen in Beziehung gebracht wird, sind derzeit nicht verfügbar und sollten ein prioritäres Ziel zukünftiger Forschungen sein.

▶ **Stellungnahme des BfR.** Im Mai 2011 veröffentlichte das BfR eine Stellungnahme mit dem Titel „5-HMF-Gehalte in Lebensmitteln sind nach derzeitigem wissenschaftlichen Kenntnisstand gesundheitlich unproblematisch" [72]. Die Behörde sieht keinen Handlungsbedarf hinsichtlich der Zulassung von HMF als Aromastoff, obwohl die geschätzte Aufnahme auf der Basis der von der Aromaindustrie vorgelegten Produktionszahlen bei immerhin 1,6 mg/Person/Tag liegt. Das Bundesinstitut zitiert eine Schlussfolgerung der EFSA, wonach eine Beurteilung des gentoxischen Potenzials der Verbindung durch In-vitro-Untersuchungen nicht möglich ist, und befand des Weiteren, dass Tierstudien zur Gentoxizität durchgeführt werden sollten, in denen die Relevanz der Sulfatierung untersucht werden soll.

Die derzeitige Situation ist äußert unbefriedigend und es ist zu fragen, ob es nicht sinnvoller wäre, im Sinne des Vorsorgeprinzips die Exposition des Menschen so lange durch vernünftige Maßnahmen zu reduzieren, bis eine Entwarnung aufgrund wissenschaftlicher Daten möglich ist.

▶ **HMF-haltige Lebensmittel.** Eine besonders hohe Exposition wird über Konsum von Getränken aus Dörrpflaumen erreicht, die jedoch in Mitteleuropa selten konsumiert werden. Die Aufnahme über Karamellfarbstoffe ist unklar; fest steht, dass in diversen Zuckerkulörarten Gehalte bis 35 g/kg gefunden wurden. HMF ist auch in diversen Raucharomen enthalten. Die humanen Aufnahmemengen über Lebensmittel, die diese enthalten, liegen bei 2,5–4,7 mg/Tag.

Zusammenfassung

Furan entsteht beim thermischen Erhitzen von Lebensmitteln, die höchsten Konzentrationen werden in gerösteten Kaffeebohnen gefunden. In Tierexperimenten sind krebserregende Eigenschaften eindeutig nachgewiesen, Humanstudien zur Furanexposition existieren bislang nicht. Die Hauptbelastung resultiert aus Kaffeekonsum. Da bei Kaffeetrinkern die Krebsrisiken jedoch nicht erhöht, sondern z. T. sogar erniedrigt sind, kann davon ausgegangen werden, dass kein nennenswertes Humanrisiko besteht.

5-Hydroxymethylfurfural ist ein Zwischenprodukt der Maillard-Reaktion, dessen Gehalt in Lebensmitteln im Vergleich zu anderen krebsauslösenden Verbindungen sehr hoch ist. Gentoxische Eigenschaften der Verbindung und Auslösung präneoplastischer Läsionen im Darm von Ratten wurden nachgewiesen, über mögliche Effekte beim Menschen liegen keine Daten vor.

4.13 Dioxine und polychlorierte Biphenyle (PCB)

Wenn es um Gifte in Lebensmitteln geht, finden die Dioxine die größte mediale Beachtung. Immer wieder wird berichtet, dass Nahrungsmittel, die mit diesen krebsauslösenden Chemikalien kontaminiert sind, vermarktet werden, und dies löst bei den Verbrauchern paranoide und fast immer unbegründete Ängste aus. Der nachfolgende Exkurs beschreibt einige der aufsehenerregendsten Ereignisse der letzten Jahre. Die weit verbreitete Furcht vor diesen Substanzen ist der Grund, warum wir ihre krebserregenden Eigenschaften und die ihnen zugrunde liegenden molekularen Prozesse eingehender behandeln, als es ihrer tatsächlichen Bedeutung zukommt. Wie im Abschnitt über ihre globale Risikoabschätzung beschrieben wird, haben diese Substanzen wahrscheinlich nur einen geringen Anteil am humanen Krebsgeschehen.

Exkurs: Chronologie des Schreckens: Freisetzung von Dioxinen in die Umwelt und Kontamination von Lebensmitteln

Die Geschichte der Dioxinbelastung beginnt 1827, als man in Südhessen Waschsoda mit dem LeBlanc-Prozess produzierte. Bei diesem Verfahren entstehen Dioxine in erheblichen Mengen als Nebenprodukte. Die ersten Vergiftungen traten bei Arbeitern in derartigen Fabriken in Deutschland auf. Die kommerzielle Herstellung der polychlorierten Biphenyle begann 1929 in den USA, sie wurden für Kühlflüssigkeiten eingesetzt und schon bald kam es zu Berichten über Unfälle bei exponierten Arbeitern. In den nachfolgenden Jahrzehnten kam es wiederholt zu Massensterben von Weidevieh und Geflügel. Weithin bekannt ist die Verwendung des dioxinhaltigen Entlaubungsmittels „Agent Orange" während des Vietnamkriegs. Die Freisetzung von Dioxinen durch einen Unfall in der Chemiefabrik Icmesa in Seveso (Italien) führte zu zahlreichen Vergiftungen und nachhaltigen Kontaminationen der Umwelt.

Der erste Lebensmittelskandal ereignete sich 1968 in Yusho (Japan). Reisöl, das PCB und polychlorierte Dibenzofurane enthielt, wurde dabei als Futtermittel in Tierfarmen verwendet. Auch Menschen waren betroffen: Es wurden 14.000 Fälle von Chlorakne bekannt und bei Kindern kam es zu schweren Entwicklungsschäden. Etwa ein Jahrzehnt später ereignete sich ein ähnlicher Vorfall in Taiwan, bei dem ebenfalls tausende Menschen durch kontaminiertes Reisöl an Chlorakne und Nervenleiden erkrankten. 1999 fand man in Belgien Dioxine in Futtermitteln von Rindern und Schweinen, die Ursache war die Verwendung einer kaolinhaltigen Substanz als Beimengung. 2008 ereignete sich in Irland ein Schweinefleischskandal und 2011 fand man in Deutschland erhöhte Dioxinwerte in Schweinefleisch und Eiern. In allen Fällen, die sich in Europa ereigneten, traten bei Menschen keine akuten Vergiftungen auf.

Dioxine wurden fallweise auch verwendet, um Menschen absichtlich zu vergiften. Beispielsweise wurden 1998 bei mehreren Mitarbeitern eines Wiener Textilforschungsinstituts stark erhöhte Blutwerte gefunden. Internationale Beachtung fand die Vergiftung des ukrainischen Präsidentschaftskandidaten Wiktor Juschtschenko im Jahr 2004.

4.13.1 Chemische Strukturen und Eigenschaften

▶ **Dioxine und dioxinähnliche Giftstoffe.** Dioxine und dioxinähnliche Substanzen (▶ Abb. 4.28) haben eines gemeinsam: Sie lösen über einen speziellen Mechanismus toxische Effekte aus, nämlich über die Bindung an Ah-Rezeptoren (s. u.).

Zu den Dioxinen im engeren Sinn zählen polychlorierte Dibenzodioxine (PCDD), die durch zwei Benzolringe gekennzeichnet sind, sowie polychlorierte Dibenzofurane (PCDF) mit typischer Furanstruktur. Wie der Name besagt, sitzen an den Ringstrukturen zahlreiche Chloratome. Insgesamt sind bei den PCDD 75 Kongenere möglich, bei den PCDF 135 (teilweise können die Chloratome durch andere Halogene ersetzt werden). Die Toxizität hängt von der Position der Chloratome ab. Sie tritt auf, wenn diese an den Kohlenstoffatomen 2, 3, 7 oder 8 sitzen. Die Leitsubstanz mit der stärksten Giftwirkung ist bei den Dioxinen 2,3,7,8-Tetrachlordibenzodioxin (TCDD).

Polychlorierte Biphenyle sind durch zwei Benzolringe gekennzeichnet und ebenfalls chloriert. Einige Vertreter dieser Substanzgruppe binden an die Ah-Rezeptoren und werden daher als „dioxinähnlich" bezeichnet. 7 PCDD, 10 PCDF und 12 PCB-Verbindungen wurden von der WHO als Dioxine bzw. dioxinähnliche Giftstoffe klassifiziert.

4.13.2 Bildung und Vorkommen in der Umwelt

Dioxine haben keine kommerzielle Verwendung. Sie entstehen bei natürlichen Prozessen (z. B. Waldbränden) und bei der Synthese von Bioziden und Pflanzenschutzmitteln auf Chlorphenolbasis, bei der Chlorbleiche im Rahmen der Papierherstellung und bei metallurgischen Prozessen. In die Umwelt gelangen sie vor allem durch Verbrennungsprozesse (Müllverbrennung etc.).

Im Gegensatz zu den Dioxinen fanden PCB bis in die 1980er Jahre breite industrielle Anwendung beispielsweise bei der Herstellung von Papier, Gummi- und Plastikmischungen, Hydraulikflüssigkeiten, Gleitmitteln, elektrischen Kondensatoren und Transformatoren. 2001 wurden PCB in der Stockholmer Konvention weltweit verboten.

Dioxine und PCB kontaminieren über die Atmosphäre Böden und Pflanzen und gelangen so in die Nahrung. Für ihre Giftwirkung ist die Tatsache von entscheidender Bedeutung, dass sie sehr stabil sind und aufgrund ihrer guten Fettlöslichkeit in der Nahrungskette akkumulieren. Tierische Fette weisen daher oft erhöhte Konzentrationen an Dioxinen und PCB auf.

4.13.3 Belastung von Nahrungsmitteln und des Menschen

90% der menschlichen Dioxinexposition erfolgt durch die Nahrungsaufnahme, wobei mehr als 80% aus Lebensmitteln tierischen Ursprungs stammen (Milch, Fleisch, Eier), weniger als 1% der Aufnahme erfolgt über die Atemluft.

▶ **Pflanzen und Nutztiere.** Die Belastung durch PCDD- und PCDF-kontaminierte Böden ist gegenüber dem direkten Eintrag durch Ablagerung auf Nutzpflanzen gering. Dies schließt man aus der Beobachtung, dass die Konzentrationen im Grünlandaufwuchs die Mengen in stark kontaminierten Böden nicht reflektieren. Im Gegensatz dazu ist die Staubexposition von Gras und pflanzlichen Lebensmitteln für Tier und Mensch von Bedeutung. Der größte Anteil der PCDD und PCDF gelangt auf indirektem Weg über die Nahrungskette (Gras → Weidevieh → Milchprodukte und/oder tierisches Fett) in den Menschen. Die Belastungen von Nutztieren sind eine Konsequenz der Haltung auf dioxinhaltigen Böden (insbesondere bei Geflügel) oder im Fall von Fischen in kontaminierten Gewässern. Nach Ansicht des wissenschaftlichen Ausschlusses für Futtermittel der EU sind vor allem Fischöl und Fischmehl belastet.

▶ **Tiersche Lebensmittel.** Messungen der Dioxingehalte in tierischen Lebensmitteln in Deutschland (2000–2003) ergaben durchschnittliche Kontaminationen bis 1 pg TEQ (Toxizitätsäquivalent)/g Lipidbasis. Die Belastungen verteilen sich auf folgende Produktgruppen: Fisch und Fischprodukte (28%), Rindfleisch (18%), Trinkmilch (14%), Eier (11%), Butter (8%), Schweinefleisch (6%), Käse (5%), sowie Rahm und Sahne (4%) [73].

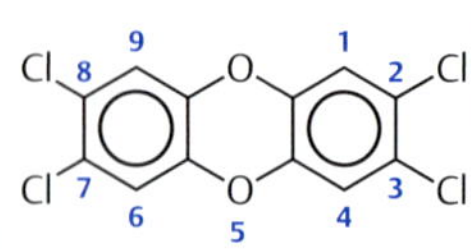

2,3,7,8-Tetrachlor-dibenzo-p-dioxin
(TCDD)

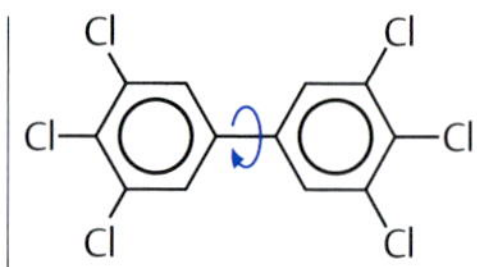

3,3',4,4'5,5'-Hexachlor-biphenyl
dioxinartig

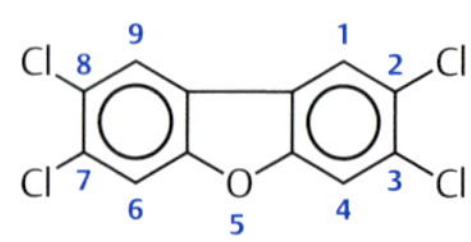

2,3,7,8-Tetrachlor-dibenzofuran
(TCDF)

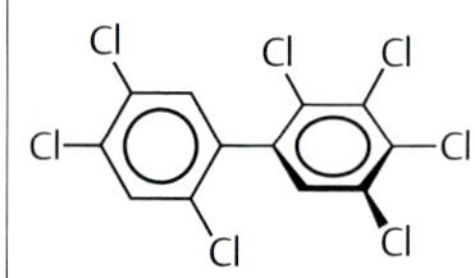

2,2',3,4,4',5,5'-Heptachlor-biphenyl
nicht dioxinartig

Abb. 4.28 Chemische Strukturen von Dioxinen und PCB. Die Chloratome an den chemischen Grundgerüsten der Dibenzodioxine und Dibenzofurane und an den Biphenylen können, wie hier dargestellt, an den Ecken eines Rechtecks angeordnet sein. Dies ist die Voraussetzung dafür, dass die Moleküle eine „planare“ (flache) Struktur besitzen und an das Ah-Rezeptorprotein binden. Bei Hexachlorbiphenyl ist dies ebenfalls möglich, weil sich die beiden Benzolringe frei gegeneinander drehen können und das Molekül so zu einer planaren Anordnung gelangen kann. Bei Heptachlorbiphenyl ist diese Anordnung aufgrund der Chloratome in der Nachbarschaft der Drehachse nicht möglich, die Substanz bindet nicht an den Rezeptor und wird deshalb als „nicht dioxinartig“ eingestuft.

▶ **Geografische Verteilung.** Auch bei der regionalen Verteilung der PCB spielen atmosphärische Belastungen eine wichtige Rolle. Durch Verflüchtigung in warmen Gebieten und Kondensation in kalten kommt es zu einer geografischen „Wanderung“ in die kühleren Zonen der Erde, die zu hohen Belastungen von Meerestieren führen kann. In aquatischen Nahrungsketten werden in manchen Fischarten und Meeresfrüchten durch Bioakkumulationseffekte sehr hohe Konzentrationen gefunden. Fischspezies, die sehr alt werden, weisen in ihrem Fettgewebe die höchsten Anreicherungen auf. In Meeresfrüchten aus dem Atlantik und Pazifik wurden Maximalwerte bis 8800 µg/kg Frischgewicht detektiert. Die Durchschnittswerte in Fischwaren aus europäischen Meeren sind allerdings deutlich niedriger (30 µg/kg). Ähnliche Belastungen werden auch in Geflügel, Schweinefleisch und Eiern gefunden.

Exkurs: Berechnung der Dioxinbelastung durch die Bestimmung von Toxizitätsäquivalenten

Um die Gesamtbelastung von Nahrungsmitteln mit Gemischen verschiedener Dioxine und auch der dioxinartigen polychlorierten Biphenyle (PCB) quantitativ zu beurteilen, wurde das „Toxizitätsäquivalent" (TEQ) eingeführt. Jedem der Kongenere wird dabei entsprechend seiner Toxizität ein „Toxizitätsäquivalenzfaktor" (TEF) zugeordnet. Das „Seveso-Dioxin" 2,3,7,8-TCDD hat die höchste Toxizität aller Vertreter dieser Verbindungsklasse und ist die Referenzsubstanz mit einem TEF von 1. Dioxine liegen zumeist als Gemische von PCDD, PCDF und PCB vor. Zur Ermittlung des Wertes werden die analytisch nachgewiesenen Mengen der betreffenden Kongenere mit ihren jeweiligen TEF multipliziert. Nachfolgend berechnet man durch Addition der TEQ aller Einzelkomponenten das Toxizitätsäquivalent des Gesamtgemisches [75].

▶ **Aufnahmemengen.** In Europa liegt die durchschnittliche tägliche Aufnahme von Dioxinen und dioxinähnlichen PCB bei 1–3 pg TEQ/kg Körpergewicht. Mit zunehmendem Alter kommt es in diversen Geweben zu einem Anstieg, vor allem im Körperfett (10–40 TEQ/g Fett).

Aufgrund der beträchtlichen Konzentrationen in der Muttermilch ist die Aufnahme bei Säuglingen besonders hoch, durch raschere Elimination und Wachstum wird sie jedoch ausgeglichen, d. h. Stillen führt zu keiner überdurchschnittlich erhöhten Langzeitbelastung der Kinder.

▶ **Expositionsrückgang.** Bereits in den 1980er Jahren wurden Maßnahmen getroffen, um die Exposition zu reduzieren, beispielsweise durch Veränderungen der Produktionsprozesse von Papier und durch technologische Verbesserungen in Müllverbrennungsanlagen. Dadurch nahmen die Dioxingehalte in Lebensmitteln und in der Muttermilch in Deutschland deutlich ab. Im März 2011 veröffentlichte das deutsche Bundesinstitut für Risikobewertung eine Aussendung, derzufolge die durchschnittlichen Gehalte der Muttermilch an Dioxinen in den letzten 20 Jahren um 80 % abgenommen haben [74]. Derzeit, so das BfR, nimmt ein dreimonatiger Säugling, der ausschließlich gestillt wird, im Durchschnitt täglich 35 pg (1 pg ist 1 Millionstel eines Millionstel Gramms!) TEQ/kg Körpergewicht Dioxine auf, während im Zeitraum zwischen 1985 und 1990 die tägliche Aufnahme 5- bis 6-fach höher lag. Auch bei den PCB ist ein Rückgang der Belastungen zu verzeichnen. Erfreulich ist, dass auch bei Untersuchungen von Kindern ein Rückgang der Gesamtbelastung zu beobachten ist. Aus Deutschland liegt eine Reihe von Messungen der Blutfettgehalte von PCB vor. Es ist erwähnenswert, dass im Osten im Jahr 1998 deutlich niedrigere Werte gemessen wurden als in Westdeutschland. Dies ist auf das Verbot der Produktion dieser Substanzen im ehemaligen Ostdeutschland zurückzuführen.

4.13.4 Aufnahme, Verstoffwechselung und Ausscheidung

Dioxine werden teilweise über den Verdauungstrakt aufgenommen (je nach Struktur der Verbindungen zwischen 50 und 90 %) und an Lipoproteine oder Chylomikronen gebunden zu verschiedenen Organen transportiert. Ihre Verteilung im Körper hängt wesentlich von ihrer Fettlöslichkeit ab. Die wichtigsten Speicherorgane in Wirbeltieren sind Fett und Leber, im Menschen erfolgt die Lagerung insbesondere im Fettgewebe. Wichtig ist, dass auch ein Transfer in Embryonen nachweisbar ist.

Auch die Ausscheidung ist stark von der jeweiligen chemischen Struktur der Substanzen abhängig. Die Leitsubstanz der Dioxine, TCDD, wird nur langsam und überwiegend unverändert ausgeschieden. Beim Menschen beträgt die Halbwertszeit 7–11 Jahre, die der PCDF wird auf 2–7 Jahre geschätzt [76].

Die Verstoffwechselung der PCB erfolgt über CYP-Enzyme, wobei die entstehenden Hydroxylderivate durch Glucuronidierung und Sulfatierung ausgeschieden werden, alternativ dazu ist auch Konjugation mit Glutathion möglich.

4.13.5 Mechanismen, die den kanzerogenen Wirkungen zugrunde liegen

Im Gegensatz zu vielen anderen nahrungsspezifischen Kanzerogenen wirken Dioxine nicht gentoxisch. Genau genommen wurden mit einzelnen Untersuchungsverfahren manchmal positive Ergebnisse erhalten, aber die Gesamtevidenz spricht eindeutig gegen einen DNA-schädigenden Mechanismus.

▶ **Rolle des Transkriptionsfaktors AhR.** In ▶ Abb. 4.29 ist die Interaktion von TCDD mit dem Transkriptionsfaktor AhR (Aryl-Hydrocarbon-Rezeptor) vereinfacht dargestellt. Untersuchungen von PAK führten 1976 zur Entdeckung dieses Proteins, das dafür verantwortlich ist, dass diese Substanzen und auch Dioxine Zytochrom-P450-Isoenzyme induzieren, die an der Verstoffwechselung von Kanzerogenen beteiligt sind [77]. AhR ist ein phylogenetisch „konserviertes" Protein, man findet es auch in niederen Würmern, Insekten und in allen Wirbeltieren. Es liegt im Zytosol der Zellen als Komplex vor und ist mit anderen Proteinen assoziiert (Heat-Shock-Proteine, Tyrosin-Proteinkinase C etc.). Dioxine gelangen durch Diffusion in die Zellen. Wenn sie an den Rezeptor binden, dissoziieren die übrigen Proteine, d. h. sie werden abgespalten, und der Rezeptor selbst wandert in den Zellkern. Dort bindet er an ein strukturell ähnliches Protein (ARNT – Ah-Receptor Nuclear Translocator). Dieser Komplex verstärkt die Transkription von Genen durch Bindung an spezifische DNA-Sequenzen, den Dioxin-responsiven Elementen (DRE), manchmal auch als „Xenobiotika-responsive Elemente" (XRE) bezeichnet, die in einer Reihe von Genen vorliegen. In weiterer Folge kommt es zu erhöhter Transkription und Synthese der entsprechenden Proteine. Unter anderem sind Gene betroffen, die für CYP-Enzyme kodieren. Über inhibitorisch wirkende DRE können Transkriptionsprozesse auch gehemmt werden. Ein typisches Beispiel ist die Inhibition von Genen, die durch Östrogene kontrolliert werden. Für die Krebsentstehung ist besonders die Eigenschaft von TCDD relevant, Apoptose zu hemmen. Durch diese Form des Zelltods werden initiierte Zellen spontan eliminiert, wenn dieser Vorgang jedoch blockiert ist, können diese überleben und sich zu Tumorvorstufen weiterentwickeln. Der Tübinger Toxikologe Michael Schwarz prägte dafür den Begriff der „indirekten Initiation" [78].

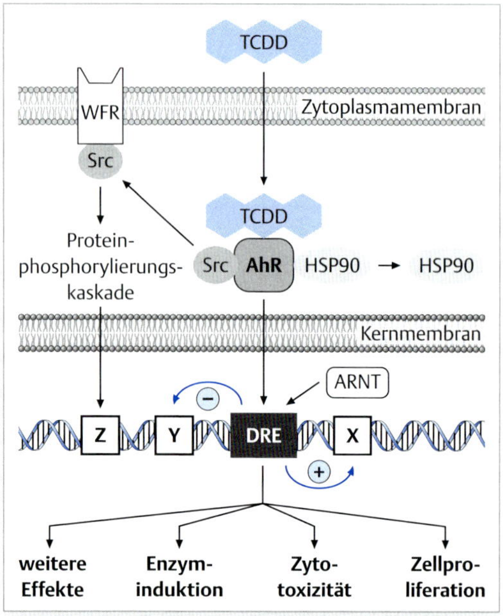

Abb. 4.29 Aktivierung des Ah-Rezeptors durch TCDD. Nach Bindung an den Rezeptor werden Heat-Shock-Proteine und die Tyrosinkinase Src aus dem Komplex freigesetzt. Der Rezeptor bildet mit ARNT ein Heterodimer und verändert die Transkription von Genen durch Bindung an ein Dioxin-reponsives Element (DRE) in der Promotorregion von Genen. Es kann Aktivierung, aber auch Hemmung der Genexpression erfolgen. Des Weiteren können durch Interaktion mit Src weitere Prozesse ausgelöst werden, die nicht auf Interaktionen mit der Erbsubstanz zurückzuführen sind. WFR: Wachstumsfaktor-Rezeptor, Src: Tyrosinkinase Src, HSP: Heat-Shock-Protein, AhR: Aryl-Hydrocarbon-Rezeptor, ARNT: Ah-Receptor Nuclear Translocator (Quelle: [8])

▶ **Störung der Signalübertragung.** Die Giftwirkung von Dioxinen hängt vor allem mit der Störung von Signalübertragungswegen zusammen. Der AhR spielt bei der Kontrolle des Zellzyklus und bei der Unterdrückung (Suppression) der Tumorentstehung im Verdauungstrakt, in der Prostata und im hämatopoetischen System eine zentrale Rolle. In Gegenwart von Dioxinen wird er „überaktiviert" und dies führt zu gesundheitsrelevanten Störungen.

Wesentlich für die Vergleiche der Giftwirkungen von Dioxinen bei verschiedenen Spezies ist die Tatsache, dass beim Menschen die Affinität des AhR zu TCDD deutlich geringer ist als bei Labornagern. Der Mensch ist daher unempfindlicher als die in den toxikologischen Untersuchungen eingesetzten Tierarten.

▶ **Intrazellulärer Kalziumanstieg.** Es gibt einen weiteren Mechanismus, der bei der Toxizität der

Dioxine eine wichtige Rolle spielt und nicht über das Genom läuft. Auch bei diesem Prozess spielt der AhR eine Rolle, er läuft jedoch nicht über Dimerisierung mit ARNT ab, sondern beruht auf einem dramatischen Anstieg der intrazellulären Ca^{2+}-Konzentrationen, der zu verschiedenen Reaktionen führt. Dieser Prozess findet bereits kurzfristig nach Kontakt der Zellen mit TCDD statt und es ist bekannt, dass die Tyrosinkinase Src dabei eine wichtige Rolle spielt. Mit Src-Knock-out-Tieren konnte man zeigen, dass nach Dioxineinwirkung bestimmte Gifteffekte in stark reduzierter Form auftreten.

4.13.6 Tierexperimentelle Befunde

Dioxine sind für manche Tierarten hochgiftig, beispielsweise liegt die LD_{50} (jene Dosis, bei der 50% der untersuchten Tiere sterben) bei Meerschweinchen zwischen 0,6 und 2,5 µg/kg Körpergewicht, im Gegensatz dazu sind Ratten und Hamster unempfindlicher. Das deutlichste Symptom ist ein dramatischer Gewichtsverlust („wasting syndrome").

▶ **Tumorauslösung.** Die tumorauslösende Wirkung von TCDD und anderen Dioxinkongeneren ist in Labornagern und Fischen eindeutig nachgewiesen. Wichtigstes Zielorgan ist die Leber, es wurden aber auch in anderen Organen (Schilddrüse, Lunge) Tumore gefunden. Bemerkenswert ist, dass TCDD bei Rattenkrebs durch Dioxinmengen verursacht wird, die um mehrere Größenordnungen niedriger liegen als jene anderer nahrungsrelevanter Substanzgruppen. Nach Verabreichung von 1, 10 und 100 ng/kg KG/Tag wurde bereits mit der mittleren Dosis ein Anstieg von Lebertumoren beobachtet, mit der höchsten wurden zusätzlich Lungentumoren gefunden. Der NOAEL für TCDD wurde aus diesem Experiment mit 1 ng/kg KG bestimmt [79]. Auch mit PCB-Gemischen fand man krebsauslösende Effekte in Versuchstieren, wobei bei Ratten vor allem in der Leber Tumoren auftraten, bei weiblichen Tieren fand man zusätzlich Auslösung von Schilddrüsenkrebs.

Für die Risikoabschätzung von Dioxinen ist von Bedeutung, dass in mehrstufigen Kanzerogenitätstests (Initiation-Promotions-Modelle) in Leber und Haut eindeutig promovierende Wirkungen gefunden wurden. Man nimmt an, dass diese Effekte auf Interaktionen mit dem Ah-Rezeptor beruhen, die Differenzierungs- und Wachstumsvorgänge der Zellen beeinflussen. Für PCB gibt es Hinweise aus Foci-Experimenten, die darauf hindeuten, dass diese Verbindungen auch als Initiatoren wirken.

▶ **Antiöstrogene Wirkungen.** Dioxine können allerdings auch die Auslösung von Tumoren verhindern, beispielsweise in der Hypophyse, im Uterus und in der Brustdrüse. Dieser „Schutzeffekt" ist durch die bereits erwähnte Interaktion mit östrogenabhängigen Wirkungen erklärbar. Die wachstumsfördernden Eigenschaften des Hormons werden in verschiedenen Organen blockiert, dadurch entstehen weniger Tumoren.

4.13.7 Kanzerogene Effekte beim Menschen

Die wichtigste akute Erkrankung, die durch Dioxine ausgelöst wird, ist das Auftreten von Chlorakne, eine entzündliche Erkrankung der Haut. Sie wurde wiederholt bei Chemieunfällen bei hochexponierten Arbeitern beobachtet.

▶ **Tumoren bei hoher Belastung.** Die Frage nach der kanzerogenen Potenz von TCDD wird beim Menschen aufgrund unklarer Dosis-Wirkungs-Beziehungen besonders für niedrige Konzentrationen nach wie vor diskutiert. Gut belegt sind die krebsauslösenden Effekte bei hohen Belastungen, etwa bei berufsbedingten Expositionen. Marilyn A. Fingerhut hat in einer Mortalitätsstudie mehr als 5000 Männer erfasst, die in US-Firmen mit TCDD-verunreinigten Produkten in Kontakt kamen [80]. Im Gesamtkollektiv stieg nach 12-monatiger Exposition die Krebsinzidenz um 15% an. In der Untergruppe mit mehr als einem Jahr Exposition und einer Latenzzeit von > 20 Jahren war das Sterblichkeitsrisiko um 46% erhöht. Des Weiteren traten in dieser Gruppe Weichteilsarkome 9-fach häufiger auf als erwartet. Die Krebssterblichkeit wurde vor allem durch Tumoren im Atemtrakt verursacht. Auch in einer Untersuchung mit Arbeitern, die mit dioxinbelasteten Herbiziden exponiert waren, fand man einen Anstieg der Krebsmortalität [128], [107]. In der am höchsten belasteten Gruppe (10- bis 100-fach höher im Vergleich zur Allgemeinbevölkerung) wurde ein Anstieg um 60% beobachtet. Die Auswertung der Daten 20 Jahre nach dem Seveso-Unfall ergab erhöhte Tumorinzidenzen im Gastrointestinaltrakt, im hämatopoetischen System und Weichteilsarkome.

▶ **PCB.** Auch bei den PCB ist die Datenlage widersprüchlich: In einer US-Studie wurden in Kohorten mit erhöhten Serumkonzentrationen Dosis-Wirkungs-Beziehungen mit dem Auftreten von Non-Hodgkin-Lymphomen beobachtet [81]. In mehreren Studien fand man Assoziationen zwischen den PCB-Gehalten im Blut und dem Brustkrebsrisiko, diese Befunde werden jedoch in anderen Untersuchungen nicht bestätigt. Bei Yusho-Patienten (Exposition über kontaminiertes Reisöl) konnte man Korrelationen mit dem Auftreten von Lebertumoren nachweisen. In allen erwähnten Untersuchungen erfolgte die Belastung über Nahrungsmittel. Auch in einigen Studien mit exponierten Arbeitern fand man Hinweise auf kanzerogene Eigenschaften. Eine aktuell publizierte Auswertung aller epidemiologischen Daten, die seit 2003 veröffentlicht wurden, fand jedoch keine überzeugenden Beweise für die Kanzerogenität dieser Substanzgruppe. Bei ca. 6.000 Personen, bei denen die Exposition relativ hoch und gut abschätzbar war, konnte kein erhöhtes Krebsrisiko festgestellt werden [82].

4.13.8 Bewertung des Gefährdungspotenzials, Risikoabschätzung und Grenzwerte

Dioxine und PCB mit dioxinähnlicher Wirkung wurden von der IARC hinsichtlich ihrer kanzerogenen Eigenschaften bewertet. TCDD wurde in Gruppe 1 gestuft (krebsauslösend beim Menschen), andere Dioxine wurden jedoch als „nicht klassifizierbar" bewertet (Gruppe 3) [83]. PCB wurden in die Gruppe 2A („wahrscheinlich humankanzerogen") platziert.

Die Problematik der Abschätzung der Risiken ergibt sich aus der Tatsache, dass es sowohl bei Vergiftungen und als auch bei den Blutkonzentrationen starke interindividuelle Unterschiede gibt und dass ein breites Spektrum von Organen von der Auslösung von Krebs betroffen ist. Weitere Schwierigkeiten ergeben sich bei der Extrapolation der Ergebnisse von Tierexperimenten, die mit hohen Dosen durchgeführt wurden, auf die um mehrere Größenordnungen niedrigeren, umwelt- und nahrungsbedingten Belastungen des Menschen.

Man darf bei der Einschätzung der Dioxine nicht vergessen, dass die chemische Analytik für diese Substanzgruppen außerordentlich gut entwickelt ist. Gut ausgestattete Labors sind heute in der Lage, in Umweltproben und Nahrungsmitteln geringste Mengen im Pikogramm-Bereich zu detektieren. Aufgrund ihres ubiquitären Vorkommens ist der Nachweis von Dioxinen in Umweltkompartimenten und Lebensmitteln noch kein Hinweis auf Gesundheitsgefährdungen. Diese Tatsache wird bei der medialen Berichterstattung fast immer außer Acht gelassen.

▶ **Tolerable tägliche Aufnahme.** Für die Festlegung der tolerablen täglichen Aufnahme (Tolerable daily Intake, TDI) des Menschen ist von Bedeutung, dass bei TCDD und verwandten Verbindungen davon ausgegangen wird, dass Schwellenwer-

Exkurs: Beispiel des deutschen Bundesinstituts für Risikobewertung von 2011:

„Gegenwärtig haben junge Erwachsene eine Dioxinbelastung von ca. 10^{-12} g WHO-PCDD/F-TEQ pro g Körperfett. Dies bedeutet bei einem Körperfettgewicht von 15 kg (Annahme: Körpergewicht 60 kg, Fettanteil 25 %) eine im Körper vorhandene Dioxin-Gesamtmenge von 150.000 pg. Die tägliche, weitgehend unvermeidbare Aufnahme an Dioxinen über alle Lebensmittel beträgt derzeit ca. 60–120 pg. Bei einem täglichen Verzehr von zwei belasteten Eiern (Annahme: Gewicht pro Ei 60 g, Fettanteil 10 %) mit einem angenommenen Dioxingehalt von 10 pg WHO-PCDD/F-TEQ pro g Eifett (3,3-fach über dem EU-Höchstwert) ergibt sich eine zusätzliche Aufnahme von 120 pg WHO-PCDD/F-TEQ pro Tag. Würde jemand einen Monat lang täglich zwei dieser Eier gegessen haben, ergäbe sich eine zusätzliche Aufnahme von 2.600 pg. Damit würde sich die Dioxin-Gesamtmenge im Körper auf ca. 152.600 pg WHO-PCDD/F-TEQ erhöhen, die Konzentrationen im Körperfett eines jungen Erwachsenen würden von 10 auf ca. 10,24 pg/g Körperfett ansteigen. Der Verzehr von belasteten Eiern in diesem Umfang hätte also nur geringe Auswirkungen auf die bereits bestehende Belastung mit Dioxinen."

Informationen des BfR zu Dioxinen und PCB unter http://www.bfr.bund.de/cm/343/fragen-und-antworten-zu-dioxinen-und-pcb-in-lebensmitteln.pdf (aktualisiert am 13.04.2012).

te existieren, die in Tierexperimenten ermittelt wurden. Dies trifft nicht nur auf die Auslösung von Krebserkrankungen, sondern auch auf reproduktionstoxikologische Effekte zu. Wie erwähnt, geht ein Großteil der Wirkungen auf die Bindung an den AhR zurück und es wird angenommen, dass diese Interaktion erst ab einer bestimmten Dosis auftritt.

Die WHO definierte als TDI für alle toxischen Dioxine und PCB eine tägliche Gesamtaufnahme von 1–4 pg TEQ/kg Körpergewicht. Bei kurzfristigen Überschreitungen dieses „Langzeitwertes" ist allerdings mit keinen negativen Auswirkungen zu rechnen. Die TCDD-Effekte liegen bei Labornagern im Bereich zwischen 1 und 5 ng/kg Körpergewicht. Aufgrund der täglichen Aufnahmeschwankungen wurde 2001 vom Scientific Committee for Food (SCF) eine tolerable wöchentliche Aufnahme von 14 pg TEQ/kg KG als akzeptabel festgelegt [84]. Überschreitungen sind bei Erwachsenen durch Fischkonsum oder bei Säuglingen durch Stillen möglich. Die WHO betont jedoch, dass aufgrund der Dioxingehalte der Muttermilch derzeit mit keinen Gefährdungen zu rechnen ist.

▶ **Maßnahmen zur Aufnahmereduktion.** Neben der Definition des TDI-Wertes wurde von der WHO auch die Empfehlung abgegeben, die Aufnahmemengen zu reduzieren. In der EU wurde diesbezüglich zwischen 1999 und 2006 eine Reihe von gesetzlichen Maßnahmen getroffen; beispielsweise wurden für Fleisch, Milch, Eier, Fisch und Futtermittel Höchstgehalte festgelegt. Zusätzlich wurden „Zielkonzentrationen" definiert, die zur Minimierung der Dioxinbelastungen beitragen sollten, und es wurde ein Frühwarnsystem für Lebens- und Futtermittel eingeführt.

▶ **Risikobewertung.** Es bleibt also noch die Frage zu klären, ob durch die in Europa aufgetretenen Dioxinskandale tatsächlich das Krebsrisiko der Bevölkerung erhöht wurde. Die Antwort lautet: mit großer Wahrscheinlichkeit nicht, da Überschreitungen der Grenzwerte nicht zu Dauerbelastungen führten. Ein gutes Argument für die Relativierung des Risikos liefert das vom Bundesinstitut für Risikobewertung veröffentlichte Beispiel für belastete Hühnereier.

▶ **Entwicklung.** Werfen wir noch einen Blick auf die Gesamtsituation, die in ▶ Abb. 4.30 grafisch dargestellt ist. Es wird deutlich, dass die Belastungen des Menschen (berechnet als Konzentrationen im Körperfett) in den 1990er Jahren etwa 100-fach niedriger waren als jene, die erforderlich sind, um in Labornagern Effekte auszulösen. Durch die generelle Abnahme der Kontamination der Nahrungsmittel in den letzten 20 Jahren kann man davon ausgehen, dass die Distanz zwischen der Exposition des Menschen und Belastungen, die zur Auslösung von gesundheitsrelevanten Effekten führen, weiter zugenommen hat.

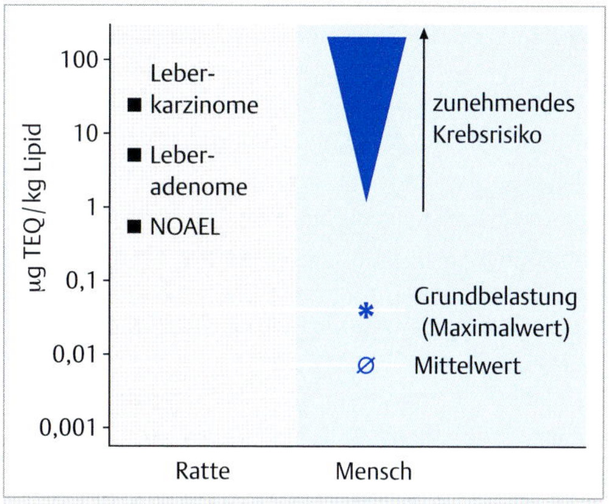

Abb. 4.30 Vergleich der krebserzeugenden Körperbelastungen bei Ratte und Mensch. Die Tumorigenität von TCDD ist von der Körperbelastung der Spezies abhängig. Diese wird auf der Ordinate in µg je kg Körperfett angegeben. Auf der linken Seite sind bei den jeweiligen Konzentrationen im Rattenexperiment die Tumorbefunde bzw. der „No observed adverse Effect Level" (NOAEL) angegeben. Auf der rechten Seite sind entsprechend die beim Menschen gefundenen Belastungen eingetragen. Unten sind die beim Menschen in den 1990er Jahren detektierten maximalen Konzentrationen an TCDD (Stern) bzw. TEQ (Kreis) markiert. Darüber ist der Wirkungsbereich beim Menschen durch das große umgekehrte Dreieck angegeben.

Zusammenfassung

Dioxine sind nicht gentoxisch, sondern lösen über die Bindung an den Ah-Rezeptor toxische Effekte aus, v. a. durch Störungen von Signalübertragungswegen. Dioxine entstehen bei industriellen Prozessen, vor allem aber durch Verbrennungsprozesse (Müllverbrennung). PCB finden dagegen breite industrielle Anwendung. 90 % der menschlichen Dioxinexposition erfolgt durch die Nahrungsaufnahme, insbesondere aus tierischen Lebensmitteln. In Tierexperimenten ist die tumorauslösende Wirkung von Dioxinen und PCB-Gemischen eindeutig nachgewiesen. Beim Menschen zeigten sich krebsauslösende Effekte bei hohen berufsbedingten Belastungen. Die Distanz zwischen der Exposition des Menschen durch Nahrungsmittel und Belastungen, die zur Auslösung von gesundheitsrelevanten Effekten führen, ist jedoch groß und nimmt aufgrund ständiger Bestrebungen, die Belastung zu verringern, wohl noch zu. Es ist nicht davon auszugehen, dass einzelne Überschreitungen der Grenzwerte zu Dauerbelastungen und Erhöhungen des Krebsrisikos der Gesamtbevölkerung führen.

4.14 Schwermetalle

Metalle mit einer Dichte ≥ 5 g/cm³ werden als Schwermetalle bezeichnet, chemisch gesehen sind sie allerdings keine genau definierte Gruppe. Zu ihnen zählt eine Reihe von Humankanzerogenen wie Arsen, 6-wertiges Chrom und Cadmium sowie einige, die von der IARC als Gruppe 2B klassifiziert wurden (Nickel, Blei, Kobalt). Nicht klar einstufbar (Gruppe 3) sind derzeit Quecksilber, Kupfer und 3-wertiges Chrom. Die Exposition der Einwohner von EU-Mitgliedstaaten ist relativ genau bekannt, bereits 2004 veröffentlichte das Generaldirektorat für Gesundheit und Konsumentenschutz eine Abschätzung der Exposition [28], die auf Messungen der Metallgehalte unzähliger Lebensmittel beruht. In ▶ Abb. 4.31 sind die Belastungen mit ausgewählten Schwermetallen in diversen EU-Ländern grafisch dargestellt.

Wir beschränken uns in den nachfolgenden Abschnitten auf die Darstellung von Krebsrisiken, die mit dem Konsum von Nahrungsmitteln in Zusammenhang stehen.

4.14.1 Chrom

Chrom ist für den Menschen ein essenzielles Spurenelement, seine biochemischen Funktionen sind jedoch nur teilweise bekannt. Bei Patienten, die parenteral ernährt werden, kommt es durch mangelnde Zufuhr zu Hyperglykämie, Gewichtsverlust und peripherer Neuropathie.

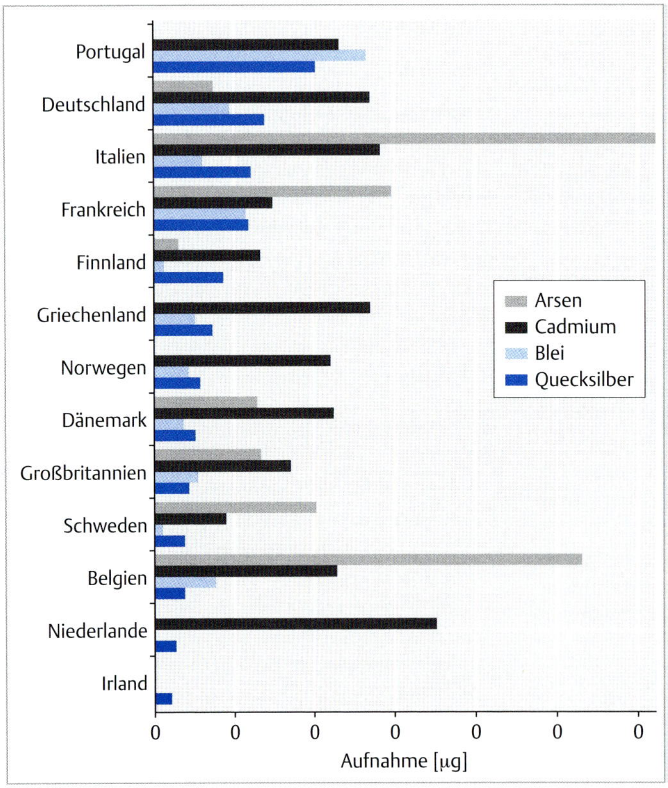

Abb. 4.31 Exposition mit Schwermetallen durch Lebensmittelverzehr in diversen EU-Mitgliedstaaten. Die Mengen für Quecksilber und Cadmium beziehen sich auf die Aufnahme pro Person pro Woche, jene für Blei und Arsen auf die tägliche Aufnahme (Quelle: [28]).

▶ **Aufnahmeempfehlungen.** Als D-A-CH-Werte wurden für Jugendliche bzw. Erwachsene 30 und 100 µg/Tag festgelegt. In Deutschland liegt die tatsächliche Aufnahmemenge von Frauen bei 60 und von Männern bei 84 µg/Tag. Vegetarier nehmen aufgrund des höheren Konsums pflanzlicher Nahrung 20–30% mehr auf. Der Anteil, der über das Trinkwasser in Deutschland aufgenommen wird, ist äußerst gering. Die wichtigsten Quellen sind Nahrungsmittel, wobei man die höchsten Konzentrationen in Haselnüssen (140 µg/kg) und Innereien findet (Leber 500 µg/kg, Nieren 200 µg/kg Frischgewicht).

▶ **Toxische Wirkung.** Für die Beurteilung der Giftwirkungen ist die Frage von Bedeutung, in welcher Oxidationsstufe Chrom vorliegt. Das Metall wirkt nur in 6-wertiger Form DNA-schädigend und krebsauslösend. Dies zeigten sowohl Tierexperimente als auch Untersuchungen mit inhalativ exponierten Arbeitern. Allerdings liefern hinsichtlich der Frage, ob orale Aufnahme ein Risiko darstellt, nur tierexperimentelle Befunde eindeutige Antworten. Mit 3-wertigen Chromverbindungen wurden nach oraler Verabreichung in Ratten keine erhöhten Tumorinzidenzen festgestellt. Aus diesem Grund sind die Chrombelastungen von Nahrungsmitteln unbedenklich, da 6-wertige Verbindungen in der Regel nur in der Arbeitswelt vorkommen.

4.14.2 Blei

▶ **Aufnahmewerte.** Etwa 40% der Gesamtaufnahme der europäischen Bevölkerung erfolgen über Trinkwasser und Nahrungsmittel, bei Letzteren liegen die Belastungen im Bereich zwischen 10 und 200 µg/kg. Einen wesentlichen Anteil an der Reduktion der Konzentrationen von Lebensmitteln hat die Verwendung von unverbleitem Benzin. Im deutschen Lebensmittelbericht aus dem Jahr 2004 wird festgestellt, dass es derzeit kein generelles Kontaminationsproblem gibt, relativ hoch waren lediglich die Mengen, die man in Muscheln fand. Insgesamt kann davon ausgegangen werden, dass der derzeit geltende PTWI-Wert (Provisional tolerable weekly Intake) von 25 µg/kg Körpergewicht pro Woche nicht überschritten wird. Ein (allerdings untergeordnetes) Problem könnte die Freisetzung des Metalls aus Keramikgebrauchsgegenständen sein.

▶ **Gentoxische Effekte.** Aufgrund der geringen Belastung ist eine detaillierte Erörterung der gentoxischen und kanzerogenen Eigenschaften des Metalls nicht erforderlich. Wie erwähnt, wurde Blei in die Gruppe 2B gestuft, tatsächlich liegen Ergebnisse aus Experimenten mit Labornagern vor, die zeigen, dass Verfütterung (z.B. in Form von Acetat) Nierentumoren auslöst. Für ihre Entstehung sind wahrscheinlich gentoxische Effekte verantwortlich, die einerseits auf der Freisetzung von reaktiven Sauerstoffspezies und andererseits auf der Inhibition von DNA-Reparaturprozessen beruhen. Manche DNA-Reparaturenzyme und Transkriptionsfaktoren sind Proteine, die Zink-Finger-Domänen besitzen. Wird Zink durch Blei ersetzt, so verlieren diese Proteine ihre biologischen Funktionen. Für das p53-Protein ist dieser Effekt eindeutig nachgewiesen.

Die Frage, ob Aufnahme von Blei über den Verdauungstrakt zur Auslösung von Krebserkrankungen beim Menschen führt, ist nicht eindeutig geklärt, da letztendlich widersprüchliche Ergebnisse aus Arbeitsexpositionsstudien vorliegen und die Exposition in diesen Fällen inhalativ erfolgte.

4.14.3 Quecksilber

Die Belastungen von Lebensmitteln mit Quecksilber sind vor allem anthropogen bedingt. Der industrielle Verbrauch hat sich in den letzten Jahren nicht erheblich verändert. Große Mengen werden bei der Herstellung von Chlorgas, Batterien und bei der Goldwäsche verwendet. Die Verwendung von Quecksilber bei der Goldgewinnung, aber auch geogene Ursachen führen bei Indianerstämmen im Amazonasgebiet durch den Verzehr von Fisch zu hohen Belastungen, die bis heute andauern.

▶ **Massenvergiftungen.** Die Verwendung von Alkylquecksilberverbindungen als Fungizid für Saatgut in der Landwirtschaft verursachte während Hungerperioden Massenvergiftungen durch fälschlichen Einsatz von Saatgut als Brotgetreide. Besonders dramatische Vorfälle ereigneten sich Anfang der 1970er Jahre im Irak. Eine weitere Massenvergiftung wurde aus Japan berichtet: Die Einwohner des Yatsushiro Sees, die gegenüber der Meeresbucht Minimata lebten, konsumierten Fische, die aufgrund der Einleitung von Produktionsabfällen einer Acetylenfabrik hohe Methylquecksilber-Konzentrationen aufwiesen. In der Folge kam es zu schweren Erkrankungen.

Die ersten Erkrankungsfälle traten bereits 1960 auf, bis 1975 wurden ständig weitere Vergiftungen registriert. Bei rund 10.000 Bewohnern traten sensorische Dysfunktionen auf, in ca. 1.800 Fällen führten die Belastungen zum Tod. Typisch für Quecksilbervergiftungen sind schwere Störungen des Nervensystems, die im Extremfall zum Ausfall wichtiger Gehirnfunktionen führen.

▶ **Gentoxische Effekte.** Die kanzerogenen Eigenschaften von Quecksilberverbindungen sind nicht eindeutig belegt. In tierexperimentellen Untersuchungen fanden wir bei Belastungen, die jenen der Indianer im Amazonasgebiet entsprachen, eindeutige Hinweise auf DNA-Schädigung in inneren Organen und in Blutzellen.

▶ **Exposition in Europa.** Die durchschnittliche Methylquecksilber-Exposition der europäischen Bevölkerung liegt bei 1,3–97,3 µg/Woche. Einer Abschätzung des CONTAM-Ausschusses (EU-Panel on Contaminants in the Food Chain) zufolge sind die Quecksilberbelastungen von Fischen und anderen Meerestieren für den Menschen relevant [85] und man kam zu dem Schluss, dass die Exposition aufgrund der Tatsache, dass bereits bei geringen Konzentrationen toxische Effekte auftreten, verringert werden sollte. Je höher die Fische in der Nahrungskette stehen und je langlebiger sie sind, desto höhere Belastungswerte findet man. Spitzenreiter sind Haie (1,3 mg/kg) und Schwertfische (0,9 mg/kg). Krusten- und Weichtiere sind wesentlich weniger kontaminiert (0,02–0,07 mg/kg), bei den Süßwasserfischen liegen Barsche und Zander (mit Konzentrationen bis 0,4 mg/kg) im Spitzenfeld.

4.14.4 Cadmium

Im Gegensatz zu den bereits erwähnten Metallen sind die kanzerogenen Eigenschaften von Cadmium eindeutig nachgewiesen (Gruppe 1). Die CONTAM-Arbeitsgruppe der EFSA stellte 2009 in einer umfassenden Bewertung der Belastungssituation fest, dass es bei einzelnen Bevölkerungsgruppen wie Jugendlichen, Vegetariern und Menschen, die in hochbelasteten Gebieten leben, zu Überschreitungen des TWI-Werts (Tolerable weekly Intake) kommen kann [117]; Grund genug, die krebserregenden Eigenschaften dieses Metalls genauer unter die Lupe zu nehmen.

Vorkommen

Das Metall gelangt über belastete Böden in pflanzliche Nahrungsmittel. Ursache der erhöhten Belastungen sind industrielle Kontaminationen, die nicht nur in Japan und China auftreten, sondern auch in einigen europäischen Ländern wie England und Schweden. Ein besonderes Problemgebiet liegt im Norden Belgiens. Die dort in Privatgärten angebauten Nahrungspflanzen weisen stark erhöhte Werte auf, wobei die höchsten Konzentrationen in den Blättern gefunden werden, gefolgt von Stängeln und Wurzeln. Zu Lebensmitteln mit hohen Cadmiumgehalten zählen Leinsamen und Sonnenblumenkerne. Unter den Gemüsen findet man hohe Werte in Sellerie und Karotten, auch Spinat und Walnüsse sind bisweilen belastet.

In Deutschland liegen die gemessenen Spitzenwerte bei Gemüse bei 4,2 mg/kg, gefolgt von Obst (0,8 mg/kg) und Getreide (0,2 mg/kg). Die Kontaminationen von Fischen sind generell gering, bei Meeresfrüchten werden in Einzelfällen Überschreitungen der Grenzwerte gefunden.

Absorption und Verstoffwechselung

Der überwiegende Anteil der Cadmiumbelastungen beruht auf dem Verzehr von Lebensmitteln (≥ 95 %). Bei Rauchern kommt es zu zusätzlichen Belastungen, die von der Zahl der Zigaretten abhängen (tägliche Exposition pro Person durch 40 Zigaretten etwa 6 µg/Tag).

Nur etwa 50 % des Cadmiums wird aus der Nahrung über den Verdauungstrakt aufgenommen, wobei Eisenmangel die Absorption begünstigt. Das Metall wird an Blutzellen gebunden und über den Kreislauf in die Hauptspeicherorgane Leber und Niere transportiert. Innerhalb des Organismus liegt das Metall in gebundener Form vor; es wird vor allem von niedermolekularen cysteinreichen Proteinen gebunden, die als Metallothioneine bezeichnet werden. Nicht aufgenommenes Cadmium wird über die Fäzes ausgeschieden; über den Harn wird nur ein geringer Anteil eliminiert. Die Halbwertszeit im Blut liegt bei 5–10 Tagen, die in der Leber jedoch zwischen 5 und 10 Jahren, noch längere Zeiten sind aus Experimenten mit Noble (NBL/cr)-Ratten für die Nieren dokumentiert (10–30 Jahre). Dies führt dazu, dass die Cadmiumkonzentrationen auch bei geringen Belastungen über die Lebensdauer hinweg kontinuierlich zunehmen.

Kanzerogene Eigenschaften

Cadmiumverbindungen wirken in Tier- und Pflanzenzellen gentoxisch und man nimmt an, dass indirekte Mechanismen, wie etwa die Freisetzung von ROS aus Mitochondrien und die Inhibition von DNA-Reparaturprozessen, eine wichtige Rolle spielen.

▶ **Tierstudien.** Die kanzerogenen Eigenschaften nach inhalativer, subkutaner und intramuskulärer Verabreichung sind in Labornagern eindeutig nachgewiesen. Bei oraler Administration sind die Ergebnisse von Tierstudien allerdings widersprüchlich. In zwei älteren Untersuchungen, einer mit Mäusen (Cadmiumsulfat im Futter) und einer mit Wistar-Ratten (Cadmiumchlorid im Trinkwasser) wurden keine Hinweise auf Krebsauslösung gefunden. In einer neueren Studie ([27]) erhielten Noble-Ratten das Metall über das Trinkwasser und es wurde ein signifikanter Anstieg von Prostata- und Nierentumoren gefunden. Die Effekte traten in der Prostata bereits bei 25 ppm im Trinkwasser auf. Dies entspricht einer Aufnahmemenge von 875 µg pro Tier und somit einer Dosis von 3,5 mg/kg.

▶ **Humanstudien.** Unser Wissen über die krebsauslösenden Eigenschaften von Cadmium beim Menschen stammt ausschließlich aus Arbeitsplatzstudien. Wichtigstes Zielorgan ist bei inhalativer Exposition die Lunge, in Einzelfällen wurde auch erhöhtes Auftreten von Harnblasen- und Gebärmutterkrebs gefunden. Obwohl aufgrund der tierexperimentellen Ergebnisse ein Zusammenhang mit der Auslösung von Prostatakrebs durch über die Nahrung aufgenommenes Cadmium postuliert wurde, sind die epidemiologischen Daten nicht überzeugend, nur in 3 von 11 Untersuchungen wurde ein signifikanter Zusammenhang gefunden.

▶ **Mortalitätsstudien.** Es wurden mehrere Mortalitätsstudien veröffentlicht, die zeigen, dass bei Verdoppelung der Cadmiumausscheidung über den Harn das Risiko, an Herz-Kreislauf-Erkrankungen oder Krebs zu sterben, signifikant ansteigt. Weder aus einer US-Studie noch aus einer europäischen Untersuchung, die in Belgien durchgeführt wurde, geht klar hervor, in welchem Ausmaß die Exposition des Menschen durch Nahrungsmittel verursacht wurde. In der amerikanischen Studie wurde nur bei Männern eine signifikant erhöhte Sterblichkeit (55 %) beobachtet, der Anstieg der Frauen war weniger deutlich (nur 7 %). In der belgischen Untersuchung wurden die Effekte zwischen den Geschlechtern nicht getrennt betrachtet, der Gesamtanstieg lag bei 27 % [86]. Auch in einer japanischen Studie wurden erhöhte Mortalitätsraten festgestellt, die Belastungen waren in diesem Fall jedoch wesentlich höher (7 µg/g Kreatinin), die häufigste Todesursache waren in diesem Fall Nierenerkrankungen [87], [88].

4.14.5 Arsen

Von allen Metallen, die in Nahrungsmitteln vorkommen, spielt Arsen, was die Gefährdung der menschlichen Gesundheit betrifft, die wichtigste Rolle. Die genaue Abschätzung der Effekte wird jedoch durch die Tatsache erschwert, dass die toxischen Eigenschaften des Metalls stark von der Oxidationsstufe bzw. den jeweiligen Verbindungen abhängen.

Vorkommen

Umweltbelastungen können sowohl anthropogen verursacht werden, beispielsweise infolge industrieller Prozesse (z. B. bei der Verhüttung von Erz), aber auch geogene Ursachen haben (Vorkommen des Metalls in Gestein, das durch Verwitterungsprozesse in Böden und Grundwasser gelangt). Die Verwendung von Arsenverbindungen in der Gerberei und als Pestizid in der Landwirtschaft ist seit mehr als 50 Jahren eingestellt, allerdings werden noch immer Kupferarsenate zur Imprägnierung von Bauholz verwendet.

Aufnahme über Nahrungsmittel

Da Trinkwasser in Deutschland nur geringe Arsenmengen enthält, erfolgt die Hauptaufnahme (≥ 90 % der Gesamtbelastung) über die Nahrung. Die höchsten Mengen (ca. 90 %) werden durch den Konsum von Meeresfrüchten und -fischen aufgenommen. Relativ hohe Werte fand man bei Tintenfischen, Garnelen und Muscheln sowie bei Schollen aus der Nordsee. Die Werte lagen im Bereich zwischen 5 und 50 mg/kg Trockengewicht. Auch Algen, die in Japan als Nahrungsmittel verzehrt werden, können erheblich belastet sein.

In Meerestieren liegt Arsen allerdings vor allem als Arsenobetain vor, das praktisch keine

Exkurs: Die größte Massenvergiftung in der Geschichte der Menschheit

1984 traten bei Einwohnern in Bangladesh die ersten Arsenvergiftungen auf. Sie manifestierten sich als Hauterkrankungen mit Pigmentflecken und Hyperkeratinosen. Zur Verbesserung der landwirtschaftlichen Erträge und um die Bevölkerung vor mikrobiell kontaminiertem Trinkwasser zu schützen, das zu Cholera und Todesfällen führte, waren zuvor in Indien im Bereich des Golfs von Bengalen und im angrenzenden Bangladesh tausende Grundwasserbrunnen gebaut worden. Etwa 30% davon enthielten mehr als 50 µg Arsen/l Wasser. Legt man als Belastungsgrenze den WHO-Grenzwert fest (10 µg/l Trinkwasser), ergeben sich daraus bis zu 57 Mio. Exponierte. Es kam in der Folge zu Massenvergiftungen und zum Auftreten einer Vielzahl von Erkrankungen. Neben den erwähnten Hauterkrankungen traten Neuropathien und periphere Gefäßerkrankungen sowie als Spätfolgen Herz-Kreislauf-Schäden und Krebserkrankungen in Haut, Blase und Lunge auf. Zytogenetische Untersuchungen zeigten, dass durch die Exposition Chromosomenschäden verursacht wurden.

Im Jahr 2000 waren ca. 14.000 Dörfer in Bangladesh und Indien betroffen. Einige Jahre später (2007) erschien ein Bericht, in dem festgestellt wird, dass durch gezielte Informationen und chemische Untersuchungen der Brunnen eine Reduktion der Trinkwasserbelastungen erreicht werden konnte [108]. Allerdings wird das kontaminierte Wasser noch immer teilweise für landwirtschaftliche Zwecke genutzt und die daraus resultierenden Belastungen der Böden führen zu erhöhter Aufnahme über pflanzliche Nahrungsmittel. Durch den Verzehr von Reis und Gemüse ist die Exposition in den betroffenen Gebieten noch immer sehr hoch.

Auch in anderen Ländern treten hohe Arsenbelastungen auf. Dramatisch hohe Werte fand man im Trinkwasser in der Inneren Mongolei, in China, Taiwan sowie in Argentinien, Chile und Mexiko. Insgesamt sind etwa 200 Mio. Menschen erhöhten Arsenkonzentrationen im Trinkwasser ausgesetzt. In Deutschland und Österreich überschreitet der Trinkwassergehalt nur selten 10 µg/l; es gibt jedoch auch hier einzelne Wässer mit hohen Belastungen. Ein Extrembeispiel ist die Maxquelle von Bad Dürkheim, in der historische Werte zwischen 16,5 und 19,5 mg/l gefunden wurden [100].

toxischen Wirkungen auslöst, nur 25% der Gesamtmenge liegen als anorganisches Arsen vor. In Fleisch und Zerealien dominiert anorganisches Arsen, in Früchten findet man vor allem diverse organische Arsenverbindungen. Die Aufnahme des Metalls in Pflanzen erfolgt über den Boden. In Deutschland sind die Belastungen der meisten Lebensmittel relativ gering (10 µg/kg). Es gibt jedoch Gebiete mit höheren Kontaminationen, wie die „Arsenfenster" im Bereich der Hohen Tauern in Österreich, wo die Böden erhöhte Konzentrationen aufweisen. Dies kann zur Kontamination von pflanzlichen Lebensmitteln führen, die in Privatgärten angebaut werden.

Verstoffwechselung

Während die über Meerestiere aufgenommenen organischen Arsenverbindungen nur in geringem Ausmaß verstoffwechselt werden, unterliegen anorganische Verbindungen einem intensiven Metabolismus. Zunächst wird im Plasma ein Teil des Arsenats (5-wertig) durch Arsenatreduktase oder GSH zu Arsenit (3-wertig) umgesetzt, das in der Leber in methylierte Stoffwechselprodukte umgewandelt wird. Zunächst entstehen einfach methylierte 5- und 3-wertige Verbindungen [MMA(V) und MMA(III)], aus denen die entsprechenden zweifach methylierten Derivate [DMA(V) und DMA(III)] gebildet werden. Die letzteren Umsetzungen finden vor allem in der Leber statt, etwa 10–20% des Arsenits und des MMA(V) werden über den Harn ausgeschieden, das wichtigste Ausscheidungsprodukt ist DMA(V). In ▸ Abb. 4.32 ist die Verstoffwechselung von Arsen schematisch dargestellt.

Mechanismen der Krebsauslösung

▶ **Gentoxische Effekte.** Es ist nachgewiesen, dass einige Arsenverbindungen DNA-Schäden auslösen, wobei es im Hinblick auf die Stärke der Effekte dramatische Unterschiede gibt. Beispielsweise findet man in Chromosomenaberrations- und Kleinkern-

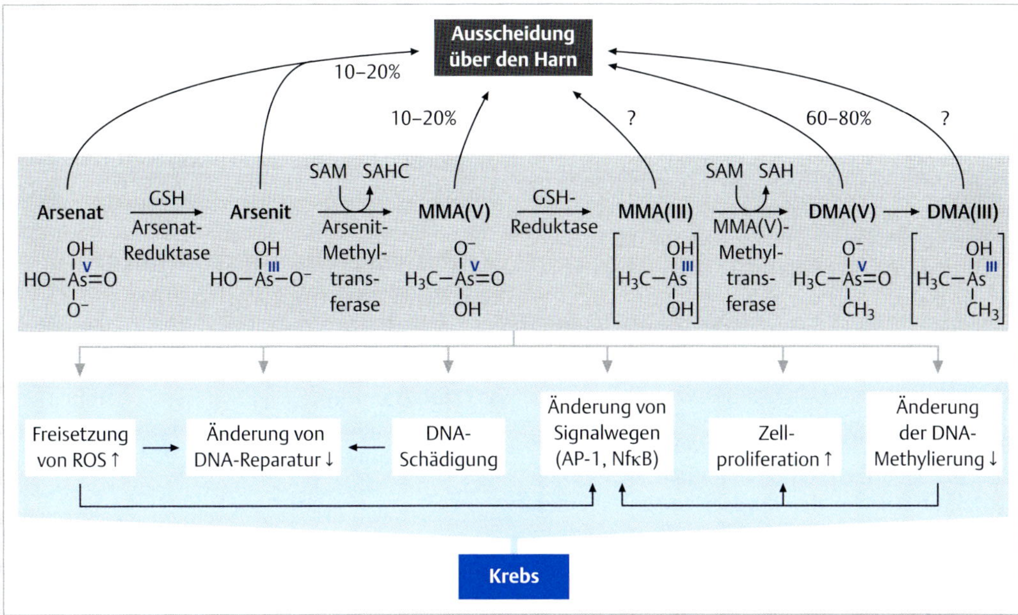

Abb. 4.32 Verstoffwechselung von Arsen und biologische Effekte. GSH: Glutathion, SAM: S-Adenosyl-Methionin, SAH: S-Adenosyl-Homocystein, MMA(V): Monomethylarsonsäure, MMA(III): Monomethylarsonsäure-Derivat, DMA(V): Dimethylarsinsäure, DMA(III): Dimethylarsinsäure-Derivat (3-wertige Arsenverbindung) (Quelle: [8]).

untersuchungen mit chinesischen Hamsterovarzellen mit 3-wertigen Methylderivaten [DMA(III) und MMA(III)] bereits mit geringen Konzentrationen deutliche Effekte. Die erste Verbindung löst bei 1 µM Schäden aus, die zweite im Bereich zwischen 5 und 10 µM. Auch die Effekte von Arsenit und Arsenat liegen in einem ähnlichen Bereich, während 5-wertige Methylarsenverbindungen nur geringe mutagene Aktivitäten aufweisen (Effekte erst ab 3.000 µM).

▶ **Dosis-Wirkungs-Beziehung.** Von besonderem Interesse war die Erarbeitung von Dosis-Wirkungs-Kurven bei exponierten Menschen, um Grenzwerte zu definieren. Man untersuchte daher Chromosomenaberrationen und Kleinkerne in Blutzellen von trinkwasserexponierten Individuen in Indien. Obwohl man eindeutige Zusammenhänge zwischen der Ausscheidung von Arsen im Harn und der Auslösung von DNA-Schäden fand, war es nicht möglich, klare Dosis-Wirkungs-Beziehungen zu etablieren. In einer Untergruppe mit starken Hautschäden fand man allerdings einen Dosiseffekt. Die starken interindividuellen Ansprechunterschiede beruhen möglicherweise auf Polymorphismen der Gene, die für die an der Verstoffwechselung beteiligten Enzyme codieren.

Oxidative Schäden

Mehrere Mechanismen könnten für die krebserregenden Eigenschaften der Arsenverbindungen verantwortlich sein. Einer davon ist die Freisetzung von Sauerstoffradikalen, die in Tierexperimenten nachgewiesen werden konnte. Auch in Humanstudien fand man Hinweise auf einen Anstieg der Ausscheidung von oxidierten DNA-Basen über den Harn bei Arsenbelastungen. Es gibt verschiedene Prozesse, die dabei ursächlich beteiligt sein könnten, wie die Bildung von ROS in Mitochondrien durch Interaktion von Arsen mit der Atmungskette, Aktivierung von NAD(P)H-Oxidasen, die zur Bildung von Superoxid führt, und/oder die Entstehung von Wasserstoffperoxid bei der Oxidation von Arsenit zu Arsenat.

Das Auftreten von oxidativen Schäden könnte darüber hinaus auch mit der Depletierung des Glutathion-Pools in Zusammenhang stehen. GSH wird für die Reduktion von 5- zu 3-wertigem Arsen benötigt. Neben der Oxidation von DNA und Lipiden sind auch die Bildung von Stickoxid und die Nitrosierung von Tyrosin durch Arsen nachgewiesen.

Änderung von Signalwegen und Induktion von Zellteilung

Die Interaktion mit Signalwegen, die durch Transkriptionsfaktoren wie AP-1 und NFκB geregelt werden, ist ein weiterer Mechanismus, der mit der Auslösung von malignen Erkrankungen in Zusammenhang gebracht werden kann. Es gibt darüber hinaus auch Hinweise auf Änderungen der Tyrosinphosphorylierung und auf Induktion von MAP-Kinasen.

All diese Prozesse beeinflussen Teilungsvorgänge und Apoptose, die mit der Umwandlung von Normalzellen in Krebszellen in Zusammenhang stehen. Insbesondere die 3-wertigen Arsenverbindungen [Arsenit, MMA(III) und DMA(III)] bewirken in relativ niedrigen Konzentrationen (0,001–0,01 µM) einen Anstieg der Mitoseraten in diversen Zielarten, während mit 5-wertigen Verbindungen kaum Effekte gefunden wurden.

Beeinflussung von DNA-Reparaturprozessen

Es ist eindeutig nachgewiesen, dass Arsen die DNA-schädigenden Effekte anderer Substanzen verstärkt. Die komutagenen Eigenschaften des Metalls können durch Inhibition der Nukleotidexzisionsreparatur (NER) erklärt werden. Bei niedrigen Konzentrationen wird der Inzisionsschritt inhibiert, bei höheren die Ligation (die Verbindung der DNA-Stränge nach Insertion der Basen). Neben der direkten Hemmung der Enzyme wurde ein indirekter Mechanismus gefunden. Das Enzym Poly(ADP-ribose)-Polymerase (PARP) spielt ebenfalls bei Reparaturprozessen eine wichtige Rolle und die Reduktion seiner Aktivität durch 3-wertige Arsenverbindungen konnte in vitro eindeutig nachgewiesen werden.

Beeinflussung des Methylierungsstatus der DNA

Wie in Kapitel 1.6.4 beschrieben, regelt der Methylierungsstatus der Erbsubstanz die Transkription von Genen. S-Adenosylmethionin (SAM) spielt sowohl bei der Verstoffwechselung von Arsen als auch bei der Methylierung der DNA eine wichtige Rolle. Tatsächlich fand man in In-vitro-Experimenten mit diversen Zelllinien eine deutliche Beeinflussung des Methylierungszustandes der DNA, beispielsweise Hypermethylierung der Promotorregion des Tumorsuppressorgens p53. Dieses Phänomen wurde auch bei Einwohnern von Bengalen gefunden, die infolge von Arsenexposition an Hautkrebs erkrankt waren. Darüber hinaus wurde Inhibition der Transkription von Tumorsuppressorgenen (Silencing) infolge von Hypermethylierung bei Individuen mit Blasenkrebs beobachtet.

Ergebnisse von Langzeituntersuchungen mit Labornagern

Die Resultate von Tierexperimenten mit diversen Arsenverbindungen, in denen die Substanz oral verabreicht wurde, sind äußert uneinheitlich. Zahlreiche ältere Studien mit anorganischen Arsenverbindungen an Hunden, Affen, Ratten und Mäusen ergaben keine Hinweise auf kanzerogenes Potenzial. Erst in den letzten Jahren gelang es, durch Verwendung besonders empfindlicher transgener Tiere und von Stämmen mit niedrigen Spontantumorraten nachzuweisen, dass orale Arsenaufnahme kanzerogene, kokanzerogene und promovierende Effekte verursacht. Die wichtigsten Zielorgane der Tumorbildung nach Verabreichung im Trinkwasser sind Haut, Blase und Lunge. Die NOEL-Werte sind je nach Tierart äußerst uneinheitlich und liegen in Trinkwasser oder in Futter im Bereich zwischen 50 und 400 ppm.

Krebsentstehung durch Arsenbelastungen beim Menschen

Praktisch alle Humanstudien basieren auf Untersuchungen von Populationen, die über Trinkwasser exponiert waren, wobei in manchen Untersuchungen die Exposition über Messung des Arsengehalts in Finger- und Zehennägeln bestimmt wurden. Recht deutlich sind die Assoziationen zwischen Arsenbelastungen und dem Auftreten von Haut-, Blasen- und Lungenkrebs. In einigen Studien wurden auch Zusammenhänge mit der Inzidenz von Prostata- und Leberkarzinomen gefunden.

▶ **Blasenkrebs.** Eine Gesamtbetrachtung der Studien, in denen Blasenkrebs untersucht wurde, zeigt, dass erst ab hohen Konzentrationen (> 100 µg/l) der Wässer mit Erkrankungen zu rechnen ist. In einigen Untersuchungen wurden bei Rauchern deutliche Hinweise auf synergistische Effekte gefunden.

▶ **Lungen- und Brustkrebs.** Der Zusammenhang zwischen dem Auftreten von Lungenkrebs und Arsenbelastungen ist durch einige Studien belegt. Es war jedoch nicht möglich, Dosis-Wirkungs-Beziehungen zu erstellen. Einer Berechnung des National Research Council (NRC) zufolge [121] steigt das Risiko für Blasenkrebs bei Anstieg der Arsenkonzentration von 3 auf 5 µg/L bei Frauen von 5 auf 12 Fälle/10^4 und bei Männern von 7 auf 23 Fälle/10^4. Ähnliche Anstiege errechnete man für Lungenkrebs (Frauen: 5 → 18, Männer: 7 → 23) [121].

▶ **Hautkrebs.** Die Beziehungen zwischen dem Auftreten von Hautkrebs und Arsenexposition wurden in einer Reihe von US-Studien und in einer chinesischen Studie analysiert. Ältere Untersuchungen ergaben erhöhte Inzidenzen von Plattenepithel- und Basalzellkarzinomen. In einer jüngeren Studie mit Kaukasiern (2004) sah man erstmals auch eine Erhöhung des Auftretens von Melanomen, die man in asiatischen Studien nicht beobachtete. Die Autoren vermuten, dass die Bevölkerung in diesen Ländern möglicherweise aufgrund genetischer Faktoren weniger anfälliger ist.

Risikoabschätzung und Grenzwerte

Fasst man die bisher vorliegenden Ergebnisse zusammen, so zeigt sich, dass bereits bei 5 µg/l im Trinkwasser Hautläsionen entstehen. Abschätzungen des NRC zufolge treten die erhöhten Tumorinzidenzen in Haut und Lunge bei Konzentrationen von 50 µg/l auf; für Blasenkrebs ist der Wert höher (100 µg/l).

Für die Gesamtbelastung mit anorganischem Arsen wurde ein PTWI von 15 µg/kg Körpergewicht (von der WHO festgelegt) definiert. Allerdings kann, so die Senatskommission zur Prüfung gesundheitsschädigender Arbeitsstoffe der DFG („MAK-Kommission"), derzeit aus den epidemiologischen Studien weder für inhalative noch für orale Arsenexposition ein NOAEL festgelegt werden. Andrea Hartwig, eine Expertin für die Toxizität von Schwermetallen (Institut für angewandte Biowissenschaften des Karlsruher Instituts für Technologie), stellt in einer zusammenfassenden Darstellung fest, dass die in Deutschland geltenden Grenzwerte für Trinkwasser nur selten überschritten werden, betont aber, dass der nahrungsbedingten Aufnahme des Metalls über Fische, Krustentiere und Algen bisher zu wenig Aufmerksamkeit geschenkt wurde [89], [90]. Beispielsweise werden in Japan durch den Verzehr von Algen bis zu 1 mg Arsen-Ribofuranosid pro Person pro Tag aufgenommen, eine Menge, die den wöchentlichen Grenzwert der WHO (der allerdings für anorganisches Arsen gilt) um das mehr als 6-Fache überschreitet.

Zusammenfassung

Unter den Schwermetallen, die mit dem Konsum von Nahrungsmitteln in Verbindung stehen, sind für Cadmium und Arsen kanzerogene Wirkungen eindeutig nachgewiesen. Cadmium wird insbesondere über pflanzliche Nahrungsmittel aufgenommen.

Exkurs: Arsen – auch für Europäer ein Krebsrisiko?

2009 veröffentlichte die EFSA ein Dokument, das eine Risikoabschätzung durch nahrungs- und trinkwasserbedingte Arsenaufnahme betrifft [91]. Auf der Basis der Auswertung neuerer Daten aus 19 EU-Ländern kommt ein Expertenkomitee zu dem Schluss, dass die Belastungen im Bereich zwischen 0,37 und 1,22 µg/Tag liegen. Die Exposition von Kindern liegt etwa 2- bis 3-fach höher und auch bei Vegetariern gibt es hohe Belastungen. Die Gesamtexposition wird insbesondere durch Fischkonsum bedingt, dieses „Fischarsen" ist aber wenig toxisch (s. o.). Die Aufnahme von anorganischem Arsen ist hauptsächlich auf den Verzehr von Getreide und daraus hergestellten Produkten zurückzuführen. Die ursprünglich von der FAO/WHO definierte wöchentliche Aufnahmemenge (PTWI) von 15 µg/kg ist, so betont das EFSA-Komitee, nicht mehr akzeptabel, da es eindeutige Hinweise darauf gibt, dass anorganisches Arsen in Lunge, Haut und Blase Krebs auslöst. Man definierte für einen 1 %igen Anstieg des Risikos dieser Krebsarten eine Aufnahme zwischen 0,3 und 8 µg/kg Körpergewicht pro Tag. Die EFSA stellt fest, dass die geschätzten täglichen Aufnahmemengen von anorganischem Arsen im Bereich des $BMDL_{10}$ liegen (s. Kapitel 4.15.2), daher gibt es keine oder nur geringe Sicherheitsabstände beim Menschen (Margin of Exposure). Aus diesem Grund sind erhöhte Gesundheitsrisiken durch nahrungsbedingte Aufnahme von Arsen möglich.

Arsen spielt unter den Metallen, die in Nahrungsmitteln vorkommen, hinsichtlich der Gefährdung der menschlichen Gesundheit die wichtigste Rolle. Während die Arsenaufnahme über Trinkwasser in Deutschland gering ist, wurde die Aufnahme über Fische, Krustentiere und Algen bisher wahrscheinlich zu wenig beachtet. Anorganisches Arsen wird hauptsächlich mit Getreide und daraus hergestellten Produkten aufgenommen. Für anorganisches Arsen gilt ein wöchentlicher Grenzwert (PTWI) von 15 µg/kg Körpergewicht. Aufgrund eindeutiger Hinweise darauf, dass anorganisches Arsen in Lunge, Haut und Blase Krebs auslöst, könnte dieser aber möglicherweise zu hoch angesetzt sein.

4.15 Klassifikation von Kanzerogenen und Einschätzung der Gefährdung des Menschen durch krebsauslösende Nahrungsinhaltsstoffe

In den vorangegangenen Teilkapiteln wurden die wichtigsten Gruppen kanzerogener Verbindungen in Lebensmitteln beschrieben. In diesem Abschnitt geht es darum, ihre Gefährlichkeit zu vergleichen, daher wird ihre Klassifikation durch internationale Behörden erörtert und das sog. „Margin of Exposure"-Konzept besprochen, das erst vor wenigen Jahren entwickelt wurde und Vergleiche ihrer Gefährlichkeit anhand wissenschaftlicher Daten ermöglicht. Der letzte Abschnitt betrifft den Versuch einer „globalen" Risikoeinschätzung. Die Ergebnisse verdeutlichen, welchen nahrungsrelevanten Substanzen besondere Bedeutung zukommt, und zeigen auch die derzeitigen Wissenslücken.

4.15.1 Klassifikation von Kanzerogenen

Um Chemikalien im Hinblick auf ihre kanzerogenen Eigenschaften zu klassifizieren, wurden verschiedene Systeme entwickelt. Die drei wichtigsten stammen vom amerikanischen „National Toxicology Program" (NTP), von der „International Agency for Research on Cancer" (IARC) in Lyon und von den Vereinten Nationen, die das „Globally Harmonized System of Classification and Labelling of Chemicals" (GHS) entwickelten.

▶ **NTP.** Die NTP unterscheidet zwischen Substanzen, von denen bekannt ist, dass es sich um Humankanzerogene handelt (K) und solchen, von denen angenommen werden kann, dass sie als solche wirken (RAHC: Reasonably anticipated to be a human Carcinogen).

▶ **IARC.** Der beschriebenen Einteilung folgt im Wesentlichen auch das Schema der IARC, das jedoch differenziertere Unterteilungen aufweist. Die Bewertungen der Substanzen erfolgen in Form der Veröffentlichung von Monografien, die in der Zentrale der Organisation in Lyon erarbeitet werden. Dazu werden Experten eingeladen, Dossiers vorzubereiten, die als Grundlage dieser Bewertung dienen. Je nach Umfang der Fragestellung treffen sich 70–120 Fachleute mehrere Tage und erarbeiten die Einstufungen der zur Diskussion stehenden Substanzen. Die Ergebnisse und auch die wissenschaftlichen Befunde, die für die Bewertungen verwendet wurden, werden in Monografien veröffentlicht. Diese stellen weltweit die wichtigste Informationsquelle über kanzerogene Eigenschaften von Chemikalien dar. Bisher wurden mehr als hundert Bände herausgegeben, die auch über das Internet bezogen werden können (http://monographs.iarc.fr/index.php). Die IARC unterscheidet zwischen den Gruppen 1, 2A, 2B, 3 und 4. Die Kriterien für die Einstufung und Beispiele für nahrungsrelevante Chemikalien sind in ▶ Tab. 4.5 dargestellt. Während früher die Einstufung nur aufgrund von tierexperimentellen und epidemiologischen Daten vorgenommen wurde, werden seit den späten 1990er Jahren zunehmend mechanistische Aspekte berücksichtigt, um die Diskrepanzen zwischen Tier- und Humandaten zu überbrücken.

Dem Fortschritt wissenschaftlicher Erkenntnis entsprechend kommt es im Lauf der Zeit zu Neueinstufungen. Beispielsweise rückte im Frühjahr 2011 die mobilfunkspezifische elektromagnetische Strahlung aus Gruppe 3 in Gruppe 2B nach oben.

▶ **GHS.** Das GHS-System wurde von der EU 2009 implementiert und unterscheidet zwischen Chemikalien der Gruppe 1A (aufgrund von Humanstudien ausreichende Evidenz für die Annahme, dass es sich um ein Kanzerogen handelt), 1B (auf der Basis von tierexperimentellen Daten kann angenommen werden, dass es sich um ein Humankanzerogen handelt). Als Kategorie 2 werden „vermutete" Humankanzerogene eingestuft (entspricht weitgehend Gruppe 2B der IARC).

Tab. 4.5 Kriterien für die IARC-Einstufung und Beispiele für nahrungsrelevante Chemikalien.

Gruppe	Definition	Kriterien der Einstufung	Beispiele
1	kanzerogen für den Menschen	eindeutige Datenlage, Beweise aus Humanstudien ausreichend	Arekanüsse, Aflatoxin B_1, 3,4,5,3',4'-Pentachlorobiphenyl (PCB-126), alkoholische Getränke, Aristolochiasäure, Arsen und arsenhaltige Verbindungen, Benzo(a)pyren, Kautabak
2A	wahrscheinlich kanzerogen für den Menschen	beschränkte Evidenz aus Humanstudien, aber ausreichende Evidenz aus Tierexperimenten	Acrylamid, Bibenz[a,h]anthrazen, Dibenzo[a,l]pyren, 2-Amino-3-methylimidazo-[4,5-f]chinolin (IQ), N-Nitrosodiethylamin, polychlorierte Biphenyle
2B	möglicherweise kanzerogen für den Menschen	ungenügende Hinweise aus Humanstudien, Hinweise aus Tierstudien, die aber nicht ausreichen	Afatoxin M_1, Kaffeesäure, Cycasin, Safrol
3	nicht klassifizierbar	zu wenige Daten, um eine Einstufung zu ermöglichen	Amaranth, Acrolein, Agaritin, Koffein, Cumarin, Quercetin, Saccharin, Gerbsäure
4	nicht kanzerogen für den Menschen	nachgewiesenermaßen nicht kanzerogen aufgrund von Ergebnissen aus Tier- und Humanstudien	zurzeit nur eine Verbindung in dieser Kategorie, nämlich Caprolactam

4.15.2 „Margin of Exposure“ (MOE)-Konzept

Wie hoch dürfen die Konzentrationen von kanzerogenen Substanzen in Lebensmitteln sein? Darauf geben die Behörden eine einfache, aber unbefriedigende Antwort: Sie sollen (aufgrund der linearen Dosis-Wirkungs-Beziehungen) den technischen Möglichkeiten nach so niedrig wie möglich sein (ALARA: as low as reasonably achievable). Das ALARA-Prinzip ist insofern problematisch, da es die Gefährlichkeit einer Substanz nicht berücksichtigt. 2005 begannen Experten der EFSA und des Komitees für Nahrungsmittelinhaltsstoffe der FAO/WHO ein neues Konzept zu entwickeln, das Aussagen über die menschlichen Gesundheitsrisiken ermöglicht und auf experimentell erhobenen Daten beruht.

▶ **Berechnung.** Die Berechnung der Expositionsgrenzen (Margin of Exposure, MOE) ist nicht ganz einfach. Definitionsgemäß handelt es sich um das Verhältnis zwischen NOEL (No observed adverse Effect Level, NOAEL) und der tatsächlichen oder erwarteten Exposition des Menschen.

$$\text{MOE} = \frac{\text{NOAEL oder BMDL (mg/kg/Tag)}}{\text{Exposition des Menschen (mg/kg/Tag)}}$$

Die Anwendung eines NOAEL ist bei gentoxischen Kanzerogenen problematisch, da man von linearen Dosis-Wirkungs-Beziehungen ausgeht. Es gibt daher eigentlich keine Dosis, die keinen Effekt hervorruft. Daher geht man aus pragmatischen Gründen so vor, dass man aus experimentell ermittelten Daten eine Dosis-Wirkungs-Kurve erstellt. Im Fall von Krebsstudien werden als Basis die Tumorinzidenzen der empfindlichsten Spezies und des empfindlichsten Organs verwendet. Die Menge, die einen geringen, aber messbaren Effekt (Benchmark Response, BMR) erzeugt, wird als Benchmark-Dosis (BMD) bezeichnet. Der BMR, der verwendet wird, ist jener, bei dem ein 10%iger Anstieg eines Effektes beobachtet wird (z.B. ein 10%iger Anstieg der Tumorraten). Die 10%-Grenze ist „willkürlich“ gewählt, hat aber den Vorteil, dass die Unsicherheiten noch nicht allzu groß sind. Um die experimentellen Unsicherheiten zu berücksichtigen, wird jedoch eine niedrigere Dosis, nämlich jene, die dem 95%-Vertrauensintervall entspricht (BMDL) berechnet. ▶ Abb. 4.33 zeigt die Festlegung des BMDL-Wertes (Benchmark Dose Limit). Die untere Kurve wurde aus experimentell ermittelten Daten abgeleitet und ermöglicht die Festlegung des BMR-Wertes, dem eine entsprechende Dosis (BMD_{10}) zugeordnet werden kann. Nachfolgend wird der $BMDL_{10}$-Wert berechnet. Der tatsächliche Expositionsbereich, der für den Menschen relevant ist, liegt meist unter dem $BMDL_{10}$-Wert (schraffiertes Feld in ▶ Abb. 4.33).

Das MOE-Konzept bietet die Möglichkeit, die Gefährlichkeit diverser Verbindungen zu vergleichen; dies ist die Voraussetzung für gesetzgeberische Maßnahmen, die nicht nur auf der „technischen“ Machbarkeit beruhen, sondern auf toxikologischen Daten.

▶ **MOE-Werte.** Die MOE-Werte hängen von der Art der Tumoren, der untersuchten Tierspezies und vom Ausmaß der menschlichen Exposition ab. Üblicherweise verwendet man aus Sicherheitsgründe jene Tierart, die am empfindlichsten reagiert. Beispielsweise erhält man im Fall von Acrylamid einen relativ hohen MOE-Wert von 1.000, wenn man von Hodentumoren bei Ratten ausgeht. Betrachtet man jedoch die Auslösung von Brusttumoren, so ergibt sich ein wesentlich niedrigerer Wert (200). Auch die Exposition des Menschen spielt eine entscheidende Rolle. Im Fall von Aflatoxin B_1 liegt der MOE-Wert in Hochexpositionsgebieten bei 100 und in Gebieten geringer Exposition bei 600. Die EFSA betont, dass Werte, die größer als 10.000 sind, wahrscheinlich keine Relevanz für die Allgemeinbevölkerung haben und daher auch keinen Anlass zu Risikomanagement-Maßnahmen geben.

In ▶ Tab. 4.6 sind einige MOE-Werte für krebsauslösende Substanzen, die in Lebensmitteln gefunden werden, aufgelistet. Neben Daten, die sich auf Substanzgruppen beziehen, die in diesem Buch ausführlich behandelt wurden, sind auch noch anderen Verbindungen erwähnt, etwa 1,3-Dichlor-2-propanol, das in säurehydrolysierten pflanzlichen Produkten und Sojasauce vorkommt, sowie Ethylcarbamat, das vor allem in der Tier- und Humanmedizin eine Rolle spielt, aber auch durch Fermentationsprozesse in Lebensmitteln entsteht und beispielsweise in Sojasauce, Joghurt und Branntwein gefunden wird. Methyleugenol wurde bereits als eine jener Verbindungen erwähnt, die als „natürliches“ Kanzerogen in pflanzlichen Gewürzen wie Zimt, Basilikum, Piment, Lorbeer und Muskat enthalten sind.

▶ **Aussagekraft.** Die Aussagekraft der MOE-Werte hängt von der Qualität der experimentellen Daten ab, die den Berechnungen zugrunde liegen. Ob und inwieweit die tierexperimentell gewonnenen Resultate auf den Menschen übertragen werden können, ist im Einzelfall schwer abschätzbar. Es wurde bereits erwähnt, dass es speziesspezifische Effekte gibt, etwa die Auslösung von Nierentumoren und das Auftreten von Schilddrüsentumoren

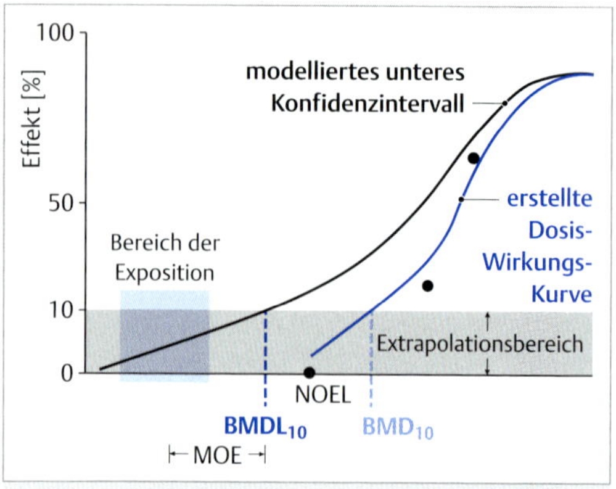

Abb. 4.33 Berechnung des $BMDL_{10}$-Wertes. BMD_{10}: Benchmark Dose, $BMDL_{10}$: Benchmark Dose lower Limit (Quelle: [29]).

bei Ratten, die für den Menschen irrelevant sind. Ein weiteres Manko ergibt sich aus der Tatsache, dass es sich um Einzelsubstanzbetrachtungen handelt. Die Gefährlichkeit vieler nahrungsrelevanter Kanzerogene wird durch die Gesamtzusammensetzung der Nahrung beeinflusst. Trotz dieser Unzulänglichkeiten ist die Berechnung der MOE-Werte ein hilfreicher Ansatz, um das Augenmerk von Behörden und Konsumenten auf jene Substanzen zu lenken, die aufgrund eines zu geringen Dosisabstandes gesundheitsgefährdend sind.

4.15.3 Abschätzung humaner Krebsrisiken

▶ **Studie zu nahrungsbedingten Krebsrisiken.** Anfang der 1990er Jahre erarbeiteten die Wissenschaftler Werner Lutz und Josef Schlatter eine umfassende Abschätzung der Krebsrisiken der Bevölkerung in der Schweiz [18]. Sie führten ihre Berechnungen aufgrund von Expositionsdaten durch, die sie hauptsächlich dem Schweizer Ernährungsbericht entnahmen. Für die Beurteilung der kanzerogenen Effekte verwendeten sie die Daten der „Carcinogenic Potency Database“ [109], die von dem Amerikaner Louis S. Gold und seinen Mitarbeitern erstellt worden war und ausschließlich die Ergebnisse von besonders sorgfältig durchgeführten Tierexperimenten enthält. Für Substanzen wie Arsen und Alkohol stützten sie sich auf die Ergebnisse von Humanstudien. Ausgehend von diesen Eckdaten berechneten sie den Anteil der diversen Nahrungsfaktoren an der

Tab. 4.6 MOE-Werte für krebsauslösende Substanzen.

Substanz	Endpunkt und BMDL-Wert	Geschätzte tägliche Aufnahme (mg/kg KG)	Anmerkungen/Probleme	MOE-Wert
Acrylamid	Brusttumoren, 0,16 (♀ Ratte)	0,01	von vielen Ländern existieren nur ungenaue Expositionsdaten	200
Aflatoxin B_1	Lebertumoren, 0,00025 (♂ Ratte)	0,0000004	EU-Exposition ist nicht typisch für andere Gebiete; Beeinflussung durch andere Faktoren (HIV etc.)	600
Methyleugenol	Lebertumoren, 7,9 (♂ Ratte)	0,01	Induktion der „eigenen" Aktivierung bei hohen Dosen, Resultate von Tierexperimenten daher möglicherweise nicht relevant, Daten sehr mangelhaft	800
Furan	Adenome/Karzinome in der Leber, 1,28 (♂ Ratte)	0,003	Fehleinschätzung der Belastungen durch Flüchtigkeit der Substanz; Cholangiosarkome für MOE-Berechnung nicht verwendbar	4.000
B(a)P in PAK-Gemischen	Tumoren in diversen Organen, 0,12 (Maus)	0,000008	Beitrag anderer PAK zur Tumorauslösung unklar; gute Expositionsabschätzung für Menschen	20.000
Ethylcarbamat	Adenome/Karzinome in der Lunge, 0,25 (Maus, ♂/♀ kombiniert)	0,000015	Expositionsabschätzung über Konsum alkoholischer Getränke schwierig	20.000
PhIP	Prostatatumoren, 0,48 (♂ Ratte)	0,000006	relativ kleine Gruppengröße bei Experimenten mit Prostatatumoren; Expositionsabschätzung schwierig, von Grilltemperatur abhängig	80.000
	Brusttumoren, 0,74 (♀ Ratte)	0,000006		100.000
1,3-Dichlor-2-propanol	Adenome/Karzinome 9,6 (♂ Ratte)	0,00009	Exposition durch Fleischprodukte ungenau, Mechanismen der Krebsauslösung unbekannt	100.000

Krebsmortalität. Den Abschätzungen von Doll und Peto [116] zufolge, dass ca. ein Drittel aller durch Krebserkrankungen verursachten Todesfälle mit der Ernährung in Zusammenhang stehen, gingen sie davon aus, dass von 1 Mio. Menschen etwa 80.000 an ernährungsbedingtem Krebs erkranken. Anhand der experimentell ermittelten TD_{50}-Werte (jene Menge einer Substanz, die verabreicht werden muss, um bei der Hälfte der Tiere Krebs auszulösen) berechneten sie unter Berücksichtigung der Exposition der Bevölkerung die zu erwartenden Todeszahlen pro Million Einwohner. Sie führten die Berechnungen mit Kanzerogenen durch, die DNA-Addukte bilden (HA, PAK, Nitrosamine, Estragol und diverse Industriechemikalien, die als Verunreinigungen in Lebensmitteln zu finden sind), des Weiteren berücksichtigten sie auch nicht adduktbildende Chemikalien wie Alkohol, Metalle und einige weitere Substanzen. Die Ergebnisse der Abschätzung sind in ▸ Abb. 4.34 grafisch dargestellt.

▶ **Ergebnisse.** Das Gesamtergebnis ist überraschend; nur ein geringer Bruchteil der Krebsmortalität kann durch krebsauslösende Chemikalien erklärt werden. Substanzen, vor denen sich der Verbraucher besonders fürchtet, wie Pestizid- und Herbizidrückstände und TCDD (Dioxin), spielen so gut wie keine Rolle. Besonders gefährlich sind Alkoholkonsum und Schwermetallexposition (insbesondere Arsen).

Die Bedeutung, die der Kaffeesäure zugeschrieben wird, beruht offensichtlich auf einer Fehleinschätzung. Zahlreiche Studien mit Kaffeetrinkern, die täglich relativ große Mengen dieser Verbindung zu sich nehmen, ergaben keine Hinweise auf ein erhöhtes Krebsrisiko. Es ist daher wahrscheinlich, dass die Verbindung ein nicht gentoxisches

Kanzerogen ist, das erst ab einer gewissen täglichen Aufnahmemenge Krebs auslöst, die beim Menschen durch die Aufnahme über die Nahrung nicht erreicht wird. Auch der relativ hohe Stellenwert, der Saccharin aufgrund von Tierversuchen an der männlichen Ratte zugewiesen wird, ist nicht relevant, da für die Auslösung der Tumoren ein Mechanismus verantwortlich ist, der beim Menschen keine Rolle spielt.

▶ **Hyperkalorische Ernährung.** Die Tatsache, dass nur ein geringer Teil der Krebserkrankungen (etwa ein Achtel bzw. 10.000) durch chemische Kanzerogene ausgelöst werden, führt zu der Frage, welche Faktoren denn nun tatsächlich eine Rolle spielen. Die Autoren geben darauf eine überraschende Antwort. Aufgrund von Fütterungsversuchen mit Ratten weiß man, dass Übergewicht einen Risikofaktor darstellt. In einer großen Untersuchung mit 1.200 Ratten fand man, dass in vielen Tieren, die über einen Zeitraum von 30 Monaten beliebig Futter erhielten, Tumoren auftraten (in 36% der männlichen und 35% der weiblichen Tiere) [18]. Im Vergleich dazu traten bei Verfütterung einer um 20% niedrigeren Futtermenge bei männlichen Tieren deutlich weniger Tumoren auf. Die deutlichsten Unterschiede sah man bei Pankreas-, Hypophysen-, Brust- und Lungenkrebs sowie bei Lymphomen.

Legt man diese Befunde auf den Menschen um, so ergeben sie (wenn man für die Schweiz mit einer durchschnittlichen „Überernährung" von 5,5 kcal/kg/Tag rechnet) insgesamt etwa 60.000 Krebstote/Million. Mit anderen Worten, ein Großteil der Erkrankungen, die nicht durch chemische Kanzerogene erklärt werden können, sind möglichweise auf hyperkalorische Ernährung zurückführbar.

▶ **Unsicherheiten.** Die Autoren der Studie waren sich der Unsicherheiten ihrer Abschätzungen durchaus bewusst. Einige Jahre nach der Veröffentlichung der Studie publizierte W. Lutz eine weitere Arbeit, in der er neue Aspekte in Betracht zog, ohne allerdings die Zahlen neu zu berechnen [92]. Er betont, dass die linearen Dosis-Wirkungs-Beziehungen, die der ursprünglichen Abschätzung zugrunde gelegt wurden, im Niedrigdosisbereich nicht völlig zutreffen, denn die Kurve flacht in diesem Konzentrationsbereich ab. Diese Erkenntnis gewinnt man aus der Betrachtung von Kanzerisierungsexperimenten mit Labornagern, in denen viele Dosierungen untersucht wurden. Weitere wichtige Faktoren, die die Präzision der Abschätzung beeinflussen könnten, sind Wechselwirkungen zwischen einzelnen Substanzen (wir haben als Beispiel den Synergismus zwischen Tabakrauchen und Alkoholkonsum erörtert) sowie individuelle Ansprechunterschiede auf Kanzerogene durch Polymorphismen.

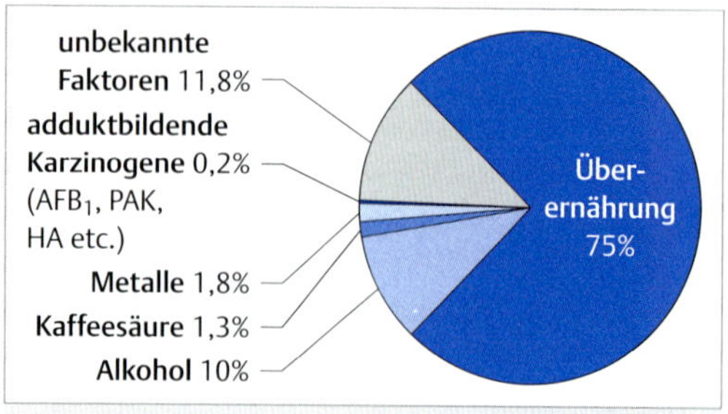

Abb. 4.34 Ergebnisse der Abschätzung von Lutz und Schlatter. Von insgesamt 80.000 ernährungsbedingten Krebserkrankungen pro Million Einwohner kann nur ein geringer Bruchteil durch krebsauslösende Chemikalien erklärt werden. Die Zahlen geben in % den Anteil an der Erkrankungshäufigkeit an, die durch die diversen Faktoren verursacht werden (Quelle: [18]).

Letztendlich erwähnt Lutz auch, dass es bei Fehlernährung zu einem Anstieg der Krebserkrankungen durch mangelnde Zufuhr von Schutzsubstanzen kommen kann. Allerdings trifft er keine konkreten Aussagen darüber, wie sich dies auf die ursprüngliche Faktorenanalyse auswirkt. Ein weiterer Unsicherheitsfaktor ergibt sich daraus, dass die Zahl der Chemikalien, denen der Mensch ausgesetzt ist, in den letzten Jahrzehnten chronisch zugenommen hat. Hinzu kommt, dass die möglichen krebsauslösenden Eigenschaften dieser Substanzen nur zum geringen Teil bekannt sind.

Die Abschätzung des Anteils der chemischen Kanzerogene an der Mortalität ist aus heutiger Sicht unvollständig, da eine Reihe von nahrungsrelevanten Substanzen, die in den letzten Jahren entdeckt wurden, beispielsweise Acrylamid und Furan, nicht in die Berechnungen miteinbezogen wurden. Diese Verbindungen sind, wie die entsprechenden MOE-Werte zeigen, durchaus relevant und ihre Berücksichtigung würde wahrscheinlich ergeben, dass einige Hundert bis Tausend Personen an Krebs durch diese Exposition erkranken. Allerdings – und dies ist die wichtigste Erkenntnis aus der Studie – haben chemische Kanzerogene mit großer Wahrscheinlichkeit tatsächlich nur einen relativ geringen Anteil an den ernährungsbedingten Krebstoten. Daher beschreibt das nächste

Teilkapitel die Rolle des Übergewichts, das einen erheblichen Einfluss auf Krebserkrankungen beim Menschen hat.

Zusammenfassung

Die wichtigsten Klassifikationen von Chemikalien hinsichtlich ihrer kanzerogenen Eigenschaften stammen vom amerikanischen NTP, der IARC und von den Vereinten Nationen. Das auf experimentell erhobenen Daten beruhende MOE-Konzept ermöglicht es, Expositionsgrenzen zu berechnen bzw. Aussagen über die menschlichen Gesundheitsrisiken zu machen.

Eine umfassende Abschätzung der nahrungsbedingten Krebsrisiken der Bevölkerung in der Schweiz erbrachte das Ergebnis, dass nur ein geringer Teil der Krebsmortalität durch krebsauslösende Chemikalien erklärt werden kann, während der Großteil auf hyperkalorische Ernährung zurückzuführen ist. Trotz Unsicherheiten dieser Abschätzungen und Unvollständigkeit der untersuchten chemischen Kanzerogene muss somit davon ausgegangen werden, dass die Rolle chemischer Kanzerogene bei der Krebsentstehung überschätzt wird.

4.16 Übergewicht

4.16.1 Begriffsbestimmungen

▶ **BMI.** Da die Frage, ob eine Person übergewichtig ist, von der Körpergröße abhängt, verwendet man als Bezugsgröße den sog. Body-Mass-Index (BMI). Er wird berechnet, indem man das Gewicht durch das Quadrat der Körpergröße dividiert: BMI = Gewicht/(Größe in Meter)^2. Liegt der BMI unter 18,5, spricht man von Untergewicht, der Bereich zwischen 18,5 und 24,99 ist als normal definiert, zwischen 25 und 29,99 liegt Übergewicht vor und bei Werten > 30 spricht man von krankhaftem Übergewicht oder Adipositas. Diese Definition gilt allerdings in manchen asiatischen Ländern nicht, in denen bereits Werte ≥ 23 als Übergewicht und ≥ 28 als Adipositas eingestuft werden. Männer, die im Normalbereich liegen, haben etwa 15–20% Körperfett, bei Frauen ist der Wert etwas höher (25–30%).

▶ **WHR.** Manchmal wird in Humanstudien auch die Waist to Hip Ratio (WHR, das Verhältnis zwischen Taille und Hüfte) angegeben. Der Taillenumfang gibt Auskunft über das Abdominalfett. Männer haben in der Regel eine androide Fettverteilung (Taillenumfang ≥ Hüftumfang = Apfelform), bei Frauen ist es meist umgekehrt (Birnenform). Neuere Richtlinien zur Abschätzung der abdominalen Masse berücksichtigen nur mehr den Taillenumfang. Er sollte bei Frauen unter 88 cm und bei Männern unter 102 cm liegen.

4.16.2 Übergewicht in Europa und anderen Kontinenten – aktuelle Situation und Trends

Schätzungen aus dem Jahr 2005 zufolge ist 2030 etwa ein Drittel der Weltbevölkerung übergewichtig. Dies entspricht 2 Milliarden Menschen, wobei bei mehr als einem Drittel das Körpergewicht krankhafte Ausmaße erreicht. Betrachtet man die Verteilung, so sieht man, dass in wohlhabenden Ländern (etwa in Europa, den USA und Australien) das Übergewicht weiter verbreitet ist als in wirtschaftlich schwachen Ländern (China, Thailand, Indonesien). In den ersteren Ländern sind bis zu 20–35% der Bevölkerung adipös, in den letzteren liegen die Werte nur bei 4–5%.

Betrachtet man die Situation in Europa genauer, sieht man, dass die Werte in Deutschland und Österreich niedriger liegen als in den USA (32% ♂, 36% ♀). In den Vereinigten Staaten sind innerhalb der Bevölkerung Unterschiede bei ethnischen Gruppen zu erkennen: Adipositas ist bei Einwandern aus südamerikanischen Ländern und bei Schwarzen wesentlich häufiger. ▶ Abb. 4.35 zeigt die Verteilung in diversen Ländern.

Interessant ist ferner, dass es in arabischen Ländern deutliche Unterschiede zwischen den Geschlechtern gibt. Beispielsweise sind in Ägypten 18% der Männer adipös, aber 40% der Frauen; ähnliche Unterschiede gibt es in Saudi-Arabien.

▶ **Altersabhängigkeit.** Der Fettanteil ist vom Lebensalter abhängig. Neugeborene haben einen sehr hohen Wasseranteil von etwa 75% des Körpergewichts. Mit dem Alter nimmt er ab (bis etwa 50–55% des KG), während sich die Fettmasse gegenläufig entwickelt und mit dem Alter zunimmt. Besonders bedauerlich ist, dass die Adipositas bei Kindern ansteigt. Schätzungen zufolge sind in den USA etwa die Hälfte und in Ländern der ehemaligen Sowjetunion 35% aller Kinder krankhaft übergewichtig. Allerdings zeigen genauere Untersuchun-

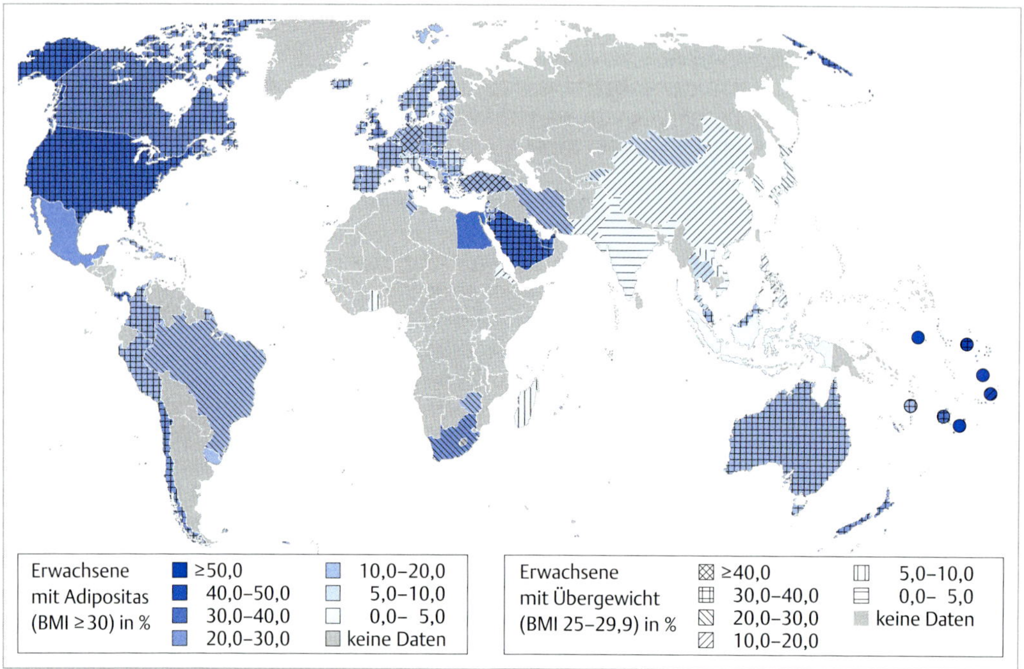

Abb. 4.35 Verteilung von Adipositas und Übergewicht in verschiedenen Ländern (Quelle: WHO, http://apps.who.int/bmi/index.jsp).

gen, dass das Übergewicht im Alter von 10 Jahren keinen Bezug zum Gewicht von Erwachsenen hat; erst ab dem 18. Lebensjahr ist es relativ fixiert. Das Körpergewicht und die Ernährungsweise der Mütter haben einen signifikanten Einfluss auf das Gewicht des Kindes, Experten sprechen in diesem Zusammenhang von „pränataler Programmierung".

▶ **Trends.** Wie geht es mit der Entwicklung des Übergewichts weiter? Einer Trenddiagnose aus dem Jahr 2005 zufolge werden 2030 etwa 1.350 Mio. Menschen übergewichtig sein und 573 Mio. werden an Adipositas leiden [127]. Eine absolute Katastrophe, wenn man bedenkt, dass bereits jetzt Schätzungen der WHO zufolge etwa 10–13 % aller Todesfälle auf die Folgen von Übergewicht zurückzuführen sind.

Eine interessante Beobachtung am Rande: Nicht nur die Menschen „verfetten", sondern auch ihre Haustiere und Kulturfolger. Dies zeigen Untersuchungen, die über mehrere Jahre hinweg an Hunden, Katzen, Nagetieren und Kanarienvögeln durchgeführt wurden.

4.16.3 Mechanismen

Übergewicht entsteht durch Bewegungsarmut und durch erhöhte Kalorienzufuhr, die mit einer erhöhten Aufnahme von Schadstoffen über die Nahrung verbunden ist. Die Tatsache, dass mit dem Körpergewicht auch die Zahl der Zellen ansteigt, erhöht statistisch gesehen die Wahrscheinlichkeit der Krebsentstehung. Darüber hinaus kennt man eine Reihe von molekularen Prozessen, die durch hyperkalorische Ernährung verändert werden und kausal mit erhöhten Krebsrisiken in Zusammenhang stehen. Die Mechanismen, die dazu führen, dass krankhaftes Übergewicht Krebserkrankungen auslöst, sind äußerst komplex. Da verschiedene Tumorarten betroffen sind, spielen wahrscheinlich unterschiedliche Prozesse eine Rolle; einige werden in diesem Werk in stark vereinfachter Form beschrieben. In ▶ Abb. 4.36 sind schematisch einige Mechanismen dargestellt.

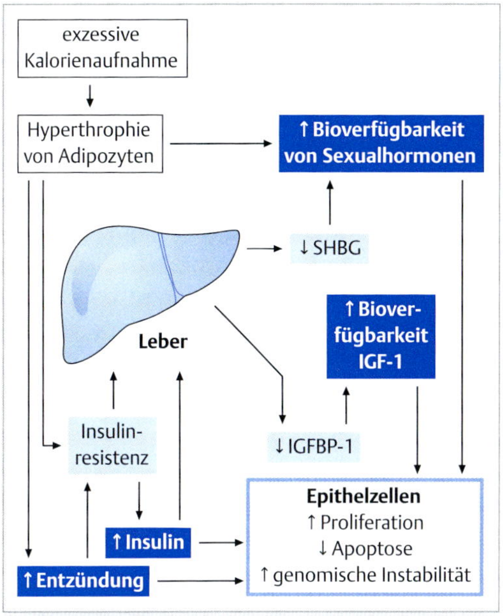

Abb. 4.36 Einige Auswirkungen erhöhter Kalorienzufuhr. SHBG: Sexual Hormon-binding Globulin, IGF-1: Insulin-like Growth Factor 1, IGFBP-1: IGF-bindendes Protein (Quelle: [16]).

Insulinresistenz und Störungen des Hormonhaushalts

Sowohl aus Tier- als auch aus Humanstudien ist bekannt, dass hohe Insulinspiegel mit erhöhten Krebsinzidenzen in Brust, Dickdarm, Bauchspeicheldrüse und Gebärmutter assoziiert sind. Das Hormon verursacht einen Anstieg der Zellteilungen; dieser Effekt wird über spezielle Rezeptoren vermittelt und es gibt Hinweise, dass die mitogene Wirkung in präneoplastischen Zellen (Vorstufen von Krebszellen) besonders ausgeprägt ist. Diese Tatsache ist für übergewichtige Menschen von Bedeutung, da für sie erhöhte Insulinkonzentrationen typisch sind. Bei chronisch erhöhtem Blutzuckerspiegel erfolgt eine kontinuierliche Produktion des Insulins und die zellulären Rezeptoren werden teilweise unempfindlich auf das Hormon (Insulinresistenz). Oft kommt es in weiterer Folge zu einem mehr oder weniger vollständigen Funktionsausfall der insulinproduzierenden Zellen in der Bauchspeicheldrüse und zu Diabetes (s. Exkurs).

▶ **Einfluss auf Geschlechtshormone.** Insulin hat neben der Absenkung des Blutzuckerspiegels noch eine Reihe weiterer Aufgaben im Körper, u. a. kontrolliert es ein Protein, das Östrogene bindet (Sexual Hormon-binding Globulin, SHBG). Durch hohe Insulinspiegel wird die Produktion von SHBG beeinflusst und die Verfügbarkeit der Östrogene steigt an. Des Weiteren verstärkt Insulin auch die Androgenproduktion in den Eierstöcken.

Ein weiteres Charakteristikum des Übergewichts ist die Produktion von Östrogenen im Fettgewebe, die auch nach der Menopause anhält. Diese Befunde liefern eine Erklärung für die deutlich erhöhten Krebsinzidenzen bei adipösen postmenopausalen Frauen.

Der insulinähnliche Wachstumsfaktor 1 (Insulin-like Growth Factor 1, IGF-1)

Hohe Insulinkonzentrationen führen zum Anstieg dieses Wachstumsfaktors, der vor allem in der Leber produziert wird. Einerseits aktiviert Insulin ein Protein, das den Faktor inaktiviert (Insulin-like Growth Factor-binding Protein IGFBP-1), andererseits wird im Fettgewebe zusätzlich IGF-1 produziert. Es gibt einige Humanstudien, die zeigen, dass das Krebsrisiko durch diesen Faktor maßgeblich beeinflusst wird, wobei Interaktion mit krebsassoziierten Proteinen, beispielsweise mit dem Tumorsuppressorprotein p53, eine Rolle spielen könnten. Sowohl der Insulinstatus als auch IGF-1 beeinflussen einen Signalweg (PI3K/Akt), der an der Krebsauslösung, insbesondere der Entstehung epithelialer Tumoren, involviert ist. Eine detaillierte Darstellung der komplizierten Wechselwirkungen findet sich in der Übersichtsarbeit von Hursting und Mitarbeitern (2010) [13].

Induktion der Leptinsynthese

Leptin ist ein Hormon, das von Fettzellen (Adipozyten) gebildet wird. Seine Funktion ist die über den Hypothalamus erfolgende Kontrolle des Appetits und der Energiezufuhr. Bei Normalgewichtigen reduziert Leptin die Nahrungsaufnahme und zügelt den Appetit, während bei Übergewichtigen hohe Konzentrationen vorliegen, die jedoch aufgrund von Resistenzeffekten keine derartigen Auswirkungen haben. Der Bezug zur Entstehung von Krebs ergibt sich aus der Tatsache, dass das Protein die Teilung von Krebszellen stimuliert. Auch die Interaktion mit Signalwegen, die bei der Krebsentstehung beteiligt sind, und Änderungen

Exkurs: Diabetes und Krebs

▶ **Hyperalimentation.** Etwa 6,6% der Weltbevölkerung zwischen 20 und 79 Jahren leiden an Diabetes; dies entspricht weltweit 400 Mio. Menschen! In reichen Industrieländern ist die Häufigkeit dieser Erkrankung deutlich höher (> 10%) als in Entwicklungsländern, dies ist durch die Ernährungssituation bedingt. Die Erkrankungshäufigkeit ist in den letzten Jahren stark angestiegen. Etwa 95% aller Zuckerkranken leiden an Typ-2-Diabetes, der meist auf Fehlernährung zurückzuführen ist. 8 von 10 Typ-2-Diabetikern sind übergewichtig und eine Reduktion des Körpergewichts zwischen 5 und 7% führt in Kombination mit sportlicher Betätigung in 60% aller Fälle zu einer Verbesserung der Erkrankung.

Die molekularen Prozesse der Entstehung von Typ-2-Diabetes wurden bereits kurz beschrieben. Nach einem Vorstadium, das durch Insulinresistenz und erhöhte Produktion des Hormons gekennzeichnet ist, kommt es zu einer drastischen Abnahme der Synthese in der Bauchspeicheldrüse und zu einem Anstieg des Blutzuckerspiegels.

▶ **Tumorerkrankungen.** Diabetiker erkranken wesentlich häufiger an bestimmten Krebsarten als Gesunde, besonders häufig findet man das Auftreten von Tumoren in der Leber, Brust, Dickdarm und Endometrium, bei Männern tritt Pankreaskrebs etwa doppelt so häufig auf. Keine Assoziationen fand man mit den Inzidenzen von Non-Hodgkin-Lymphomen sowie von Lungen- und Nierenkrebs. Insulin wird über die Pfortader in die Leber transportiert; Störungen des Insulinhaushalts führen zu Leberschäden wie Fettleber und Zirrhose, die bei Diabetikern recht häufig auftreten. In der Folge können aus diesen Erkrankungen Tumoren entstehen.

Die gute Nachricht: Diabetiker haben ein deutlich geringeres Risiko, an Prostatakrebs zu erkranken, als Nichtdiabetiker; dies führt man auf geringe Produktion von Testosteron zurück. Es wurde auch diskutiert, ob der Assoziation zwischen Zuckerkrankheit und Krebs eine umgekehrte Kausalität zugrunde liegen könnte, d.h. dass die Bildung von Krebszellen zu einer verringerten Synthese von Insulin führt. Die Tatsache, dass man bei vielen Patienten bereits 5 Jahre vor dem Auftreten von Tumoren Diabetes diagnostizierte, widerspricht dieser Annahme. Darüber hinaus gibt es überzeugende Hinweise darauf, dass durch Einnahme von Medikamenten das erhöhte Krebsrisiko von Diabetikern gesenkt werden kann.

von Immunfunktionen sowie die Auslösung von Entzündungen werden durch Leptin verursacht.

Auslösung von Entzündungen und Änderungen des Immunstatus durch Übergewicht

Übergewicht führt zu unterschwelligen chronischen systemischen Entzündungen, die durch erhöhte Produktion von Zytokinen (IL-1β, IL-6, TNFα) und durch einen Anstieg der Konzentration von C-reaktivem Protein (CRP) im Serum gekennzeichnet sind. CRP ist ein wichtiger Marker für Entzündungen. Es ist nicht ganz klar, warum diese Substanzen in erhöhtem Maß produziert werden. Als mögliche Ursache diskutiert man die Inaktivierung von Fettzellen durch Makrophagen. Wie erwähnt, führen Entzündungen zu erhöhten Radikalbelastungen, denen bei der Krebsauslösung eine wichtige Rolle zugeschrieben wird.

Abnahme der DNA-Stabilität

Aktuelle Ergebnisse zeigen, dass Übergewicht mit Schäden der Erbsubstanz assoziiert ist: Beispielsweise sah man in Mäusen, in denen man Übergewicht durch Fütterung einer „Cafeteria-Diät“ auslöste, erhöhte Kleinkernraten im Knochenmark, in adipösen Prädiabetikern sah man einen Anstieg dieses Markers in Blutzellen [135] und in einer Diabetikerstudie korrelierten die Kleinkernraten in Mundhöhlenzellen mit dem Taillenumfang.

Erhöhung der Lebenserwartung durch Sirtuine

Sirtuine sind eine Gruppe von Proteinen, die bei Alterungs- und Signalprozessen eine Rolle spielen und auch die Auslösung von programmiertem Zelltod (Apoptose) beeinflussen. Experimente mit Hefepilzen und einer Wurmart (Caenorhabditis elegans) zeigten, dass eine Reduktion der Kalorienzufuhr zu einer deutlichen Erhöhung der Lebenserwartung dieser Organismen führt, die der erhöhten Synthese dieses Proteins zugeschrieben wurde. Auch in Säugetieren kommen diese Proteine vor und beeinflussen ihre Lebenserwartung.

Bei Übergewicht nimmt ihre Synthese ab und es wird eine Reihe von Prozessen beeinflusst, die mit der Auslösung von Krebserkrankungen in Zusammenhang stehen. Beispielsweise werden die Insulinsynthese und der Sauerstoffverbrauch beeinflusst, des Weiteren führt die verstärkte Transkription des *SIRT-1*-Gens zu einer Unterdrückung von stressinduzierter Apoptose. Ein Gen, das für ein anderes Sirtuin kodiert, unterdrückt im Tiermodell die Auslösung von Diabetes 2. Die Tatsache, dass das *SIRT-1*-Gen in vielen Tumoren hochreguliert ist, wird als deutlicher Hinweis auf seine Rolle bei der Krebsauslösung angesehen.

Kalorienreduktion und Schutzsubstanzen

Reduktion der Kalorienzufuhr (Caloric Restriction, CR) führt zu einer Reversion der Effekte, die durch Übergewicht ausgelöst werden, beispielsweise zu einer Abnahme der IGF-1-Konzentrationen und einem Anstieg der Expression von Genen, die mit krebsassoziierten Signalpfaden in Zusammenhang stehen.

Die Tatsache, dass Resveratrol, das in Rotwein vorkommt (s. Kapitel 6.6.3), die Aktivierung von SIRT-1 auslöst, zeigt, dass es Verbindungen gibt, die CR-mimetische Wirkungen haben, also Effekte auslösen, die reduzierte Kalorienzufuhr nachahmen. Man versucht derzeit, derartige Substanzen zu entwickeln, um sie in der Prävention und/oder Therapie von adipositasabhängigen Erkrankungen einzusetzen. Beispielsweise entwickelte man Inhibitoren und Antikörper gegen IGF-1 sowie Inhibitoren von Signalpfaden, die durch Übergewicht beeinflusst werden.

Besonders interessant sind Befunde, die mit β-Ecdyson erhalten wurden. Die Substanz ist in Spinat enthalten und ähnelt dem α-Ecdyson, dem Häutungshormon der Insekten. In einer Humanstudie verabreichte man den Teilnehmern ein aus Spinat hergestelltes Supplement und sah eine Abnahme des Körpergewichts, eine Zunahme der Muskeln sowie Veränderungen diverser klinischer Marker, die bei Übergewichtigen erhöht sind und mit Erkrankungsrisiken in Zusammenhang gebracht werden [151].

Vielversprechend verlief auch eine Tierstudie mit adipösen Mäusen, denen Acerolasaft bzw. Vitamin C verabreicht wurde; nach der Behandlung sank die Kleinkernrate in den Knochenmarkszellen [131]. Das Vitamin bewirkte auch in Prädiabetikern die Stabilisierung der Erbsubstanz.

4.16.4 Ergebnisse von Tierexperimenten

In den letzten Jahrzehnten wurden Hunderte Tierstudien durchgeführt, um die Beeinflussung des Krebsrisikos durch Übergewicht und hyperkalorische Ernährung besser zu verstehen.

▶ **Fütterungsstudien.** Eine einfache Vorgangsweise ist die Verfütterung kalorienreicher Nahrung, die einen hohen Anteil an Fett und/oder Zucker enthält. Teilweise versuchte man auch, die Ernährung des Menschen dabei nachzuahmen (z. B. durch Entwicklung einer „Cafeteria type diet"). Allerdings sprechen nicht alle Tierarten und -stämme auf kalorienreiche Ernährung an; sie sind also „diätresistent". Gute Modelle für diätinduzierte Übergewichtsstudien (Diet-induced Obesity, DIO) sind C57BL-Mäuse und Sprague-Drawley-Ratten; auch Affen (Rhesus), Schweine und Hunde sind für derartige Untersuchungen geeignet.

Eine der größten Fütterungsstudien, die in England realisierte BIOSURE-Studie mit 1.200 Ratten, wurde bereits im vorigen Kapitel erwähnt [93]. Sie bestätigte die Ergebnisse früherer Untersuchungen und zeigte eindeutig, dass Übergewicht in vielen Organen zur Auslösung von Tumoren führt. 2009 wurden in der Zeitschrift „Science" die Resultate eines aufwendigen Experiments vorgestellt, in dem man Rhesusaffen (30 ♀ und 46 ♂) über einen Zeitraum von 20 Jahren beobachtete. Eine Gruppe der Tiere wurde normal (ad libitum) gefüttert, die zweite erhielt weniger Nahrung (entsprechend einer 30 %igen Reduktion der Kalorienzufuhr). Am Ende der Beobachtungsphase sah man, dass die Hälfte der Tiere gestorben war, die normal ernährt worden waren; in der Caloric-Restriction-Gruppe betrug die Überlebensrate 80 %. Interessant ist auch, dass die Krebsinzidenzen in der zweiten Gruppe um 50 % niedriger waren als in der ersten. In der Normaldiätgruppe sah man in 7 von insgesamt 8 Krebsfällen intestinale Adenokarzinome, in der CR-Gruppe traten nur bei 4 Tieren Krebserkrankungen auf, 2 davon waren ebenfalls Darmtumoren [94].

▶ **Modelle mit genetisch veränderten Tieren.** Alternativ dazu können auch Tiermodelle verwendet werden, in denen einzelne oder mehrere Gene verändert wurden, die mit Übergewicht in Zusammenhang stehen. Eine Neuüberarbeitung der „Human Obesity Gene Map" ergab 248 Gene, die bei der Auslösung von Adipositas beteiligt sind; dementsprechend vielfältig sind auch die tierexperimentellen Modelle, die entwickelt wurden. Neben transgenen Stämmen, in die veränderte Gene eingebaut wurden, kommen auch „Knock-in"- und „Knock-out"-Tiere zum Einsatz.

Zu den am weitesten verbreiteten Tiermodellen, die eingesetzt wurden, um die Effekte von Übergewicht zu untersuchen, zählt die „Lethal Yellow Mutant"-Maus (A^Y), die eine Mutation im Agouti-Gen aufweist; diese führt zu einer Überexpression des Agouti-Proteins und in der Folge zu erhöhten Insulinspiegeln und Krebsraten. Auch Stämme, die Defekte in Bezug auf die Lipidsynthese aufweisen, kommen häufig in der experimentellen Forschung zum Einsatz, beispielsweise werden Mäuse, die Deletionen in einem für Leptin kodierenden Gen aufweisen, oft für Diabetesstudien eingesetzt.

Die Rolle von IGF-1 und IGF-2 im Hinblick auf die Auslösung von Krebserkrankungen wurde mit genetisch veränderten Tieren eingehend untersucht (Details s. Übersichtsarbeit von Yakar et al. 2005 [31]). Beispielsweise fand man in IGF-1-defizienten Mäusen im Dickdarm niedrige Tumorausbeuten, in IGF-2-defizienten Tieren beobachtete man eine deutliche Abnahme von spontan auftretenden Pankreaskarzinomen, während Überexpression zu einem Anstieg der Karzinome in der Leber bzw. in der Brustdrüse und der Lunge führte.

▶ **Studien mit Modellkanzerogenen.** Interessante Ergebnisse, die wichtige Rückschlüsse auf die Mechanismen ermöglichen, die den Beziehungen zwischen kalorienreicher Ernährung, Übergewicht sowie Krebsentstehung und -entwicklung zugrunde liegen, erhielt man aus Experimenten mit Modellkanzerogenen. Grasl-Kraupp und Mitarbeiter der Universität Wien behandelten Ratten mit einem Nitrosamin und beobachteten die Entwicklung präneoplastischer Foci in der Leber mit und ohne Kalorienrestriktion. Sie sahen, dass die Größenzunahme der Tumorvorstufen nach Reduktion der Kalorienzufuhr wesentlich langsamer verlief, zugleich beobachteten sie einen signifikanten Anstieg der Apoptoseraten [95].

2010 veröffentlichten Park und Mitarbeiter eine Studie, in der sie die Entstehung von nitrosamininduziertem Leberkrebs in Ratten untersuchten [22]. Sie fanden, dass sowohl in genetisch modifizierten adipösen Mäusen als auch nach Fettverfütterung an Normaltiere die Tumorausbeuten erheblich höher waren als in den Kontrollen. Des Weiteren zeigten sie, dass STAT-spezifische Signalpfade bei Übergewicht verändert werden. Dieses Phänomen scheint bei der tumorpromovierenden Wirkung eine wichtige Rolle zu spielen; Reduktion der Zytokine IL-6 und TNFα inhibierten die durch Adipositas ausgelösten tumorpromovierenden Effekte in der Leber.

4.16.5 Humanstudien

Es gibt mehrere Hundert epidemiologische Studien, die die Beziehungen zwischen Körpergewicht und Krebs betreffen. 2008 wurde von Renehan und Mitarbeitern eine umfangreiche Metaanalyse veröffentlicht [24]. Sie werteten die Ergebnisse von 141 Publikationen aus, die 280.000 Krebsfälle betrafen, und analysierten die Beziehungen zwischen dem Auftreten von mehr als 20 verschiedenen Krebsformen und dem BMI. Die Ergebnisse für einige Krebsarten sind in ▶ Abb. 4.37 grafisch dargestellt; dabei beziehen sich die Angaben auf der y-Achse auf den Anstieg des Risikos (in %), der bei einer Erhöhung des BMI verursacht wird.

Neben den in ▶ Abb. 4.37 gezeigten Krebsformen fanden die Autoren auch signifikant erhöhte Risiken für das Auftreten von Pankreas-, Schilddrüsen- und Dickdarmkrebs sowie postmenopausalem Brustkrebs bei Frauen. Bei Männern war darüber hinaus die Inzidenz maligner Melanome erhöht und in beiden Geschlechtern sah man Anstiege von Leukämien.

In einer weiteren umfangreichen Studie wurden lediglich Untersuchungen berücksichtigt, die in Asien, Australien und Neuseeland durchgeführt worden waren. Man analysierte die Krebshäufigkeit bei mehr als 400.000 Teilnehmern von Kohortenstudien (4.900 Krebsfälle). Interessanterweise war das Brustkrebsrisiko bei adipösen Frauen über 60 besonders hoch (etwa 2-fach höher als bei Normalgewichtigen). Für einen BMI-Anstieg von 5 kg/m² berechneten die Autoren eine Erhöhung des Gesamtrisikos (außer für Lunge und den oberen Verdauungstrakt) von 9%.

▶ **Brustkrebsrisiko.** Das erhöhte Risiko postmenopausaler Frauen, an Brustkrebs zu erkranken,

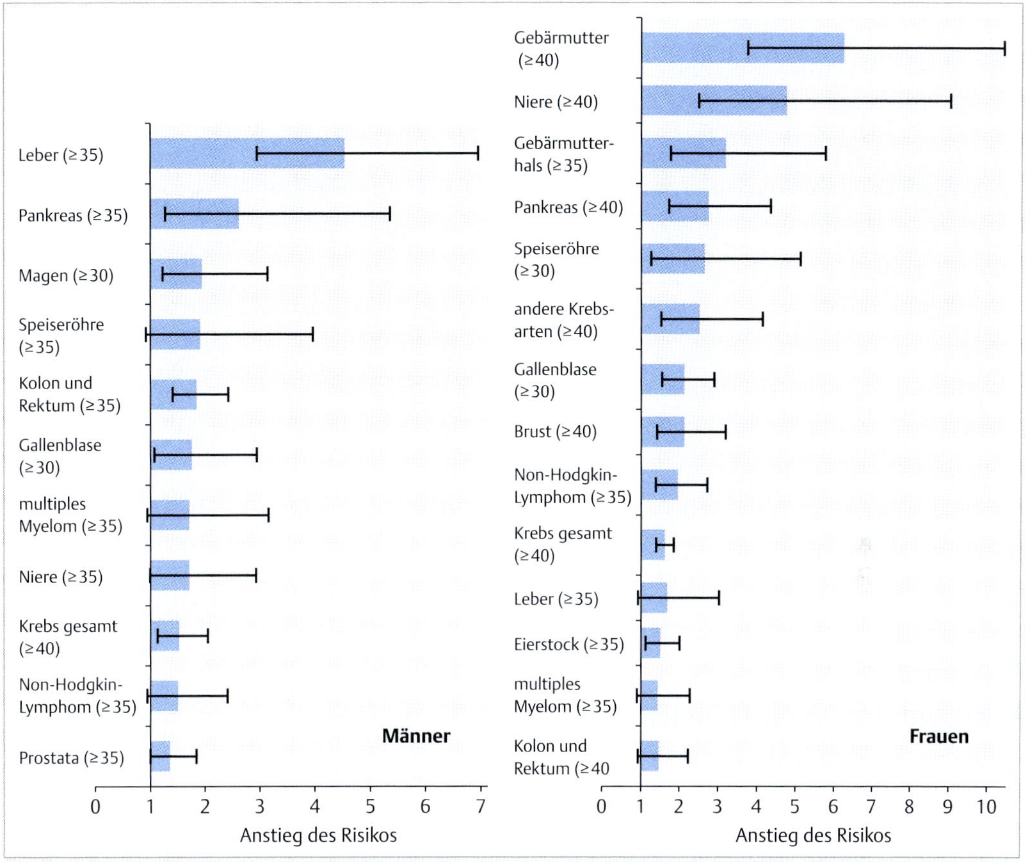

Abb. 4.37 Beziehung zwischen Krebsmortalität durch Übergewicht. Die Balken zeigen den Anstieg des Risikos in der Gruppe mit erhöhten BMI-Werten (die BMI-Werte sind in Klammern angegeben), verglichen mit einer Referenzgruppe mit Normalgewicht (BMI 18,5 bis 24,9) (Quelle: [2]).

wurde in zahlreichen weiteren epidemiologischen Untersuchungen beobachtet. Man fand die Zusammenhänge nur bei Frauen, die keine Hormontherapie während der Menopause erhielten. Die Zufuhr von Östrogenen während der Menopause erhöht offensichtlich das Risiko von normalgewichtigen Frauen, sodass keine signifikanten Unterschiede beobachtet werden konnten. Die Fettverteilung spielt bei Frauen ebenfalls eine wichtige Rolle. Der größte Anstieg des Risikos war bei Erhöhung des Anteils des Abdominalfetts zu beobachten, Fett an Armen und Beinen spielt eine untergeordnete Rolle. Interessant ist, dass keine Assoziation zwischen Adipositas und Brustkrebs vor der Menopause beobachtet wurde. Einige Studien deuten sogar darauf hin, dass übergewichtige Frauen vor den Wechseljahren ein geringeres Risiko haben, an Brustkrebs zu erkranken.

▶ **Korpuskarzinom.** Auch die Inzidenz von Gebärmutterkrebs ist vom Gewicht abhängig, die Zusammenhänge sind diesbezüglich sehr deutlich und man schätzt, dass in den USA etwa 40 % aller Fälle durch Übergewicht verursacht werden.

▶ **Dickdarmkarzinom.** Die Assoziation mit dem Auftreten von Dickdarmkrebs sah man sowohl bei Männern als auch bei Frauen, auch hier spielt das Abdominalfett eine besonders wichtige Rolle.

▶ **Mechanismen.** Die Korrelationen, die man in epidemiologischen Studien fand, sind zumindest teilweise durch molekulare Mechanismen erklärbar. Im Fall des Mammakarzinoms liefert die Erhöhung des Östrogenspiegels eine plausible Erklärung. Allerdings wurde auch die Tatsache geltend gemacht, dass Tumoren bei übergewichtigen

Frauen erst in einem späteren Stadium detektierbar sind. Auch für die Auslösung von Gebärmutterkrebs sind wahrscheinlich hormonelle Effekte verantwortlich. Im Gegensatz dazu nimmt man an, dass die Erhöhung des Insulinspiegels und des IGF-1 bei der Auslösung von Dickdarmkrebs eine besonders wichtige Rolle spielt. Obwohl man bei Prostatakrebs keine signifikanten Effekte fand, diskutiert man eine mögliche Erhöhung des Risikos durch Leptine, Insulin und insulinähnliche Wachstumsfaktoren.

Im Fall von Ösophaguskrebs kennt man die Ursachen für den Zusammenhang nicht. Die Annahme, dass das vermehrte Auftreten von Reflux, der bei Übergewichtigen häufig vorkommt, beteiligt sein könnte, wurde in einer gezielt angelegten Studie nicht bestätigt. Im Fall von Tumoren der Gallenblase werden als mögliche Ursache das Auftreten von Gallensteinen und die damit verbundene chronische Entzündung diskutiert.

4.16.6 Nimmt das Krebsrisiko durch Reduktion der Kalorienzufuhr und des Körpergewichts ab?

Es gibt Beobachtungsstudien, aber keine kontrollierten klinischen Studien, in denen ein Zusammenhang zwischen dem Auftreten von Krebserkrankungen und der täglichen Kalorienzufuhr gefunden wurde. Vor allem bei Brust- und Gebärmutterkrebs deuten die Ergebnisse in diese Richtung. Typische Beispiele für derartige Untersuchungen sind Vergleiche zwischen den Einwohnern der Insel Okinawa, die weniger Kalorien zu sich nehmen, und den Einwohnern der japanischen Hauptinsel, die sich kalorienreicher ernähren, oder auch zwischen Patienten, die an Anorexie leiden und daher phasenweise weniger Nahrung zu sich nehmen, und gesunden Menschen.

Es gibt auch Studien mit Überlebenden des Holocaust und der Schlachten von Stalingrad. In diesen Fällen fand man sogar erhöhte Krebsinzidenzen und begründete dies damit, dass die positiven Effekte der reduzierten Kalorienzufuhr durch Störgrößen wie physischen und psychischen Stress sowie Mangelernährung (verminderte Zufuhr von Spurenelementen und Vitaminen) kompensiert wurden.

▶ **Gewichtsreduktion.** Die Reduktion der Kalorienzufuhr, aber auch sportliche Aktivitäten begünstigen eine Gewichtsabnahme. Die Ergebnisse von Studien, in denen die Reduktion des Körpergewichts im Hinblick auf Änderungen der Krebserkrankungsrisiken untersucht wurde, sind äußerst widersprüchlich. In einigen wurde nicht berücksichtigt, ob die Abnahme des Körpergewichts gewollt oder ungewollt erfolgte, und dies scheint von entscheidender Bedeutung zu sein, da im zweiten Fall nicht auszuschließen ist, dass psychische oder physische Störungen dafür verantwortlich sind. Im Fall der beabsichtigten Gewichtsabnahme zeigte eine aktuellere Studie, dass bei Frauen Reduktion des Krebsrisikos ab einem Gewichtsverlust von ca. 10 kg beobachtbar ist, wobei bei nicht gewollter Abnahme ein derartiger Effekt nicht erkennbar war.

▶ **Sport.** Sport wirkt sich offensichtlich positiv auf eine Abnahme der Krebsrisiken aus. Recht deutliche Effekte sah man beispielsweise in Hinblick auf eine Reduktion des Risikos bei Dickdarmkrebs. Man sah diese Zusammenhänge sowohl bei Normal- als auch bei Untergewichtigen. In einer Übersichtsarbeit fand man eine Abnahme der Gefährdung bis zu 50%. Bereits moderate physische Aktivität (schnelles Gehen für 3–4 Stunden/Tag) führte zu einer signifikanten Abnahme des Risikos. Auch das Brustkrebsrisiko wird durch regelmäßigen Sport erniedrigt, wobei allerdings bei normalgewichtigen Frauen die deutlichsten Effekte detektiert wurden.

Zusammenfassung

Übergewicht und Adipositas steigen in den Industrieländern weltweit an, insbesondere auch im Jugendalter. Durch verschiedene Mechanismen (Insulinresistenz, erhöhte Leptinspiegel, IGF-1-Erhöhung etc.) ist Übergewicht mit einem erhöhten Krebsrisiko verbunden, wie epidemiologische Studien für verschiedene Krebserkrankungen zeigen konnten. Insbesondere das Risiko für Brustkrebs bei postmenopausalen Frauen sowie das Risiko für Gebärmutterkrebs und Dickdarmkrebs sind für Übergewichtige höher als für Normalgewichtige, wobei der Anteil des Abdominalfetts eine wichtige Rolle spielt.

4.17 Risikofaktoren geringer Relevanz

Dieses Buch beschreibt vor allem die Situation in Mitteleuropa und berücksichtigt dabei hauptsächlich die Risiken der Bevölkerung im deutschsprachigen Raum. Daher werden Belastungen, die durch Pestizide, Radionuklide und Substanzen, die durch Bestrahlung von Lebensmitteln entstehen, nicht ausführlich erörtert. Diese Noxen stellen in Mitteleuropa wahrscheinlich nur ein geringfügiges Gesundheitsrisiko im Hinblick auf die Auslösung von Krebserkrankungen dar. Wir erwähnen dennoch einige Fakten, um ihre Relevanz zu relativieren und um die Mechanismen zu erklären, die ihren Effekten zugrunde liegen.

4.17.1 Radionuklide

Die Kontamination von Nahrungsmitteln ist vor allem durch die Reaktorunfälle in Tschernobyl und Fukushima ins Interesse der Bevölkerung gerückt. Tatsächlich erreichten die Belastungen einzelner Nahrungsmittel mit ^{137}Cs im Mai 1986 Spitzenwerte. Bereits in den 1960er Jahren waren Radionuklide durch Kernwaffentests der ehemaligen Sowjetunion und der USA in erhöhtem Ausmaß in die Atmosphäre gelangt, sodass Anstiege der Belastungen in einzelnen Lebensmitteln beobachtet wurden.

▶ **Vorkommen.** Die höchsten Werte wurden in Deutschland und Österreich in Waldpilzen und Wildfleisch (insbesondere von Wildschweinen) gemessen. Auch heute findet man (allerdings nur vereinzelt) im Fleisch von Schwarzwild erhöhte Werte, die über 600 Bq/kg liegen. Die Ursache dafür sind die hohen Belastungen von Äsungspflanzen (aufgrund der sauren Böden in manchen Waldgebieten, z. B. im Schwarzwald) und die hohen Cäsium-Gehalte der Hirschtrüffel, die von Wildschweinen besonders gerne gefressen werden.

▶ **Mutagene Effekte.** Die mutagenen und kanzerogenen Wirkungen radioaktiver Strahlung sind seit Jahren bekannt. Bereits 1927 führte der amerikanische Biologe Hermann Muller Experimente

Exkurs: Gefährdung von Bewohnern des EU-Raums durch Konsum von radioaktiv belasteten Lebensmitteln aus Japan?

Bereits wenige Tage nach der nuklearen Katastrophe von Fukushima am 11. März 2011 reagierten die zuständigen Behörden der EU mit einem Erlass. Dieser schrieb vor, dass sämtliche aus Japan importierten Lebensmittel mit einer Erklärung zu versehen sind, die bestätigt, dass sie keine Mengen an Radionukliden enthalten, die die für den EU-Raum zulässigen Maximalwerte überschreiten. Diese Erklärung betraf allerdings nur Produkte, die nach dem Unglück geerntet bzw. hergestellt worden waren. Darüber hinaus wurde festgelegt, dass etwa 10% der Nahrungsmittel aus den unmittelbar betroffenen Provinzen von den EU-Behörden überprüft werden. Insgesamt gelangen nur sehr wenige in Japan hergestellte Nahrungsmittel auf den europäischen Markt. 2010 betrug die Menge der aus Japan importierten Früchte und Gemüse etwa 9000 Tonnen, eine gewisse Bedeutung haben Fische und Meeresfrüchte und daraus hergestellte Produkte. Das Exportvolumen liegt hier bei etwa 18 Mio. Euro/Jahr.

Informationen der WHO zufolge ist nicht zu befürchten, dass Lebensmittel, die in anderen Ländern als Japan hergestellt werden, kontaminiert werden, da die Erhöhung der Belastungen außerhalb Japans marginal ist und weltweit unter den Hintergrundwerten liegt, die der Ausgangssituation entsprechen [96].

Die Kontaminationen japanischer Lebensmittel wurden von der EU ebenfalls eingehend untersucht: Tierische Produkte sind vor allem mit ^{131}I belastet und nur in geringem Ausmaß mit Cäesiumionen (^{134}Cs, ^{137}Cs). Da ^{131}I eine kurze Halbwertszeit aufweist, ist es möglich, unbedenkliche Langzeitprodukte herzustellen. Des Weiteren wird Tierfutter in Japan in relativ hohem Ausmaß importiert, sodass auch hier die Belastungen gering gehalten werden können. Bei pflanzlichen Nahrungsmitteln steht die Aufnahme von ^{137}Cs im Vordergrund. Die Anbauweise von Reis auf gefluteten Böden führt zu erhöhter Aufnahme des Isotops, insbesondere in Gegenwart von Ammoniak. Dies hat zu der Empfehlung geführt, diese Düngung zu vermeiden, um die Aufnahme über die Wurzeln zu reduzieren.

durch, in denen er zeigte, dass Röntgenstrahlen bei der Fruchtfliege (Drosophila) zu Mutationen führen. Neben der (von der jeweiligen Art der Strahlung abhängigen) direkten Schädigung der Erbsubstanz kommt es auch zu indirekten Effekten, die auf der Zerlegung von Wassermolekülen innerhalb der Zellen beruhen. Die dadurch entstehenden freien Sauerstoffradikale schädigen biologisch relevante Makromoleküle und lösen so Mutationen und Krebs aus.

▶ **Risikoeinschätzung.** Betrachten wir die derzeitige Situation, so zeigt sich, dass nur ein Drittel der Gesamtbelastung der Bevölkerung in Deutschland auf Konsum von Lebensmitteln zurückgeht, der restliche Anteil der Exposition ist durch Inhalation radioaktiver Gase (Radon) und Partikel sowie durch allgegenwärtige kosmische Strahlung bedingt. Das daraus für die Bevölkerung Mitteleuropas resultierende Risiko wird von den meisten Experten als unerheblich angesehen.

4.17.2 Pestizide und Herbizide

Pestizide und Herbizide werden nach wie vor in großen Mengen in der Agrarwirtschaft eingesetzt. Aus diesem Grund hat man ihren toxischen Eigenschaften besondere Aufmerksamkeit geschenkt. Substanzen bzw. Substanzgruppen, die Langzeitschäden auslösen, schränkte man in ihrer Anwendung drastisch ein oder ersetzte sie durch weniger gefährliche Verbindungen.

▶ **Belastung.** Die EU hat große Anstrengungen unternommen, die Belastungen von Lebensmitteln genau zu erfassen. Beispielsweise wurde 2006 ein Bericht veröffentlicht, für den 65.000 Lebensmittel in diversen Mitgliedstaaten untersucht wurden. Nur in einem geringen Teil der Proben (3,2 %) wurden die maximalen Rückstandskonzentrationen überschritten. Betrachtet man jedoch die Belastungen in Bezug auf die ADI-Werte (Acceptable daily Intake Values), jene Mengen also, die über die gesamte Lebenszeit ohne nachteilige Gesundheitseffekte von Konsumenten aufgenommen werden können, so findet man keine Überschreitungen.

▶ **Kanzerogene Wirkungen.** Pestizide und Herbizide sind toxikologisch gut untersucht, allerdings ist aufgrund der vielfältigen chemischen Strukturen dieser Substanzen nicht auszuschließen, dass sich einige dieser Verbindungen in zukünftigen Untersuchungen als gefährlicher erweisen, als derzeit angenommen wird. Die Tatsache, dass die Exposition in Einzelfällen mit erhöhten Krebsrisiken in Verbindung gebracht werden könnte, geht aus Untersuchungen mit Landarbeitern hervor, die zeigten, dass es bei hoher Exposition, die weit über jener der Konsumenten liegt, zu erhöhten Krebsinzidenzen kam. Die Datenlage ist allerdings äußerst widersprüchlich und hängt von den jeweiligen Expositionsszenarien ab. Im Fall von Glyphosat, das in Form von „Roundup-Formulierungen" verwendet wird und das weltweit am häufigsten verwendete Herbizid ist, stellt die Exposition über Lebensmittel kein Krebsrisiko dar. Es gibt jedoch Hinweise auf Auslösung von DNA-Schäden und Krebs bei exponierten Arbeitern in landwirtschaftlichen Betrieben.

4.17.3 Bestrahlung von Lebensmitteln

Die Bestrahlung von Lebensmitteln ist ein umfangreiches Thema. Um die Haltbarkeit von Nahrungsmitteln zu verlängern, werden verschiedene Arten von Strahlung eingesetzt (z.B. Gammastrahlen und Röntgenstrahlung). Mikroorganismen, die zum Verderben der Nahrungsmittel führen können, werden so abgetötet. Durch Niedrigdosisbestrahlung von Knoblauch, Zwiebeln und Kartoffeln erzielt man eine Hemmung der Keimung.

In Deutschland war die Bestrahlung von Lebensmitteln (die weltweit in ca. 60 Ländern durchgeführt wird) ursprünglich verboten. Durch die EU-Gesetzgebung veränderte sich die Situation jedoch. Im Rahmen von neuen Regelungen, die im Jahr 2000 in Kraft traten, ist auch in Deutschland die Bestrahlung von Gemüsen und getrockneten Kräutern zulässig. Im übrigen Europa, etwa in Großbritannien, Frankreich und Belgien, kann eine Vielzahl von Lebensmitteln bestrahlt werden, u. a. auch Gemüse und diverse Fleischarten. Insgesamt ist die Menge an bestrahltem Material in der EU (im Vergleich zu den Gesamtverzehrsmengen) gering; sie liegt bei 20.000 t/Jahr.

▶ **Mutagene und kanzerogene Effekte.** Die chemischen Strukturen der bei der Bestrahlung entstehenden Radiolyseprodukte sind äußerst vielfältig. Ebenso wie durch Radionuklide wird Wasser chemisch zerlegt. Insbesondere freie Radikale, die durch die Behandlung entstehen, können zu DNA-Schäden und Krebsauslösung führen. Den aus Triglyzeriden gebildeten 2-Alkylcyclobutanonen schreiben Toxikologen besondere Relevanz zu. Diese Verbindungen sind eindeutig gentoxisch und wirken in Tierexperimenten, beispielsweise in einem Dickdarmkrebsmodell, als Tumorpromotoren. Allerdings sind die Mengen, die in bestrahlten Lebensmitteln gefunden werden, mehr als 1.000-fach niedriger als jene, die benötigt werden, um die Bildung von Tumoren zu begünstigen.

▶ **Tierexperimente.** Fütterungsstudien mit Labornagern, die mit einzelnen Arten von bestrahlten Lebensmitteln durchgeführt wurden, verliefen, was die Auslösung von Krebserkrankung betrifft, fast immer negativ. Eine der berühmtesten Untersuchungen ist die sog. Raltech-Studie, in der 134 Tonnen Hühnerfleisch an Versuchstiere verfüttert wurden [97]–[99]. Nach mehreren Jahren fand man bei Mäusen Hinweise auf erhöhte Raten von Hodentumoren und Nierenschäden, die jedoch in gründlichen Nachbewertungen nicht bestätigt werden konnten.

▶ **Risikoeinschätzung.** Aufgrund der Vielfalt der Reaktionsprodukte, die infolge der Bestrahlung von Lebensmitteln entstehen können, ist eine definitive toxikologische Bewertung im Hinblick auf die Krebsrisiken des Menschen derzeit nicht möglich. Nach Ansicht einer WHO-Expertengruppe haben die bisher durchgeführten Studien keine Kurzzeit- oder Langzeittoxizität bestrahlter Lebensmittel erkennen lassen. Der wissenschaftliche Ausschuss für Lebensmittel der europäischen Gemeinschaft (Scientific Committee on Food, SCF) betont aber, dass eine allgemeine Zulassung der Bestrahlung (wie dies beispielsweise in Brasilien der Fall ist) nicht sinnvoll ist und dass jedes Lebensmittel (bzw. jede Gruppe) einzeln geprüft werden muss.

Zusammenfassung

Für die Bevölkerung in Mitteleuropa ist die Gefährdung durch Radionuklide in Nahrungsmitteln derzeit als unerheblich einzustufen.

Aus der Bestrahlung von Lebensmitteln, die in Deutschland nur für Gemüse und getrocknete Kräuter erlaubt ist, scheint gemäß den bisher durchgeführten Studien keine Kurz- oder Langzeittoxizität zu resultieren.

Bei den toxikologisch gut untersuchten Pestiziden und Herbiziden stellt den heutigen Untersuchungen zufolge die Exposition über Lebensmittel kein nennenswertes Krebsrisiko dar, bei

Exkurs: Gesundheitliche Effekte von Nanopartiklen – ein aktuelles, ungelöstes Problem

Nanopartikel sind Anhäufungen von Atomen und Molekülen, die aufgrund ihrer „Kleinheit" (ihre Größe liegt zwischen 1 und 100 nM (ein Nanometer entspricht 0,000 000 001 Meter) Materialien neue Eigenschaften verleihen. Diese Teilchen werden bei der Herstellung zahlreicher Produkte (u. a. in der Medizin, Kosmetik, Elektrotechnik u. v. m.) in steigendem Ausmaß eingesetzt. Auch bei der Herstellung von Lebensmitten kommen Nanomaterialien zum Einsatz, etwa um den Geschmack von Produkten zu verstärken, um Substanzen zu verkapseln, die wünschenswerte Eigenschaften besitzen, oder um bestimmte Chemikalien zu binden. Zwei weitere konkrete Beispiele sind der Zusatz von Siliziumoxid zu Ketchup, um die Konsistenz zu verbessern, und die Verwendung von Nanopartikeln bei der Herstellung von Schokolade, um Grauschleier zu verhindern. Die gesundheitlichen Effekte dieser Materialien sind derzeit Gegenstand intensiver Forschungstätigkeiten. Erschwert wird die Abschätzung von Risiken durch die Vielfalt der Materialien und der Partikelgrößen, welche die Ergebnisse erheblich beeinflussen. Befürchtungen, dass bestimmte Partikel Erbsubstanzschäden und Krebs auslösen, gründen auf Befunden, dass diese in Gewebe bzw. Zellen eindringen können und entzündliche Reaktionen auslösen. In Tierexperimenten sah man, dass inhalative Exposition von Titanoxid-Teilchen (das Material wird auch bei der Herstellung von Lebensmitteln verwendet) im Atemtrakt Tumore auslöst. Orale Aufnahme über Trinkwasser löste in diversen Untersuchungsverfahren in Mäusen Schäden der Erbsubstanz aus. Auch in Embryonen behandelter Muttertiere wurden Effekte detektiert. Wie erwähnt, hängen die Effekte wesentlich von der Art des Materials und von der Größe der Teilchen ab, sodass Verallgemeinerungen nicht möglich sind. Eine Abklärung möglicher gesundheitsrelevanter Effekte jener Nanopartikel, die sich in unseren Nahrungsmitteln finden, ist wünschenswert und sollte erfolgen, bevor diese auf den Verbraucher „losgelassen" werden.

exponierten Arbeitern in landwirtschaftlichen Betrieben sind erhöhte Krebsrisiken jedoch nicht auszuschließen.

4.18 Literatur

[1] Boffetta P, Garfinkel L. Alcohol drinking and mortality among men enrolled in an American Cancer Society prospective study. Epidemiology 1990; 1: 342–348

[2] Calle EE, Rodriguez C, Walker-Thurmond K et al. Overweight, obesity, and mortality from cancer in a prospectively studied cohort of U.S. adults. N Engl J Med 2003; 348: 1625–1638

[3] Castellsague X, Munoz N, De Stefani E et al. Independent and joint effects of tobacco smoking and alcohol drinking on the risk of esophageal cancer in men and women. Int J Cancer 1999; 82: 657–664

[4] Castegnaro M, Plestina R, Chernozemsky I, Dirheimer G, Bartsch H, eds. Mycotoxins, Endemic Nephropathy and Urinary Tract Tumors. IARC Scientific Publications No. 115. Lyon: IARC; 1991

[5] Chajés V, Thiébaut ACM, Rotival M et al. Association between serum trans-monounsaturated fatty acids and breast cancer risk in the E3N-EPIC Study. Am J Epidemiol 2008; 167: 1312–1320

[6] Chlebowski RT, Blackburn GL, Thomson CA et al. Dietary fat reduction and breast cancer outcome: interim efficacy results from the Women's Intervention Nutrition Study. J Natl Cancer Inst 2006; 20; 98: 1767–76.

[7] Donato F, Tagger A, Gelatti U et al. Alcohol and hepatocellular carcinoma: the effect of lifetime intake and hepatitis virus infections in men and women. Am J Epidemiol 2002; 155: 323–331

[8] Dunkelberg H, Gebel T, Hartwig A, Hrsg. Handbuch der Lebensmitteltoxikologie, Belastung, Wirkungen, Lebensmittelsicherheit, Hygiene. Weinheim: Wiley-VCH; 2007

[9] Elmadfa I, Leitzmann C. Ernährung des Menschen. 4. Aufl. Stuttgart: UTB; 2004

[10] Flood A, Rastogi T, Wirfält E et al. Dietary patterns as identified by factor analysis and colorectal cancer among middle-aged Americans. Am J Clin Nutr 2008; 88: 176–84

[11] Glatt H, Sommer Y. Health risk of 5-hydroxymethylfurfural (HMF) and related compounds. In: Skog K, Alexander J, eds. Acrylamide and Other Hazardous Compounds in Heat-Treated Foods. Cambridge: Woodhead Publishing/CRC Press LLC; 2006

[12] Gerber M. Background review paper on total fat, fatty acid intake and cancers. Ann Nutr Metab 2009; 55: 140–161

[13] Hursting SD, Smith SM, Lashinger LM et al. Calories and carcinogenesis: lessons learned from 30 years of calorie restriction research. Carcinogenesis 2010; 31: 83–89

[14] Kensler TW, Qian GS, Chen JG et al. Translational strategies for cancer prevention in liver. Nat Rev Cancer 2003; 3: 321–329

[15] Larsson SC, Wolk A. Meat consumption and risk of colorectal cancer: a meta-analysis of prospective studies. Int J Cancer 2006; 119: 2657–2664

[16] Longo VD, Fontana L. Calorie restriction and cancer prevention: metabolic and molecular mechanisms. Trends Pharmacol Sci 2010; 31: 89–98

[17] Lubin F, Chetrit A, Modan B et al. Dietary intake changes and their association with ovarian cancer risk. J Nutr 2006; 136: 2362-2367

[18] Lutz WK, Schlatter J. Chemical carcinogens and overnutrition in diet-related cancer. Carcinogenesis 1992; 13: 2211–2216

[19] Magnuson BA, Burdock GA, Doull J et al. Aspartame: a safety evaluation based on current use levels, regulations, and toxicological and epidemiological studies. Crit Rev Toxicol 2007; 37: 629–727

[20] McKillop IH, Schrum LW. Role of alcohol in liver carcinogenesis. Semin Liver Dis 2009; 29: 222–232

[21] Norat T, Lukanova A, Ferrari P et al. Meat consumption and colorectal cancer risk: dose-response meta-analysis of epidemiological studies. Int J Cancer 2002; 98: 241–256

[22] Park ST, Jang JW, Kim GD et al. Beneficial effect of metronomic chemotherapy on tumor suppression and survival in a rat model of hepatocellular carcinoma with liver cirrhosis. Cancer Chemother Pharmacol 2010; 65: 1029–1037

[23] Prentice RL, Thomson CA, Caan B et al. Low-fat dietary pattern and cancer incidence in the Women's Health Initiative Dietary Modi-

fication Randomized Controlled Trial. J Natl Cancer Inst 2007; 99: 1534–1543
[24] Renehan AG, Tyson M, Egger M et al. Body-mass index and incidence of cancer: a systematic review and meta-analysis of prospective observational studies. Lancet 2008; 371: 569–578
[25] Schulz M, Lahmann PH et al. Dietary determinants of epithelial ovarian cancer: a review of the epidemiologic literature. Nutr Cancer 2004; 50: 120–140
[26] VanHaecke L Impact of the human intestinal microbiota on the metabolism and toxic properties of the meat contaminant 2-amino -1-methyl-6-phenylimidazo[4,5-b]pyridine. Ghent University (PhD thesis), 2008
[27] Waalkes MP, Anver MR, Diwan BA. Chronic toxic and carcinogenic effects of oral cadmium in the Noble (NBL/Cr) rat: induction of neoplastic and proliferative lesions of the adrenal, kidney, prostate, and testes. J Toxicol Environ Health A 1999; 58: 199–214
[28] WHO Europe, European Environment and Health Information System (ENHIS). Exposure of children to chemical hazards in food. Fact Sheet 4.4; December 2009; Code: RPG4_Food_Ex1. Im Internet: http://www.euro.who.int/__data/assets/pdf_file/0004/97042/4.4.-Exposure-of-children-to-chemical-hazards-in-food-EDITED_layouted.pdf (Stand: 18.03.2013)
[29] Wiltse J, Dellarco VI. U.S. Environmental Protection Agency guidelines for carcinogen risk assessment. Past und future. Mutat Res 1996; 365: 3–15
[30] World Cancer Research Fund. Food, nutrition, physical activity, and the prevention of cancer: a global perspective. Washington DC: World Cancer Research Fund, American Institute for Cancer Research; 2007
[31] Yakar S, Leroith D, Brodt P. The role of the growth hormone/insulin-like growth factor axis in tumor growth and progression: Lessons from animal models. Cytokine Growth Factor Rev 2005; 16: 407–420
[32] Vergnaud AC, Norat T, Romaguera D et al. Meat consumption and prospective weight change in participants of the EPIC-PANACEA study. Am J Clin Nutr 2010; 92: 398–407
[33] Alexander DD, Miller AJ, Cushing CA, Lowe KA. Processed meat and colorectal cancer: a quantitative review of prospective epidemiologic studies. Eur J Cancer Prev 2010a; 19: 328–341
[34] Alexander DD, Morimoto LM, Mink PJ, Cushing CA. A review and meta-analysis of red and processed meat consumption and breast cancer. Nutr Res Rev 2010b; 23: 349–365
[35] Alexander DD, Cushing CA. Red meat and colorectal cancer: a critical summary of prospective epidemiologic studies. Obes Rev 2011; 12: e472–e493
[36] Alexander DD, Weed DL, Cushing CA, Lowe KA. Meta-analysis of prospective studies of red meat consumption and colorectal cancer. Eur J Cancer Prev2011; 20: 293–307
[37] Jakszyn P, Agudo A, Lujan-Barroso L et al. Dietary intake of heme iron and risk of gastric cancer in the European prospective investigation into cancer and nutrition study. Int J Cancer 2007; 130: 2654-2663
[38] International Agency for Research on Cancer. Alcohol consumption and ethyl carbamate/ IARC Working Group on the Evaluation of Carcinogenic Risks to Humans. In: IARC monographs on the evaluation of carcinogenic risks to humans. Lyon, Frankreich; 2007: IARC
[39] Boffetta P, Hashibe M, La Vecchia C et al. The burden of cancer attributable to alcohol drinking. Int J Cancer 2006; 119: 884–887
[40] McCann D, Barrett A, Cooper A et al. Food additives and hyperactive behaviour in 3-year-old and 8/9-year-old children in the community: a randomised, double-blinded, placebo-controlled trial. Lancet 2007; 370: 1560–1567
[41] International Agency for Research on Cancer. Some chemicals that cause tumors of the kidney or urinary bladder in rodents and some other substances – Cyclamates/ IARC Working Group on the Evaluation of Carcinogenic Risks to Humans. In: IARC monographs on the evaluation of carcinogenic risks to humans. Lyon, Frankreich: IARC; 1999: 195–222
[42] Soffritti M, Belpoggi F, Esposti DD, Lambertini L. Aspartame induces lymphomas and leukaemias in rats. European Journal of Oncology 2005; 10: 107–116
[43] Soffritti M, Belpoggi F, Degli Esposti D et al. First experimental demonstration of the multipotential carcinogenic effects of aspartame administered in the feed to Sprague-Dawley rats. Environ Health Perspect 2006; 114: 379–385

[44] Soffritti M, Maltoni C, Maffei F, Biagi R. Formaldehyde: an experimental multipotential carcinogen. Toxicol Ind Health 1989; 5: 699–730
[45] Soffritti M, Belpoggi F, Lambertin L et al. Results of long-term experimental studies on the carcinogenicity of formaldehyde and acetaldehyde in rats. Ann N Y Acad Sci 2002; 982: 87–105
[46] Lim U, Subar AF, Mouw T et al. Consumption of aspartame-containing beverages and incidence of hematopoietic and brain malignancies. Cancer Epidemiol Biomarkers Prev 2006; 15: 1654–1659
[47] Ames BN, Profet M, Gold LS. Nature's chemicals and synthetic chemicals: comparative toxicology. Proc Natl Acad Sci U S A 1990b; 87: 7782–7786
[48] Ames BN, Profet M, Gold LS. Dietary pesticides (99.99% all natural). Proc Natl Acad Sci U S A 1990a; 87: 7777–7781
[49] Ehrlich V, Nersesyan A, Hoelzl C, Ferk F, Bichler J, Kknasmueller S. Kanzerogene und genotoxische Pflanzeninhaltsstoffe. In: H Dunkelberg, T Gebel and A Hartwig, Hrsg. Handbuch der Lebensmitteltoxikologie. Weinheim: Wiley-VCH: 1915–1963
[50] Schmeiser HH, Stiborova M, Arlt VM. Chemical and molecular basis of the carcinogenicity of Aristolochia plants. Curr Opin Drug Discov Devel 2009; 12: 141–148
[51] Kensler TW, Egner PA, Wang JB et al. Chemoprevention of hepatocellular carcinoma in aflatoxin endemic areas. Gastroenterology 2004; 127: 310–318
[52] Turner PC, Sylla A, Gong YY et al. Reduction in exposure to carcinogenic aflatoxins by postharvest intervention measures in west Africa: a community-based intervention study. Lancet 2005; 365: 1950–1956
[53] Europäische Behörde für Lebensmittelsicherheit Aflatoxins in food: EFSA assesses new proposed maximum levels for almonds, hazelnuts and pistachios and advises the European Commission. Im Internet: http://www.efsa.europa.eu/en/press/news/contam070302.htm, Stand 02.12.2013
[54] South African Medical Research Council The Programme on Mycotoxins and Experimental Carcinogenesis. Im Internet: http://www.mrc.ac.za/promec/contents.htm, Stand 02.12.2013
[55] Gelderblom WC, Marasas WF. Controversies in fumonisin mycotoxicology and risk assessment. Hum Exp Toxicol 2012; 31: 215–235
[56] Pfohl-Leszkowicz A, Manderville RA. An update on direct genotoxicity as a molecular mechanism of ochratoxin a carcinogenicity. Chem Res Toxicol 2012; 25: 252–262
[57] Druckrey H, Preussmann R, Ivankovic S, Schmahl D. Organotropic carcinogenic effects of 65 various N-nitroso-compounds on BD rats. Z Krebsforsch 1967; 69: 103–201
[58] Ohshima H, Bartsch H. Quantitative estimation of endogenous N-nitrosation in humans by monitoring N-nitrosoproline in urine. Methods Enzymol 1999; 301: 40–49
[59] Wattenberg LW. Chemoprevention of cancer. Cancer Res 1985; 45: 1–8
[60] Sugimura T. Past, present, and future of mutagens in cooked foods. Environ Health Perspect 1986; 67: 5–10
[61] Sugimura T, Wakabayashi K, Nakagama H, Nagao M. Heterocyclic amines: Mutagens/carcinogens produced during cooking of meat and fish. Cancer Sci 2004; 95: 290–299
[62] World Cancer Research Fund, American Institute for Cancer Research. Continuous update project. Colorectal cancer report 2010. Im Internet: www.wcrf.org/PDFs/Colorectal-cancer-report-summary-2011.pdf, Stand 02.12.2013
[63] Seow A, Poh WT, Teh M et al. Fumes from meat cooking and lung cancer risk in Chinese women. Cancer Epidemiol Biomarkers Prev 2000; 9: 1215–1221
[64] Shaughnessy DT, Gangarosa LM, Schliebe B et al. Inhibition of fried meat-induced colorectal DNA damage and altered systemic genotoxicity in humans by crucifera, chlorophyllin, and yogurt. PLoS One 2011; 6: e18707
[65] Hoelzl C, Glatt H, Meinl W et al. Consumption of Brussels sprouts protects peripheral human lymphocytes against 2-amino-1-methyl-6-phenylimidazo[4,5-b]pyridine (PhIP) and oxidative DNA-damage: results of a controlled human intervention trial. Mol Nutr Food Res 2008; 52: 330–341
[66] Murkovic M, Pfannhauser W. Analysis of the cancerogenic heterocyclic aromatic amines in fried meat. Fresenius J Anal Chem 2000; 366: 375–378
[67] Tornqvist M. Acrylamide in food: the discovery and its implications: a historical perspective. Adv Exp Med Biol 2005; 561: 1–19

[68] Pedersen GS, Hogervorst JG, Schouten LJ et al. Dietary acrylamide intake and estrogen and progesterone receptor-defined postmenopausal breast cancer risk. Breast Cancer Res Treat 2010; 122: 199–210
[69] Olesen PT, Olsen A, Frandsen H et al. Acrylamide exposure and incidence of breast cancer among postmenopausal women in the Danish Diet, Cancer and Health Study. Int J Cancer 2008; 122: 2094–2100
[70] Glatt H, Sommer Y. Health risk of 5-hydroxymethylfural (HMF) and related compounds. In: Skog K, Alexander J, Hrsg. Acrylamide and other hazardous compounds in heat-treated foods. Boca raton, Boston, New York, Washington: CRC Publishing; 2006: 28–357
[71] National Toxicology Program. NTP toxicology and carcinogenesis studies of 5-(hydroxymethyl)-2-furfural (CAS No. 67-47-0) in F344/N rats and B6C3F1 mice (gavage studies) (17.09.2013). Im Internet: http://ntp.niehs.nih.gov/?objectid=793A39F7-F1F6-975E-761D9DAC33E41B3F
[72] Bundesinstitut fur Risikobewertung. According to the current state of scientific knowledge 5-HMF concentrations occurring in foods do not give rise to safety concerns. 2011a. BfR Opinion Nr. 030/2011, 15 May 2011. Im Internet:http://www.bfr.bund.de/cm/349/according-to-the-current-state-of-scientific-knowledge-5-hmf-concentrations-occuring-in-foods-do-not-give-rise-to-safety.pdf, Stand 02.12.2013
[73] Fürst P, Fürst C, Groebel W. Levels from PCDDs and PCDFs in Food-Stuffs from the Federal Republic of Germany. Chemosphere 1990; 20:787–792
[74] Bundesinstitut fur Risikobewertung. Frauenmilch: Dioxingehalte sinken kontinuierlich. BfR Information 2011b; 011: 2011
[75] Van den Berg M, Birnbaum L, Bosveld AT et al. Toxic equivalency factors (TEFs) for PCBs, PCDDs, PCDFs for humans and wildlife. Environ Health Perspect 1998; 106: 775–792
[76] Van den Berg M, De Jongh J, Poiger H, Olson JR. The toxicokinetics and metabolism of polychlorinated dibenzo-p-dioxins (PCDDs) and dibenzofurans (PCDFs) and their relevance for toxicity. Crit Rev Toxicol 1994; 24: 1–74
[77] Poland A, Glover E, Kende AS. Stereospecific, high affinity binding of 2,3,7,8-tetrachlorodibenzo-p-dioxin by hepatic cytosol. Evidence that the binding species is receptor for induction of aryl hydrocarbon hydroxylase. J Biol Chem 1976; 251: 4936–4946
[78] Schwarz M, Appel KE. Carcinogenic risks of dioxin: mechanistic considerations. Regul Toxicol Pharmacol 2005; 43: 19–34
[79] Kociba RJ, Keyes DG, Beyer JE et al. Results of a two-year chronic toxicity and oncogenicity study of 2,3,7,8-tetrachlorodibenzo-p-dioxin in rats. Toxicol Appl Pharmacol 1978; 46: 279–303
[80] Fingerhut MA, Halperin WE, Marlow DA et al. Cancer mortality in workers exposed to 2,3,7,8-tetrachlorodibenzo-p-dioxin. N Engl J Med 1991; 324: 212–218
[81] Prince MM, Ruder AM, Hein MJ, Waters MA, Whelan EA, Nilsen N, Ward EM, Schnorr TM, Laber PA, Davis-King KE. Mortality and exposure response among 14,458 electrical capacitor manufacturing workers exposed to polychlorinated biphenyls (PCBs). Environ Health Perspect 2006; 114: 1508–1514
[82] Golden R, Kimbrough R. Weight of evidence evaluation of potential human cancer risks from exposure to polychlorinated biphenyls: an update based on studies published since 2003. Crit Rev Toxicol 2009; 39: 299–331
[83] International Agency for Research on Cancer (1997) Polychlorinated Dibenzo-para-dioxins and Polychlorinated Dibenzofurans. Im Internet: http://monographs.iarc.fr/ENG/Monographs/vol69/volume69.pdf, Stand 02.12.2013.
[84] European Commission. Opinion of the Scientific Committee on Food on the risk assessment of Dioxins and Dioxin – like PCBS in food. SCF/CS/CNTM/DIOXIN/8 Final 23 November 2000. Im Internet: http://ec.europa.eu/food/fs/sc/scf/out78_en.pdf
[85] Europäische Behörde für Lebensmittelsicherheit. Scientific Opinion on the risk for public health related to the presence of mercury and methylmercury in food. EFSA Journal 2012; 10: 241
[86] Nawrot TS, Van Hecke E, Thijs L et al. Cadmium-related mortality and long-term secular trends in the cadmium body burden of an environmentally exposed population. Environ Health Perspect 2008; 116: 1620–1628
[87] Uetani M, Kobayashi E, Suwazono Y et al. Cadmium exposure aggravates mortality more in women than in men. Int J Environ Health Res 2006; 16: 273–279

[88] Arisawa K, Uemura H, Hiyoshi M et al. Cause-specific mortality and cancer incidence rates in relation to urinary beta2-microglobulin: 23-year follow-up study in a cadmium-polluted area. Toxicol Lett 2007; 173: 168–174
[89] Francesconi K, Edmonds J. Arsenic in the sea. Oceanogr Mar Biol Annu Rev 1993; 31: 111–151
[90] Francesconi KA. Arsenic species in seafood: Origin and human health implications. Pure and Applied Chemistry 2010; 82: 373–381
[91] Europäische Behörde für Lebensmittelsicherheit. Scientific Opinion on Arsenic in Food. EFSA Panel on Contaminants in the Food Chain (CONTAM). EFSA Journal 2009; 7: 1351
[92] Lutz WK. Carcinogens in the diet vs. overnutrition. Individual dietary habits, malnutrition, and genetic susceptibility modify carcinogenic potency and cancer risk. Mutat Res 1990; 443: 251–258
[93] Roe FJ, Lee PN, Conybeare G et al. The Biosure Study: influence of composition of diet and food consumption on longevity, degenerative diseases and neoplasia in Wistar rats studied for up to 30 months post weaning. Food Chem Toxicol 1995; 33 (Suppl. 1): 1S–100S
[94] Colman RJ, Anderson RM, Johnson SC et al. Caloric restriction delays disease onset and mortality in rhesus monkeys. Science 2009; 325: 201–204
[95] Grasl-Kraupp B, Bursch W, Ruttkay-Nedecky B et al. Food restriction eliminates preneoplastic cells through apoptosis and antagonizes carcinogenesis in rat liver. Proc Natl Acad Sci U S A 1994; 91: 9995–9999
[96] World Health Organization. FAQs: Japan nuclear concerns. Im Internet: http://www.who.int/hac/crises/jpn/faqs/en/index7.html, Stand 02.12.2013
[97] United States Food and Drug Administration. Irradiation in the production, processing, and handling of food; final rule. Federal register 1986; 51 FR 13375–13399
[98] United States Food and Drug Administration. Irradiation in the production, processing and handling of food; final rule. Federal register 1990; 55 FR 18538–18544
[99] World Health Organization. High-Dose Irradiation: Wholesomeness of food irradiated with doses above 10 kGy. Report of a Joint FAO/IAEA/WHO Study Group. Im Internet: http://www.who.int/entity/foodsafety/publications/fs_management/en/irrad.pdf, Stand 02.12.2013
[100] Burger R. Die Dürkheimer Saline: Teil 3 – Die Maxquelle – Dürkheims berühmte Heilquelle. Ihre Verbindung mit der POLLICHIA und ihre Bedeutung für die Wissenschaft POLLICHIA-Kurier 2012; 28 (1): 6–11
[101] Norat T, Bingham S, Ferrari P et al. Meat, fish, and colorectal cancer risk: the European Prospective Investigation into cancer and nutrition. J Natl Cancer Inst 2005; 97: 906–916
[102] Alexander DD, Cushing CA, Lowe KA et al. Meta-analysis of animal fat or animal protein intake and colorectal cancer. Am J Clin Nutr 2009; 89: 1402–1409
[103] Alexander DD, Mink PJ, Cushing CA et al. A review and meta-analysis of prospective studies of red and processed meat intake and prostate cancer. Nutr J 2010; 9: 50
[104] Arlt VM, Schmeiser HH. Nitroaromaten. In: Dunkelberg H, Gebel T, Hartwig A, Hrsg. Handbuch der Lebensmitteltoxikologie. Band 2. Weinheim Wiley-VCH; 2007: 881–930
[105] Bagnardi V, Blangiardo M et al. Alcohol consumption and the risk of cancer: a meta-analysis. Alcohol Res Health 2001; 25: 263–270
[106] Bauchinger M, Schmid E, Pieper M et al. Cytogenetic effects of cyclamate on human peripheral lymphocytes in vivo. Dtsch Med Wochenschr 1970; 95: 2220–2223
[107] Becher H, Flesch-Janys D, Kauppinen T et al. Cancer mortality in German male workers exposed to phenoxy herbicides and dioxins. Cancer Causes Control 1996; 7: 312–321
[108] Chen Y, van Geen A et al. Reduction in urinary arsenic levels in response to arsenic mitigation efforts in Araihazar, Bangladesh. Environ Health Perspect 2007; 115: 917–923
[109] CPD. Carcinogenic Potency Database. Im Internet: http://toxnet.nlm.nih.gov/cgi-bin/sis/htmlgen?CPDB.htm Stand: 15.01.2014
[110] Cross AJ, Ferrucci LM et al. A large prospective study of meat consumption and colorectal cancer risk: an investigation of potential mechanisms underlying this association. Cancer Res 2010; 70: 2406–2414
[111] Cross AJ, Freedman ND et al. Meat consumption and risk of esophageal and gastric cancer in a large prospective study. Am J Gastroenterol 2011; 106: 432–442
[112] Crowe FL, Key TJ et al. Dietary fat intake and risk of prostate cancer in the European Prospective Investigation into Cancer and Nutrition. Am J Clin Nutr 2008; 87: 1405–1413

[113] Dahm CC, Gorst-Rasmussen A et al. Fatty acid patterns and risk of prostate cancer in a case-control study nested within the European Prospective Investigation into Cancer and Nutrition. Am J Clin Nutr 2012; 96: 1354–1361
[114] Dennis M J, Massey RC et al. Analysis of polycyclic aromatic hydrocarbons in UK total diets. Food Chem Toxicol 1983; 21: 569–574
[115] de Vos RH, van Dokkum W et al. Polycyclic aromatic hydrocarbons in Dutch total diet samples (1984–1986). Food Chem Toxicol 1990; 28: 263-268
[116] Doll R, Peto R. The causes of cancer: quantitative estimates of avoidable risks of cancer in the United States today. J Natl Cancer Inst 1981; 66: 1191–1308
[117] EFSA. Furan in heat processed food products including home cooked food products and ready-to-eat products. EFSA-Q-2009-00846. EFSA 2009. Im Internet: http://www.efsa.europa.eu/en/supporting/pub/1e.htm; Stand: 14.01.2014
[118] EFSA. Scientific Opinion on the re-evaluation of aspartame (E 951) as a food additive. EFSA Journal 2013; 3496 (3263pp), DOI: 10.2903/j.efsa.2013.3496. Im Internet: http://www.efsa.europa.eu/en/efsajournal/pub/3496.htm
[119] EFSA. Trans fatty acids: EFSA Panel reviews dietary intakes and health effects. Im Internet: http://www.efsa.europa.eu/en/press/news/nda040831.htm; Press Release 31.08.2004; Stand: 13.01.2014
[120] Fedirko V, Tramacere I et al. Alcohol drinking and colorectal cancer risk: an overall and dose-response meta-analysis of published studies. Ann Oncol 2011; 22: 1958–1972
[121] Gibb H, Haver C et al. Utility of recent studies to assess the National Research Council 2001 estimates of cancer risk from ingested arsenic. Environ Health Perspect 2011; 119: 284–290
[122] Hamajima N, Hirose K et al. Alcohol, tobacco and breast cancer – collaborative reanalysis of individual data from 53 epidemiological studies, including 58,515 women with breast cancer and 95,067 women without the disease. Br J Cancer 2002; 87: 1234–1245
[123] Hedelin M, Chang ET et al. Association of frequent consumption of fatty fish with prostate cancer risk is modified by COX-2 polymorphism. Int J Cancer 2007; 120: 398–405
[124] Hogervorst JG, Schouten LJ et al. A prospective study of dietary acrylamide intake and the risk of endometrial, ovarian, and breast cancer. Cancer Epidemiol Biomarkers Prev 2007; 16: 2304–2313
[125] IARC. Some Industrial Chemical. Acrylamide. WHO. Lyon. IARC Monogr Eval Carcinog Risks Hum 1994; 60: 389–433
[126] IARC Working Group on the Evaluation of Carcinogenic Risks to Humans. Alcohol Consumption and Ethyl Carbamate. IARC Monogr Eval Carcinog Risks Hum 2010; 96: 3–1383
[127] Kelly T, Yang W et al. Global burden of obesity in 2005 and projections to 2030. Int J Obes (Lond) 2008; 32: 1431–1437
[128] Kogevinas M, Becher H et al. Cancer mortality in workers exposed to phenoxy herbicides, chlorophenols, and dioxins. An expanded and updated international cohort study. Am J Epidemiol 1997; 145: 1061–1075
[129] Lamu L. Etude de statistique clinique de 131 cas de cancer de loesophage et du cardia. Arch Mal Appar Dig Mal Nutr 1910; 4: 451
[130] Larsson SC, Hakansson N et al. Long-term dietary acrylamide intake and risk of endometrial cancer in a prospective cohort of Swedish women. Int J Cancer 2009; 124: 1196–1199
[131] Leffa DD, da Silva J et al. Corrective effects of acerola (Malpighia emarginata DC.) juice intake on biochemical and genotoxical parameters in mice fed on a high-fat diet. Mutat Res 2013, doi: 10.1016/j.mrfmmm.2013.11.005
[132] Lijinsky W. Structure-activity relations in carcinogenesis by N-nitroso compounds. Cancer Metastasis Rev 1987; 6: 301–356
[133] Lin K, Wu Y et al. Interaction of total N-nitroso compounds in environment and in vivo on risk of esophageal cancer in the coastal area, China. Environ Int 2009; 35: 376–381
[134] Lopez-Carrillo L, Hernandez Avila M et al. Chili pepper consumption and gastric cancer in Mexico: a case-control study. Am J Epidemiol 1994; 139: 263–271
[135] Molz P, Hermes L et al. Iron levels, glycated hemoglobin, DNA damage and cytotoxicity in the adult subjects with prediabetes. 3–8 september 2013. 11th ICME, Foz do Iguacu, PR, Brazil, 2013
[136] Neuhouser ML, Barnett MJ et al. (n-6) PUFA increase and dairy foods decrease prostate

cancer risk in heavy smokers. J Nutr 2007; 137: 1821–1827

[137] Norat T, Bingham S et al. Meat, fish, and colorectal cancer risk: the European Prospective Investigation into cancer and nutrition. J Natl Cancer Inst 2005; 97: 906–916

[138] Notani PN, Jayant K. Role of diet in upper aerodigestive tract cancers. Nutr Cancer 1987; 10: 103–113

[139] NTP. Acrylamide – Report on Carcinogens, Twelfth Edition (2011) National Toxicology Program, Department of Health and Human Services. Im Internet: http://ntp.niehs.nih.gov/ntp/roc/twelfth/profiles/Acrylamide.pdf Stand: 14.1.2014

[140] Nunes AP, Ferreira-Machado SC et al. Analysis of genotoxic potentiality of stevioside by comet assay. Food Chem Toxicol 2007; 45: 662–666

[141] Olesen PT, Olsen A et al. Acrylamide exposure and incidence of breast cancer among postmenopausal women in the Danish Diet, Cancer and Health Study. Int J Cancer 2008; 122: 2094–2100

[142] Pelucchi C, Franceschi S et al. Fried potatoes and human cancer. Int J Cancer 2003; 105: 558–560

[143] Pezzuto JM, Nanayakkara NP et al. Characterization of bacterial mutagenicity mediated by 13-hydroxy-ent-kaurenoic acid (steviol) and several structurally-related derivatives and evaluation of potential to induce glutathione S-transferase in mice. Mutat Res 1986; 169: 93–103

[144] Rosenkranz HS, Mermelstein R. Mutagenicity and genotoxicity of nitroarenes. All nitro-containing chemicals were not created equal. Mutat Res 1983; 114: 217–267

[145] Sinha R, Gustafson DR et al. 2-amino-1-methyl-6-phenylimidazo[4,5-b]pyridine, a carcinogen in high-temperature-cooked meat, and breast cancer risk. J Natl Cancer Inst 2000; 92: 1352–1354

[146] Soffritti M, Belpoggi F et al. Aspartame administered in feed, beginning prenatally through life span, induces cancers of the liver and lung in male Swiss mice. Am J Ind Med 2010; 53: 1197–1206

[147] Svendsen C, Meinl W et al. Intestinal carcinogenesis of two food processing contaminants, 2-amino-1-methyl-6-phenylimidazo[4,5-b] pyridine and 5-hydroxymethylfurfural, in transgenic FVB min mice expressing human sulfotransferases. Mol Carcinog 2012; 51: 984–992

[148] Thiebaut AC, Kipnis V et al. Dietary fat and postmenopausal invasive breast cancer in the National Institutes of Health-AARP Diet and Health Study cohort. J Natl Cancer Inst 2007; 99: 451–462

[149] Turesky RJ, Le Marchand L. Metabolism and biomarkers of heterocyclic aromatic amines in molecular epidemiology studies: lessons learned from aromatic amines. Chem Res Toxicol 2011; 24: 1169–1214

[150] World Cancer Research Fund/American Institute for Cancer Research. Food, Nutrition, Physical Activity, and the Prevention of Cancer: A Global Perspective. Washington DC, Amer Inst for Cancer Research; 2007

[151] Wuttke W, Seidlova-Wuttke D. β-ecdysone (EcD) has beneficial effects on the metabolic syndrome (MS). Kongress: Menopause – Andropause – Anti-Aging 2013, 5.–7. Dezember 2013, Wien: Rodidruck; 2013

4.19 Weiterführende Literatur

Ames BN, Profet M, Gold LS. Dietary pesticides (99.99% all natural). Proc Natl Acad Sci U S A 1990; 87: 7777–7781

Bakhiya N, Appel KE. Toxicity and carcinogenicity of furan in human diet. Arch Toxicol 2010; 84: 563–578

Bastide NM, Pierre FH, Corpet DE. Heme iron from meat and risk of colorectal cancer: a meta-analysis and a review of the mechanisms involved. Cancer Prev Res (Phila) 2011; 4: 177–184

Benford D, Bolger PM, Carthew P et al. Application of the Margin of Exposure (MOE) approach to substances in food that are genotoxic and carcinogenic. Food Chem Toxicol 2010; 48 (Suppl. 1): S2–S24

Calle EE, Kaaks R. Overweight, obesity and cancer: epidemiological evidence and proposed mechanisms. Nat Rev Cancer 2004; 4: 579–591

Corpet DE. Red meat and colon cancer: should we become vegetarians, or can we make meat safer? Meat Sci 2011; 89: 310–316

Dekant W, Mally A, Zepnik H. Ochratoxine. In: Dunkelberg H, Gebel T, Hartwig A, Hrsg. Handbuch der Lebensmitteltoxikologie, Belastung, Wirkungen, Lebensmittelsicherheit, Hygiene. Weinheim: Wiley-VCH; 2007: 513–514

Ehrlich VA, Nersesyan A, Hölzl C et al. Kanzerogene und genotoxische Pflanzeninhaltsstoffe. In: Dunkelberg H, Gebel T, Hartwig A, Hrsg. Handbuch der Lebensmitteltoxikologie, Belastung, Wirkungen, Lebensmittelsicherheit, Hygiene. Weinheim: Wiley-VCH; 2007: 1915–1963

Deutsche Gesellschaft für Ernährung, Österreichische Gesellschaft für Ernährung, Schweizerische Gesellschaft für Ernährungsforschung, Schweizerische Vereinigung für Ernährung, Hrsg. Referenzwerte für die Nährstoffzufuhr. Frankfurt am Main: Umschau/Braus; 2000

Europäische Behörde für Lebensmittelsicherheit. Aspartam. Im Internet: http://www.efsa.europa.eu/de/topics/topic/aspartame.htm; Stand 11.03.2013

Europäische Behörde für Lebensmittelsicherheit. Risk Assessment Definitions. Im Internet: http://www.efsa.europa.eu/en/riskassessment/scdocdefinitions.htm; Stand: 21.02.2013

Glatt HR, Schneider H, Seidel A. Polycyclische aromatische Kohlenwasserstoffe. In: Dunkelberg H, Gebel T, Hartwig A, Hrsg. Handbuch der Lebensmitteltoxikologie, Belastung, Wirkungen, Lebensmittelsicherheit, Hygiene. Weinheim: Wiley-VCH; 2007: 1121–1156

Grollman AP, Shibutani S, Moriya M et al. Aristolochic acid and the etiology of endemic (Balkan) nephropathy. Proc Natl Acad Sci U S A 2007; 104: 12129–12134

Größmann G, Ewers U. Cadmium. In: Dunkelberg H, Gebel T, Hartwig A, Hrsg. Handbuch der Lebensmitteltoxikologie, Belastung, Wirkungen, Lebensmittelsicherheit, Hygiene. Weinheim: Wiley-VCH; 2007: 781–803

Huang X. Does iron have a role in breast cancer? Lancet Oncol 2008; 9: 803–807

Knasmüller S, Hölzl C, Bichler J et al. Dietary compounds which protect against heterocyclic amines. In: Skog K, Alexander J, eds. Acrylamide and other hazardous compounds in heat-treated foods. CRC Press; 2006: 425–459

Lutz WK, Schlatter J. The relative importance of mutagens and carcinogens in the diet. Pharmacol Toxicol 1993; 72: S104–S107

Pfundstein B, Spiegelhalder B. Nitrosamine. In: Dunkelberg H, Gebel T, Hartwig A, Hrsg. Handbuch der Lebensmitteltoxikologie, Belastung, Wirkungen, Lebensmittelsicherheit, Hygiene. Weinheim: Wiley-VCH; 2007: 931–962

Schwarz M, Appel KE. Carcinogenic risks of dioxin: Mechanistic considerations. Regul Toxicol Pharmacol 2005; 43: 19–34

Schwerdtle T, Hartwig A. Arsen. In: Dunkelberg H, Gebel T, Hartwig A, Hrsg. Handbuch der Lebensmitteltoxikologie, Belastung, Wirkungen, Lebensmittelsicherheit, Hygiene. Weinheim: Wiley-VCH; 2007: 729–757

Seitz HK, Stickel F. Molecular mechanisms of alcohol-mediated carcinogenesis. Nat Rev Cancer 2007; 7: 599–612

Shipp A, Lawrence G, Gentry R et al. Acrylamide: review of toxicity data and dose-response analyses for cancer and noncancer effects. Crit Rev Toxicol 2006; 36: 481–608

Wild CP, Gong YY. Mycotoxins and human disease: a largely ignored global health issue. Carcinogenesis 2010; 31: 71–82

World Health Organization, International Agency for Research on Cancer. IARC Monographs on the Evaluation of Carcinogenic Risks to Humans. Volume 99. Some Aromatic Amines, Organic Dyes, and Related Exposures. Lyon: International Agency for Research on Cancer; 1999: 41–54 und 141–196

World Health Organization, International Agency for Research on Cancer. IARC Monographs on the Evaluation of Carcinogenic Risks to Humans. Volume 73. Some Chemicals that Cause Tumours of the Kidney or Urinary Bladder in Rodents and Some Other Substances. Cyclamate, Saccharin and its salts. Lyon: International Agency for Research on Cancer; 1999: 517–624

World Health Organization, International Agency for Research on Cancer. IARC Monographs on the Evaluation of Carcinogenic Risks to Humans. Volume 100 C. Arsenic, metals, fibres, and dusts. A review of human Carcinogens. Lyon: International Agency for Research on Cancer; 2009: 41–146

World Health Organization, International Agency for Research on Cancer. IARC Monographs on the Evaluation of Carcinogenic Risks to Humans. Volume 96. Alcohol Consumption and Ethyl Carbamate. Lyon: International Agency for Research on Cancer; 2010: 39–1286

World Health Organization, International Agency for Research on Cancer. IARC Monographs on the Evaluation of Carcinogenic Risks to Humans. Volume 92. Some Non-heterocyclic Polycyclic Aromatic Hydrocarbons and Some Related Exposures. Lyon: International Agency for Research on Cancer; 2010: 33–511

5 Stabilisierende Faktoren

5.1 Übersicht

5.1.1 Bedeutung der Mikronährstoffe

▶ **Mikronährstofftheorie.** Ende der 1990er Jahre entstand eine neue Theorie, die dazu beiträgt, die Zusammenhänge zwischen der Auslösung von Krebs durch Ernährungsfaktoren besser erklären zu können. Die Ergebnisse der Risikoabschätzung von Lutz und Schlatter waren für viele Forscher frustrierend; sie deuten darauf hin, dass zahlreiche Schadstoffe, die mit hohem Zeit- und Arbeitsaufwand untersucht worden waren, nur eine untergeordnete Rolle spielen. Im Zentrum der neuen Theorie stand die Ansicht, dass mangelnde Zufuhr von Mikronährstoffen beispielsweise von bestimmten Vitaminen und Spurenelementen von zentraler Bedeutung ist. Wie erwähnt, zeigten Untersuchungen an Soldaten und Gefangenen, dass bei Ernährungsformen, die durch niedrige Kalorienzufuhr und Mangel an Mikronährstoffen charakterisiert sind, erhöhte Krebsrisiken gefunden wurden. Die Basis für die Mikronährstofftheorie lieferten insbesondere Betrachtungen, die zeigten, dass mangelnde Aufnahme bestimmter Vitamine und Mineralstoffe zu DNA-Instabilität führt.

Michael Fenech fand in einer Gruppe von Fleischessern (bei jungen australischen Männern) niedrigere Kleinkernraten (d.h. Chromosomenschäden) als in einer Vergleichsgruppe, die sich vegan ernährte [15], [16], [42]. Er konnte dies auf geringe Zufuhr von Vitamin B_{12} zurückführen. Nachfolgend zeigte er in Vergleichsstudien bei Fleischessern teilweise niedrigere Kleinkernraten als bei Vegetariern und konnte nachfolgend zeigen, dass eine gezielte Erhöhung der Zufuhr von Folsäure und der Vitamine B_2 und B_6 zu einer Verbesserung der DNA-Stabilität führt. Auch Bruce Ames (der Erfinder des Salmonella/Mikrosomen-Tests) führte derartige Untersuchungen durch. Nachfolgend beschäftigte er sich mit der Rolle anderer Nährstoffe, die ebenfalls bei der Erhaltung der Stabilität der Erbsubstanz eine Rolle spielen, und publizierte 2001 in „Nature" einen Artikel, der die Frage betraf, ob Mangelernährung, die durch unzureichende Zufuhr bestimmter Mineralstoffe und Vitamine gekennzeichnet ist, für die Auslösung von Krebserkrankungen verantwortlich ist. Ames postulierte, dass eine Reihe von Nährstoffen, die bei der Aufrechterhaltung der DNA-Stabilität eine wichtige Rolle spielen und/oder mit anderen Prozessen, die mit der Auslösung von Krebserkrankungen in Zusammenhang stehen, zumindest in den USA nicht in ausreichendem Ausmaß über die Nahrung aufgenommen werden [17], [18].

▶ **Aufnahmeempfehlungen.** Die empfohlenen täglichen Aufnahmemengen (Recommended daily Allowance, RDA-Werte) sind jene Substanzmengen, die erforderlich sind, um Mangelerscheinungen zu vermindern. Im deutschsprachigen Raum entsprechen ihnen die Referenzwerte für die Nährstoffzufuhr. Sie wurden von drei wissenschaftlichen Vereinen (der deutschen und österreichischen Gesellschaft für Ernährung sowie der schweizerischen Gesellschaft für Ernährungsforschung) gemeinsam festgelegt und werden den Kurzbezeichnungen der Länder entsprechend auch als D-A-CH-Referenzwerte bezeichnet. Die Informationen, die für die Erarbeitung der wissenschaftlichen Grundlagen benötigt wurden, beruhten ursprünglich auf Daten, die man bei Mangelernährung im Rahmen von Kriegen sammelte. Die Zuverlässigkeit der Werte basiert auf der Qualität der zugrunde liegenden wissenschaftlichen Daten und ihre Festlegung zielte ursprünglich auf der Vermeidung von akuten Mangelerscheinungen ab. Gesundheitsrelevante Veränderungen, wie die Beeinträchtigung der DNA-Stabilität und die Auslösung von Krebserkrankungen, wurden nicht oder nur teilweise berücksichtigt, da sie erst langfristig auftreten. Die Ursachen für diesen Missstand sind einfach erklärbar: Oft liegen keine ausreichenden Befunde vor, die eine Berücksichtigung dieser Parameter ermöglichen. Die Ergebnisse von Supplementierungsstudien mit Folsäure und den B-Vitaminen, die von Fenech durchgeführt wurden, sind alarmierend. Sie zeigen, dass die Mengen, die für optimale DNA-Stabilität erforderlich sind, deutlich höher sind als die ursprünglich definierten RDA-Werte. Dies trifft wahrscheinlich auch auf andere Mikronährstoffe wie Selen oder Zink zu.

▶ **Vermeidung von DNA-Schäden.** Die durch Folsäuremangel ausgelöste DNA-Instabilität kann mit der Wirkung radioaktiver Strahlung verglichen werden. Dieser Ansatz ermöglicht vergleichende Aussagen über die biologischen Konsequenzen der Unterversorgung. Reduziert man die Konzentrationen von Folsäure in Lymphozytenkulturen von 120 auf 12 nmol, so steigen die Kleinkernraten, die infolge von Chromosomenschäden entstehen, deutlich an. Ein ähnlich starker Effekt wird durch Bestrahlung von Zellen mit Röntgenstrahlen bei einer Dosis von 0,2 Gy ausgelöst, eine Dosis, die 10-fach höher ist als der derzeit definierte Grenzwert für die Strahlenexposition der Allgemeinbevölkerung (▸ Abb. 5.1).

Es geht also nicht nur um die Frage der Einhaltung der empfohlenen Aufnahmemengen, sondern auch darum, ob diese ausreichend ist, um vor DNA-Schädigungen, Krebserkrankungen und anderen Langzeiteffekten zu schützen. Die Referenzwerte für die Nährstoffzufuhr bilden die Grundlage für die Beurteilung der Versorgungssituation der Bevölkerung. Aufgrund dieser Werte entwickeln Diätologen und Ernährungswissenschaftler Ernährungspläne, die beispielsweise in Krankenhäusern, Altersheimen und Schulküchen realisiert werden. Daher ist die Klärung der Frage, ob diese Werte im Hinblick auf die Vermeidung von DNA-Schäden und Krebserkrankungen ausreichend sind, von eminenter Bedeutung (▸ Abb. 5.2).

In ▸ Tab. 5.1 sind einige Spurenelemente und Vitamine angeführt, die im Hinblick auf die Aufrechterhaltung der Stabilität der Erbsubstanz und Vermeidung von Krebs von besonderer Relevanz sind. Antioxidativ wirksame Vitamine (Vitamine A, C und E) sind nicht aufgelistet, da sie überwiegend Schutzfunktionen besitzen, die in Kapitel 7 besprochen werden.

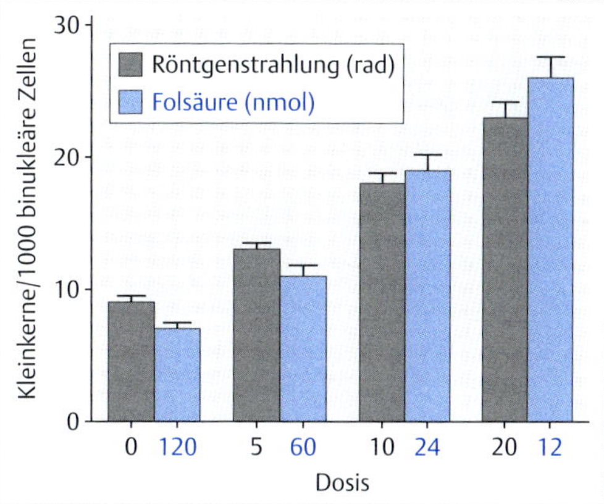

Abb. 5.1 Vergleich der Auswirkungen von Folsäuremangel und von Röntgenstrahlung und die Bildung von Kleinkernen in menschlichen Lymphozyten (Quelle: [6]).

5.2 Folsäure und die Vitamine B_2, B_6 und B_{12}

Die Beschreibung der Effekte dieser Vitamine erfolgt in einem gemeinsamen Kapitel, da alle bei der Synthese von Bausteinen der Erbsubstanz eine zentrale Rolle spielen (▸ Abb. 5.3 a, Abb. 5.3 b, Abb. 5.3 c, Abb. 5.3 d).

5.2.1 Vorkommen und Forschungsgeschichte

▶ **Folsäure.** Folat ist vor allem in grünen Gemüsesorten enthalten. 1928 reiste die junge englische

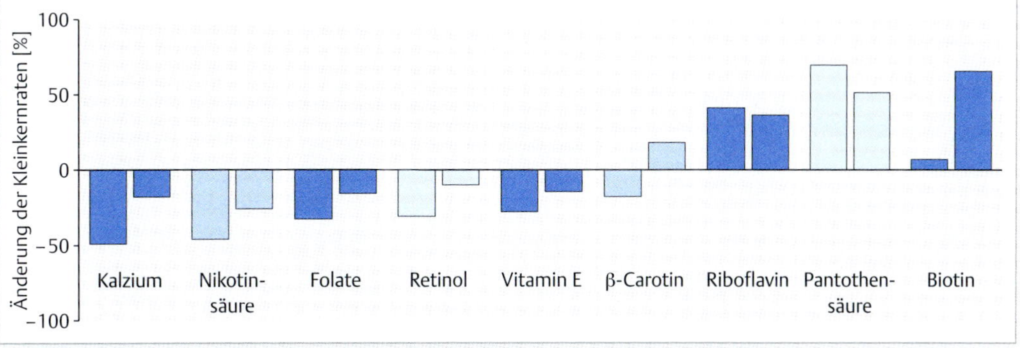

Abb. 5.2 Auswirkungen der Versorgung mit Mikronährstoffen auf die Kleinkernfrequenz in peripheren Lymphozyten. Die Serumkonzentrationen der diversen Mikronährstoffe von Probanden (Australier) wurden in 3 Gruppen (Terzilen) unterteilt und die Kleinkernraten (in %) jeweils auf die niedrigste Terzile bezogen berechnet. Die Grafik wurde anhand von Daten erstellt, die mit insgesamt 400 Teilnehmern erhalten wurden (Quelle: [6]).

Tab. 5.1 Spurenelemente und Vitamine, die bei der Prävention von Krebserkrankungen eine besondere Rolle spielen.

Nährstoff	Empfohlene Zufuhr[1)]	Gehalte (pro 100 g)	Funktion im Körper	Auswirkung auf die DNA-Stabilität	Mangel
Vitamin D	5–20 µg/Tag	Fettfisch (11–21 µg) Leber (1,7 µg) Eigelb (2,9 µg) Kalbfleisch (3,8 µg)	Regulation der Kalziumhomöostase und des Phosphorstoffwechsels, Knochenaufbau	keine direkten Auswirkungen bekannt	Rachitis, Knochenverformung, Knochenbrüchigkeit
Folsäure	300 µg Folat-Äquivalent/Tag	Spinat (78 µg) Kohl (79 µg) Hühnerleber (391 µg) Eigelb (130 µg) Weizenkeime (300 µg)	Synthese von Basenbausteinen, Blutbildung	Fehlinkorporation durch Uracil, Chromosomenbrüche, Hypomethylierung der DNA	makrozytäre Anämie (übergroße Erythrozyten), Neuralrohrdefekte bei Neugeborenen/Abort
Vitamin B_6	♂: 1,6 mg/Tag ♀: 1,2 mg/Tag	Hühnerfleisch (500 µg) Schweinefleisch (500 µg) Kohl (200 µg) grüne Bohnen (200 µg)	Synthese von DNA-Bausteinen, Homocysteinstoffwechsel	wie Folsäuremangel	Hautveränderungen, Mundwinkelrhagaden, Lippenschwellungen
Vitamin B_{12}	3,0 µg/Tag	Leber (60 µg) Fisch (7,4–13 µg) Eier (3,6 µg) Milch (0,3 µg)	Synthese von DNA-Bausteinen, Homocysteinstoffwechsel	wie Folsäuremangel	makrozytäre Anämie (übergroße Erythrozyten), erhöhte Homocysteinspiegel, Depressionen
Zink	♂: 10 mg/Tag ♀: 7 mg/Tag	Rindfleisch (3 mg) Geflügel (1–2 mg) Weizenvollkorn (3 mg)	essenzieller Bestandteil vieler Enzyme (Zink-Finger-Strukturen), u. a. Superoxiddismutase	Anstieg der Oxidation der DNA-Basen, Auslösung von DNA-Brüchen und Chromosomenschäden	verminderte Wundheilung, Infektanfälligkeit, trockene Haut, Zinkmangeldermatitis
Selen	30–70 µg/Tag	Fleisch (16–35 µg) Fisch (30–140 µg) Mehl (55 µg)	Bestandteil bestimmter Enzyme (Thioredoxinreduktase, Glutathionperoxidase und Plasma-Selenoprotein P)	Verkürzung von Telomeren, DNA-Oxidation und -Brüche	Keshan-Krankheit (Herzmuskelerkrankung), Unterfunktion der selenabhängigen Enzyme, oxidativer Stress
Eisen	♂: 10–12 mg/Tag ♀: 10–15 mg/Tag	Hühnerfleisch (1,1 mg) Leber (7 mg)	Sauerstoffübertragung (Hämoglobin), Bestandteil diverser Enzyme	Abnahme der DNA-Reparaturkapazität, erhöhte Anfälligkeit mitochondrialer DNA für oxidative DNA-Schädigung	Eisenmangelanämie, Müdigkeit, Blässe, Brüchigkeit der Nägel
Kalzium	1,0–1,2 g/Tag	Milch (100–150 mg) Joghurt (100–150 mg) Käse (500–1100 mg)	Aufbau des Knochenskeletts	Störung der Zellteilung und Chromosomenfehlaufteilung	gesteigerte Erregbarkeit von Nerven und Muskeln (bis zu Herzrythmusstörungen), instabile Knochen und Zähne, Tetanie

1) Die angegebenen Werte beziehen sich auf Erwachsene. Bei einzelnen Gruppen (z. B. Schwangeren, Kindern etc.) sind die empfohlenen Zufuhrmengen höher oder niedriger; Daten bezogen von „Deutsche Gesellschaft für Ernährung e.V.“, für weitere Informationen siehe http://www.dge/index.php

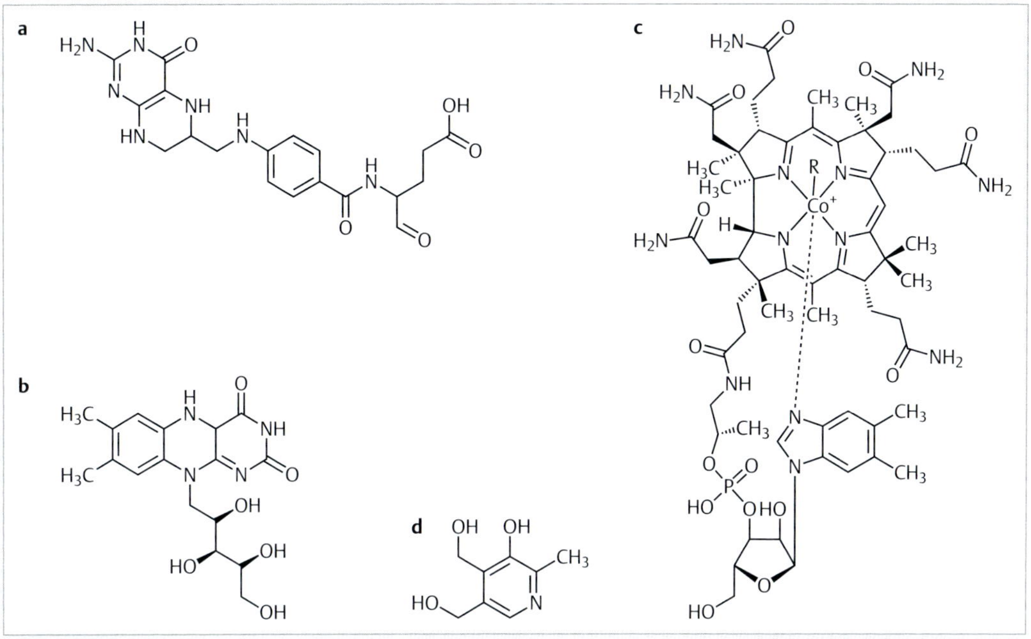

Abb. 5.3 Strukturformeln von Folsäure und der Vitamine B_2, B_6 und B_{12}.
a Folsäure.
b Vitamin B_2 – Riboflavin.
c B_{12} – Cobalamin.
d B_6 – Pyridoxin; R = OH oder CN oder Me (CH_3).

Ärztin Lucy Wills nach Bombay und behandelte dort anämische Frauen, die in Kleiderfabriken arbeiteten. Sie fand heraus, dass sie die Erkrankung mit „Marmite" behandeln konnte, einem aus Hefe hergestellten Brotaufstrich, der auch heute noch in England gerne konsumiert wird. 1941 wurde der sog. „Wills-Faktor" chemisch charakterisiert und es stellte sich heraus, dass das als Folsäure benannte Vitamin nicht nur in Hefe, sondern auch in diversen Obst- und Gemüsearten vorkommt. Die Ernährungsforscher sprechen heute von Folsäureäquivalenten, da die Substanz in pflanzlichen Nahrungsmitteln in Form von Derivaten vorkommt.

▶ **Vitamin B_2 und B_6.** Riboflavin wurde 1879 in Milch entdeckt und daher ursprünglich als Lactoflavin bezeichnet; der derzeitige Name leitet sich von einem Zucker (Ribose) ab, der ein wichtiger Bestandteil des Moleküls ist. Das Vitamin ist in Milchprodukten wie Käse, aber auch in diversen Gemüsen enthalten.

Die metabolisch aktive Form von Vitamin B_6 ist Pyridoxal-5-Phosphat. Es kommt in einer Reihe von Früchten und Beeren, aber auch in diversen Samen vor.

▶ **Vitamin B_{12}.** Die komplexeste Struktur der Vitamine der B-Gruppe besitzt B_{12}. Es hat eine interessante Forschungsgeschichte, in deren Verlauf mehrere Nobelpreise verliehen wurden. In Experimenten mit Hühnern fand man, dass perniziöse Anämie, eine Erkrankung, die durch Mangel an roten Blutkörperchen gekennzeichnet ist und die meist tödlich verlief, durch Verfütterung von Leber verhindert werden konnte. In den 1950er Jahren gelang es, die Struktur des Vitamins aufzuklären. Sie ist durch ein Kobalt-Zentralatom, das in einem Ringsystem sitzt (Tetrapyrrolring), gekennzeichnet.

5.2.2 Bioverfügbarkeit und Verstoffwechselung

▶ **Folsäure.** Die in diversen Nahrungsmitteln vorkommenden Folsäureverbindungen werden durch biochemische Prozesse in Moleküle umgewandelt, die in Zellen physiologische Vorgänge auslösen. Die in Nahrungsmitteln vorkommenden Folate werden zunächst durch Konjugationsreaktionen im Dünndarm verstoffwechselt, durch Rezeptoren in das Innere des Körpers aufgenommen, in die Leber transportiert und dort in ein 5-Methyl-Derivat umgewandelt, das über die Blutbahn weiter verteilt wird.

▶ **Vitamin B_2 und B_6.** Auch Riboflavin unterliegt diversen Umsetzungen. In Nahrungsmitteln kommt es vor allem in Form von Flavin-Mono-Nukleotid (FMN) und Flavin-Adenin-Dinukleotid (FAD) vor. Pyridoxin wird im Dünndarm absorbiert und gelangt von dort in die Leber. Die Aufnahme hängt stark davon ab, in welcher Form das Vitamin vorliegt. Die in tierischen Nahrungsmitteln vorkommenden Derivate werden wesentlich besser aufgenommen, z. B. aus Thunfisch bis zu 100 %. In pflanzlichen Nahrungsmitteln liegt das Vitamin meist in glykosidischer Form vor; dies bewirkt eine schlechtere Bioverfügbarkeit.

▶ **Vitamin B_{12}.** Um als Kofaktor an enzymatischen Umsetzungen teilnehmen zu können, unterliegt Vitamin B_{12} komplexen Stoffwechselreaktionen. Am Transport im und aus dem Verdauungstrakt sind bereits 5 verschiedene Peptide beteiligt, weitere 4 Enzyme katalysieren die Umwandlung zu einem funktionstüchtigen Koenzym.

5.2.3 Synthese von DNA-Bausteinen und Beeinflussung des Methylierungszustandes

Folate und die diversen B-Vitamine spielen bei der Synthese von DNA-Bausteinen und bei der Methylierung der Erbsubstanz eine wichtige Rolle. Diese Zusammenhänge sind in ▶ Abb. 5.4 grafisch dargestellt.

▶ **DNA-Basen-Synthese.** Folsäure wird für die Synthese der DNA-Base Pyrimidin benötigt. Aus Desoxyuridinmonophosphat (dUMP) entsteht unter Mitwirkung des Enzyms Thymidilat-Synthase (TS) Thymidinmonophosphat (TMP). Für diese Reaktion wird eine Methylgruppe benötigt, die von 5,10-Methylentetrahydrofolsäure (5,10-Methylen-THF) stammt. Durch die Aufnahme von Folsäure aus der Nahrung wird sichergestellt, dass diese Reaktion abläuft. Wie in ▶ Abb. 5.4 dargestellt, spielen dabei Dihydro- und Tetrahydrofolsäure als Intermediärprodukte eine Rolle. Nach Übertragung der Methylgruppe entsteht 5,10-Formyl-THF; diese Verbindung ist für die Synthese weiterer DNA-Bausteine (Guanin, Adenin) erforderlich.

Folatmangel bewirkt, dass weniger Thymidin synthetisiert wird. Deshalb wird der Vorläufer Uridin als falsche Base bei der DNA-Synthese in das Erbmaterial eingebaut. Der Mangel an Thymidin führt auch zu einer Beeinträchtigung der DNA-Reparatur.

▶ **DNA-Methylierung.** Ein wichtiger Prozess, der durch Folsäure beeinflusst wird, betrifft den Methylierungszustand der DNA. Die wichtigsten Reaktionsabläufe sind im rechten Teil von ▶ Abb. 5.4 dargestellt. Das bereits erwähnte 5,10-Methylen-THF wird durch eine Reduktase (5-MTHFR) enzymatisch in 5-Methyl-THF umgewandelt. Hier kommt Riboflavin (Vitamin B_2) ins Spiel, denn diese Reaktion benötigt als Koenzym ein Flavoprotein, das aus dem Vitamin gebildet wird. In einem weiteren Reaktionsschritt wird von 5-Methyl-THF eine Methylgruppe auf Homocystein übertragen. An dieser Reaktion ist Vitamin B_{12} beteiligt. Das aus Homocystein entstehende Methionin ist die Vorstufe von S-Adenosyl-Methionin (SAM) und diese Verbindung ist der wichtigste Methylgruppendonor für zahlreiche Reaktionen und kontrolliert auch den Methylierungszustand der DNA und damit die Expression von Genen.

5.2.4 Studienlage zur Beeinflussung der DNA-Integrität und des Methylierungszustandes durch Folsäure und B-Vitamine

Uracil-Fehleinbau

Ende der 1980er Jahre führte der Forscher Reidy In-vitro-Experimente durch, in denen er zeigte, dass in menschlichen Lymphozyten erhöhte Chromosomenschäden auftreten, wenn Folsäure im Kulturmedium fehlt [58]. In der Zwischenzeit wurden Hunderte Studien veröffentlicht, die zeigen, dass es infolge von Uracil-Fehleinbau zu diesen Schäden kommt, da ohne Folsäure kein Thymidin gebildet wird. Ähnliche Effekte treten auch bei Vitamin-B_{12}-Mangel auf.

In diesem Zusammenhang ist erwähnenswert, dass man auch in menschlichen Blutzellen beobachtete, dass Folsäuremangel und Uracil-Fehleinbau (Uracilmisinkorporation) zu einem Anstieg

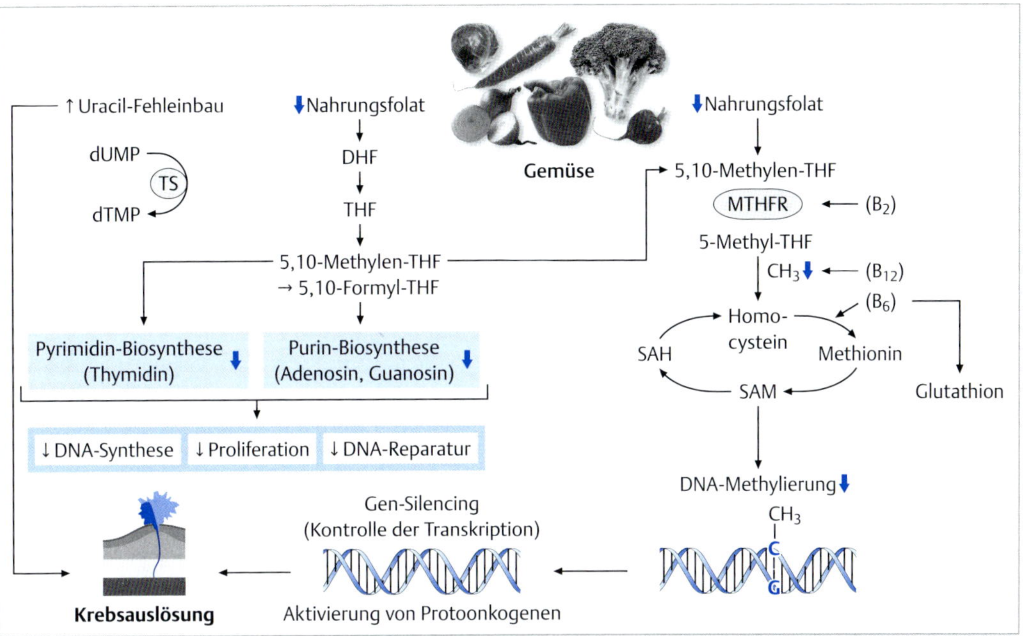

Abb. 5.4 Synthese von DNA-Bausteinen und Beeinflussung des Methylierungszustandes der DNA durch Folsäure und durch die Vitamine B_2 (Riboflavin) B_6 und B_{12}. DHF: Dihydrofolsäure, THF: Tetrahydrofolsäure, dUMP: Desoxyuridinmonophosphat, dTMP: Desoxythymidinmonophosphat, TS: Thymidilat-Synthase), MTHFR: Methylentetrahydrofolat-Reduktase, SAM: S-Adenosyl-Methionin, SAH: S-Adenosyl-Homocystein, ↓: Mangel (Quelle: [4]).

von Mutationen führen, u.a. auch im Tumorsuppressorgen *p53*, das bei der Auslösung maligner Erkrankungen eine zentrale Rolle spielt. Eine weitere interessante Beobachtung, die ursprünglich unter In-vitro-Bedingungen gemacht wurde, betrifft die Beeinflussung der DNA-Reparaturkapazität durch Folsäure. Bei Mangel laufen Reparaturprozesse nur verzögert ab, beispielsweise kommt es in Lymphozyten und auch in Dickdarmzellen zu einer starken Beeinträchtigung der Basenexzisionsreparatur. Die oben erwähnten Befunde wurden auch in Tierexperimenten bestätigt.

Auch beim Menschen bewirkt Unterversorgung mit Folsäure und den diversen B-Vitaminen eine Destabilisierung der Erbsubstanz. Man sah diese Zusammenhänge in Studien mit Patienten mit megalozytärer Anämie und bei Patienten, denen die Milz entfernt worden war.

Es ist nicht möglich, alle Einzelstudien im Detail zu beschreiben, in denen diese Zusammenhänge untersucht wurden. Zusammenfassend ist festzustellen, dass eindeutige Hinweise auf erhöhte Chromosomenschäden durch Uracil-Fehleinbau gefunden wurden, wenn niedrige Plasmakonzentrationen von Folsäure (im Bereich zwischen 6 und 12 ng/ml) vorlagen. Diese Mengen reichen allerdings aus, um Anämie zu verhindern. Erst im Bereich zwischen 15 und 20 ng/ml Folsäure fand man optimale DNA-Stabilität. Diese Ergebnisse wurden in Experimenten gefunden, in denen man als Endpunkt die Kleinkernbildung in Lymphozyten untersuchte. In einigen Interventionsstudien mit gesunden Probanden erhielt man Hinweise darauf, dass der Einbau von Uracil und die Auslösung von Chromosomenschäden durch Supplementierung verhindert werden können.

Allerdings deuten manche Befunde darauf hin, dass die DNA-Instabilität nicht nur durch die Vitamindefizienz ausgelöst wird, sondern auch indirekt mit erhöhten Homocysteinkonzentrationen in Zusammenhang stehen könnte. Die Homocysteinkonzentrationen können durch gezielte Zugabe von Folsäure erniedrigt werden. In einer relativ umfangreichen Untersuchung konnte man bei jungen Erwachsenen mit hohen Homocysteinwerten deutliche Verbesserung erreichen, wenn als Nahrungssupplemente täglich 700 µg Folsäure und 7 µg Vitamin B_6 verabreicht wurden.

Nicht alle diese Studien waren erfolgreich [48]. In mehreren Untersuchungen fand man keine Korrelationen zwischen chromosomaler Instabilität und dem Folsäurestatus. Erwähnenswert ist auch eine Versuchsserie, in der man durch Folsäuresupplementierung zwar den Uracil-Fehleinbau reduzieren konnte, nicht jedoch die Kleinkernraten, die Chromosomenschäden reflektieren. Dieser Befund wurde in einer weiteren Studie bestätigt. Besonders bedenkliche Ergebnisse erhielt man bei Hochdosierung (5 mg Folsäure + 1,25 mg B_{12}) pro Person pro Tag, wenn diese über einen Zeitraum von 6 Monaten erfolgte. Unter diesen Bedingungen fand man einen deutlichen Anstieg der Uracilkonzentrationen in Rektalbiopsien von Adenompatienten.

DNA-Methylierung

Auch die Datenlage zur DNA-Methylierung ist uneinheitlich. In einer australischen Studie fand man keine statistisch signifikante Beziehung zwischen dem B_{12}- und dem Folsäurestatus und der Menge an unmethylierter CpG-DNA. Deutliche Unterschiede beobachtete man hingegen in einer Untersuchung mit postmenopausalen Frauen, die über identische Zeitspannen hinweg zuerst eine folsäurearme und nachfolgend eine folsäurereiche Diät konsumierten.

Die Variabilität der Befunde könnte genetische Ursachen haben, denn In-vitro-Experimente des Australiers Michael Fenech mit Humanlymphozyten zeigen, dass die Auswirkungen der Supplementierung des Nährmediums stark davon abhängen, in welcher Form das für MTHFR kodierende Gen vorliegt. Die häufigste Mutation dieses Gens *(C677T)* führt aufgrund einer Substitution von Alanin durch Valin bei Heterozygoten zu einer Reduktion der Aktivität des Enzyms um 35%, bei homozygoten Individuen nimmt die Aktivität sogar um 70% ab.

Nicht nur die Zufuhr von Riboflavin über die Nahrung, sondern auch im Genotyp festgelegte Enzympolymorphismen bestimmen die katalytische Aktivität von MTHFR, und in beiden Fällen kommt als weitere Variable die Versorgung mit Folsäure hinzu, sodass sowohl die DNA-Stabilität als auch das Methylierungsmuster der DNA von zahlreichen Einzelparametern abhängen. Eine Reihe von Humanstudien zeigte, dass diese unter In-vitro-Bedingungen beobachteten Effekte auch beim Menschen die DNA-Stabilität und wahrscheinlich auch das Krebsrisiko maßgeblich beeinflussen.

5.2.5 Resultate: Beeinflussung des menschlichen Krebsrisikos durch Folsäure und B-Vitamine

Dickdarmkrebs

Eine Metaanalyse, die 2005 veröffentlicht wurde, berücksichtigt insgesamt 16 Einzelstudien, die Assoziationen zwischen Folsäureaufnahme und dem Auftreten von Dickdarmkrebs betreffen [13]. Das Ergebnis ist relativ klar, wenn man die nahrungsbedingte Aufnahme betrachtet. Sowohl in Kohorten- als auch in Fallstudien zeigten sich deutlich inverse Zusammenhänge. In der Bevölkerungsgruppe mit dem höchsten Verzehr war das Risiko, an Dickdarmkrebs zu erkranken, um 25% erniedrigt. Keine deutlichen Effekte sah man hingegen, wenn man als Kriterium die Gesamtaufnahme von Folsäure betrachtete (Aufnahme über Ernährung plus Supplemente, die aus synthetischer Folsäure bestehen). Nach dem Erscheinen dieser Metaanalyse wurden 4 weitere umfangreiche Studien publiziert. Auch in diesen wurden deutliche Hinweise auf protektive Effekte erhalten. Beispielsweise fand man in einer schwedischen Studie deutliche Assoziationen mit der Häufigkeit des Auftretens von Dickdarmkrebs, nicht jedoch mit Rektalkrebs. Auch in einer US-Studie wurde die Schutzwirkung der Folsäure bestätigt, die über die Nahrung aufgenommen wurde, während man mit Supplementen wiederum keine Wirkung fand [19]. Besonders interessant ist das Ergebnis einer weiteren prospektiven Studie aus Schweden, in der eine U-förmige Assoziation zwischen Folsäurekonsum und dem Auftreten von Dickdarmkrebs beschrieben wird [20].

Brustkrebs

Die Ergebnisse von Untersuchungen der Beeinflussung des Brustkrebsrisikos sind weniger eindeutig. Auch hier ist zwischen Ergebnissen zu unterscheiden, in denen die Gesamtaufnahme berücksichtigt wurde, und anderen, die die Aufnahme über die Nahrung betrafen. Ähnlich wie in den Untersuchungen hinsichtlich der Dickdarmkrebsinzidenz fand man nur bei Aufnahme über die Nahrung deutliche Hinweise auf Schutzeffekte. In zwei Metaanalysen, in die jeweils mehr als 20 Einzeluntersuchungen einbezogen wurden, errechnete man eine Reduktion des Risikos um 20%. Auch zwei jüngere zukunftsgerichtete Untersuchungen ergaben recht deutliche Hinweise auf protektive

Exkurs: Fortifikation und Supplementierung von Lebensmitteln mit Folsäure: keine zielführende Strategie zur Verbesserung des Gesundheitszustandes

▶ **Synthetische und Nahrungsfolsäure.** Um Neuralrohrdefekte (Spina bifida) bei Embryonen zu verhindern, die auftreten, wenn bei Schwangeren eine Folsäureunterversorgung vorliegt, wurde in einigen Ländern mit Supplementierungsprogrammen begonnen. In anderen Ländern, etwa in China, den USA und in Kanada, startete man Fortifizierungsprogramme, in denen synthetische Folsäure Lebensmitteln wie Brot zugesetzt wird. Die Ergebnisse im Hinblick auf die Verhinderung von Spina bifida sind vielversprechend, jedoch sah man in allen drei genannten Ländern mit Fortifizierungsprogrammen einen Anstieg des Kolorektalkrebses. Auch bei längerfristiger Einnahme von Supplementen zeigte sich ein Anstieg der Erkrankungshäufigkeit von Krebs im Darmtrakt, in anderen Organen stiegen die Tumorinzidenzen an. Im Gegensatz dazu ergaben zahlreiche Studien mit natürlichen Folaten, die über die Nahrung aufgenommen wurden, durchwegs Schutzwirkungen. Möglicherweise ist einer der Gründe für diese Diskrepanz die schnelle Aufnahme der synthetischen Folsäure über das Darmepithel, die dazu führt, dass die Folsäure nicht in Tetrahydrofolat umgewandelt wird. Die derzeitigen Daten deuten darauf hin, dass es sinnvoll ist, bei Frauen mit Kinderwunsch bzw. während der Schwangerschaft Folsäurepräparate einzusetzen, dass aber der Verzehr von folatreichen Nahrungsmitteln eine wesentlich zielführendere Strategie ist, um den Menschen langfristig vor den Konsequenzen einer zu geringen Aufnahme zu schützen.

▶ **Folatreiche Nahrungsmittel.** Zu den folatreichsten pflanzlichen Nahrungsmitteln zählen Spinat (145 µg/100 g), Mangold, Brokkoli, aber auch Beeren, Spargel und Erbsen sowie Quinoa (180 µg/100 g). Bei Gemüsen spielt der Anbauzeitpunkt eine wichtige Rolle. Winterspinat enthält beispielsweise wesentlich höhere Mengen als Sommerspinat. Auch die Art der Verarbeitung beeinflusst die Folsäureaufnahme: Durch Zerkleinern von Spinatblättern steigt die Bioverfügbarkeit um mehr als 50% an. In einer aktuellen Interventionsstudie zeigten wir, dass der Verzehr von 225 g Spinat pro Tag über einen Zeitraum von 14 Tagen zu einem signifikanten Anstieg der Folatkonzentrationen im Serum (um ca. 30%) führt, parallel dazu sanken die Homocysteinspiegel um etwa 15% [12]. Bereits am ersten Tag nach Beginn der Intervention nahm die Bildung oxidierter DNA-Basen in peripheren Lymphozyten drastisch (etwa um die Hälfte) ab. Diese Ergebnisse zeigen, dass es durch gezielten Konsum folatreicher Nahrungsmittel möglich ist, die derzeitigen Mängel in der Versorgung der Bevölkerung auszugleichen. Auch die Auswahl und Zucht besonders folatreicher Sorten pflanzlicher Lebensmittel könnten maßgeblich dazu beitragen, die Situation zu verbessern.

Wirkungen (Reduktionseffekte von 22 bzw. 44%). Erwähnenswert ist auch, dass im Gegensatz dazu in einer Supplementierungsstudie sogar ein Anstieg des Risikos gefunden wurde.

Weitere Krebsarten

Wie sieht es mit anderen Krebsarten aus? Relativ eindeutig ist, dass es keine Zusammenhänge zwischen Folsäurekonsum und dem Auftreten von Magenkrebs gibt. Bei Lungenkrebs fand man vereinzelt Effekte, allerdings beschränken sich auch hier die Wirkungen auf Nahrungsfolate. In diesbezüglichen Metaanalysen ergaben sich Hinweise auf eine schwache (etwa 10%ige Risikoreduktion). Etwas besser sieht es mit Ösophaguskrebs aus: Hier ergeben Metaanalysen – je nach untersuchter Krebsform – Hinweise auf eine Reduktion von 44% für squamöse Karzinome und von 50% für Adenokarzinome [53]. Auch das Auftreten von Pankreaskrebs war bei guter Versorgungslage reduziert, in einer Metaanalyse von fünf Studien wurde immerhin eine Abnahme des Risikos um 50% gefunden.

Hinsichtlich des Auftretens weiterer Krebsformen gibt es nur vereinzelt Studien, in denen manchmal Hinweise auf Schutzeffekte erhalten wurden. All diese Untersuchungen sind in einer ausgezeichneten Übersichtsarbeit von Ulrich (2007) zusammengefasst [14]. Vielversprechend sind etwa die Befunde hinsichtlich des Auftretens von Ovarialkarzinomen und von bestimmten Leukämieformen, allerdings sind weitere umfangreichere Untersuchungen erforderlich, um die gefundenen Zusammenhänge weiter abzuklären.

5.2.6 Untersuchung der Beziehungen zwischen Polymorphismen des Folsäurestoffwechsels und dem Auftreten von Krebserkrankungen

▶ **Mutationen des MTHFR-Gens.** Wie erwähnt, kann es durch Mutationen im Gen, das für MTHFR kodiert, zu Funktionsausfällen bzw. zu einer Reduktion der Enzymaktivität kommen. Auch andere Gene, die im Folsäurestoffwechsel eine Rolle spielen, können von Ausfällen betroffen sein, beispielsweise Dihydrofolat-Reduktase (DHFR). Entscheidend ist, dass das Auftreten von Mutationen in diesen Genen mit erniedrigten Krebsrisiken in Zusammenhang gebracht werden kann. Das ist ein wichtiger Hinweis darauf, dass die Verfügbarkeit der Folsäure tatsächlich das menschliche Krebsrisiko maßgeblich beeinflusst. In ▶ Abb. 5.5 sind die Zusammenhänge zwischen der Aktivität der MTHFR und der DNA-Stabilität und des Methylierungszustands grafisch dargestellt.

Tatsächlich sieht man in Metaanalysen von Studien, in denen das Auftreten von MTHFR-Polymorphismen mit diversen Krebsformen assoziiert

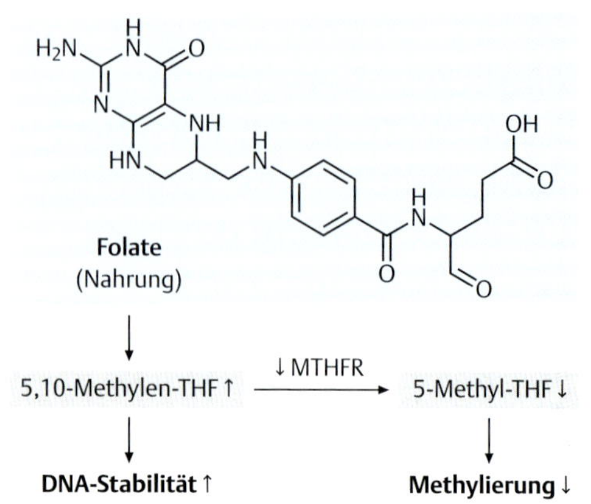

Abb. 5.5 Beeinflussung der DNA-Stabilität durch die Aktivität der MTHFR. Bei niedriger Aktivität steigt die Verfügbarkeit von 5,10-Methylen-THF, das für die DNA-Synthese benötigt wird. Auswirkung von Funktionsausfällen (Polymorphismen) des *MTHFR*-Gens: Mutationen in diesem Gen führen zu einer Reduktion der Aktivität der Reduktase. Erniedrigte Aktivität führt zu einer verringerten Umwandlung von 5,10-Methylen-THF und in der Folge zu einer verbesserten Verfügbarkeit dieser Verbindung, die für die Synthese von Purinen und für die Umsetzung von dUMP zu dTMP benötigt wird. Dies wiederum führt zu einer Abnahme des Uracil-Fehleinbaus in die DNA und in der Folge zu einer Verbesserung der Chromosomenstabilität. Durch eine Abnahme der Bildung von 5-Methyl-THF kommt es auch zu einer Beeinflussung der DNA-Methylierung.

Exkurs: Der Einfluss von Methionin auf die Teilung von Krebszellen

Die Aufnahme folatreicher Nahrungsmittel hat direkten Einfluss auf den Methioninstatus. Die Aminosäure ist jedoch auch per se in zahlreichen Lebensmitteln enthalten. Fleisch, Fisch und Nüsse enthalten relativ hohe Mengen (bis 0.5 g/100 g). Die Konzentrationen in Obst und Gemüse sind in bis zwei Potenzen niedriger, in Brot und Getreiden liegen sie in einem mittleren Bereich (0,1–0,2 g/100 g). Zahlreiche in-vitro-Studien mit Krebszellen zeigten, dass Methionin-Mangel ihre Teilung verhindert. In Tierexperimenten beobachtete man, dass Verfütterung von methioninarmem Futter das Wachstum von Tumoren in verschiedenen Organen (z. B. in der Brust) inhibiert und die Lebensdauer der Tiere verlängert. Diese Befunde könnten auch für den Menschen relevant sein. Eine ausgezeichnete Übersichtsarbeit zu diesem Thema wurde von Cavuoto und Fenech publiziert [41]. Beim Menschen führt vegane Ernährung zu verminderter Methioninzufuhr. Ornish und Kollegen realisierten eine interessante Studie mit Männern, bei denen im Frühstadium Prostatakrebs diagnostiziert worden war. Sie ernährten sie vegan und veränderten ihre Lebensgewohnheiten (Sport, Yoga). Nach 1-jähriger Laufzeit fanden die Forscher, dass sich Prostatakrebszellen (LNCaP-Zellen), die in Seren dieser Patienten gezüchtet wurden, bis 70% weniger häufig teilten als jene, die in Seren einer Kontrollgruppe (Prostatakrebspatienten ohne Ernährungs- und Lifestyle-Umstellung) kultiviert wurden [43].

wurde, deutliche Zusammenhänge. Beispielsweise fand man bei Individuen mit einer bestimmten Mutation *(C677T)* in einer großen Untersuchung eine Reduktion von Dickdarmkrebs um etwa 20% [57]. In einer weiteren Analyse sah man, dass Individuen, die wenig Folate zu sich nahmen, und die Mutationen aufwiesen, etwa 40% weniger häufig an Dickdarmkrebs erkranken [67]. Betrachtete man die Gesamtinzidenz (alle Krebsformen), waren die Zusammenhänge besonders deutlich. Hier beobachtete man bei erwachsenen Individuen mit homozygotem (Mutationen in beiden Allelen) *C677T*-Genotyp eine Abnahme der Krebsraten um 59%. Allerdings trifft die innere Assoziation nicht auf alle Krebstumoren zu, mit Ovar- und Brustkrebs wurden keine Effekte detektiert. Das Risiko für Oesophagus steigt bei Menschen mit niedrigerer Folataufnahme sogar drastisch an (um 65%) [68]. In diesem Fall scheint die Erhöhung der DNA Methylierung der entscheidende Faktor zu sein. Aufgrund der bereits erörterten mechanistischen Zusammenhänge ist anzunehmen, dass diese Reduktion der Erkrankungshäufigkeit auch durch eine verbesserte Folsäurezufuhr über Nahrungsmittel erreicht werden kann.

5.2.7 Erhöhte Krebsinzidenzen durch Folsäuresupplementierung bei Risikogruppen

Die Hoffnung, dass durch Einnahme von synthetischer Folsäure die Erkrankungshäufigkeit von Menschen mit erhöhtem Dickdarmkrebsrisiko reduziert werden kann, hat sich nicht erfüllt. In einer umfangreichen Studie mit Teilnehmern, bei denen bereits Dickdarmadenome diagnostiziert worden waren, erhielten etwa 1.000 Personen über einen Zeitraum von mehreren Jahren pro Tag 1 mg Folsäure (mit und ohne Aspirin) [50]. Die Resultate waren ernüchternd. Endoskopische Untersuchungen zeigten, dass in der Folsäuregruppe deutlich mehr (> 60%) fortgeschrittene Adenome auftraten als in der Kontrollgruppe. Auch die Zahl der Adenome in der Supplementierungsgruppe war deutlich (2-fach) höher. Eine ähnliche Studie, die in Europa durchgeführt wurde, führte ebenfalls zu negativen Ergebnissen. 853 Menschen nahmen daran teil und die Aufnahmemenge von Folsäure betrug in diesem Fall 500 mg pro Tag [54]. Nach 3 Jahren führte man die ersten endoskopischen Untersuchungen durch und fand keine Veränderungen, die als mögliche Schutzeffekte interpretiert werden könnten.

▶ **Promovierende Eigenschaften.** Die Erhöhung des Auftretens von Adenomen, die in der ersten Studie gefunden wurde, könnte auf promovierende Eigenschaften des Vitamins zurückzuführen sein. Man vermutet, dass in der Darmmukosa der Adenompatienten bereits Vorstufen von Krebszellen vorlagen, die im Rahmen der endoskopischen Untersuchungen nicht entdeckt worden waren. Supplementierung mit Folsäure könnte eine selektive Wachstumsförderung dieser Zellen und vermehrtes Auftreten multipler Adenome in der Interventionsgruppe bewirken. Derartige promovierende Effekte fand man auch in Tierexperimenten: Beispielsweise sah man nach 6-monatiger Behandlung von Min-Mäusen, die genetisch bedingt Dickdarmtumore bekommen, einen deutlichen Anstieg der Tumorraten.

5.2.8 Schutzeffekte der Vitamine B_2, B_6 und B_{12} beim Menschen

In Hinblick auf die Schutzeffekte der diversen B-Vitamine ist die Datenlage wesentlich spärlicher. In einigen Untersuchungen wurden die Einflüsse mehrerer Faktoren gleichzeitig untersucht. Beispielsweise wurden in zwei Studien, die Gebärmutterhalskrebs betrafen, Folsäure und Vitamin B_{12} bzw. B_6 gleichzeitig verabreicht. In einer dieser Untersuchungen fand man einen signifikanten inversen Zusammenhang mit der täglichen Aufnahme der B-Vitamine. Dieser Befund wurde jedoch in der zweiten Studie nicht bestätigt.

Bei anderen Krebsformen gibt es ebenfalls Hinweise auf mögliche Schutzeffekte, beispielsweise wurde eine inverse Assoziation zwischen Vitamin-B_6-Aufnahme und Lungenkrebs beobachtet. Eine aktuelle Metaanalyse betrachtet die Ergebnisse prospektiver Studien hinsichtlich der Aufnahme von Vitamin B_6, der Serumkonzentrationen dieses Vitamins und dem Auftreten von Dickdarmkrebs [11]. Sowohl in Studien, die die Aufnahme über die Nahrung (9 Studien) betrafen, als auch in Untersuchungen, in denen man die Blutkonzentrationen (4 Studien) bestimmte, wurden inverse Assoziationen gefunden. Man errechnete aus den Ergebnissen, dass ein Anstieg der Konzentration des Vitamins im Blut von 100 pmol/ml zu einer Abnahme des Risikos um 49% führt.

5.2.9 Empfohlene Aufnahmemengen

▶ **Folsäure.** Die derzeit vom D-A-CH-Konsortium empfohlene tägliche Aufnahme von Folsäureäquivalenten liegt für Kinder ab 10 Jahren und Erwachsene bei 300 µg/Tag. Für Schwangere und Stillende wurden höhere Werte festgelegt (550 µg bzw. 450 µg pro Tag). 1 µg Folsäureäquivalent entspricht dabei 1 µg Nahrungsfolat, aber nur 0,5 µg synthetischer Pteroylmonoglutaminsäure, die in Supplementen und zur Anreicherung von Lebensmitteln verwendet wird. Eine ausreichende Versorgung ist nicht nur im Hinblick auf die Verhinderung von Krebserkrankungen erforderlich, sondern auch, um die Homocysteinkonzentrationen im Blut zu reduzieren. Homocystein ist ein wichtiger Marker für ein erhöhtes Risiko von Herz-Kreislauf-Erkrankungen. Ein weiterer wichtiger Aspekt ist der Schutz vor Neuralrohrdefekten, der ebenfalls von ausreichender Folsäureversorgung abhängt. Aus diesem Grund wird vor und während der Schwangerschaft erhöhte Zufuhr empfohlen.

Entscheidend für die Prävention von Krebserkrankungen ist die Tatsache, dass die von den Ernährungsgesellschaften empfohlenen Zufuhrmengen nicht erreicht werden. Das deutsche BGA stellte 1998 fest, dass die durchschnittliche Versorgung bei Männern bei 271 µg/Person/Tag liegt, Frauen nehmen lediglich 226 µg/Person/Tag auf. Noch ungünstiger ist die Situation bei älteren Menschen (Männer: 123 µg/Tag, Frauen: 117 µg/Tag). Auch in den USA liegt Unterversorgung vor, von der mehr als die Hälfte der Bevölkerung betroffen ist. Darüber hinaus betont Michael Fenech (2010), dass auch bei Einhaltung der empfohlenen Zufuhrmenge die optimale DNA-Stabilität nicht erreicht wird [6].

Allerdings hängt die Zusatzversorgung zur Optimierung der DNA-Integrität, wie erwähnt, nicht nur von Folsäure, sondern auch vom Vitamin-B_6-Status und weiteren Faktoren ab, sodass eine sinnvolle Supplementierungsempfehlung eigentlich nur aufgrund individueller DNA-Stabilitätsmessungen erfolgen sollte.

▶ **Vitamin B_{12}.** Der Bedarf an Cobalamin (Vitamin B_{12}) ist mit 1 µg/Tag vergleichsweise gering. Die von der DGE empfohlene tägliche Aufnahmemenge liegt bei 3 µg/Person/Tag. Dieser Wert wird bei Verzehr von Mischkost deutlich überschritten. Bei Frauen beträgt die Aufnahme 5,9 µg, bei Männern sogar 8,4 µg (Altersgruppe von 35–44 Jahren). Der in den USA geltende RDA-Wert ist etwas niedriger (2,4 µg/Person/Tag), die Versorgungslage ist dort aber deutlich schlechter. Etwa 10% der Frauen und 5% der Männer mit einem Lebensalter von mehr als 20 Jahren nehmen nur die Hälfte der empfohlenen Menge zu sich.

▶ **Vitamin B_2 und Vitamin B_6.** Der Bedarf an Riboflavin (Vitamin B_2) liegt bei männlichen Jugendlichen und Erwachsenen zwischen 1,2 und 1,5 mg/Tag und bei 1,2 mg/Tag bei weiblichen Erwachsenen und Jugendlichen. Schwangere und Stillende sollten täglich etwa 1,5–1,6 mg aufnehmen. Der Bedarf ist an die Energiezufuhr gekoppelt und steigt mit körperlicher Aktivität, aber auch durch schwere Krankheiten sowie Operationen und Traumen, bei Absorptionsstörungen, Alkoholmissbrauch und durch Einnahme von Medikamenten. Wichtige Quellen für Riboflavin sind Milch, Milchprodukte, Leber und Vollkornprodukte. Vitamin B_2 ist an der Energiegewinnung im Stoffwechsel beteiligt und ist daneben auch Bestandteil des antioxidativen Enzyms Glutathionreduktase.

Vitamin B_6 umfasst eine Reihe von Verbindungen: Pyridoxin, Pyridoxal und Pyridoxamin sowie deren phosphorylierte Formen (1 mg Pyridoxin = 1 mg Pyridoxal = 1 mg Pyridoxamin). Der Bedarf liegt zwischen 1,4 und 1,6 mg/Tag bei männlichen und bei 1,2 mg/Tag bei weiblichen Erwachsenen und Jugendlichen. Schwangere und Stillende sollten täglich etwa 1,9 mg Vitamin B_6 aufnehmen. Leber, Vollkornprodukte, Nüsse, Hefe und Bananen sind sehr gute Vitamin B_6-Quellen. Das Vitamin ist am Proteinstoffwechsel beteiligt, indem es Enzyme unterstützt oder bestimmte Transmitter und Gewebshormone bildet. Sowohl Vitamin B_2 als auch B_6 sind von der Gesamtenergieaufnahme abhängig, was sich auch in den Empfehlungen widerspiegelt.

In Mitteleuropa halten Erwachsene die Empfehlungen von Vitamin B_2 und B_6 im Allgemeinen ein. Vereinzelt kann es bei Schwangeren und vor allem bei Senioren zu einer Unterversorgung kommen. Dies gilt auch für die USA, wo die Empfehlungen (die jenen in Mitteleuropa gleichen) meist erreicht werden. Eine Ausnahme bilden Senioren sowie teilweise Schwangere und Stillende.

5.2.10 Auswirkung der Zubereitung von Nahrungsmitteln auf den Vitamingehalt

▶ **Folsäure.** Die Folsäuregehalte in Fleisch und Geflügel nehmen beim Sieden um 30–45% ab, beim Braten und bei der Zubereitung von Speisen im Backofen sind die Verluste deutlich geringer. Dünsten und Kochen von Fisch führt zu Verlusten bis zu 30%; auch in diesem Fall hat die Zubereitung im Backofen weniger drastische Auswirkungen (Verluste zwischen 10 und 20%). Das Tieffrieren von Fleisch und Fisch hat keine Auswirkungen auf den Folsäuregehalt. Gemüse wie Spinat und Brokkoli verlieren, wenn sie in Wasser gekocht werden, zwischen 44 und 49%; beim Dünsten bleibt das Vitamin fast zur Gänze im Gargut erhalten.

▶ **B-Vitamine.** Riboflavin ist im Gegensatz zu anderen wasserlöslichen Vitaminen relativ hitzestabil. In pflanzlichen Lebensmitteln (z.B. in Bohnen und Erbsen) kommt es durch Auswaschungsprozesse zu Verlusten bis zu 30%. Eine ähnliche Situation liegt bei Vitamin B_6 vor. Auch hier wurden Verluste zwischen 20 und 25% beim Kochen pflanzlicher Lebensmittel gefunden. Die deutlichsten Verluste sieht man beim Kochen in Wasser (Abnahme je nach Lebensmittel zwischen 15 und 60%), Dünsten ist wesentlich schonender.

Vergleiche diverser Konservierungsverfahren von Fleisch zeigten, dass die geringsten Abnahmen beim Einfrieren auftreten. Bei der Herstellung von Konserven oder Bestrahlung kommt es zu einer deutlichen Abnahme der Ausgangskonzentration.

Bei der Zubereitung von Rind- und Schweinefleisch geht ein Teil des Riboflavins in den Bratenrückstand bzw. in den Bratensaft über. In Rindfleisch geht beispielsweise beim Braten bis zur Hälfte des Vitamins verloren, bereitet man die Gerichte jedoch so zu, dass der Bratensaft ebenfalls konsumiert wird, so liegen die Verluste nur bei 20%. Vitamin B_{12} geht nach der Zubereitung von Fleisch ebenfalls teilweise verloren. Grob gesagt liegen die Verluste beim Braten der meisten Fleischsorten etwa bei einem Drittel.

Gut untersucht sind auch die Auswirkungen der Verarbeitung von Milch. 5-minütiges Kochen führt zu einer Abnahme um 30%, nach einer halben Stunde ist bereits die Hälfte des Vitamins zerstört, während bei schonender Pasteurisierung der Verlust nur 10% der Ausgangskonzentration beträgt.

5.2.11 Schutz vor Krebs durch Folsäure und Vertreter der Vitamin-B-Familie: Was steckt tatsächlich dahinter?

Zusammenfassung

Um Missverständnisse zu vermeiden, die durch die Fülle von Daten hervorgerufen werden, sind hier die wichtigsten Befunde noch einmal zusammengefasst.

Ergebnisse aus zahlreichen Einzelstudien beim Menschen zeigen in überzeugender Weise, dass eine erhöhte Zufuhr von Folaten über Nahrungsmittel bei der Allgemeinbevölkerung mit einem Schutz weit verbreiteter Krebsarten wie Dickdarm und Brustkrebs assoziiert ist. Bei besserer Versorgung könnte beispielsweise das Auftreten von Kolonkrebs um 25–30% gesenkt werden. Dies entspricht in Deutschland 18.000 Fällen/Jahr. Mehrere Studien zeigen in überzeugender Weise, dass auch dem Vitamin B_6 eine wichtige Schutzfunktion vor der Auslösung von Dickdarmkrebs zukommt.

Die Versorgung mit Folsäure in der Bevölkerung ist in den USA und auch in Mitteleuropa unzureichend, die von Ernährungsgremien empfohlenen Aufnahmemengen werden meist nicht erreicht, mit anderen Worten, es liegt in vielen Teilen der Bevölkerung ein Mangel vor, von dem insbesondere ältere Menschen betroffen sind. Darüber hinaus betonen einige Fachleute, dass auch bei Versorgung mit den empfohlenen Aufnahmemengen kein optimaler Krebsschutz erreicht wird. Eine Erhöhung der Aufnahmemengen ist also durchaus als sinnvoll anzusehen. Allerdings sind zwei Faktoren zu berücksichtigen: Bei Risikogruppen (beispielsweise mit erhöhtem Dickdarmkrebsrisiko) ist erhöhte Zufuhr nicht sinnvoll, hier könnte es sogar zu negativen Auswirkungen kommen. Eine weitere Einschränkung ist, dass in epidemiologischen Studien nur Hinweise auf Schutzeffekte gefunden wurden, wenn die Aufnahme durch Nahrungsfolate in Betracht gezogen wurde, nicht jedoch nach Zufuhr synthetischer Folsäure durch Nahrungsergänzungsmittel. Dies deutet darauf hin, dass die Einnahme von Präparaten, die künstlich hergestellte Folsäure enthalten, nicht zielführend ist.

Obwohl keine Vergiftungen durch Aufnahme künstlicher Folsäure bekannt sind, könnten zu große Mengen DNA-Instabilität verursachen, dies ist ein Hinweis auf möglicherweise negative Auswirkungen im Hinblick auf das Krebsrisiko.

Von besonderer Bedeutung bezüglich der Schutzeffekte von Folsäure und diverser anderer B-Vitamine vor Krebs ist, dass die Zusammenhänge der zugrunde liegenden Mechanismen gut erklärt werden können. Es ist bekannt, dass Folsäure für die Stabilität und Methylierung der Erbsubstanz erforderlich ist. Die Folsäurekonzentration im Blut und die DNA-Stabilität können leicht experimentell bestimmt werden, sodass es möglich ist, auf individueller Ebene abzuklären, ob und welches Vitamin zugeführt werden muss.

5.3 Selen

Das von Jöns Jakob Berzelius 1817 entdeckte Halbmetall wurde nach der Mondgöttin benannt und ist eines der großen Hoffnungsträger der Chemoprävention. Die Resultate der größten je durchgeführten humanen Interventionsstudie haben die Erwartungen allerdings schwer erschüttert.

5.3.1 Vorkommen

▶ **Böden und Grundwasser.** Selen kommt in diversen Mineralien (beispielsweise in Sulfiden) vor und gelangt durch Verwitterungsprozesse in die Böden und auch ins Grundwasser. Eine besonders relevante Ursache von Umweltbelastungen, die zu negativen Auswirkungen führen können, ist die Aufbereitung von Rohöl in Raffinerien.

Die Selengehalte von Böden schwanken über einen weiten Bereich; sie liegen typischerweise zwischen 0,01 und 2,0 mg/kg. Dies führt zu starken Unterschieden der Konzentration in den Pflanzen und auch der Aufnahmemenge in den jeweiligen Populationen. Reiche Böden gibt es in einzelnen Gebieten der USA (mit Spitzenwerten über 100 ppm = 100 mg/kg). In Mitteleuropa ist die Versorgungslage wesentlich schlechter; Böden in Deutschland weisen durchschnittlich einen Gehalt von 0,2 ppm auf. Die weltweiten Selenkonzentrationen in Böden können in einer Arbeit von J.E. Oldfield (Selenium in maps. The bulletin of the selenium-tellurium development association. 1995; 951: 1–7) nachgeschlagen werden.

Auch Grund- und Trinkwasser können Selen enthalten. Im deutschsprachigen Raum liegen die Werte im ppb-Bereich; der Maximalwert ist in der deutschen Trinkwasserverordnung mit 0,01 mg/l festgelegt.

▶ **Nahrungsmittel.** Das Halbmetall gelangt primär über Pflanzen in die Nahrungskette. Der Mensch nimmt das Element vorwiegend über Getreide und Fleischwaren auf (Anteil an der Gesamtaufnahme jeweils etwa 26 %), weitere Quellen sind Fische (10 %) sowie Milch und Milchprodukte (21 %). Früchte und Gemüse enthalten nur relativ geringe Mengen (7 %); die höchsten Gehalte findet man in Brasilnüssen (Paranüsse), die Konzentrationen bis 500 mg/kg Frischgewicht aufweisen.

▶ **Verbindungen.** Selen liegt in Nahrungsmitteln in recht unterschiedlichen Verbindungen vor. Am häufigsten ist es in pflanzlichen Lebensmitteln, aber auch im Fleisch als Selenomethionin (meist mehr als 50 % des Gesamtgehalts) enthalten. Daneben kommen auch andere Verbindungen vor, beispielsweise findet man in Knoblauch relativ hohe Mengen γ-Glutamyl-Selenocystein, in Kartoffeln dominieren Selenate und Fische enthalten eine Reihe von Verbindungen, deren Strukturen bisher noch nicht bekannt sind.

5.3.2 Verstoffwechselung und biologische Funktionen

Sowohl anorganische als auch organische Selenverbindungen werden aus dem Verdauungstrakt aufgenommen. Von den Ersteren ist bekannt, dass sie intrazellulär verstoffwechselt werden. Cystein- und Cystin-Verbindungen gelangen nach Konjugation mit Glutathion-S-Transferase insbesondere in die Leber und werden dort weiterverarbeitet.

▶ **Selenoproteine.** Für die biologischen Effekte von Selen sind die sog. Selenoproteine von besonderer Bedeutung. Die biologisch relevanten Eiweiße enthalten meist Selenocystein. Der Einbau erfolgt, indem Selenit in Selenphosphat umgewandelt und in Eiweißmoleküle eingebaut wird (▶ Abb. 5.6). Eine weitere in Nahrungsmitteln enthaltene Verbindung (Selen-Methyl-Selenocystein) wird in ein anderes, biologisch aktives Molekül umgewandelt (Methylselenol), das ebenfalls bei der Verhinderung von Krebs eine Rolle spielt.

Man kennt beim Menschen insgesamt 25 selencysteinhaltige Proteine. 14 davon kann man definierte biologische Funktionen zuordnen, 11 katalysieren ähnliche Reaktionen und sind strukturell verwandt. Diese Enzyme werden in drei Familien zusammengefasst: Glutathionperoxidasen (GPx) sind für den Abbau von Peroxiden verantwortlich;

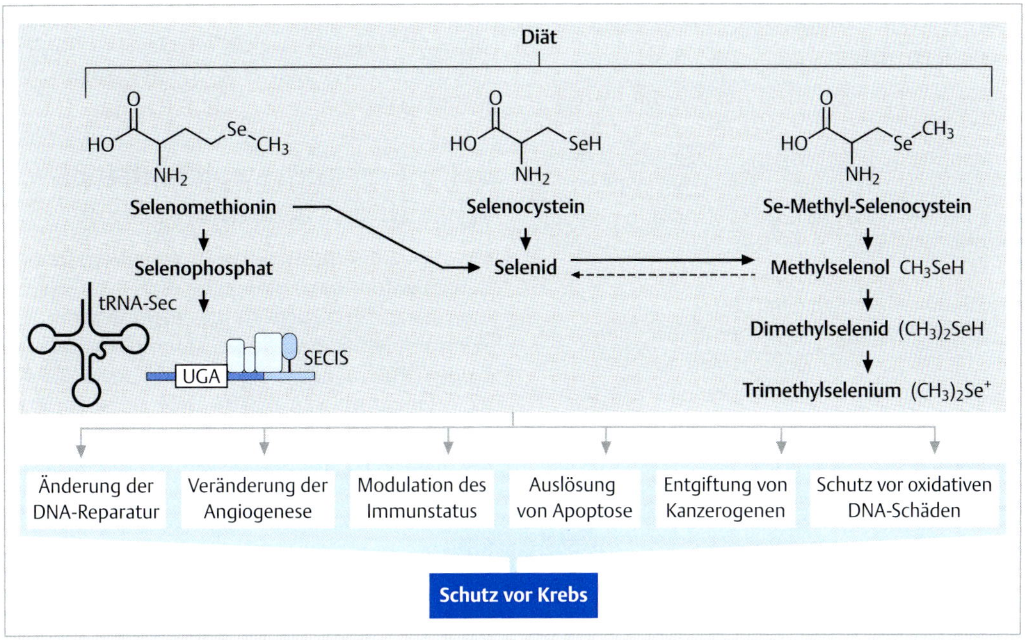

Abb. 5.6 Einige Selenverbindungen und ihre Verstoffwechselung. Der Einbau in Proteine erfolgt nach Umwandlung in Selenit- und Selenophosphat. Am Einbau ist eine spezielle t-RNA beteiligt, die von einem UGA-Codon erkannt wird. In der Folge kommt es zu einer weiteren Umwandlung von UGA durch eine spezielle Struktur (Selenocystein-Insertions-Sequenz, SECIS). Eine weitere Verbindung mit hoher biologischer Aktivität ist das aus Selenit und Selen-Methyl-Selenocystein entstehende Methylselenol (Quelle: [8]).

es gibt eine Reihe von Isoformen, die in diversen Organen vorkommen. Die zweite Gruppe umfasst Thioredoxinreduktasen (TrxR), die Bestandteile von Reduktasen im Zytosol sind. Die dritte und letzte Gruppe spielt bei der Aktivierung des Schilddrüsenhormons Thyroxin eine Rolle (Jod-Thyroxindeiodasen).

5.3.3 Mechanismen des Schutzes vor Krebserkrankungen

GPx war das erste Selenoprotein, dessen Struktur identifiziert und charakterisiert wurde (1973). Peroxidasen reduzieren, wie der Name besagt, Peroxide sowie Hydrogenperoxide und schützen so Makromoleküle vor oxidativer Schädigung. Die Thioredoxinreduktasen kontrollieren den Redoxzustand der Zellen und verhindern ebenfalls in den Zellen oxidativen Stress. Möglicherweise schützen diese Enzyme auch vor Krebs, indem sie die Invasion und Migration von Tumorzellen verhindern.

Es wurde wiederholt postuliert, dass der Schutz vor oxidativen Schäden eine Erklärung für die Verhinderung der Krebsentstehung liefert. Allerdings zeigten Humanstudien, dass die Selenmengen, die für optimale GPx-Aktivitäten erforderlich sind, bei 150 µg/Tag liegen, während optimaler Schutz vor Krebsauslösung erst nach Aufnahme größerer Mengen (200 µg/Tag) beobachtet wird [61], [64]. Dies ist ein Hinweis darauf, dass nicht die Schutzfunktion von GPx, sondern andere Prozesse eine Rolle spielen. Eine ganze Reihe von Mechanismen kommt dabei in Betracht, etwa die Auslösung von Apoptose und Beeinflussung des Zellzyklus durch Selen-Methionin. Weiter ist bekannt, dass zwei Isoformen (GPx1 und GPx4) NFκB aktivieren und in die Arachidonsäure-Kaskade eingreifen. Letztendlich ist auch die Beeinflussung des Immunsystems erwähnenswert. In Humanstudien und Tierexperimenten fand man nach Zufuhr von Selen einen Anstieg von Zytokinen (z. B. IF-γ), sowie erhöhte Proliferation von T- und T-Helfer-Zellen. In einer australischen Studie, die mit Krebspatienten durchgeführt wurde, veränderten sich die Immunfunktionen nach Zufuhr des Halbmetalls sehr deutlich.

5.3.4 Ergebnisse von Tierexperimenten

Es gibt eine Reihe von Tierexperimenten, in denen die Auswirkungen von Selenmangel auf die Tumorentwicklung untersucht wurden. Die Resultate sind recht heterogen. Da es bei Unterversorgung zu einer Beeinträchtigung der Zellteilung kommt, wurden in einigen Experimenten eine Abnahme des Tumorwachstums und eine Verlangsamung der Metastasierung beobachtet.

Durch Züchtung transgener Mäuse, denen selenspezifische Funktionen fehlen, kann man die Auswirkung auf das Krebsgeschehen in idealer Weise untersuchen. Das Fehlen eines speziellen GPx-Isoenzyms (GPx4), das im Gastrointestinaltrakt vorkommt, hatte keine phänotypischen Konsequenzen. Fehlte jedoch zusätzlich GPx1, kam es zu Entzündungen und erhöhter Krebsanfälligkeit im Darmbereich.

In einer Reihe von Untersuchungen wurden Hunde verwendet. Diese Spezies hat mit dem Menschen gemeinsam, dass Prostatatumoren häufig spontan auftreten. In Studien, in denen humanrelevante Dosierungen verabreicht wurden, fand man, dass Selen in Epithelzellen der Prostata Apoptose und DNA-Schädigung auslöst. Letztere wurde in Einzelzell-Gelelektrophoresen gemessen und es zeigte sich, dass die DNA-Migration in Abhängigkeit von der Selenkonzentration einen U-förmigen Verlauf aufweist.

In einer Übersichtsarbeit von Darvesh und Bishayee (2010) sind Arbeiten beschrieben, die die Prävention von Leberkrebs betreffen [3]. Insgesamt wurden 32 Studien ausgewertet. Die Auslösung von Tumoren bzw. deren Vorstufen (Foci) erfolgte durch Behandlung der Versuchstiere mit Chemikalien. In der Mehrzahl der Untersuchungen wurden protektive Effekte beobachtet. Parallel dazu fand man eine Verbesserung des Redoxzustandes nach Selensupplementierung. In zwei Untersuchungen mit Dimethylnitrosamin zeigten sich Auswirkungen auf die DNA-Stabilität, allerdings beobachtete man nur in einer dieser Studien Schutzwirkungen, während in der zweiten nach Gabe von Selen die Krebsraten sogar erhöht waren.

Zusammenfassend kann man feststellen, dass die derzeit vorliegenden Tierexperimente nur sehr bedingt Hinweise auf die Mechanismen liefern, die den Schutzwirkungen von Selen zugrunde liegen könnten. Relativ eindeutig sind die Resultate, die auf Zusammenhänge zwischen Schutz vor Prostatakrebs und DNA-Schädigung hindeuten, wobei allerdings unklar ist, welche molekularen Prozesse zu einer Erhöhung der Stabilität des genetischen Materials führen.

5.3.5 Ergebnisse epidemiologischer Untersuchungen

Mehrere große prospektive Interventionsstudien untersuchten die Zusammenhänge der Gesamtmortalität durch Krebs und der Einnahme von Selensupplementen. Die US-amerikanische NPC-Studie (Nutritional Prevention of Cancer) führte nach Einnahme von 200 µg Hefe-Selen zu einer signifikanten Reduktion, die allerdings auf Männer mit niedrigen Plasmakonzentrationen (< 121,6 ng) beschränkt war [21]. Bei höheren Konzentrationen war die Krebsinzidenz nach Selenzufuhr sogar erhöht. In einer chinesischen Studie mit 20.000 Teilnehmern (Lin Xian-Studie) [22]–[23] konsumierten die Teilnehmer ein Kombinationspräparat, das unter anderem 50 µg Selen/Tag enthielt. Auch diese Gruppe war zu Beginn der Studie mit Selen unterversorgt. Man fand einen geringfügigen Schutzeffekt. In einer umfassenden Metaanalyse diverser Studien kommen Bardia und Mitarbeiter zu dem Schluss, dass Selen bei Männern, nicht aber bei Frauen, die Gesamtkrebsinzidenz reduziert [24].

Gastrointestinaltrakt

Eine zusammenfassende Analyse, die 2008 durchgeführt wurde, ergab eine 25- bis 60%ige Reduktion des Auftretens von Krebserkrankungen im Darmtrakt nach Selensupplementierung [45]. Die relativen Risiken für Speiseröhren-, Magen- und Kolorektalkrebs lagen bei 0,40, 0,76 und 0,48.

Diese eindrucksvollen Abnahmen der Krebsinzidenzen werden auch durch die Resultate von Einzelstudien untermauert, in denen Selenverbindungen in Kombination mit anderen Supplementen eingenommen wurden.

Eine aussagekräftige Untersuchung aus den Niederlanden ergab einen inversen Zusammenhang zwischen dem Auftreten von Karzinomen in Abhängigkeit von den Selenkonzentrationen in den Zehennägeln auf. Vergleiche der höchsten mit der niedrigsten Quartile ergaben drastische Abnahmen von squamösen Zellkarzinomen im Ösophagus (um 63%) und von Magenkrebs um 48% [25].

In der bereits erwähnten NPC-Studie sah man Schutzeffekte vor Kolorektalkrebs, allerdings nur bei Rauchern mit niedrigen Basalwerten.

In mehreren Untersuchungen an Patienten mit Dickdarmkrebs fand man, dass ihre Versorgungssituation mit Selen im Vergleich zu Gesunden schlechter war. Erwähnenswert ist auch, dass eine gepoolte Analyse von 3 randomisierten Untersuchungen ergab, dass die Wahrscheinlichkeit des Neuauftretens von Dickdarmadenomen bei jenen Individuen am geringsten war, die relativ hohe Selenwerte im Blut (> 113 ng/ml) aufwiesen [59], [56], [52].

Prostata

Wichtigstes Zielorgan des Schutzes vor Krebs durch Selen ist die Prostata. Zwei umfangreiche Metaanalysen, die 2005 veröffentlicht wurden, ergaben eindeutige Hinweise auf inverse Assoziationen zwischen dem Selenstatus (Selenkonzentration im Blut bzw. Konzentration in den Zehennägeln) und dem Auftreten dieser Krebsform [49], [46].

Darüber hinaus erschien in den nachfolgenden Jahren eine Reihe von Arbeiten, die darauf hindeuteten, dass auch dann Schutzeffekte beobachtbar sind, wenn bereits erhöhte Werte von Prostataspezifischem Antigen (PSA) diagnostiziert wurden. In manchen Untersuchungen wurden zusätzlich andere Antioxidanzien verabreicht, sodass es nicht möglich ist, die Schutzeffekte allein dem Selen zuzuschreiben.

Der WCRF (World Cancer Research Fund) veröffentlichte eine umfangreiche Metaanalyse, in der betont wird, dass es Hinweise gibt, dass die Entwicklung dieser Krebsform durch Selen verhindert werden könnte [63]. Allerdings wurde in einer Untersuchung mit älteren Patienten (68–74 Jahre), die an einer aggressiven Form des Prostatakrebs erkrankt waren, nach Supplementierung sogar eine Erhöhung des Erkrankungsrisikos (um 80%) beobachtet, wenn sie mehr als 183 µg Selenomethionin pro Tag konsumierten. Die negativen Ergebnisse der SELECT-Studie sind im Exkurs ausführlich dargestellt [62].

Exkurs: SELECT – die größte humane Interventionsstudie aller Zeiten: eine Fehlplanung?

2001 wurde eine plazebokontrollierte klinische (Phase 3) Studie begonnen, an der 35.533 Männer teilnahmen [26]. Untersucht wurde die Beeinflussung des Auftretens von Prostatakrebs durch Einnahme von Vitamin E (400 IU), Selenomethionin (200 µg/Tag) und einer Kombination der beiden Substanzen. Bereits 2008 beendete man die Studie frühzeitig (es war ursprünglich eine Laufzeit bis 2012 geplant) und zwar aufgrund erhöhter Inzidenzen von Prostatakarzinomen in der Vitamin-E-Gruppe und aufgrund von erhöhtem Auftreten von Diabetes in der Selengruppe [27]. Weder in der Selengruppe noch in der Kombinationsgruppe wurden Hinweise auf Schutzeffekte vor Prostatakarzinomen gefunden. Die Aussagekraft der Studie ist aufgrund der hohen Teilnehmerzahl und der großen Zahl an Erkrankungen, die auftraten, als besonders hoch einzuschätzen. Allerdings wurde eine Reihe von plausiblen Einwänden veröffentlicht, die zeigen, dass die Ergebnisse nicht generalisiert werden können. Es gibt zwei wichtige Kritikpunkte:

- Die Teilnehmer konsumierten ein Selenomethionin-Präparat, obwohl aus einer Reihe früherer Untersuchungen bekannt war, dass Selen-Hefe bessere Schutzeffekte verursacht.
- Die Teilnehmer der SELECT-Studie wiesen a priori eine gute Selenversorgung auf. Nach der zusätzlichen Einnahme des Präparats erreichten sie Serumkonzentrationen, bei denen keine oder eine Erhöhung des Risikos zu erwarten gewesen wäre und keine Schutzeffekte.

Diese Überlegungen lassen sich aus den Befunden ableiten, die bereits in den erwähnten Untersuchungen mit Hunden erhalten wurden und die eindeutig auf eine U-förmige Dosis-Wirkungs-Beziehung hindeuten. Vergleicht man die Ergebnisse der SELECT-Studie mit denen der NPC-Studie, in der ein signifikanter Schutzeffekt vor Prostatakrebs nach Einnahme von 200 µg Selen-Hefe/Tag gefunden worden war, so widersprechen sich die Ergebnisse nicht. Auch in der letzteren Studie wurde bei Teilnehmern mit guter Versorgung vor Beginn der Studie kein positiver Effekt detektiert. Eine Auswertung der derzeitig verfügbaren Literatur zeigt, dass die Selenkonzentrationen im Serum, bei denen eine optimale Schutzwirkung zu erwarten ist, zwischen 120 und 160 ng/ml liegen.

Einige weitere Organe

Es gibt Studien, die zeigen, dass Polymorphismen im GPx1-Gen mit erhöhten Brustkrebsrisiken assoziiert sind. Da die Aktivität dieser Enzym-Isoformen von der Selenversorgung abhängt, ist dies ein Hinweis auf einen Zusammenhang mit dem Auftreten dieser Krebsform. In einer weiteren Untersuchung fand man Hinweise auf eine Reduktion von Chromosomenschädigung bei guter Versorgung in einer Hochrisikogruppe (*BRCA1*-Trägerinnen).

Eine Metastudie, die das Auftreten von Lungenkrebs betrifft, ergab Schutzeffekte bei Individuen mit schlechter Versorgung (Aufnahme von < 55 µg/Tag) nach Supplementierung [65]. Zusatz von Natrium-Selenit zu Speisesalz (15 ppm) führte in einer Untersuchung in China, in der 20.000 Teilnehmer involviert waren, zu einer 35 %igen Abnahme von Leberkrebs. Auch in Studien mit Hochrisikogruppen in China und Taiwan, die mit Hepatitis B infiziert waren, die zu einem stark erhöhten Erkrankungsrisiko führt, wurden nach Verabreichung von Selen protektive Effekte gefunden.

5.3.6 Versorgungslage und Empfehlungen: Wie viel Selen braucht der Mensch?

▶ **Aufnahmemengen.** Internationalen Abschätzungen zufolge schwankt die tägliche Aufnahme von Selen in verschiedenen Ländern über einen weiten Bereich: Die höchsten Aufnahmewerte fand man in Venezuela (> 250 µg/Tag), gefolgt von Kanada (> 150), Japan (> 150) und den USA (Frauen: ca. 80–90, Männer: 130–140). In mittel- und südeuropäischen Ländern liegen die Werte im Bereich zwischen 40 und 50 µg/Tag.

▶ **Empfohlene Mengen.** Die von nationalen und internationalen Ernährungsorganisationen empfohlenen Aufnahmemengen schwanken relativ stark. In Japan wurde für Frauen ein Wert zwischen 20 und 25 µg/Tag, für Männer zwischen 30 und 35 µg/Tag festgelegt. Dies entspricht den WHO/FAO-Werten, während die EFSA, USA und Kanada für beide Geschlechter einen Wert von 55 µg/Tag festlegen. Die englischen Behörden empfehlen für Frauen 60 µg/Tag und für Männer 75 µg/Tag. In Deutschland empfehlen die deutsche Gesellschaft für Ernährung sowie die D-A-CH und das Umweltbundesamt eine tägliche Aufnahme von 30–70 µg/Tag bzw. 1 µg Selen/kg Körpergewicht.

Einige dieser Empfehlungen, z. B. die der EFSA, sind mehr als 20 Jahre alt und Ergebnisse neuerer Untersuchungen wurden nicht berücksichtigt. Die Unterschiede der Empfehlungen für Frauen und Männer ergeben sich aus den Differenzen der Körpergewichte.

Man versuchte die GPx3-Aktivitäten im Plasma als Maß für die Versorgungslage und für die Aufnahmemengen heranzuziehen, dies ist jedoch vielfach auf Widersprüche gestoßen, da andere GPx-Isoformen höhere Zufuhrmengen benötigen, um optimal zu funktionieren.

▶ **Gesundheitliche Effekte.** Die zentrale Frage, die den Diskussionen zugrunde liegt, ist die Beziehung zwischen den Aufnahmemengen und den

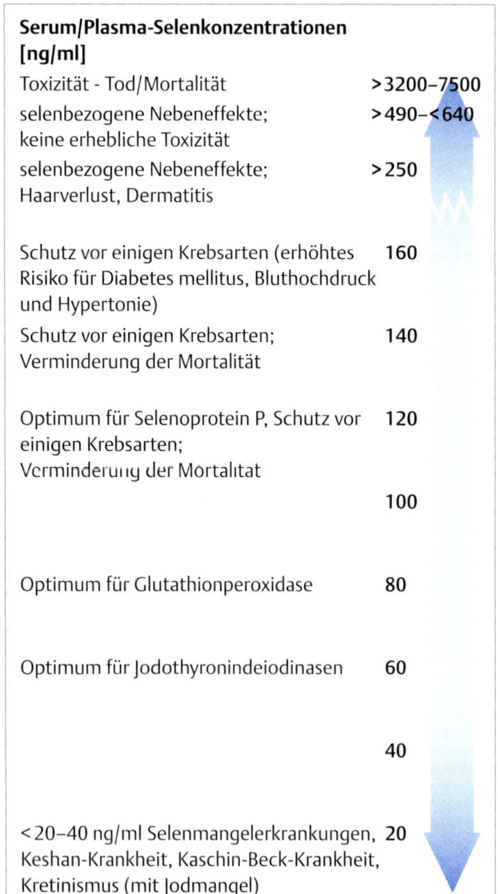

Abb. 5.7 Auswirkung des Selenstatus beim Menschen (Quelle: [5]).

gesundheitlichen Effekten. ▶ Abb. 5.7 zeigt diese Zusammenhänge in grafischer Form. Bei Aufnahme von weniger als 20 µg/Tag kommt es zu akuten Mangelerscheinungen (z. B. zur Keshan-Krankheit, eine Kardiomyopathie, die in China bei werdenden und stillenden Müttern endemisch auftritt). Überversorgung liegt vor, wenn mehr als 450 µg/Tag konsumiert werden; bei Werten über 850 µg/Tag treten akute Vergiftungserscheinungen auf. Diese Werte wurden in chinesischen Studien aus besonders selenreichen Gebieten abgeleitet. Von besonderem Interesse ist jener Bereich, der zu optimalem Schutz vor Krebserkrankungen führt. Dieser hängt von der Form des Krebses ab; für Prostatakrebs nennen Experten eine Plasmakonzentration zwischen 120 und 160 ng/ml. Diese Konzentration wird erreicht, wenn die tägliche Aufnahme zwischen 100 und 150 µg beträgt. Mit anderen Worten: In Mittel- und Südeuropa ist die ernährungsbedingte Zufuhr (s. o.) derzeit nicht ausreichend, um die Menschen in optimaler Weise zu schützen. Hier wäre eine zusätzliche Aufnahme von 50–100 µg/Tag empfehlenswert.

▶ Supplementierung – ja oder nein? Dennoch scheiden sich bei den Supplementierungsempfehlungen die Meinungen: Selenpillen bestehen aus Selenomethionin oder Selen-Hefe und enthalten je nach Hersteller zwischen 10 und 200 µg Selen pro Einheit. Selen-Hefe enthält neben der Aminosäure andere selenhaltige Komponenten und das Metall kann Konzentrationen zwischen 1–2 mg/g Trockengewicht erreichen. Die EU warnt vor der Einnahme von Selensupplementen, da nicht auszuschließen ist, dass potenziell toxische Spiegel erreicht werden. Diese Meinung stößt allerdings bei Experten auf erhebliche Widersprüche. Die zusätzliche Einnahme von Präparaten ist insbesondere dann sinnvoll, wenn durch die entsprechende Bestimmung der Serumkonzentration sichergestellt wird, dass Konzentrationen erreicht werden, die zu gesundheitlich positiven Effekten führen. Jedenfalls ist in Mitteleuropa der Verzehr von Lebensmitteln mit erhöhten Selenkonzentrationen sehr empfehlenswert. Beispielsweise enthält der auch in Österreich und Deutschland vermarktete Kamut-Weizen (der in den USA angebaut wurde) bis zu 900 µg Selen/kg, sodass der Verzehr von 100 g daraus hergestellter Lebensmittel (z. B. Brot und Backwaren) erheblich zu einer Verbesserung der Versorgungslage beitragen könnte.

Zusammenfassung

Selen wird vom Menschen vor allem über Getreide und Fleischwaren aufgenommen, deren Selengehalt von den Böden abhängt, auf denen das Getreide bzw. das Futtermittel der Tiere wächst. In Mitteleuropa ist der Selengehalt der Böden relativ gering.

Selen ist Bestandteil von Selenoproteinen, die beim Schutz vor Krebserkrankungen eine wichtige Rolle spielen. Die Krebsschutzwirkungen weisen eine U-förmige Dosiskurve auf, d. h. zu hohe Plasmalevel wirken sich ungünstig aus. Wichtigstes Zielorgan von Selen ist die Prostata.

Die von den internationalen Ernährungsorganisationen empfohlenen Aufnahmemengen sind sehr unterschiedlich; vor Supplementierung wird teilweise gewarnt, da dadurch zu hohe Plasmaspiegel erreicht werden könnten. Der Verzehr von Lebensmitteln mit erhöhten Selenkonzentrationen (z. B. Kamut-Weizen) ist in Mitteleuropa aber auf jeden Fall empfehlenswert.

5.4 Eisen

5.4.1 Eisenaufnahme durch Nahrungsmittel – ein zweischneidiges Schwert

Kein anderes Spurenelement gibt der Forschung im Hinblick auf die Beeinflussung des Krebsrisikos so viele Rätsel auf wie das Eisen. Anfang der 1990er Jahre betonte Bruce Ames in seinen Aufsehen erregenden Artikeln, dass Eisenmangel weltweit verbreitet ist und daher eine wesentliche Rolle bei der Auslösung maligner Erkrankungen spielen könnte [28]. Das Metall zählt neben Jod, Vitamin A und Protein zu den am häufigsten von Mangel betroffenen Nährstoffen. Mehr als 2 Milliarden Menschen weltweit leiden unter den Folgen von Eisenmangel. Im Gegensatz dazu häufen sich in letzter Zeit Befunde, die zeigen, dass Eisenüberschuss, der für reiche Industrieländer typisch ist und durch Fleischkonsum zu erklären ist, in diversen Organen zur Auslösung von Tumoren führt.

▶ Eisengehalt von Nahrungsmitteln. Rotes Fleisch und daraus hergestellte Produkte zeichnen sich durch besonders hohe Eisengehalte aus. 1 kg

Rind- und Schweinefleisch enthalten zwischen 10 und 25 mg, Blutwurst bis 90 mg und Leberwurst bis 55 mg. Relativ eisenreich sind auch Hühnereier (20 mg/kg), Linsen (72 mg/kg) und Schokoladenpulver (Werte bis 200 mg/kg). Die Konzentrationen in Getreideprodukten liegen im Bereich zwischen 14 und 28 mg/kg, Gemüse und Obst sind mit 3–6 mg/kg relativ eisenarm. Erwähnenswert ist auch, dass eine Vielzahl von Eisenverbindungen (vor allem Hydroxide und Oxide) als Farbstoffe bei der Lebensmittelherstellung Verwendung findet.

5.4.2 Diagnostik und Funktionen im menschlichen Körper

Wichtigster Parameter des Eisenstatus beim Menschen sind die Konzentrationen im Plasma. Sie liegen bei Frauen in Mitteleuropa zwischen 11 und 29 µmol/l und bei Männern zwischen 14 und 24 µmol/l. Weitere wichtige Parameter sind das Plasma-Ferritin sowie das Protein Transferrin.

Eisen wird an das Protein Transferrin gebunden, im Blutkreislauf verteilt und über spezielle Rezeptoren in die Zellen aufgenommen, in denen es als Ferritin vorliegt. Dieses Protein kann bis zu 4.500 Eisenatome in seiner käfigartigen Struktur aufnehmen. Die wichtigste akute Eisenmangelerscheinung ist die Anämie, die allerdings nur zum Teil (etwa zur Hälfte) auf mangelnder Zufuhr über Nahrungsmittel beruht; der Rest wird durch Erkrankungen (z.B. durch Malaria), Verwertungs-, Resorptionsstörungen, Blutverluste oder durch Mangel an anderen Mikronährstoffen hervorgerufen. Eine der wichtigsten Konsequenzen des Eisenmangels ist die Auslösung von Herz-Kreislauf-Erkrankungen. Im Verlauf von Schwangerschaften kann er schwere Schäden beim Ungeborenen auslösen. Säugetiere und auch der Mensch können überschüssiges Eisen nicht ausscheiden, allerdings führen Blutverluste (Regelblutungen) zu einer Abnahme der Speichermengen. Bei Männern kommt es mit zunehmendem Lebensalter zu einem Anstieg der Eisendepots, bei Frauen bleiben die Konzentrationen vor der Menopause relativ konstant und steigen erst nach den Wechseljahren an.

▶ **Aufgaben.** Eisen hat im Körper eine Vielzahl wichtiger Funktionen. Als Häm-Eisen ist es Bestandteil von Hämoglobin und Myoglobin und spielt beim Sauerstofftransport eine zentrale Rolle. Nicht-Häm-Eisen liegt häufig in Form von Eisen-Schwefel-Clustern vor, die Bestandteile von Metalloproteinen sind. Eisenverbindungen spielen in der Atmungskette eine wichtige Rolle, sind aber auch für bestimmte Enzyme (Cyclo- und Lipooxygenasen und Katalase) von essenzieller Bedeutung.

5.4.3 Mechanismen der Auslösung von Krebserkrankungen

Die mechanistischen Zusammenhänge zwischen Eisenversorgung und der Auslösung maligner Erkrankungen sind ▶ Abb. 5.8 schematisch dargestellt. Die linke Seite des Schemas zeigt Prozesse, die bei Mangel zu einer Erhöhung des Risikos führen, die rechte Seite betrifft den Anstieg der Krebshäufigkeit bei Überschuss. Die Evidenz für die Beeinflussung von Mechanismen, die mit Krebsentstehung in Zusammenhang stehen, ist allerdings in vielen Fällen nur indirekt, d.h. es wurden oft unter In-vitro-Bedingungen Veränderungen gefunden, die mit dem Auftreten maligner Erkrankungen in Verbindung gebracht werden.

▶ **Oxidative DNA-Schäden.** Wie in Kapitel 1.6.5 beschrieben, können Übergangsmetalle, u.a. auch Eisen und Kupfer, unter bestimmten Bedingungen im Rahmen der Fenton- und Haber-Weiss-Reaktion Radikalbildung initiieren. Auch Superoxid, das aufgrund von Entzündungsreaktionen gebildet wird, kann in Gegenwart von Wasserstoffperoxid Fe^{3+} (aus Ferritin) zu Fe^{2+} reduzieren und Hydroxylradikale generieren.

Diese Radikale können Makromoleküle oxidieren und so zu DNA-Schädigung führen. Darüber hinaus ist die Gegenwart von Eisenatomen auch für den Ablauf von Lipidperoxidationsreaktionen erforderlich. Diese Reaktion beeinflusst, wie erwähnt, in maßgeblicher Weise das Krebsgeschehen. Es gibt mittlerweile auch Ergebnisse von Humanstudien, die zeigen, dass der Redoxstatus und die Oxidation von DNA-Basen (8-OHdG) mit den Serumferritinkonzentrationen korrelieren.

Die durch Eisen verursachte Bildung von ROS wird durch exogene und endogene Faktoren beeinflusst. Beispielsweise steigen durch Alkoholkonsum die Ferritinkonzentrationen deutlich an. Daher spielen Eisenionen bei den krebserregenden Wirkungen von Alkohol eine wichtige Rolle.

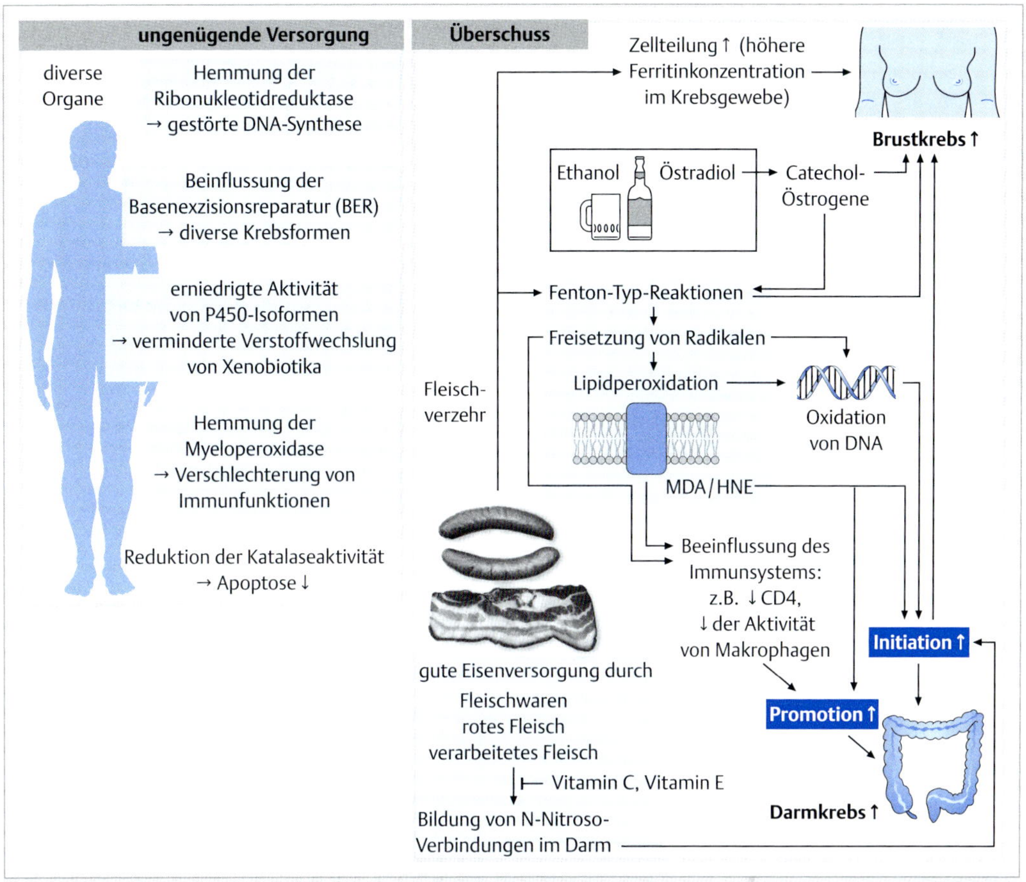

Abb. 5.8 Beeinflussung der Entstehung maligner Erkrankungen durch die Eisenversorgung. MDA: Malondialdehyd, 4-HNE: Hydroxynonenal, ⊢: Inhibition, ↑: Anstieg, ↓: Abnahme

▶ **Veränderungen des Immunsystems.** Zwei weitere Mechanismen, die die Zusammenhänge zwischen hohen Eisenkonzentrationen und dem Auftreten maligner Erkrankungen erklären, sind die Veränderungen von Funktionen des Immunsystems, insbesondere die Verteilung von T-Lymphozyten, die Unterdrückung von Funktionen der CD4-Zellen und die Beeinflussung der tumoriziden Aktivitäten von Makrophagen und Monozyten.

▶ **Tumorwachstum.** Neben der Entstehung von Krebszellen fördert Eisen durch Erhöhung der Teilungsraten maligner Zellen offensichtlich auch das Wachstum von Tumoren. In-vitro-Experimente zeigten, dass die Teilung von Krebszellen in Gegenwart von Eisen ansteigt, diese Effekte hängen mit der Aktivierung diverser Wachstumsfaktoren zusammen. Tumorzellen haben nachgewiesenerweise einen erhöhten Eisenbedarf und man hat sich diese Eigenschaft zunutze gemacht, um die Teilung von Krebszellen durch Verwendung von eisenbindenden Substanzen (Chelatoren) zu verhindern. Bei bestimmten Krebsformen (z. B. beim myelodysplastischen Syndrom) setzt man Deferroxamine erfolgreich bei der Therapie ein; Behandlung mit diesen Substanzen führte zu einer deutlich höheren Lebenserwartung der Patienten.

▶ **Gentoxische Produkte.** Wie in Kapitel 4.7.2 erwähnt, entstehen aus Aminen und nitrosierenden Agenzien im Magen während der Verdauung Nitroverbindungen. Bei diesen Reaktionen hat Eisen eine katalytische Wirkung, dies wurde sowohl in Tierversuchen als auch in Humanstudien nachgewiesen. Die Ausscheidung von Nitrosierungsprodukten nach Verzehr von rotem (Hämreichem) Fleisch ist deutlich höher als nach Verzehr von weißem (Häm-armem) Fleisch. Die im Darm gebildeten Verbindungen sind gentoxisch und können zur Bildung initiierter Zellen führen. Neben den klassischen Nitrosaminen wird auch die Entstehung weiterer Verbindungen diskutiert, deren Strukturen derzeit nicht bekannt sind. Parallel dazu laufen im Darm in Gegenwart von Eisen Lipidperoxidationsprozesse ab. Sie führen zur Entstehung von Produkten, die einerseits DNA-schädigend wirken und andererseits tumorpromovierende Eigenschaften haben. Beispielsweise ist von Malondialdehyd bekannt, dass diese Verbindung DNA-Addukte bildet, während 4-Hydroxynonenal (4-HNE) an der Promotion von Dickdarmkrebs beteiligt sein könnte, da es die Apoptoseraten beeinflusst.

Bei mehreren Krebsformen gibt es Hinweise auf kausale Beziehungen zur Eisenversorgung, diese Befunde werden durch mechanistische Erklärungen und Hypothesen untermauert, die in den nachfolgenden Abschnitten diskutiert werden.

Reduktion des Leberkrebsrisikos durch eisenarme Diät

Bei an Hepatitis C erkrankten Personen führte die Depletierung von Eisen und nachfolgende Ernährung mit einer eisenarmen Diät zu einer signifikanten Verbesserung der klinischen Parameter, die für Leberentzündungen typisch sind. In weiterer Folge sah man in diesen Studien auch eine deutliche Abnahme des Leberkrebsrisikos. Bereits 5 Jahre nach Beginn der Therapie traten in der Behandlungsgruppe wesentlich seltener Lebertumoren auf als in den Kontrollen (5,7 % vs. 14 %). In einer weiteren ähnlichen Studie wurde eine deutliche Abnahme der Bildung oxidativer DNA-Schäden nach Reduktion der Eisenlevels im Lebergewebe beobachtet.

Zusammenhänge zwischen Eisenversorgung und Dickdarmkrebs

Wie in Kapitel 4.7.2 beschrieben, entstehen im Magen während der Verdauung aus Aminen und nitrosierenden Agenzien Nitroverbindungen, die DNA-schädigende und krebsauslösende Eigenschaften besitzen. Die Reaktionen laufen in Gegenwart von Eisen effizienter ab. Das Spurenelement wirkt bei der Entstehung dieser gefährlichen Verbindungen als Katalysator. Sowohl im Tier als auch in Humanstudien fand man nach Verzehr von rotem Fleisch erhöhte Mengen von Nitroverbindungen. Des Weiteren wurde postuliert, dass in Gegenwart von Eisen Radikale gebildet werden, die Lipidperoxidation verursachen und dass die daraus entstandenen Reaktionsprodukte an der Auslösung von Dickdarmkrebs beteiligt sind.

Brustkrebsrisiko und Eisenstatus

Aufgrund der Zusammenhänge, die in Humanstudien gefunden wurden (s. unten), suchte man nach möglichen Erklärungen für diese Befunde. Eine interessante Hypothese geht davon aus, dass aus Östradiol Stoffwechselprodukte gebildet werden (Catechol-Östrogene), die in Gegenwart von Eisenatomen zu Hydrochinon-Radikalen umgewandelt werden. Etwas komplexer ist die von dem in New York lebenden Krebsforscher Xi Huang vertretene Hypothese, die zwischen prä- und postmenopausalen Effekten unterscheidet [29]. Bei jüngeren Frauen kommt es durch die Regelblutungen zu Eisenverlusten; dies führt zu relativ niedrigen Eisen-Pools und in manchen Fällen zu Unterversorgung. Diese Bedingungen könnten, so die Hypothese, zu erhöhten Konzentrationen des vasoendothelialen Wachstumsfaktors (VEGF) führen, der bei der Angiogenese eine zentrale Rolle spielt. Eine völlig andere Ausgangslage ist bei postmenopausalen Frauen gegeben, die häufiger an Brustkrebs erkranken als Frauen vor den Wechseljahren. Hier bieten sich der Anstieg der Eisenkonzentrationen nach Wegfall der Blutungen und die damit verbundene Erhöhung der Entstehung freier Radikale als plausible Erklärung an. Auch diese Theorien müssen durch gezielte Experimente bewiesen werden. Eindeutig belegt ist bisher allerdings der Anstieg der Ferritinkonzentrationen im Serum nach der Menopause. Die Tatsache, dass in Zellen der Brusttumoren deutlich erhöhte Eisenkonzentrationen gefunden wurden, deutet auf einen Kausalzusammenhang zwischen dem Eisenstatus und der Auslösung der Erkrankung hin.

5.4.4 Tierexperimentelle Befunde

Bereits 1940 wies man nach, dass Inhalation von Eisenoxidpartikeln bei Mäusen Lungenkrebs auslöst. Die kanzerogenen Eigenschaften des Metalls und seiner Verbindungen wurden in zahlreichen Nachfolgestudien bestätigt; nach intraperitonealer Verabreichung fand man bei Labornagern vor allem die Auslösung von Nierentumoren und pleuralen Mesotheliomen.

Diese Befunde sind möglicherweise für die orale Aufnahme des Metalls über die Nahrung nicht relevant. Hier sind vor allem Untersuchungen von Interesse, in denen Diäten mit unterschiedlichen Eisengehalten gefüttert wurden. Zwei Organe, die von der Eisenversorgung besonders betroffen sind, sind die Brustdrüse und der Dickdarm und es gibt eine Reihe experimenteller Daten, die auf Zusammenhänge zwischen dem Auftreten von Tumoren und der Eisenversorgung schließen lassen.

In Brustkrebsmodellen fand man, dass erhöhte Zufuhr von Eisen das Wachstum östrogeninduzierter Mammatumoren in Hamstern begünstigt, auch chemisch (mit DMBA) induzierte Tumoren in Ratten wuchsen deutlich langsamer, wenn den Tieren eine eisenfreie Nahrung verabreicht wurde.

▶ **Dickdarmkrebs und Fleischkonsum.** Im Bezug auf das Auftreten von Dickdarmkrebs sind vor allem Arbeiten von Interesse, die zeigen, dass Hämoglobin, das im roten Fleisch vorkommt, die chemisch induzierte Entstehung von Dickdarmtumoren in Ratten fördert; in denselben Experimenten wurde auch über verstärkte Bildung von Peroxylradikalen berichtet. Auch nach Fütterung von Hämin wurde ein Anstieg der Fettsäureoxidation beobachtet, die Proliferation von Dickdarmzellen nahm zu und die Zytotoxizität von Fäkalwasser (das aus Exkrementen isoliert werden kann) war nach Fütterung eisenreicher Nahrung ebenfalls deutlich erhöht.

Diese Experimente erklären die Zusammenhänge zwischen Fleischkonsum und dem Auftreten von Dickdarmtumoren (s. u.). Besonders überzeugend sind Versuche, die zeigten, dass die tumorpromovierende Wirkung diverser Fleischsorten direkt von ihrem Eisengehalt abhängt. In Foci-(ACF-)Experimenten konnte man darüber hinaus nachweisen, dass die Zahl der präneoplastischen Läsionen nach Fütterung von Häm in der Tiernahrung ansteigt. Die Ursachen für diese Effekte sind, wie erwähnt, einerseits die Bildung von Radikalen und andererseits die verstärkte Bildung von Nitrosierungsprodukten. Erwähnenswert ist in diesem Zusammenhang auch, dass die krebsauslösenden Effekte durch gleichzeitige Verfütterung von Kalzium verhindert werden konnten.

Es gibt jedoch eine Reihe von Befunden aus Experimenten mit Labornagern, die zeigen, dass auch eisenfreie Diäten die Entstehung chemisch induzierter Dickdarmtumoren begünstigen. Auch der Zeitpunkt der Entstehung der Tumoren veränderte sich in Abhängigkeit von der Versorgungslage mit Eisen. In Tieren mit Mangel traten bei derartigen Versuchen die ersten Tumoren bereits wesentlich früher auf als in der normal ernährten Kontrollgruppe, zusätzlich änderte sich die Organspezifität der Effekte. Beispielsweise wurden nach Verabreichung des Kolonkanzerogens Dimethylhydrazin vorwiegend Karzinome in der Leber gefunden.

5.4.5 Ergebnisse epidemiologischer Untersuchungen

Eisenstatus und Brustkrebs

Die Datenlage ist äußerst widersprüchlich. Nur in wenigen Studien wurden eindeutige Hinweise auf positive Assoziationen gefunden. Erwähnenswert ist ein Befund, der im Rahmen einer Fallstudie mit 9.315 Brustkrebsfällen erhalten wurde. Er zeigt, dass bei postmenopausalen Frauen mit hohen Eisenkonzentrationen im Serum das Risiko 2,7-fach höher ist als bei Patientinnen mit niedrigen Werten [30]. Dieser Zusammenhang wurde allerdings nur bei postmenopausalen Frauen beobachtet. Bei der Auswertung der Daten einer berühmten Kohortenstudie („Iowa-Womens Health Study“) fand man zwar keinen direkten Zusammenhang zwischen dem Auftreten von Mammakarzinomen und der Eisenaufnahme, die Erkrankungshäufigkeit bei Frauen stieg mit hoher Eisenaufnahme jedoch an, wenn sie zusätzlich mehr als 20 g Alkohol pro Tag konsumierten [31]. Diesen positiven Befunden stehen die Ergebnisse vieler kleiner Fallstudien gegenüber, in denen man durchwegs keine Assoziationen fand. Auch in mehreren sorgfältig durchgeführten prospektiven Studien sah man keine Zusammenhänge.

Eisenversorgung und Erkrankungen des Verdauungstrakts

Sucht man nach Indizien für Schutzeffekte, so findet man insgesamt 11 Studien, in denen inverse Assoziationen mit dem Auftreten von Dickdarmkrebs gefunden wurden, d. h. hohe Eisenkonzentrationen im Serum bzw. erhöhter Konsum von eisenhaltigen Lebensmitteln führten zu einer Reduktion des Risikos. Es handelt sich bei diesen Untersuchungen vorwiegend um Fallstudien (insgesamt 9). Des Weiteren wurden auch prospektive

Studien veröffentlicht. In die letztere Gruppe fallen eine kleine amerikanische Kohortenstudie sowie eine eindrucksvolle finnische Untersuchung, in der 41.000 Menschen mit hoher Eisenbindungskapazität (sodass eine reduzierte Verfügbarkeit des Spurenelements vorlag) beobachtet wurden. In Studien, die sich auf das Auftreten von Krebs in der Mundhöhle bzw. im Ösophagus beziehen, wurden Hinweise auf inverse Assoziationen gefunden, weitere Untersuchungen betrafen das Auftreten von Magenkrebs. Es ist auffällig, dass viele dieser Untersuchungen in Ländern durchgeführt wurden, in denen nur geringe Mengen an rotem Fleisch konsumiert werden, beispielsweise in Indien.

Diese Untersuchungen stehen den Ergebnissen von zahlreichen prospektiven Studien aus westlichen Ländern mit hohen Verzehrsmengen gegenüber, in denen eindeutig positive Korrelationen detektiert wurden (Erhöhung des Risikos mit steigender Aufnahme), wobei in einzelnen Studien mehr als eine halbe Million Menschen untersucht wurden. Diese Untersuchungen betrafen die Aufnahme von Häm durch Fleischkonsum. In mehreren fand man einen eindeutigen Anstieg der Inzidenz von Karzinomen im Dickdarm. Die Ergebnisse sind in ▸ Abb. 5.9 grafisch dargestellt. Fasst man die Daten zusammen, ergibt sich für die Gruppe mit der höchsten Häm-Aufnahme ein Anstieg des Risikos um 18 %.

5.4.6 Versorgungsstatus und Aufnahmeempfehlungen

Weltweit ist Eisenmangel der am weitesten verbreitete Nährstoffmangel. Etwa 2 Milliarden Menschen sind betroffen, besonders Frauen und Kinder. Die Ursachen sind Ernährungsformen mit geringem Fleischanteil in armen Ländern, in Industrieländern sind Vegetarismus und Stoffwechselerkrankungen die Hauptursachen für die Unterversorgung.

▶ **Anreicherung von Nahrungsmitteln.** In Entwicklungsländern mit Eisenmangel ist die Anreicherung von Nahrungsmitteln weit verbreitet. Auch in manchen Industrieländern wie Großbritannien, den USA, Kanada und Schweden wird zu dem Mehl obligatorisch Eisen zugesetzt; in England werden beispielsweise 15 mg/kg beigemengt. Frühstückszerealien werden besonders häufig mit Eisenverbindungen supplementiert. Die Mengen liegen hier zwischen 70 und 120 mg/kg. Da zu hohe Aufnahmemengen zunehmend als problematisch angesehen werden, schlug das BfR vor, die tägliche Zufuhr bis zu einer Aufnahmemenge von 5 mg Eisen pro Tagesportion Nahrungsergänzungsmittel so lange zu tolerieren, bis die Bewertungen der EU abgeschlossen sind. 2004 veröffentlichte die EFSA eine unbefriedigende Stellungnahme, in der lediglich festgestellt wird, dass Dosierungen von 10–20 mg Körpergewicht keine akuten Vergiftungen hervorrufen. Was Langzeiteffekte betrifft (z. B. Krebserkrankungen des Verdauungstraktes, Typ-2-Diabetes, Herz-Kreislauf-Erkrankungen) gibt es, so die Behörde, keine überzeugende Evidenz für eine kausale Beziehung zwischen Eisenaufnahme, -depots und dem Auftreten von Erkrankungen. Daher seien die derzeitigen Daten nicht ausreichend, um eine akzeptable obere Aufnahmemenge für Eisen zu definieren. Möglicherweise wäre es angebracht – entsprechend dem Vorsorgeprinzip – aus epidemiologischen Daten, die immerhin mit einer halben Million Menschen erarbeitet wurden, jene Mengen abzuschätzen, die mit Erhöhung der

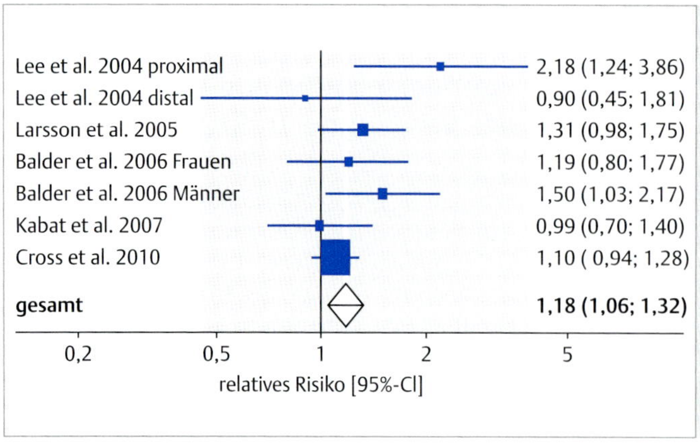

Abb. 5.9 Relative Risiken des Auftretens von Dickdarmkrebs in Abhängigkeit von der Hämoglobin-Aufnahme. Die Größe der Symbole gibt die Zahl der Probanden in den jeweiligen Studien an, die horizontalen Linien das 95 %-Konfidenzintervall. Dabei bedeutet ein relatives Risiko von 1 keine Veränderung, Werte über 1 eine Erhöhung des Risikos und Werte unter 1 eine Erniedrigung des Risikos. Rechts angegeben sind die relativen Risiken und die Werte in Klammern sind jeweils die oberen bzw. unteren Konfidenzintervalle (Quelle: [1]).

Krebsrisiken assoziiert sind und zumindest provisorische obere Aufnahmemengen zu definieren.

▶ **Aufnahmeempfehlungen.** Ein erwachsener Mann verliert täglich durch Abschürfungen von Epithelzellen etwa 1 mg Eisen. Unter der Annahme einer Absorptionsrate von 10 % ist zum Ersatz dieser Verluste eine Aufnahme von 10 mg/Tag erforderlich.

Die Versorgung zeigt drastische Unterschiede. In Deutschland und Österreich wird bei Männern die empfohlene Zufuhrmenge überschritten (13–14 mg/Tag), im Gegensatz dazu liegt bei Frauen die Aufnahmemenge nur zwischen 11 und 12 mg/Tag und es gibt deutliche Mängel; 75 % erreichen die empfohlene Zufuhrmenge nicht! In den USA liegt bei etwa 9 Mio. Menschen eine Unterversorgung vor, bei 19 % der Frauen zwischen 15 und 50 Jahren beträgt die tägliche Aufnahmemenge weniger als die Hälfte des RDI-Wertes.

Die D-A-CH-Kommission empfiehlt bei Männern eine tägliche Eisen-Aufnahme von 10 mg/Tag und bei Frauen (vor der Menopause) eine Aufnahme von 15 mg/Tag. Bei Frauen kommt es, wie erwähnt, zu zusätzlichen Verlusten durch die Menstruation (≤ 1,6 mg/Tag), daher wird eine höhere Aufnahme empfohlen.

5.4.7 Eisen – Schutz oder Risiko: eine kritische Bestandsaufnahme

Zusammenfassung

Insgesamt ist die Datenlage äußerst unbefriedigend. Offensichtlich sind sowohl Mangel als auch Überschuss mit erhöhten Risiken assoziiert. 11 Humanstudien und die Ergebnisse einiger Tierexperimente deuten auf ein erhöhtes Krebsrisiko durch Mangel hin. Insbesondere die Organe des Verdauungstraktes sind betroffen. Möglicherweise führt bei Frauen prämenopausaler Eisenverlust zu erhöhten Brustkrebsrisiken, diese Annahme ist jedoch durch epidemiologische Daten nur teilweise abgesichert.

Wesentlich besser sieht die Datenlage aus, die auf erhöhtes Risiko bei zu hoher Aufnahme hinweist. Diese Befunde betreffen vor allem das Auftreten von Brust- und Dickdarmkrebs. Es wurden einige Mechanismen gefunden, die plausible Erklärungen für diese Zusammenhänge liefern, beispielsweise Lipidperoxidation. Auch bei Dickdarmkrebs könnte dieser Prozess eine Rolle spielen, zusätzlich wird die Entstehung von Nitroverbindungen im Verdauungstrakt diskutiert.

Die zentrale Frage, wie viel Eisen zugeführt werden muss, um optimalen Krebsschutz zu gewährleisten, bleibt vorerst unbeantwortet, u. a. weil es nicht möglich ist, die verschiedenen Parameter, die verwendet wurden, um die Versorgung abzuschätzen (Messung von Eisen und/oder der Ferritinkonzentrationen im Serum, Fragebögen) zueinander in Beziehung zu setzen. Des Weiteren ist es äußerst schwierig, Störgrößen auszuschließen. Möglicherweise liegt der Beziehung zwischen Eisenversorgung und Krebsauslösung eine U-förmige Dosis-Wirkungs-Kurve zugrunde. Darauf deuten u. a. die Ergebnisse einer kalifornischen Studie hin, die mit 50- bis 70-jährigen Menschen durchgeführt wurde. In dieser Untersuchung wurde die Beziehung zwischen dem Auftreten von Kolorektalpolypen, Plasmaferritin und der täglichen Eisenaufnahme untersucht. Die Ergebnisse zeigen deutlich, dass Einnahmemengen unter 12 mg und über 28 mg/Tag die Risiken erhöhen.

5.5 Zink

5.5.1 Funktionen im menschlichen Körper

▶ **Zinkfingerdomänen.** Zink ist im Hinblick auf die Struktur und Funktion von Proteinen ein wichtiges Element. Proteine sind lange Ketten von Aminosäuren, die eine einheitliche Sequenz aufweisen. Für ihre biologische Funktion (z. B. als Enzyme) ist es wichtig, dass sie eine bestimmte stabile räumliche Struktur besitzen, und diese wird häufig durch sog. Zinkfingerdomänen aufrechterhalten: Das Metall komplexiert in diesen Strukturen 4 Cysteinmoleküle oder Histidine, sodass es räumlich zu einer Faltung kommt, die für Protein-Protein- oder Protein-DNA-Wechselwirkungen erforderlich ist. Seit Entdeckung der Zinkfinger bei einem Transkriptionsfaktor des südafrikanischen Krallenfrosches im Jahr 1985 fand man mehr als 200 Proteine mit derartigen Strukturen. Als Bestandteile von Transkriptionsfaktoren, DNA-Reparaturproteinen und Tumorsuppressorproteinen sind sie an Vorgängen wie der DNA-Synthese, dem Zellwachstum und der Signalübertragung beteiligt.

▶ **Weitere Funktionen.** Eine weitere wichtige Funktion hat das Metall im Rahmen von Redoxreaktionen. Obwohl es selbst nicht direkt an diesen Prozessen teilnimmt, hat es eine hohe Affinität für Elektronendonatoren wie Thiole und Amine und bildet Komplexe mit Amino-, Carboxy- und Thiolgruppen von Aminosäuren.

Die Zinkversorgung beeinflusst eine Vielfalt von biologischen Prozessen, etwa das Funktionieren von Nervenzellen, den Kohlehydratstoffwechsel und in ganz entscheidender Weise Funktionen des Immunsystems.

Wir beschränken uns hier auf die Darstellung der wichtigsten Vorgänge, die mit der Auslösung von Krebserkrankungen in Zusammenhang stehen und beschreiben allgemeine (nicht organspezifische) Schutzmechanismen. Zusätzlich werden in den Abschnitten, die sich auf organspezifische Schutzeffekte beziehen, neben Wirkungen, die in epidemiologischen Studien gefunden wurden, auch speziellere Mechanismen diskutiert.

5.5.2 Vorkommen und Verstoffwechselung

▶ **Zinkaufnahme mit Lebensmitteln.** Die Aufnahme von Zink erfolgt ausschließlich aus Lebensmitteln. Besonders hohe Werte findet man in Kalbs- und Schweineleber (6,4–8,4 mg/100 g), Weizenkeimen (17 mg/100 g) sowie in Mohn und Haferflocken (4,2–4,4 mg/100 g). Auch Fleisch ist mit Gehalten zwischen 2 und 4 mg/100 g relativ reich an Zink; Brot- und Backwaren weisen Gehalte zwischen 1 und 1,5 mg/100 g auf. Bei Obst und Gemüse liegen die Werte durchwegs unter 0,1 mg/100 g.

Die Bioverfügbarkeit des Metalls aus tierischen Lebensmitteln ist wesentlich höher als aus pflanzlichen. Allerdings verzehren Vegetarier etwa ein Drittel mehr Zink als Mischköstler. Etwa 15 % des über die Nahrung aufgenommenen Zinks werden im Verdauungstrakt resorbiert, wobei die Gegenwart von Proteinen tierischer Herkunft die Aufnahme erhöht, während Phytate (Inositol-Hexa- und -Pentaphosphate), die in pflanzlichen Lebensmitteln enthalten sind, die Absorption erniedrigen. Daher kann es bei vorwiegend pflanzlicher Ernährung zu Defiziten kommen.

▶ **Regulation.** Zink gelangt nach der Absorption aus dem Verdauungstrakt vor allem in die Leber und wird an Proteine (Metallothioneine) gebunden im Körper verteilt. An der Aufnahme in die diversen Organe, dem Efflux und der Speicherung sind spezielle Transporter beteiligt; dazu zählen diverse ZIP-Spezies (Zink/Iron-like Proteins) sowie ZnT-Proteine (Zinktransporter). Wichtigster intrazellulärer Zinksensor ist der metallresponsive Transkriptionsfaktor-1 (MTF-1). Er reguliert die Expression von Genen, die an der Zinkhomöostase und der Protektion gegenüber giftigen Metallionen und oxidativem Stress beteiligt sind.

Die bereits erwähnten Metallothioneine spielen bei der Aufrechterhaltung des Zinkstatus eine zentrale Rolle. Es handelt sich um Proteine, die aus 60–68 Aminosäuren bestehen, 20 davon sind Cysteine. Man kennt zwei Domänen, in denen Zinkatome tetraedrisch an diese Cysteine gebunden sind. Diese Moleküle dienen als Zinkspeicher und stellen sicher, dass Zink für essenzielle biologische Funktionen verfügbar ist. Die Freisetzung des Metalls erfolgt aus diesen Molekülen durch Oxidation der komplexierenden SH-Gruppen. Dadurch reagieren diese Systeme auf oxidativen Stress durch Freisetzung des Metalls.

Die Hauptausscheidung des Metalls erfolgt über die Fäzes, wobei es bei Unterversorgung zur Rückresorption aus dem Dickdarm kommen kann.

5.5.3 Mechanismen des Krebsschutzes

Wir besprechen in den nachfolgenden Abschnitten drei wichtige Aspekte des Krebsschutzes durch das Metall. ▶ Abb. 5.10 gibt hierzu einen Überblick über die Folgen von Zinkmangel.

Antioxidative Effekte

Zink kann intrazellulär an den Transkriptionsfaktor MTF-1 binden und diesen durch Bindung des Faktors an metallresponsive Gene, die die Synthese von Proteinen induzieren (u. a. die der bereits erwähnten Metallothioneine, deren Funktion bereits beschrieben wurde), aktivieren. Diese Moleküle besitzen außerdem per se antioxidative Eigenschaften, denn sie inaktivieren Hydroxylradikale.

Die bekannteste Rolle des Metalls betrifft die Funktion des Enzyms Cu-Zn-Superoxiddismutase (SOD), das Superoxidanionen inaktiviert. Zink ist eine Komponente dieses wichtigen Schutzenzyms. Darüber hinaus fungiert das Metall auch als Antagonist bei der Freisetzung von Elektronen aus

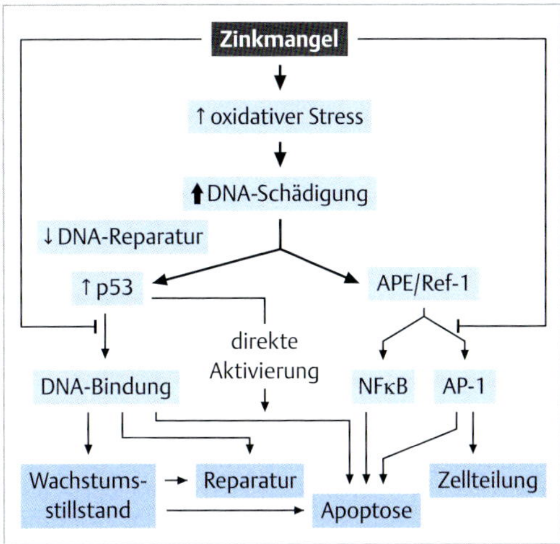

Abb. 5.10 Grafische Darstellung der Konsequenzen von Zinkmangel. Ein Defizit löst oxidativen Stress sowie oxidative DNA-Schädigung aus, gleichzeitig werden Signalwege blockiert, die DNA-Reparaturprozesse unterstützen. APE/Ref-1: Apurinic (apyrimidinic) Endonuclease/Redox-Factor 1, AP-1: Aktivator-Protein 1, NFκB: Nuclear Factor kappa B, ⊣: Inhibition (Quelle: [7]).

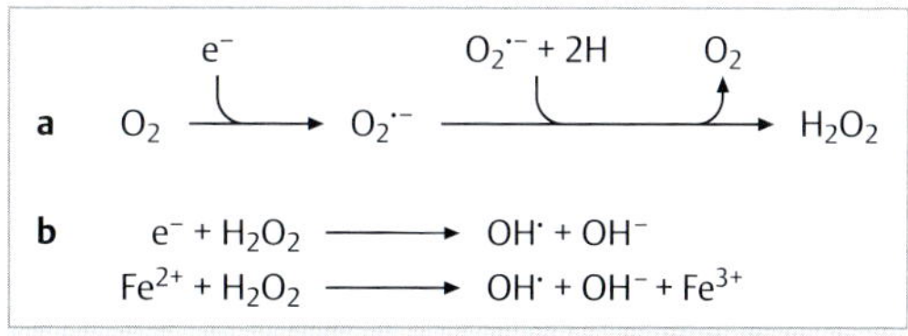

$$O_2 \xrightarrow{e^-} O_2^{\cdot -} \xrightarrow{+2H,\ -O_2} H_2O_2$$

$$e^- + H_2O_2 \longrightarrow OH^{\cdot} + OH^-$$

$$Fe^{2+} + H_2O_2 \longrightarrow OH^{\cdot} + OH^- + Fe^{3+}$$

Abb. 5.11 Durch Zink beeinflusste Redoxreaktionen.
a Inaktivierung von Superoxid durch SOD.
b Bildung von Hydroxylradikalen durch Freisetzung von Elektronen aus Übergangsmetallen.

redoxreaktiven Übergangsmetallen wie Kupfer oder Eisen. Biologisch wichtige Moleküle können nicht oder nur kaum durch Wasserstoffperoxid oder molekularen Sauerstoff geschädigt werden. Sie sind jedoch durch Hydroxylradikale leicht angreifbar und diese entstehen, wenn ein Elektron auf H_2O_2 übertragen wird. Diese Elektronen können leicht aus Übergangsmetallen freigesetzt werden, dieser Prozess wird allerdings in Anwesenheit von Zink verhindert (▶ Abb. 5.11 a, Abb. 5.11 b).

Ein weiterer wichtiger Mechanismus ist der Schutz von Schwefelwasserstoffgruppen, die für die Funktion zahlreicher Enzyme verantwortlich sind.

Tatsächlich zeigt eine Reihe von Tierexperimenten, dass Zinkdefizienz zu oxidativen Schäden führt. Beispielsweise fand man im Lebergewebe von Tieren, die zinkfreie Nahrung erhielten, einen Anstieg der Lipidperoxidation sowie eine Zunahme oxidativer Schäden. Die Annahme, dass die Zinkversorgung auch beim Menschen den Redoxzustand beeinflusst, wird durch Untersuchungen untermauert, die zeigten, dass die Einnahme von Zinksupplementen das Auftreten altersbedingter Makuladegeneration (eine degenerative Erkrankung der Macula lutea im zentralen Teil der Netzhaut) signifikant reduziert. Diese Erkrankungen werden durch oxidative Schäden ausgelöst.

Beeinflussung der DNA-Reparatur

Viele Reparaturenzyme, die in Basen- und Nukleotidexzisionsreparatur involviert sind, haben Zinkfingerdomänen; daher hängt ihre Aktivität von der Verfügbarkeit des Metalls ab.

Das Tumorsuppressorprotein p53 spielt, wie erwähnt, bei der Regelung der Apoptose eine zentrale Rolle; es arretiert Zellen in der G1-Phase des Zellzyklus und ermöglicht so den reibungslosen Ablauf von Reparaturprozessen. In-vitro-Experimente mit verschiedenen Zelllinien zeigten, dass Kultivierung in zinkfreiem Medium zu verstärkter Synthese des Proteins führt. Wahrscheinlich ist dies eine Konsequenz des Anstiegs von Mutationen, die durch den Zinkmangel ausgelöst werden. Die p53-Proteine können in Abwesenheit von Zink nicht mehr an Promotorregionen der DNA binden, sodass die erwähnten Reparaturprozesse nicht mehr ablaufen.

Darüber hinaus zeigen In-vitro-Versuche, dass bei Zinkmangel die Aktivität von APE (apurinische/apyrimidinische Endonuklease) abnimmt. Dieses Enzym spielt bei der Basenexzisionsreparatur eine Rolle; als multifunktionelles Protein beeinflusst es auch andere Transkriptionsfaktoren wie AP-1 und NFκB.

Beeinflussung des Immunsystems und der Apoptose

Sehr typisch für Zinkmangel beim Menschen ist die erhöhte Anfälligkeit für Infektionskrankheiten. Sie ist durch dessen Auswirkungen auf das Immunsystem erklärbar. Bei Zinkdefizienz nimmt die Konzentration der Lymphozyten im Thymus und im Knochenmark ab. Dieses Phänomen wird u. a. durch eine Erhöhung der Apoptoseraten dieser Zellen erklärt.

Die Regulierung der Apoptose, die wie erwähnt eine Form des programmierten Zelltodes darstellt,

Exkurs: Bestimmung des Zinkstatus

In vielen Untersuchungen, die die Beziehung zwischen Zink und dem Auftreten von Krebserkrankungen betreffen, wurden die Serum- oder Plasmakonzentrationen bestimmt. Diese Messungen sind allerdings äußerst unzuverlässig, denn die Konzentrationen des Metalls schwanken im Tagesverlauf äußerst stark und reflektieren den Versorgungszustand daher nicht in adäquater Weise. Auch Bestimmungen in Lymphozyten sind unzuverlässig, denn auch in diesen findet man relativ starke Schwankungen. Sinnvoll wäre es daher, in zukünftigen Untersuchungen Funktionsparameter mit einzubeziehen, beispielsweise Bestimmungen der Aktivitäten von Enzymen, die von der Zinkversorgung abhängen und/oder Untersuchungen der Expression zinkabhängiger Gene, wie beispielsweise des Zinktransporters ZIP1.

ist ein komplexer Prozess. Er könnte auch durch die Beeinflussung des p53-Proteins erklärbar sein; möglicherweise spielt auch die Aktivierung von ROS eine Rolle, die durch Zinkmangel beeinflusst wird.

5.5.4 Ergebnisse von Humanstudien

Über die Beziehung zwischen Zinkversorgung und humanen Krebsrisiken liegen deutlich weniger Untersuchungen vor als über andere Nahrungsfaktoren, wie beispielsweise über Selen oder Folsäure.

In einer Reihe von Einzeluntersuchungen unterschiedlichen Umfangs wurden Beziehungen zwischen der Zinkversorgung und dem Auftreten von Tumoren in Brust, Ösophagus, Lunge, Dickdarm und Prostata gefunden. Interessant ist auch, dass in Biopsien von Tumorgeweben (etwa aus Brust und Lunge) erhöhte Zinkkonzentrationen gefunden wurden, während die Metallkonzentrationen im benachbarten Normalgewebe erniedrigt waren. Es wurden mehrere Kohortenstudien publiziert, in denen Zusammenhänge mit dem Zinkstatus (Plasmakonzentrationen) oder der nahrungsbedingten Aufnahme mit der Gesamtmortalität gefunden wurden.

Allerdings wurde geltend gemacht, dass die Unterversorgung mit Zink lediglich ein Marker für generelle Mangelernährung sein könnte und dass niedrige Zinklevel nicht notwendigerweise eine Ursache, sondern möglicherweise eine Konsequenz der Krebsauslösung sein könnte. Darüber hinaus ist es genau genommen unmöglich, den Versorgungszustand des Menschen aus Messungen im Plasma abzuschätzen.

Aufgrund der Unsicherheiten, die die Aussagekraft von Humanstudien hat, wird auf eine detaillierte Beschreibung von Einzelstudien mit Ausnahme von jenen, die Prostata- und Brustkrebs betreffen, verzichtet, da es in diesen Fällen mechanistische Erklärungen für mögliche Schutzwirkungen gibt.

Prostata

Eine viel zitierte Studie von Kristal und Mitarbeitern (1999) berichtet über eine 45%ige Abnahme des Krebsrisikos nach Einnahme von Zinksupplementen [9]. Demgegenüber stehen allerdings Negativbefunde aus anderen Supplementierungsstudien wie etwa der Health Professionals Follow-Up Study und einer Untersuchung, die in Schweden durchgeführt wurde. Auch Fallstudien, in denen die Aufnahme über die Nahrung mit dem Auftreten von Prostatakrebs in Beziehung gebracht wurde, ergaben keine signifikanten Zusammenhänge und in einer Hochdosierungsstudie wurde sogar über eine Erhöhung des Erkrankungsrisikos berichtet.

▶ **Erklärungsansätze.** Dennoch glauben viele Forscher an einen Schutzeffekt des Metalls und es gibt eine Reihe plausibler Erklärungen für mögliche protektive Effekte in der Prostata. Leslie Costello und Kollegen haben dazu eine interessante Theorie entwickelt. Normale Prostatazellen besitzen demnach einen funktionstüchtigen Mechanismus, der dafür sorgt, dass via ZIP-Transporter relativ hohe Zinkkonzentrationen in den Zellen vorliegen. Dies führt dazu, dass Citrat nur langsam oxidiert wird. In Krebszellen kommt es jedoch zu einer Abnahme der Zinkkonzentrationen durch Ausfall des ZIP-Transporters. Dies wiederum erhöht die Oxidation von Citrat im Rahmen des Krebszyklus und führt zur Bildung von ATP. Die erhöhte Verfügbarkeit von Energie in den Zellen begünstigt (so die Annahme) dadurch die Teilung maligner Zellen und fördert somit die Entstehung von Tumoren. Allerdings wurde diese Theorie vornehmlich aufgrund von Ergebnissen von In-vitro-Experimenten entwickelt. Eindeutig nachgewiesen sind jedoch deutliche Änderungen der Zink- und Citratkonzentrationen in Prostatatumoren.

Eine andere „Erklärungsschiene" ist die Induktion der Apoptose über verstärkte Expression des *Bax*-Gens durch Zink. Der Anstieg des programmierten Zelltodes könnte erklären, warum in Tiermodellen (etwa in Transplantationsexperimenten mit Mäusen) ein Schutzeffekt gefunden wurde (PC-3-Xenograft-Tumoren in Mäusen).

Auch die Invasivität von Prostatakrebszellen könnte durch die Zinkversorgung beeinflusst werden: Darauf deuten In-vitro-Befunde hin, die zeigen, dass die Adhäsion und Wanderung dieser Krebszellen in Matrixgel in Gegenwart von Zink reduziert wird.

Weitere Organe

▶ **Speiseröhrenkrebs.** In einer Supplementierungsstudie mit Patienten mit Speiseröhrenkrebs, denen ein Kombinationspräparat aus Zink und Selen verabreicht wurde, fand man eine mehr als 30%ige Verbesserung des Gesundheitszustands [44]. Ähnlich wie im Fall von Prostatakrebs könnte hier die Induktion von Apoptose beteiligt sein, die man auch in einem Tiermodell nach Auslösung dieser Krebsart mit einem Nitrosamin (NMBA) beobachtete.

▶ **Brustkrebs.** Zuletzt sind auch noch mögliche Schutzeffekte vor Brustkrebs erwähnenswert. Epidemiologisch ist dieser Zusammenhang nicht gut abgesichert. Eine molekulare Erklärung wäre in diesem Fall eine Beeinflussung des Funktionierens der RING („really interesting new gene family")-Ligasen durch Zinkatome, die Zinkfingerdomänen besetzen. Diese Proteine interagieren mit anderen Proteinen, die bei der Krebsentstehung eine Rolle spielen, u. a. mit BRCA1, ein Tumorsuppressorprotein, das bei der Auslösung von Brustkrebs eine wichtige Rolle spielt.

5.5.5 Zinkversorgung und Empfehlungen

Die in Deutschland durchgeführte VERA-Studie ergab eine durchschnittliche Aufnahme von 9,7 mg/Person/Tag bei Frauen und einen Wert von 12,1 bei Männern [32]. Die D-A-CH-Zufuhrempfehlungen beruhen auf der Zinkausscheidung gesunder Individuen und nicht auf der Messung von Funktionsparametern. Sie belaufen sich bei männlichen Jugendlichen und Erwachsenen auf 10 mg/Tag, bei weiblichen Jugendlichen und Erwachsenen auf 7 mg/Tag. Es liegt also kein Mangel bei der Allgemeinbevölkerung vor. Bei Vegetariern ist zwar die Bioverfügbarkeit des Metalls eingeschränkt, dies wird jedoch über eine höhere Gesamtaufnahme wieder ausgeglichen.

Im Gegensatz dazu sieht die Versorgungslage weltweit weniger gut aus. Globale Schätzungen gehen davon aus, dass bei 40% der Weltbevölkerung die Zinkaufnahme nicht ausreichend ist, und der bereits öfters zitierte Bruce Ames stellt in einer seiner Arbeiten fest, dass in den USA die empfohlene tägliche Aufnahmemenge (8 mg bei Frauen/11 mg bei Männern) bei 50% der Bevölkerung nicht erreicht wird [17].

Zusammenfassung

Zink wird ausschließlich durch die Nahrung aufgenommen und spielt im menschlichen Körper eine wichtige Rolle für die Gewährleistung der Struktur und Funktion von Proteinen. Hinsichtlich des Krebsschutzes ist es zur Aufrecherhaltung von antioxidativen Effekten, DNA-Reparaturmechanismen und des Immunsystems erforderlich. Die Beziehungen zwischen Zinkversorgung und humanen Krebsrisiken sind deutlich weniger erforscht, als dies bei anderen Nahrungsfaktoren der Fall ist. Dies liegt u. a. daran, dass die Serum- oder Plasmakonzentrationen von Zink nicht den Versorgungszustand reflektieren und somit die Aussagekraft von Humanstudien, die das Metall betreffen, eingeschränkt ist.

In Deutschland liegt bei der Allgemeinbevölkerung kein Mangel vor, während weltweit betrachtet bei 40% der Bevölkerung die Zinkaufnahme nicht ausreichend ist.

5.6 Vitamin D

Vitamin D ist ein Sammelbegriff für eine Reihe biologisch aktiver Calciferole. Man unterscheidet zwischen synthetisch hergestelltem Vitamin D_2, in pflanzlichen Nahrungsmitteln vorkommendem Vitamin D_2 (Ergocalciferol) und dem in tierischen Lebensmitteln vorkommenden Cholecalciferol (Vitamin D_3). Die Mengen werden üblicherweise in internationalen Einheiten (IE) angegeben. 1 µg Vitamin D entspricht 40 IE.

5.6.1 Synthese und Aufnahme über die Nahrung

Es ist zwischen zwei Versorgungsquellen zu unterscheiden, nämlich der Aufnahme über Nahrungsmittel und der Synthese über die Haut. Der Tagesbedarf wird nur zum Teil aus Nahrungsmitteln abgedeckt (s. u.). Recht gute Vitamin-D-Lieferanten sind Fische wie Hering (40 g), Schmelzkäse (150 g), Margarine (300 g) und Eier (5 Stück). Die in Klammern angegebenen Werte sind die Mengen, die aufgenommen werden müssen, um 50 % des Tagesbedarfs zu decken. Man nahm ursprünglich an, dass Fische das Vitamin selbst synthetisieren können, mittlerweile weiß man, dass dies nicht der Fall ist. Vielmehr synthetisieren Algen Vitamin D_2, diese werden von phytoplanktonischen Lebewesen aufgenommen, die das Vitamin in D_3 umwandeln. Letztendlich gelangt diese Form über die Nahrungskette in die Fische. Auch Pflanzen können das Vitamin synthetisieren, sie sind dabei jedoch auf symbiontische Pilze angewiesen.

Im Menschen entsteht bei UV-Bestrahlung in den oberen Hautschichten Vitamin D_3 aus 7-Dehydroxycholesterin, einem Stoffwechselprodukt des Cholesterins, in tieferen Hautschichten ist die Entstehung bei Hitzeeinfluss nachgewiesen.

5.6.2 Bioverfügbarkeit und Verstoffwechselung

Das in der Haut gebildete Vitamin wird entweder im Fettgewebe gespeichert oder gelangt über ein Transportprotein in die Leber. Das über die Nahrung zugeführte Vitamin erreicht dieses Organ ebenfalls: Es wird im Darmtrakt als fettlösliche Substanz in Chylomikronen eingebaut und über die Darmepithelien aufgenommen. Nun erfolgen zwei wichtige Reaktionsschritte: Zunächst entsteht durch Umsetzung von CYP27B1 1,25-Hydroxycalciferol. Dieses Stoffwechselprodukt wird über das Vitamin-D-bindende Protein (DBP) im Körper verteilt und ist in dieser Transportform vor Abbau geschützt. Die Konzentrationen liegen im Serum zwischen 10 und 120 nmol/l und sind ein wichtiger Parameter für die Versorgungslage. Nachfolgend findet eine weitere Hydroxylierungsreaktion statt: In der Niere entsteht durch α-Hydroxylierung an C1 ein aktives Steroidhormon, das 1,25-Dihydroxyvitamin D_3. Liegt ein Überschuss des Reaktionsproduktes vor, kommt es zu einer Selbstzerstörung des Reaktionsproduktes bzw. der Ausgangsverbindung, die durch weitere Zytochrome katalysiert wird (► Abb. 5.12).

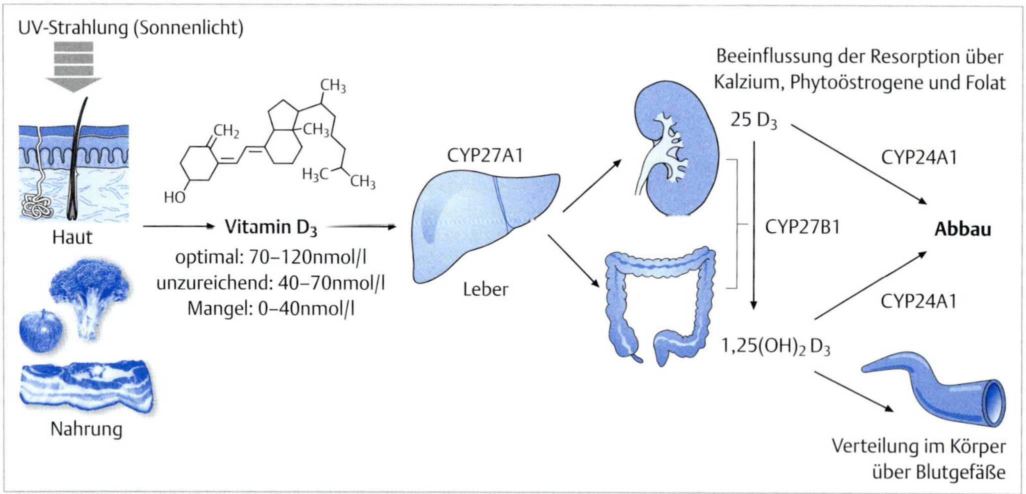

Abb. 5.12 Synthese von 1,25(OH_2)D_3. Die Entstehung der aktiven Form des Vitamins erfolgt nach Bildung in der Haut oder nach Aufnahme über die Nahrung in der Leber. Als erster Schritt kommt es zu einer Hydroxylierung an C25. Das Reaktionsprodukt wird in der Niere und im Dickdarm weiter verstoffwechselt. In diesen Organen findet ein weiterer Hydroxylierungsschritt statt, der durch CYP27B1 katalysiert wird. Die meisten biologisch relevanten Reaktionen werden von dem Reaktionsprodukt (1,25-Dihydroxycholecalciferol) ausgelöst. Dieses Endprodukt reguliert bei Überschuss auch den eigenen Abbau durch ein weiteres Enzym (CYP24A1) und wird über das Blutgefäßsystem an ein spezielles Protein gebunden (Vitamin-D-bindendes Protein, DBP) und in diverse Organe transportiert (Quelle: [10]).

Es gibt neben der Verstoffwechselung in den Nieren auch einen extrarenalen Weg, der ebenfalls über CYP27B1 läuft. In prämalignen Zellen steigen die Aktivität dieses Enzyms und in der Folge die über den Vitamin-D-Rezeptor (VDR) vermittelten Signale an. Erst wenn die Dickdarmtumoren voll entwickelt sind, kommt es zu einer Abnahme der Aktivität von CYP27B1 und man vermutet, dass diese Prozesse bei der Krebsentwicklung im Darm eine wichtige Rolle spielen.

5.6.3 Wirkungen

Die klassischen Funktionen des Vitamins betreffen die Aufrechterhaltung der Kalzium- und Phosphathomöostase. Das Vitamin regelt u. a. die Aufnahme von Kalzium über den Darm. Wichtige weitere Zielorgane sind die Knochen, die Zähne und die Nieren. In den Ersteren steuert das Vitamin den Knochenaufbau bzw. -abbau durch Osteoblasten und Osteoklasten. Im Nierengewebe kontrolliert es die Rückresorption von Kalzium sowie die Exkretion von Phosphor.

▶ **Transkriptionsvorgänge.** Was uns in Hinsicht auf die Entstehung von Krebserkrankungen interessiert, ist vor allem die Beeinflussung von Signalpfaden und anderen Prozessen, die mit der Auslösung von Tumoren in Zusammenhang stehen. Die diversen zellulären Prozesse, die von $1{,}25(OH_2)D_3$ vermittelt werden, sind schematisch in ▶ Abb. 5.13 dargestellt. Um intrazellulär Reaktionen auszulösen, gelangt das Vitamin (nach Transport im Blutgefäßsystem) in das Innere der Zellen und bewirkt im Zellkern die Aktivierung des sog. VDR-Proteins (Vitamin-D-Rezeptor). Dieses bindet an einen weiteren Rezeptor (9-cis-Retinolsäurerezeptor, RXR). Dieser Komplex löst die Transkription diverser Gene über Interaktion mit VDRE (Vitamin-D-responsive Elemente) aus. Man weiß, dass für diese Aktivierungsreaktion Koaktivatoren erforderlich sind, um die Transkriptionsmaschinerie zu starten. Darüber hinaus gibt es einen zweiten, weniger gut erforschten Mechanismus, der über einen membranständigen Rezeptor (mVDR) abläuft und ebenfalls die Transkription von Genen beeinflusst.

Man kennt eine Vielzahl von Genen, die bei der Teilung und Differenzierung von Zellen eine Rolle spielen und über den Vitamin-D-Rezeptor geregelt werden. Einzelne davon stehen mit der Auslösung von Krebserkrankungen in direktem Zusammenhang. Viele dieser Gene sind an der Ätiologie von Dickdarmkrebs beteiligt. Um diese Aspekte übersichtlich darzustellen, ist es sinnvoll, mehrere Funktionsbereiche zu unterscheiden, die in den nachfolgenden Abschnitten genauer besprochen werden. Viele dieser Mechanismen sind allerdings bisher nur in In-vitro-Experimenten mit stabilen Zelllinien oder Primärzellen nachgewiesen.

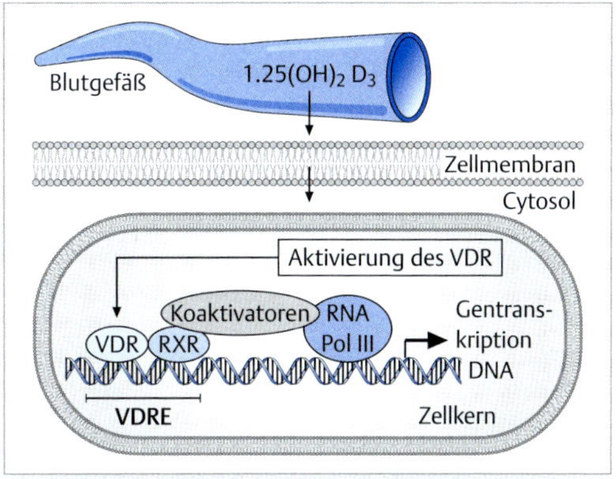

Abb. 5.13 Aktivierung von Transkriptionsvorgängen durch Vitamin D. Zahlreiche zelluläre Effekte werden durch einen speziellen Rezeptor vermittelt (Vitamin-D-Rezeptor, VDR) der mit 9-Cis-Retinolsäure einen Komplex bildet. Diese aktivierten Komplexe binden an die Erbsubstanz und zwar an sog. Vitamin-D-responsive Elemente (VDRE), die in den Promotorregionen diverser Gene lokalisiert sind. In Kooperation mit weiteren Proteinen kommt es zum Start der Transkription dieser Gene und zur Synthese von Proteinen. Es gibt auch Hinweise darauf, dass $1{,}25(OH_2)D_3$ mit einem membrangebundenen Rezeptor interagiert und durch Signalübertragung im Zytosol die Transkription von Genen steuert (nicht dargestellt). RXR: 9-cis-Retinolsäurerezeptor, RNA Pol III: RNA-Polymerase III (Quelle: [10]).

Regulierung der Zellteilung

Eine wichtige Rolle in Bezug auf die Inhibition der Teilung von Krebszellen spielt die Arretierung von Zellen in der G1-Phase der Teilung. Man erklärt dies durch Induktion spezieller Proteine (WAF1, KIP), die bei der Mitose eine Rolle spielen (▶ Abb. 5.14).

Ein weiterer wichtiger Prozess ist die Unterdrückung der Aktivität des Proteins Cyclin D1. Dieses Protein führt in humanen Kolorektaltumoren zu einem Funktionsverlust der Kontrolle eines weiteren Proteins, dem β-Catenin, das die Zellteilung reguliert. Auch aus Experimenten mit APC-Mäusen gibt es Hinweise, dass die Beeinflussung der

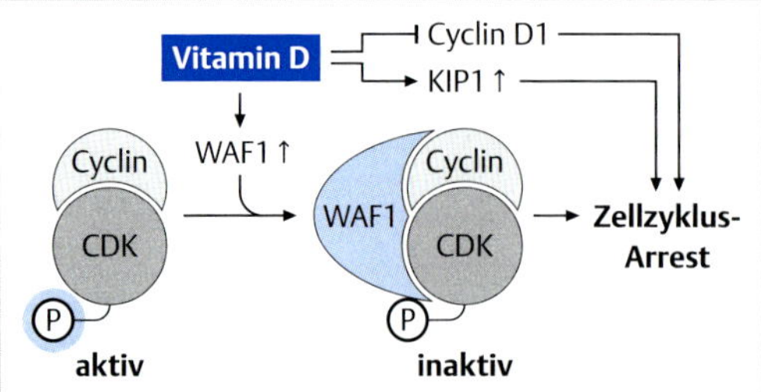

Abb. 5.14 Inhibition der Zellteilung durch Vitamin D. Die biologisch aktive Form des Vitamins (1,25(OH$_2$) D$_3$) erhöht die Expression von zwei Proteinen (WAF1 und KIP1), die den Einstieg von Zellen in den Zellzyklus kontrollieren. WAF1 inhibiert die Bildung inaktiver Cyclin-CDK-Komplexe (CDK: cyclinabhängige Kinase), verhindert den Eintritt der Zellen in die S-Phase und löst Arretierung in G1 aus. Dies führt zu einer Kontrolle der Teilung von Krebszellen. Des Weiteren inhibiert das Vitamin auch Cyclin D1, ein wichtiges Regulatorprotein des Zellzyklus, das in Tumorzellen überexprimiert ist. ↑: Induktion, ⊣: Hemmung (Quelle: [10]).

Cyclin-D-Aktivität bei der Auslösung von Dickdarmkrebs eine zentrale Rolle spielt.

Auslösung von Apoptose

Die Auslösung von programmiertem Zelltod durch Calciferol wurde in diversen Zelllinien beobachtet, die aus der Lunge oder der Prostata stammten. Calciferol führt zur Hochregulierung der proapoptotischen Proteine Bak und Bax. Diese wandern aus dem Zytoplasma zur Mytochondrienmembran und werden als Oligomere in die äußere Membran eingelagert. Nach Aktivierung eines weiteren Proteins (BID) durch Caspase-8 wandert dieses Protein zur Mitochondrienmembran. Durch das Zusammenwirken diverser Proteine wird letztendlich Zelltod ausgelöst.

Zusätzlich scheint es so zu sein, dass das Vitamin auch Signale unterbindet, die zur Inhibition der Apoptose führen (beispielsweise durch Interaktion mit den Proteinen Bcl-2 und IAP).

Auslösung von Differenzierungsvorgängen

Calcitriol (1,25-Dihydroxycholecalciferol) bewirkt, dass Krebszellen differenzieren, d. h. dass sie sich in den Normaltyp umwandeln. Man hat dieses Phänomen bei diversen Zellarten gefunden, u. a. bei Dickdarmzellen, aber auch in HL60-Zellen (maligne humane Myeloblasten) und in Krebszellen, die aus der Prostata stammten. Im letzteren Fall wurden die Schutzeffekte als Konsequenz der Inhibition der Auslösung eines speziellen Onkogens (C-myc) erklärt.

Inhibition der Invasion und Metastasierung

Tierexperimente zeigen, dass das invasive Wachstum von Lungen- und Prostatakrebs durch Calcitriol inhibiert wird. Einerseits wird die Angiogenese verhindert (s. u.), andererseits kommt es zur Inhibition der Synthese von Proteinen, die an diesen Prozessen beteiligt sind. Beispielsweise löst das Vitamin eine Abnahme der Expression von Komponenten des Plasminogen-Aktivator-Systems aus sowie von Metalloproteinasen. Darüber hinaus wird die Synthese von E-Cadherin stimuliert, ein Tumorsuppressorprotein, das Methylierungsprozesse inhibiert.

Schutz vor Entzündungen

Wie erwähnt, führen chronische Entzündungen zur Auslösung von Krebserkrankungen. Cholecalciferol besitzt entzündungshemmende Eigenschaften, wobei verschiedene molekulare Prozesse beeinflusst werden.

Die Synthese der Prostaglandine wird durch das Vitamin inhibiert, da die Transkription des für die Bildung erforderlichen Enzyms (COX-2) unterdrückt wird, gleichzeitig wird die Expression von 15-Hydroxyprostaglandin-Dehydrogenase erhöht. Diese Effekte wurden in Prostatazellen unter In-vitro-Bedingungen nachgewiesen. Sie erklären auch die Inhibition der Angiogenese, die in Tiermodellen beobachtet wurde, da Prostaglandine bei diesem Prozess eine zentrale Rolle spielen.

Des Weiteren fand man in Experimenten mit epithelialen Prostatazellen, dass es ein Calcitriol-responsives Gen gibt (*MKP5*, oft auch als *DUSP10* bezeichnet). Das entsprechende Protein gehört zur Familie der Mitogen-aktivierten Proteinkinasen (MAP-Kinasen), die an zellulären Signalübertragungen beteiligt sind. MPK5 verursacht Dephosphorylierung der p38-stressinduzierten Kinase und es kommt in der Folge zu einer Abnahme der Synthese proinflammatorischer Zytokine, die Entzündungen aufrecht erhalten (z. B. IL-6).

Die Inhibition von NFκB verhindert ebenfalls entzündliche Prozesse. Transgene Mäuse, denen der VDR-Rezeptor fehlt, haben eine niedrige Konzentration von IκB, das ist jenes Protein, an das NFκB im Zytosol gebunden ist. Zugabe von VDR-Antagonisten zu Kulturen von Dickdarmzellen führte zu einer Hochregulierung der Aktivität von NFκB und in der Folge zur Induktion der durch den Faktor kontrollierten Transkriptionsprozesse.

5.6.4 Tierexperimentelle Befunde

Eine Vielzahl von Studien erbrachte eindeutige Hinweise auf positive Eigenschaften, die im Zusammenhang mit Schutz vor Prostata-, Lungen-, Eierstock-, Brust-, Blasen- und Pankreaskrebs stehen, wobei die Effekte einerseits mit dem Vitamin, andererseits auch in Kombination mit Chemikalien gefunden wurden, die derzeit in der Krebstherapie eingesetzt werden.

Recht eindeutig war auch die Inhibition der Metastasierung von Lungen- und Prostatakrebs, die in Mäusemodellen beobachtet wurde. Ein interessanter Ansatz in der Therapie von Krebserkrankungen ist das epigenetische „Silencing" („Stilllegen") des für CYP24A1 kodierenden Gens. Dieses Enzym ist am Abbau von Calcitriol beteiligt (s. ▶ Abb. 5.12).

5.6.5 Ergebnisse von Humanstudien

Es ist zwischen Studien zu unterscheiden, in denen versucht wurde, das Vitamin in der Therapie von Krebserkrankungen einzusetzen, und solchen, die die Prävention betreffen. Wir beschränken uns in diesem Buch auf die Darstellung der Schutzeffekte; einen guten Überblick über den Einsatz des Vitamins bei der Behandlung von Erkrankungen gibt ein Review von A.V. Krishnan und seiner Kollegen von der Stanford Universität. 2008 veröffentlichte die IARC einen recht umfassenden Bericht über die Schutzeffekte von Vitamin D [33], darüber hinaus wurde in den nachfolgenden Jahren eine Reihe von brauchbaren Metaanalysen veröffentlicht.

Prostata

In Bezug auf die Prävention von Prostatakrebs ist die Datenlage relativ widersprüchlich, denn es gibt einerseits eine Reihe molekularer Befunde, die sehr deutlich auf Schutzwirkungen hindeuten, andererseits fand man in den bisher durchgeführten Humanstudien so gut wie keine Hinweise auf einen Zusammenhang zwischen Vitamin-D-Versorgung und dem Auftreten dieser Krebsform.

Wie erwähnt, schützt Calcitriol vor Entzündungen, und einer weithin anerkannten Annahme zufolge entsteht Prostatakrebs durch Schäden, die als proliferative entzündliche Atrophien bezeichnet werden. Diese sind durch chronische Entzündungen charakterisiert, die durch das Vitamin, so die Theorie, verhindert werden könnten.

Die Analyse von 6 Fallstudien und einer Kohortenstudie ergab bei sehr guter Versorgung ein durchschnittliches relatives Risiko von 0,98 %, also keinen Hinweis auf einen tatsächlichen Zusammenhang zwischen dem Auftreten der Erkrankung und der Versorgung mit dem Vitamin.

Dickdarm

Wesentlich besser sieht es aus, wenn man die Ergebnisse von Studien betrachtet, die sich auf das Auftreten von Adenomen und Karzinomen im Darm beziehen.

2007 wurde eine Metaanalyse veröffentlicht, in der 535 Fälle von Dickdarmkrebs berücksichtigt wurden [34]. Man fand bei Individuen mit hohen Vitamin-D-Konzentrationen im Serum (≥ 82 nmol/l) ein um 50 % reduziertes Auftreten dieser Krebsform im Vergleich zu der schlechter versorgten Gruppe mit Konzentrationen ≤ 30 nmol/l. Nachfolgend wurden einige weitere Einzeluntersuchungen veröffentlicht. In der „Health Professionals Follow-Up"-Studie wurde zwar eine inverse Assoziation gefunden, diese war allerdings nicht signifikant, während in der „Nurses Health Study" ein eindeutiger Effekt detektiert wurde [35]. Die Zusammenfassung beider Studien ergab klare Trends und zwar ein RR von 0,66 für Kolorektalkrebs und von 0,54 für Dickdarmkrebs bei Individuen mit optimaler Versorgung.

Deutliche Schutzeffekte sah man in einer weiteren US-Studie mit mehr als 16.000 Teilnehmern; man beobachtete bei hohen Serumkonzentrationen (≥ 80 nmol/l) im Vergleich zu schlechter versorgten Individuen (≤ 50 nmol/l) eine Abnahme der Mortalitätsrate durch Kolorektalkrebs um 72 % (!) [51].

Auch bei der Auslösung von Dickdarmkrebs spielen Entzündungen eine kausale Rolle, entzündliche Darmerkrankungen (Inflammatory Bowel Diseases, IBD) wie Colitis ulcerosa und Morbus Crohn sind eindeutig mit erhöhtem Auftreten von Krebs assoziiert. Dieser Zusammenhang wird durch die Freisetzung von Sauerstoffradikalen durch entzündliche Prozesse erklärt, die durch

Vitamin D verhindert werden könnten. Daneben gibt es eine Reihe weiterer Erklärungen auf molekularer Ebene, insbesondere die Interaktion mit Signalwegen, die die Zellteilung betreffen und die über die Expression von Cyclin D laufen. Die in Wien tätige Forscherin Heide Cross hat über diese Zusammenhänge eine Reihe interessanter Arbeiten veröffentlicht [47].

Brust

In einer großen amerikanischen Studie („First National Health and Nutrition Survey – Epidemiologic Follow-up Study") wurde bei den im Nordosten der USA lebenden Frauen häufiger Brustkrebs gefunden als bei den Bewohnerinnen südlicher Gebiete [36]. Dies führte zu der Annahme, dass dies möglicherweise mit der Synthese von Vitamin D in der Haut durch Sonnenbestrahlung in Zusammenhang stehen könnte. Allerdings sah man keine Assoziationen im Bezug auf die Aufnahme des Vitamins über die Nahrung. Auch in 3 kleineren Fallstudien wurde kein Zusammenhang festgestellt.

Vielversprechender verliefen zwei weitere amerikanische Kohortenstudien, in denen post- und prämenopausale Frauen getrennt betrachtet wurden. In der ersten Gruppe wurde in beiden Untersuchungen ein signifikanter Schutzeffekt des Vitamins gefunden. Die erste Studie betraf die Gesamtaufnahme; in postmenopausalen Frauen wurde kein Effekt gefunden, das Risiko war in der am besten versorgten Gruppe (> 500 IE/Tag) um 38 % niedriger als in der mit der geringsten Aufnahmemenge (< 150 IE/Tag). In der zweiten Studie sah man bei Frauen, die pro Tag mehr als 300 IE zu sich nahmen, im Vergleich zu Probandinnen, die nur 100 IE aufnahmen, einen signifikanten Effekt (RR = 0,89) [66]. In keiner der beiden Studien wurde bei prämenopausalen Frauen eine Assoziation festgestellt.

Auch für die möglichen Schutzwirkungen vor Brustkrebs steht eine Reihe von molekularen Erklärungen zur Verfügung, die die Beeinflussung von Signalwegen und die Auslösung von Apoptose betreffen. Besondere Relevanz kommt in diesem Organ möglicherweise den synergistischen Aktivitäten zwischen Kalzium und Vitamin D zu, die in Kapitel 5.7 beschrieben werden.

Weitere Organe

2010 wurde eine multinationale Kohortenstudie publiziert, in der die Beziehungen zwischen Vitamin-D-Versorgung und 7 Krebsarten untersucht wurden, nämlich Endometriums-, Ösophagus-, Magen-, Nieren- und Bauchspeicheldrüsenkrebs und darüber hinaus auch das Auftreten von Non-Hodgkin-Lymphomen [37]. Mit keiner dieser Krebsarten wurde ein Zusammenhang gefunden. Auch in einer umfassenderen Metaanalyse (3 Fallstudien) wurde keine Assoziation mit dem Auftreten von Tumoren im Endometrium gefunden [38].

5.6.6 Empfehlungen und Versorgungssituation

Die Empfehlungen hängen davon ab, welcher gesundheitliche Effekt betrachtet wird. Geht man von der Knochendichte und der Entwicklung der Zähne aus, so ergeben sich Aufnahmemengen, die zu einer Konzentration zwischen 50 nmol/l und 75 nmol/l im Blut führen. Allerdings sieht man erst bei höheren Werten Schutzeffekte vor Krebs und es spricht eigentlich nichts dagegen, die Aufnahmemengen zu erhöhen. Jedoch gelten Konzentrationen ≥ 225 nmol als Überversorgung; bei Konzentrationen ab 375 nmol kommt es zu Vitamin-D-Vergiftungen. Bei Hypervitaminose kommt es zu Müdigkeit und Nierenfunktionsstörungen, Letztere werden vor allem durch Störungen des Kalziumhaushaltes verursacht (Hyperkalzämie).

▶ **Empfehlungen.** Die EU hat für die tägliche Aufnahme pro Person eine Obergrenze von 100 µg (4.000 IE) festgelegt. Diese führt zu einer Blutkonzentration von etwa 100 nmol/l. Die Empfehlungen der Ernährungsexperten betragen für Erwachsene, Kinder und Senioren meist 20 µg/Tag (800 IE/Tag).

Tatsächlich ist Vitamin D eines jener Vitamine, bei denen die Versorgungslage schlecht ist. In Deutschland werden in der Altersgruppe der 5- bis 10-Jährigen die Empfehlungen der DGE nur bei 50 % der Gesamtbevölkerung erreicht, auch bei älteren Menschen gibt es schwere Mängel (Unterversorgung bei 55 % der Bevölkerung).

Exkurs: Hautkrebs oder Vitaminmangel – die Qual der Wahl?

Eine Möglichkeit, den Versorgungszustand mit Vitamin D zu verbessern, ist die Bestrahlung der Haut mit Sonnenlicht. Allerdings besteht kein Zweifel darüber, dass UV-Strahlen Hautkrebs auslösen, sodass immer mehr Menschen zu Sonnenschutzmitteln mit hohen Schutzfaktoren greifen, die sich jedoch negativ auf die Synthese des Vitamins in den oberen Hautschichten auswirken, da für die Bildung UV-Strahlung erforderlich ist. Dies hat zu Diskussionen darüber geführt, in welchem Ausmaß der Syntheseweg über die Haut genutzt werden sollte. Untersuchungen in Deutschland zeigen, dass die Versorgung der Menschen tatsächlich jahreszeitliche Schwankungen aufweist und dass der Vitamin-D-Status in den Wintermonaten am schlechtesten ist. Die Syntheseraten hängen vom jeweiligen Hauttyp und von der Intensität der Sonneneinstrahlung ab. Exposition von 6% der gesamten Hautoberfläche eines mäßig empfindlichen Menschen (Typ II) an einem sonnigen Sommertag (dies entspricht einem UV-Index von 6) für eine Zeitspanne von 16 min führt zur Synthese von 400 IE des Vitamins, der entsprechende Wert nach 24 min liegt bei 600. Dies entspricht einer Menge von 10–15 µg Vitamin D, mit anderen Worten 50–75% der empfohlenen täglichen Aufnahmemenge. Da nach 16 min nicht mit der Auslösung von Sonnenbränden zu rechnen ist, vor allem wenn nur Beine oder Arme exponiert werden, kann man durch regelmäßiges kurzes Sonnenbaden die Versorgungslage erheblich verbessern. Ein erhöhtes Hautkrebsrisiko besteht nur bei Sonnenbränden bzw. bei längerfristiger Exposition. Eine weitere Möglichkeit, den Vitaminstatus zu verbessern, ist der regelmäßige Verzehr von Fisch, wobei bestimmte Sorten wie Heringe oder Wildlachs besonders Vitamin-D-reich sind. Auch Fischleber (z.B. vom Dorsch) enthält hohe Mengen des Vitamins. Da Vitamin D relativ hitzestabil ist, haben die meisten Zubereitungsformen keinen maßgeblichen Einfluss auf die Konzentrationen in den Gerichten.

Zusammenfassung

Vitamin D wird einerseits mit der Nahrung aufgenommen und andererseits bei UV-Bestrahlung in den oberen Hautschichten synthetisiert. Vitamin D ist essenziell für die Aufrechterhaltung der Kalzium- und Phosphathomöostase, für den Knochenstoffwechsel, die Zähne und die Funktion der Nieren. Darüber hinaus ist es an zahlreichen Prozessen und Signalpfaden beteiligt (im Rahmen der Zellteilung, Apoptose etc.), die beim Schutz vor Krebserkrankungen eine Rolle spielen. In einigen Humanstudien konnten bei Individuen mit optimaler Vitamin-D-Versorgung Schutzeffekte vor Krebserkrankungen nachgewiesen werden. Insbesondere hinsichtlich Dickdarmkrebs und Brustkrebs bei postmenopausalen Frauen zeigten sich positive Effekte, allerdings erst mit Vitamin-D-Dosen, die über den empfohlenen Aufnahmemengen liegen, die sich am Knochenstoffwechsel orientieren. Regelmäßiges kurzes Sonnenbaden (ohne Auslösung eines Sonnenbrandes) kann die Versorgungslage erheblich verbessern, die auch in Deutschland nicht allzu gut ist.

5.7 Kalzium

Das Element ist Bestandteil der Erdkruste und für den Menschen ein essenzielles Spurenelement. Die Zufuhr erfolgt ausschließlich über die Nahrung. Ähnlich wie Vitamin D greift Kalzium in Signalübertragungsprozesse ein, die mit der Zellteilung in Zusammenhang stehen. Die Evidenz für die Beeinflussung des menschlichen Krebsrisikos ist recht dürftig und die Beteiligung an molekularen Prozessen, die mit der Auslösung von Krebserkrankungen assoziiert sind, ist im Vergleich zu anderen Nahrungsfaktoren, wie z.B. Folsäure oder Zink, weniger gesichert.

5.7.1 Vorkommen in Lebensmitteln

Getreide und daraus hergestellte Lebensmittel (z.B. Backwaren etc.) sind relativ kalziumarm, die Werte liegen hier im Bereich zwischen 20 und 70 mg/100 g Trockensubstanz, auch Wurst- und Fleischwaren und die meisten Gemüse tragen nur wenig zur Versorgung bei. Eine Ausnahme bildet Spinat mit Werten ≥ 100 mg/100 g. Die wichtigsten Kalziumlieferanten sind für den Menschen die Milch und die daraus hergestellten Molkereiprodukte. Durch ihren Konsum werden mehr als 50% des täglichen Gesamtbedarfs gedeckt. Käse enthalten meist 3- bis 5-mal mehr (160 mg/100 g) Kalzium als Kuhmilch; Spitzenwerte wurden bei Gouda und Emmentaler gefunden (1.000 bzw. 1.200 mg/100 g).

5.7.2 Verstoffwechselung und Funktion

Kalzium wird über den Darm aufgenommen, wobei eine Reihe von Hormonen an der Homöostase beteiligt ist. Eine zentrale Funktion hat das aus Vitamin D gebildete 1,25$(OH)_2$D, dessen Konzentration invers mit der Kalziumaufnahme gekoppelt ist. Bei ungenügender Kalziumzufuhr steigt die Konzentration von 1,25$(OH)_2$D an und es wird mehr Kalzium absorbiert. Auch die zelluläre Aufnahme aus dem Blut wird durch 1,25$(OH)_2$D gesteuert. Umgekehrt beeinflusst die Kalziumzufuhr die Synthese des Vitamin-D-Derivats, und zwar über Steuerung der Aktivität von 1-α-Hydroxylase in der Niere, in der 1,25$(OH)_2$D gebildet wird.

Der Hauptanteil des Kalziums wird im Dünndarm resorbiert (> 90%). Bei niedriger Aufnahme wird die Absorption aus dem Darm erhöht und die Exkretion, die ebenfalls überwiegend über den Darm erfolgt, vermindert.

Eine der wichtigsten Funktionen des Kalziums ist der Aufbau des Knochengerüsts und der Zähne. Immerhin besteht die Trockensubstanz des Menschen zu 10–15% aus diesem Element.

5.7.3 Mechanismen der Krebsentstehung

1993 berichteten Brown und Mitarbeiter über die erfolgreiche Klonierung eines extrazellulären Kalziumrezeptors (CaR) [39]. Das Protein ist in vielen Geweben präsent, u.a. in den Nieren, im Dickdarm, der Brustdrüse, der Prostata und den Eierstöcken. Der Rezeptor ist ein G-Protein-gekoppelter Plasmaprotonenrezeptor, der geringfügige Veränderungen der extrazellulären Konzentration der Kalziumionen in zelluläre Funktionen umwandelt, u.a. in solche, die mit der Zellteilung in Zusammenhang stehen.

In manchen Zelltypen (z.B. aus dem Dickdarm oder dem Ovar) reduziert Kalzium die Proliferationsrate. In transformierten Leydig-Zellen (die aus den Hoden stammen) ist die Teilungsrate in Gegenwart des Elements erhöht.

Die mit der Krebsauslösung in Zusammenhang stehenden Effekte sind jeweils organspezifisch, sie werden aus Gründen der Übersichtlichkeit im Kontext mit den Ergebnissen epidemiologischer Studien genauer diskutiert.

5.7.4 Ergebnisse von Humanstudien

Insgesamt liegen Ergebnisse aus 40 Studien vor, am aussagekräftigsten sind die Zusammenhänge zwischen der Kalziumversorgung und dem Auftreten von Brust- und Kolorektalkrebs. Ebenfalls gut untersucht ist die Beeinflussung des Prostatakrebsrisikos, allerdings wurden hier meist keine Hinweise auf Schutzeffekte gefunden.

Dickdarm

Es ist zwischen Untersuchungen zu unterscheiden, die mit Individuen durchgeführt wurden, bei denen bereits Adenome festgestellt worden waren, und Studien mit gesunden Teilnehmern. Im ersten Fall fand man bei erhöhter Zufuhr (1.200–2.000 mg/Tag) eine Abnahme des Risikos um 20%, während bei gesunden Probanden in 2 Studien keine positiven Auswirkungen der Supplementierung gefunden wurden. In einzelnen Untersuchungen wurde jedoch sowohl im Dickdarm als auch im Rektum über Schutzeffekte berichtet. Die letzten Untersuchungen wurden in einer aktuellen Metaanalyse aufgrund mangelnder Qualität nicht berücksichtigt [2].

In einer älteren, kritischen Auswertung der bis 2007 veröffentlichten Humanstudien kommen die Autoren zu dem Ergebnis, dass ein deutlicher Zusammenhang besteht [40]. Es wurden zwei Interventionsstudien bewertet, in denen bei den Teilnehmern bereits einmal Adenome festgestellt worden waren. Die Teilnehmer nahmen entweder 1.200 mg Kalzium/Tag über 4 Jahre ein oder 2.000 mg Kalzium/Tag über 3 Jahre. Es wurde bei kombinierter Auswertung der Ergebnisse beider Studien reduzierte Inzidenz des Auftretens neuer Adenome gefunden (OR 0,64).

Auf molekularer Ebene gibt es interessante Befunde, die auf mechanistische Zusammenhänge hinweisen: Der erwähnte Kalziumrezeptor ist in Kolonozyten stark exprimiert und geht bei der malignen Transformation dieser Zellen verloren.

Dieser Vorgang spielt, so glaubt man, bei der Auslösung dieser Krebsform eine zentrale Rolle. Diese Annahme wird durch Befunde untermauert, die zeigen, dass Polymorphismen des CaR-Gens (die zu Funktionsverlusten führen) mit einem erhöhten Dickdarmkrebsrisiko assoziiert sind.

Brust

Die Datenlage ist äußerst widersprüchlich, insbesondere bei postmenopausalen Frauen. In mehreren Untersuchungen fand man Hinweise auf eine inverse Assoziation (Schutz durch ernährungsbedingte Aufnahme und Einnahme von Supplementen), während man in zwei weiteren Studien keine Reduktion des Risikos detektierte [60]. Besser sieht es bei prämenopausalen Frauen aus, hier fand man in 5 Untersuchungen signifikante Schutzwirkungen und nur in einer Studie wurde kein Zusammenhang festgestellt [55], [63].

In menschlichen Brustkrebszellen (MCF-7) bewirkt Kalzium eine Aktivierung des CaR; Einströmen von Ca^{2+}-Ionen durch die Membrankanäle aktiviert proapoptotische Signalwege.

Möglicherweise spielen auch die erwähnten Interaktionen zwischen Vitamin D und Kalzium eine Rolle. Wie erwähnt, reguliert der Kalziumstatus die Synthese des aktiven Vitamin-D-Metaboliten. Dies könnte erklären, warum erhöhte Zufuhr beider Naturstoffe bei prämenopausalen Frauen die in mammografischen Untersuchungen ermittelten Brustdichten effizienter reduzierten als Supplementierung mit den Einzelsubstanzen.

Weitere Organe

Für Prostatakrebs ist die Datenlage ebenfalls heterogen. In 2 Studien fand man positive Assoziationen (erhöhtes Krebsrisiko durch Kalziumaufnahme über die Nahrung), mehrere Studien fanden keine Zusammenhänge und lediglich in einer prospektiven klinischen Studie fand man Hinweise auf einen möglichen Schutzeffekt. Auf molekularer Ebene gibt es Befunde, die eine Erhöhung des Risikos erklären können: Man weiß, dass Ca^{2+}-Ionen den EGFR (Epidermal Growth Factor Receptor) aktivieren, und dies führt zu einem Anstieg der Zellteilung und zu einer Reduktion der Apoptose. Kalziumionen wirken in diesem Fall als Antagonisten des Vitamin-D-Rezeptors, der die Aktivierung von EGF inhibiert.

Im Fall von Endometriumskrebs ist die Datenlage günstiger. Hier ergab eine Metaanalyse einen Hinweis auf die Abnahme des relativen Risikos von immerhin 40%; dieser Effekt war jedoch statistisch, aufgrund der Heterogenität der Datensätze, nicht signifikant.

Auch über das Auftreten von Krebs im Hals-Nacken-Bereich liegen Studien vor (insgesamt 5), in denen eine inverse Assoziation beschrieben wurde. Weitere Studien, in denen Hinweise auf Schutzwirkungen gefunden wurden, betreffen das Auftreten von Nierentumoren (2 Untersuchungen), Lungenkrebs (1 Studie) und Ösophaguskrebs (4 Studien).

5.7.5 Versorgungssituation und empfohlene Aufnahmemengen

Die von der D-A-CH-Kommission empfohlene Aufnahmemenge mit der Nahrung liegt für Erwachsene bei 1.000 mg/Tag. Diese Menge wird in Deutschland und in Österreich nur in Ausnahmefällen erreicht. Daher empfiehlt das BfR zur gezielten Verbesserung der Zufuhr eine zusätzliche Einnahme von Supplementen bis zu einer Höchstmenge von 600 mg/Tag. Diese Empfehlung beruht auf Berechnungen der Aufnahme über die Nahrungsmittel. Allerdings ist die tatsächliche Aufnahme des Elements aus Lebensmitteln wesentlich geringer (etwa um 40%), da Nahrungsinhaltsstoffe wie z.B. Phytinsäure die Bioverfügbarkeit deutlich reduzieren. Der tatsächliche „nutritive" Bedarf dürfte bei Frauen und Männern zwischen 500 und 600 mg betragen. Etwa ein Drittel der Mischköstler nimmt weniger als diese Mengen auf: Besser sieht es bei Ovo-Lakto-Vegetariern aus, die Werte von ≥ 1.100 mg/Tag erreichen. Aufgrund der Widersprüchlichkeit der Daten im Hinblick auf die Beeinflussung des Krebsrisikos durch Kalzium ist es derzeit nicht möglich, Aussagen bzw. Empfehlungen zu den Aufnahmemengen abzugeben, die zu einer Reduktion des Auftretens maligner Erkrankungen führen.

Zusammenfassung

Kalzium ist für den Menschen ein essenzielles Spurenelement, das ausschließlich über die Nahrung aufgenommen wird und für den Aufbau und Erhalt des Knochengerüsts und der Zähne erforderlich ist. Darüber hinaus ist es bei der Zellteilung in Signalübertragungsprozesse involviert; dass Kalzium das menschliche Krebsrisiko beeinflusst, ist jedoch weniger gut gesichert als für andere Nahrungsfaktoren.

Die empfohlene Aufnahmemenge mit der Nahrung von 1.000 mg/Tag für Erwachsene wird in Deutschland nur selten erreicht. Zu Aufnahmemengen, die das Krebsrisiko positiv beeinflussen könnten, sind derzeit keine Aussagen möglich.

5.8 Literatur

[1] Bastide NM, Pierre FH, Corpet DE. Heme iron from meat and risk of colorectal cancer: a meta-analysis and a review of the mechanisms involved. Cancer Prev Res (Phila) 2011; 4: 177–184

[2] Carroll C, Cooper K, Papaioannou D et al. Supplemental calcium in the chemoprevention of colorectal cancer: a systematic review and meta-analysis. Clin Ther 2010; 32: 789–803

[3] Darvesh AS, Bishayee A. Selenium in the prevention and treatment of hepatocellular carcinoma. Anticancer Agents Med Chem 2010; 10: 338–345

[4] Duthie SJ. Folate and cancer: how DNA damage, repair and methylation impact on colon carcinogenesis. J Inherit Metab Dis 2011; 34: 101–109

[5] Fairweather-Tait SJ, Bao Y, Broadley MR et al. Selenium in human health and disease. Antioxid Redox Signal 2011; 14: 1337–1383

[6] Fenech MF. Dietary reference values of individual micronutrients and nutriomes for genome damage prevention: current status and a road map to the future. Am J Clin Nutr 2010; 91(Suppl.): 1438S–1454S

[7] Ho E. Zinc deficiency, DNA damage and cancer risk. J Nutr Biochem 2004; 15: 572–578

[8] Knasmüller S, DeMarini D, Johnson I, Gerhäuser C, eds. Chemoprevention of Cancer and DNA Damage by Dietary Factors. Weinheim: Wiley-VHC; 2009

[9] Kristal AR, Stanford JL, Cohen JH et al. Vitamin and mineral supplement use is associated with reduced risk of prostate cancer. Cancer Epidemiol Biomarkers Prev 1999; 8: 887–892

[10] Lamprecht SA, Lipkin M. Chemoprevention of colon cancer by calcium, vitamin D and folate: molecular mechanisms. Nat Rev Cancer 2003; 3: 601–614

[11] Larsson SC, Orsini N, Wolk A. Vitamin B6 and risk of colorectal cancer: a meta-analysis of prospective studies. JAMA 2010; 303: 1077–1083

[12] Moser B, Szekeres T, Bieglmayer C et al. Impact of spinach consumption on DNA stability in peripheral lymphocytes and on biochemical blood parameters: results of a human intervention trial. Eur J Nutr 2011; 50: 587–594

[13] Sanjoaquin MA, Allen N, Couto E et al. Folate intake and colorectal cancer risk: a meta-analytical approach. Int J Cancer 2005; 113: 825–828

[14] Ulrich CM. Folate and cancer prevention: a closer look at a complex picture. Am J Clin Nutr 2007; 86: 271–273

[15] Fenech M, Rinaldi J. A comparison of lymphocyte micronuclei and plasma micronutrients in vegetarians and non-vegetarians. Carcinogenesis 1995; 16: 223–230

[16] Fenech M. Micronutrients and genomic stability: a new paradigm for recommended dietary allowances (RDAs). Food Chem Toxicol 2002; 40: 1113–1117

[17] Ames BN, Wakimoto P. Are vitamin and mineral deficiencies a major cancer risk? Nat Rev Cancer 2002; 2: 694–704

[18] Lal A, Ames BN. Association of chromosome damage detected as micronuclei with hematological diseases and micronutrient status. Mutagenesis 2011; 26: 57–62

[19] Qin X, Cui Y, Shen L et al. Folic acid supplementation and cancer risk: A meta-analysis of randomized controlled trials. Int J Cancer 2013; 133: 1033–1041

[20] Larsson SC, Giovannucci E, Wolk A. A prospective study of dietary folate intake and risk of colorectal cancer: modification by caffeine intake and cigarette smoking. Cancer Epidemiol Biomarkers Prev 2005; 14: 740–743

[21] Duffield-Lillico AJ, Reid ME, Turnbull BW et al. Baseline characteristics and the effect of selenium supplementation on cancer incidence in a randomized clinical trial: a summary report of the Nutritional Prevention of Cancer Trial. Cancer Epidemiol Biomarkers Prev 2002; 11: 630–639

[22] Blot WJ, Li JY, Taylor PR et al. Nutrition intervention trials in Linxian, China: supple-

mentation with specific vitamin/mineral combinations, cancer incidence, and disease-specific mortality in the general population. J Natl Cancer Inst 1993; 85: 1483–1492

[23] Qiao YL, Dawsey SM, Kamangar F et al. Total and cancer mortality after supplementation with vitamins and minerals: follow-up of the Linxian General Population Nutrition Intervention Trial. J Natl Cancer Inst 2009; 101: 507–518

[24] Bardia A, Tleyjeh IM, Cerhan JR et al. Efficacy of antioxidant supplementation in reducing primary cancer incidence and mortality: systematic review and meta-analysis. Mayo Clin Proc 2008; 83: 23–34

[25] Steevens J, van den Brandt PA, Goldbohm RA, Schouten LJ. Selenium status and the risk of esophageal and gastric cancer subtypes: the Netherlands cohort study. Gastroenterology 2010; 138: 1704–1713

[26] National Cancer Institute at the National Institute of Health. Selenium and Vitamin E Cancer Prevention Trial (SELECT). Im Internet: http://www.cancer.gov/newscenter/qa/2008/selectqa, Stand 10.10.2013

[27] Lippman SM, Klein EA, Goodman PJ et al. Effect of selenium and vitamin E on risk of prostate cancer and other cancers: the Selenium and Vitamin E Cancer Prevention Trial (SELECT). JAMA 2009; 301: 39–51

[28] Ames BN. Low micronutrient intake may accelerate the degenerative diseases of aging through allocation of scarce micronutrients by triage. Proc Natl Acad Sci U S A 2006; 103: 17589–17594

[29] Huang X. Does iron have a role in breast cancer? Lancet Oncol 2008; 9: 803–807

[30] Cui Y, Vogt S, Olson N et al. Levels of zinc, selenium, calcium, and iron in benign breast tissue and risk of subsequent breast cancer. Cancer Epidemiol Biomarkers Prev 2007; 16: 1682–1685

[31] Lee D-H, Anderson K, Harnark L, Jacobs D. Dietary iron intake and breast cancer: The Iowa Women's Health Study. Amer Assoc Cancer Res 2004; 45. Im Internet: http://www.aacrmeetingabstracts.org/cgi/content/abstract/2004/1/535-c Proc

[32] Leitzmann C, Müller C, Michel P, Brehme U, Hahn A. Ernährung in Prävention und Therapie. Stuttgart: Hippokrates; 2008

[33] International Agency for Research on Cancer. Vitamin D and cancer / a report of the IARC Working Group on Vitamin D. 5. Aufl. Lyon: IARC; 2008

[34] Chan AT, Giovannucci EL. Primary prevention of colorectal cancer. Gastroenterology 2010; 138: 2029–2043 e2010

[35] Wu K, Feskanich D, Fuchs CS et al. A nested case control study of plasma 25-hydroxyvitamin D concentrations and risk of colorectal cancer. J Natl Cancer Inst 2007; 99: 1120–1129

[36] Freedman DM, Dosemeci M, McGlynn K. Sunlight and mortality from breast, ovarian, colon, prostate, and non-melanoma skin cancer: a composite death certificate based case-control study. Occup Environ Med 2002; 59: 257–262

[37] Gallicchio L, Helzlsouer KJ, Chow WH et al. Circulating 25-hydroxyvitamin D and the risk of rarer cancers: Design and methods of the Cohort Consortium Vitamin D Pooling Project of Rarer Cancers. Am J Epidemiol 2010; 172: 10–20

[38] Zeleniuch-Jacquotte A, Gallicchio L, Hartmuller V et al. Circulating 25-hydroxyvitamin D and risk of endometrial cancer: Cohort Consortium Vitamin D Pooling Project of Rarer Cancers. Am J Epidemiol 2010; 172: 36–46

[39] Brown EM, Gamba G, Riccardi D et al. Cloning and characterization of an extracellular Ca(2+)-sensing receptor from bovine parathyroid. Nature 1993; 366: 575–580

[40] Weingarten MA, Zalmanovici A, Yaphe J. Dietary calcium supplementation for preventing colorectal cancer and adenomatous polyps. Cochrane Database Syst Rev 2008: CD003548

[41] Cavuoto P, Fenech MF. A review of methionine dependency and the role of methionine restriction in cancer growth control and life-span extension. Cancer Treat Rev. 2012;38: 726–36

[42] Fenech M, Rinaldi J. The relationship between micronuclei in human lymphocytes and plasma levels of vitamin C, vitamin E, vitamin B12 and folic acid. Carcinogenesis 1994; 15: 1405–11.

[43] Ornish D, Weidner G, Fair WR et al. Intensive lifestyle changes may affect the progression of prostate cancer. J Urol. 2005; 174: 1065–1069

[44] Abnet CC, Lai B, Qiao YL et al. Zinc concentration in esophageal biopsy specimens measured by x-ray fluorescence and esophageal cancer risk. J Natl Cancer Inst 2005; 97: 301–306

[45] Bjelakovic G, Nikolova D et al. Antioxidant supplements for preventing gastrointestinal cancers. Cochrane Database Syst Rev 2008; 3: CD004183

[46] Brinkman M, Reulen RC et al. Are men with low selenium levels at increased risk of prostate cancer? Eur J Cancer 2006; 42: 2463–2471

[47] Cross H, Nittke T. Vitamin D. In: Knasmueller S, De Marini DM, Johnson I, Gerhäuser C, Hrsg. Chemoprevention of Cancer and DNA Damage by Dietary Factors. Weinheim, Wiley-Blackwell 2009: 393–402

[48] Duthie SJ. Folic acid deficiency and cancer: mechanisms of DNA instability. Br Med Bull 1999; 55: 578–592

[49] Etminan M, FitzGerald JM et al. Intake of selenium in the prevention of prostate cancer: a systematic review and meta-analysis. Cancer Causes Control 2005; 16: 1125–1131

[50] Figueiredo JC, Grau MV et al. Global DNA hypomethylation (LINE-1) in the normal colon and lifestyle characteristics and dietary and genetic factors. Cancer Epidemiol Biomarkers Prev 2009; 18: 1041–1049

[51] Grau MV, Baron JA et al. Vitamin D, calcium supplementation, and colorectal adenomas: results of a randomized trial. J Natl Cancer Inst 2003; 95: 1765–1771

[52] Greenberg ER, Baron JA et al. A clinical trial of antioxidant vitamins to prevent colorectal adenoma. Polyp Prevention Study Group. N Engl J Med 1994; 331: 141–147

[53] Larsson SC, Giovannucci E, Wolk A. Fotale intake, MTHFR polymorphisms, and risk of esophageal, gastric, and pancreatic cancer: a meta-analysis. Gastroenterology 2006; 131: 1271–1283

[54] Logan RF, Grainge MJ et al. Aspirin and folic acid for the prevention of recurrent colorectal adenomas. Gastroenterology 2008; 134: 29–38

[55] Lin J, Manson JE et al. Intakes of calcium and vitamin D and breast cancer risk in women. Arch Intern Med 2007; 167: 1050–1059

[56] Martinez ME, Reid ME et al. Design and baseline characteristics of study participants in the Wheat Bran Fiber trial. Cancer Epidemiol Biomarkers Prev 1998; 7: 813–816

[57] Nazki FH, Sameer AS et al. Folate: metabolism, genes, polymorphisms and the associated diseases. Gene 2014; 533: 11–20

[58] Reidy JA. Folate- and deoxyuridine-sensitive chromatid breakage may result from DNA repair during G2. Mutat Res 1987; 192: 217–219

[59] Schatzkin A, Lanza E et al. The polyp prevention trial I: rationale, design, recruitment, and baseline participant characteristics. Cancer Epidemiol Biomarkers Prev 1996; 5: 375–383

[60] Shin MH, Holmes MD et al. Intake of dairy products, calcium, and vitamin D and risk of breast cancer. J Natl Cancer Inst 2002; 94: 1301–1311

[61] Thomson CD. Assessment of requirements for selenium and adequacy of selenium status: a review. Eur J Clin Nutr 2004; 58: 391–402

[62] West DW, Slattery ML et al. Adult dietary intake and prostate cancer risk in Utah: a case-control study with special emphasis on aggressive tumors. Cancer Causes Control 1991; 2: 85–94

[63] World Cancer Research Fund/American Institute for Cancer Research. Food, Nutrition, Physical Activity, and the Prevention of Cancer: A Global Perspective. Washington DC, Amer Inst for Cancer Research; 2007

[64] Xia Y, Hill KE et al. Effectiveness of selenium supplements in a low-selenium area of China. Am J Clin Nutr 2005; 81: 829–834

[65] Zhuo H, Smith AH et al. Selenium and lung cancer: a quantitative analysis of heterogeneity in the current epidemiological literature. Cancer Epidemiol Biomarkers Prev 2004; 13: 771–778

[66] Shin MH, Holmes MD; Hankinson SE et al. Intake of dairy products, calcium, and vitamin D and risk of breast cancer. J Natl Cancer Inst 2002; 94: 1301–1311

[67] Kennedy DA, Stern SJ, Matok I et al. Folate Intake, MTHFR Polymorphisms, and the Risk of Colorectal Cancer: A Systematic Review and Meta-Analysis. J Cancer Epidemiol 2012; 2012: 952508

[68] Shujuan Y, Jianxing Z, Xin-Yue C. Methylenetetrahydrofotale reductase genetic polymorphisms and esophageal squamous cell carcinoma susceptibility: A meta-analysis of case-control studies. Pak J Med Sci 2013; 29: 693–698

5.9 Weiterführende Literatur

Ames BN, Wakimoto P. Are vitamin and mineral deficiencies a major cancer risk? Nat Rev Cancer 2002; 2: 694–704

Costello LC, Franklin RB, Feng P et al. Zinc and prostate cancer: a critical scientific, medical, and public interest issue (United states). Cancer Causes Control 2005; 16: 901–915

Dhawan DK, Chadha VD. Zinc: A promising agent in dietary chemoprevention of cancer. Indian J Med Res 2010; 132: 676–682

Hori A, Mizoue T, Kasai H et al. Body iron store as a predictor of oxidative DNA damage in healthy men and women. Cancer Sci 2010; 101: 517–522

Huang X. Does iron have a role in breast cancer? Lancet Oncol 2008; 9: 803–807

Kabat GC, Miller AB, Jain M et al. A cohort study of dietary iron and heme iron intake and risk of colorectal cancer in women. Br J Cancer 2007; 97: 118–122

Krishnan AV, Trump DL, Johnson CS et al. The role of vitamin D in cancer prevention and treatment. Endocrinol Metab Clin North Am 2010; 39: 401–418

Peterlik M, Grant WB, Cross HS. Calcium, vitamin D and cancer. Anticancer Res 2009; 29: 3687–3698

Prá D, Rech Franke SI, Pegas Henriques JA et al. A possible link between iron deficiency and gastrointestinal carcinogenesis. Nutr Cancer 2009; 61: 415–426

Waters DJ, Shen S, Glickman LT et al. Prostate cancer risk and DNA damage: translational significance of selenium supplementation in a canine model. Carcinogenesis 2005; 26: 1256–1262

Zeeb H, Greinert R. The role of vitamin D in cancer prevention: does UV protection conflict with the need to raise low levels of vitamin D? Dtsch Arztebl Int 2010; 107: 638–643

6 Schutzfaktoren in der Nahrung

6.1 Mechanismen des Krebsschutzes: eine Übersicht

6.1.1 Einteilungen

1988 veröffentlichten der italienische Forscher Silvio de Flora und der in Schweden tätige Claes Ramel eine Übersicht über die damals bekannten Mechanismen der Chemoprävention [129]. Der Umfang ihrer Synopsis hat sich aufgrund neuerer Erkenntnisse mittlerweile vervielfacht. Die von den Forschern vorgenommene Einteilung ist hilfreich, da sie es ermöglicht, Ordnung in die verwirrende Datenlage zu bringen. ▶ Tab. 6.1, Tab. 6.2 u. Tab. 6.3 geben einen systematischen Überblick über die diversen molekularen Mechanismen, in den rechten Spalten sind jeweils konkrete Beispiele für protektive Nahrungsinhaltsstoffe angeführt.

Tab. 6.1 Primärprävention I: extrazelluläre Mechanismen.

Mechanismen	Beispiel für Nahrungsbestandteile
Verhinderung der Aufnahme von Kanzerogenen in die Zelle	Ballaststoffe, Chlorophyll, Proteine
Verstärkte Elimination, z. B. von Gallensäuren	Ballaststoffe
Hemmung der Bildung von Kanzerogenen im Körper (z. B. Hemmung der Bildung von Nitrosaminen im Verdauungstrakt)	Phenole, Vitamin C
Hemmung der Aufnahme von Kanzerogenen aus dem Verdauungstrakt	kurzkettige Fettsäuren, z. B. Butyrat
Hemmung der Freisetzung von aktiven Metaboliten im Verdauungstrakt	fermentierte Produkte → Inhibition von Glucuronidase durch Änderung der Zusammensetzung der Darmflora
Einfangen von DNA-reaktiven/kanzerogenen Molekülen und Radikalen	Phenole und andere Antioxidanzien

Tab. 6.2 Primärprävention II: intrazelluläre Mechanismen.

Mechanismen	Beispiel für Nahrungsbestandteile
Modifizierung des Transports von Kanzerogenen durch die Zellmembran	Vitamin E, β-Carotin
Modulation der Verstoffwechselung von Kanzerogenen I: • Hemmung der Aktivierung (↓ Phase-I-Enzyme) • Inhibition von CYP2E1	Isothiocyanate
Modulation der Verstoffwechselung von Kanzerogenen II: • Induktion detoxifizierender Enzyme	Indole, Isothiocyanate, Diterpene, Allylsulfide
Einfangen schädlicher Moleküle	Ellagsäure inaktiviert Epoxide von polyzklischen Kohlenwasserstoffen, Radikal-Scavenging durch Vitamine und Polyphenole
Schutz nukleophiler Stellen der DNA	Retinoide, Polyamine
Hemmung des Zellteilung	Retinoide, Kalzium, Selenverbindungen
Veränderung des DNA-Stoffwechsels und von Reparaturprozessen:	
• Verbesserung der Replikation	Magnesium, Genistein (Topoisomerase-Inhibitor)
• Induktion von Reparaturprozessen	Zimtaldehyd, Vanillin
• Hemmung fehlerhafter Reparatur	Proteaseinhibitoren, Koffein
Hemmung der DNA-Methylierung (Veränderung der Transkription)	Folsäure, Selen
Veränderung der Histonacetylierung	Resveratrol und andere Substanzen
Weitere Mechanismen, die die Transkription von Genen verändern: Induktion von Transkriptionsfaktoren	Retinoide und Flavonoide

▶ **Primär- und Sekundärprävention.** Zu den intrazellulären Mechanismen zählen einerseits die durch Transkriptionsfaktoren wie Nrf2 gesteuerten Änderungen der Aktivitäten von fremdstoffmetabolisierenden Enzymen, andererseits Prozesse, die direkt zu einer Stabilisierung der DNA führen. Auch Promotionsprozesse werden durch DNA-Schäden und Radikaleinwirkung ausgelöst. Des Weiteren spielen Änderungen von Signalwegen eine zentrale Rolle, sodass Mechanismen bzw. Schutzsubstanzen, die auf der Ebene der Primärprävention wirksam sind, auch in diesem Bereich zum Tragen kommen. Zusätzlich wirken spezielle Prozesse, die in ▶ Tab. 6.3 aufgelistet sind, antipromovierend. Auch die Progression, also die Entwicklung von Karzinomen, wird durch diese Vorgänge moduliert (Sekundärprävention), wobei als weiterer wichtiger Schutzmechanismus Hemmung der Angiogenese hinzukommt.

▶ **Tertiärprävention.** In ▶ Tab. 6.1, Tab. 6.2 u. Tab. 6.3 sind nur Mechanismen berücksichtigt, die durch Nahrungsfaktoren beeinflusst werden. Nicht dargestellt sind Prozesse, die die Invasion und Metastasierung betreffen (sog. „tertiäre" Prävention). Dazu zählen neben den bereits bei der Primär- und Sekundärprävention erwähnten Kategorien wie Radikal-Scavenging, Inhibition der Zellteilung, Induktion von Apoptose, Induktion von Differenzierungsvorgängen und Modulierung der Signaltransduktion weitere Effekte, beispielsweise die Inhibition von Proteasen, die am Abbau von Membranen beteiligt sind, sowie Interaktionen mit der extrazellulären Matrix. Diese Prozesse werden beispielsweise durch Protease-Inhibitoren, die in Soja und anderen pflanzlichen Lebensmitteln enthalten sind, beeinflusst.

▶ **Multiple Effekte.** Die verschiedenen Schutzsubstanzen wirken simultan auf unterschiedlichen Ebenen der Krebsentstehung und es wurde mehrfach betont, dass Verbindungen, die „multiple" Effekte auslösen, effektiver sind als solche, die nur einzelne Prozesse beeinflussen. Als typisches Beispiel ist in diesem Zusammenhang N-Acetylcystein zu nennen, dessen Wirkung von De Flora besonders eingehend untersucht wurde; diese Substanz kommt jedoch in Lebensmitteln nicht vor. Auch Isothiocyanate, Allylsulfide sowie Flavinoide und Carotinoide wirken parallel auf verschiedenen Ebenen.

Zweifelsohne schützen Prozesse, die die Initiation von Tumoren verhindern, vor dem Auftreten von Krebs. Ob jedoch Mechanismen, die in die Kategorien der Sekundär- und Tertiärprävention fallen, zur Heilung beitragen oder zu einer Verlängerung der Lebensdauer von Erkrankten, ist aufgrund von In-vitro-Untersuchungen nicht vorhersagbar. Tierexperimente und Humanstudien tragen dazu bei, diese Frage zu klären.

▶ **Andere Klassifizierungen.** Lee Wattenberg entwickelte aufgrund der von ihm durchgeführten Tierexperimente eine einfache Typologie der Antikanzerogene. Er unterschied zwischen „supprimierenden" und „blockierenden" Agenzien [130]. Erstere sind solche, die in seinen Modellen die Auslösung von Tumoren durch Chemikalien

Tab. 6.3 Inhibition der Promotion und Progression durch Nahrungsinhaltsstoffe (Quelle: [24]).

Mechanismen	Beispiel für Nahrungsinhaltsstoffe
Beeinflussung des Hormonstatus	Phytoöstrogene, Induktoren der Hydroxylierung von Östrogenen (z. B. durch Indol-3-carbinol in Kohlgemüse)
Hemmung von Entzündungen (↓ NFκB)	Resveratrol und zahlreiche Gewürzinhaltsstoffe
Hemmung von Cyclooxygenase 2	Vitamin E
Hemmung der Lipooxygenase	ω-3-Fettsäuren
Hemmung induzierbarer Stickoxidsynthetase (iNOS)	Allylsulfide
Beeinflussung des Immunstatus	Selen, Folsäure, Vitamin B_{12}, Zink
Induktion von Apoptose	Retinoide, Genistein, Flavonoide
Induktion zellulärer Differenzierungsprozesse	Retinoide, Kalzium
Modulierung von Signalfunktionen	Retinoide, Selen
Verbesserung der intrazellulären Kommunikation	β-Carotin, Retinoide, Vitamin A
Hemmung der Angiogenese	Retinoide, Thiole, Genistein

verhindern, wenn sie zeitlich vor einem Kanzerogen verabreicht wurden, blockierende Agenzien wirken hingegen nach der Verabreichung.

Der japanische Forscher T. Kada klassifizierte DNA-protektive Agenzien und bezeichnete Verbindungen, die innerhalb der Zellen wirksam sind, als „Bio-Antimutagene" und jene, die außerhalb wirken, als „Desmutagene" [131]. Der Forscher beschäftigte sich vor allem mit Verbindungen, die DNA-Reparaturprozesse beeinflussen. Er testete zahlreiche natürliche Aromastoffe und verglich die Effekte in Bakterienstämmen mit normaler DNA-Reparatur mit jenen in reparaturunfähigen Stämmen. Fand er nur in reparaturdefizienten Zellen Schutzeffekte, so schloss er daraus, dass die Substanzen über die Beeinflussung von Reparaturprozessen wirken. Dieser Ansatz ist insofern vielversprechend, als davon ausgegangen werden kann, dass Naturstoffe, die Reparaturprozesse induzieren, vor einer Vielzahl DNA-schädigender Kanzerogene schützen. Kada identifizierte in den 1980er Jahren mit seinen Mitarbeitern eine Reihe von Verbindungen wie beispielsweise Vanillin, Zimtaldehyd und Cumarin. Es gibt mittlerweile Hinweise darauf, dass diese Stoffe auch in menschlichen Zellen Reparaturprozesse beeinflussen. Wir wissen jedoch nicht, ob diese Befunde auf den Menschen übertragbar sind und ob die Stoffe tatsächlich vor Krebserkrankungen schützen.

Die nachfolgenden Abschnitte beschreiben die Effekte ausgewählter Substanzgruppen. Eine umfassende Darstellung aller in Betracht kommenden Verbindungen ist aus Platzgründen nicht möglich, sodass wir uns auf besonders interessante und vielversprechende Nahrungsinhaltsstoffe beschränken.

6.2 Schutzvitamine

▶ **Multivitaminpräparate.** Viele Jahrzehnte hinweg wurden die krebsschützenden Wirkungen der antioxidativen Vitamine (A, C und E) von der medialen Berichterstattung in den Vordergrund gestellt und bereits in den 1970er und 80er Jahren begann man, Multivitaminpräparate als Nahrungsergänzungsmittel in großen Mengen gewinnbringend zu vermarkten. Seit der Jahrtausendwende wird der Glaube an die Wirksamkeit dieser Präparate zunehmend erschüttert, weil große prospektive Studien darauf hinweisen, dass diese „Krebsschutzvitamine" teilweise unwirksam sind. In der bereits erwähnten SELECT-Studie sah man sogar einen Anstieg der Erkrankungshäufigkeit nach Einnahme von 400 IU Vitamin E/Tag (HR 1,17) [311]. Auch in der finnischen Raucherstudie nahm die Erkrankungshäufigkeit nach Einnahme von Provitamin A (β-Carotin) deutlich zu.

▶ **Antioxidative Vitamine.** Epidemiologen des DKFZ Heidelberg veröffentlichten Ergebnisse einer Arbeit, in der sie zwischen Multivitaminpräparaten und antioxidativen Vitaminen (A, C, E) und deren Kombinationen unterschieden. Man fand bei Teilnehmern, die einzelne antioxidative Vitamine über die gesamte Laufzeit (11 Jahre) hinweg einnahmen, einen recht deutlichen Rückgang der Gesamtkrebsmortalität, während der Konsum von Multivitaminpräparaten zu keiner Veränderung

Exkurs: Kein Schutz vor Krebs durch Multivitaminpräparate!

Untersuchungen, die die Assoziationen zwischen dem Konsum von Multivitaminpräparaten und dem Auftreten verschiedener Krebsarten, der Gesamtmortalität und der Krebsmortalität betreffen, lieferten durchwegs ernüchternde Ergebnisse. Allerdings können differenzierte Aussagen im Hinblick auf die Wirksamkeit einzelner Substanzen meist nicht getroffen werden, da sich die Zusammensetzung der diversen Präparate erheblich voneinander unterschied. Insgesamt ist aus der Sicht der Krebsprävention von der unreflektierten Einnahme von Multivitaminpräparaten abzuraten. Diese Feststellung gründet auf den Ergebnissen einer Reihe groß angelegter Studien. In einer umfangreichen amerikanischen Untersuchung (453.962 Männer und 609.061 Frauen) sah man bei Einnahme von Multivitaminpräparaten einen minimalen Schutz im Hinblick auf die Abnahme der Gesamtmortalitätsrate, bei Rauchern war jedoch das Krebserkrankungsrisiko um ca. 10% erhöht [132]. Erwähnenswert sind in diesem Zusammenhang auch 2 weitere Untersuchungen, eine schwedische mit post- und prämenopausalen Frauen und eine amerikanische Untersuchung mit Teilnehmern beiderlei Geschlechts. In keiner dieser Studien wurden Hinweise auf Schutzeffekte gefunden, wobei in der Letzteren bei männlichen Rauchern wiederum eine Erhöhung des Risikos beobachtet wurde [132].

der Erkrankungshäufigkeit führte [133]. Interessant ist, dass bei Personen, die die Supplemente nicht kontinuierlich einnahmen, sondern erst nach Beginn der Studie damit begannen, das Erkrankungsrisiko deutlich (70%) zunahm. Das erklären die Forscher dadurch, dass es sich dabei um Menschen handelte, die aufgrund ihres schlechten Gesundheitszustandes begannen, Präparate einzunehmen. Dieser Aspekt wurde in manchen früheren Untersuchungen nur wenig berücksichtigt und könnte die Rolle der antioxidativ wirksamen Vitamine rehabilitieren. Wie in Kapitel 6.2.1 (Abschnitt „Humanstudien") besprochen, gibt es für Vitamin C recht deutliche Hinweise auf protektive Wirkungen vor bestimmten Krebsarten. Was Vitamin E betrifft, können Verbindungen wie Tocotrienole durchaus krebsschützende Eigenschaften besitzen; sie wurden jedoch beim Menschen bisher nicht ausreichend untersucht.

Die nachfolgenden Kapitel beziehen sich auf die Effekte der Schutzvitamine. Ihr Vorkommen und ihre Verstoffwechselung sind in einschlägigen ernährungswissenschaftlichen Lehrbüchern eingehend beschrieben, sodass wir uns hier vorwiegend auf die Darstellung ihrer krebsschützenden Eigenschaften beschränken.

6.2.1 Vitamin C

Struktur und Vorkommen

Chemisch gesehen, handelt es sich bei Vitamin C um ein Zuckermolekül. Die Substanz wird von Pflanzen und auch von den meisten Tierarten synthetisiert, Primaten und Meerschweinchen sind jedoch auf die Zufuhr durch die Nahrung angewiesen. Ist die Versorgung nicht ausreichend, kommt es beim Menschen zur Mangelerscheinung (Skorbut), die besonders häufig bei Seeleuten und Soldaten auftrat. 1747 fand man heraus, dass die Symptome dieser Erkrankung durch Konsum von Zitrusfrüchten behandelt und verhindert werden können und nannte den Wirkstoff Ascorbinsäure („Anti-Skorbut"). 1937 identifizierte der ungarische Forscher Albert von Szent-Györgyi Nagyrápolt die Struktur des Wirkstoffs und erhielt dafür den Nobelpreis.

▶ Vorkommen und Eigenschaften. Die Konzentrationen von Vitamin C in Lebensmitteln sind weitgehend bekannt. Neben Zitrusfrüchten und Kiwis (zwischen 350 und 600 mg/kg Frischgewicht) enthalten auch Brokkoli und Kraut relativ hohe Mengen (500–800 mg/kg Frischgewicht).

Für die biologischen Eigenschaften des Vitamins ist entscheidend, dass es sich gut in Wasser löst und unter physiologischen Bedingungen als Ascorbat vorliegt. Diese Verbindung kann leicht Elektronen abgeben, d.h. sie wird oxidiert, wobei als Reaktionsprodukt Dehydroascorbat entsteht, das in einem weiteren Schritt in Diketogulonat umgewandelt wird. Die erste Reaktion ist reversibel, die zweite jedoch nicht (▶ Abb. 6.1).

▶ Aufnahme, Ausscheidung, Transport. Die Aufnahme in den Körper erfolgt im Verdauungstrakt vor allem über die Epithelien des Dünndarms, im Serum liegen die Konzentrationen zwischen 3 und 14 mg/l. Die Ausscheidung findet über die Nieren statt, wobei es bei Mangel zu einer teilweisen Rückresorption in den Blutkreislauf kommt. Die Mengen schwanken in den diversen Organen über einen breiten Bereich, die höchsten Konzentrationen findet man in der Hirnanhangsdrüse (30–50 mg/100 g), gefolgt von Leber, Niere und Gehirn (10–30 mg/kg).

Der zelluläre Transport des Vitamins durch die Zellmembranen erfolgt über zwei verschiedene Systeme. Ascorbat wird über Na-abhängige Moleküle (SVCT1 und SVCT2) transportiert, Dehydroascorbat über Glukosetransporter.

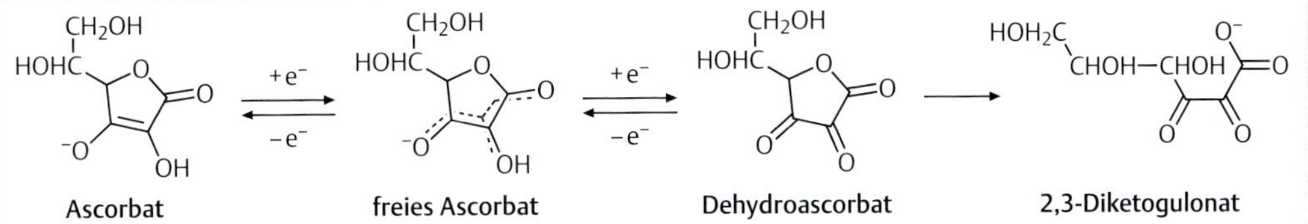

Abb. 6.1 Oxidation von Ascorbat in 2 Schritten und weitere irreversible Deprotonierung des daraus entstandenen Produkts.

Mechanismen des Krebsschutzes

Neben der seit langer Zeit bekannten antioxidativen Wirkung wird eine Reihe anderer Eigenschaften diskutiert, die beim Schutz vor Krebserkrankungen ebenfalls eine Rolle spielen könnten.

Verhinderung oxidativer DNA-Schäden

▶ **Radikalfänger.** Ascorbat wirkt als direkter (nicht enzymatischer) Scavenger diverser freier Radikale (Hydroxyl- und Peroxyl-Radikal), inaktiviert aber auch das α-Tocopheroxyl-Radikal, das durch Reaktion mit ROS gebildet wird, und reagiert darüber hinaus mit oxidierend wirkenden Molekülen wie Peroxynitrit und Ozon.

Die Schutzeffekte entstehen durch das bei derartigen Reaktionen gebildete Ascorbyl-Radikal ($A^{\bullet}$), das stabiler und weniger reaktiv ist als die Ausgangspartner der Reaktion. Nach Umsetzung mit Hydroxyl-Radikalen (a) oder Superoxidradikalen (b) entsteht ein Semihydroxyascorbat-Radikal, das zu Ascorbat und Dehydroascorbat zerfällt (c).

(a) $OH^{\bullet} + AH_2 \rightarrow H_2O + AH^{\bullet}$ (Scavenging von Hydroxyl-Radikalen)

(b) $O_2^{\bullet -} + H^+ + AH_2 \rightarrow H_2O_2 + AH^{\bullet}$ (Scavenging von Superoxid-Radikalen)

(c) $2\ AH^{\bullet} \rightarrow A + AH_2$

Zahlreiche Untersuchungen zeigen, dass die Aufnahme von Vitamin C die durch oxidativen Stress verursachte Schädigung der Erbsubstanz verhindert. Je höher die Vitamin-C-Konzentration im Blut ist, desto niedriger ist die Menge an oxidierten DNA-Basen in den Zellen. In Comet-Assays mit Restriktionsenzymen, die es ermöglichen, das Ausmaß der Oxidation von DNA-Basen zu bestimmen, findet man im Menschen allerdings erst nach Konsum hoher Mengen (ca. 0,5–1 g/Person/Tag) Schutzeffekte.

▶ **Prooxidative Eigenschaften.** Im Gegensatz zu diesen Ergebnissen fand man in einigen Studien, in denen man die Ausscheidung von oxidiertem Guanin im Harn quantifizierte, sogar eine Zunahme der Werte. Dies ist möglicherweise auf die prooxidativen Eigenschaften der Ascorbinsäure zurückzuführen. In Gegenwart von Übergangmetallen (z. B. Eisen) kommt es zur Bildung eines Ascorbat-Radikals und letztendlich zur Freisetzung von Hydroperoxiden, die Lipidperoxidationen verursachen. Mit anderen Worten, Vitamin C kann unter bestimmten Bedingungen ROS bilden und Oxidationsprozesse begünstigen.

$$\text{Ascorbat} + Fe^{3+} \rightarrow AH^{\bullet} + Fe^{2+} + H^+$$

$$H_2O_2 + Fe^{2+} \rightarrow OH^{\bullet} + Fe^{3+} + OH^-$$

Dieser Prozess könnte auch für Phänomene verantwortlich sein, die unter In-vitro-Bedingungen in Zellkulturen beobachtet wurden, beispielsweise für zytotoxische Effekte und für die Auslösung von Apoptose. Tumorzellen werden nach Zusatz des Vitamins ins Medium effizienter getötet als Normalzellen und man interpretierte dies als möglichen Schutzeffekt vor Krebs.

Weitere Mechanismen

Vitamin C löste unter In-vitro-Bedingungen eine Reihe weiterer interessanter Effekte aus. Es erhöht die Synthese der Transkriptionsfaktoren NFκB und AP-1 und aktiviert ein fehleranfälliges DNA-Reparatursystem (Mismatch-Repair). Des Weiteren erhöht es die Produktion von Proteinen, die mit der Auslösung von programmiertem Zelltod (Apoptose) in Zusammenhang stehen. All diese Effekte sind auch für Sauerstoffradikale charakteristisch und in Transkriptionsexperimenten verursachte das Vitamin unter In-vitro-Bedingungen ähnliche Änderungen der Expressionsmuster von Genen wie Behandlung der Zellen mit Wasserstoffperoxid.

Tierexperimentelle Befunde

Vitamin C wurde in zahlreichen Experimenten mit Labornagern untersucht und reduzierte oxidative Schäden, die durch Schwermetalle, radioaktive Strahlung oder Zytostatika ausgelöst wurden.

Auch Entzündungen (beispielsweise durch Tetrachlorkohlenstoff verursachte Leberschäden) werden durch das Vitamin verhindert bzw. reduziert. Da diese Prozesse mit der Auslösung von Krebserkrankungen in Zusammenhang stehen, sind diese Befunde ein Hinweis auf Schutzwirkungen.

Weitere spezifischere Effekte, die allerdings in den Bereich der Therapie fallen, sind die Verhinderung der Angiogenese sowie die Bildung einer hochgiftigen zytostatisch wirkenden Verbindung durch Umsetzung von Dehydroascorbinsäure mit Homocystein-Thiolacton, einer Verbindung die in Zellen in relativ hohen Konzentrationen vorliegt.

Humanstudien

Es ist zwischen Studien zu unterscheiden, in denen die Aufnahme über den Verzehr von Nahrungsmitteln abgeschätzt wurde, und solchen, in denen die Einnahme von Nahrungsergänzungsmitteln betrachtet wurde. Allerdings stammen die meisten Daten aus Untersuchungen, die sich auf den Verzehr Vitamin-C-haltiger Früchte beziehen. Diese sind nur bedingt aussagekräftig, da auch andere Schutzfaktoren die Ergebnisse beeinflussen können.

▶ **Ösophaguskarzinom.** In einem umfassenden Bericht des World Cancer Research Funds kommen die Experten zu dem Schluss, dass der Verzehr von Vitamin-C-haltigen pflanzlichen Nahrungsmitteln vor dem Auftreten von Ösophaguskrebs schützt [119]. Diese Annahme beruht auf der Analyse von 19 Fallstudien, einer Kohortenstudie und 3 ökologischen Untersuchungen (Verzehr in verschiedenen geografischen Regionen).

▶ **Magenkarzinom.** Ein weiteres Organ, bei dem es Hinweise auf Schutzeffekte gibt, ist der Magen. Die Autoren einer umfassenden Arbeit stellen fest, dass die epidemiologischen Daten auf einen Schutzeffekt beim Menschen hinweisen [106]. Dies geht einerseits aus Studien hervor, in denen der Konsum Vitamin-C-haltiger Früchte und Gemüse untersucht wurde, aber auch aus solchen, in denen die Serumkonzentrationen bestimmt wurden. Die Auswertung von 13 Fallstudien zeigte, dass in 12 deutliche Effekte gefunden wurden. Auch Einzelstudien liefern Hinweise auf einen Zusammenhang: In einer finnischen Studie mit Rauchern [329] und in einer niederländischen Untersuchung [280] mit Rauchern und Nichtrauchern fand man Hinweise auf Schutzeffekte und im Rahmen des bereits erwähnten EPIC-Projekts sah man inverse Assoziationen zwischen der Vitamin-C-Konzentration im Plasma und dem Auftreten von Magenkrebs (Abnahme der Erkrankungshäufigkeit um ca. 45 %!) [309]. Allerdings korrelierten die aus den Fragebögen ermittelten Aufnahmemengen nicht mit der Häufigkeit der Erkrankung. Besonders deutliche Effekte sah man bei Menschen, die viel rotes Fleisch verzehrten. Letztendlich ist auch eine chinesische Kohortenstudie erwähnenswert, in der man einen deutlichen inversen Zusammenhang zwischen den Serumkonzentrationen von Vitamin C und dem Auftreten von Magenkrebs bei Männern fand, die nicht rauchten und nur mäßige Mengen an Alkohol konsumierten [106].

▶ **Andere Krebsarten.** Bei allen anderen Krebsarten sieht die Datenlage wesentlich weniger vielversprechend aus. Beispielsweise ergeben sich aus einer Metaanalyse (eine Kohorten- und 12 Fallstudien) nur geringfügige Hinweise auf Schutz vor Gebärmutterhalskrebs [323]. Auch im Hinblick auf das Auftreten von Brustkrebs sah man weder bei prä- noch bei postmenopausalen Frauen Zusammenhänge. Untersuchungen, die das Auftreten von Lungenkrebs betrafen, sind widersprüchlich, sodass keine eindeutigen Aussagen getroffen werden können.

Exkurs: Schutz vor Magen- und Ösophaguskrebs durch Vitamin C – was steckt dahinter?

Der in mehreren Untersuchungen gefundene Schutzeffekt steht wahrscheinlich nicht mit der Inaktivierung von Sauerstoffradikalen in Zusammenhang, sondern mit der Inhibition der Bildung von Nitroverbindungen. Bereits in den 1970er und 80er Jahren zeigte man in eindrucksvollen Tierexperimenten, dass die Bildung von Nitrosaminen im Verdauungstrakt nach Fütterung von deren Vorstufen (Aminosäuren und nitrosierende Agenzien) durch bestimmte Phenole, aber auch durch die Vitamine C und E verhindert werden kann. Das nitrosierende Agens wird durch diese Schutzverbindungen reduziert (Vitamin E dient zur Regeneration des oxidierten Vitamin C), wobei die Reaktion mit Vitamin C über einen breiten pH-Bereich abläuft. Auch in Untersuchungen am Menschen fand man, dass die Bildung von Nitrosoprolin (ein harmloses, nicht krebserregendes Nitrosamin) nach Verabreichung von Prolin und nitrit-/nitratreichem rotem Rübensaft bei gleichzeitiger Gabe von Vitamin C (1 g/Tag/Person) fast vollständig verhindert wird. Die Tatsache, dass man bei Personen, die häufig Fleisch konsumieren, besonders deutliche Schutzeffekte detektierte, unterstützt die Annahme, dass dieser Mechanismus eine Rolle spielt, da Fleischkonsum zu erhöhter Bildung von Nitrosoverbindungen im Verdauungstrakt führt (s. auch Kapitel 4.2.1 und 4.7.3).

Betrachtet man Studien, in denen der Vitamin-C-Status (Konzentration im Blut) mit der Gesamtmortalität in Beziehung gebracht wurde, so ist festzustellen, dass mehrfach inverse Korrelationen gefunden wurden. Des Weiteren fand man einen Zusammenhang zwischen niedrigen Serumkonzentrationen und erhöhter Gesamtkrebsmortalität bei Männern, nicht jedoch bei Frauen.

▶ **Interventionsstudien.** Wie sieht es mit Resultaten von Interventionsstudien aus? In einer sehr großen chinesischen Untersuchung (Linxian-Nahrungsergänzungsmittel-Studie) erhielten die Teilnehmer in Kombination mit weiteren Mikronährstoffen 120 mg Vitamin C/Tag über einen Zeitraum von 5 Jahren hinweg [134]. Man fand keine Hinweise auf Schutzeffekte vor Krebs. In einer kleineren 3-jährigen Zusatzstudie (180 mg/Tag) fanden sich keine Befunde, die auf eine schützende Wirkung vor Magen- und/oder Ösophaguskrebs schließen lassen. Dieses Ergebnis widerspricht jedoch einer kolumbianischen Studie, in der hohe Mengen des Vitamins verabreicht wurden (2 g/Tag) und zwar über einen Zeitraum von 6 Jahren. Als Endpunkt untersuchte man das Auftreten von Dysplasien im Magen und kam zu dem Ergebnis, dass das Auftreten dieser Vorstufen von Magenkrebs in der Supplementierungsgruppe signifikant reduziert war. In diesem Zusammenhang ist auch eine japanische Studie zu nennen, in der 500 mg/Person/Tag verabreicht wurden. Als Marker wurde die Atrophie der Schleimhaut gemessen, die einen Risikofaktor für Magenkrebs darstellt. Man sah in der Gruppe mit Vitamin-C-Zufuhr eindeutig positive Effekte.

Bereits in den 1970er Jahren postulierte der berühmte Chemiker und Nobelpreisträger Linus Pauling, dass die Verabreichung von Vitamin C die Heilungschancen von Krebspatienten verbessern kann [135]. Seither wurden mehrere klinische Studien durchgeführt, in denen teilweise vielversprechende Ergebnisse erhalten wurden. Man verabreichte das Vitamin in diesen Untersuchungen intravenös, um Plasmakonzentration zu erreichen, die die üblichen Werte um das oft bis zu 50-Fache überschritten. Allerdings fallen diese Befunde nicht in den Bereich der Prävention, mit dem sich dieses Buch beschäftigt.

Aufnahmeempfehlungen und Versorgungssituation

Die D-A-CH-Organisation hat für nicht rauchende Erwachsene eine tägliche Zufuhr von 100 mg/Tag festgelegt. Der Konsum dieser Menge führt zu einem Plasmaspiegel von ≥ 50 µM (9 mg/l). Unter bestimmten Umständen (Schwangerschaft, Infektionserkrankungen, Diabetes) erhöht sich der Bedarf. Auch bei Rauchern liegen niedrigere Plasmakonzentrationen vor, sodass eine Erhöhung der Zufuhr auf 150 mg/Tag empfohlen wird. In der VERA-Studie („Vitaminversorgung Erwachsener in der Bundesrepublik Deutschland") fand man bei rund 15 % der Untersuchten Plasmawerte unter 50 µM [136]. Die empfohlenen Bedarfsmengen können allerdings relativ leicht durch regelmäßigen Verzehr von Obst und Gemüse, aber auch Fleisch und Wurstwaren abgedeckt werden.

▶ **Lebensmittelverarbeitung.** Bei der Verarbeitung Vitamin-C-haltiger Lebensmittel ist zu beachten, dass es zu temperaturbedingter Zerstörung des Vitamins kommt. Dünsten wirkt sich bei Gemüsen günstiger aus als Kochen in Wasser. Besonders negative Auswirkungen hat die Zubereitung bei hohen Temperaturen im Dampfdruckkochtopf bzw. in kupferhaltigem Kochgeschirr. Auch langfristige Lagerung wirkt sich nachteilig auf den Vitamin-C-Gehalt in Obst und Gemüsen aus, beispielsweise sinken die Konzentrationen in Kartoffeln nach 4- bis 6-monatiger Lagerung auf die Hälfte der Ausgangskonzentration ab.

6.2.2 Vitamin E (Tocopherole und Tocotrienole)

Vitamin E wurde 1922 als ein Faktor in Hefe und Salat entdeckt, der Reproduktionsstörungen von Ratten verhindert. Später erkannte man, dass diese Substanz auch in Hafer, Fleisch und Milch enthalten ist. Der Name Tocopherol leitet sich aus dem Griechischen ab („tocos" – Geburt und „pherein" – hervorbringen) und bezieht sich auf die wichtige Rolle des Vitamins bei der Fortpflanzung.

Struktur und Vorkommen

▶ **Verbindungen.** Vitamin E ist ein Sammelbegriff für 4 Tocopherole und 4 Tocotrienole, die mit den griechischen Buchstaben α, β, γ und δ bezeichnet werden (▶ Abb. 6.2). Alle diese Verbin-

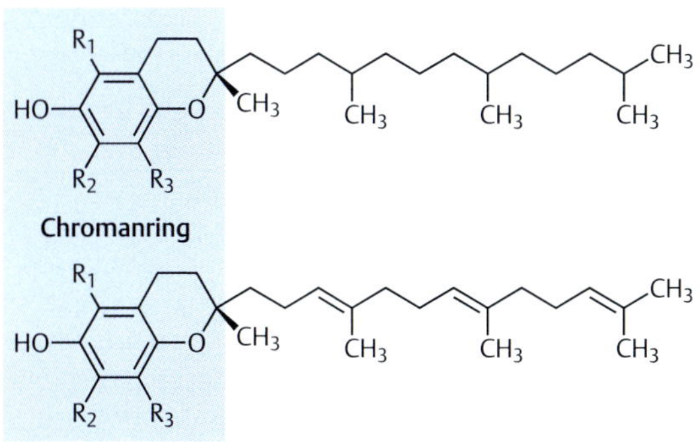

Tocopherole

$R_1 = R_2 = R_3 = CH_3$	α-Tocopherol
$R_1 = R_3 = CH_3$, $R_2 = H$	β-Tocopherol
$R_1 = H$, $R_2 = R_3 = CH_3$	γ-Tocopherol
$R_1 = R_2 = H$, $R_3 = CH_3$	δ-Tocopherol

Tocotrienole

$R_1 = R_2 = R_3 = CH_3$	α-Tocotrienol
$R_1 = R_3 = CH_3$, $R_2 = H$	β-Tocotrienol
$R_1 = H$, $R_2 = R_3 = CH_3$	γ-Tocotrienol
$R_1 = R_2 = H$, $R_3 = CH_3$	δ-Tocotrienol

Abb. 6.2 Der Begriff „Vitamin E" umfasst 8 natürlich vorkommende Verbindungen, 4 Tocopherole und 4 Tocotrienole, die sich hinsichtlich der Substituenten am Chromanring unterscheiden.

dungen besitzen einen Chromanring, der mit einer Seitenkette (C16) verbunden ist, die entweder gesättigt ist (Tocopherole) oder Doppelbindungen aufweist (Tocotrienole). Die Zahl und Stellung von Methylgruppen bestimmt die Zugehörigkeit zu den diversen Gruppen (α, β, γ oder δ), die individuellen Formen bezeichnet man als „Vitamere". Die diversen Moleküle kommen als Isomere vor. Natürliche Tocopherole liegen in Lebensmitteln in der RRR-Konfiguration vor, synthetische sind ein Gemisch von R- und S-Formen (rechts- und linksdrehende). Nahrungsergänzungsmittel enthalten entweder RRR-α-Tocopherol (das auch in Nahrungsmitteln vorkommt) oder ein Gemisch aus rechts- und linksdrehenden Isomeren. Die biologischen Wirkungen der diversen Vitamin-E-Formen sind nicht identisch. Die Effizienz der Resorption von Fetten mit Vitamin-E-Mangel wurde für all-rac-α-Tocopherolacetat mit 1 definiert, die Aktivitäten der übrigen Vitamin-E-Formen werden auf diesen Wert bezogen.

▶ **Vorkommen.** Tocopherol findet man vorwiegend in Nüssen und Samen sowie in deren Ölen. Mais, Soja, Walnüsse und Hanf enthalten auch das γ-Vitamer. Klassische Quellen von α-Tocopherol sind Oliven, Weizen und Sonnenblumenkerne und die daraus hergestellten Öle.

Tocotrienole findet man in grünen Pflanzen nur selten; sie sind in Samen einkeimblättriger Pflanzen (beispielsweise der Ölpalme, Reis, Weizen und Gerste) enthalten. Spitzenwerte von α-Tocopherol findet man in Sonnenblumen- und Weizenkeimöl (48–133 mg/100 g); β-Tocotrienol ist reichlich in Sonnenblumenöl enthalten (bis 3,5 mg/100 g). In Soja-, Maiskeim- oder Walnussöl dominiert die γ-Form (30–110 mg/100 g). Die höchsten α-Tocotrienol-Werte hat Palmöl (5–14 mg/100 g), das auch – ebenso wie Hafer – die γ-Form in hohen Konzentrationen enthält.

Aufnahme, Verteilung und Verstoffwechselung

Die Aufnahme von Vitamin E erfolgt über den Dünndarm, wobei alle Formen gemeinsam mit Lipiden aufgenommen werden. Für eine effiziente Absorption ist die Gegenwart von Pankreasenzymen und Gallensäuren erforderlich. Die Aufnahmemengen steigen mit dem Fettsäureanteil der Nahrung. Zunächst gelangen die diversen Vitamin-E-Moleküle in die Lymphe und zwar wie Fette in sog. „Chylomikronen". Diese werden hydrolysiert und gelangen entweder in periphere Gewebe oder in die Leber. Durch diverse Mechanismen kommt das Vitamin in das Innere von Zellen; einerseits sind an diesem Prozess selektive Rezeptoren (im Fall von α-Tocopherol das α-Tocopherol-Transferprotein: α-TTP) beteiligt, aber auch weniger spezifische Lipidtransportproteine (PLTP) und Endozytoseprozesse spielen eine Rolle.

Die Verstoffwechselung ist durch mehrere Oxidationsschritte charakterisiert, wobei die Effizienz des Abbaus der einzelnen Vitamere unterschiedlich ist. Beispielsweise wird α-Tocopherol durch das α-TTP bevorzugt zu den Zellen transportiert, während die anderen Formen vorwiegend über den enterohepatischen Kreislauf über den Gastrointestinaltrakt ausgeschieden werden.

Mechanismen des Krebsschutzes: Ergebnisse von In-vitro- und In-vivo-Studien

In den letzten zwei Jahrzehnten wurden mehrere Hundert Arbeiten veröffentlicht, die die Schutzmechanismen von Tocopherolen und Tocotrienolen betreffen. Neben antioxidativen Eigenschaften sind für die Krebsprävention die Beeinflussung von Signalwegen und die damit in Zusammenhang stehenden Veränderungen der Expression von Genen von Bedeutung. Während die Tocopherole außerordentlich gut erforscht sind, trifft dies auf Trienole nicht zu: Erst in den letzten Jahren begann man, ihre positiven Gesundheitseffekte zu untersuchen. Es gibt eine Reihe von Wissenschaftlern, die die Ansicht vertreten, dass diese Verbindungen den Menschen effizienter vor Krebserkrankungen schützen als die Tocopherole, allerdings liegen dazu vorwiegend Resultate aus In-vitro-Studien vor.

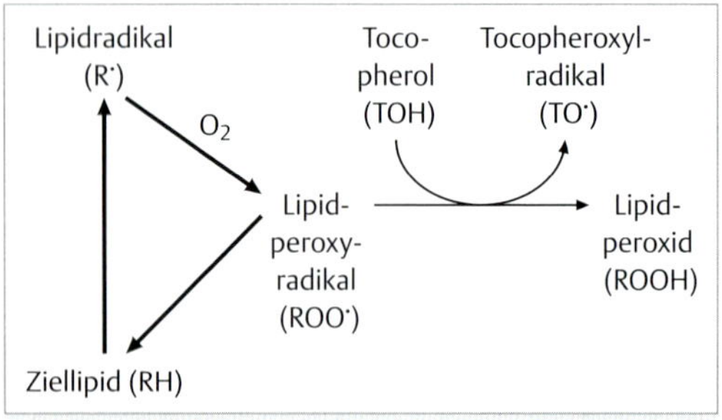

Abb. 6.3 Interaktion von Vitamin E mit der Lipidperoxidation: In Abwesenheit des Vitamins findet eine Kettenreaktion statt, in der laufend Radikale gebildet werden. Lipidperoxyradikale (ROO•) greifen Fettsäuren in Zellmembranen an und oxidieren die Ziellipide (RH), sodass Lipidradikale entstehen (R•). In Gegenwart von Vitamin E (TOH) wird der Kreislauf unterbrochen, das Lipidperoxyradikal wird inaktiviert (Vitamin E gibt ein Wasserstoffatom schneller an ROO• ab als das Ziellipid). Das so gebildete Tocopherylradikal ist relativ stabil und kann durch Vitamin C, Glutathion und Coenzym Q in Tocopheryl umgewandelt werden.

Antioxidative Eigenschaften

Alle Vitamin-E-Formen besitzen antioxidative Eigenschaften. Die dafür verantwortliche funktionelle Gruppe ist die Hydroxyl-Gruppe in Position 6 des Chromanringes. Die diversen Vertreter unterscheiden sich allerdings im Hinblick auf ihre Spezifität und Reaktivität erheblich.

Ein besonders wichtiger Mechanismus ist die Unterbrechung der Lipidkettenreaktion. Als lipophiles Molekül wird das Vitamin in die Zellmembranen eingebaut und reagiert mit den im Verlauf der Peroxidation von Fettsäuren gebildeten Lipidradikalen. ► Abb. 6.3 zeigt den Ablauf dieser Reaktion und die Interaktion des Vitamins (s. auch Kapitel 1.6.5).

Zum antioxidativen Potenzial der Tocopherole und Tocotrienole hat die Gruppe um Karl-Heinz Wagner in Wien mehrere Arbeiten veröffentlicht. Im Organismus nimmt es in der Reihenfolge der biologischen Wirksamkeit mit $\alpha > \beta = \gamma > \delta$ ab, in vitro und in Lebensmitteln sind γ- und δ-Tocopherol allerdings wesentlich effizientere Antioxidanzien. Der Unterschied ist vorwiegend durch den selektiven Transport des α-TTP zu erklären und nicht durch unterschiedliche Wirkmechanismen. Ferner ist die Reaktivität von γ-Tocopherol gegenüber Stickstoffradikalen deutlich höher als jene von α-Tocopherol. Durch Umsetzung von Peroxynitrit ($ONOO^-$) ist die Bildung von 5-Nitro-γ-tocopherol möglich. Tierexperimente zeigten deutlich, dass die Bildung von Nitrotyrosin (ein wichtiger biologischer Marker von Proteinmodifikationen durch Stickoxidradikale, der auch als Gesundheitsparameter beim Menschen eine gewisse Rolle spielt) durch γ-Tocopherol reduziert wird.

Spezielle Schutzmechanismen der Tocopherole

Proteinkinase C (PKC) ist ein „Schlüsselenzym“ in Signalketten, die die Differenzierung und Teilung von Zellen regeln. α-Tocopherol inhibiert dieses Enzym und zwar offensichtlich nicht durch direkte Interaktion, sondern via Aktivierung des Enzyms Proteinphosphatase 2A, das die PKC inaktiviert. Möglicherweise spielen auch antioxdative Effekte, die an der Zellmembran ablaufen, bei der Hemmung der Kinase eine Rolle.

Weitere wichtige Effekte von Tocopherolen betreffen die Auslösung von Apoptose durch Interaktion mit dem Tumorwachstumsfaktor β (Tumor Growth Factor, TGF-β) und die Aktivierung von Caspasen.

Ein weiterer wichtiger Schutzmechanismus ist die Arretierung von Krebszellen während der Teilung. Dieser Prozess kann durch verschiedene molekulare Mechanismen erklärt werden, beispielsweise durch Inhibition von Hormonrezeptoren (Östrogen- und Androgenrezeptor) und des Weiteren durch Interaktionen mit dem sog. PPAR-γ (Peroxisome Proliferator-activated Receptor γ). Dieses Protein kontrolliert das Überleben und die Teilung von Zellen, seine Synthese wird über Hormone gesteuert. Die Interaktion von Tocopherolen mit diesem Molekül wird mit ihren potenziellen Schutzwirkungen vor hormonabhängigen Krebsarten (z. B. Brustkrebs) in Zusammenhang gebracht.

Es gibt noch weitere wichtige Prozesse, die durch Tocopherole beeinflusst werden, nämlich Unterdrückung der Metastasierung durch Hemmung der MMP und Freisetzung von VEGF sowie Entzündungshemmung durch Inhibierung von COX-2 (s. auch Kapitel 1.6.2). Auch die Aktivitäten fremdstoffmetabolisierender Enzyme werden durch Tocopherole beeinflusst: Sowohl in Experimenten mit Zellkulturen verschiedenen Ursprungs als auch in Tierexperimenten fand man, dass Tocopherole die Expression von Nrf2 erhöhen und so die Aktivitäten diverser Schutzenzyme steigern.

Die biomedizinische Forschung hat sich ursprünglich vor allem auf die Effekte von α-Tocopherol konzentriert, jüngere Untersuchungen zeigen, dass γ-Tocopherol und δ-Tocotrienol wesentlich effektiver sind, wenn es um Schutz vor Entzündungen und Hemmung von Zellteilungen geht, dies trifft auch auf die Hemmung der Entwicklung von Tumoren zu. Allerdings bedürfen die äußerst vielversprechenden Ergebnisse von Laboruntersuchungen einer weiteren Bestätigung durch Humanstudien.

Schutzeffekte der Tocotrienole

Tocotrienole (T3-Gruppe) besitzen, wie erwähnt, im Gegensatz zu Tocopherolen eine ungesättigte Isoprenoidseitenkette. Obwohl die Eigenschaften dieser Gruppe mit denen der Tocopherole teilweise übereinstimmen, schreiben eine Reihe von Forschern diesen Verbindungen stärkere Schutzeffekte vor Krebserkrankungen zu. Diese Annahme beruht auf den Ergebnissen von In-vitro-Experimenten, die zeigten, dass die T3-Gruppe diverse Signalwege und Transkriptionsfaktoren in besonderer Weise beeinflusst (Details s. Kapitel 6.6.4).

Inhibition der Aktivierung von STAT-3

Der Transkriptionsfaktor STAT-3 regelt die Expression diverser Gene, die die Zellteilung steuern *(c-fos, c-myc, Cyclin D1)*, des Weiteren unterdrückt er die Apoptose und die Invasion von Tumorzellen und fördert die Angiogenese. Experimente mit diversen Zelllinien zeigen, dass die von STAT-3 kontrollierten Signalwege von γ-Tocotrienolen moduliert werden und Prozesse, die mit der Entstehung von Krebs im Zusammenhang stehen, beeinflussen.

Inhibition von NFκB

Wie bereits erwähnt, spielt der 1986 entdeckte Transkriptionsfaktor bei Entzündungen eine zentrale Rolle. Befunde der Arbeitsgruppe von Bharat Aggarwal an der Universität Texas zeigen, dass die Aktivierung des Faktors durch γ-T3 unterbunden wird [278]. Diese Beobachtung ist nicht auf In-vitro-Experimente beschränkt, sondern wurde auch in Versuchen mit Mäusen bestätigt. Nach oraler Verabreichung kam es zur Inhibition des Transkriptionsfaktors und einer Verlangsamung der Entwicklung von Prostatakarzinomen.

Induktion von „Todesrezeptoren" und Auslösung von Apoptose

Eine Möglichkeit, Krebszellen zu inaktivieren, ist die Auslösung von Apoptose durch spezielle „Death-Receptors" (DR). Eines dieser Proteine ist der TRAIL-Rezeptor (T steht für „Tumornekrosefaktor", RAIL für „Related Apoptosis-inducing Ligand"). Über Interaktion mit weiteren Proteinen (z. B. Caspasen) wird durch die Aktivierung von TRAIL programmierter Zelltod ausgelöst und es gibt deutliche Hinweise aus Untersuchungen mit humanen Brustkrebszellen, die zeigen, dass Tocotrienole diesen Effekt verstärken. Daneben gibt es allerdings auch andere Reaktionswege, über die T3-Moleküle diese Form des Zelltodes auslösen können, etwa durch Interaktionen mit Mitochondrien (Veränderung des Membranpotenzials).

Beeinflussung der Angiogenese

Tocotrienole beeinflussen über verschiedene Mechanismen die Entstehung von Blutgefäßen in Tumoren. Einer davon ist die Inhibition der Bildung des HIF (Hypoxia-inducible Factors). Bei Sauerstoffmangel wird die Synthese dieser Proteine induziert, die diverse Prozesse auslösen, um das Überleben der Zellen bei schlechter Sauerstoffversorgung zu gewährleisten. Einige dieser Funktionen stehen mit der Bildung von Blutgefäßen in Verbindung und es gibt Befunde, die zeigen, dass δ-Tocotrienol diese Prozesse verhindert.

Von besonderer Bedeutung ist der Wachstumsfaktor VEGF, der die Teilung von Endothelzellen auslöst. Tocotrienole beeinflussen die Wirkung von VEGF, sie verhindern eine spezielle Phosphorylierungsreaktion und blockieren so die Entwicklung von Blutgefäßen. Dies wurde nicht nur in einem In-vitro-Modell mit HUVEC (Human-Umbilical-Vein-Endothelial-Cells) nachgewiesen, sondern auch in Tierexperimenten mit Mäusen, denen Trienole verabreicht wurden.

Tierexperimentelle Befunde

Die meisten Untersuchungen wurden, wie bereits erwähnt, mit α-Tocopherol durchgeführt. In einer Übersicht aus dem Jahr 2010 [137] werden mehr als 30 Einzelstudien genannt, die Wirkungen in verschiedenen Organen betreffen.

12 Publikationen beziehen sich auf Schutzeffekte vor Dickdarmkrebs und dessen Vorstufen, wobei in 9 Arbeiten keine protektive Wirkung gefunden wurde. Die Ergebnisse, die sich auf die Entstehung von Tumoren in der Prostata beziehen, sind äußerst widersprüchlich. Eine relativ neue Untersuchung zeigt, dass in einem Modell mit transgenen Mäusen durch mit γ-Tocotrienol angereichertem Tocopherolgemisch (γ-TmT) Schutzeffekte erzielt werden können.

4 von 5 Experimenten, die die Auslösung von Brustkrebs betrafen, ergaben Hinweise auf Schutzwirkungen, u.a. wurden auch Effekte bei chemisch (durch ein spezielles Nitrosamin) ausgelösten Tumoren gefunden.

Über die Inhibition der Entwicklung von Lungenkrebs gibt es nur wenige Untersuchungen. In einer Studie mit α-Tocopherol fand man keine Beeinflussung der Metastasierung, im Gegensatz zu den Resultaten eines Transplantationsmodells und eines Experiments mit tumorspezifischen Nitrosaminen und γ-TmT.

Humanstudien

Wie bei Vitamin C betrachten wir auch hier die Resultate von Verzehrs- und Interventionsstudien getrennt.

▶ **Dickdarm.** Seit den frühen 1990er Jahren wurden 2 Fall- und 6 Kohortenstudien veröffentlicht. Die Resultate der Fallstudien sind widersprüchlich, in 2 Kohortenstudien fand man Hinweise auf Schutzeffekte, dazu zählt auch die berühmte Iowa-Womens-Health-Studie [138]. In dieser Untersu-

Exkurs: Keine Schutzeffekte beim Menschen trotz positiver Wirkungen in Tier- und Zellexperimenten?

Die Ergebnisse der Humanstudien sind im Gegensatz zu den Ergebnissen der In-vitro-Untersuchungen und der Tierexperimente enttäuschend. Befürworter der Annahme, dass Vitamin E beim Menschen dennoch Wirkung zeigt, führen ins Feld, dass in den Beobachtungsstudien der Konsum von Vitamin E, d.h. aller Einzelsubstanzen, anhand der Verzehrdaten erhoben wurde. Im Gegensatz dazu basieren die Ergebnisse der Untersuchungen, in denen die Serumkonzentrationen bestimmt werden, auf der Messung von α-Tocopherol. Dies kann zu Widersprüchen führen und erschwert eindeutige Schlussfolgerungen. Auch die Aussagekraft von Interventionsstudien ist im Hinblick auf Aussagen über die nahrungsrelevante Aufnahme des Vitamins unbefriedigend, da in diesen fast immer synthetisch hergestelltes α-Tocopherol verabreicht wurde. Gerade die aktuelleren Arbeiten zeigen jedoch, dass die Zytotoxizität anderer Tocopherole und der Tocotrienole für Krebszellen wesentlich höher ist als jene von α-Tocopherol. Wie erwähnt, besitzen Trienole eine Reihe von Eigenschaften, die sie im Hinblick auf die Prävention vor Krebserkrankungen als vielversprechend erscheinen lassen, dennoch liegen bisher keine Resultate von aussagekräftigen Studien am Menschen vor. Einige Untersuchungen zeigen, dass die Supplementierung mit α-Tocopherol zu einer Reduktion der Blut- und Gewebekonzentrationen von β-, γ- und δ-Tocopherol führt, die wahrscheinlich bessere Schutzeffekte bewirken. Man sollte daher, so einige Forscher, in zukünftigen Untersuchungen Gemische der diversen Vitamere einsetzen. Ein weiterer Aspekt, der bereits bei Selen genannt wurde, ist die plausible Annahme, dass Schutzwirkungen eher bei Bevölkerungsgruppen auftreten, die an Mangelerscheinungen leiden, als bei Populationen mit guter Versorgung.

chung fand man bei Teilnehmerinnen, die jünger waren als 60 Jahre, einen besonders deutlichen Effekt; das relative Risiko nahm mit zunehmendem Alter deutlich ab. Eine Metaanalyse von 5 verschachtelten („nested") prospektiven Studien (289 Erkrankte und 1.267 Kontrollen) zeigt, dass hohe Plasmakonzentrationen von α-Tocopherol mit einer Abnahme des Erkrankungsrisikos assoziiert sind (OR: 0,6; 95 %iges KI: 0,4–1,0) [139].

▶ **Gebärmutter.** In einer Metaanalyse von Studien, die das Auftreten von Endometriumkrebs betreffen, kommen die Autoren zu dem Schluss, dass die Ergebnisse der Fallstudien auf eine inverse Beziehung hindeuten [10]. Da jedoch in der einzigen bisher veröffentlichten prospektiven Studie kein Zusammenhang gefunden wurde, betonen die Autoren, dass weitere Untersuchungen erforderlich sind.

▶ **Brust.** Es wurden 8 Fallstudien veröffentlicht, in denen die Verzehrsmengen abgeschätzt wurden. Immerhin fand man in 6 einen signifikanten inversen Zusammenhang zwischen dem Auftreten dieser Krebsform und dem Konsum von α-Tocopherol [336]. In 7 Untersuchungen, in denen man die Serumkonzentrationen als Maß für die Versorgung bestimmte, sah man diesen Zusammenhang (abgesehen von einer Studie) jedoch nicht. Auch in Kohortenstudien (insgesamt 9) fand man keinerlei Hinweise auf Schutzeffekte.

▶ **Interventionsstudien.** Die Linxian-Studie [134] wurde bereits in Zusammenhang mit Vitamin C erwähnt. Etwa 30.000 Probanden nahmen an der Untersuchung teil und konsumierten eine Kombination von Vitamin E (30 mg/Tag), β-Carotin und Selen. Nach einer Laufzeit von 5,2 Jahren fand man in der Behandlungsgruppe eine deutlich reduzierte Gesamtmortalitätsrate. Auch die ATBC-Lungenkrebsstudie (Alpha-Tocopherol, Beta-Carotene Cancer Prevention Study) [140] wird oft zitiert. Sie wurde mit männlichen Rauchern durchgeführt und ergab, dass nach Einnahme der Kombination das Lungenkrebsrisiko signifikant erhöht war. Darüber hinaus fand man in dieser Studie, dass die Einnahme von 50 mg DL-α-Tocopherol-Acetat das Auftreten von Prostatakrebs um 41 % senkte, und dies war der Grund, warum Vitamin E gemeinsam mit Selen in der nachfolgend durchgeführten großen SELECT-Studie verabreicht wurde. Wie erwähnt, ergab diese Untersuchung jedoch keine Hinweise auf Schutzeffekte. Im Gegenteil war das Prostatakrebsrisiko 18 Monate nach Beendigung der Studie signifikant um 18 % erhöht.

Auch in 2 weiteren großen Studien, der HOPE [141] (Heart Outcomes Prevention Evaluation) und der WHS (Women's Health Study) sah man keine Schutzwirkungen [142]. In der Ersteren wurde den Teilnehmern 400 IU α-Tocopherol-Acetat verabreicht, ohne dass das Auftreten von Krebserkrankungen deutlich verändert wurde. Im Rahmen der WHS-Untersuchung, die länger dauerte (6 Jahre), gab man 600 IU α-Tocopherol-Acetat; man fand weder eine Verlängerung der Lebensdauer, noch eine Abnahme des Krebsrisikos.

Letztendlich ist das Ergebnis der „Physicans' Health Study 3" zu nennen, in deren Rahmen Ärzte entweder Vitamin C (500 mg synthetische Ascorbinsäure) oder 400 IU α-Tocopherol über einen Zeitraum von 8 Jahren hinweg einnahmen. Die Interventionen führten zu keinerlei Änderungen der Gesamterkrankungsraten, auch das Auftreten von Prostatakrebs wurde nicht beeinflusst [303].

Empfohlene Aufnahmemengen und Versorgungslage

Der Bedarf von Vitamin E kann mangels eines geeigneten Biomarkers nicht genau angegeben werden. Die DGE empfiehlt alter- und geschlechtsabhängig 3–4 mg Tocopherol-Äquivalente/Tag für Säuglinge, für Kinder zwischen 1 und 15 Jahren 5–14 mg TÄ/Tag und für Erwachsene 11–15 mg TÄ/Tag. Die Obergrenze für die Einnahme von Supplementen liegt bei Erwachsenen in Mitteleuropa bei 540 mg, in den USA weit höher (1.000 mg). Die Versorgung in den deutschsprachigen Ländern ist zufriedenstellend; auch wenn nicht immer alle Bevölkerungsgruppen optimal versorgt sind (die meisten Daten liegen aus Ernährungserhebungen vor), findet man so gut wie keine Mangelerscheinungen.

6.2.3 Vitamin A

Auch die Substanzen, die unter dem Begriff Vitamin A subsumiert werden, sind klassische Krebsschutzverbindungen. Einerseits wirken sie als natürliche Antioxidanzien, anderseits greifen sie intrazellulär in Regelprozesse ein und steuern die Teilung und das Wachstum von Zellen sowie deren Differenzierung. Diese Vorgänge stehen mit der Entwicklung von Neoplasien in Zusammenhang.

Üblicherweise werden in Lehrbüchern die Wirkungen der Carotinoide zusammen mit Vitamin A erörtert, wir beschreiben die Effekte dieser Substanzgruppe aus Übersichtsgründen in einem eigenen Kapitel.

Struktur und Vorkommen

▶ **Verbindungen.** Der Begriff Vitamin A umfasst eine Reihe von fettlöslichen Verbindungen, die strukturelle Ähnlichkeiten mit der Stammsubstanz „all-trans-Retinol" aufweisen. Als Provitamin-A-Verbindungen werden Carotinoide bezeichnet, aus denen durch Spaltung das Vitamin entsteht. Vitamin A zählt zur Gruppe der „Retinoide", die allerdings chemisch schlecht definiert sind. Einer klassischen Charakterisierung zufolge bestehen sie aus 4 Isopreneinheiten, die in einer Kopf-Schwanz-Verbindung stehen; allen gemeinsam sind 5 Doppelbindungen sowie eine funktionelle Gruppe am azyklischen Ende des Moleküls.

Die wichtigsten natürlichen Retinole, die unter den Begriff Vitamin A fallen, sind all-trans-Retinol (ein Alkohol), all-trans-Retinylaldehyd (Retinoid), all-trans-Retinsäure, Retinylester (Konjugate des Retinols mit Fettsäuren) sowie eine Reihe von weiteren Retinsäuren (▶ Abb. 6.4).

▶ **Vorkommen.** Der Mensch muss seinen Bedarf über die Nahrung decken, wobei Lebensmittel tierischer Herkunft vor allem Retinylester und Retinol enthalten. Große Mengen des Vitamins (30–350 µg Retinol-Äquivalent [RÄ] pro 100 g Frischgewicht) sind in der Leber von Schweinen, Hühnern und Schafen enthalten. Allerdings sind die Schwankungsbereiche erheblich durch die unterschiedlichen Mengen von Vitamin A im Futter. Da Vitamin A in großen Mengen teratogen wirkt, wird Schwangeren von der Zufuhr von Innereien abgeraten. Absoluter Spitzenreiter ist die Leber von Eisbären, deren Konsum zu Vitamin-A-Vergiftungen führen kann. Natürlich sind auch in Lebensmitteln, die Leber in verarbeiteter Form enthalten (Leberwurst), relativ große Mengen des Vitamins zu finden. Erwähnenswert sind darüber hinaus Butter (bis zu 950 µg RÄ/100 g) und Eier (bis zu 250 µg RÄ/100 g). Eine weitere Versorgungsquelle sind carotinhaltige pflanzliche Lebensmittel (s. Kapitel 6.3).

Als Maß für die Vitamin-A-Aufnahme wurde von der FAO/WHO das Retinol-Äquivalent (RÄ) definiert. 1 µg RÄ entspricht 1 µg Retinol bzw. 6 µg β-Carotin oder 12 µg anderer Carotinoide. Diese Definition resultiert aus der Tatsache, dass etwa ein Drittel des über die Nahrung zugeführten β-Carotins absorbiert wird und letztendlich ein Sechstel als Vitamin A verfügbar ist.

Verstoffwechselung

Retinol und Retinylester erreichen den Zwölffingerdarm in Form von Fettmizellen, dort werden die Ester durch diverse Enzyme (Lipasen) gespalten. Retinol wird durch die Zellen der Bürstensaummembran aufgenommen, nach Absorption erfolgt Veresterung mit Fettsäuren durch mikrosomale Enzyme. Die so entstandenen Verbindungen werden mit Triglyzeriden, Phospholipiden, nicht verstoffwechselten Carotinoiden und anderen fettlöslichen Nahrungsbestandteilen sowie speziellen Proteinen in Chylomikronen verpackt, die in der Lymphe transportiert werden. Letztendlich

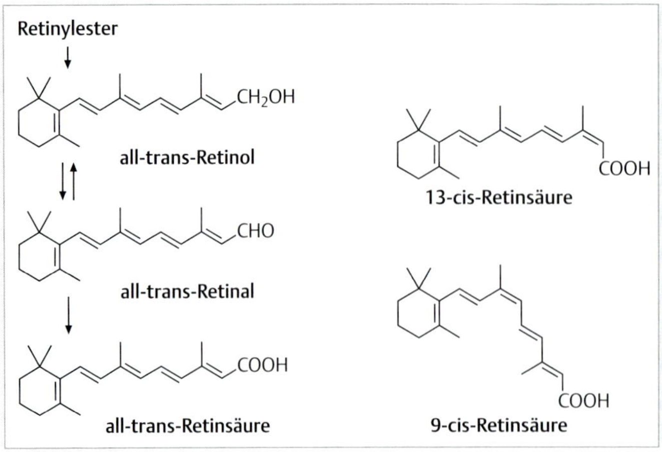

Abb. 6.4 Strukturformen einiger Retinoide, die unter den Begriff Vitamin A subsumiert werden.

gelangen sie in den Blutkreislauf und werden dort von Lipasen in „Chylomikronen-Remnants" umgewandelt. Diese gelangen in Zellen des Fettgewebes, der Milz und vor allem in die Leber. Nach rezeptorvermittelter Aufnahme in die Leberzellen durch ein eigenes Retinol-binding Protein (RBP) erfolgt nach Hydrolyse die Speicherung als Ester in den Kupffer-Sternzellen. Bei Säugern befinden sich 50–80% der gesamten Vitamin-A-Menge des Körpers in der Leber und zwar vorwiegend (zu mehr als 95%) in Form von Lipidtröpfchen in den Sternzellen. Bei Bedarf wird das Vitamin durch Hydrolyse der Retinylester in den Blutkreislauf freigesetzt und zu den Zielgeweben transportiert. Im Blut ist Retinol (da es schlecht wasserlöslich ist) an RBP gebunden. Der Komplex („Holo-RBP") wird an ein weiteres Protein (Transthyretin) gekoppelt. Durch die Entstehung dieses Komplexes wird die Ausscheidung über die Niere verhindert.

Die Aufnahme in die Zelle ist nicht ganz geklärt. Einerseits weist eine Reihe von Studien auf die Existenz eines Oberflächenrezeptors hin, andere Befunde sprechen für freie Diffusion von Retinol durch die Phospholipidmembranen. Die Versorgung der Zellen erfolgt jedenfalls vorwiegend über all-trans-Retinol, während all-trans-Retinsäure das biologisch aktive Stoffwechselprodukt innerhalb der Zellen darstellt. Die Säure liegt intrazellulär an Trägerproteine gebunden vor (Cellular retinoic Acid binding Protein, CRAB 1 und 2).

Die Verstoffwechselung der Retinsäuren erfolgt durch Oxidation oder Decarboxylierung via Phase-1-Enzyme und Konjugation mit Glucuronsäure oder Taurin; letztendlich erfolgt die Ausscheidung über die Galle und den Harn.

Mechanismen des Krebsschutzes

Zwei Mechanismen sind für die krebsschützenden Eigenschaften der Retinoide von zentraler Bedeutung, nämlich ihre antioxidativen Aktivitäten und ihre Fähigkeit, die Transkription von Genen zu regulieren.

▶ **Antioxidative Effekte.** Vitamin A ist ein sehr effektiver Sauerstoffradikalfänger („Scavenger"), insbesondere von Singulett-Sauerstoff. Dieser ist selbst kein Radikal, kann aber Radikalbildung auslösen. β-Carotin hat die Fähigkeit, die Energie des Singulett-Sauerstoffs aufzunehmen und als Wärme abzugeben. Dieser Vorgang wird auch als „quenchen" bezeichnet. Zudem unterdrückt

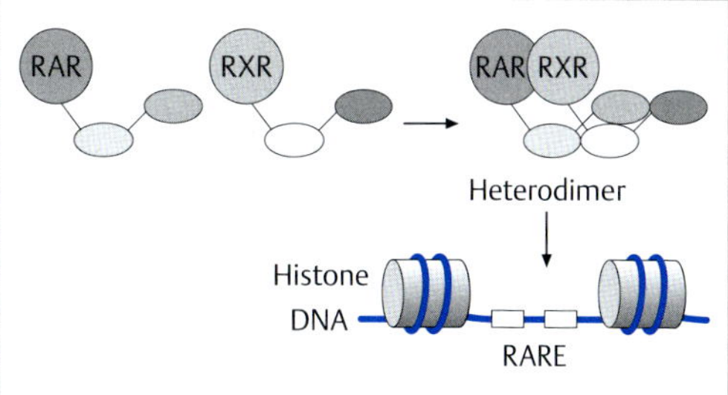

Abb. 6.5 Durch Bindung der Retinoidrezeptoren RAR und RXR an spezielle Retinoid-Liganden kommt es zur Entstehung von Heterodimeren. Diese lösen in Zellen die Transkription von Genen aus, indem sie mit RARE (RA-responsiven Elementen) interagieren, die in der Promotorregion von Genen lokalisiert sind (Quelle: [21]).

β-Carotin die Lipidperoxidation der Zellmembran und wirkt dabei synergistisch mit den Vitaminen C und E.

▶ **Transkriptionsregulation.** Retinsäure steuert über spezielle nukleäre Proteine die Transkription von Genen, indem sie an diese bindet. Man kennt zwei derartige Molekülarten, nämlich den RAR (Retinoic Acid Receptor) und den RXR (Retinoid X Receptor). Diese Eiweiße sind Mitglieder einer größeren Gruppe von Transkriptionsfaktoren (Superfamilie), zu denen auch der Thyroidhormon-Rezeptor (THR) und der PPAR zählen. RAR und RXR binden jeweils an spezielle Retinoide. Der RA-Rezeptor akzeptiert all-trans-Retinsäure und 9-cis-Retinsäure als Liganden, während der RX-Rezeptor nur an cis-Retinsäure bindet. Werden die Proteine von den jeweiligen Liganden besetzt, so führt eine Konformationsänderung zur Bildung von Dimeren (Moleküle, die aus zwei Proteinen bestehen). Da im Fall der Retinoide zwei unterschiedliche Proteine beteiligt sind, spricht man von Heterodimeren.

Diese Strukturen binden in den Promotoren von Zielgenen an spezielle regulatorische Elemente (Retinoic Acid responsive Elements, RARE bzw. RXRE) und lösen so die Transkription von Genen aus. Der RXR-Rezeptor kann nicht nur mit RAR, sondern auch mit Rezeptoren der anderen Familien Dimere bilden. Eine Reihe von Prozessen wird über diese nukleären Transkriptionsfaktoren gesteuert, beispielsweise die Proliferation und die Differenzierung von Epithelzellen. Da mehr als 90% aller Krebsformen epithelialen Ursprungs sind, stehen diese Vorgänge mit der Auslösung von Krebserkrankungen in direktem Zusammenhang.

▶ **Apoptoseauslösung.** Ein weiterer Mechanismus, der bei der Verwendung von Retinoiden bei Patienten mit APL (akute Promyelozytenleukämie), einer speziellen Leukämieform, eine zentrale Rolle spielt, ist die Aktivierung von TRAIL-Proteinen (Tumor Necrosis Factor-related Apoptosis-inducing Ligand). Durch diesen Prozess können Retinoide programmierten Zelltod auslösen (Details s. http://www.expert-reviews.com/).

▶ **Tumorsuppression.** Ein spezielles Mitglied der RAR-Gruppe (β-RAR) fungiert darüber hinaus als Tumorsuppressor. Man nimmt an, dass dieses Protein in Krebszellen Teilungshemmung bewirkt.

Humanstudien

Es wurde eine Vielzahl von Untersuchungen mit Retinoiden durchgeführt, wobei in einzelnen Organen deutliche Schutzeffekte gefunden wurden.

▶ **Lunge.** Mit Retinylpalmitat wurden mehrere klinische Studien durchgeführt, in denen die primären Präventionseigenschaften untersucht wurden. In den meisten Studien wurden keine Effekte gefunden, dazu zählt die sog. CARET (Carotene and Retinol Efficiency Trial) [143], in der Rauchern β-Carotin in Kombination mit Retinylpalmitat verabreicht wurde. Man fand einen recht deutlichen Anstieg der Lungenkrebsinzidenz (um 28 %), noch höhere Werte wurden bei asbestexponierten Rauchern detektiert. Interessanterweise war das Risiko von Exrauchern, die ebenfalls an dieser Studie teilnahmen, erniedrigt, des Weiteren wurde eine inverse Assoziation mit dem Auftreten einer speziellen (relativ seltenen) Art von Lungenkrebs, dem Mesotheliom, gefunden.

In einer zusammenfassenden Beurteilung der Datenlage aller derzeit verfügbaren epidemiologischen Studien kommen die Verfasser zu dem Schluss, dass es keinen Grund zu der Annahme gibt, dass die Einnahme von Vitamin A den Menschen vor Lungenkrebs schützt.

▶ **Gebärmutterhals.** Wesentlich vielversprechender sind die Ergebnisse einer Metaanalyse, in der die Beziehung zwischen der Aufnahme von Vitamin A über die Nahrung und dem Auftreten von Zervixkarzinomen untersucht wurde [144]. Bei 15 % aller bei Frauen diagnostizierten Krebserkrankungen handelt es sich um diese Krebsform. Sie ist beim weiblichen Geschlecht die dritthäufigste maligne Erkrankung, wobei vor allem Infektionen mit dem HPV (Human Papilloma Virus) bei der Auslösung eine entscheidende Rolle spielen. In Bezug auf die Aufnahme von Vitamin A liegen Ergebnisse aus 15 Verzehrsstudien und 8 Studien mit Nahrungsergänzungsmitteln vor, die in die oben erwähnte Metaanalyse einbezogen wurden, sodass die Ergebnisse relativ zuverlässig sind. Zhang und Kollegen, die diese Untersuchung durchgeführt haben, an der insgesamt 12.176 Frauen beteiligt waren, finden aufgrund der gepoolten Ergebnisse von Verzehrsstudien eine Odds-Ratio von 0,59. Aus Untersuchungen, in denen die Serumkonzentrationen des Vitamins betrachtet wurden, ergeben sich ebenfalls Hinweise auf einen starken Schutzeffekt (ca. 40 %ige Abnahme des Risikos).

Die Ergebnisse dieser recht umfangreichen Analyse stehen im Widerspruch zu denen einer kleineren Untersuchung (4.234 Frauen). Die Annahme eines Schutzeffektes wird allerdings durch die Befunde einer weiteren relativ großen prospektiven Studie, an der 300.000 Frauen teilnahmen und in der man immerhin einen Rückgang des Risikos um 19 % bei erhöhtem Konsum von Vitamin-A-reichen Nahrungsmitteln fand, untermauert.

▶ **Dickdarm.** Park und Mitarbeiter veröffentlichten 2010 die Ergebnisse einer Analyse von 13 Kohortenstudien (675.141 Männer und Frauen) [78]. Sie sahen eine deutliche inverse Assoziation zwischen der Aufnahme von Vitamin A und dem Auftreten dieser Krebsart (Reduktion des Risikos um 12 %). Diese Beziehung war jedoch statistisch nicht mehr signifikant, wenn der Konsum von Folsäure berücksichtigt wurde.

▶ **Brust.** Zusammenfassend betrachtet, sind die Ergebnisse der bisher durchgeführten Untersuchungen vielversprechend. Eine von einer chinesischen Forschergruppe veröffentlichte Metaanalyse kommt zu der Schlussfolgerung, dass sowohl der Verzehr über Nahrungsmittel als auch die Verwendung von Supplementen, die Vitamin A enthalten, das Brustkrebsrisiko erheblich reduzieren [33]. Die entsprechenden gepoolten Odds-Ratio-Werte betrugen 0,82 und 0,80.

▶ **Weitere epidemiologische Untersuchungen.** In Übersichtsarbeiten, die die Beeinflussung von Prostata- und Magenkrebs durch Nahrungsergänzungsmittel und durch Vitamine betreffen, wird Vitamin A nicht erwähnt, sodass anzunehmen ist, dass entweder die Datenlage unzureichend ist, um eindeutige Schlussfolgerungen zu ermöglichen, oder dass keine nennenswerte Effekte gefunden wurden.

Der WCRF erwähnt 3 Studien, in denen die Beeinflussung des Auftretens von Hautkrebs untersucht wurde. Es wurde keine Veränderung des Auftretens von Basalzellkarzinomen gefunden, in einer Untersuchung detektierte man jedoch eine Abnahme der Häufigkeit von Plattenepithelkarzinomen.

Einsatz von Retinoiden in der Therapie

Die Verwendung von Vitamin A und anderen Retinoiden bei der Behandlung von Krebserkrankungen ist nicht Thema dieses Buches, allerdings erhärten die äußerst vielversprechenden Erfolge, die bei der Therapie spezieller Krebsformen erzielt wurden, die Annahme, dass das Vitamin auch bei der Prävention diverser maligner Erkrankungen eine Rolle spielen könnte.

▶ **Zervixkarzinom.** Die Annahme, dass das Vitamin vor Zervixkarzinom schützt, wird durch Befunde belegt, die zeigen, dass Vorstufen dieser Krebsart, die durch Abstrichpräparate diagnostiziert werden können, durch Retinolverbindungen beeinflusst werden. Man unterscheidet bei der Entstehung von intraepithelialen zervikalen Neoplasien (CIN) zwischen verschiedenen Stufen (CIN-1 bis CIN-3) und erhielt bei Verabreichung diverser Retinolsäuren vielversprechende Ergebnisse; vor allem bei Patientinnen in der CIN-2-Phase fand man deutliche Effekte.

▶ **APL.** Die besten Erfolge erzielte man mit Retinoiden bei der Behandlung akuter promyeloischer Leukämie (APL), eine Sonderform der Leukämie, die allerdings weniger häufig auftritt als andere Formen dieser Erkrankung.

▶ **Einsatz von Derivaten.** Eine Reihe von synthetisch hergestellten Derivaten, z. B. Fenretinid (ein Retinoid mit Aminophenolgruppe) sind wichtige Hoffnungsträger bei der Therapie von Prostata- und Zervixkarzinom. Einige Retinolverbindungen werden eingesetzt, um das Auftreten von Hautkrebs infolge von Xeroderma pigmentosum (es handelt sich dabei um einen genetisch bedingten Defekt der DNA-Reparatur) zu verhindern.

Grenzwerte, gesetzliche Regelungen und Versorgungssituation

Entsprechend den Empfehlungen der D-A-CH sollten von Frauen 0,8 mg RÄ/Tag und von Männern 1 mg RÄ/Tag aufgenommen werden. Im Durchschnitt nehmen Männer in Deutschland 2,1 und Frauen 1,7 mg RÄ/Tag auf, wobei die Bioverfügbarkeit von der Fettverdauungskapazität abhängt (d. h. von der Menge an Gallensäuren und Pankreasenzymen).

Die Versorgung der Bevölkerung in Mitteleuropa ist durch den hohen Verzehr an Fleisch und Fleischprodukten mehr als ausreichend, sie liegt alters- und geschlechtsabhängig 4 bis 91 % über den Referenzwerten.

Allerdings ist die Aufnahme jener Retinoide, denen besonders krebsschützende Eigenschaften zugeschrieben werden, relativ gering. All-trans-Retinsäure entsteht durch Oxidation der Alkoholgruppe am 15C-Atom aus Retinol. Die Säure ist etwas besser wasserlöslich als die Ausgangssubstanz und liegt im Plasma in Konzentrationen zwischen 4 und 14 nmol/l vor, in einzelnen Geweben findet man Werte bis 6 nmol/g Feuchtgewicht. Allerdings wird die Säure relativ schnell im Körper abgebaut und im Gegensatz zu Retinol nicht in der Leber gespeichert. Retinsäuren kommen in pflanzlichen Lebensmitteln nur in Spuren vor, in Tieren (und Menschen) liegen nur 5 % des Gesamtgehaltes des Vitamin A in Form von all-trans-RS vor.

Zusammenfassung

Die Vitamine A, C und E sind antioxidativ wirksam und im menschlichen Körper u. a. an der Verhinderung oxidativer DNA-Schäden beteiligt. Für Vitamin-C-haltige Lebensmittel gibt es aus Verzehrsstudien Hinweise auf protektive Wirkungen gegenüber Magen- und Ösophaguskrebs, Interventionsstudien erbrachten jedoch sehr unterschiedliche Ergebnisse. Bei Vitamin E weisen Ergebnisse von In-vitro-Untersuchungen und Tierexperimenten auf krebsprotektive Wirkungen hin, wohingegen Humanstudien enttäuschende Ergebnisse erbrachten. Dies könnte allerdings damit zusammenhängen, dass in den Studien in der Regel nur α-Tocopherol gemessen bzw. verabreicht wurde, man aber mittlerweile weiß, dass β-, γ- und δ-Tocopherol sowie die Tocotrienole wahrscheinlich bessere Schutzeffekte besitzen. Vitamin A zeigte vor allem vielversprechende Ergebnisse hinsichtlich Schutzeffekten gegenüber Gebärmutterhalskrebs und könnte Studien zufolge auch das Brustkrebsrisiko reduzieren.

6.3 Carotinoide

Carotinoide sind Pigmente, die in Pflanzen weit verbreitet sind und zahlreichen Nahrungsmitteln ihre charakteristische gelbe, rote oder orange Färbung verleihen. Ihre Rolle als Schutzsubstanzen vor Krebs wird seit Jahrzehnten diskutiert, wobei ursprünglich auf die Inaktivierung von Sauerstoffradikalen besonderes Augenmerk gerichtet wurde. Derzeit konzentriert sich die Forschung auf die Interaktionen dieser Verbindungen mit Signalpfaden. Die protektiven Eigenschaften der diversen Vertreter sind recht unterschiedlich erforscht; besonders vielversprechend sind die Effekte von Lycopin, dem Farbstoff roter Tomaten, während sich das „Image" von β-Carotin in letzter Zeit verschlechtert hat.

Carotinoide spielen bei der Fotosynthese der Pflanzen eine wichtige Rolle, sie schützen Chlorophyllmoleküle vor Zerstörung durch Fotooxidation, außerdem erweitern sie das Absorptionsspektrum des Lichts und verbessern so die Ausbeute bei der Energiegewinnung im Rahmen der Fotosynthese. Im Tierreich sind sie als Pigmente von großer Wichtigkeit, etwa bei der Färbung von Vogelfedern und von Fischschuppen.

6.3.1 Chemische Strukturen

Man kennt mehr als 600 Carotinoide. Diese Verbindungen bestehen aus 4 Terpenmolekülen (Tetraterpene), die ihrerseits aus Isoprenoideinheiten aufgebaut sind. Man unterscheidet zwischen sauerstoffhaltigen Substanzen (Xanthophylle) und Verbindungen ohne Sauerstoff (Carotine).

▶ **Provitamin A.** Etwa 50 Vertreter haben „Provitamin-A-Charakter", d. h. aus ihnen kann durch Spaltung das Vitamin entstehen. Diese Substanzen (insbesondere α- und β-Carotin) spielen bei der Versorgung des Menschen mit dem Vitamin eine wichtige Rolle. Wie erwähnt wird etwa ein Sechstel des zugeführten β-Carotins im Körper in Vitamin A umgewandelt.

▶ **Färben von Nahrungsmitteln.** Alle Carotinoide besitzen konjugierte Doppelbindungen, die zu den charakteristischen Färbungen führen. Einige Vertreter werden aufgrund ihrer intensiven Farben auch in der Lebensmittelindustrie eingesetzt. In diesem Zusammenhang sind beispielsweise Annatto-Samen erwähnenswert, die in Brasilien, aber auch in anderen Teilen der Welt für die Färbung und Zubereitung von Nahrungsmitteln und Speisen verwendet werden. Sie enthalten ein Gemisch aus den exotischen Carotinoiden Bixin und Norbixin. Carotinoide werden auch dem Tierfutter beigemengt, beispielsweise um dem Fleisch von Zuchtlachsen eine rote Farbe zu verleihen (Astaxanthin); auch die Farbe von Eidottern wird durch Beimengung zu Hühnerfutter verbessert (Lutein, Canthaxanthin).

▶ **Isomere.** Die Kettenstruktur der Carotinoide ist auch für ihre physikalischen Eigenschaften verantwortlich, u. a. für die Resorption und Verteilung im Organismus und für ihre Lokalisierung in bestimmten Zellkompartimenten. Eine charakteristische Eigenschaft all dieser Verbindungen ist ihre gute Fettlöslichkeit. Die biologischen Effekte der einzelnen Vertreter hängen auch davon ab, in welcher sterischen Form die Moleküle vorliegen (cis-, trans-Isomere). In pflanzlichen Nahrungsmitteln kommen Carotinoide ausschließlich in all-trans-Konfiguration vor. In ▶ Abb. 6.6 sind die Strukturformeln einiger typischer Vertreter dargestellt. Synthetisch hergestellte Produkte enthalten vorwiegend das trans-Isomer.

6.3.2 Vorkommen

▶ **Lebensmittel.** Neben Karotten und Aprikosen sind α- und β-Carotin auch im Öl der Ölpalme in relativ hohen Konzentrationen enthalten. Lycopin ist der rote Farbstoff der Tomate, auch Guaven und Wassermelonen enthalten diese Substanz. Lycopin ist aber auch Vorstufe der Biosynthese von β-Carotin und ist daher in allen pflanzlichen Nahrungsmitteln enthalten, in denen das Provitamin gefunden wird. Lutein ist Bestandteil zahlreicher grüner Blattgemüse, auch die gelbe Blütenfarbe der Tagetes-Pflanze wird durch Lutein verursacht, das hier in Form eines Esters mit gesättigten Fettsäuren vorliegt. Der „klassische" Lieferant von Zeaxanthin ist die Maispflanze, nach der der Farbstoff auch benannt ist. β-Cryptoxanthin findet man in Zitrusfrüchten, der Hauptlieferant ist die

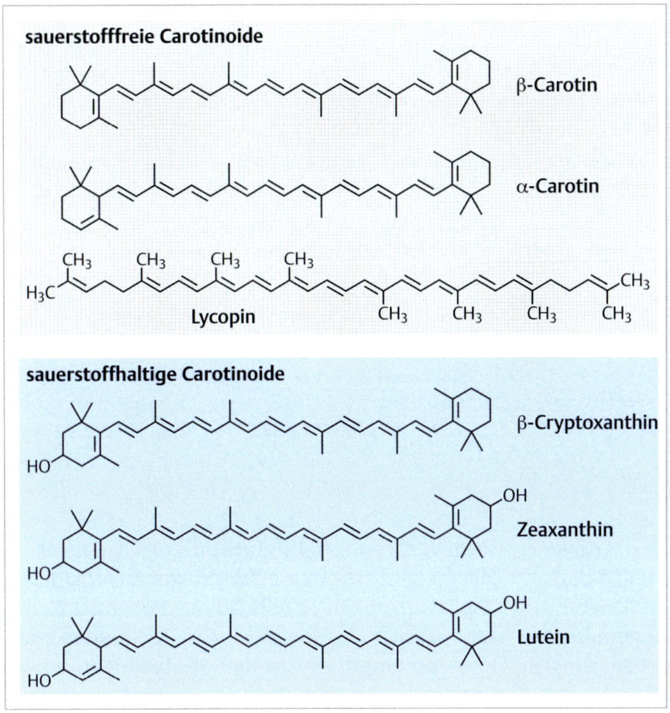

Abb. 6.6 Chemische Strukturen diverser Carotinoide.

Satsuma-Mandarine. Die Bezeichnung Astaxanthin leitet sich vom Krebs (Astacus) ab, Lachse und Krustentiere (Hummer, Shrimps etc.) verdanken diesem Carotinoid ihre rote Farbe, das allerdings nicht von den Tieren selbst synthetisiert wird, sondern von Mikroorganismen wie bestimmten Algen und Pilzen, die als Nahrung dienen. Die höchsten Konzentrationen (4–5 % des Trockengewichts) findet man in der Alge Haematococcus pluvialis. Canthaxanthin wurde erstmals aus einer Pilzart (Cantharellus cinnabarinus) isoliert, auch die verwandten Pfifferlinge verdanken ihm ihre gelbe Farbe. Man findet diesen Farbstoff in diversen Fischarten (Karpfen, Brasse und Barbe), in geringen Mengen auch im pazifischen, aber nicht im atlantischen Lachs. Fucoxanthin wird in Braunalgen gefunden (Phaeophyceae), von denen manche Arten verzehrt werden, aber auch in Diatomeren (Einzellern) und ist aufgrund der hohen Syntheserate das am weitesten verbreitete Carotinoid. Die Gehalte verschiedener Carotinoide in Nahrungsmitteln sind in ▶ Tab. 6.4 aufgelistet.

▶ **Selbstbräuner und Sonnenschutz.** Carotinoide sind auch in Präparaten enthalten, die verwendet werden, um die Bräunung der Haut zu verbessern und um die Hautalterung zu verhindern. In diesem Zusammenhang wurde ihre mögliche Rolle als Schutzsubstanzen vor Hautschäden durch UV-Licht diskutiert, Experten stellten allerdings fest, dass herkömmliche Sonnenschutzmittel wirksamer sind [97].

▶ **Retinapigmente.** Zeaxanthin und Lutein sind in der Retina enthalten. Sie wirken als Filter und schützen so die Netzhaut vor zu hoher Lichteinstrahlung. Um den Menschen vor altersbedingter Degeneration zu schützen, werden Präparate hergestellt und vermarktet, die diese Carotinoide enthalten.

6.3.3 Aufnahme und Verstoffwechselung

▶ **Bioverfügbarkeit.** Die Bioverfügbarkeit der Carotinoide ist von zahlreichen Faktoren abhängig. Durch Kochprozesse steigt ihre Aufnahme aus pflanzlichen Lebensmitteln deutlich an, allerdings hängt ihre Absorption stark von den chemischen Strukturen ab. In einer Untersuchung mit Spinat fand man gute Aufnahme von Lutein (45 %), während von β-Carotin nur etwa 5 % aufgenommen wurden. Neben der Verarbeitung und der Art der

Tab. 6.4 Vertreter von Carotinoiden und ihr Vorkommen in Nahrungsmitteln.

Substanz (CAS-Nummern)	Vorkommen (Menge*)
α-Carotin (7488-99-5)	gelbe und orange Früchte und Gemüse, wie Karotten (7 mg), Süßkartoffeln (7 mg), Kürbis (bis 10 mg); rotes Palmöl (bis 30 mg)
β-Carotin (7235-40-7)	grünes Blattgemüse und gelbes und oranges Obst und Gemüse, wie Karotten, Aprikosen, Spinat, Süßkartoffeln, Kürbis, Pfeffer, Kohl, Cantaloupe-Melone (1–9 mg); rotes Palmöl (bis 50 mg)
Lycopin (502-65-8)	Guave, Wassermelone, Aprikose, Pfirsich, Tomate (bis 2 mg); Tomatenmark (bis 10 mg)
β-Cryptoxanthin (472-70-8)	Früchte wie Mandarinen, Orangen und Papayas etc. sowie Mais, Erbsen und Eigelb (0,05–0,5 mg)
Lutein (127-40-2)	dunkelgrünes Blattgemüse, wie Spinat und Kohl (etwa 20 mg), rote Paprika, Mais, Getreide, Tomaten und Eigelb (0,02–0,5 mg)
Zeaxanthin (144-68-3)	Mais (0,0015 mg)

* ungefähre Gehalte bezogen auf 100 g Lebensmittel (Feuchtgewicht)

Matrix der Nahrungsmittel spielt auch die Anwesenheit von Gallensäuren, Fettsäuren und Ballaststoffen bei der Aufnahme eine Rolle. In Anwesenheit von Ölen steigt die Absorption aus dem Darm deutlich. Auch die cis-/trans-Isomerie beeinflusst die Aufnahme, beispielsweise findet man nach Konsum eines Gemisches von cis- und trans-β-Carotin vor allem einen Anstieg der letzteren Form im Serum. Bei Lycopin wird im Gegensatz dazu die cis-Form präferenziell über den Darmtrakt aufgenommen.

Untersuchungen mit Lycopin zeigen, dass es im Plasma zu Sättigungseffekten kommt. Unabhängig davon, ob 10, 20 oder 30 mg der Substanz pro Tag verzehrt wurden, fand man im Rahmen einer Interventionsstudie im Blut ähnliche Konzentrationen.

▶ **Transport und Verteilung.** Die Aufnahme der Carotinoide und ihr Transport im Körper erfolgt in ähnlicher Weise wie jener von Vitamin A, d. h. sie liegen im Darm in Form von Mizellen vor und

Exkurs: Lycopin: Bioverfügbarkeit und Versorgungssituation

Lycopin ist der rote Farbstoff der Tomate und ist in daraus hergestellten Produkten in relativ hohen Mengen enthalten. Beispielsweise findet man in Ketchup und Tomatenpasten bis 17 mg/100 g Lycopin, während die Werte bei rohen Tomaten im Schnitt nur bei 3 mg pro 100 g liegen. Bei der Verarbeitung steigen durch Verdunstungsprozesse die Konzentrationen. Darüber hinaus wird während des Kochens die zelluläre Struktur des Materials zerstört und die Bioverfügbarkeit verbessert. Ein weiterer Parameter, der die Absorptionsrate erhöht, ist die Gegenwart von Fetten im Verdauungstrakt, wobei „hochwertige" phenolreiche Olivenöle die Aufnahme besonders begünstigen, während Sonnenblumenöl weniger wirksam ist. Diese Einflussgrößen führen zu starken Unterschieden hinsichtlich der Versorgung und Aufnahme. In Bevölkerungsgruppen der Mittelmeerländer liegen erwartungsgemäß relativ hohe Konzentrationen im Blut vor (0,8–1,2 µmol/l), in mitteleuropäischen Ländern sind die Werte um die Hälfte niedriger. Überraschenderweise findet man auch bei US-Amerikanern hohe Serumkonzentrationen, da sie große Mengen Pizza, Pasta und Ketchup verzehren, auch bei englischen Vegetariern findet man aus diesem Grund relativ hohe Werte. Die Plasmagehalte steigen bei kontinuierlichem Verzehr von Tomaten und lycopinhaltigen Produkten allmählich an und erreichen nach 5 Tagen einen Sättigungswert. Findet kein weiterer Verzehr statt, sinken die Konzentrationen im Blut nach 2–3 Wochen auf die Hälfte ab.

Wichtig für die Schutzwirkungen dieses Carotinoids ist, dass sich während der Verarbeitung die räumliche Struktur des Moleküls ändert (cis-trans-Isomerie); durch die Zufuhr thermischer Energie (Kochen) entstehen Isomere, die biologisch wirksamer sind.

werden in der Lymphe gemeinsam mit anderen fettlöslichen Substanzen in Chylomikronen transportiert.

Je nach Struktur kommt es zu organspezifischen Verteilungsmustern, beispielsweise ist für Lycopin bekannt, dass im Prostatagewebe relativ hohe Konzentrationen gefunden werden. Für β-Carotin und andere Vertreter mit Provitamin-A-Charakter ist die Tatsache von Bedeutung, dass in den Enterozyten (Zellen des intestinalen Epithels) eine enzymatische Spaltung stattfindet, die durch eine spezielle β-Carotin-Oxygenase katalysiert wird. Bei schlechter Versorgungslage werden etwa 15% zu Retinal gespalten. Steigt die Zufuhr von Vitamin A über die Nahrung an, sinkt die Effizienz der Entstehung des Vitamins, mit anderen Worten, es kann durch Konsum carotinoidreicher Nahrung zu keiner Hypervitaminose kommen.

▶ **Versorgungssituation.** Die Versorgung der europäischen Bevölkerung mit Carotinoiden wurde im Rahmen der EPIC-Studie eingehend erforscht und die Aufnahme von Früchten und Gemüsen, die diese Substanzen enthalten, wurde evaluiert, auch die Plasmaspiegel der Carotinoide sind bekannt [5]. Die Ergebnisse dieser Untersuchungen zeigen, dass die Versorgung mit α-Carotin erwartungsgemäß mit dem Verzehr von Karotten und anderen Wurzelgemüsen korreliert, die Lycopinversorgung hängt unmittelbar mit dem Konsum von Tomaten und daraus hergestellten Produkten zusammen. Zeaxanthin und β-Cryptoxanthin werden vor allem über Blattgemüse aufgenommen. Daher sind die Serumwerte von Carotinoiden Indikatoren für die Aufnahme von Obst und Gemüse. In Mitteleuropa sind vor allem die β-Carotin-Serumwerte verbesserungswürdig.

6.3.4 Mechanismen des Krebsschutzes

Wie auch bei Vitamin A sind zwei Eigenschaften der Carotinoide von zentraler Bedeutung, nämlich ihre antioxidativen Wirkungen und ihre Interaktionen mit Signalwegen, an denen antioxidative Effekte beteiligt sein können, aber zusätzlich auch rezeptorvermittelte Prozesse, die die Transkription von Genen beeinflussen. Bei Carotinoiden mit Provitamin-A-Charakter geht zumindest ein Teil ihrer Schutzwirkung auf das aus ihnen freigesetzte Vitamin A zurück. Darüber hinaus wirken aber auch die Substanzen per se als Antioxidanzien und beeinflussen die Transkription von Genen (▶ Abb. 6.7).

Antioxidative Eigenschaften

Carotinoide sind potente Antioxidanzien, wobei zunehmend klar wird, dass sie Teil von Netzwerken sind, an denen auch andere natürliche Substanzen wie Vitamin E, Polyphenole und Vitamin C beteiligt sind. Carotinoide inaktivieren sowohl nichtradikalische Moleküle, die oxidierend wirken, aber auch Radikale, für die ungepaarte Elektronen in der äußeren Hülle charakteristisch sind (s. Kapitel 1.6.5).

Die Inaktivierung von Singulett-Sauerstoff („Quenchen") spielt nicht nur bei Säugetieren eine Rolle, sondern auch bei Pflanzen, da dieses hochreaktive Molekül während der Fotosynthese entsteht. Die Effizienz der Inaktivierung von ROS hängt maßgeblich von der Struktur der Carotinoide ab. Je mehr konjugierte Doppelbindungen vorhanden sind, desto aktiver sind die Substanzen. Hydroxyl- und Ketogruppen, die beispielsweise in Astaxanthin und Canthaxanthin vorhanden sind, wirken sich negativ auf die antioxidative Kapazität aus.

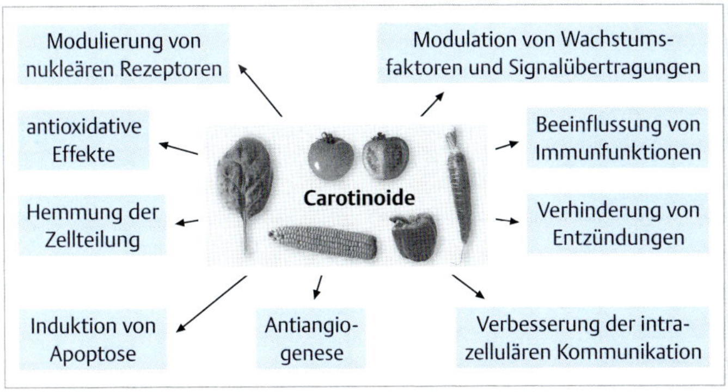

Abb. 6.7 Mechanismen, die an den krebsschützenden Eigenschaften der Carotinoide beteiligt sind (Quelle: [100]).

▶ **Reaktionen mit Radikalen.** Drei verschiedene Reaktionen spielen bei der Inaktivierung von Radikalen eine Rolle, nämlich einfacher Elektronentransfer (ET), Adduktbildung mit Radikalen (Radikal-Addukt-Formation, RAF) und Transfer von Wasserstoffatomen (Hydrogen-Atom-Transfer, HAT):

ET = einfacher Elektronentransfer: $Car + R^{\bullet} \rightarrow Car^{\bullet -} + R^{+}$

RAF = Adduktbildung mit Radikalen: $Car + R^{\bullet} \rightarrow [Car...R]^{\bullet}$

HAT = Transfer von Wasserstoffionen: $Car + R^{\bullet} + H_2 \rightarrow Car^{\bullet}(\text{-}H) + RH$

Das Carotinoidradikal ist in der Lage, ein weiteres Radikal einzufangen, was zur Bildung von stabilen nichtradikalischen Reaktionsprodukten führt. Die HAT-Reaktion spielt insbesondere bei Lipidperoxidationsprozessen eine wichtige Rolle. Von besonderer Bedeutung ist die Inaktivierung von Superoxidradikalen, durch die die Entstehung von Peroxiden verhindert wird, darüber hinaus wird auch die Bildung von neuen Spezies durch die Fenton-Reaktion inhibiert. Die aus der Reaktion entstehenden Carotinoidradikale können unter Abgabe von Energie wieder in den Ausgangszustand zurückkehren.

▶ **Antioxidanziennetzwerke.** Je nach Reaktionsbedingungen können Carotinoide sowohl Elektronen abgeben als auch aufnehmen und interagieren so mit anderen Antioxidanzien wie Tocopherolen oder Isoflavonoiden. Derartige Netzwerke scheinen auch unter physiologischen Bedingungen (im Körper des Menschen) zu existieren, wobei das Vitamin-E-Radikal durch Interaktion mit β-Carotin oder Vitamin C regeneriert wird. Umgekehrt kann β-Carotin durch das Isoflavon Daidzein regeneriert werden.

Neben Reaktionen mit Sauerstoffradikalen spielt auch die Inaktivierung von Stickoxidradikalen (NO) durch Carotinoide eine Rolle und es ist nachgewiesen, dass die Schädigung von Aminosäuren durch Stickoxidradikale, die an der Auslösung diverser Erkrankungen beteiligt sind, durch Carotinoide unterdrückt wird.

Neben dem Schutz vor Sauerstoffradikalen gibt es eine Reihe weiterer Mechanismen, die mit den krebsschützenden Eigenschaften der Carotinoide in Zusammenhang stehen. Einige davon sind in den nachfolgenden Abschnitten kurz beschrieben.

Verbesserung der interzellulären Kommunikation

Zellen „kommunizieren" durch sog. „Gap Junctions" miteinander, dies sind Kanäle, die den Austausch von Signalen durch die Botenstoffe weiterleiten. Bei Krebserkrankungen ist die Kommunikation zwischen den Zellen gestört und man hat sich dieses Phänomen zunutze gemacht, um Substanzen zu identifizieren, die krebsauslösende Eigenschaften besitzen. Einige Befunde zeigen, dass Carotinoide die Signalübertragung durch die Gap Junctions verbessern, und es wurde nachgewiesen, dass sie die Synthese von Connexin 43, einem Transmembranprotein, das für die Porenfunktion erforderlich ist, induzieren.

Beeinflussung der Signalübertragung durch Wachstumsfaktoren

Insulinabhängige Wachstumsfaktoren (IGF) spielen beim Wachstum von Krebszellen eine zentrale Rolle. Erhöhte Serumkonzentrationen von IGF-1 korrelieren mit erhöhten Krebsrisiken in diversen Organen und die Tatsache, dass Lycopin in der Lage ist, die durch IGF-1 verursachte Teilung von Krebszellen zu verringern, wird als möglicher Schutzmechanismus interpretiert.

Arretierung der Zellen im Zellzyklus

Carotinoide sind in der Lage, Zellen in bestimmten Phasen des Teilungszyklus „festzuhalten". Derartige Effekte wurden mit Lycopin in mehreren Krebszelllinien beobachtet (Leukämie-, Gebärmutter-, Prostatakrebszellen). Mit α-Carotin fand man derartige Effekte in Neuroblastomzellen und β-Carotin verhinderte die Teilung von humanen Fibroblasten.

Beeinflussung des Differenzierungszustandes

Ein „klassischer" alternativer Ansatz in der Chemotherapie ist die Verwendung von Substanzen, die Krebszellen in „normale" Zellen umwandeln, sodass sie ihre organspezifischen Funktionen erfüllen. Lycopin, aber auch Lutein, β-Carotin und einige exotische Vertreter, die in Safran gefunden wurden, sind in der Lage, in promyelotischen Leukämiezellen Differenzierungsprozesse auszulösen. Die molekularen Prozesse, die diesem Effekt zugrunde liegen, sind nur teilweise bekannt.

Interaktion mit nukleären Rezeptoren

▶ **Retinoidrezeptoren.** Die Aktivierung der Retinoidrezeptoren wurde bereits in Kapitel 6.2.3 (Abschnitt „Mechanismen des Krebsschutzes") über Vitamin A erörtert. Aufgrund des Provitamin-A-Charakters bestimmter Carotinoide finden Interaktionen ihrer Spaltprodukte mit diesen Rezeptoren statt. Unabhängig davon interagieren manche Carotine jedoch per se mit Retinoidrezeptoren. Beispielsweise ist eine Aktivierung von RARα durch Acycloretinolsäure nachgewiesen, einem Oxidationsprodukt von Lycopin. Auch die Synthese der RAR-Rezeptoren wird offensichtlich durch Carotinoide beeinflusst, beispielsweise sah man, dass β-Carotin und ein Stoffwechselprodukt (Apo-14'-Carotensäure) die Synthese von RARβ in Lungenepithelzellen inhibieren.

▶ **PPAR.** Besonders interessant sind die Interaktionen mit den Peroxisome Proliferator-activated Receptors (PPAR). Es handelt sich um eine Gruppe nukleärer Rezeptoren, die eine zentrale Rolle bei der Differenzierung von Fettzellen (Adipozyten), aber auch bei der Teilung von Krebszellen spielen. Langkettige Fettsäuren gehören zu den wichtigsten Liganden, die diese Rezeptoren aktivieren. Ein bestimmter Vertreter dieser Rezeptoren (PPAR-γ) ist in manchen Tumorzellen besonders stark exprimiert. Beispielsweise fand man eine starke Überexpression in Prostatazellen; auch bei Dickdarmkrebs und Brustkrebs könnte dieser spezielle Rezeptor eine Rolle spielen. Metaboliten von Carotinoiden (z. B. β-Apo-14'-Carotenal) inhibieren PPAR-γ (und andere nukleäre Rezeptoren, wie PPAR-α) und blockieren so die Auslösung der Transkriptionsprozesse, die durch sie geregelt werden.

Auch für Lycopin sind Wechselwirkungen mit PPAR-γ nachgewiesen. Es wurde gezeigt, dass der teilungshemmende Effekt von Lycopin bei menschlichen Prostatakarzinomzellen auf Interaktionen mit diesem Rezeptor beruht. Der rote Tomatenfarbstoff interagiert übrigens mit einem weiteren nukleären Protein, dem Leber-X-Rezeptor, der ebenfalls Teilungsprozesse von Prostatazellen steuert.

Interaktion mit Östrogenrezeptoren

Die Funktionsweise der Östrogenrezeptoren ist in Kapitel 6.12 (Phytoöstrogene) genauer beschrieben. Sie steuern die Teilung von Brustzellen und beeinflussen das Auftreten von Mammakarzinomen. Einige Carotinoide (Lycopin, Phytoen, ein Zwischenprodukt der biologischen Synthese von Carotinoiden in Pflanzen) und β-Carotin sind in der Lage, die östrogeninduzierte Teilung von Brustkrebszellen und von Gebärmutterkrebszellen zu hemmen. Molekulare Untersuchungen bewiesen die Inhibition der Transkription von östrogenresponsiven Elementen, die durch die Östrogenrezeptoren α und β geregelt werden. In diesem Zusammenhang sind die Ergebnisse epidemiologischer Studien erwähnenswert, die zeigen, dass der Verzehr von α- und β-Carotin sowie von Lycopin bei postmenopausalen Frauen invers mit dem Auftreten von östrogenabhängigen Mammakarzinomen korreliert [302].

Interaktionen mit weiteren Transkriptionsfaktoren

Neben den Transkriptionsfaktoren, an die Carotinoide als Liganden binden, gibt es eine Reihe weiterer Interaktionen mit Signalwegen, die nicht über derartige Bindungen ablaufen. Carotinoide sind nicht in der Lage, Nrf2 direkt zu aktivieren. Eine Forschergruppe in Israel zeigte jedoch, dass Oxidationsprodukte von Lycopin und anderen Carotinoiden mit diesem System interagieren. Darüber hinaus wurde auch in In-vitro-Experimenten und in Labornagern nachgewiesen, dass Verbindungen wie β-Carotin und Lycopin NFκB inhibieren und so chronische Entzündungen verhindern. Auch die Aktivität von AP-1 wird durch Lycopin verändert.

6.3.5 Einige tierexperimentelle Befunde

Carotinoide wurden in einer Vielzahl von In-vitro-Experimenten untersucht. Zahlreiche Studien zeigen, dass diese Substanzen vor Entzündungen und oxidativen Schäden schützen. Die Ergebnisse von Untersuchungen, die die Schutzwirkung vor chemisch ausgelösten Tumoren betreffen, sind äußerst widersprüchlich und hängen vom jeweiligen experimentellen Modell ab. Beispielsweise sah man in Experimenten mit Lycopin, dass diese

Substanz vor der Auslösung von Brustkarzinomen durch die polyzyklische Kohlenwasserstoffverbindung DMBA schützt. Verwendete man jedoch ein alkylierendes Agens (NMU) zur Auslösung dieser Krebsform, so ergaben sich keine Hinweise auf protektive Eigenschaften. Recht eindeutige Wirkungen sah man im Gegensatz dazu in Untersuchungen, die Dickdarmkrebs betrafen. Über den Schutz vor Prostatakarzinomen liegen keine experimentellen Daten vor, es gibt für diese Krebsform derzeit keine aussagekräftigen Modelle mit Labornagern.

Weitere Befunde von Experimenten mit Labortieren sind in der Arbeit von Tanaka et al. (2012) beschrieben [100].

▶ **α- und β-Carotin.** Einige Untersuchungen betrafen die Schutzwirkungen von α- und β-Carotin vor Hautkrebs. Interessanterweise erwies sich α-Carotin als wesentlich effizienter, die Effekte mit β-Carotin waren nicht signifikant.

▶ **β-Cryptoxanthin.** β-Cryptoxanthin zeigte im Dickdarm von Ratten (Auslösung von Tumoren durch NMU) gute Schutzwirkungen, auch in der Lunge sah man eine Reduktion von Tumoren. Nachfolgende Untersuchungen zeigten, dass Satsuma-Mandarinen, die dieses Carotin in hohen Mengen enthalten, ebenfalls die Entstehung von Tumoren im Dickdarm verhindern. Einer der Gründe für die Wirksamkeit ist die Akkumulation der Substanz in Mukosazellen. Japanische Forscher entwickelten aufgrund der vielversprechenden Ergebnisse aus Mandarinen ein Produkt, das hohe Mengen an β-Cryptoxanthin und Hesperidin (ein hochprotektives Flavonoid) enthält, und testen es derzeit in mehreren Tierexperimenten. Es liegen bereits recht gute Ergebnisse vor, die eine Reduktion von chemisch ausgelösten Tumoren in Lunge und Darm von Labornagern zeigen.

▶ **Lutein.** Über Lutein liegen nur wenige Ergebnisse vor. Erwähnenswert ist eine Fütterungsstudie, in der man mit 0,002 % und 0,02 % im Futter eine Inhibition des Auftretens von Tumoren in der Brustdrüse von Mäusen fand.

▶ **Astaxanthin und Canthaxanthin.** Astaxanthin wurde von der bereits erwähnten japanischen Gruppe (Tanaka und Mitarbeiter an der Gifu-Universität) [145] in mehreren Untersuchungen mit chemischen Kanzerogenen getestet; sie fanden bei Brustkrebs, Mundhöhlenkrebs und Darmkrebs signifikante Schutzeffekte. Ähnliche organspezifische Wirkungen fand man mit Canthaxanthin, wobei die Substanz allerdings weniger aktiv war. Auch aus Hautkrebsexperimenten (UV-Bestrahlung) liegen mit dieser Verbindung positive Ergebnisse vor.

▶ **Fucoxanthin.** Letztendlich wurden mit Fucoxanthin Schutzwirkungen vor Dickdarmkrebs (Auslösung mit DMH) in Mäusen gefunden und darüber hinaus eine Inhibition der Entwicklung von Hauttumoren.

6.3.6 Humanstudien

Es liegen Resultate aus Hunderten Untersuchungen vor, die die Schutzeffekte von Carotinoiden betreffen. In den 1970er und 1980 er Jahren erhärteten sich die Anzeichen für mögliche Schutzwirkungen von β-Carotin bei Lungenkrebs. 1981 veröffentlichte Richard Peto eine vielbeachtete Arbeit in der angesehenen Zeitschrift „Nature", in der er mögliche protektive Eigenschaften dieser Verbindung diskutierte [146]. In den nachfolgenden Jahrzehnten wurden groß angelegte Supplementierungsstudien durchgeführt, die die hochgesteckten Erwartungen nicht erfüllten. Allerdings sollte man nicht den Fehler begehen anzunehmen, dass Carotinoide generell unwirksam sind, denn es gibt eine Reihe sehr deutlicher Hinweise auf protektive Eigenschaften, die verschiedene Krebsformen betreffen. Eine recht gute Informationsquelle ist die 2007 vom WCRF veröffentlichte Synopsis über den Konsum von carotinoidhaltigen Früchten und Gemüsen, darüber hinaus sind in den letzten Jahren einige sehr informative Übersichtsarbeiten erschienen.

Gesamtaufnahme von Carotinoiden

Sowohl Kohortenstudien als auch Fallstudien (jeweils 2) fanden ein reduziertes Erkrankungsrisiko für Tumoren in der Mundhöhle und im Pharynx. Die Befunde hinsichtlich der Verhinderung von Ösophaguskrebs sind allerdings widersprüchlich.

Äußerst vielversprechend sind die Daten bei Lungenkarzinomen, in immerhin 11 Kohorten- und 12 Fallstudien, die den Verzehr von Carotinoiden betrafen, fand man Schutzeffekte, die allerdings nicht in allen Untersuchungen signifikant waren. Die Annahme einer Schutzwirkung wird durch Studien erhärtet, in denen die Serumkonzentrationen gemessen wurden. Sie zeigen in den Gruppen mit den höheren Werten eine Abnahme des Risikos von insgesamt 25 % (in 3 von 4 Kohorten waren die Effekte signifikant).

β-Carotin

Die Gründe, warum β-Carotin besonders intensiv untersucht wurde, sind unschwer anzugeben. Es ist eines der häufigsten Carotinoide, hat eine hohe antioxidative Kapazität und wird in zwei Moleküle Vitamin A gespalten, von dem man bereits vor Jahrzehnten wusste, dass es krebsschützende Eigenschaften aufweist. In den 1970er Jahren erschienen Arbeiten des Forschers E. Bjelke, die die protektiven Eigenschaften des Vitamins vor Lungenkrebs betrafen, und man nahm an, dass auch das Provitamin vor dieser weit verbreiteten Krebsart schützt [147].

▶ **Lungenkrebs.** In der in den USA durchgeführten CARET-Studie untersuchte man 4.060 asbestexponierte Arbeiter und starke Raucher und verabreichte ihnen 30 mg β-Carotin/Tag sowie 25.000 IU Retinol und untersuchte nach 6 Jahren die Auswirkungen [148]. Das Krebsrisiko stieg durch die Supplementierung um 36 % (!) an. Auch in einer finnischen Raucherstudie (14.560 Teilnehmer) sah man nach 8-jähriger Gabe von 20 mg β-Carotin einen Anstieg der Erkrankungshäufigkeit (um 17 %).

Wie wirkt sich β-Carotin bei Nichtrauchern auf das Lungenkrebsrisiko aus? Dazu liegt eine gute Übersichtsarbeit von Gallicchio und Mitarbeitern vor (2008), die zeigt, dass in den meisten Studien geringfügige, meist nicht signifikante Schutzeffekte gefunden wurden [35]. Erwähnenswert sind in diesem Zusammenhang 4 Studien mit α-Carotin, in denen ein Hinweis auf eine Reduktion des Risikos um 16 % detektiert wurde. Noch vielversprechender waren die Ergebnisse mit β-Cryptoxanthin (6 Studien, RR 0,72) und Lutein (2 Studien, RR 0,77). Diese Befunde zeigen, dass andere Carotinoide durchaus Schutzeffekte auslösen.

▶ **Andere Organe.** β-Carotin führt auch in anderen Organen zu keinen deutlichen Schutzwirkungen. Dies zeigt eine Zusammenfassung der Ergebnisse von randomisierten kontrollierten Studien (insgesamt 9), in denen die Einnahme von Supplementen untersucht wurde [28]. Weder die Ge-

Exkurs: Warum erhöht β-Carotin das Lungenkrebsrisiko bei Rauchern?

Leider gibt es keine guten tierexperimentellen Modelle, um diese Zusammenhänge zu untersuchen; Mäuse sind relativ unempfindlich für Krebsauslösung durch Tabakrauch und es gibt Unterschiede zum Menschen hinsichtlich der Verstoffwechselung und Absorption von β-Carotin. Allerdings wurde eine Reihe von Versuchen mit Frettchen durchgeführt, da diese einen dem menschlichen ähnlichen Retinoidstoffwechsel besitzen. Das hohe oxidative Potenzial im Lungengewebe führt dort zum oxidativen Abbau von β-Carotin, insbesondere zu β-Apocarotinalen. Zigarettenrauch verstärkt den Abbau von β-Apocarotinal um den Faktor 3. Die Oxidationsprodukte fördern die Bindung von aktivierten Karzinogenen an DNA und induzieren karzinogenaktivierende Zytochrom-P-450-Enzyme. Zudem führen sie zu einer Interaktion von durch Retinsäuren kontrollierten Signalwegen, beispielsweise führte β-Carotin zu einer Reduktion der Konzentrationen bestimmter RAR-Proteine. Die Arbeitsgruppe von Peter Eckl an der Universität Salzburg veröffentlichte Befunde, die zeigen, dass β-Carotin unter oxidativem Stress zerlegt wird, und wies nach, dass die daraus gebildeten Produkte (z. B. Apo-8'-Carotenal) in Säugerzellen DNA-Schäden auslösen [149]. Da Raucher chronisch unter oxidativem Stress stehen, ist dies eine plausible Erklärung für die Erhöhung der Lungenkrebserkrankungen durch Supplementierung, allerdings sind noch tierexperimentelle Befunde nötig, um diese Theorie weiter zu erhärten. Aus dieser Hypothese ergeben sich eine Reihe weiterer Fragen. Wenn ROS-Belastungen tatsächlich zur Bildung kanzerogener Produkte von β-Carotin im Körper führen, so ist dies möglicherweise auch bei chronischen Entzündungen und bei sportlicher Betätigung der Fall, sodass auch unter diesen Bedingungen bei Einnahme von β-carotinhaltigen Supplementen mit erhöhten Krankheitsrisiken zu rechnen ist. Auch die Verwendung von carotinhaltigen Sonnencremes und Bräunungsmitteln sollte in diesem Zusammenhang kritisch hinterfragt werden.

samtinzidenz noch das Auftreten von Pankreas-, Kolorektal-, Prostata- und Hauttumoren wurde signifikant beeinflusst. Interessanterweise ergab die Auswertung der Daten bei β-Carotin nicht nur eine Erhöhung des Lungenkrebsrisikos bei Rauchern, sondern auch einen Anstieg von Magenkrebs bei Einnahme von 20–30 mg pro Tag in dieser Gruppe.

Lycopin und Tomaten

Schutzeffekte vor Prostatakrebs

Der rote Farbstoff der Tomate war und ist immer noch ein Hoffnungsträger für den Schutz vor Prostatakrebs, wobei die Meinungen der Experten in Europa und in den USA in Bezug auf die Effizienz der Schutzwirkungen geteilt sind.

Es wurde eine Vielzahl von Studien publiziert, die sich hinsichtlich ihres Designs, ihres Umfangs und ihrer Qualität stark unterscheiden. Neben Verzehrsstudien von Tomaten und Tomatenprodukten wurden auch Untersuchungen durchgeführt, in denen die Serumkonzentrationen gemessen wurden, und zwar sowohl bei gesunden Probanden als auch bei Prostatakrebspatienten und Männern mit erhöhten PSA-Werten. Bei der Interpretation der Daten sollte man berücksichtigen, dass Tomaten außer dem Carotinoid kaum andere bioaktive Substanzen enthalten, von denen anzunehmen ist, dass sie krebsschützende Eigenschaften besitzen.

▶ **Einschätzungen des WCRF und der FDA.** In 6 prospektiven Untersuchungen wurden deutliche Zusammenhänge zwischen erniedrigten Prostatakrebsrisiken und dem Verzehr von Lycopin gefunden. Besonders eindrucksvoll sind die Resultate der Studie „Health Professionals Follow-up", die mit Ärzten durchgeführt wurde [150]–[151]. Man fand eine 21 %ige Abnahme des Risikos bei Verzehr von Lycopin [150]. Betrachtete man den Konsum von Tomaten und daraus hergestellten Produkten, nahm das Risiko um etwa ein Drittel ab. Die Experten des WCRF kommen zu der Schlussfolgerung, dass es substanzielle Evidenz aus Fall- und Kohortenstudien gibt, die zeigen, dass Tomatenprodukte Schutzeffekte bewirken und dass diese durch plausible Mechanismen untermauert werden. Nahrungsmittel, die Lycopin enthalten, so der WCRF, schützen „wahrscheinlich vor Prostatakrebs". Im Gegensatz dazu stellt die US-FDA fest, dass es für Lycopin keine glaubwürdige Evidenz für Schutzeffekte vor dieser Krebsform gibt, für den Verzehr von Tomaten existiert jedoch, so die Behörde, zumindest „beschränkte Evidenz" und zwar nicht nur für die Abnahme des Erkrankungsrisikos in der Prostata, sondern auch für Schutzeffekte in Ovar, Magen und Pankreas [152].

Die amerikanische Behörde ist in der Auswahl der von ihr berücksichtigten Studien, so scheint es, übervorsichtig. 23 Untersuchungen, in denen Lycopin im Serum nur einmal bestimmt worden war, schloss man von der Beurteilung aus, da man der Meinung war, dass die Einzelmessungen nicht ausreichend sind. Des Weiteren exkludierte man 15 Untersuchungen, in denen die Lycopinkonzentrationen sowohl bei Gesunden als auch bei Erkrankten und Risikogruppen erfasst wurden.

▶ **Effekte bei bestehendem Prostatakrebs?** Tatsächlich ist die Datenlage, zumindest was den Verzehr von Tomaten und den daraus hergestellten Produkten angeht, sehr überzeugend. Eine Reihe von Studien betrifft die Frage, ob Lycopin bzw. Tomaten auch bei Männern, die bereits an Prostatakrebs erkrankt waren, schützen bzw. den Krankheitsverlauf positiv beeinflussen. Auch hier deuten die Ergebnisse auf protektive Eigenschaften hin. In der bereits erwähnten Health Professionals Follow-up Study sah man eine mehr als 50 %ige Reduktion bei Männern mit fortgeschrittenem Krebs, die Schutzwirkung wurde in einer Nachfolgestudie bestätigt. Auch Interventionsstudien lieferten Hinweise auf Schutzeffekte und man berichtete auch, dass sich das Wachstum der malignen Zellen verlangsamt. Eine zusammenfassende Beurteilung findet sich in einer Übersichtsarbeit von Haseen und Kollegen (2009): In 6 von 8 Interventionsstudien mit Lycopin fand man eine Abnahme der PSA-Level bei Männern, die an Prostatakrebs erkrankt waren, darüber hinaus sah man eine Abnahme der krebsassoziierten Symptome (Schmerzen, Beeinträchtigung der Harnausscheidung). Trotz der insgesamt positiven Befunde betonen die Autoren, dass weitere Studien erforderlich sind, um klare Aussagen treffen zu können [43].

▶ **Mögliche Mechanismen.** Wie erwähnt, wird die Annahme von Schutzwirkungen von Lycopin durch eine Reihe von mechanistischen Untersuchungen untermauert. Neben Interaktionen mit Signalwegen spielen vielleicht auch die antioxidativen Eigenschaften des Carotinoids eine Rolle: Die Ursachen, die zu Prostatakrebs führen, sind allerdings nicht gut erforscht. Einer Annahme zufolge kommt es durch virale und bakterielle Erkrankungen im Laufe

Exkurs: Wie viele Tomaten muss man konsumieren, um einen Schutz vor Prostatakrebs zu erreichen?

Die Ergebnisse einer Untersuchung von Giovanucci und Mitarbeitern (mit > 50.000 Teilnehmern) zeigen, dass der Verzehr von 6,5 mg Lycopin zu einer Reduktion des Erkrankungsrisikos um 21 % führt, in einigen anderen Interventionsstudien wurden mit 10 mg pro Tag Schutzeffekte gefunden [150].

Da es, wie erwähnt, bei Zufuhr von mehr als 10 mg Lycopin pro Person pro Tag zu einem Sättigungseffekt im Serum kommt, ist der Verzehr größerer Mengen nicht sinnvoll. Tomaten enthalten im Durchschnitt 3 mg des Carotins pro 100 g Feuchtgewicht. Der Konsum von 200–300 g Tomaten pro Tag würde also zu Konzentrationen im Blut führen, mit denen in einigen Studien Schutzwirkungen gefunden wurden. Diese Zufuhr ist auch durch Verzehr von Produkten, die aus Tomaten hergestellt wurden, etwa von 50 g Püree oder Ketchup oder von 10 g Paste, zu erreichen. Diese Mengen entsprechen der Aufnahme von 7–10 mg Lycopin. Beim Verkochen von Tomaten und den daraus hergestellten Produkten sollte beachtet werden, dass die biologischen Aktivitäten erst bei längerfristigem Erhitzen bei hohen Temperaturen zerstört werden, was auch zum Verlust der typisch roten Farbe führt. Verarbeitung von Tomaten bei mittleren Temperaturen führt im Gegensatz dazu zu einer Verbesserung der biologischen Effekte, dieses Phänomen steht mit einer Änderung der molekularen Struktur und einem Anstieg der Bioverfügbarkeit in Zusammenhang.

des Lebens häufig zu Entzündungen (Prostatitis), die durch Freisetzung von Radikalen gekennzeichnet sind. Lycopin könnte die dadurch ausgelösten oxidativen Veränderungen, die letztendlich zur Krebsentstehung führen, unterbinden. Eine experimentelle Bestätigung dieser recht plausiblen Hypothese ist allerdings noch erforderlich. Zumindest liegen bisher Ergebnisse aus Humanstudien vor, die zeigen, dass Lycopinkonsum in Lymphozyten die Oxidation von DNA-Basen effizient reduziert.

Schutz vor anderen Krebsformen

▶ **Mammakarzinom.** Wie erwähnt, lieferten molekularbiologische Studien Hinweise auf mögliche Schutzwirkungen via Interaktionen mit Östrogenrezeptoren und es gibt tatsächlich vielversprechende Befunde, die auf einen Schutz vor Brustkrebs bei postmenopausalen Frauen hinweisen. In einer US-amerikanischen Studie bestimmte man die Lycopingehalte von Frauen, die an Brustkrebs erkrankt waren, aus Proben einer Blutbank und verglich sie mit den Gehalten in Proben von gesunden Frauen. Es zeigte sich, dass die Erkrankten signifikant erniedrigte Lycopinkonzentrationen im Blut aufwiesen.

Die Einschätzung der US-FDA, dass es keine Hinweise auf Schutzwirkungen gibt, gründet auf der Auswertung von 2 Studien (alle übrigen wurden aufgrund methodischer Mängel verworfen): In einer dänischen Fallstudie sah man keinen Zusammenhang zwischen Tomatenverzehr und dem Auftreten von Mammakarzinomen; in einer in Uruguay realisierten Untersuchung fand man ein niedrigeres Risiko, der Effekt war jedoch nicht signifikant.

▶ **Kolon- und Magenkarzinom.** Klare Aussagen sind im Fall von Prävention vor Dickdarmkrebs möglich: 7 Fallstudien lieferten keine Anhaltspunkte für etwaige Schutzeffekte. Im Gegensatz dazu gibt es aus weiteren Studien deutliche Hinweise auf Schutzeffekte vor Tumoren im Magen. Beispielsweise fand man in einer Untersuchung, die in New York realisiert wurde, und in einer weiteren in Louisiana äußerst deutliche Effekte (OR 0,5) [153]–[154]. Obwohl in einigen retrospektiven Fallstudien negative Befunde erhalten wurden, betont die FDA, dass die Gesamtbewertung der derzeitig verfügbaren Daten die Annahme eines Schutzeffektes von Tomaten nahelegt.

▶ **Ovarial- und Pankreaskarzinom.** Auch für die Reduktion des Auftretens von Eierstock- und Bauchspeicheldrüsenkrebs gibt es Hinweise. Zweimaliger oder häufigerer Konsum von Tomatensoße pro Woche reduzierte das Erkrankungsrisiko des Pankreas um 40%; mit Tomaten und Tomatensaft wurde zwar eine Abnahme der Erkrankungshäufigkeit detektiert, die Effekte waren jedoch nicht signifikant.

Cryptoxanthin

Insgesamt wurden 4 Fallstudien veröffentlicht, in denen eine Reduktion des Lungenkrebsrisikos gefunden wurde. Eine dieser Untersuchungen, die in Shanghai [155] durchgeführt wurde, umfasste 318 Fälle und man sah dramatische Schutzeffekte (OR in der 4. Quartile 0,34). Die Annahme von protektiven Eigenschaften wird durch mechanistische Untersuchungen untermauert, die zeigen, dass das Carotin die Proliferation von Lungenkrebszellen beeinflusst; parallel zur Inhibition der Zellteilung sah man einen Anstieg der Genexpression des RARβ-Rezeptors.

Lutein

▶ **Lungen- und Nierenkarzinome.** Es liegen Ergebnisse von 2 großen prospektiven Studien vor, in denen eine inverse Beziehung zwischen dem Verzehr und dem Auftreten von Lungen- und Nierentumoren gefunden wurde. Die gepoolte Analyse ergibt ein relatives Risiko von 0,77 [156]. Eine dieser Untersuchungen wurde in den USA durchgeführt und umfasste 120.000 Männer und Frauen.

Besonders interessant sind die Ergebnisse einer Untersuchung mit 20 Bevölkerungsgruppen südpazifischer Inseln [157]. Die Bewohner der Fidschi-Inseln konsumieren durchschnittlich 200 g grünes Gemüse (ca. 25 mg Lutein), während die auf anderen Inseln lebenden Gruppen wesentlich geringere Mengen verzehren. Vergleiche der Lungenkrebsrate zeigten eine inverse Assoziation mit dem Verzehr von luteinreichen pflanzlichen Lebensmitteln.

▶ **Magen- und Kolonkarzinom.** Darüber hinaus gibt es eine Reihe von Ergebnissen die Zusammenhänge mit anderen Krebsformen betreffend. Während in einer Studie keine Assoziation mit dem Auftreten von Magenkrebs gefunden wurde, gibt es Hinweise auf eine mögliche inverse Assoziation mit dem Auftreten von Dickdarmkrebs, wobei vor allem bei jungen Teilnehmern ein signifikanter Effekt gefunden wurde.

▶ **Mammakarzinom.** Des Weiteren sind mehrere Studien erwähnenswert, in denen ein Zusammenhang mit dem Auftreten von Mammakarzinomen gefunden wurde. In einer sah man bei prämenopausalen Frauen einen recht deutlichen Effekt und in einer Fallstudie fand man eine schwache (aber signifikante) Assoziation zwischen den Serumkonzentrationen und der Erkrankungshäufigkeit. In der „Nurses-Health"-Studie zeigte sich ein moderater Zusammenhang bei prämenopausalen Frauen [349]. Eine verschachtelte („nested") Fallstudie, die prospektive Frauenstudie der New York University, ergab einen Hinweis auf eine inverse Assoziation zwischen Brustkrebs und den Plasmaluteinkonzentrationen, während mit Zeaxanthin kein Zusammenhang gefunden wurde [339].

In einigen Experimenten untersuchte man das Auftreten von Apoptose in Brustgewebe in Abhängigkeit von der Luteinkonzentration im Plasma; in einer derartigen Studie wurde tatsächlich ein Anstieg des programmierten Zelltodes bei hohen Konzentrationen gefunden, in anderen sah man allerdings keinen Zusammenhang.

▶ Abb. 6.8 fasst die Effekte der Carotinoide auf die Entstehung verschiedener Krebsarten zusammen.

Weitere Carotinoide

Vertreter wie Canthaxanthin und Fucoxanthin wurden in Humanstudien bisher nicht untersucht. Im Fall von Astaxanthin postulierte man, dass die niedrige Krebserkrankungshäufigkeit bei Eskimos möglicherweise mit dem Verzehr dieser Substanz, die in Lachs enthalten ist, in Zusammenhang stehen könnte. Allerdings kommen auch andere protektiv wirkende Substanzen in Lachs vor, z. B. Fettsäuren, die als Erklärungsmöglichkeit in Betracht kommen.

Zusammenfassung

Carotinoide kommen vor allem in pflanzlichen Nahrungsmitteln vor; die Versorgungssituation mit den verschiedenen Vertretern der Gruppe korreliert mit der Aufnahme von Früchten und Gemüse. Insbesondere mit Lycopin, dem roten Farbstoff der Tomate, wurden in Humanstudien eindeutige Schutzeffekte gegenüber Prostatakrebs gefunden, die mit der Aufnahme von 7–10 mg Lycopin/Tag zu erreichen sind. Auch für Cryptoxanthin und Lutein fanden sich in verschiedenen Studien Hinweise auf krebsschützende Effekte, während β-Carotin bei Rauchern zu einer deutlichen Zunahme des Lungenkrebsrisikos führte.

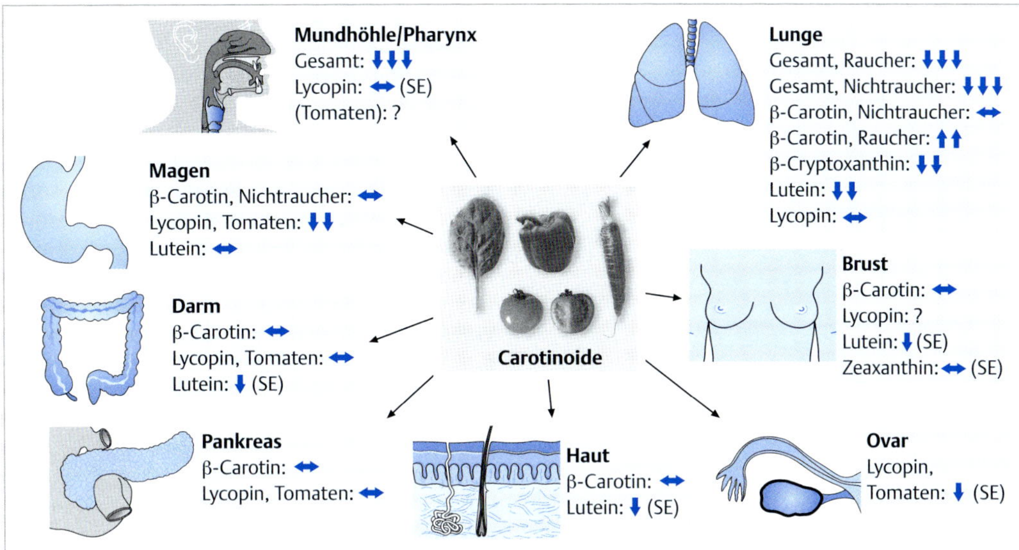

Abb. 6.8 Einfluss von Carotinoiden auf die Entstehung verschiedener Krebsarten. SE: schwache Evidenz (wenige Studien), ?: fragliche Effekte, ↓↓↓: starker Schutzeffekt (OR/RR/HR ≤ 0,6), ↓↓: mittlerer Schutzeffekt (OR/RR/HR ≥ 0,6 und ≤ 0,85), ↓: moderater/schwacher Effekt (OR/RR/HR ≥ 0,85 und < 1), ↑↑: mittlere Erhöhung des Risikos, Gesamt: Gesamtaufnahme an Carotinoiden.

6.4 Chlorophyll und grünes Gemüse

6.4.1 Einleitung, chemische Struktur und Vorkommen

Chlorophylle sind Pigmente, die bei der Fotosynthese eine zentrale Rolle spielen. Die Entdeckung ihrer potenziell krebsschützenden Eigenschaften geht auf den japanischen Forscher Hikoya Hayatsu zurück. Man kennt mehr als hundert verschiedene Vertreter, allen gemeinsam ist ein derivatisierter Porphyrinring mit Magnesium als Zentralatom. Besonders weit verbreitet sind Chlorophyll a und b in grünen Pflanzen. In Blattgemüse findet man unterschiedliche Gehalte, besonders hohe Mengen enthalten Grünkohl (230 mg/100 g), Petersilie (212 mg/100 g) und Spinat (115 mg/100 g).

▶ **Chlorophyllin.** Strukturell eng verwandt mit den natürlichen Chlorophyllen ist die synthetische Verbindung Chlorophyllin, die ein Kupferzentralatom besitzt und ebenfalls eine grüne Farbe aufweist. Sie wird als Farbstoff bei der Lebensmittelherstellung, aber auch für medizinische Zwecke verwendet. Die überwiegende Anzahl der Untersuchungen, die die krebsschützenden Eigenschaften der Chlorophylle betreffen, wurde mit dieser Substanz durchgeführt, da sie im Gegensatz zu den natürlichen Vertretern gut wasserlöslich ist. Chlorophylle werden aufgrund ihrer großmolekularen Strukturen faktisch nicht absorbiert und über die Fäzes ausgeschieden. Sämtliche biologisch relevanten Vorgänge laufen daher im Darmlumen ab.

6.4.2 In-vitro-Experimente und tierexperimentelle Befunde

Bereits in den 1970er Jahren berichteten Hayatsu und Mitarbeiter, dass Chlorophyllin und chemisch verwandte Substanzen (z. B. Hemin) das heterozyklische aromatische Amin Trp-P-1 binden und so seine mutagene Aktivität inhibieren (▶ Abb. 6.9) [158]. Sie konnten dieses Phänomen durch Komplexierung des Kanzerogens erklären, nachfolgende Untersuchungen zeigten, dass auch Vertreter zahlreicher anderer Kanzerogengruppen inaktiviert werden, etwa polyzyklische aromatische Kohlenwasserstoffe (z. B. Benzo(a)pyren) und Aflatoxin B_1.

▶ **Tierexperimente.** Weitere Experimente mit Fruchtfliegen und Labornagern zeigten, dass auch in lebenden Organismen Schutzeffekte beobacht-

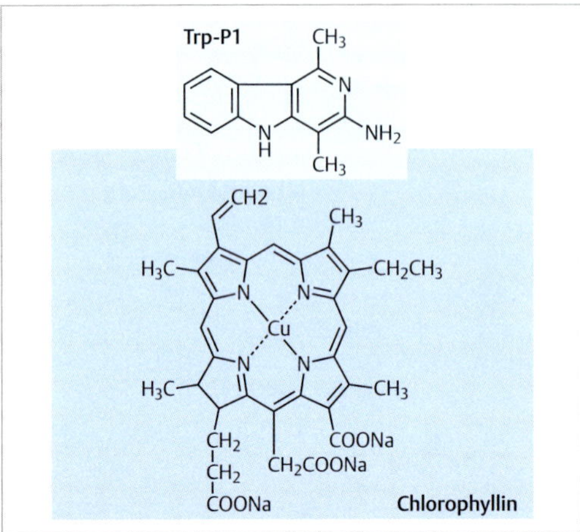

Abb. 6.9 Bindung von Komplexen zwischen Chlorophyllin und dem heterozyklischen aromatischen Amin Trp-P-1 (s. auch Kapitel 4.10). Sowohl Chlorophyllin als auch Trp-P-1 (und andere HAs) haben „planare" (flächige) Strukturen und bilden Komplexe (indem sie sich übereinander anordnen).

bar sind. In den meisten Untersuchungen mit Labornagern wurden die Chlorophyllverbindungen und die Kanzerogene über das Futter verabreicht und man untersuchte als Endpunkt die Auslösung von Mutationen und DNA-Addukten. Auch Regenbogenforellen wurden für derartige Untersuchungen eingesetzt. Der US-Forscher Baily und Mitarbeiter [159] zeigten in Experimenten mit mehr als tausend Fischen, dass der Farbstoff die Bildung von DNA-Addukten mit Dibenzo(a)pyren und Aflatoxin B_1 in der Leber und im Magen verhindern.

6.4.3 Humanstudien

▶ **DNA-Schädigung.** Es gibt bisher nur wenige Interventionsstudien beim Menschen: 1997 führte eine US-Forschungsgruppe eine Untersuchung an 180 gesunden Teilnehmern in einem Aflatoxin-Hochexpositionsgebiet in China durch [294]. Ein Teil der Probanden erhielt Tabletten mit 100 mg Kupfer-Chlorophyllin, nachfolgend verglich man die Ausscheidung von Guanin-Aflatoxin-Addukten im Harn und man fand nach der Intervention eine sehr deutliche Abnahme der DNA-Schädigung. In einer kleineren, nachfolgend durchgeführten Studie konsumierten Freiwillige eine sehr geringe Menge an radioaktiv markiertem Aflatoxin bei gleichzeitiger Gabe von Chlorophyll. Wie erwartet fand man eine dramatische Abnahme der Absorption des Pilzgifts aus dem Verdauungstrakt ins Blut.

Bei den meisten epidemiologischen Untersuchungen wurde nicht zwischen grünem und anderem Gemüse unterschieden und es wurden nur wenige Studien publiziert, die den Verzehr chlorophyllhaltiger pflanzlicher Nahrungsmittel betreffen.

▶ **Kolorektalkarzinom.** In einer zukunftsgerichteten Studie mit 200 Adventisten des siebenten Tages, bei denen Kolorektalpolypen diagnostiziert worden waren, fand man, dass 3-maliger Konsum von gekochtem grünem Gemüse pro Woche im Vergleich zu einmaligem Konsum (oder weniger) pro Woche das Erkrankungsrisiko für Kolorektalkrebs um 24% senkte [340]. Dabei ist zu berücksichtigen, dass diese Menschen nur wenig Fleisch essen und kaum Alkohol trinken, sodass diese Störgrößen nur wenig ins Gewicht fallen.

▶ **Non-Hodgkin-Lymphom.** In einer retrospektiven Studie, die das Erkrankungsrisiko des Non-Hodgkin-Lymphoms betraf, sah man bei Individuen mit einem Polymorphismus in einem für die DNA-Reparatur kodierenden Gen ebenfalls Schutzwirkungen nach Konsum grüner Blattgemüse [350]. Allerdings muss einschränkend angemerkt werden, dass Blattgemüse noch zahlreiche andere Inhaltsstoffe enthalten, sodass Schutzeffekte nicht notwendigerweise mit dem Chlorophyllgehalt in Zusammenhang stehen müssen.

Zusammenfassung

Chlorophylle sind grüne Farbstoffe, die von Organismen gebildet werden, die Fotosynthese betreiben. Insbesondere in grünem Blattgemüse kommen sie in hohen Mengen vor. In In-vitro Experimenten und tierexperimentellen Versuchen konnten schützende Eigenschaften nachgewiesen werden, die auf eine deutliche Abnahme der DNA-Schädigung nach Kontakt mit bestimmten Kanzerogenen zurückzuführen sind. Es gibt wenige spezifische Humanstudien, diese liefern aber Hinweise auf einen Schutzeffekt gegenüber Kolorektalkrebs.

6.5 Ballaststoffe

Ende der 1960er Jahre verglich der amerikanische Forscher Denis Parsons Burkitt (nach ihm ist auch das Burkitt-Lymphom benannt) Stuhlproben von Afrikanern und US-Amerikanern [281], [282], [283].

Er sah dramatische Unterschiede der Volumina und Gewichte und führte dies auf den Verzehr ballaststoffreicher Nahrung zurück. Auf der Grundlage dieser Erkenntnis postulierte er, dass eine Reihe von Erkrankungen, u. a. auch Krebs, durch Ballaststoffe verhindert werden kann. Damit wurde eine alte Ansicht wiederbelebt, die bereits von Kellog in den 1920er Jahren vertreten worden war, der betonte, dass ballaststoffreiche Kleie positive Auswirkung auf die Gesundheit des Menschen hat [335].

6.5.1 Definition und Einteilungen

Der englische Begriff „Fiber" („Faser") entspricht dem deutschen Wort Ballaststoff und wurde Anfang der 1950er Jahre populär. Einer weit verbreiteten Definition zufolge handelt es sich um Polysaccharide und Lignine, die in Pflanzen vorkommen und die gegenüber Hydrolyse durch menschliche Verdauungsenzyme stabil sind. Zu den Polysacchariden zählen Verbindungen wie Zellulose, Hemizellulose, Pektin, β-Glukose, Pflanzengummis (natürlich vorkommende Verbindungen, die als Verdickungsmittel, Geliermittel und Stabilisatoren in der Lebensmittelindustrie eingesetzt werden) sowie Mucilagen (Schleimstoffe), Galactansulfate und Polyuronide wie Pektine.

Diese Substanzen werden als „Non-Starch"-(„Nicht-Stärke"-)Polysaccharide den Stärke-Polysacchariden, die aus zwei Hauptgruppen (Amylose und Amylopektin) bestehen und im Körper abgebaut werden, gegenübergestellt. Einer erweiterten Definition zufolge zählen auch weitere Nicht-Stärke-Polysaccharide zu den Ballaststoffen, beispielsweise natürlich vorkommende Oligosaccharide und Inulin sowie Verbindungen, die nicht aus Kohlenhydraten bestehen, wie Wachse oder Chitin.

In den USA wird für die Kennzeichnung von Nahrungsmitteln eine andere Definition verwendet, man subsumiert unter dem Begriff „Fiber" Substanzen, die mit einem bestimmten chemisch-analytischen Verfahren erfasst werden können (AOAC-Methode, Association of Official Analytical Chemistry). Dieser Definition zufolge zählen einige Substanzen, wie bestimmte Oligosaccharide, nicht zu den Ballaststoffen.

Häufig wird zwischen löslichen und unlöslichen Ballaststoffen unterschieden, zu den Ersteren zählen Pektin und β-Glukose, zu den Letzteren Hemizellulose und Zellulose.

Allerdings wird nur ein Teil der Stärke, die über die Nahrungsmittel aufgenommen wird, im Darm abgebaut. Verdauungsprodukte, die nicht in den Körper aufgenommen werden, bezeichnet man als „resistente" Stärke (Resistant Starch). Diese Abbauprodukte haben ähnliche physiologische Wirkungen wie Ballaststoffe und werden ebenfalls mit Schutz vor bestimmten Krebsarten, insbesondere vor Darmkrebs, in Zusammenhang gebracht.

6.5.2 Chemische Strukturen und Vorkommen

Die chemischen Strukturen einiger Ballaststoffe sind in ▸ Abb. 6.10 dargestellt, ihr Vorkommen in diversen Lebensmitteln ist in ▸ Tab. 6.5 angeführt.

▶ **Zellulose.** Am häufigsten ist in der Natur die Zellulose verbreitet, eine Substanz, die die Zellwände höherer Pflanzen aufbaut. Allerdings spielt sie als Inhaltsstoff von Nahrungsmitteln nur eine untergeordnete Rolle, sie ist vor allem in Kleie enthalten (dies sind die Hüllblätter bzw. Spelzen von Getreidekörnern). Chemisch gesehen, handelt es sich um β-Glukose-Moleküle, die 1,4-glykosidisch verbunden sind.

Die in pflanzlichen Lebensmitteln vorkommende Zellulose ist wasserunlöslich. Diese Eigenschaft

Tab. 6.5 Vorkommen und Verwendung einiger Ballaststoffe.

Typen von Ballaststoffen	Vorkommen
Lösliche Ballaststoffe	Pektin (Zellwände, z. B. Apfel), Carubin (Samen des Johannesbrotbaums), Guar (Guarbohne), Carrageen (Rotalge), Agar-Agar (Rotalge), Alginate (Braunalge), Furcelleran (Rotalge)
Oligosaccharide	Polyfruktane, Oligofruktane (z.B Inulin in der Topinambur, Artischocke und diversen Korbblütlern), Pflanzengummi (natürlich vorkommende Dickungsmittel, Geliermittel und Stabilisatoren) Schleimstoffe
Halbsynthetische Quellstoffe	Methylzellulose und Carboxymethylzellulose (Stabilisator, Gelier- und Bindemittel für Lebens- und Genussmittel)
Polysaccharide und Oligosaccharide	Zellulose (Zellwände vieler Pflanzen), Hemizellulose und Lignin (Zellwand)

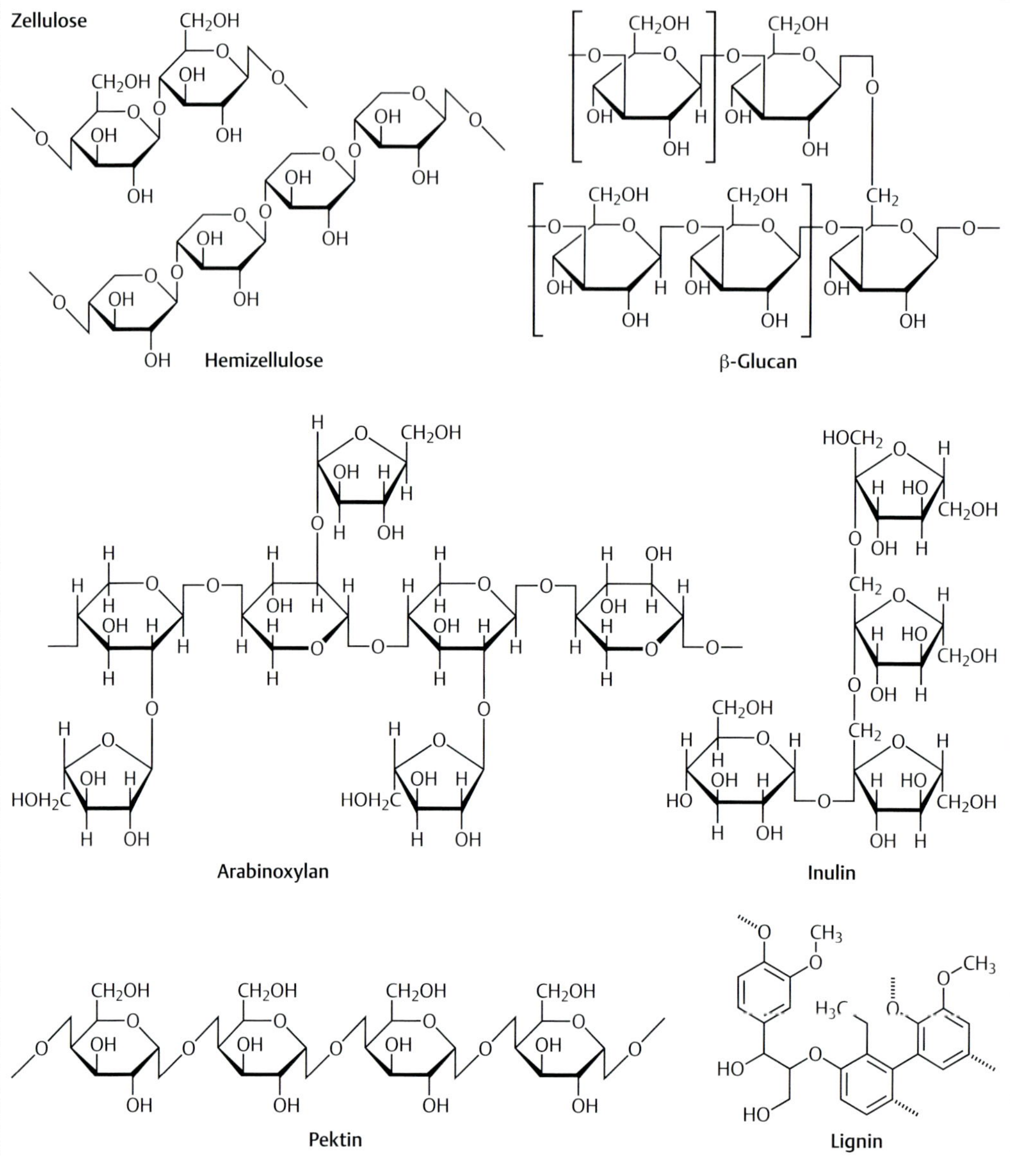

Abb. 6.10 Chemische Strukturen diverser Ballaststoffe.

beruht auf Wasserstoffbrückenbindungen, die die Kettenmoleküle vernetzen. Durch chemische Umsetzungen ist es möglich, diese zu spalten; dies führt zu einer Verbesserung ihrer Löslichkeit. Diese Produkte werden bei der Herstellung von Lebensmitteln verwendet und erhöhen u.a. die Viskosität des Darminhaltes und beeinflussen die Aufnahme von Nährstoffen.

▶ **Hemizellulosen.** Hemizellulosen finden sich in Getreiden und in Hülsenfrüchten. Im Gegensatz zur Zellulose sind noch weitere Zuckermoleküle (Mannose, Xylose) am Aufbau der Kettenstrukturen beteiligt. Eine Unterart, das Arabinoxylan (AX), besteht vorwiegend aus Xylose, die mit Arabinose-Seitenketten verknüpft ist. Weizenkleie enthält zwischen 60 und 70% AX, das Endosperm von Getreidekörnern bis zu 90%; bei der Herstellung von Auszugsmehl wird fast der gesamte Gehalt entfernt. Untersuchungen mit diversen Brotsorten zeigen, dass der Verzehr dieses Ballaststoffs den Anstieg des Glukosespiegels beeinflusst; er verbessert die Glukosetoleranz, wobei der genaue Mechanismus nicht bekannt ist.

▶ **Pektin.** Pektin ist ein Polymer, das aus Galakturonsäure-Untereinheiten aufgebaut ist, die über α(1→4)-Bindungen verknüpft sind. Diese Substanz ist gut wasserlöslich und findet sich in Obst, z.B. in der Schale von Äpfeln und im Fruchtfleisch von Zitrusfrüchten (0,5–3%).

▶ **Lignin.** Lignin führt zur Verholzung von Pflanzen, da es in die Zellwände eingelagert wird. Chemisch gesehen, handelt es sich um ein Polymer, das aus Alkoholmolekülen (Coniferylalkohol) aufgebaut ist. Diese Verbindung ist nur in geringen Mengen in bestimmten pflanzlichen Lebensmitteln zu finden, beispielsweise in Steinzellen von Pflaumen, und in relativ großen Mengen in Maiskleie.

▶ **Inulin und Algeninhaltsstoffe.** Inulin besteht aus Fruchtzuckeruntereinheiten und ist in Zwiebeln, Knoblauch, Artischocken und Schwarzwurzeln zu finden, benannt ist die Verbindung nach dem Alant (Inula helénium L.). Die Reinsubstanz wird auch zur Herstellung von Lebensmitteln verwendet, insbesondere bei der Produktion von Joghurt, da nachgewiesen werden konnte, dass sie das Wachstum von Bifidobakterien im Darm begünstigt, was wiederum durch eine Veränderung des Darmmilieus das Wachstum von pathogenen Keimen hemmt. Auch die bereits erwähnten Algeninhaltsstoffe (Agar-Agar und Carrageen) werden bei der Lebensmittelherstellung als Gelier- und Dickungsmittel eingesetzt.

▶ **β-Glucan.** β-Glucan ist ein linear gebundenes Polysaccharid, das aus Glukoseeinheiten aufgebaut ist, und zwar über β(1→4)- und β(1→6)-Bindungen. Es ist vor allem im Endosperm diverser Getreidearten zu finden; insbesondere in Gerste und Hafer. In Letzteren findet man Konzentrationen bis 6,9%. Auch dieser Ballaststoff senkt den Glukosespiegel beim Menschen und es gibt einige Befunde, die zeigen, dass er ähnlich wie Pektin Herz-Kreislauf-Erkrankungen durch eine Reduktion des Cholesterinspiegels absenkt. Im Hinblick auf den Schutz vor Krebserkrankungen ist der Abbau zu kurzkettigen Fettsäuren von Bedeutung.

▶ **Ballaststoffgehalt von Lebensmitteln.** Die Ballaststoffgehalte diverser Getreidesorten sind in ▶ Tab. 6.6 aufgelistet (eine ausführlichere Liste kann über das Internet aufgerufen werden: http://www.gmf-info.de/ballaststoffe.pdf). Es wird deutlich, dass die Gehalte in den am häufigsten hergestellten und konsumierten Lebensmitteln relativ gering sind, dass es jedoch alternative Produkte gibt, die hohe Konzentrationen aufweisen. Dies trifft vor allem auf Backwaren, aber auch für andere Produkte zu, die aus Mehl hergestellt werden. Besonders niedrig sind die Gehalte in Torten und anderen süßen Backwaren. Bei Frühstückszerealien schwanken die Werte je nach Zusammensetzung. Hier besteht die Möglichkeit, durch Zusatz von Kleie oder Haferflocken den Gehalt erheblich zu erhöhen. In Naturreis und Vollkornnudeln ist der Gehalt etwa doppelt so hoch wie in den üblicherweise konsumierten Produkten. Die Gehalte in den meisten Gemüsen sind relativ niedrig, die Werte liegen hier zwischen 0,1 und 2 mg/100 g, lediglich bei Kohlarten, Karotten, Gemüsemais und Sellerie liegen sie höher (3–4 g/100 g), etwa doppelt so hoch sind die Gesamtgehalte in Hülsenfrüchten. Obstsorten enthalten meist 1–2 g/100 g, etwas besser schneiden Beerenfrüchte ab (Brombeeren, Johannisbeeren, Himbeeren), die Werte zwischen 4 und 5 g/100 g aufweisen. Spitzenreiter unter den Lebensmitteln sind getrocknete Früchte wie Datteln, Feigen und Pflaumen (9 g/100 g) sowie einige Nusssorten (Haselnüsse, Mandeln, Kokosnüsse), in denen ähnliche Werte gefunden wurden.

6.5.3 Versorgungssituation und Empfehlungen

▶ **USA.** In den USA liegt die tägliche Gesamtaufnahme bei ca. 15 g/Tag, wobei die Hauptmenge durch den Verzehr von weißem Mehl und Kartoffeln zugeführt wird (16% und 9%), da diese Produkte häufig konsumiert werden. Ein erheblicher Anteil der Versorgung (ca. 10%) geht auf den Verzehr von Früchten zurück.

▶ **Europa.** Über die Situation in Europa liegen zuverlässige Daten aus der EPIC-Studie vor [279]. Sie zeigen in allen Ländern geringe Schwankungen, wobei die Gesamtaufnahme deutlich (25–35%) höher ist als in den USA. Niedrige Konsummengen (19 g/Person/Tag) sah man in Dänemark und relativ hohe Werte in Spanien und Schweden (26 g/Person/Tag); Deutschland liegt im unteren Bereich

Tab. 6.6 Ballaststoffgehalte* ausgewählter Lebensmittel (Quelle: Vereinigung Getreide-, Markt- und Ernährungsforschung: http://www.gmf-info.de/ballaststoffe.pdf).

Lebensmittel	Unlösliche BS	Lösliche BS	Gesamt-BS
Getreide			
Reis (geschält)	0,9	1,2	2,1
Vollkornreis	2,1	1,6	3,7
Hirse (geschält)	2,5	1,4	3,9
Mais	6,5	1,2	7,7
Gerste (entspelzt)	6,9	1,8	8,7
Hafer (entspelzt)	4,9	4,4	9,3
Grünkern/Dinkel	7,2	2,7	9,4
Roggen	10,2	3,2	13,4
Mehlsorten			
Weizenmehl (fein)	1,2	2,0	3,2
Weizenvollkornmehl	7,7	2,3	10,0
Roggenmehl (fein)	3,9	2,6	6,5
Roggenvollkornmehl	10,2	3,3	13,5
Brot und Gebäck			
Biskuit	0,4	0,9	1,3
Plunder	1,0	1,1	2,1
Butterkekse	0,8	0,6	1,4
Getreidenährmittel			
Cornflakes	2,8	1,2	4,0
Müsli (je nach Zusammensetzung)	1,2–11,7	2,6–3,4	4,6–14,3
Haferflocken	5,0	4,5	9,5
Roggenflocken	10,9	3,2	13,3
Haferspeisekleie	10,4	8,2	18,6
Weizenspeisekleie	45,7	3,6	49,3
Nudeln (gekocht)	0,4	1,1	1,5
Vollkornnudeln (gekocht)	0,7	3,7	4,4

* Gehalte in g pro 100 g; BS: Ballaststoffe

(22 g/Person/Tag) Mitteleuropas. Den höchsten Anteil an der Versorgung hat in Europa der Verzehr von Getreideprodukten (40–50 %), Obst und Gemüse steuern etwa 10–20 % zur Gesamtaufnahme bei.

▶ **Empfehlungen.** 2005 wurde vom „US-Department of Agriculture" eine Richtlinie veröffentlicht, die den Konsum von Ballaststoffen betrifft [160]. Es wird eine tägliche Zufuhr von 25 g für erwachsene Frauen und 38 g für Männer empfohlen; dies entspricht dem Konsum von 3 Portionen getreidereicher Vollkornkost. Die Empfehlung für die deutschsprachigen Länder (D-A-CH) lautet 30 g/Person/Tag. Die EFSA veröffentlichte 2010 ein Dossier, in dem sie die Aufnahme von 25 g/Person/Tag empfiehlt (EFSA Journal 2010), um eine normale Darmtätigkeit zu gewährleisten. Krebsschutzaspekte wurden bei diesen Empfehlungen nicht berücksichtigt.

6.5.4 Mechanismen des Krebsschutzes

Ballaststoffe greifen in eine Vielzahl biologischer Prozesse ein, die mit der Auslösung von Krebser-

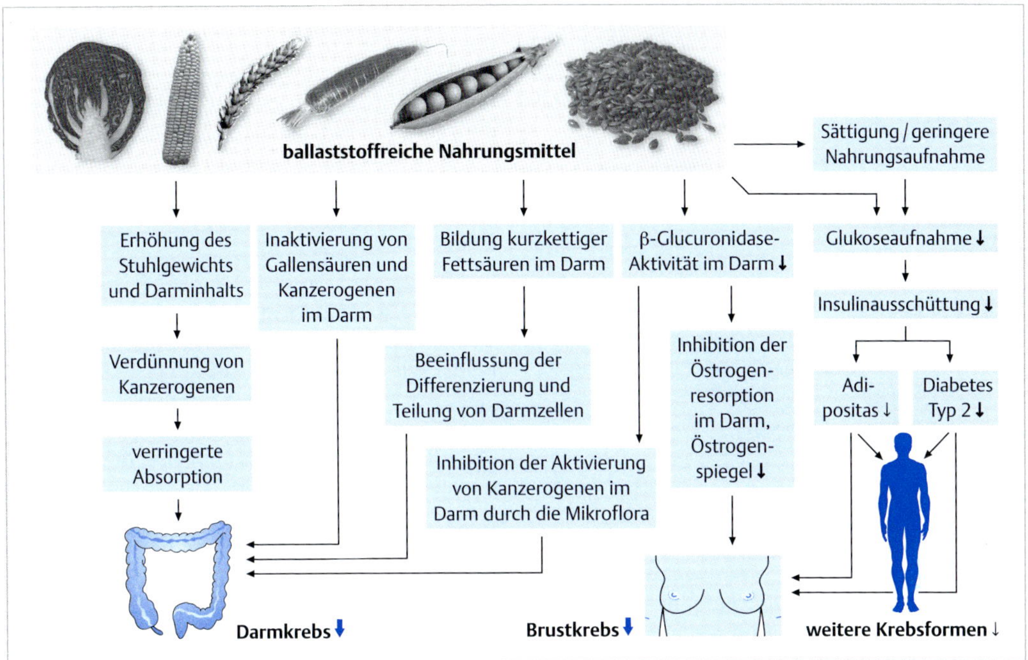

Abb. 6.11 Mechanismen des Krebsschutzes durch Ballaststoffe. ↓ Abnahme.

krankungen in Zusammenhang stehen. Aufgrund der unterschiedlichen physikalisch-chemischen Eigenschaften der Substanzen, die unter diesem Begriff subsumiert werden, ist zu berücksichtigen, dass es im Hinblick auf ihre protektiven Eigenschaften starke Unterschiede gibt. In ▶ Abb. 6.11 sind die Prozesse, die den schützenden Wirkungen der Ballaststoffe zugrunde liegen, schematisch dargestellt.

Auswirkungen auf Stuhlparameter

Der Verzehr ballaststoffreicher Nahrung führt zu einer Erhöhung des Stuhlgewichts und zu einer Verringerung der Transitzeit. Eine Reihe von Untersuchungen zeigt, dass Kleie diverser Getreide und Methylzellulose diesen Effekt hervorrufen, daher ist es möglich, ballaststoffreiche Nahrungsmittel als Laxanzien einzusetzen. Der Effekt wird einerseits durch Wasserbindung, andererseits durch Fermentierung der Substanzen durch Bakterien hervorgerufen. Allerdings ist die Wasserbindung der löslichen Ballaststoffe gering, denn diese werden im Darm fast vollständig fermentiert.

▶ **Stuhlgewicht.** Vergleiche der Stuhlgewichte von 26 Bevölkerungsgruppen aus 11 Ländern ergaben dramatische Unterschiede der Ausscheidungsmengen (zwischen 72 und 470 g/Tag) und es wurde eine deutliche inverse Assoziation zwischen den Mengen und dem Dickdarmkrebsrisiko gefunden [288]. Nachfolgend versuchte man, die Gewichte zu definieren, die im Hinblick auf das Erkrankungsrisiko für Darmkrebs als „sicher" und normal gelten. Stuhlmengen zwischen 160 und 200 g/Tag sollten bei Erwachsenen nicht unterschritten werden, wobei die Ausscheidungsmengen in England an der unteren Grenze liegen; in den USA liegen sie deutlich darunter (80–120 g/Tag).

Welche Ballaststoffe sind im Hinblick auf die Erhöhung des Stuhlgewichtes am effektivsten? Dazu liegen Ergebnisse aus Interventionsstudien vor, die zeigen, dass nicht wasserlösliche Ballaststoffe besser wirken als wasserlösliche [288]. Die Erhöhung des Stuhlgewichts pro Gramm Ballaststoff beträgt bei Weizenkleie 5,4 g/g, bei Früchten und Gemüsen 4,0 g/g, Zellulose (als Reinsubstanz) 3 g/g und 1,3 g/g bei Pektin (Reinsubstanz). Die Quellfähigkeit (also Wasseraufnahme) beeinflusst, wie erwähnt, das Stuhlvolumen. Relativ hohe Werte findet man mit Weizenkleie (sie bindet 440 g H_2O/100 g), Apfel und Hafer binden 170 g/100 g und rohe Karotten immerhin mehr als das Doppelte des Eigengewichts (220 g/100 g). Eine besonders hohe Bindungskapazität haben Wegerichsamen (Psyllium), die auch als natürliche Abführmittel Verwendung finden. Durch das Verkochen von Lebensmitteln nimmt die Wasserbindungskapazität deutlich ab.

▶ **Transitzeit.** Die Transitzeit im Darm wird durch das Stuhlvolumen wesentlich beeinflusst, allerdings spielen auch andere Faktoren eine wichtige Rolle, etwa körperliche Betätigung. Sowohl die Erhöhung des Volumens als auch die Durchgangsgeschwindigkeit haben unmittelbare Auswirkungen auf die Kanzerogenexposition der Mukosazellen und auf die Aufnahme von Kanzerogenen aus dem Darminhalt.

Bindung und Inaktivierung von Kanzerogenen

Eine Reihe von In-vitro-Experimenten zeigt, dass neben der Verringerung der Aufnahme von Kanzerogenen auch die Bindung dieser Substanzen an Ballaststoffe eine Rolle spielt. Insbesondere großmolekulare kanzerogene Chemikalien mit planaren Strukturen, wie Vertreter der heterozyklischen aromatischen Amine und polyzyklischen aromatischen Kohlenwasserstoffe, werden leicht an wasserunlösliche Fasern gebunden.

▶ **Gallensäuren.** Ein „Spezialeffekt" ist die Inaktivierung von Gallensäuren. Die in der Leber gebildeten primären Gallensäuren werden im Darm durch Bakterien umgewandelt, beispielsweise in Desoxycholsäure und Lithocholsäure. Diese Derivate induzieren die Teilung von Darmzellen, darüber hinaus gibt es Hinweise auf mutagene Eigenschaften, sodass man ihnen bei der Auslösung von Darmkrebs eine Rolle als Risikofaktoren zuschreibt. Wasserunlösliche Ballaststoffe binden primäre Gallensäure und reduzieren so die Entstehung der sekundären, des Weiteren verändern sie die Zusammensetzung der intestinalen Darmflora, die für die Bildung der sekundären Gallensäuren verantwortlich ist.

Es gibt eine Reihe von Humanstudien, die darauf hinweisen, dass dieser Mechanismus auch beim Menschen eine Rolle spielt: Beispielsweise scheiden Japaner wesentlich höhere Mengen an Gallensäuren aus als US-Amerikaner und haben ein 50% niedrigeres Dickdarmkrebsrisiko. Ein „klassisches" Interventionsexperiment mit erhöhter Zufuhr von Getreideballaststoffen von Reddy und Mitarbeitern ergab eine deutliche Abnahme der Ausscheidung von Gallensäuren [161]. Gleichzeitig nahm die Mutagenität des Fäkalwassers (dieses kann durch Zentrifugation aus Stuhlproben isoliert werden) nach Konsum ballaststoffreicher Nahrung ab.

Schutzeffekte kurzkettiger Fettsäuren

Etwa 75% aller über die Nahrung zugeführten Ballaststoffe werden im Dickdarm zu kurzkettigen Fettsäuren (englisch SCFA: Short Chain Fatty Acids) wie Propionsäure und Buttersäure abgebaut. Als Nebenprodukte entstehen Gase, vor allem Wasserstoff, Kohlendioxid und Methan. Der Verzehr von 20 g Ballaststoffen über die Nahrung, wie sie in Deutschland und Österreich üblich sind, führt zur Bildung von 200 mmol SFCA.

▶ **Butyrat.** Die Säuren werden im Darmepithel teilweise verstoffwechselt. Propionate werden in die Leber transportiert und beeinflussen dort die Cholesterinsynthese, während Butyrat vor allem mit der Auslösung von Dickdarmkrebs in Zusammenhang gebracht wird. Die Hoffnungen, die man auf diese Substanz setzt, beruhen auf den Ergebnissen von In-vitro-Studien mit Dickdarmkrebszellen, die zeigen, dass Butyrat ihr Wachstum verhindert und den Anstieg der Zellteilung, die durch Promotoren experimentell ausgelöst wird, blockiert. Darüber hinaus induziert das Salz der Buttersäure die Differenzierung von Krebszellen.

Weitere wichtige Schutzmechanismen sind die Hemmung von Entzündungsreaktionen durch die Inhibierung von NFκB und die Beeinflussung der Histonacetylierung. Es gibt allerdings bisher keine Humanstudien, die zeigen, dass Butyrat auch beim Menschen Effekte auslöst, die mit dem Schutz vor Krebs in Zusammenhang gebracht werden können.

▶ **Abbau im Darm.** Im Rahmen der Verstoffwechselung der Ballaststoffe wird das Wachstum bestimmter Bakterienstämme gefördert und es kommt zur Änderung des pH-Wertes im Darm. Der Abbau von Ballaststoffen und SCFA wird durch Schwefelwasserstoff (H_2S) gehemmt und man nimmt an, dass dieser Prozess bei der Entstehung von entzündlichen Darmerkrankungen eine zentrale Rolle spielt. Diese Erkrankungen sind durch erhöhte Dickdarmkrebsrisiken charakterisiert.

Beeinflussung der Bioverfügbarkeit protektiver Phenole

Eine neue, interessante Hypothese wurde von einer mexikanischen Forschergruppe postuliert (González-Aguilar und Mitarbeiter) [330]. Sie besagt, dass die Bioverfügbarkeit von Carotinoiden und Phenolen (beispielsweise von Hydroxyzimtsäuren) stark davon abhängt, ob diese Verbindungen an Ballaststoffen gebunden sind. Tatsächlich liegen diese Substanzen in der Nahrungsmatrix nur teilweise in freier Form vor und dieser Aspekt wurde in herkömmlichen Untersuchungen (vor allem bei In-vitro-Experimenten und in Studien mit Labornagern, in denen Reinsubstanzen getestet wurden) nicht entsprechend berücksichtigt. In diesem Zusammenhang ist erwähnenswert, dass eine Reduktion der Bioverfügbarkeit von Phenolen oder β-Carotin bei einer Ballaststoffaufnahme von 30 g/Tag (entsprechend den Empfehlungen) oder darunter ausgeschlossen werden.

Interaktion zwischen Verzehr von Ballaststoffen und Energiestoffwechsel

Der Konsum von Ballaststoffen hat drastische Auswirkungen auf den Energiestoffwechsel. Die Reduktion des Verzehrs und der Aufnahme kalorienreicher Nährstoffe führt zu einer Gewichtsabnahme und zu Rückgang von ernährungsbedingter Diabetes Typ 2.

Sowohl Adipositas als auch Diabetes sind mit erhöhten Erkrankungsrisiken für Krebs assoziiert, daher sind die zugrunde liegenden Mechanismen auch für die Prävention maligner Erkrankungen von Interesse. Es sind mehrere Mechanismen nachgewiesen:

- Verringerung der Aufnahme von Nährstoffen aus dem Verdauungstrakt
- Auslösung von Sättigungseffekten durch Erhöhung des Darmvolumens
- Veränderung der Insulinsekretion durch Verminderung der Freisetzung von Glukose aus der Leber

▶ **Sättigung.** Die Auswirkungen auf den Sättigungszustand sind leicht erklärbar: Durch Erhöhung des Volumens des Verdauungsbreis und die Verzögerung der Magenentleerung kommt es zu einer verringerten Aufnahme von Nährstoffen. Eine Reihe von Studien zeigt, dass dieser Prozess zu einer Reduktion des Blutglukosespiegels führt und dies hat direkte Auswirkungen auf die Insulinausschüttung. Auch die Verlängerung des Kauprozesses führt zu Sättigungseffekten.

▶ **Nährstoffaufnahme.** Die Reduktion der Kalorienzufuhr durch den Verzehr einer ballaststoffreichen Kost ist in zahlreichen Studien nachgewiesen. Einer Hypothese zufolge, die allerdings weiterer experimenteller Untersuchungen bedarf, wird die Aufnahme von energiereichen Nahrungsbestandteilen aus dem Verdauungstrakt gehemmt. Beispielsweise wurde für Chitosan postuliert, dass es die Aufnahme von Fetten reduziert, allerdings war der Effekt minimal. In diesem Zusammenhang ist auch zu erwähnen, dass die Entleerung des Magens in Gegenwart von Ballaststoffen verzögert wird, und es wurde postuliert, dass dieser Prozess zu einer Verzögerung der Aufnahme von Glukose führt. Letztendlich sind auch Interaktionen mit diversen Hormonen erwähnenswert, beispielsweise mit Cholezystokinin (CCK). CCK reguliert die Motilität des Darms, die Kontraktion der Gallenblase und die Sekretion von Pankreasenzymen. Es wurde in einigen Studien nachgewiesen, dass die CCK-Konzentrationen im Blut bei Verzehr ballaststoffreicher Nahrung abnehmen.

▶ **Gewichtsabnahme.** Alle erwähnten Mechanismen führen zu einer Reduktion des Insulinspiegels und in weiterer Folge zu einem Anstieg der Fettoxidation und einer Reduktion des Körperfettes und des Körpergewichtes.

Beeinflussung des Hormonstatus

Mehrere Studien zeigen, dass es eine inverse Beziehung zwischen dem Verzehr von ballaststoffreicher Nahrung und dem Östrogenspiegel im Blut gibt. Man erklärt dies durch eine Reduktion der β-Glucuronidase-Aktivität bakterieller Darmsymbionten durch Ballaststoffe. Diesen Effekt fand man in einer Reihe von Humanstudien und postulierte, dass es zu einer Abnahme der Rückresorption von Östrogenhormonen aus dem Darm und zu einer erhöhten Ausscheidung über die Fäzes kommt. Dieses Phänomen könnte die Reduktion des Brustkrebsrisikos durch Konsum ballaststoffreicher Nahrungsmittel erklären, das in einigen Humanstudien gefunden wurde.

6.5.5 Tierexperimentelle Befunde

Die Resultate von Versuchen mit Labornagern, die die Beeinflussung der Krebsentstehung im Dickdarm betreffen, sind in einer Übersichtsarbeit von Sengupta und Mitarbeitern (2001) beschrieben [91]. Meist wurden bei diesen Experimenten Chemikalien verwendet, die bei der Auslösung von Dickdarmkrebs beim Menschen keine Rolle spielen (Azoxymethan, Dimethylhydrazin). Neben der Induktion von Tumoren wurde auch die Entstehung von Präneoplasien (aberrante Foci des Darms) untersucht. In 23 von 25 publizierten Studien wurden signifikante protektive Effekte gefunden. Die Ballaststoffe wurden fast immer dem Tierfutter zugesetzt, und zwar in Mengen, die wesentlich höher waren, als es der menschlichen Nahrung entspricht. Daher sind die Befunde, die in den meisten Experimenten erhalten wurden, nicht auf den Menschen übertragbar. Die Extrapolation auf den Menschen wird darüber hinaus durch die unterschiedliche Zusammensetzung der Darmflora und der Ernährung bei Labortieren erschwert.

Interessanterweise wurde in älteren Tierstudien mit Kleie sogar ein Anstieg der Tumorrate gefunden. Dieses Phänomen könnte damit zusammenhängen, dass es bei Fütterung relativ großer Mengen unlöslicher Ballaststoffe zu einer Schädigung des Darmepithels kommt, die eine erhöhte Proliferation zur Folge hat.

6.5.6 Humanstudien

Wir beschreiben in diesem Abschnitt neben den Ergebnissen epidemiologischer Studien, die sich direkt auf Krebsrisiken beziehen, auch Untersuchungen, die Beziehungen zwischen dem Verzehr von Ballaststoffen und dem Auftreten von Diabetes Typ 2 und Übergewicht zum Gegenstand hatten, da diese Erkrankungen unmittelbare Auswirkungen auf das Krebsrisiko haben (s. Kapitel 4.16).

Ballaststoffe und Körpergewicht

In einer umfassenden Analyse von Humanstudien, die die Energieaufnahme und die Veränderungen des Körpergewichts betrafen, fanden Forscher der Universität Wageningen, dass lösliche Ballaststoffe (Pektine, Pflanzengummis, β-Glucane) die Kalorienzufuhr und den Appetit effizienter reduzieren als nicht visköse (Zellulose, Hemizellulose). Es wurde zwar in den meisten Untersuchungen eine Abnahme des Körpergewichts gefunden, die Effekte waren jedoch nicht besonders ausgeprägt. Fasst man alle Studien zusammen, so sieht man in Gruppen mit hohem Ballaststoffverzehr nach 4 Wochen eine Abnahme des Körpergewichts von 0,4% (dies entspricht einer Abnahme von 330 g/Monat). Die dazu erforderlichen Ballaststoffmengen werden in dieser Arbeit nicht genau definiert.

Eine Studie, an der ca. 90.000 Europäer aus 5 Ländern teilnahmen, zeigt, dass der Konsum von 10 g Gesamtballaststoffen/Tag zu einer Abnahme des Körpergewichts um 39 g/Jahr führt [162]. Ballaststoffe aus Getreiden waren effektiver, hier fand man eine Gewichtsreduktion, die etwa doppelt so hoch war (77 g/Jahr) [162]. Parallel dazu beobachtete man in dieser Studie eine Abnahme des Hüftumfangs. Die Analyse des Beitrags des Ballaststoffkonsums aus Obst und Gemüse zeigt, dass die in ihnen enthaltenen Ballaststoffe keine signifikanten Effekte auslösen.

Ein anderer Ansatz wurde in einer holländischen Studie gewählt, die Teilnehmer aus 7 Ländern umfasste [163]. Man bestimmte in dieser Studie das Körperfett mittels Dickemessungen des Unterhautbindegewebes. Auch dieser Parameter war invers mit dem Verzehr von Ballaststoffen assoziiert.

Auswirkungen auf das Auftreten von Diabetes Typ 2

Auch bei Diabetikern ist die Datenlage klar: In einer sorgfältig durchgeführten Metaanalyse von 15 Interventionsstudien mit unterschiedlichen Ballaststoffarten sah man eine signifikante Abnahme des Blutglukosespiegels (um 0,85 mmol/l) in der Gruppe, die die höchsten Ballaststoffverzehrsmengen aufwies (> 30 g/Person/Tag). Auch die Konzentration an glykosyliertem Hämoglobin veränderte sich deutlich [80].

Dickdarm

Es liegen 2 umfassende Metaanalysen vor, eine europäische und eine amerikanische. Beide zeigen, dass der Verzehr von Ballaststoffen zu einer Reduktion des Erkrankungsrisikos führt.

▶ **USA.** In der US-Studie analysierte man die Ergebnisse von 13 Kohortenstudien (mit insgesamt mehr als 700.000 Teilnehmern). In der Gruppe mit dem höchsten Ballaststoffverzehr (≥ 30 g/Tag) war das Dickdarmkrebsrisiko um 16% erniedrigt [164]. Allerdings „verschwand" die Signifikanz des Effekts bei Berücksichtigung von Störgrößen (Fleischverzehr, Milch- und Alkoholkonsum etc.).

▶ **Europa.** In der europäischen Studie wurden 25 prospektive Untersuchungen ausgewertet [8]. Die Autoren finden bei Mehrkonsum von 10 g Gesamtballaststoffen pro Tag eine Abnahme des Risikos um 10%. Am effizientesten waren Ballaststoffe aus Hülsenfrüchten (Risikoreduktion 38% pro 10 g mehr pro Tag), Zerealien (10% Risikoreduktion pro 10 g), gefolgt von Ballaststoffen aus Früchten (7% pro 10 g). Am wenigsten wirksam waren Ballaststoffe aus Gemüsen (2% pro 10 g). Die Autoren kommen zu der Schlussfolgerung, dass der tägliche Verzehr von 90 g Vollkornprodukten das Erkrankungsrisiko um 17% erniedrigt. Dies ergibt sich aus den Ergebnissen von 6 unabhängigen Studien, in denen Dosis-Wirkungs-Beziehungen untersucht wurden. Die Autoren betonen, dass auch in den von ihnen ausgewerteten Studien Störfaktoren berücksichtigt wurden (▶ Abb. 6.12 a u. Abb. 6.12 b).

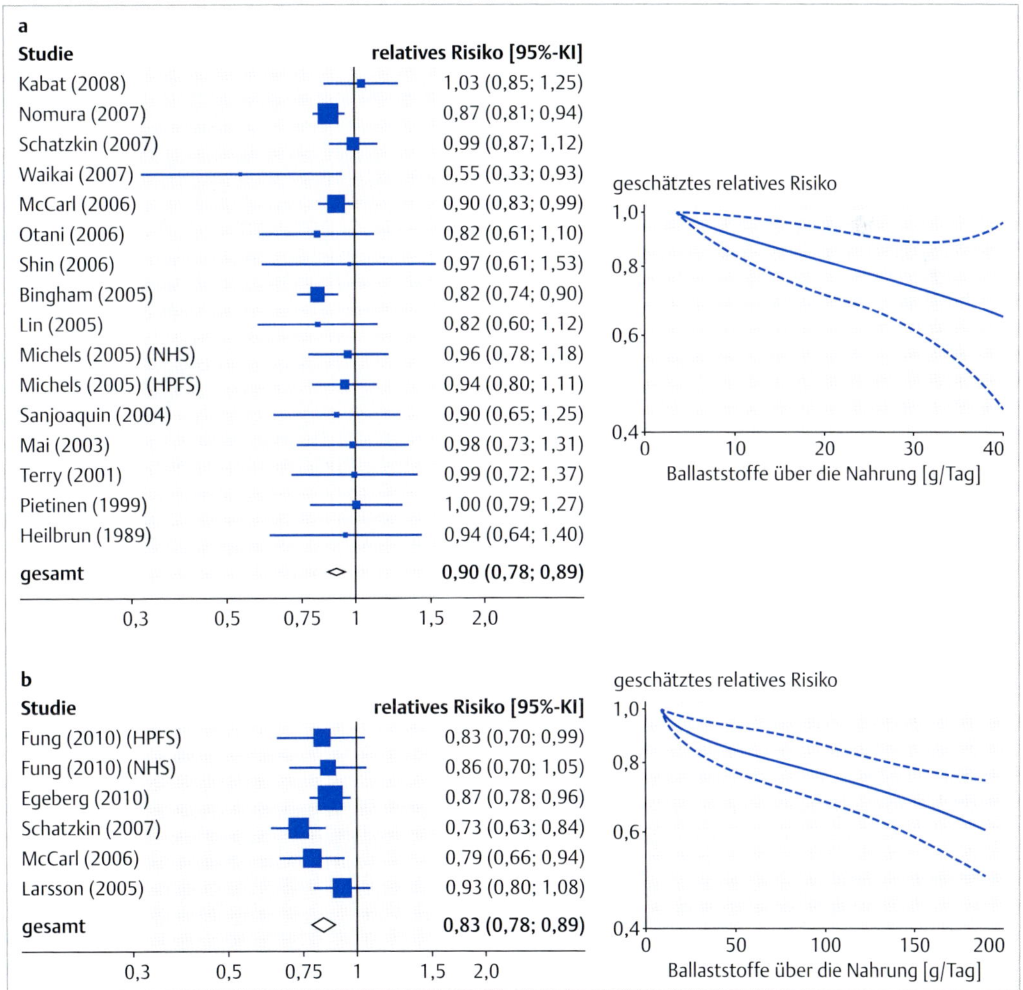

Abb. 6.12 Beeinflussung des Auftretens von Kolorektalkrebs durch ballaststoffreiche Nahrungsmittel. Die Quadrate verdeutlichen den Umfang (Teilnehmerzahl) einzelner Studien. In den rechten Teilabbildungen geben die durchgezogenen Linien die am besten passende Polynominalkurve an, die gestrichelten Kurven die 95%-Konfidenzintervalle (Quelle: [8]).

a Dargestellt ist das Dickdarmkrebsrisiko in Bezug auf den Gesamtverzehr von Ballaststoffen.

b Gezeigt ist das Dickdarmkrebsrisiko in Bezug auf den Verzehr von Vollkorngetreideprodukten.

Für den europäischen Raum sind die Daten, die aus der EPIC-Studie gewonnen wurden, von besonderer Bedeutung. Die englische Forscherin Sheila Bingham in Cambridge war bei diesen Untersuchungen, an denen mehr als eine halbe Million Menschen teilnahmen, federführend [165]. Die Resultate sind überzeugend: In der höchsten Verzehrsgruppe (35 g) sinkt das Risiko um 40% verglichen mit der Gruppe mit der geringsten Ballaststoffzufuhr (15 g). Interessant ist auch, dass lediglich der Effekt von Getreideballaststoffen signifikant ist, während Ballaststoffe aus Früchten und Gemüsen keine signifikanten Wirkungen auslösten.

▶ **Risikopatienten.** Auch in Risikogruppen fand man Schutzeffekte. In einer Untersuchung mit Patienten, denen Polypen entfernt worden waren und die Weizenkleie über einen Zeitraum von 3 Jahren konsumierten, sah man, dass die Häufigkeit des Wiederauftretens der Polypen bei Männern bei 28 g Weizenkleie/Tag deutlich reduziert war (OR 0,81). Bei Frauen war der Effekt weniger deutlich und nicht signifikant [166]. Eine ähnliche geschlechtsspezifische Verteilung sah man in einer US-amerikanischen Studie, in der allerdings eine andere Ballaststoffdiät verabreicht wurde.

Magen

Die Ergebnisse der EPIC-Studie zeigen, dass auch das Auftreten von Magenkrebs durch den Verzehr ballaststoffreicher Lebensmittel reduziert

Exkurs: Ist erhöhte Zufuhr von Ballaststoffen über die Nahrung sinnvoll und wie kann sie erreicht werden?

Die an sich sehr kritische amerikanische Food and Drug Administration hat 2008 einem „Health Claim" zugestimmt, in dem festgestellt wird, dass ballaststoffreiche Nahrungsmittel vor Krebs schützen. Aufgrund der großen Metaanalysen, die sich auf den Schutz vor Dickdarmkrebs und Brustkrebs beziehen, lassen sich präzisere Empfehlungen ableiten. Abb. 6.12 a u. Abb. 6.12 b sowie Abb. 6.13 a u. Abb. 6.13 b zeigen, dass es klare Dosis-Wirkungs-Zusammenhänge zwischen dem Konsum ballaststoffreicher Nahrung und dem Auftreten von Krebs gibt. Im Fall von Dickdarmkrebs sinkt das Risiko linear mit der zugeführten Menge, bei Brustkrebs nimmt die Inzidenz bei Konsum höherer Mengen besonders drastisch ab. Der Analyse von Aune und Mitarbeitern (2011, 2012) zufolge ist das Erkrankungsrisiko für Dickdarmkrebs bei Verzehr von 30 g Ballaststoffen um 25% reduziert, das Brustkrebsrisiko sinkt bei dieser Menge um etwa 20% [9], [7], [8]. Dies entspricht in Deutschland 25.000 Fällen von Kolorektalkrebs und 17.000 Neuerkrankungen mit Mammakarzinomen. Im Fall von Dickdarmkrebs sah man die effektivsten Schutzeffekte mit Ballaststoffen aus Getreiden, bei Brustkrebs ist die Gesamtzufuhr von Bedeutung und man fand die besten Wirkungen mit löslichen Ballaststoffen.

Ein Blick auf Tab. 6.6 zeigt deutlich, wie die derzeitige Zufuhr durch den Konsum protektiver ballaststoffreicher Nahrungsmittel erhöht werden kann. Wir konsumieren derzeit fast ausschließlich Produkte aus aufgereinigtem Auszugsmehl (sowohl Brot als auch süße Backwaren). Eine Erhöhung der Zufuhr von Ballaststoffen lässt sich durch Verzehr von Vollkornbrot erreichen: Bei einem durchschnittlichen Konsum von 130 g Brot/Tag entspricht das einer Mehraufnahme von 12 g Ballaststoffe/Tag (8–10 g/100 g). Eine zusätzliche Verbesserungsmöglichkeit erreicht man bei der Verwendung von Vollkornmehl, beispielsweise bei der Herstellung von Nudeln; hier ist mit einer Mehrzufuhr von etwa 10–12 g bei Verzehr einer 200-g-Portion zu rechnen. Besonders gute Erfolge würde man erreichen, wenn man Fleischmahlzeiten teilweise durch Getreidemahlzeiten ersetzen würde. Der Ersatz von 200 g Fleisch durch hochwertige Getreide pro Mahlzeit würde zu einer Aufnahme von etwa 20 g Ballaststoffen führen. Bei Müsli ist zu beachten, dass die Zufuhrmengen von der Zusammensetzung abhängen; eine Steigerung des Ballaststoffgehaltes kann durch Verwendung von ballaststoffreichen Flocken oder Kleien erreicht werden. Bedauerlicherweise finden sich auf Fertiglebensmitteln zwar Angaben über Zusatzstoffe, u. a. auch über gesundheitlich völlig unbedenkliche Substanzen, aber meist keine Informationen über ihre Ballaststoffgehalte, die das Erkrankungsrisiko von Diabetes, Krebs und Herz-Kreislauf-Erkrankungen maßgeblich beeinflussen. Einige interessante Empfehlungen zum Verzehr von Ballaststoffen sind auf der Homepage der DFG zu finden (http://www.dfg.de/index.jsp).

wird [321]. Man fand in der Gruppe mit dem höchsten Konsum deutliche Schutzeffekte, wobei die Assoziation lediglich mit Ballaststoffen aus Getreide eindeutig war (HR 0,68). Die Wirkungen von Obst und Gemüsen waren nicht signifikant. Die stärkste Schutzwirkung wurde bei diffusen Tumoren gefunden, während bei Tumoren des intestinalen Typs kein Effekt beobachtet wurde.

Die Annahme eines Schutzeffektes vor Magenkrebs wird durch die Resultate von insgesamt 9 retrospektiven Studien untermauert, allerdings sah man in 2 weiteren Untersuchungen keinen Effekt, auch eine kleinere prospektive Studie in Holland ergab keine Hinweise auf einen Zusammenhang.

Brust

Eine Analyse von 10 prospektiven Kohortenstudien (mehr als 700.000 Teilnehmer) zeigte eindeutig, dass der Verzehr von Ballaststoffen vor Brustkrebs schützt [25]. In der Gruppe mit den höchsten Verzehrsmengen (≥ 25 g) war das Erkrankungsrisiko, verglichen mit der Gruppe, die am wenigsten verzehrte, um 11 % erniedrigt. Des Weiteren zeigte sich, dass vor allem wasserlösliche Ballaststoffe für die Effekte verantwortlich sind, und in einer Einzeluntersuchung sah man, dass vor allem das Auftreten von hormonabhängigen Tumoren beeinflusst wird. Dies ist eine interessante Beobachtung, da wie erwähnt die Veränderung des Hormonstatus als Erklärungsmöglichkeit herangezogen werden kann. Auch die Vermeidung von Insulinresistenz und die Abnahme des insulinabhängigen Wachstumsfaktors sind in Zusammenhang mit dem Auftreten von Brustkrebs erwähnenswert.

Die Annahme einer Schutzwirkung wird durch die Ergebnisse einer weiteren Metaanalyse untermauert, in der ebenfalls eine signifikante inverse Assoziation gefunden wurde [167]. Die Ansicht, dass bei dieser Krebsform wasserlösliche Ballaststoffe eine besondere Rolle spielen, wird auch durch diese Analyse erhärtet (▶ Abb. 6.13 a u. Abb. 6.13 b).

Prostata

Auch über die Beeinflussung des Auftretens von Prostatakrebs liegen Daten aus der EPIC-Studie vor. Im Bezug auf diese Krebsform war das Untersuchungskollektiv kleiner als in anderen Studien dieses Projektes (ca. 140.000 Teilnehmer) [168]. Die Studie umfasste 8 europäische Länder und die

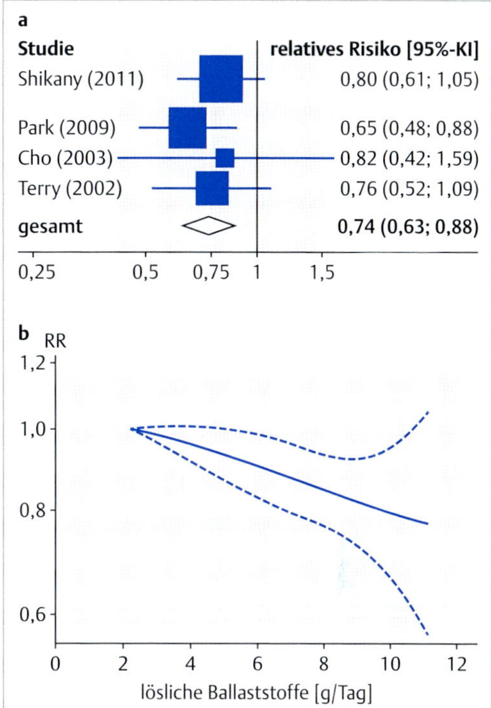

Abb. 6.13 Beeinflussung des Auftretens von Brustkrebs durch lösliche Ballaststoffe (Quelle: [7]).
a Wirkung von 10 g/Tag. Die Quadrate zeigen den Umfang (Teilnehmerzahlen) einzelner Studien.
b Nicht lineare Dosis-Wirkungs-Beziehung. Die durchgezogene Linie gibt die am besten passende Polynominalkurve an, die gestrichelten Kurven das 95 %-Konfidenzintervall. RR: Relatives Risiko

Ergebnisse sind eindeutig: Man sah keine Zusammenhänge zwischen Ballaststoffverzehr und dem Auftreten dieser Erkrankung.

Zusammenfassung

Der Verzehr von Ballaststoffen hat protektive Wirkungen vor Diabetes Typ 2, Herz-Kreislauf-Erkrankungen, Kolorektal- und Mammakarzinomen. Vor Dickdarmkrebs schützen Ballaststoffe aus Getreide am effektivsten, während bei Schutz vor Mammakarzinomen lösliche Ballaststoffe die beste Wirkung zeigten. Es sollte daher angestrebt werden, den Verzehr von ballaststoffreichen Lebensmitteln zu steigern; dies kann vor allem durch Konsum von Vollkornmehl, -brot und -nudeln sowie von bestimmten Obst- und Gemüsearten auf einfache Weise erreicht werden.

6.6 Polyphenole

6.6.1 Überblick

▶ **Gruppen und Vorkommen.** Phenole sind chemisch gesehen keine einheitliche Gruppe. Unter diesem Begriff werden Substanzen zusammengefasst, die aus einem oder mehreren Phenolringen bestehen. Ursprünglich ging man davon aus, dass es sich bei vielen Vertretern um funktionslose Endprodukte des pflanzlichen Stoffwechsels handelt. Da Pflanzen keine Ausscheidungsorgane besitzen, lagern sich die im Verlauf der Biosynthesen gebildeten „Abfälle" in bestimmten Geweben ab. Allerdings sind diese Verbindungen keineswegs funktionslos, sondern erfüllen wichtige Aufgaben, u.a. werden sie in den Schalen von Früchten und in den Außenschichten von Gemüsen eingelagert und schützen diese aufgrund ihrer antioxidativen und antimikrobiellen Eigenschaften vor Mikroorganismen und Fäulnis.

Leider werden die phenolreichen Schalen und Randschichten pflanzlicher Lebensmittel oft bei der Verarbeitung entfernt. Beispielsweise hat Vollkornweizen einen Phenolgehalt von 500 mg/kg, während das in den Handel gelangende Auszugsmehl lediglich eine Konzentration von 50 mg/kg aufweist. Auch bei Obst kommt es durch Schälen zu Verlusten, etwa 80 % der Phenole befinden sich bei Äpfeln in der Schale; der Rest im Fruchtfleisch. Bei der Produktion von Saft kommt es zu einer weiteren Reduktion des Gehaltes auf lediglich 10 % der Ausgangsmenge.

Auch der Erntezeitpunkt und die Lagerung beeinflussen die Konzentrationen; Endivien, die im Spätherbst geerntet werden, weisen höhere Mengen auf als solche, die im Sommer vermarktet werden.

▸ Tab. 6.7 zeigt die Hauptgruppen der Phenole mit gesundheitsfördernden Wirkungen.

▶ **Aufnahmemengen.** Phenole sind in allen pflanzlichen Lebensmitteln enthalten, aber auch in Getränken wie Kaffee, Tee und Weizenbier sind erhebliche Mengen zu finden, sodass die Gesamtaufnahmemenge pro Person mehrere Gramm pro Tag erreichen kann.

Vor allem Catechine und Tannine werden in relativ großen Mengen aufgenommen. Bei pflanzlichen Lebensmitteln dominieren Substanzen wie Quercetin, das in Zwiebeln und vielen anderen Nahrungsmitteln enthalten ist. Des Weiteren ist erwähnenswert, dass in manchen Gewürzen und Gemüsen spezielle Phenole in größeren Mengen vorkommen, beispielsweise enthält die Gelbwurz einen hohen Anteil an Curcumin.

▶ **Absorption.** Von besonderer Bedeutung für die Schutzeffekte beim Menschen ist die Absorption der Phenole; nicht alle werden in größeren Mengen aus dem Darmtrakt aufgenommen. In der Regel ist die Absorption kleinerer Moleküle (Gallussäure) sehr gut, d.h. es werden über 90 % über den Darm aufgenommen. Auch Isoflavone werden sehr gut resorbiert, Quercetin und Catechine liegen im Mittelfeld (50–70 %). Im Gegensatz dazu werden großmolekulare Substanzen wie Tannine oder Anthocyane, aber auch Curcumin schlechter absorbiert, hier liegen die Mengen unter 10 % der Aufnahmemengen. Aus diesen Gründen müssen Ergebnisse von In-vitro-Experimenten, in denen häufig mit unphysiologisch hohen Konzentrationen gearbeitet wurde, mit Vorsicht interpretiert werden.

▶ **Verstoffwechselung.** Die meisten Phenole werden im Körper schnell verstoffwechselt, wobei vor allem Konjugationsreaktionen mit Sulfon- und Glucuronsäure eine zentrale Rolle spielen. Diese Prozesse verändern die biologischen Effekte, bei-

Tab. 6.7 Hauptgruppen von Phenolen und Beispiele (Quelle: [114]).

Gruppe	Kohlenstoffgerüst	Beispiele
Phenole	C_6	Catechol
Hydroxybenzoesäure	C_6-C_1	Gallussäure, Vanillinsäure
Hydroxyzimtsäure	C_6-C_3	Kaffeesäure, Ferulasäure
Cumarine	C_6-C_3	Umbelliferon
Flavonoide, Isoflavone	C_6-C_3-C_6	Quercetin, Genistein
Lignane	$(C_6$-$C_3)_2$	Secoisolariciresinol
Lignine	$(C_6$-$C_3)_n$	Lignin

spielsweise ihre antioxidativen Eigenschaften. Da diese Prozesse unter In-vitro-Bedingungen, d. h. in Zellkulturen, oft nicht ablaufen, reflektieren diese Experimente die Situation im Menschen nicht und es kann zu drastischen Fehlinterpretationen kommen.

▶ **Studienlage.** Da Phenole Bestandteile vieler pflanzlicher Nahrungsmittel sind, die eine Vielzahl anderer biologischer Substanzen enthalten, ist es aufgrund epidemiologischer Studien nicht möglich, klare Aussagen über ihre Schutzeffekte beim Menschen zu treffen. Vereinzelt, etwa mit Resveratrol und Curcumin, liegen Ergebnisse aus klinischen Studien vor, die mit den Reinsubstanzen unter kontrollierten Bedingungen durchgeführt wurden, ansonsten muss man bei der Beurteilung von Schutzeffekten vor allem auf tierexperimentelle Befunde zurückgreifen.

Wir besprechen in den nachfolgenden Kapiteln die Effekte ausgewählter Vertreter, die besonders intensiv erforscht wurden. Den Wirkungen der großen Untergruppe der Flavonoide sind einige Abschnitte gewidmet. Die ebenfalls zu den Phenolen zählenden teespezifischen Catechine werden in Kapitel 6.7.1 über Tees beschrieben; die Effekte der Isoflavone und Lignane sind im Kapitel 6.12 „Phytoöstrogene“ dargestellt. Obwohl die beiden Gruppen zu den Phenolen zählen, haben sie unterschiedliche chemische Strukturen, ihre physiologischen Wirkungen, die mit Krebsschutz in Zusammenhang gebracht werden, sind jedoch ähnlich.

6.6.2 Phenolsäuren

Struktur und Vorkommen

Unter diesem Begriff werden Hydroxyzimtsäuren und Hydroxybenzoesäure zusammengefasst. Diese Verbindungen sind in pflanzlichen Nahrungsmitteln meist mit anderen Säuren oder Zuckermolekülen verestert. Die chemischen Strukturen der wichtigsten Vertreter sind in ▶ Abb. 6.14 dargestellt.

Bei Gallussäure ist die Säuregruppe direkt an den Phenolring gebunden, während bei den Hydroxyzimtsäuren noch eine kurze Seitenkette (C_3) vorgeschaltet ist. Der am häufigsten vorkommende Hydroxyzimtsäureester ist die Chlorogensäure, die aus Kaffeesäure und Chinasäure gebildet wird. Ellagsäure besteht aus zwei Gallussäuremolekülen.

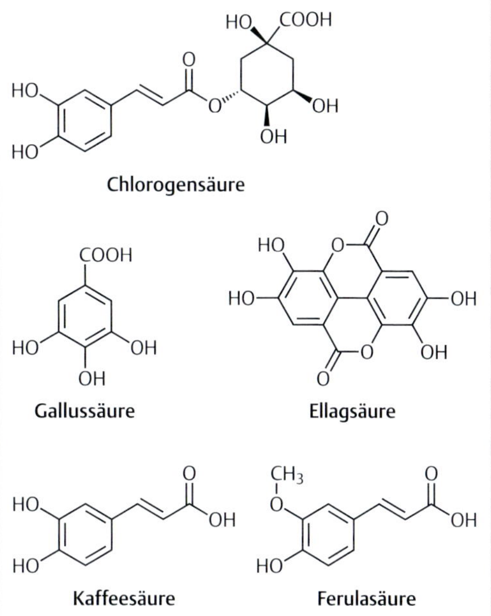

Abb. 6.14 Strukturen verschiedener Phenolsäuren.

▶ **Vorkommen.** Gallussäure kommt in relativ hohen Konzentrationen in Sumach (Rhus coriaria) vor, der in Mittelmeerländern aufgrund seines säuerlichen Geschmacks als Gewürz verwendet wird. Die Gehalte in der Trockenmasse liegen bei 380 mg/100 g, darüber hinaus findet sich die Substanz in bestimmten pflanzlichen Lebensmitteln wie Rhabarber (155 mg/100 g) und Mangos (440 mg/100 g) sowie in Rotwein (3,59 mg/ml) und Schwarztee (4,63 mg/100 ml).

Die höchsten Aufnahmemengen der Kaffeesäure werden von Kaffeetrinkern erreicht, pro Tasse werden 25–75 mg zugeführt. Auch Chlorogensäure wird mit dem Getränk in erheblichen Mengen aufgenommen (50–150 mg pro Tasse).

Die wichtigste Säure im Vollkornbrot ist die Ferulasäure, sie liegt dort an Arabinose gekoppelt vor und ist Bestandteil der Hemizellulose. Ellagsäure ist ausschließlich in Nüssen (Walnüssen 7.400 mg/kg) und in Beerenfrüchten (Brombeere ca. 2.000 mg/kg, Himbeere 1.240 mg/kg) zu finden.

Phenolsäuren erfüllen in Pflanzen eine wichtige Funktion, denn sie tragen zur Erhöhung der Stabilität der Zellwand bei. Die höchsten Gesamtwerte findet man in Kleie (bis 5 g/kg), Grünkohl enthält Mengen zwischen 970 und 1.550 mg/kg und Radieschen 75–100 mg/kg (alle Werte beziehen sich auf die Frischgewichte).

Verstoffwechselung

▶ **Aufnahme.** Gallussäure wird nach der Aufnahme über den Darm teilweise in ein Methylderivat umgewandelt, über ihre weitere Verstoffwechselung ist nur wenig bekannt. Im Menschen erreicht die Plasmakonzentration nach Konsum säurehaltiger Lebensmittel nach 2 Stunden einen Maximalwert und sinkt dann schnell ab.

Wesentlich besser ist die Verstoffwechselung der Hydroxyzimtsäuren untersucht. Die freien Säuren werden sowohl aus dem Dickdarm als auch aus dem Dünndarm resorbiert, während die veresterten Derivate vor der Resorption erst im Dickdarm durch Enzyme der Mikroflora gespalten werden müssen. Insbesondere Bifidobakterien und Laktobazillen sind an dieser Reaktion beteiligt.

Im Fall der Ferulasäure fand man im Kolon eine Spaltung von 95%. Man vermutet, dass vor der Absorption noch weitere Umsetzungen durch Mikroorganismen stattfinden.

▶ **Abbau und Ausscheidung.** Ein Teil der Hydroxyzimtsäuren wird in der Leber durch β-Oxidation abgebaut, die Reaktionsprodukte werden über die Galle in den Darm zurückgeleitet und ausgeschieden. Ellagsäure wird in Tiermodellen nur in geringen Mengen absorbiert und akkumuliert vor allem in der Lunge. Die Ausscheidung der Hydroxyzimtsäuren erfolgt in freier Form über den Harn (etwa 8 Stunden nach dem Verzehr der säurehaltigen Lebensmittel). Im Fall der Kaffeesäure werden ca. 12–18% unverändert mit dem Harn ausgeschieden.

Ein wichtiges Stoffwechselprodukt ist die Isoferulasäure, die durch eine strukturelle Veränderung entsteht, wobei unklar ist, ob diese Reaktion im Körperinneren stattfindet oder durch Enzyme der Mikroorganismen im Darm katalysiert wird.

Mechanismen des Krebsschutzes und tierexperimentelle Befunde

Gallussäure

Es gibt nur wenige Daten, die die krebsprotektiven Eigenschaften von Gallussäure betreffen. Antioxidative Eigenschaften sind sowohl in Experimenten mit Versuchstieren als auch in Untersuchungen mit Zellkulturen nachgewiesen [169]. Des Weiteren wurden auch Arbeiten veröffentlicht, die den Schutz vor Leberentzündungen betreffen. Franziska Ferk und Asima Chakraborty, beide Mitarbeiterinnen der Arbeitsgruppe von Knasmüller in Wien, zeigten, dass Gewürzsumach (Rhus coriaria) sehr ausgeprägte Schutzeffekte vor oxidativen DNA-Schäden beim Menschen auslöst [170]. Nachfolgend isolierten sie die Gallussäure als aktives Wirkprinzip und wiesen nach, dass die Entstehung von Vorstufen von Leberkrebs durch diese Säure verhindert wird [171] (weitere Informationen finden sich im Exkurs „Verwendung von Comet-Assays in humanen Interventionsstudien“, Kapitel 2.2.2).

Hydroxyzimtsäuren

Es wurden mehrere Ergebnisse von In-vitro-Experimenten veröffentlicht, in denen sowohl pro- als auch antioxidative Effekte beschrieben werden. Bildung von Wasserstoffperoxid und die daraus resultierende DNA-Schädigung wurden nur mit unphysiologisch hohen Konzentrationen gefunden. Diesen Befunden stehen Ergebnisse gegenüber, in denen Schutz vor DNA-Schäden beobachtet wurde. Diese Dosierungen lagen teilweise in einem Konzentrationsbereich, der nach Kaffeekonsum beim Menschen erreicht wird.

Lediglich in einer Untersuchung mit Ratten fand man Hinweise auf oxidative Schäden nach Verabreichung von Chlorogensäure (die verabreichte Menge entsprach dem Konsum von 40 l Kaffee bei Menschen!). Demgegenüber steht eine Reihe von Befunden, in denen eine Reduktion von Chromosomenschäden durch Kaffeesäure im Knochenmark von Mäusen beobachtet wurde und in denen Schutzeffekte vor chemisch induzierten DNA-Schäden gefunden wurden. Beispielsweise schützte Ferulasäure vor nikotininduzierten Chromosomenschäden und reduzierte in Ratten die Bildung von oxidiertem Guanin, die durch 4-Nitrochinolinoxid ausgelöst wurde.

Kaffeesäure wurde auch in Langzeitexperimenten mit Labornagern untersucht: Man fand eine Erniedrigung der Tumorausbeuten von durch Diethylstilbestrol induzierten Mammakarzinomen und von nitrosaminverursachten Lungenkarzinomen in Ratten. In Mäusen sah man Schutz vor Hauttumoren, die mit UV-Strahlen und Tabakkondensat induziert wurden. Die protektiven Wirkungen vor DNA-Schädigung durch polyzyklische aromatische Kohlenwasserstoffe, die in einigen Studien beobachtet wurden, konnten durch Induktion von Glutathion-S-Transferase erklärt werden, die die Reaktionsprodukte (Diolepoxide) entgiftet. Beispielsweise wurde eine deutliche Reduktion von Vormagentumoren bei Mäusen beobachtet, die durch Benzo(a)pyren induziert wurden.

Ein weiterer Mechanismus ist die Inhibition von Aktivierungsreaktionen. Man fand mit Kaffee-, Chlorogen- und Gallussäure Hemmung verschiedener Zytochrom-Enzyme und erklärte so die Inhibition der Aktivierung von Aflatoxin B_1, die auch tierexperimentell nachgewiesen werden konnte.

Ein spezieller Mechanismus, der auch beim Menschen eine Rolle spielen könnte, ist die Reduktion der endogenen Bildung von Nitrosaminen während der Verdauung (siehe Exkurs Kapitel 4.7.3).

Bedauerlicherweise sind viele Tierbefunde für die Ernährungssituation des Menschen nur von bedingter Relevanz, da sie mit Substanzmengen beobachtet wurden, die die Zufuhr durch den Konsum von Lebensmitteln und Getränken um ein Vielfaches überschreiten.

Ellagsäure

In der Auflistung der Schutzmechanismen, die mit Ellagsäure in In-vitro-Experimenten mit Zelllinien beobachtet wurden, findet sich ein recht ähnliches Spektrum wie bei anderen Phenolsäuren, nämlich Inhibition von oxidativen DNA-Schäden sowie Reduktion der Bildung von DNA-Addukten durch alkylierende Agenzien und polyzyklische aromatische Kohlenwasserstoffe. Die Schutzeffekte vor radioaktiver Strahlung stehen wahrscheinlich mit ihrer antioxidativen Wirkung in Zusammenhang.

Zwei Eigenschaften dieser Säure sind besonders erwähnenswert, nämlich ihre Fähigkeit, DNA-reaktive Stoffwechselprodukte (Epoxide) von polyzyklischen aromatischen Kohlenwasserstoffen zu inaktivieren und die Erbsubstanz durch Bindung der Säure an das genetische Material zu schützen.

Die Epoxide der PAK werden für die krebsauslösenden Wirkungen dieser Substanzgruppe verantwortlich gemacht und man zeigte, dass die Säure diese reaktiven Moleküle 80- bis 300-fach stärker inaktiviert als die übrigen Phenolsäuren. Die Reaktion mit diesen Metaboliten erklärt, wieso in Tierexperimenten mit sehr niedrigen Dosierungen Schutzeffekte vor PAK gefunden wurden. Einerseits sah man eine Abnahme der Adduktbildung, andererseits auch eine Inhibition der Auslösung von Tumoren. Die Säure akkumuliert vor allem im Lungengewebe, in diesem Organ werden Konzentrationen gefunden, die 10-fach höher sind als in der Leber. Da PAK auch in Zigarettenrauch vorhanden sind, könnte dies ein Hinweis auf mögliche Schutzwirkungen vor Lungenkrebs sein. Auch die Auslösung von nitrosamininduzierten Lungentumoren wurde in Experimenten mit Mäusen eindeutig nachgewiesen. Des Weiteren sind auch Schutzeffekte vor Zungen-, Haut- und Brustdrüsenkrebs erwähnenswert, die in Tiermodellen gefunden wurden [172].

Darüber hinaus wurde gezeigt, dass die Säure direkt kovalent an die DNA bindet und so Bindungsstellen für Kanzerogene maskiert. Die Evidenz für diesen Effekt beruht allerdings bisher nur auf Ergebnissen, die in Zellkulturen erhalten wurden.

Inhibition von invasivem Wachstum und Metastasierung

Zu diesem Thema liegen 2 Übersichtsarbeiten von Weng und Yen der Tainan Universität in Taiwan von 2012 vor [115], [116]. Die fast ausschließlich mittels Zellkulturen erhaltenen Befunde sind sehr vielversprechend. Gallussäure interferiert in Magenzellen mit der Synthese von Aktinen und anderen Proteinen, die für den Aufbau des Zytoskeletts erforderlich sind. In Gliomzellen beobachtete man Veränderungen der Signalübertragung durch MAP-Kinasen. Die Hydroxyzimtsäuren zeigten in Hepatomazellen eindeutig antiinvasive Eigenschaften und hemmten u. a. die Aktivität von Matrixmetalloproteinasen. Auch mit einem Derivat der Kaffeesäure, Kaffeesäurephenethylester (CAPE), das in Propolis enthalten ist, wurden derartige Effekte beobachtet.

Negative gesundheitliche Effekte

Wie in Kapitel 4.5.3 erwähnt, fand man in Fütterungsstudien, dass langfristige Zufuhr von Kaffeesäure in Ratten Magenkrebs auslöst. Auf den Menschen übertragen, entspricht die tägliche Zufuhr 140 g der Säure, die tatsächliche Aufnahmemenge pro Tasse Kaffee liegt um 3 Zehnerpotenzen niedriger. Ein weiterer erwähnenswerter negativer Effekt der Phenolsäure ist die Erhöhung des Homocysteinspiegels, der das Risiko für Herz-Kreislauf-Erkrankungen ansteigen lässt. Derartige Effekte sah man in einer Interventionsstudie nach Konsum von großen Kaffeemengen (mehr als 1,5 l pro Tag).

6.6.3 Resveratrol, das Wundermittel aus der Weintraube

Vorkommen und Hintergründe

▶ **Weintraubenschalen.** Resveratrol ist einer der am intensivsten untersuchten Nahrungsinhaltsstoffe. Die Verbindung wurde 1940 erstmals aus dem weißen Germer (Veratrum grandiflorum) isoliert. Was sie für uns interessant macht, ist ihr Vorkommen in Weintraubenschalen, in denen die Verbindung in einer Konzentration von 50–100 mg/g enthalten ist, dies entspricht 5–10% ihrer Biomasse. Nach der Kelterung findet man Resveratrol in Rotwein. Je nach Sorte enthält dieser zwischen 0,46 und 9,13 mg/l. Weißwein enthält nur Spuren des „Phytoalexins" (dies ist ein Sammelbegriff für natürliche Abwehrstoffe von Pflanzen), da die Schalen bei der Herstellung entfernt werden und Fruchtfleisch nur wenig Resveratrol enthält. Interessanterweise ist die Konzentration in Traubensaft wesentlich geringer als in Rotwein, da die Verbindung hier als Glykosid vorliegt. Resveratrol kommt auch in einigen anderen pflanzlichen Lebensmitteln vor, etwa in Erdnüssen, Maulbeeren oder Preiselbeeren (< 0,002 mg/g).

▶ **„French Paradox".** Einer der Gründe, warum Resveratrol ins Interesse der Medien und Konsumenten rückte, ist die Annahme, dass diese Verbindung für das „French Paradox" verantwortlich ist. Obwohl in Frankreich traditionellerweise Nahrungsmittel mit einem hohen Anteil an gesättigten Fetten verzehrt werden, sind die Herzinfarktraten hier bis zu 40% niedriger als in anderen europäischen Ländern und man postulierte, dass Resveratrol für diesen Effekt verantwortlich ist. Im letzten Jahrzehnt wurden mehr als 100 Übersichtsarbeiten veröffentlicht, die die positiven Gesundheitseffekte von Resveratrol betreffen, damit ist sie eine der am besten untersuchten Schutzsubstanzen vor Krebserkrankungen. Die intensive Forschungstätigkeit, die an den Tag gelegt wurde, ist u.a. durch wirtschaftliche Interessen der Weinindustrie und durch die Herstellung von Nahrungsergänzungsmitteln motiviert. Derzeit sind etwa 50 Supplemente am Markt, die entweder reines Resveratrol und/oder resveratrolhaltige Traubenschalen enthalten. Außerdem wurden auch die Möglichkeiten untersucht, synthetisch hergestelltes Resveratrol und Resveratrolderivate in die Therapie von Krebserkrankungen zu integrieren. Thomas Szekeres und seine Mitarbeiter, die an der Medizinischen Universität Wien tätig sind, haben dazu interessante Untersuchungen durchgeführt.

Wir beschreiben in diesem Abschnitt die wichtigsten Mechanismen, die mit möglichen krebsschützenden Eigenschaften in Zusammenhang stehen, und erörtern kritisch die Frage, ob durch Konsum von resveratrolhaltigen Nahrungsmitteln und Rotwein chemoprotektive Wirkungen beim Menschen zu erwarten sind.

Verstoffwechselung

Der Metabolismus von Resveratrol ist gut erforscht. Die Substanz wird nur schlecht über den Darmtrakt aufgenommen und im Körperinnern schnell verstoffwechselt. Die Halbwertszeit beim Menschen beträgt 8–14 min, wobei der Hauptanteil in Sulfatkonjugate umgewandelt wird. Ein weiterer Stoffwechselweg, der jedoch eine untergeordnete Rolle spielt, ist die Konjugation mit Glucuronsäuren. Durch Zytochrom-katalytsierte Hydroxylierung entsteht aus der Ausgangssubstanz ein wichtiger Metabolit, das Piceatannol (▶ Abb. 6.15). Auch diese Substanz wurde in Experimenten mit Zellkulturen untersucht, in denen man Hinweise auf Inhibition der Teilung von Krebszellen fand.

Mechanismen des Krebsschutzes

In einer Übersichtsarbeit von Phillipp Saiko und seinen Kollegen (2008) werden zahlreiche biologische Prozesse beschrieben, die von Resveratrol beeinflusst werden [87]; einige sind in ▶ Tab. 6.8 aufgelistet.

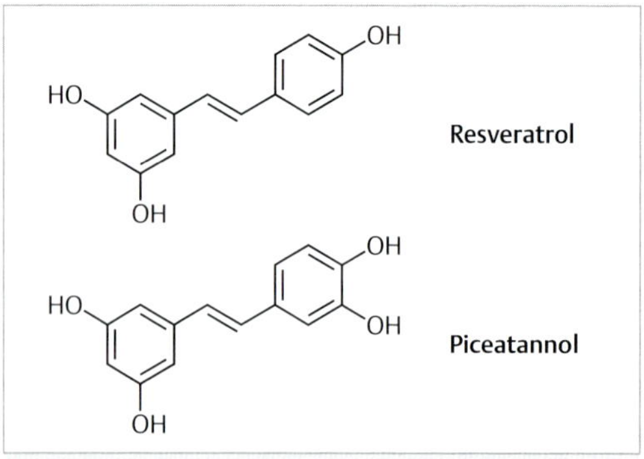

Abb. 6.15 Chemische Strukturformeln von Resveratrol und seinem primären Metabolit Piceatannol.

Tab. 6.8 Einige Schutzmechanismen, die mit Resveratrol auf zellulärer Ebene gefunden wurden (Quelle: [87]).

Mechanismus	Beispiele
Antioxidative Effekte	Oxidation von PUFA ↓, Inhibition von Lipidperoxidation, Isoprostane ↓, Bildung von Prostaglandinen ↓ durch Hemmung von COX-2, Inhibition von Lipoxygenase, Induktion von ROS-protektiven Enzymen, Inhibition von NFκB
Inhibition der Aktivierung von Kanzerogenen	Inhibition von Phase-I-Enzymen (CYP1A1, 1A2, 1B1), die Kanzerogene aktivieren
Interaktion mit Östrogen	Inhibition von Vorgängen, die durch Östrogene ausgelöst werden, z. B. Teilung von Brustdrüsenzellen, allerdings nur schwache Bindung an den Östrogenrezeptor
Histonacetylierung/Modulierung der Gentranskription	Beeinflussung durch Resveratrol unter In-vitro-Bedingungen eindeutig nachgewiesen
Beeinflussung von Signalübertragungen	Interaktion mit MAPK, VEGF-Inhibition, Beeinflussung von Proteinkinase C
Interaktion mit Tumorsuppressorproteinen	z. B. mit p53, aber auch mit p21 und ATF3
Interaktion mit weiteren Transkriptionsfaktoren	Inhibition von NFκB → Reduktion entzündlicher Reaktionen, Beeinflussung von FOX-kontrollierter Transkription
Inhibition der Teilung von Krebs- und Normalzellen	zahlreiche In-vitro-Befunde mit Zelllinien unterschiedlichen Ursprungs (Dickdarm, Prostata, Brustkrebs etc.)

ATF3: Activating Transcription Factor 3, FOX: Forkhead Box, MAPK: Mitogen-activated Protein Kinase, NFκB: Nuclear Factor kappa B, PUFA: mehrfach ungesättigte Fettsäuren, ROS: reaktive Sauerstoffspezies, VEGF: Vascular endothelial Growth Factor, ↓: Abnahme, ↑: Zunahme

Tierexperimentelle Befunde

Resveratrol wurde in Tierversuchen außerordentlich gut untersucht, beispielsweise in Experimenten, in denen Hauttumore transplantiert wurden, in einem Lebertumormodell, in transgenen Mäusen (Min-Mäuse) mit erhöhten Tumorraten im Dünndarm und in zahlreichen Studien, in denen Krebs in diversen Organen chemisch induziert wurde. In fast allen Untersuchungen fand man Schutzeffekte, insbesondere eine Verzögerung des Wachstums der Tumoren und eine Verlängerung der Lebenszeit der Tiere. In einigen Studien wurden zusätzlich mechanistische Experimente durchgeführt und man beobachtete beispielsweise eine Verlangsamung der Angiogenese in Fibrosarkomen von Mäusen, einen Anstieg der Apoptoseraten in Adenokarzinomen und die Induktion des Cyclin-Kinase-Inhibitors WAF-1/p21 und des Tumorsuppressorproteins (p53) in Hauttumoren.

Zusammenfassend kann man feststellen, dass es kaum ein Tiermodell gibt, in dem Resveratrol nicht getestet wurde, und dass in einem breiten Spektrum von Organen protektive Wirkungen gefunden wurden. Die Substanzmengen, die erforderlich waren, um deutliche Wirkungen zu erzielen, liegen in den meisten Studien – auf den Menschen umgelegt – bei Tagesdosen von ≥ 1 g. Die geringste effektive tägliche Dosis, die in einem Brustkrebsexperiment mit transgenen Mäusen verwendet wurde, lag bei 0,2 mg/kg, dies entspricht bei einem 70 kg schweren Menschen einer Menge von 14 mg.

Humanstudien

Nur wenige Humanstudien betreffen die Entstehung von Krebs, die meisten publizierten Arbeiten behandeln die Frage der Verstoffwechselung und der Absorption. Nach Verabreichung einer Menge von 25 mg/70 kg fand man nur 1,7–1,9 % als freies Resveratrol im Plasma, der Rest lag als Sulfonat- und Glucuronsäurekonjugate vor. Bei Konsum von Einzeldosen zwischen 0,5 und 5 g liegen die maximalen Plasmakonzentrationen bei 2,4 µM. Die Konzentrationen der Glucuron- und Sulfonsäuremetaboliten lagen etwa 8-fach höher.

▶ **Fremdstoffmetabolisierende Enzyme.** Die Auswirkungen auf die Aktivitäten fremdstoffmetabolisierender Enzyme wurden ebenfalls untersucht: Nach 4-wöchiger Einnahme von 1 g/Person/Tag sah man eine signifikante Hemmung diverser

Zytochrome im Plasma (z. B. CYP3A4, das Aflatoxin aktiviert, sowie von 2D6 und 2C9). CYP1A2 war deutlich induziert, ebenso die Entgiftungsenzyme GST und UGT1A1. In einer weiteren Studie mit Kolorektalkrebspatienten wurde der Einbau von Resveratrol im Tumorgewebe nach Gabe von 0,5 g/Tag untersucht, im Normalgewebe (in der Nähe des Tumors) fanden sich Werte zwischen 19 und 674 nmol/g. Dies ist nicht uninteressant, da in manchen In-vitro-Studien Effekte mit Konzentrationen gefunden wurden, die in einer ähnlichen Größenordnung lagen.

▶ **Antioxidative Effekte.** Wir führten in Wien eine Interventionsstudie durch, in der die Teilnehmer 6 mg Resveratrol pro Tag in Form eines Nahrungsergänzungsmittels konsumierten und fanden keinerlei Hinweise auf Schutz vor Auslösung von Einzel- und Doppelstrangbrüchen der DNA, keine Reduktion der Bildung oxidierter Basen und diverser biochemischer Parameter wie oxidiertem LDL und CRP. Auch die gesamte oxidative Kapazität des Plasmas war nach Einnahme des Präparates nicht verändert [46].

Im Gegensatz dazu berichtete eine ungarische Arbeitsgruppe über Schutz vor oxidativem Stress und Abnahme der Insulinresistenz bei Typ-2-Diabetikern nach 4-wöchiger Einnahme einer wesentlich höheren Menge (2 × 5 mg Resveratrol pro Tag) [174]. Der Marker, der für die Untersuchung antioxidativer Eigenschaften eingesetzt wurde (Ortho-Thyrosin im Harn), ist allerdings unspezifisch und wird nur selten verwendet.

Effekte von Rotwein beim Menschen

Dennoch gibt es eine Reihe von Humanstudien, in denen Hinweise darauf gefunden wurden, dass Rotwein biologische Veränderungen auslöst, die mit Schutz vor Krebserkrankungen in Zusammenhang stehen.

▶ **Enzyminduktion.** In einer spanischen Interventionsstudie wurde nach Konsum von 300 ml Rotwein über 7 Tage hinweg ein Anstieg der Aktivität diverser Enzyme gefunden, etwa von SOD, GPx und Katalase, die ROS inaktivieren. Im Gegensatz dazu wurden biochemische Parameter, die die antioxidative Kapazität betrafen, nicht verändert [327].

▶ **Reduktion von DNA-Schäden.** Die Auswirkung von Weinkonsum auf DNA-Schäden wurde ebenfalls in mehreren Studien untersucht: Fenech und Mitarbeiter (1997) isolierten vor und nach Konsum von Weiß- und Rotwein (300 ml/Tag/Person, 7 Tage) die Lymphozyten und fanden eine

Exkurs: Hundert Liter Rotwein pro Tag?

Edwina Scott und ihre Kollegen arbeiten an der Universität von Leicester und publizierten ein kritisches Statement über die chemoprotektiven Effekte von Resveratrol [173]. Sie stellen darin zunächst fest, dass die Konzentrationen, mit denen in Zellkulturen Effekte gefunden wurden, im Bereich von 10^{-5} bis 10^{-4} mol/l liegen. Betrachtet man die Resultate von Tierexperimenten, so sieht man bei der Hälfte der Untersuchungen einen krebsprotektiven Effekt bei Mengen, die einer täglichen Aufnahmemenge des Menschen von 1 g pro Tag entspricht. In einigen wenigen Studien fand man allerdings bereits mit niedrigeren Dosen Schutzeffekte. Legt man die Ergebnisse der In-vitro-Experimente den Berechnungen der Dosis zugrunde, die beim Menschen präventiv wirksam sein könnte, so ergibt sich, dass die Konzentrationen, die erreicht werden müssen, um effektiv zu sein (≥ 5 µM) bei Aufnahme von 1 g/Person/Tag nicht erreicht werden; die mögliche Wirksamkeit von Konjugaten wird allerdings bei dieser Überlegung außer Acht gelassen, da darüber keine Informationen vorliegen. Eine höhere Dosis als 1 g/Tag, so die derzeitige Datenlage, ist nicht empfehlenswert, da diese Menge aufgrund der Ergebnisse klinischer Untersuchungen nicht überschritten werden sollte.

Rotweine weisen einen Resveratrolgehalt zwischen 0,2 und 5,8 mg/l auf und um Aufnahmemengen von 1 g zu erreichen, müssten von resveratrolreichen Sorten mehr als 100 l pro Tag konsumiert werden. Erwähnenswert ist in diesem Zusammenhang auch, dass derzeit zahlreiche Nahrungsergänzungsmittel vermarktet werden, die Resveratrol enthalten. Die Hälfte der Produkte enthalten Mengen ≤ 6 mg/Tablette und kaum eines davon eine Menge, die 0,5 g überschreitet, sodass durch Einnahme derartiger Präparate keine krebsschützenden Effekte zu erwarten sind.

Reduktion der Bildung von Kleinkernen, die sie durch Behandlung der Zellen mit reaktiven Sauerstoffspezies induzierten [31]. Allerdings wurden mit resveratrolarmem Weißwein und mit Rotwein ähnliche Effekte gefunden.

▶ **Hormonstatus und Brustkrebs.** Besonderes Aufsehen erregte eine Publikation des Cedars-Sinai-Medical Center in Los Angeles, in der über eine Veränderung des Hormonstatus von Frauen nach Konsum von Rotwein (237 ml/Person/Tag über 4 Wochen hinweg) berichtet wurde [175]. Als Vergleichsgruppe dienten Frauen, die eine identische Menge Weißwein zu sich nahmen. Nur durch Rotwein kam es zu einem signifikanten Anstieg der Testosteronkonzentration und einer Abnahme des Sexual Hormon-binding Globulin (SHBG). Die Konzentrationen an luteinisierendem Hormon waren deutlich erhöht, während die Östrogenspiegel absanken (der letztere Effekt war jedoch nicht signifikant). Auf der Basis dieser Befunde postulierten die Autoren, dass Rotweinkonsum möglicherweise vor Brustkrebs schützt; sie erklären diese Befunde durch die Hemmung des Enzyms Aromatase. Es handelt sich dabei um ein Zytochrom-Enzym (CYP19A1), das die Umwandlung von Testosteron zu Estradiol und von Androstendion zu Östron katalysiert. Aromataseinhibitoren spielen heute bei der Behandlung von Östrogenrezeptor-positiven Formen des Brustkrebses bei postmenopausalen Frauen eine wichtige Rolle. Es ist aus In-vitro- und In-vivo-Versuchen bekannt, dass Rotwein (nicht aber Weißwein) und Traubenkernextrakte Substanzen enthalten, die als Aromataseinhibitoren wirken. Weitere Nahrungskomponenten, beispielsweise Isoflavone, aber auch Procyanidine, die Dimere bilden, inhibieren das Enzym. Ein weiterer potenzieller Schutzmechanismus vor Mammakarzinomen durch Rotwein ist die Induktion der Synthese bestimmter microRNA, von denen man annimmt, dass sie die Entwicklung von Tumoren in der Brust unterdrücken. Diese Befunde basieren jedoch derzeit nur auf In-vitro-Untersuchungen.

Das Postulat möglicher Schutzeffekte vor Brustkrebs führte zu unerwartet heftigen Reaktionen der Fachwelt: In einem Brief an den Herausgeber der Zeitschrift „Womens Health“ [176] wird etwa festgestellt, dass von der IARC die Auswirkung des Konsums alkoholischer Getränke 2010 ausgewertet wurde. Die Agentur stellte nach Auswertung von 60.000 Krebskranken und 90.000 Kontrollen fest, dass Konsum von nur 12 g Alkohol pro Tag ausreicht, um das Brustkrebsrisiko signifikant zu erhöhen. Über Weingenuss liegen ebenfalls ernüchternde Daten vor. In einer Untersuchung mit etwa 100.000 Krankenschwestern wurden in einem Zeitraum von 2 Jahren mehr als 7.000 Fälle von invasivem Brustkrebs diagnostiziert und man fand bereits bei Konsum von mehr als 3 Gläsern pro Tag eine deutliche Erhöhung des Erkrankungsrisikos [286].

▶ **Andere Krebsarten.** Über die Assoziation von Weinkonsum mit weiteren Krebsformen liegt eine zusammenfassende Bewertung des WCRF vor [346]. Die Daten für Mund- und Speiseröhrenkrebs sind ähnlich wie für Bier, man sieht in zahlreichen Studien ein leicht erhöhtes Risiko. Auch die Inzidenz von Speiseröhrenkrebs ist bei hohem Weinkonsum leicht erhöht, weniger deutlich waren die Effekte in der Leber.

Einige Untersuchungen beziehen sich auf das Auftreten von Pankreaskrebs und es wurden mehrmals Hinweise auf protektive Wirkungen gefunden, beispielsweise ein (nicht signifikanter) Zusammenhang in einer amerikanischen Studie [177]. In zwei weiteren Fallstudien berichtete man über signifikante Schutzeffekte, in einer dieser Studien wurde eine Schutzwirkung bei Konsum von weniger als 4 Gläsern Wein pro Woche detektiert, nicht jedoch bei höheren Mengen. In der zweiten Studie fand man den Effekt bei Langzeitkonsum, besonders deutlich war auch das reduzierte Auftreten besonders aggressiver, schnell wachsender Karzinome (um 60 %).

6.6.4 Flavonoide

Überblick

Flavonoide sind in pflanzlichen Nahrungsmitteln weit verbreitet, derzeit sind mehr als 4.000 Vertreter bekannt. Eine umfassende Beschreibung ihrer antikanzerogenen Eigenschaften würde mehrere Bücher füllen.

Der Name dieser Verbindungsgruppe leitet sich von dem lateinischen „flavus“ für gelb ab, allerdings haben diverse Vertreter auch andere Farben, beispielsweise die rot bis violett gefärbten Anthocyane. Chemisch gesehen zählen die Flavonoide zu den Phenolen, das Grundgerüst ist ein aus 15-Kohlenstoffatomen bestehendes Ringsystem (2-Phenyl-Chroman-Ring). Die jeweiligen Flavonoidgruppen unterscheiden sich durch eine Doppelbindung, eine Keto- (= O) und/oder eine Hydroxyl (= OH)-Gruppe am mittleren Ring. Die einzelnen Substanzen unterscheiden sich hinsichtlich der Substitution von Hydroxy- und/oder Methoxygruppen an den äußeren Ringen. ▶ Abb. 6.16 zeigt das typische Grundgerüst. Wir finden die Flavonoide im lebenden Pflanzengewebe, und zwar in Form von Glykosiden (Bindung an Zuckermoleküle) (▶ Abb. 6.17).

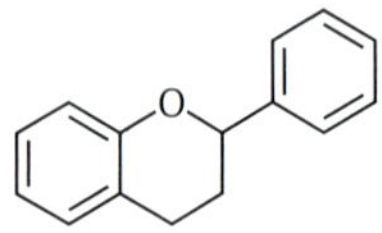

Abb. 6.16 Flavan, das Grundgerüst der Flavonoide. Die Strukturen einzelner Gruppen sind in ▶ Abb. 6.17 dargestellt.

Mechanismen des Krebsschutzes

Flavonoide wirken auf sehr vielen Ebenen, dies macht sie in Bezug auf die Krebsprävention besonders vielversprechend. ▶ Abb. 6.18 gibt eine Übersicht über die verschiedenen molekularen Mechanismen, die an den Schutzeffekten beteiligt sind.

Gruppe	Struktur	Beispiele	Vorkommen in Lebensmitteln
Flavone	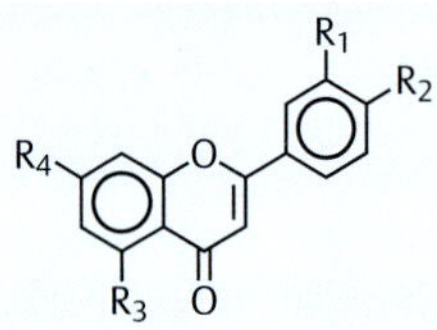	Apigenin $R_1 = H; R_2 = R_3 = R_4 = OH$	Sellerie
		Luteolin $R_1 = R_2 = R_3 = R_4 = OH$	Artischocken
Flavonole	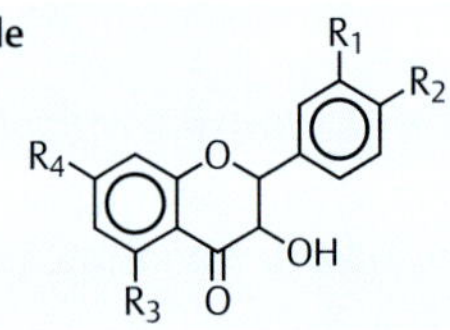	Quercetin $R_1 = R_2 = R_3 = R_4 = OH$	Äpfel
		Kaempferol $R_1 = H; R_2 = R_3 = R_4 = OH$	
		Fisetin $R_3 = H; R_1 = R_2 = R_4 = OH$	rote Weintrauben
Flavonone	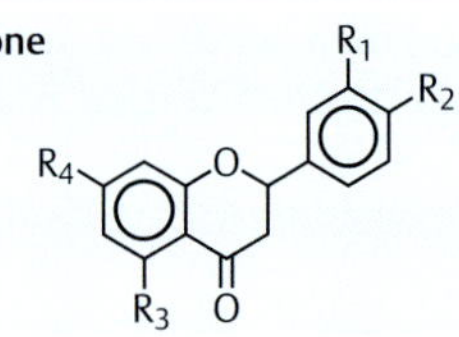	Naringenin $R_1 = H; R_2 = R_3 = R_4 = OH$	Orangen
Flavanole	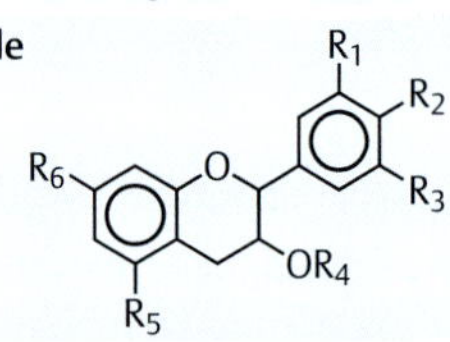	Epicatechingallat $R_1 = R_2 = R_5 = R_6 = OH; R_3 = H; R_4 =$ Gallat	Rotwein/Tee
		EGCG $R_1 = R_2 = R_3 = R_5 = R_6 = OH; R_4 =$ Gallat	Grüntee
Anthocyane	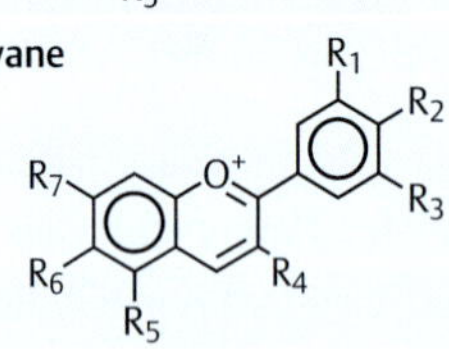	Cyanidin $R_1 = R_2 = R_4 = R_5 = R_7 = OH; R_3 = R_6 = H$	Rotkraut
		Malvidin $R_6 = H; R_2 = R_4 = R_5 = R_7 = OH; R_1 = R_3 = OCH_3$	blaue Weintrauben
Isoflavone	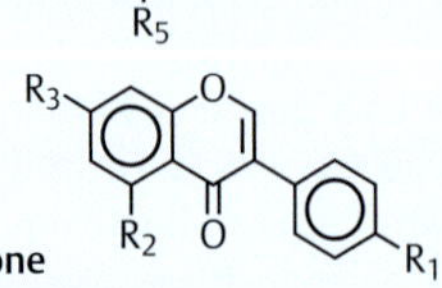	Genistein $R_1 = R_2 = R_3 = OH$	Soja
		Daidzein $R_2 = H; R_1 = R_3 = OH$	Soja

Abb. 6.17 Hauptgruppen der Flavonoide. EGCG: Epigallocatechingallat (Quelle: [112]).

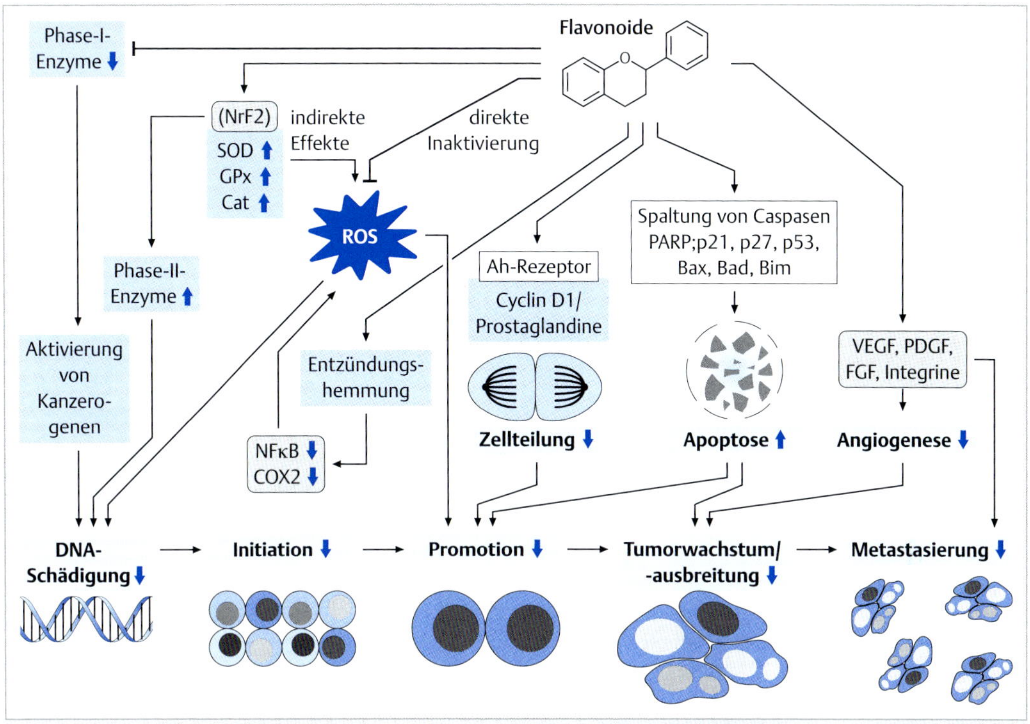

Abb. 6.18 Inhibition der Krebsentstehung durch Flavonoide. Die Pfeile zeigen den Reaktionsweg an, ↓: Erniedrigung, ↑: Anstieg. AhR: Aryl-Hydrocarbon-Rezeptor, COX-2: Cyclooxygenase 2, FGF: Fibroblast Growth Factor, GPx: Glutathionperoxidase, NFκB: Nuclear Factor kappa B, Nrf2: Nuclear Factor E2-related Factor 2, PARP: Poly(ADP-ribose)-Polymerase, PDGF: Platelet-derived Growth Factor, ROS: reaktive Sauerstoffspezies, SOD: Superoxiddismutase, VEGF: Vascular endothelial Growth Factor. ↓: Reduktion, ↑: Induktion, ⊣: Inhibition

DNA-Schutz vor Chemikalien und antioxidative Effekte

Schutz der Erbsubstanz vor DNA-Schäden wird durch Inhibition aktivierender und Induktion detoxifizierender Enzyme, die gentoxische Kanzerogene verstoffwechseln, erreicht. Auch die Inaktivierung von Radikalen verhindert die Bildung initiierter Zellen. Die antioxidative Potenz der Flavonoide schwankt über einen breiten Bereich. Unter In-vitro-Bedingungen sieht man die besten Schutzwirkungen vor Superoxidradikalen („Scavenging“) mit Kaempferol, Quercetin und Luteolin. Rutin (das Glykosid von Quercetin) wirkt etwa 10-fach schwächer als das Aglykon. Ein weiterer Schutzmechanismus vor Radikalschäden ist die Induktion antioxidativer Enzyme via Interaktion mit dem Transkriptionsfaktor Nrf2.

Schutz vor Entzündungen

Zu diesem Thema wurden die Ergebnisse von mehreren Hundert Einzelstudien veröffentlicht. Prasad und Kollegen (Univ. of Texas, Houston) publizierten darüber einen recht guten Übersichtsartikel [81]. ▶ Abb. 6.19 veranschaulicht schematisch die Interaktion mit der Transkription von Genen, die mit entzündlichen Prozessen in Zusammenhang stehen. ▶ Tab. 6.9 zeigt die molekularen Angriffspunkte der einzelnen Flavonoide. Flavonoide interagieren mit mehreren molekularen Prozessen:

- Sie inhibieren die über IKK ausgelöste Aktivierung des Transkriptionsfaktors IκBα und dies führt zu einer Inhibition der Transkription von Genen, die für TNFα und COX-2 kodieren.
- Durch Inhibition der Bildung von STAT3-Dimeren wird die Transkription von VEGF und Cyclin D1 verhindert. Diese Prozesse stehen in unmittelbarem Zusammenhang mit der Zellteilung.
- Über Aktivierung von Nrf2 kommt es zur verstärkten Synthese von antioxidativ und detoxifizierend wirkenden Enzymen.

Zellteilung und Apoptose

Die Inhibition der Zellteilung durch Flavonoide ist gut erforscht. Im nächsten Abschnitt, der die Effekte von Quercetin beschreibt, werden die Prozesse, die zur Arretierung von Zellen während der Teilung führen, etwas näher erörtert. Die Auslösung von programmiertem Zelltod durch Flavonoide ist ebenfalls in zahlreichen Untersuchungen nachgewiesen. Auch daran können unterschiedliche Mechanismen beteiligt sein, insbesondere Prozesse, die über die Mitochondrien ablaufen und zur Aktivierung der Caspase-Kaskade führen.

Interaktion der Flavonoide mit Proteinkinasen

Die biologischen Effekte der Flavonoide beruhen teilweise auf ihrer Fähigkeit, in intrazelluläre Signalübertragungen einzugreifen, indem sie Proteinkinasen inhibieren. Um diese Interaktionen besser zu verstehen, ist es erforderlich, die Signalketten etwas genauer zu erörtern. Drei „Pfade" sind von besonderer Bedeutung (▸ Abb. 6.20).

▶ **PI3K-Akt-Pfad.** Der PI3K-Akt-Weg führt zur Aktivierung von NFκB und AP-1, wobei NFκB vor allem für die Auslösung von Entzündungen verantwortlich ist. Akt reguliert daneben auch die Synthese von Proteinen (Bad, Bcl-z), die unmittelbar mit Apoptose in Zusammenhang stehen. Durch Phosphorylierungen wird ein Signal im Inneren der Zelle durch das Zytosol weitergeleitet. Dieser Weg wird beispielsweise durch Myricetin und Quercetin inhibiert.

▶ **Raf-MEK1-MAPK-Pfad.** Der Raf-MEK1-MAPK-Pfad ist komplex. Wir haben die MAP-Kinasen (MAPK) bereits in Kapitel 1.6.2 erörtert. Die „Kaskade" der intrazellulären Signalübertragung läuft über MAP3K zu MAP2K (MEK1/2), weiter zu anderen MAPK (ERK, JNK, p38). MEK1 kann auch durch andere Proteine (Raf-1 oder fyn) aktiviert werden und genau hier greifen die Flavonoide ein. MAPK sind an der Auslösung von Prozessen wie Apoptose, invasivem Wachstum und Metastasierungen beteiligt. Daher stellt die Entwicklung von spezifischen Inhibitoren auch einen Ansatzpunkt für die Krebstherapie dar. Beispielsweise werden synthetische Raf-Inhibitoren derzeit in klinischen Untersuchungen auf ihre Brauchbarkeit in der Therapie diverser Krebsformen getestet.

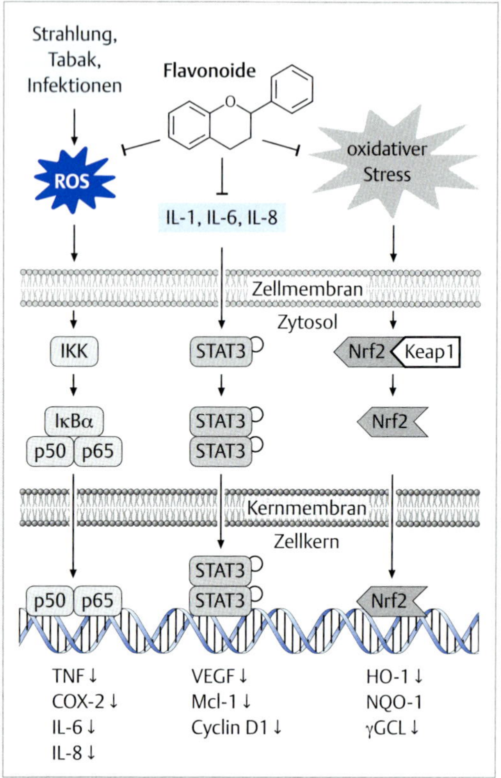

Abb. 6.19 Interaktion von Flavonoiden mit Transkriptionsfaktoren. In zahlreichen Einzelstudien wurden Interaktionen mit Transkriptionsfaktoren und Enzymen gefunden, die mit Entzündungsreaktionen in Zusammenhang stehen (Quelle: [81]). Nicht dargestellt sind Interaktionen mit weiteren Transkriptionsfaktoren wie AP-1 und NFκB (Aktivator-Protein 1 und Nuclear Factor kappa). COX-2: Cyclooxygenase 2, γGCL: γ-Glutamat-Cystein-Ligase, HO-1: Hämoxygenase-1, IKK: IκB-Kinase, IκBα: Nuclear Factor of kappa Light Polypeptide Gene Enhancer in B-Cells Inhibitor alpha, IL: Interleukin, Keap1: Kelch-like ECH-associated Protein 1, Mcl-1: Myeloid Cell Factor-1, NQO-1: NAD(P)H-Dehydrogenase (quinone 1) Gene, Nrf2: Nuclear Factor E2-related Factor 2, STAT3: Signal Transducer and Activator of Transcription 3, TNF: Tumornekrosefaktor, VEGF: Vascular endothelial Growth Factor, ↑: erhöhte Transkription, ↓: erniedrigte Transkription, ⊣: Inhibition

▶ **JAK-STAT3-Pfad.** Der JAK-STAT3-Pfad reguliert eine Vielzahl von zellulären Funktionen. Durch spezielle Tyrosinkinasen (JAK) werden STAT-Transkriptionsfaktoren aktiviert und lösen in den Zellen in zahlreichen Genen mRNA-Synthese aus. Die Tatsache, dass STAT3 in vielen Tumorarten überexprimiert wird, wird als Beweis angeführt,

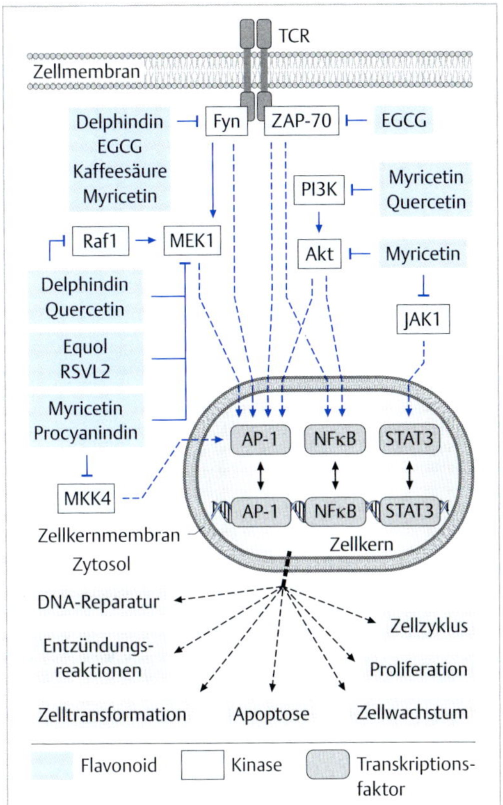

Abb. 6.20 Interaktion von Flavonoiden mit zellulären Signalpfaden. Erst in den letzten Jahren begann man die Mechanismen zu verstehen, die diesen Effekten zugrunde liegen. Sie sind in einer exzellenten Arbeit von Hou und Kumamoto (2010) beschrieben. Akt: Proteinkinase B (PKB) AP-1: Aktivator-Protein 1, EGCG: Epigallocatechingallat, Fyn: Tyrosinkinase Fyn, JAK1: Janus Kinase 1, MEK1: Threonin und Tyrosin erkennende Kinase, MKK4: Mitogen-activated Protein Kinase Kinase 4, NFκB: Nuclear Factor kappa B, PI3K: Phosphoinositid-3-Kinasen, Raf1: Proto-Oncogene Serine/Threonine Protein Kinase, RSVL2: 3,5,3',4',5'-Pentahydroxy-trans-Stilben, eine resveratrolähnliche synthetische Verbindung, STAT3: Signal Transducer and Activator of Transcription 3, TCR: T-Zell-Rezeptor, ZAP-70: Zeta-chain-associated Protein Kinase 70, ⊣: Inhibition (Quelle: [50]).

dass dieses Protein die Entstehung von Krebs begünstigt. Molekulare Modellierungsstudien zeigten, dass die diversen Phosphokinasen eine komplexe räumliche Struktur aufweisen. Bestimmte Flavonoide bilden mit speziellen Aminosäuren der Enzymproteine Wasserstoffbrücken aus und dies führt zur Hemmung ihrer katalytischen Aktivität.

Im Fall von Myricetin ist bekannt, dass eine Anlagerung der Substanz an die Bindungsstelle von Adenosintriphosphat („ATP-Binding Site") erfolgt.

Flavonoidaufnahme und Krebsrisiken

Es gibt eine Reihe von Studien, in denen die Ernährungsgewohnheiten mittels Fragebögen erhoben wurden, um herauszufinden, ob Zusammenhänge zwischen dem Verzehr flavonoidreicher Nahrungsmittel und dem Auftreten diverser Krebsformen bestehen. Untersuchungen der Stoffwechselprodukte von Flavonoiden in Harn und Fäzes ermöglichen präzisere Aussagen, sind jedoch wesentlich aufwendiger.

▶ **Brustkrebs.** In einer chinesischen Studie, die das Auftreten von Brust-, Dickdarm- und Magenkrebs betraf, wurden beispielsweise teespezifische Polyphenole gemessen, wobei ein signifikant inverser Zusammenhang nachweisbar war [178]. In einer weiteren Fallstudie untersuchte man die Ausscheidung von zitrusspezifischen Flavonoiden bei Frauen, die an Brustkrebs erkrankt waren, und verglich sie mit den Werten gesunder Probandinnen. In dieser Untersuchung wurden allerdings keine Zusammenhänge gefunden [179]. Letztendlich sind ein gutes Dutzend Studien zu nennen, in denen Isoflavone, Lignane bzw. deren Stoffwechselprodukte quantifiziert wurden, um die Auswirkungen auf das Brustkrebsrisiko zu untersuchen. Die wichtigsten Ergebnisse dieser Untersuchung werden im Abschnitt über Phytoöstrogene beschrieben.

▶ **Lungenkrebs.** Die meisten Untersuchungen beziehen sich auf die Zusammenhänge mit dem Auftreten von Lungenkrebs. Tatsächlich fand man in vielen Studien Hinweise auf inverse Assoziation. In einer aktuellen Metaanalyse werteten die Autoren 11 Fall- und 5 Kohortenstudien aus und kommen zu der Aussage, dass es einen signifikanten Zusammenhang gibt, der insbesondere bei Konsum hoher Mengen deutlich ist [37].

In ▶ Tab. 6.10 sind einige Untersuchungen aufgelistet, die Schutzeffekte in diversen Organen betreffen. In einigen Studien wurden auch die Effekte einzelner Flavonoidgruppen analysiert.

Tab. 6.9 Molekulare Angriffspunkte von Flavonoiden.

Flavonoide	Molekularer Angriffspunkt
Flavone	
Gossypin	↓ NFκB, ↓ IKK
Luteolin	↓ NFκB
Acacetin	↓ NFκB
Apigenin	↓ NFκB, ↑ IκBα
Tangeretin	↓COX-2, ↓ NFκB
Nobiletin	↓COX-2, ↓ iNOS
Flavanone	
Naringenin	↓ iNOS, ↓ NO, ↓ NFκB, ↓ STAT1
Poncirin	↓ PGE2, ↓ COX-2, ↓ NFκB-DNA-Bindung, ↓ iNOS, ↓ IL-6
Hesperitin	↓ NFκB, NIK/IKK; ERK, p38 und JNK
Flavonole	
Fisetin	↓ NFκB, ↓ IKK
Quercetin	↓ NFκB, ↓ AP-1
Myricetin	↓ STAT1, ↓ iNOS
Kaempferol	↓ PGE2, ↓COX-2, ↓ NFκB
Isorhamnetin	↓ NFκB, ↓ STAT1
Isoflavone	
Genistein	↓ NFκB, ↑ IκBα, ↓ NFκB-DNA-Bindung, ↓ IL-8
Daidzein	↓ NFκB, ↓ STAT1, ↓ iNOS
Anthocyanidine	
Cyanidin-3-Rutinosid	↓ NFκB, ↓ c-Jun
Cyanidin-3-Glucosid	↓ NFκB, ↓ c-Jun
Cyanidin	↓ NFκB, ↓ c-Jun, ↓ PGE2, ↓ COX-2
Delphinidin	↓ NFκB, ↓ IKK
Malvidin	↓ IL-6

AP-1: Aktivator-Protein 1, COX-2: Cyclooxygenase 2, ERK: Extracellular-signal regulated Kinase, IKK: IκB-Kinase, IκBα: Nuclear Factor of kappa Light Polypeptide Gene Enhancer in B-Cells Inhibitor alpha, IL: Interleukin, iNOS: induzierbare NO-Synthase, JNK: c-Jun-N-terminale Kinasen, NFκB: Nuclear Factor kappa, PGE2: Prostaglandin E2, STAT1: Signal Transducer and Activator of Transcription 1, ↓: Abnahme, ↑: Anstieg

Quercetin

Es wurden mehr als 8.000 Einzelarbeiten veröffentlicht, die die biologischen Aktivitäten dieses Flavonoids betreffen. Die Ursache der intensiven Erforschung ist in der weiten Verbreitung in pflanzlichen Nahrungsmitteln und in der guten Bioverfügbarkeit zu sehen, die diese Substanz als besonders vielversprechend erscheinen lässt.

Bereits in den 1970er Jahren wurden allerdings mehrere In-vitro-Studien veröffentlicht, in denen über DNA-schädigende Effekte berichtet wurde. Dies führte letztendlich dazu, dass die Verbindung in einer Langzeitkrebsstudie untersucht wurde und zwar im Rahmen des angesehenen amerikanischen National-Toxicology Programms (NTP). Dies war eine der ersten Studien im NTP, die mit einem Inhaltsstoff eines pflanzlichen Nahrungsmittels durchgeführt wurde [180]. Bei einer Dosis von 2.000 mg/kg Körpergewicht und Tag über 2 Jahre (dies entspricht einer täglichen Aufnahme von

Tab. 6.10 Ergebnisse epidemiologischer Studien mit Flavonoiden.

Studiendesign, Land, Umfang	Ergebnis
Lunge	
Fallstudie USA, 558 Fälle/837 Kontrollen	deutliche inverse Assoziation mit dem Konsum einzelner Substanzen bei Rauchern (Quercetin 9 mg/Tag: OR 0,65), Kaempferol (2 mg/Tag: OR 0,68); bei Nichtrauchern waren die Effekte weniger ausgeprägt; schwacher Effekt bei Rauchern und Nichtrauchern durch Hesperetin, Naringenin und Myricetin
Prospektive Studie, USA, 34.708 postmenopausale Frauen (Iowa-Women Health Study)	signifikante Assoziation zwischen Lungenkrebs bei Rauchern und Exrauchern und Verzehr von Flavanonen (OR 0,68) und Proanthocyanidin (OR 0,75); der Effekt war bei Frauen, die nie rauchten, nicht signifikant
Larynx	
Fallstudie, Italien, 460 Fälle/1088 Kontrollen	signifikante Beziehungen zu Flavanonen (OR 0,60) und Flavonolen (OR 0,32)
Dickdarm	
Wiederauftreten von Darmpolypen, Fallstudie, USA, 947 Risikopatienten/948 Kontrollen	Erfassung der Flavonoidaufnahme mittels Fragebögen; deutliche Reduktion von Rezidiven bei Konsum einer flavonoidreichen Nahrung (Bohnen, Zwiebeln, Äpfel, Tee), in der höchsten Quintile OR 0,24(!); deutliche inverse Assoziation mit Kaempferol und den Isoflavonoiden Genistein und Formononetin
Fallstudie, England, 264 Fälle/408 Kontrollen	keine Beziehung zwischen Erkrankungsrisiko und Gesamtflavonoidkonsum, aber deutliche Assoziation mit Flavonen, die nicht aus Tee stammten (OR 0,60); deutlicher Effekt für „Nichtrektalkrebsformen“ mit Quercetin
Fallstudie, England, 1456 Fälle/1456 Kontrollen	Assoziation mit Flavonoidverzehr (OR 0,73), z. B. für Procyanidine (OR 0,78) und auch für Quercetin (Dosis-Wirkungs-Effekt)
Brust	
Fallstudie, Italien, 2569 Fälle/2588 Kontrollen	signifikanter Trend für Flavone (OR 0,81) und Flavonole (OR 0,81); keine signifikante Beziehung zu Flavanonen, Anthocyanen und Isoflavonen
Fallstudie, Griechenland, 1.548 Fälle/1.548 Kontrollen	Flavone: signifikante Assoziation (OR 0,87), nicht aber für andere Arten von Flavonoiden
Fallstudie, Finnland, 82 Fälle/95 Kontrollen	nicht signifikante Assoziation für Gesamtflavonoidaufnahme (OR 0,72), aber in einer Nachfolgestudie mit mehr Fällen signifikante Assoziation mit Quercetinverzehr (OR 0,67), nicht aber für andere Flavonoide
Prospektive Studie, USA, Nurses Health Study, 90.630 Frauen, 701 Fälle, Laufzeit 8 Jahre	keine Assoziation zu Gesamtflavanolverzehr, keine Assoziation mit einzelnen Flavonoiden wie Quercetin, Myricetin und Kaempferol
Mundhöhle	
Fallstudie, Italien, 805 Fälle/2.081 Kontrollen	Flavanone (OR 0,62) und Flavonoide (OR 0,56), aber: nach Berücksichtigung der Vitamin-C-Aufnahme verschwanden die signifikanten Assoziationen; nicht signifikant: Isoflavone, Anthocyane, Flavone und Flavon-3-ole
Pankreas	
Multiethnische Kohortenstudie, Hawaii, 183.518 Teilnehmer, 529 Fälle, 8 Jahre Laufzeit	Gesamtflavonoide OR 0,77, signifikant; stärkster Effekt bei Einzelsubstanzen: Kaempferol (OR 0,77), weitere signifikante Trends: für Quercetin und Myricetin, allerdings nur bei Rauchern

Tab. 6.10 (Fortsetzung)

Studiendesign, Land, Umfang	Ergebnis
Pankreas	
Prospektive Studie, Finnland, Raucher, 27.111 Raucher, 306 Erkrankte, 8 Jahre Laufzeit	Gesamtflavonoidaufnahme: inverse Assoziation OR 0,36(!); Flavonole (OR 0,56), Myricetin (OR 0,61), Quercetin (OR 0,51), Flavon-3-ole (0,42), deutliche Assoziation mit Zwiebelkonsum: OR 0,36(!), Kaempferol OR 0,37(!)
Ovar	
Fallstudie, USA, 1141 Fälle/1183 Kontrollen	Gesamtflavonoide: keine Assoziation; Apigenin: Borderline-Effekt (OR 0,72)
Gesamtrisiko	
Prospektive Studie mit älteren Frauen, USA, 34.408 Teilnehmer, 3234 Fälle, Laufzeit 10 Jahre	kein Einfluss von Flavonoiden auf das Gesamtrisiko (OR 0,97), auch mit einzelnen Krebsformen kein signifikanter Zusammenhang!

Die Odds-Ratio-(OR-)Werte beziehen sich bei Fallstudien auf Vergleiche der niedrigsten mit der höchsten Quintile

140 g bei einer Person mit 70 kg KG) fand man bei Ratten Auslösung von chronischen Nierenschäden sowie Hyperplasien und Krebsentstehung in tubulären Epithelien der Nieren. Bei Dosierungen von 50 mg und 500 mg/kg KG traten diese Effekte nicht auf und in einer Nachfolgestudie mit identischen Dosierungen konnten die Hochdosierungsbefunde nicht bestätigt werden. Selbst unter der Annahme, dass bei sehr hohen Aufnahmemengen Effekte in der Niere auftreten, hat dieser Befund für den Menschen kaum Relevanz, denn die Zufuhrmenge über die Nahrung liegt beim Menschen etwa 150-fach niedriger als jene, die in Experimenten mit Ratten eingesetzt wurde. Untersuchungen am Menschen mit Dosen bis zu 500 mg über einen Monat hinweg ergeben keine Hinweise auf negative gesundheitliche Auswirkungen.

Vorkommen, Aufnahme und Verstoffwechselung

▶ **Pflanzliche Lebensmittel.** Das quercetinreichste pflanzliche Nahrungsmittel ist die Zwiebel, die einen Gehalt bis 347 mg/kg aufweist, auch in Grünkohl findet man hohe Konzentrationen (bis 110 mg/kg). In Äpfeln und Birnen wird die Substanz vor allem in den Schalen (140 bzw. 28 mg/kg) eingelagert, während das Fruchtfleisch weniger als 2 mg/ kg enthält. Auch Paprika- und Tomatenschalen sind mit Gehalten zwischen 40 und 63 mg/ kg relativ reich an diesem Flavonoid, ähnliche Mengen finden sich in den äußeren Blättern von Kopfsalat.

Quercetin liegt in pflanzlichen Lebensmitteln nicht in freier Form vor, sondern als Glykosid (d. h.

Exkurs: Flavonoide, neue Wunderwaffen gegen Krebs?

Wir haben die Einzelstudien detaillierter beschrieben, da in einigen von ihnen äußerst vielversprechende Ergebnisse erhalten wurden. Fast alle Untersuchungen wurden in den letzten Jahren publiziert. Möglicherweise ist es voreilig, eindeutige Schlussfolgerungen zu ziehen, aber es sieht so aus, als wären die Flavonoide weitaus aktivere Schutzsubstanzen als die meisten Vitamine und Carotinoide, auf die sich die Forschung in den letzten Jahrzehnten konzentrierte. Besonders interessant sind die inversen Assoziationen zwischen Verzehr einzelner Flavonoide und dem Auftreten von Lungenkrebs bei Rauchern. Wie erwähnt, fand man bei hohen Verzehrsmengen OR-Werte zwischen 0,3 und 0,6 [287]. Dies würde bedeuten, dass wesentlich weniger Raucher, die hohe Mengen konsumieren, an Krebs erkranken. Ein Rückgang der Lungenkrebsinzidenz auf ein Drittel bei Rauchern würde bedeuten, dass in Deutschland 30.000 Fälle weniger auftreten. Auch in Bezug auf das Auftreten von Pankreas- und Dickdarmkrebs wurden teilweise dramatische Schutzeffekte gefunden. Zukünftige Forschungen werden zeigen, ob diese Zusammenhänge in weiteren Studien bestätigt werden können.

an Zuckermoleküle gebunden). Die Bioverfügbarkeit hängt stark von der chemischen Struktur der Glykoside ab. Diese Verbindungen werden durch die intestinale Mikroflora verstoffwechselt, im Darm des Menschen werden etwa 50% Quercetin-3-Rutin zu Phenolsäuren abgebaut.

▶ **Aufnahmemengen.** Üblicherweise liegen die Aufnahmemengen der Glykoside bei Menschen zwischen 5 und 40 mg pro Person/Tag; Vegetarier erreichen Spitzenwerte zwischen 200 und 500 mg. Die Verstoffwechselung findet in verschiedenen Organen statt, insbesondere in Dick- und Dünndarm, Nieren und in der Leber, wobei als Hauptprodukte Methylderivate entstehen sowie Konjugate mit Sulfonsäuren und Glucuronide. Man weiß, dass sich die biologischen Eigenschaften dieser Verbindungen substanziell von denen der Ausgangssubstanz unterscheiden und Ergebnisse des Instituts für Lebensmittelforschung (IFR) in Norwich (England) zeigten, dass Zelllinien, die häufig für In-vitro-Untersuchungen herangezogen werden, nicht in der Lage sind, diese Produkte zu bilden [181]. Daher sind die Resultate von In-vitro-Experimenten mit Gewebekulturzellen mit Vorsicht zu interpretieren. Üblicherweise liegen im Plasma Konzentrationen unter 0,1 µM vor, bei Aufnahme von 1 g pro Person findet man im Serum Werte bis 1,4 µg/ml. In der Ratte zeigen sich die höchsten Gewebskonzentrationen in der Lunge und in den Nieren.

Mechanismen des Krebsschutzes

Die Mechanismen des Krebsschutzes sind in ausgezeichneten Übersichtsarbeiten detailliert beschrieben [85], [39]. Quercetin ist eine „multifunktionale" chemopräventive Substanz. In ▶ Tab. 6.11 sind einige typische Eigenschaften angeführt. Quercetin wirkt über Mechanismen protektiv, die auch für zahlreiche andere Phenole und andere Flavonoide beschrieben wurden, darüber hinaus gibt es eine Reihe von speziellen Mechanismen, die in den nächsten Abschnitten erörtert werden.

▶ **Inhibition der Teilung von Krebszellen.** Quercetin inhibiert mit großer Effizienz die Teilung von Krebszellen auf mehreren Ebenen. Diese Eigenschaft ist nicht nur in vitro an Krebszelllinien aus verschiedenen Organen nachgewiesen worden, sondern auch in Tierexperimenten. Beispielsweise wurde eine Inhibition von kanzerogen induzierter Proliferation von Krypten im Dickdarm gefunden.

Bei der Teilung von Zellen sind mehrere Phasen unterscheidbar. In der postmitotischen G_1-Phase wachsen die Zellen, Bestandteile werden ergänzt und der Vorrat an DNA-Bausteinen steigt. Während der Synthesephase (S) findet die Replikation der Erbsubstanz statt und es entstehen auch Kerneiweiße. In der G_2-Phase runden sich die Zellen ab und es werden teilungsspezifische Proteine synthetisiert, um die Mitose vorzubereiten. In der nachfolgenden M-Phase findet die eigentliche Teilung statt (Teilung des Zellkerns und nachfolgend die der Zelle). Ausgereifte, nicht mehr teilungsfähige Zellen treten in eine Ruhephase (G_0) ein.

Tab. 6.11 Effekte von Quercetin, die mit Schutz vor Krebserkrankungen in Zusammenhang stehen.

Effekt	Beispiele für Mechanismen
Inhibition der Teilung von Krebszellen	Inhibition von zellzyklusabhängigen Kinasen
Auslösung von Apoptose	Kompensation von Todes-Rezeptoren-Resistenz, Interaktion mit Metalloproteinen → Freisetzung von Zytochrom C und infolge der Aktivierung von Caspasen → Apoptose
Auslösung von Autophagie	Auslösung von „ER"-Stress führt zu Autophagie/Zelltod, in vitro durch Quercetin nachgewiesen
Auslösung von Zellteilung	Interaktion mit Telomeren
Schutz vor DNA-Schäden durch Chemikalien	Veränderung der Aktivität von Phase-I- und Phase-II-Enzymen (Phase I ↓ und Phase II ↓)
Inhibition der Angiogenese	Inhibition von VEGF in vitro und in vivo nachgewiesen
Entzündungshemmende Effekte	Inhibition COX-2

COX-2: Cyclooxygenase 2, ER: endoplasmatisches Retikulum, VEGF: Vascular endothelial Growth Factor

Die Abfolge der Phasen wird durch Steuerungsmechanismen, die sog. „Checkpoints" überwacht. An diesen Stellen besteht die Möglichkeit der Arretierung (Unterbrechung). Bestimmte Proteine (Zytokine und cyclinabhängige Kinasen) regeln die Zellteilung. Bis zu einem bestimmten Zeitpunkt im Zyklus werden sie verstärkt exprimiert, nach der Teilung werden die Cycline abgebaut. Cycline und die CDK bilden Komplexe, deren Aktivierung durch Protoonkogene und Wachstumsfaktoren gesteuert wird. Genau an diesen Stellen greift Quercetin ein (▶ Abb. 6.21).

▶ **Induktion von Apoptose.** Quercetin löst programmierten Zelltod aus, wobei die Zerstörung von Matrixmetalloprotein in den Mitochondrien eine zentrale Rolle spielt. In weiterer Folge kommt es zur Freisetzung von Caspasen (3 und 7). Ein weiterer Weg, der in ▶ Abb. 6.21 nicht dargestellt ist, besteht in der Kompensation der Inaktivierung von „Todesrezeptoren". Diese Proteine lösen programmierten Zelltod von Krebszellen aus, sind aber in manchen Tumoren blockiert. Durch spezielle Mechanismen ist Quercetin in der Lage, diese Effekte zu kompensieren.

▶ **Auslösung von Autophagie.** Ein spezieller Schutzmechanismus ist die Zerstörung von Organellen, die für Zellen lebensnotwendig sind, den Autophagosomen. Bei diesem Vorgang spielt die Schädigung des endoplasmatischen Retikulums eine zentrale Rolle und man konnte nachweisen, dass dieser Prozess von Quercetin ausgelöst wird.

▶ **Telomerinhibition.** Telomere sind aus repetitiven DNA-Sequenzen und Proteinen bestehende Enden von Chromosomen. Sie sind für ihre Stabilität von erheblicher Bedeutung und weisen bei Wirbeltieren eine charakteristische Basensequenz auf (TTAGGG). Bei jeder Zellteilung verkürzt sich die Länge der Telomere. Unterschreitet sie ein bestimmtes Minimum, können sich die Zellen nicht weiter teilen, es kommt zu einem Wachstumsstopp bzw. zum Tod. Das Enzym Telomerase kann die Verkürzung allerdings ausgleichen und Zellen, in denen das Enzym eine höhere Aktivität aufweist, können wesentlich mehr Mitosen durchlaufen.

Die Aktivität der Telomerasen steht mit der Krebsentstehung in unmittelbarem Zusammenhang. Fast alle immortalen Linien besitzen ausgeprägte Telomeraseaktivitäten und es wird

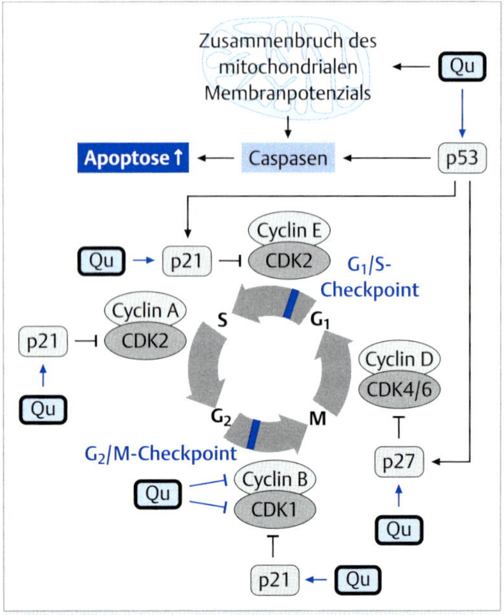

Abb. 6.21 Interaktion von Quercetin (Qu) mit der Teilung von Zellen. Das Flavonoid beeinflusst an mehreren Stellen den Teilungszyklus, sowohl die G_2/M-Transition als auch die G_1/S-Transition, indem es mit den Proteinen p21 und p27 interagiert. p21 inhibiert Cyclin-CDK2 und so den Übergang von der S- in die G_2-Phase. Darüber hinaus wird durch Interaktion mit CDK1 auch der Übergang in die M-Phase inhibiert. Letztendlich kommt es in Zellen unterschiedlicher Organe durch Interaktion mit p27 zu einer Arretierung in M/G_1. Im Fall des p53-Proteins wird die Stabilität des Proteins erhöht. ⊣: Hemmung, ↑: Induktion (Quelle: [39]).

angenommen, dass hohe Aktivitäten die Zellen resistent gegen Zelltod machen. Untersuchungen mit Gliomzellen, aber auch mit Zelllinien des Dickdarms und aus Brusttumoren zeigten, dass Quercetin Telomerasen gezielt inhibiert, es kommt daher zur Teilungsinhibition (Seneszenz) und zum Tod.

Tierexperimentelle Befunde

In zahlreichen Tierexperimenten mit dem Dickdarmkanzerogen Azoxymethan (AOM) wurde mit Quercetin Schutz vor Auslösung und Entwicklung von Kolontumoren gefunden. Vereinzelt wurden auch Studien mit anderen Organen (Haut, Lunge, Brustdrüse) mit chemischen Kanzerogenen durchgeführt, in denen ebenfalls protektive Wirkungen gefunden wurden. Die niedrigsten Konzentrationen, mit denen in Säugermodellen Effekte erzielt wurden, wurden durch Aufnahmemengen von 20 mg/kg Körpergewicht (dies entspricht 1,4 g pro Person pro Tag) erreicht; sie liegen also etwa 3-fach höher als die Spitzenwerte, die normalerweise beim Menschen durch Verzehr von Nahrungsmitteln zu erwarten sind.

Humanstudien

Es gibt insgesamt nur ein gutes Dutzend Studien; in allen wurden die Verzehrsmengen quercetinreicher Nahrungsmittel aufgrund von Fragebögen erhoben.

▶ **Lungenkrebs.** Eine prospektive finnische Studie mit 9.959 Männern und Frauen und einer Laufzeit von 30 Jahren ergab Hinweise auf eine Reduktion aller Krebsarten und der Lungenkrebsinzidenz [182]. Diese Befunde werden durch eine amerikanische Fallstudie untermauert [183]: Bei häufigem täglichem Verzehr (2,7-mal) quercetinreicher Nahrungsmittel wie Bohnen, Zwiebeln, Fenchel, Tomaten, Brokkoli etc. sah man eine drastische Abnahme der Erkrankungshäufigkeit der Lunge (OR 0,49), besonders deutlich war der Effekt bei Rauchern, die mehr als 25 Zigaretten pro Tag konsumierten (OR 0,35). Insgesamt gibt es 4 weitere Humanstudien, die die Zusammenhänge mit dem Auftreten von Lungenkrebs bestätigen, allerdings wurden in 2 weiteren Studien keine Assoziationen gefunden.

▶ **Andere Krebsarten.** Vielversprechend ist auch die Datenlage in Bezug auf Prostatakrebs. Hier liegen Ergebnisse einer amerikanischen Fallstudie vor, die auf einen Zusammenhang schließen lassen [184]. Auch in einer prospektiven US-Studie („Multiethnic Cohort Study“) in Hawaii wurde ein inverser Zusammenhang detektiert [185]. Keine Effekte sah man hingegen in Studien, die das Auftreten von Brustkrebs betrafen (z. B. Nurses Health Study II) [186]. Im Hinblick auf die Vermeidung von Kolorektalkrebs scheint Quercetin trotz vielversprechender Resultate aus Tierexperimenten unwirksam zu sein. Man sah in großen prospektiven US-Studien (Nurses Health Study I und Health Professional Follow Up) keine Effekte [187]. In einer kleineren Fallstudie, die in Schottland realisiert wurde, berichteten die Autoren über einen schwachen Schutzeffekt [341]. Über das Auftreten von Magenkrebs liegen mehrere Untersuchungen vor und die Ergebnisse sind durchwegs positiv: Beispielsweise sah man in einer schwedischen Studie eine Reduktion des Risikos von „Non-Kardia-Karzinomen“ (OR 0,57), dieser Zusammenhang wurde auch in einer spanischen Fallstudie gefunden. Letztendlich sind auch Befunde, die über eine inverse Assoziation mit dem Auftreten von Nierenkrebs berichten (z. B. italienische Fallstudie), erwähnenswert [188].

Beeinflussung der Quercetinkonzentration durch Nahrungszubereitung

Experimente mit Zwiebeln zeigen, dass beim Braten etwa 20–25 % des Quercetins verloren gehen. Kochen in Wasser wirkt sich drastischer aus und führt zu Materialverlusten bis zu 75 %. Zubereitung in der Mikrowelle zerstört die Substanz bis zu 60 %. Ähnliche Effekte fand man mit Tomaten. Durch Tieffrieren quercetinhaltiger pflanzlicher Nahrungsmittel über mehrere Monate hinweg und durch mechanische Zerkleinerung kommt es zu keinen nennenswerten Verlusten. Im Gegensatz dazu wirkt sich Lagerung von Lebensmitteln negativ aus. Beispielsweise sinkt 2 Wochen nach der Ernte von Zwiebeln ihre Quercetinkonzentration um 36 %; in den nachfolgenden Monaten nimmt der Gehalt jedoch nur mehr geringfügig ab.

Myricetin in Beeren und Nüssen

Wir finden diese Verbindung insbesondere in schwarzen Johannisbeeren, Heidelbeeren, Trauben und Walnüssen. Bisher wurden etwa 150 Studien veröffentlicht, die biologische Effekte betreffen und mit Auslösung von Krebserkrankungen in Zusammenhang stehen.

Mechanismen des Krebsschutzes

Es wurden zahlreiche Befunde aus In-vitro-Experimenten veröffentlicht: Auf der Ebene des DNA-Schutzes ist vor allem die Inaktivierung von Nitrosaminen erwähnenswert. Die meisten Untersuchungen betreffen allerdings die Inhibition der Teilung von Krebszellen, wobei Interaktionen mit diversen Signalwegen als Mechanismen postuliert werden, etwa in Leukämiezellen Arretierung durch Interaktion mit dem Wnt/β-Catenin-Weg. In Brustkrebszellen fand man Blockierung in der G_2/M-Phase und parallel dazu Herunterregulation von Cyclin B1.

Die Transformationsinhibition diverser Zelllinien wurde durch Interaktionen mit STAT3 erklärt und durch die Arretierung im Teilungszyklus bei manchen humanen Zelllinien (HepG2-Leber, HT60-Leukämie). Myricetin wirkt auch als Topoisomerase-I- und -II-Inhibitor, wobei bei niedrigen Konzentrationen Hemmung und bei höheren Konzentrationen Induktion gefunden wurde.

Tierexperimentelle Befunde

Man findet vereinzelt Befunde über Schutzeffekte, etwa vor Entwicklung von Hautkrebs nach UV-Bestrahlung (mit lokaler Auftragung der Substanz), aber auch Inhibition der Entstehung von Dickdarmkarzinomen in Ratten, die mit Dimethylhydrazin ausgelöst wurden.

Humanstudien

In ▶ Tab. 6.10 sind einige Ergebnisse, die mit den Flavonoiden erhalten wurden, aufgelistet. Am eindrucksvollsten sind die inversen Assoziationen, die man hinsichtlich des Auftretens von Pankreaskrebs in einer hawaiianischen Studie bei Rauchern fand (Reduktion etwa 50 %!!!) [328].

Kaempferol in Ginko und roten Trauben

Die Verbindung kommt in großen Mengen in roten Weintrauben, Ginko, Grapefruits, Brokkoli und verschiedenen Kohlsorten vor und ist neben anderen Flavonoiden auch in extrem hoher Konzentration in Ginkoextrakten enthalten, die als Nahrungsergänzungsmittel verkauft werden. Insgesamt sind etwa 300 Arbeiten erschienen, die biologische Effekte betreffen. Etwa ein Drittel bezieht sich auf die Entstehung von Krebserkrankungen.

Mechanismen des Krebsschutzes

▶ **Apoptoseinduktion.** Bei der Durchsicht der Literatur fällt auf, dass zahlreiche In-vitro-Studien veröffentlicht wurden, die über die Induktion von Apoptose in Zelllinien berichten. Einige dieser Befunde sind in ▶ Tab. 6.12 zusammengestellt.

▶ **Inhibition von Zellteilung und maligner Transformation.** Des Weiteren finden sich in der Literatur Arbeiten zur Inhibition der Zellteilung, z. B. via Interaktion mit dem ERK-Pfad in Brustkrebszelllinien oder durch Interaktionen mit dem Hepatozytenwachstumsfaktor in Medulloblastomzellen, um nur 2 Beispiele zu nennen. Ein relativ neuer Mechanismus ist die Inhibition von PI3K, einer Proteinkinase, die durch das Flavonoid inhibiert wird. Man macht diesen Effekt für die Inhibition der malignen Transformation von Mäuseepidermiszellen durch EGF verantwortlich.

▶ **Bindung an den Ah- und an Östrogenrezeptoren.** Die Konsequenzen der Bindung von Substanzen an den Ah-Rezeptor wurden bereits im allgemeinen Teil über die Flavonoide erwähnt und die Konsequenzen der Aktivierung dieses Transkriptionsfaktors sind im Abschnitt über Dioxine

Tab. 6.12 Auslösung von Apoptose durch Kaempferol in Zelllinien in vitro.

Modell	Effekt
Humane Dickdarmzellen (HT116)	Anstieg von Apoptose, Inhibition der Zellteilung durch p53-abhängige Wachstumsinhibition, Freisetzung von Zytochrom C aus den Mitochondrien → Auslösung von Apoptose
Pankreaszellen (MiA-PaCa-2)	Auslösung von Apoptose bei niedrigen Konzentrationen, Mechanismus nicht untersucht
Menschliche Osteosarkomzellen (U-2 OS, HOb, 143B)	Auslösung von Apoptose via Schädigung des endoplasmatischen Retikulums und Interaktionen mit Mitochondrien
Diverse Brustkrebszellen	Auslösung von Apoptose via Interaktion mit der Caspase-Kaskade (Caspase 9, 3 und Poly(ADP-ribose)-Polymerase [PARP])
Humane Dickdarmzellen (SW480)	Auslösung von Apoptose durch Hochregulierung von TRAIL-Rezeptoren
Humanzellen aus Mundhöhle (diverse Linien)	Auslösung von Apoptose via Caspase-3-Inhibition
Brustkrebszellen (MCF7)	Auslösung von Apoptose durch Spaltung von PARP, Caspase 7 und Caspase 9

genauer erörtert (Kapitel 4.13.5). Der Ah-Rezeptor inhibiert auch die Wirkung östrogenabhängiger Rezeptoren und dies könnte Auswirkungen auf das humane Brustkrebsrisiko haben. Unter In-vitro-Bedingungen findet man jedenfalls eine Teilungshemmung von Brustkrebszellen.

Abgesehen von den Wechselwirkungen mit dem Ah-Rezeptor wirkt Kaempferol auch als direkter Antagonist, d.h. diese Substanz bindet an beide Östrogenrezeptoren (α und β) und blockiert so die Transkription von Genen, deren Transkription diese steuern, und wirkt als potentes Anti-Phytoöstrogen. Die Effekte sind stark dosisabhängig. Bei Dosierungen von unter 10^{-5} M sah man Teilungshemmung von Brustkrebszellen, während bei Konzentrationen $\geq 10^{-4}$ M die Teilungsraten ansteigen.

▶ **Interaktion mit VEGF.** Letztendlich ist auch die Interaktion des Flavonoids mit VEGF zu nennen. Man sah in Untersuchungen mit Ovarialzellen, dass die Verbindung ein Protein (HIF-1) inhibiert, das die Transkription des vasoendothelialen Wachstumsfaktors reguliert. Dies erklärt auch die Inhibition der Bildung von Blutgefäßen in der Chorion-Allantois-Membran.

Humanstudien

Die Ergebnisse einiger Humanstudien sind in ▶ Tab. 6.10 aufgelistet. In einigen Untersuchungen erhielt man Hinweise auf Schutzeffekte. Besonders dramatisch war der Rückgang der Inzidenz der Pankreaskarzinome bei Rauchern (OR 0,77), der in der hawaiianischen Multiethic-Kohortenstudie gefunden wurde.

Luteolin in Sellerie

Vorkommen, Absorption und Verstoffwechselung

Das gelb gefärbte Flavonoid kommt in zahlreichen pflanzlichen Nahrungsmitteln vor. Besonders hohe Konzentrationen finden sich in Sellerie (200 mg/kg Frischgewicht), aber auch in grünem Pfeffer, Kohl und Kohlsprossen ist Luteolin in geringeren Mengen zu finden. Bisher wurden etwa 1.000 Arbeiten über die biologischen Eigenschaften dieser Substanz veröffentlicht. Wie andere Flavonoide kommt Luteolin in pflanzlichem Material in Form von Glykosiden vor, beispielsweise als Orientin (Luteolin-8-C-Glykosid) in der Passionsblume, im Rooibostee und als Cynarosid (Luteolin-7-O-Glykosid) in der Artischocke.

Im Darmtrakt wird die glykosidische Bindung wie bei anderen Flavonoiden gespalten, nach der Absorption werden Sulfonsäure und Glucuronidkonjugate gebildet. Freies Luteolin ist beim Menschen nach oraler Aufnahme noch 1–2 Stunden im Plasma nachweisbar.

Mechanismen des Krebsschutzes

Über die biologischen Eigenschaften, die mit dem Schutz vor Krebserkrankungen im Zusammenhang stehen, wurden 2 Übersichtsarbeiten veröffentlicht, eine von Mitarbeitern der Universität von Sevilla und eine weitere von einer US-amerikanischen Gruppe [189]–[190].

Die krebsschützenden Eigenschaften entsprechen weitgehend jenen der anderen Flavonoide. Gut dokumentiert sind Scavenging von Sauerstoff- und Stickstoffradikalen sowie die Komplexbildung mit Metallionen. Die entzündungshemmende Wirkung kann durch Inhibition von COX-2, LOX und iNOS erklärt werden. Man beobachtete eine deutliche Abnahme der Bildung von proinflammatorischen Zytokinen, wobei dazu fast ausschließlich Befunde aus In-vitro-Experimenten vorliegen.

Tierexperimentelle Ergebnisse zeigen, dass die Entstehung von Hautkrebs verhindert wird, wobei in diesen Untersuchungen die Substanz dermal aufgetragen wurde. Relevanter für die Vorhersage ernährungsbedingter protektiver Eigenschaften beim Menschen sind Befunde, die auf Schutz vor chemisch induzierten Dickdarmtumoren hindeuten.

Luteolin besitzt auch ausgeprägte antiöstrogene und antiandrogene Aktivitäten. Diese Eigenschaft könnte mit dem Schutz vor hormonabhängigen Tumoren in Zusammenhang stehen. Allerdings liegen dazu bisher keine Daten aus Tierexperimenten vor.

Auf der Ebene des Tumorwachstums und der Metastasierung sind Befunde relevant, die zeigen, dass die Substanz mit MMP1 und VEGF interagiert.

Schließlich ist erwähnenswert, dass sehr effektive Inhibition von Topoisomerase I und II beobachtet wurde. Diese Enzyme „entwinden" die DNA, um ihre Replikation zu ermöglichen. Synthetische Inhibitoren, wie beispielsweise Etoposid, werden in der Tumortherapie eingesetzt. Diese Eigenschaft könnte, so meinen die Autoren dieser Studien, eine gewisse therapeutische Relevanz besitzen.

Humanstudien

Die Ergebnisse epidemiologischer Untersuchungen sind leider eher enttäuschend: In einer kleinen Fallstudie mit Lungenkrebspatienten (103 Fälle/206 Kontrollen) fand man keine Assoziationen mit dem Konsum luteolinreicher Nahrungsmittel [191]. Auch in einer prospektiven finnischen Studie (27.110 Raucher), in der auch andere Krebsformen in Betracht gezogen wurden, sah man keine signifikante Beziehung [192]. In einer weiteren Untersuchung, die das Auftreten von Magenkrebs betraf (354 Fälle/354 Kontrollen), fand man ebenfalls keine Hinweise auf Schutzeffekte [300]. Vielversprechender verlief eine prospektive Untersuchung mit 66.940 Frauen, in der die Beziehung zwischen dem Konsum des Flavonoids und dem Auftreten von Ovarialkrebs untersucht wurde. In der Gruppe mit der höchsten Aufnahmemenge war das Risiko um 34 % reduziert [301].

Xanthohumol und andere Bierinhaltsstoffe

Bier ist eines der beliebtesten alkoholischen Getränke, es wird weltweit – teilweise in recht erheblichen Mengen – konsumiert. In Deutschland liegt der jährliche Pro-Kopf-Konsum bei 101 l, in Österreich bei 108 l: regionaler Spitzenreiter ist Bayern mit etwa 155 l/Jahr.

Inhaltsstoffe von Bier

Bier wird aus Hopfen, Malz und Wasser hergestellt. Das Getränk enthält eine Vielzahl von phenolischen Verbindungen, aber auch Vitamine (Folsäure, B_6 und B_{12}), stickstoffhaltige Substanzen und Ballaststoffe. Etwa 20–30 % der Phenole stammen aus Hopfen, der Rest aus dem Malz, das darüber hinaus auch zahlreiche Maillard-Produkte enthält. Während des Brauprozesses kommt es zu komplexen chemischen Umsetzungen, in deren Verlauf sich die chemischen Strukturen der Ausgangssubstanzen verändern.

Bier enthält eine Vielzahl von Substanzen, die auch in pflanzlichen Lebensmitteln vorkommen, etwa Flavonoide, wie Quercetin und Kaempferol, Isoflavonoide, Phenolsäuren und diverse Catechine. Darüber hinaus finden sich auch „bierspezifische" Inhaltsstoffe, etwa das aus den Drüsen der weiblichen Hopfenblüte stammende Xanthohumol (XN). Diese Verbindung wird während des Brauvorgangs in eine isomere Verbindung (Iso-XN) umgewandelt. Eine weitere Substanz, die aus Xanthohumol während des Trocknens von Hopfen gebildet wird, ist 8-Prenylnaringenin (8-PN). Die Strukturen dieser Verbindungen sind in ▶ Abb. 6.22 dargestellt. Ebenfalls interessant sind Bittersäuren, wie Humulon und Lupulin, die bis 25 % des Trockengewichts von Hopfen ausmachen. Polypeptide sind für die Schaumbildung verantwortlich und machen 6–9 % der nicht flüchtigen Bestandteile des Getränks aus. Letztendlich ist auch der Alkoholgehalt erwähnenswert. Er liegt bei handelsüblichen Bieren bei 4 %, Starkbiere können höhere Gehalte (5–12 %) aufweisen; das stärkste Bier der Welt (EQ 27), das in Kulmbach gebraut wird, enthält 27 % Alkohol.

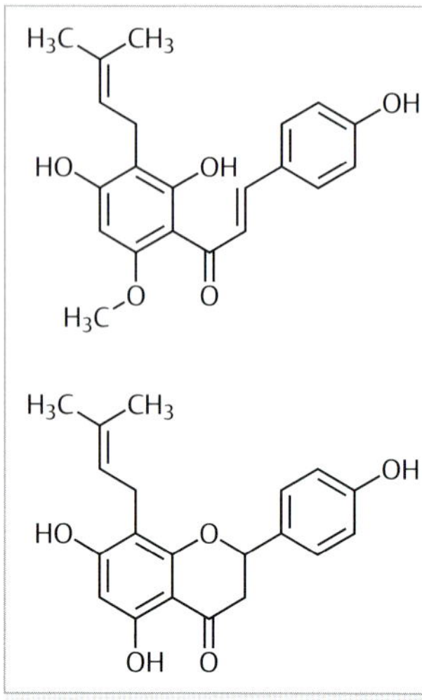

Abb. 6.22 Strukturformeln von Xanthohumol und 8-Prenylnaringenin.

Untersuchung krebsschützender Eigenschaften

Bereits in den 1980er Jahren begann die japanische Forscherin Sakae Arimoto, Lyophilisate von Bier auf antimutagene Eigenschaften zu untersuchen. Sie fand in Mutagenitätsexperimenten mit Bakterien (Kapitel 2.5.3) Schutzeffekte vor heterozyklischen aromatischen Aminen und fand in nachfolgenden Studien mit Ratten, dass durch Bierinhaltsstoffe die Bildung von DNA-Addukten durch Kanzerogene vermindert wird [193].

Clarissa Gerhäuser vom DKFZ Heidelberg wählte einen anderen Ansatz. Sie verglich die Effekte einzelner Komponenten in einer Testbatterie, in der sie antioxidative Eigenschaften sowie die Inhibition von COX-2 und iNOS, die Induktion von Schutzenzymen und die Hemmung aktivierender Enzyme (Phase I) durch Xanthohumol und weitere Bierinhaltsstoffe untersuchte [194]. Eines der wichtigen Resultate war die Entdeckung der ungewöhnlich ausgeprägten Schutzwirkungen von Xanthohumol in mehreren Modellsystemen. In diesem Zusammenhang ist erwähnenswert, dass diese Substanz neben möglichen krebsschützenden Eigenschaften auch antiviral wirkt und in vitro zytopathologische Effekte des HIV-Virus inhibiert. Auch antibakterielle Wirkungen gegen pathogene Keime und Teilungsinhibition von Malariaerregern wurden in In-vivo-Experimenten gefunden.

Mechanismen des Krebsschutzes

▶ Abb. 6.23 zeigt die verschiedenen Mechanismen chemopräventiver Aktivitäten von Xanthohumol. Was die Forscher fasziniert, ist die Tatsache, dass es ein „Breitband-Antikanzerogen" ist, das sowohl auf der Initiations- als auch auf der Promotions- und Progressionsebene wirkt, und dass bereits mit sehr geringen Konzentrationen in Zellkulturen Effekte detektierbar sind. Das Spektrum der Aktivitäten umfasst Inhibition der Aktivierung und verstärkte Detoxifizierung von Kanzerogenen, antioxidative Eigenschaften (direktes Radikal-Scavenging), aber auch Induktion von Enzymen, durch die Radikale inaktiviert werden, und als Folge Inhibition von Lipidperoxidationsprozessen. Über Inhibition von COX-2 werden Entzündungen reduziert. Verschiedene Mechanismen sind an der Inhibition der Teilung von Krebszellen beteiligt, besonders erwähnenswert ist das antiöstrogene Potenzial. Wie erwähnt, wird Xanthohumol während des Brauens in Isoxanthohumol umgewandelt. Diese Verbindung besitzt schwächere antiöstrogene Wirkungen, auch das antioxidative Potenzial liegt unter dem der Ausgangssubstanz Xanthohumol. Im Hinblick auf die Induktion von CYP1A-Enzymen schneidet Isoxanthohumol allerdings besser ab. 8-PN ist ebenfalls antioxidativ weniger wirksam, weist aber potente östrogene Eigenschaften auf. Dies ist im Hinblick auf das Krebsrisiko eine eher unerwünschte Eigenschaft,

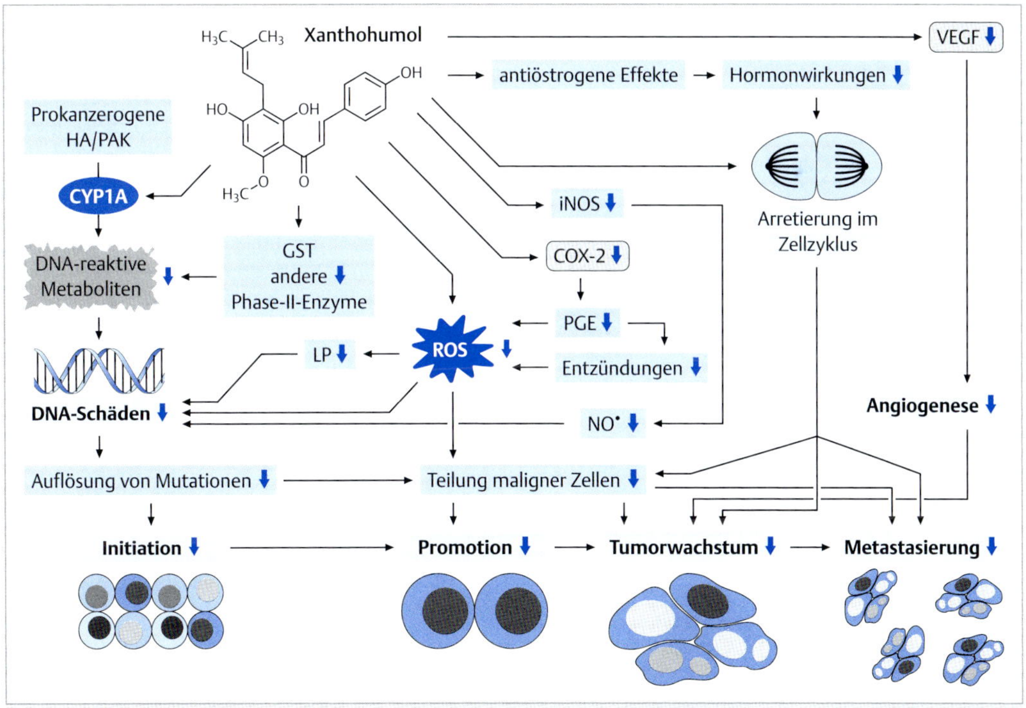

Abb. 6.23 Mechanismen des Krebsschutzes durch Xanthohumol. ↓: Reduktion, ↑: Anstieg, COX-2: Cyclooxygenase 2, GST: Glutathion-S-Transferase, HA: heterozyklische aromatische Amine, iNOS: induzierbare Stickstoffmonoxidsynthase, LP: Lipidperoxidation, NO: Stickstoffmonoxid, PAK: polyzyklische aromatische Kohlenwasserstoffe, PGE: Prostaglandin E, VEGF: Vascular endothelial Growth Factor.

da dadurch die Entstehung hormonabhängiger Krebsarten begünstigt wird. Die Hemmung des invasiven Wachstums von Brusttumoren, die unter In-vitro-Bedingungen mit Xanthohumol beobachtet wurde, wurde durch 8-PN nicht beeinflusst.

Tierexperimentelle Befunde

Die erste tierexperimentelle Untersuchung mit Xanthohumol wurde in Wien von Franziska Ferk (Arbeitsgruppe Knasmüller) durchgeführt. Sie zeigte, dass die ursprünglich in vitro detektierte Inhibition der DNA-Schädigung durch ein heterozyklisches Amin (IQ) auch in Labornagern nachweisbar ist und dass die Auslösung von Tumorvorstufen durch diese Substanz in der Leber verhindert wird [195]. In weiteren Untersuchungen einer portugiesischen Arbeitsgruppe wurde die Inhibition der Bildung von Blutgefäßen in Tumoren durch Xanthohumol gefunden, wobei auch mit 8-Prenylnaringenin vielversprechende Ergebnisse erhalten wurden [75], [76].

In einer anderen Arbeit wurde gefunden, dass Xanthohumol die Wundheilung beeinflusst, VEGF und die Freisetzung von NO reduziert und den Redoxzustand (Verhältnis von oxidiertem zu reduziertem Glutathion) verbessert [326].

Mechanistisch gesehen, wurden mit dem Flavonoid in vitro und in vivo teilweise ähnliche Befunde wie mit EGCG und Resveratrol erhalten. Faszinierend an den Resultaten mit dem Bierinhaltsstoff ist die Tatsache, dass die Effekte bereits mit sehr geringen Dosierungen beobachtet wurden, die der Aufnahme von 10–20 mg Xanthohumol durch den Menschen entsprechen. Die Mengen von Resveratrol und Curcumin, die hingegen erforderlich sind, um beim Menschen Effekte zu erzielen, liegen wie erwähnt bis zu 100-fach höher.

Erste vielversprechende Ergebnisse aus Humanstudien

In einer in Wien durchgeführten Studie wurde nachfolgend ein xanthohumolhaltiges Getränk (12 mg Xanthohumol/Person/Tag) über einen Zeitraum von 2 Wochen an die Teilnehmer verabreicht. Vor und nach der Intervention wurden zahlreiche biochemische Parameter gemessen. Das Ausmaß der DNA-Instabilität, die auf Bildung oxidierter Basen (Pyrimidine) zurückzuführen war, war nach dem Konsum des Flavonoids stark reduziert. Darüber hinaus wurde eine Abnahme der Empfindlichkeit der Zellen gegenüber DNA-Schädigungen durch Radikale und durch die nahrungsspezifischen Kanzerogene (B(a)P und IQ) gefunden. Die Messungen wurden mit Lymphozyten durchgeführt, die vor und nach dem Konsum des Getränkes aus dem Blut der Teilnehmer isoliert wurden, und es konnte auch gezeigt werden, dass die Aktivität von GSTα erhöht war. Auch im Harn wurde eine Abnahme der Ausscheidung der oxidierten DNA-Base 8-OHdG detektiert. Diese Befunde sind vielversprechend, allerdings sind weitere Untersuchungen erforderlich, um festzustellen, ob auch Parameter der DNA-Stabilität, die eindeutig mit Krebsentstehung assoziiert sind (beispielsweise Kleinkerne), positiv verändert werden.

Effekte weiterer Bierinhaltsstoffe

Der Vollständigkeit halber ist noch zu erwähnen, dass auch mit anderen Bierinhaltsstoffen, beispielsweise mit Bittersäuren, in vitro Befunde erhalten wurden, die auf protektive Eigenschaften hinweisen.

Beispielsweise sah man mit Humulon in Zellkulturen antientzündliche und antioxidative Eigenschaften, die durch Inhibition von COX-2 erklärt wurden. Dieselbe Verbindung induzierte auch Apoptose, die durch Interaktion mit Mitochondrien erklärt werden konnte. Auch mit Isohumulon wurden von japanischen Arbeitsgruppen vielversprechende Befunde erhalten, z.B. fand man eine Aktivierung des Peroxisomen-Proliferator-activated-Rezeptors, eine Wirkung, die man mit Schutz vor Dickdarmkrebs in Verbindung bringt. Tatsächlich zeigte sich in nachfolgenden Tierexperimenten eine Reduktion der AOM-induzierten Dickdarmkarzinome.

Die bereits erwähnte Forscherin Sakae Arimoto wies darüber hinaus nach, dass Pseudouridin unter In-vitro-Bedingungen Säugerzellen vor Auslösung von Mutationen durch diverse Mutagene schützt [297].

Bierkonsum und Krebsrisiko (epidemiologische Daten)

Um es gleich vorwegzunehmen: Die eindeutigen Zusammenhänge zwischen der Auslösung von Krebs und Alkohol belegen, dass alkoholische Getränke generell für die Chemoprävention nicht geeignet sind.

Exkurs: Neue Technologien zur Herstellung von Bieren und Wellness-Getränken mit erhöhten Xanthohumolgehalten

Die Ergebnisse von Tier- und Humanstudien zeigen, dass etwa 0,17 mg/kg KG Xanthohumol pro Tag konsumiert werden müssen, um biologisch relevante Effekte auszulösen. Dies entspricht 12 mg pro Person (70 kg); diese Mengen werden über den Konsum von Bier bei Weitem nicht erreicht. Die xanthohumolreichste Sorte ist amerikanisches Porterbier mit 0,69 mg/l, gefolgt von europäischem Stout-Bier, das etwa die Hälfte enthält. Im Gegensatz dazu enthalten die am häufigsten konsumierten Sorten nur einen Bruchteil dieser Mengen, US-amerikanisches Pilsner und Lagerbiere liegen zwischen 9 und 14 µg/l, in europäischem Pilsner findet man bis zu 25 µg/l. Man müsste also mindestens 15 l Porterbier oder Hunderte Liter Pilsner täglich trinken, um Aufnahmemengen zu erreichen, bei denen Schutzeffekte auftreten. Allerdings wurden in den letzten Jahren Verfahren entwickelt, die es ermöglichen, den Xanthohumolgehalt von Bieren zu erhöhen, sodass Konzentrationen von mehreren Milligramm pro Liter erreicht werden können. Um die Konsumenten nicht den negativen Effekten von Alkohol auszusetzen, wird auch ein xanthohumolhaltiges Röstmalzgetränk produziert und vermarktet, das keinen Alkohol enthält (Webpage: www.xan.com).

▶ **Erhöhtes Krebsrisiko.** Im Fall von Bier liegen Ergebnisse vor, die zeigen, dass der Konsum mit Tumorentstehung im oberen Verdauungstrakt assoziiert ist. Beispielsweise fand man in mehreren Untersuchungen einen Anstieg der Inzidenz von Krebs der Mundhöhle und des Kehlkopfes. Eine Metaanalyse von 6 Fallstudien zeigte, dass diese Effekte allerdings nur schwach sind; das Erkrankungsrisiko war lediglich um 6% erhöht. Ein ähnlich geringer Risikoanstieg wurde für die Auslösung von Ösophaguskrebs errechnet. Besonders deutliche Zusammenhänge mit dem Auftreten von Magenkrebs sah man in der EPIC-Studie [196]. Ab 30 g Alkoholzufuhr pro Tag durch Konsum von Bier steigt das Risiko sehr deutlich (HR 1,75). Bei Wein sah man diese Zusammenhänge nicht und vermutet, dass möglicherweise Nitrosamine für den Effekt bei Bier verantwortlich sein könnten. Allerdings ist der Gehalt an Nitrosaminen in Bieren bereits vor 20 Jahren drastisch gesenkt worden. Auch mit dem Auftreten von Rektalkrebs wurden in einer Studie deutliche Zusammenhänge gefunden.

▶ **Schutzeffekte.** Vereinzelt wurden auch Hinweise auf Schutzeffekte erhalten: Beispielsweise sah man in einer kanadischen Studie eine Abnahme des Prostatakrebsrisikos (OR 0,68) bei Personen, die ≥ 10 g Alkohol via Bier pro Tag zu sich nahmen [197]. Diese retrospektive Untersuchung umfasste 617 Fälle und 637 Kontrollen. Des Weiteren sind eine dänische Studie [198], in der man eine schwache Assoziation mit dem Auftreten von Hautkrebs fand, sowie eine finnische Fallstudie, in der über eine Reduktion des Auftretens von Nierenkrebs berichtet wurde, erwähnenswert. Der letztere Effekt wurde bereits bei Konsum von einem Glas (halber Liter) pro Tag bei beiden Geschlechtern gefunden.

Anthocyanidine und Beerenfrüchte

Diese Verbindungen sind für uns von besonderem Interesse, da sie in erheblich größeren Mengen konsumiert werden als die Vertreter der meisten anderen Flavonoidgruppen. Neben den krebspräventiven Eigenschaften finden sich in derLiteratur auch Hinweise auf Verhinderung von Arthritis, Herz-Kreislauf-Erkrankungen und Diabetes.

Die Gesamtaufnahme liegt in den USA im Bereich zwischen 180 und 215 mg/Tag. In Europa zeigen Daten der EPIC-Studie [199] bei Männern eine durchschnittliche tägliche Zufuhr von Anthocyanidinen zwischen 20 mg in den Niederlanden und 65 mg in Italien, bei den Frauen hingegen zwischen 19 mg in Spanien und 44 mg in Italien. Die Hauptquellen von Anthocyanidinen sind Früchte, Wein und nichtalkoholische Getränke.

Vorkommen und chemische Strukturen

Es ist zwischen Anthocyanidinen und Anthocyanen zu unterscheiden. Der erste Begriff bezieht sich auf die Aglykone mit dem typischen Flavonoidgrundgerüst, der zweite auf die entsprechenden Konjugate mit Zuckermolekülen (Glukose, Rhamnose, Xylose, Arabinose), in denen die Substanzen in pflanzlichen Lebensmitteln enthalten sind. Die am häufigsten vorkommenden Anthocyanidine sind Delphinidin, Pelargonidin, Cyanidin, Peonidin und Malvinidin. Die Namen leiten sich häufig von der charakteristischen Farbe von Blütenpflanzen ab. Für uns ist vor allem ihr Vorkommen in Beerenfrüchten von Interesse, in denen sie oft in erheblichen Mengen enthalten sind (▸ Tab. 6.13). Die typischen Farben der Reinsubstanzen sind blau, violett und rot, sie ändern sich jedoch mit dem Säuregrad im Zellsaft.

Tab. 6.13 Anthocyanidine in Beerenfrüchten in mg/100 g Frucht.

Fruchtart	Gehalt (mg/100 g)
Brombeeren	50–350
Johannisbeeren	10–515
Blaubeeren	10–515
Rote Weintrauben	150–750
Holunderbeeren	200–1.000

Verstoffwechselung und Bioverfügbarkeit

Klassische Untersuchungen zur Bioverfügbarkeit zeigen, dass nur ein geringer Bruchteil (oft < 1 %) der über die Nahrung aufgenommenen Anthocyane über den Darmtrakt resorbiert wird. Allerdings gibt es Gründe, die an der Zuverlässigkeit der Ergebnisse zweifeln lassen. Man säuert bei diesen Experimenten die biologischen Matrizes an und dies führt zu Änderungen der Verstoffwechselung. Darüber hinaus ist für Cyanidin-3-Glykosid (dem bisher am besten untersuchten Anthocyanidin) nachgewiesen, dass es im Darmtrakt zur Umwandlung in Protocatechusäure durch Darmbakterien kommt, und man konnte zeigen, dass diese Säure im Plasma des Menschen nach Verzehr anthocyanidinreicher Lebensmittel in relativ großen Konzentrationen zu finden ist. Allerdings gibt es speziesspezifische Unterschiede, beispielsweise wird der oben genannte Metabolit von Ratten nicht gebildet.

Die Aglykone der diversen Substanzen wurden ebenfalls nach Verzehr von Beerenfrüchten oder der reinen Konjugate im Serum und im Harn des Menschen gefunden; als Metaboliten detektierte man Methylderivate und Glucuronide. Über ihre gewebsspezifische Anreicherung weiß man wenig: Experimente mit Ratten und Schweinen ergaben Hinweise auf Ablagerung der Aglykone im Gewebe des Jejunums.

Einige In-vitro-Befunde

Untersuchungen an Zellkulturen bzw. subzellulären Extrakten unter In-vitro-Bedingungen ergeben hinsichtlich der krebspräventiven Wirkungen ein ähnliches Bild, wie es auch für andere Vertreter der Flavonoide gefunden wurde. Typischerweise findet man:

- direktes Radikal-Scavenging, z. B. Abnahme der ORAC-Werte (Oxygen Radical Absorbing Capacity)
- Induktion von Phase-II-Enzymen, z. B. GST
- Hinweise auf Auslösung von Apoptose durch Induktion von Caspase 3 und PARP
- antientzündliche Effekte durch Inhibition von COX-2 und NFκB
- Hinweise auf Schutzeffekte auf der Ebene des Tumorwachstums und der Invasion (Inhibition von VEGF und MMP9); diese Interaktionen wurden genauer untersucht, sie beruhen auf Beeinflussung des Signalwegs PI3K → PI → Akt → JNK → AP-1 und zusätzlich auf der Inhibition von ERK/p38K.

Auch wurde mit verschiedenen Beerenextrakten unter In-vitro-Bedingungen Inhibition des Wachstums von Helicobacter pylori gefunden.

Tierexperimentelle Befunde

Es gibt eine Reihe von Untersuchungen mit Labornagern, die zeigen, dass Anthocyane vor oxidativen Schäden im Körper schützen. Darüber hinaus gibt es Hinweise auf Schutz vor Diabetes. Beispielsweise fand man mit Heidelbeerextrakt eine 26 %ige Abnahme der Blutglukosekonzentration in Ratten, die durch Verabreichung des Antibiotikums Streptozotocin diabetisch gemacht worden waren.

▶ **Inhibition der Krebsentstehung.** Zum Thema Inhibition der Krebsentstehung liegen Übersichtsarbeiten von Wang und Stoner (Ohio State University 2008) und von einer englischen Arbeitsgruppe (Sarah Thomasset und Kollegen in Leicester 2009) vor [113], [104]. Es wurden etwa 30 Studien veröffentlicht, wobei fast ausschließlich mit Beeren und daraus hergestellten Präparaten, nicht aber mit reinen Chemikalien gearbeitet wurde. Einige Untersuchungen betreffen die Auslösung von Hautkrebs, sie sind für uns nicht von Interesse, da die Substanzgemische dermal aufgetragen wurden.

Die Ergebnisse mit Brustkrebsmodellen, in denen u.a. Traubensäfte untersucht wurden, sind widersprüchlich (nur zwei Studien).

▶ **Krebserkrankungen des Gastrointestinaltrakts.** Am vielversprechendsten sind die Resultate, die im Gastrointestinaltrakt erhalten wurden, was nicht verwunderlich ist, da hier die höchsten Anthocyanidinkonzentrationen auftreten. Heidelbeer-, Stachelbeer-, Apfelbeer- und Traubenextrakte, aber auch Anreicherungen von Fraktionen aus violettem Mais und Süßkartoffeln sowie Rotkrautextrakt hemmten in überzeugender Weise die Bildung von Tumoren oder deren Vorstufen (ACF) im Dickdarm. Ähnlich vielversprechend sind die Ergebnisse von Experimenten, die das Auftreten von Speiseröhrenkrebs betreffen. Es liegen Ergebnisse von 10 Einzelstudien vor. Die meisten betreffen die Verabreichung von gefriergetrockneten Extrakten aus Himbeeren und Erdbeeren. Man löste die Tumoren meist mit einem Nitrosamin (NBMA) aus und fand bei den mit den Beerenextrakten behandelten Tieren etwa in der Hälfte der Untersuchungen Schutzeffekte, und zwar einerseits eine Abnahme der Tumorzahlen pro Tier, aber auch eine Abnahme der Erkrankungsraten. Auch auf der Ebene der Genexpression wurden Untersuchungen durchgeführt, die zeigten, dass die Transkription von Genen, die durch die Erkrankung verändert wurde, durch Fütterung von Beerenextrakten normalisiert werden konnte.

Humanstudien

Es ist zwischen 3 Gruppen von Experimenten zu unterscheiden:

- Studien, die mit gesunden Probanden durchgeführt wurden und in denen entweder die Auswirkung des Konsums von anthocyanreichen Beerenextrakten auf krebsassoziierte Parameter (DNA-Schädigung, oxidativer Stress etc.) oder die Assoziation zwischen Verzehr anthocyanreicher pflanzlicher Lebensmittel und dem Auftreten einzelner Krebsformen untersucht wurde,
- Untersuchungen, die die Auswirkungen des Konsums von Beerenpräparaten auf die Entwicklung prämaligner Läsionen betreffen, und
- epidemiologische Studien, in denen versucht wurde, Bezüge zwischen dem Auftreten diverser Krebsformen und der Aufnahme von Anthocyanen über die Nahrung zu ermitteln.

▶ **Untersuchungen krebsassoziierter Parameter.** Die bisher vorliegenden Ergebnisse sind recht unterschiedlich: Antioxidative Parameter wie der antioxidative Wirkungsgrad (ORAC), die antioxidative Aktivität (FRAP) oder die antioxidative Kapazität (Randox Trolox-equivalent antioxidant Capacity, TEAC) (s. Kapitel 2.3.1) waren nach Konsum anthocyanreicher Beerenextrakte fast immer verbessert. Exkludiert man komplexe Fruchtsäfte, die aus einer Vielzahl von Früchten hergestellt wurden, so sieht man im Hinblick auf oxidativen DNA-Schutz (Comet-Assay, Kapitel 2.2.2) meist keine protektiven Effekte in Lymphozyten. Bei Hämodialysepatienten, für die erhöhte oxidative Schäden typisch sind, führte Konsum eines roten Fruchtgetränks mit hohem Beerenanteil allerdings zu einer Reduktion der Kometbildung (SCGE-Test), d.h. zu einer Abnahme der Einzel- und Doppelstrangbrüche, und zu einer Verbesserung des Glutathionstatus. Auch in einer kleineren Pilotstudie mit Patienten (n = 10), die an Barrett-Ösophagus erkrankt waren (s.u.), sah man nach 6-monatigem Konsum von lyophilisiertem „Black-Raspberry-Powder“ (Oregon-Himbeeren-Pulver) eine positive Veränderung, nämlich Reduktion der Ausscheidung von Isoprostanen (Marker für Lipidperoxidation im Harn) und eine Abnahme der Ausscheidung oxidierter DNA-Basen [313].

Ergebnislos verlief hingegen eine Studie mit Preiselbeersaft: Nach Konsum von 750 ml pro Tag über einen Zeitraum von 2 Wochen hinweg fand man keine Hinweise auf eine Veränderung der Ausscheidung oxidierter DNA-Basen (8-OHdG im Harn) und auch keine Änderung der ROS-induzierten DNA-Schädigung in Lymphozyten [293].

▶ **Verhinderung von Krebsvorstufen.** Wesentlich vielversprechender sind die Ergebnisse, die man in Untersuchungen mit Menschen erhielt, die prämaligne Läsionen in der Mundhöhle aufwiesen. Der Konsum von gefriergetrocknetem Himbeergel führte zu einer Abnahme der Zahl der Läsionen in 7 von 32 Teilnehmern und parallel dazu zu einer Inhibition der COX-2- und iNOS-Aktivitäten in den Epithelzellen der Mundhöhle.

Wie erwähnt, fand man in Tierstudien wiederholt Hinweise auf Schutz vor Ösophaguskrebs, daher konzentrierte man sich auch in Humanstudien auf dieses Organ. Es gibt in China Hochrisikogebiete für Speiseröhrenkrebs. Die Ursachen für die erhöhte Inzidenz sind nicht bekannt, es wird vermutet, dass hohe Nitrit/Nitrat-Werte im Trinkwasser und Mykotoxinbelastungen der Lebensmittel dafür verantwortlich sein könnten. Diese Gebiete stellen große Freilandlabors für Interventionsstudien dar und es werden bereits seit den 1980er Jahren Untersuchungen in diesen Gegenden durchgeführt, um protektive Nahrungsinhaltsstoffe zu identifizieren. 2012 wurde das Ergebnis einer Studie veröffentlicht, in der Personen mit dysplastischen Ösophagusläsionen über ein halbes Jahr hinweg 30–60 g Erdbeerpulver pro Tag konsumierten [200]. Insgesamt nahmen 75 Probanden an dieser Untersuchung teil. Bei mehr als 80 % der Teilnehmer der Hochdosierungsgruppe kam es zu einer histologisch verifizierten Verbesserung des Gesundheitszustandes, parallel dazu sah man im Gewebe eine Inhibition von iNOS (79 %), COX-2 (62 %) und NFκB (62 %).

Beim Barrett-Ösophagus handelt es sich um eine prämaligne Läsion, die dadurch gekennzeichnet ist, dass das den Ösophagus auskleidende Plattenepithel metaplastisch wird und eine säulenartige Morphologie aufweist. Barrett-Ösophagus-Patienten haben ein 30- bis 40-fach erhöhtes Risiko, an Ösophaguskrebs zu erkranken. In einer kleinen Untersuchung mit 24 Patienten sah man keine Verbesserung des Zustandes, obwohl sie über mehrere Monate hinweg Himbeerpulver konsumierten.

Über Dickdarmkrebs liegt lediglich das Ergebnis einer kleineren Interventionsstudie vor: 25 Patienten konsumierten 3-mal täglich 20 g Himbeerpulver über einen Zeitraum von 4 Wochen [201]. Am Ende der Interventionsphase fand man eine signifikante Abnahme der Zellteilungsraten und einen Anstieg der Apoptoserate in den aberranten Krypten (s. Kapitel 2.4.2 Abschnitt „Präneoplastische Läsionen“), nicht jedoch im Normalgewebe.

▶ **Epidemiologische Studien.** Die Ergebnisse epidemiologischer Untersuchungen sind widersprüchlich, dies ist allerdings aufgrund der Schwierigkeiten der Abschätzung der Anthocyanaufnahme und der Vielfalt der Anthocyane nicht anders zu erwarten. In einer italienischen Fallstudie versuchte man Zusammenhänge zwischen dem Konsum von Anthocyanen über die Nahrung und dem Auftreten von Pharynx- und Mundhöhlenkrebs (2081 Fälle) herzustellen, fand jedoch keine Assoziation [202]. In einer weiteren Untersuchung, die Prostatakrebs betraf (1.244 Fälle), waren ebenfalls keine Zusammenhänge erkennbar, auch in einer finnischen Untersuchung wurden keine Bezüge zwischen dem Verzehr anthocyanidinreicher Nahrungsmittel und dem Auftreten von Lungenkrebs, Prostata- und Magenkrebs detektiert [203].

6.6.5 Tannine

Der Begriff stammt aus dem 18. Jahrhundert und bezeichnet Substanzen, die aus Pflanzen gewonnen werden und für die Gerbung von Tierhäuten verwendet wurden, da sie die Eigenschaften besitzen, Proteine zu fällen. Einer aktuellen Definition zufolge handelt es sich um Derivate von Polyphenolen mit einem hohen Molekulargewicht (500–3.000 Da), die die Fähigkeit besitzen, mit Proteinen und Kohlenwasserstoffen Bindungen einzugehen.

Chemische Strukturen

Serrano und Mitarbeiter (2009, [94]) unterteilen die Tannine in 4 Gruppen:

- hydrolisierbare Verbindungen, die unter sauren Bedingungen im wässrigen Milieu in ihre Bestandteile zerlegt werden,
- nicht hydrolysierbare kondensierte Vertreter, die unter denselben Bedingungen nicht zerlegt werden, diese werden auch als Proanthocyanidine bezeichnet
- Phlorotannine, die ausschließlich in Braunalgen vorkommen und als Nahrungsinhaltsstoffe unbedeutend sind
- „komplexe Tannine“; sie besitzen Mischstrukturen und bestehen zum Teil aus anderen Makromolekülen, die wir bei den übrigen Hauptgruppen nicht finden.

Typische Untereinheiten, aus denen die Proanthocyanidine bestehen, sind Catechin, Gallocatechin, Epicatechin und Epigallocatechin (s. Kapitel 6.7.1) sowie andere strukturell ähnliche Verbindungen, wobei der Polymerisierungsgrad (zwischen 2 und 200 Einzelmolekülen) stark schwanken kann.

Hydrolysierbare Tannine sind beispielsweise aus Gallussäure- oder Ellagsäureuntereinheiten aufgebaut; dementsprechend bezeichnet man sie als Gallotannine oder Ellagitannine (▶ Abb. 6.24).

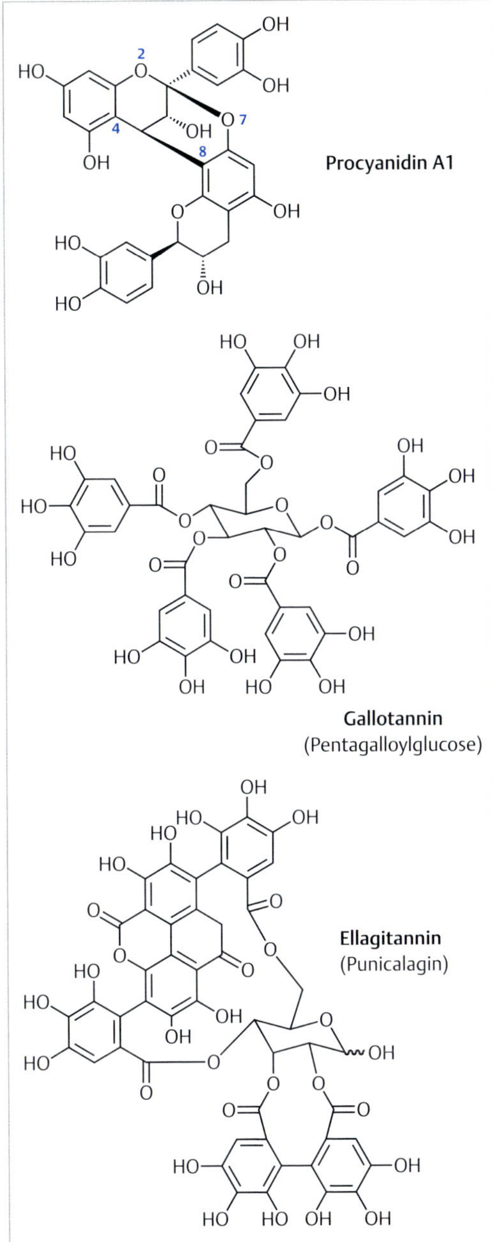

Abb. 6.24 Chemische Strukturen einiger Tannine.

Pflanzliche Lebensmittel, aber auch Tee und Wein enthalten eine Reihe von tanninähnlichen phenolischen Polymeren, die infolge von Oxidationsprozessen während der Fermentation und Lagerung gebildet werden. Dazu gehören die Theaflavine sowie andere Substanzen wie Theacitrin und Thearubigin, die im Schwarztee enthalten sind. In Wein kommt es zwischen Acetaldehyd und Flavonoiden zu Brückenbildungen: Sind Anthocyane beteiligt, so sind die entstehenden Kondensationsprodukte rot gefärbt. Auch Glyoxylsäure ist an der Bildung der komplexen Tannine in Wein beteiligt. Weiterführende Informationen zu den Strukturen und zum Vorkommen finden sich in den Arbeiten von Santos-Buelga und Scalbert (2000) und von Serrano et al. (2009) [89], [94].

Vorkommen

▶ **Proanthocyanidine.** Proanthocyanidine (PA) kommen in einer Vielzahl von pflanzlichen Lebensmitteln vor. Man findet sie vor allem in den Schalen und nicht im Fruchtfleisch. Absoluter Spitzenreiter ist Sorghumhirse (Poaceae), ein Süßgras, das in Afrika, Südeuropa, Zentralamerika und Südasien angebaut wird und als Nahrungsquelle in Form von Breien, Grützen und zum Brauen glutenfreien Bieres Verwendung findet und Konzentrationen bis 2.000 mg/100 g aufweist. Auch Beeren enthalten relativ hohe Mengen, Apfelbeeren bis zu 600 mg/100 g, gefolgt von Preiselbeeren (420 mg) und Blaubeeren (110 mg), Hasel- und Pekannüsse weisen Gehalte von 500 mg/100 g auf. Unter den Gewürzen ist Zimt erwähnenswert (bis 800 mg/100 g); Traubenkerne enthalten bis 380 mg/100 g.

▶ **Gallotannine.** Das Vorkommen der Gallotannine beschränkt sich auf einige wenige Nahrungsmittelgruppen, wir finden sie in Kichererbsen, Schwarzaugenbohnen, Mangos, Rhabarber, Pekannüssen und in der Sternfrucht (Karambola).

▶ **Ellagitannine.** Die Ellagitannine sind wesentlich weiter verbreitet, sie kommen in fast allen Beerenarten vor. Die Gehalte in Moltebeeren, Himbeeren und Erdbeeren liegen in den Bereichen 1.600–2.400, 2.500–2.600 und 80–180 mg/kg. Besonders hohe Konzentrationen (bis 1.770 mg/ml) findet man im Granatapfelsaft, sein Hauptinhaltsstoff ist das Punicalagin.

▶ **Aufnahmemengen.** Die Aufnahmemengen über die Nahrung sind nur schwer einschätzbar, für die USA wurde ein Wert von 460 mg/Person/Tag für die Aufnahme polymerer Phytoanthocyanidine errechnet, einer anderen Studie zufolge liegen die Mengen nur bei 60 mg/Tag.

Bioverfügbarkeit und Verstoffwechselung

Die Aufnahme der PA hängt von ihrer Größe ab. Kleinere Moleküle (Dimere) werden direkt über die Darmschleimhaut absorbiert und in Glucuronide umgewandelt; größere, die aus mehr als 3 Untereinheiten bestehen, werden im Darmtrakt von der intestinalen Mikroflora abgebaut. Dabei entstehen Phenolsäuren, die gut aufgenommen werden.

Aus Ellagitanninen wird durch Hydrolyse Ellagsäure freigesetzt, des Weiteren entstehen durch Verstoffwechselung durch die Darmflora sog. Urolitine. Die aus den Gallotanninen freigesetzte Gallussäure (s. Kapitel 6.6.2) wird mit hoher Effizienz aus dem Dünndarm aufgenommen.

Allgemeine biologische Effekte

Eine ganz typische Eigenschaft der Tannine ist, wie erwähnt, ihre Reaktion mit Proteinen, die dafür verantwortlich ist, dass tanninreiche Getränke und Lebensmittel einen trockenen oder bitteren Geschmack aufweisen. Diese Geschmackseindrücke entstehen durch Reaktion mit Proteinen, die im Speichel enthalten sind, wobei vor allem großmolekulare Tannine eine hohe Affinität zu Eiweißen besitzen. Man glaubt, dass auch die Schutzeffekte gegen Darminfektionen auf Reaktionen mit Proteinen im Darm zurückzuführen sind.

Mechanismen des Krebsschutzes

▶ **Untersuchte Verbindungen.** Viele Untersuchungen der biologischen Eigenschaften, die mit dem Schutz vor Krebserkrankungen in Zusammenhang stehen, wurden mit Traubenkernextrakten (Grape Seed Extracts, GSE) sowie mit Säften und Extrakten aus Granatäpfeln durchgeführt. Diese werden von mehreren Produzenten als Nahrungsergänzungsmittel hergestellt und man schreibt ihnen eine Reihe von positiven Gesundheitswirkungen zu, u. a. Schutz vor Herz-Kreislauf-Erkrankungen, Morbus Alzheimer und Krebs.

Im Bezug auf Untersuchungen, die die chemopräventiven Eigenschaften vor Krebs betreffen, ist zu erwähnen, dass fast immer mit mehr oder weniger schlecht charakterisierten Gemischen und angereicherten Extrakten gearbeitet wurde, sodass es nicht möglich ist, die Schutzeffekte einzelnen Inhaltsstoffen zuzuschreiben.

Clarissa Gehäuser beschrieb in einem Buchkapitel die wichtigsten molekularen und protektiven Mechanismen der Proanthocyanidine [204]; etwa die Hälfte der Experimente wurde mit GSE durchgeführt, die als Supplemente verwendet werden, aber als Nahrungsinhaltsstoffe keine Rolle spielen. Des Weiteren findet sich eine Reihe von Studien mit Pinienextrakten und daraus isolierten Stoffen wie Pycnogenol, angereicherten Fraktionen aus der Rinde des Haselnussstrauches sowie diversen Beerenextrakten und Apfelsaftkondensaten.

▶ **Wirkungen.** Die Bandbreite der Wirkungen entspricht jener, die für Flavonoide charakteristisch ist. Neben antioxidativen Wirkungen wurde Schutz vor DNA-Schäden durch chemische Kanzerogene gefunden sowie Inhibition der Teilung von Krebszellen, Auslösung von Apoptose und Inhibition von NFκB. Darüber hinaus wurden Studien veröffentlicht, in denen Interaktionen mit MAPK und Inhibition von VEGF beschrieben werden.

Unter den Ellagitanninen sind vor allem die Inhaltsstoffe des Granatapfels gut untersucht. Hier dominieren Befunde, die sich auf die Inhibition von NFκB beziehen; dieser Effekt hat zur Folge, dass die Produktion proinflammatorischer Zytokine reduziert wird. Des Weiteren wird die Inhibition von COX-2 sowie von VEGF beschrieben; der letztere Effekt wird mit der Inhibition der Angiogenese in Zusammenhang gebracht. Alle diese Effekte wurden mit Zelllinien beobachtet, vor allem aber mit solchen, die aus der Prostata stammten, deshalb erwartete man sich in diesem Organ besonders ausgeprägte Schutzeffekte.

▶ **Schutz vor DNA-Schäden.** In der älteren Literatur finden sich darüber hinaus zahlreiche Untersuchungen, die sich auf Schutz vor DNA-schädigenden Kanzerogenen beziehen. Diverse Vertreter der Tannine verhinderten die Auslösung von Erbsubstanzschäden in kultivierten Zellen durch Nahrungskanzerogene wie Nitrosamine, polyzyklische Kohlenwasserstoffe, Aflatoxine und heterozyklische aromatische Amine. Allerdings wurden bei fast allen diesen Untersuchungen Enzymgemische zugesetzt, die aus der Leber hergestellt wurden und Phase-I-Reaktion nachahmen, die im Körper ablaufen und zur Bildung krebsauslösender Stoffwechselprodukte führen (s. Kapitel 1.6.1). Der Zusatz dieser Enzymgemische ist notwendig, da die Zellen diese Enzyme selbst nicht besitzen. Da die Tannine mit Enzymproteinen reagieren, die in dem extrazellulären Aktivitätsgemisch enthalten sind, werden Phase-I-Enzyme inaktiviert und die Bildung gefährlicher Stoffwechselprodukte aus den Kanzerogenen unterbleibt. Diese Befunde sind auf den Menschen nicht übertragbar, da sie die Situation nicht in adäquater Weise reflektieren. Es handelt sich wahrscheinlich um falsch positive Resultate, da die Tannine aufgrund ihrer Größe nicht in die Zellen gelangen, in denen diese Prozesse unter In-vivo-Bedingungen ablaufen.

▶ **Schutz vor Brustkrebs.** Ein weiteres Hoffnungsgebiet ist der Schutz vor Brustkrebs durch PGE-spezifische Tannine: Das Enzym Aromatase kommt in Fettgewebe und auch in Tumoren der Brustdrüse vor und wandelt Androgene in Östrogene um, die bei postmenopausalen Frauen einen Risikofaktor darstellen. Die Stoffwechselprodukte der Ellagitannine (Urolitine) verhindern diese Reaktion und dies ist einer der Mechanismen, mit denen man die Proliferationsinhibition von Brustkrebszellen durch PGE erklärt.

Tierexperimentelle Befunde

Auch bei den In-vivo-Untersuchungen mit Labornagern dominieren Studien mit GSE und Präparaten des Granatapfels.

▶ **Traubenkernextrakte.** Über GSE liegen etwa ein Dutzend Ergebnisse vor, 5 davon betreffen die Inhibition der Entstehung bzw. des Wachstums von Brusttumoren, in 2 Arbeiten (Xenograft-Modelle) fand man deutliche Schutzeffekte. GSE verhinderte das Wachstum von Prostatakrebs und in Transplantationsmodellen mit Mäusen inhibierte der Extrakt die Bildung von aberranten Krypten im Darm. Ein ähnlicher Effekt wurde mit einem angereicherten Extrakt gefunden, der aus Äpfeln gewonnen worden war. Auch in Hautkrebsmodellen wurden nach Fütterung von GSE in Nacktmäusen Schutzeffekte detektiert, z. B. vor UV-induzierten Tumoren.

▶ **Kakaobohnen.** Auch mit tanninreichen Fraktionen aus Kakaobohnen wurden protektive Effekte vor Krebsauslösung in diversen Organen gefunden, z. B. Schutz vor Darmkrebs durch PhIP (s. Kapitel 4.10) sowie Inhibition der Bildung von Lungentumoren.

▶ **Granatapfelextrakte.** Bei Versuchen mit Granatapfelprodukten (PGE, Pomegranate Extract) konzentrierte man sich vor allem auf Prostatakrebs und fand, dass die ellagitanninreichen Extrakte die Angiogenese in Prostatatumoren inhibieren. In weiteren Experimenten untersuchte man Extrakte in einem Xenograft-Modell mit Mäusen und fand, dass im Tumorgewebe Apoptose ausgelöst wird und dass die konstitutive Expression von NFκB, die für androgenunabhängigen Prostatakrebs typisch ist, durch PGE inhibiert wird. Möglicherweise spielt dabei nicht nur die Interaktion mit dem Transkriptionsfaktor eine Rolle, sondern auch die Beeinflussung der Synthese von Enzymen, die an der Herstellung von Androgenen beteiligt sind. Dieses Phänomen wurde bisher nur in Zellkulturen beobachtet, wobei nicht nur PGE, sondern auch Urolitine Wirkung zeigten.

Humanstudien

▶ **Wirkung auf Brustgewebe.** Es gibt nur wenige Untersuchungen, die Schutzeffekte beim Menschen betreffen. In einer Studie mit GSE konsumierten die Teilnehmerinnen, die aufgrund von Brustkrebs eine Strahlentherapie erhalten hatten, 3-mal täglich 100 mg [205]. Nach 6 Monaten wurden Veränderungen der Brust untersucht und es wurde eine deutliche Verbesserung gefunden, die nach einjähriger Laufzeit bestätigt wurde: Bei etwa 30 % der Teilnehmerinnen wurde eine Abnahme des verhärteten Gewebes festgestellt.

In einer Untersuchung mit proanthocyanidinreicher Schokolade fand man nach Verzehr über mehrere Wochen hinweg eine Abnahme der freien Radikale im Fäkalwasser (die als Risikofaktor für Dickdarmkrebs betrachtet werden).

▶ **Prostataschutzwirkungen.** Die prostataspezifischen Schutzwirkungen von Granatapfelextrakten werden durch die Ergebnisse einer Untersuchung untermauert, in der man Männern mit erhöhten PSA-Werten 8 oz (1 oz = 28,35 g) [206], ca. 0,23 l des Saftes verabreichte. Nach der Intervention fand man eine deutliche Zunahme der Zeitspanne, in der sich der PSA-Wert verdoppelte (von 15 Monaten auf 54 Monate). Die Seren der Teilnehmer wurden vor und nach Konsum der Extrakte isoliert und zu Kulturen von Prostatazellen zugesetzt. Sie lösten in den Zellen Apoptose aus und verhinderten deren Teilung.

▶ **Epidemiologische Studien.** Letztendlich sind auch Ergebnisse von Studien erwähnenswert, in denen die Aufnahmemengen der Tannine über Fragebögen ermittelt wurden. In einer großen schottischen Fallstudie (1.456 Fälle/1.456 Kontrollen) betrachtete man die Aufnahmemengen von Proanthocyanidinen und untersuchte die Auswirkung auf das Dickdarmkrebsrisiko [207]. Bei Aufnahme von 45 mg/Tag fand man eine Reduktion des Erkrankungsrisikos (OR 0,78). Auch die bereits erwähnte Iowa Womens Health Study (34.708 Teilnehmerinnen) ergab Hinweise auf Schutzeffekte, beispielsweise war das Auftreten von Lungenkrebs in der Gruppe der höchsten Aufnahme von Proanthocyanidinen deutlich erniedrigt (HR 0,75) [208]; dieser Effekt war bei Rauchern deutlich höher als bei Nichtrauchern. Andere Tumorarten wurden durch den Konsum von PA nicht beeinflusst.

Zusammenfassung

Polyphenole sind in pflanzlichen Lebensmitteln enthalten, aber auch in Getränken wie Kaffee, Tee und Bier. Sie sind eine inhomogene Substanzgruppe, zu der Phenolsäuren (z. B. Gallussäure, Ellagsäure, Hydroxyzimtsäuren), Flavonoide (Quercetin, Xanthohumol, Anthocyanidine), Tannine und auch das in Weintrauben enthaltene Resveratrol gehören.

Für letztere Substanz wurden aufgrund des „French Paradox" Schutzeffekte für das Herz-Kreislauf-System postuliert, krebsprotektive Wirkungen sind jedoch mit den derzeit in Nahrungsergänzungsmitteln bzw. in Wein enthaltenen Mengen nicht zu erreichen.

Flavonoide, insbesondere Quercetin, das in Zwiebeln in hoher Konzentration enthalten ist, erbrachten vielversprechende Ergebnisse bzgl. Krebsprotektion in tierexperimentellen und Humanstudien (v. a. Lungenkrebs bei Rauchern).

Anthocyanidine, die v. a. in Beerenfrüchten vorkommen, zeigten in einigen Studien mit Labornagern und in Humanstudien hinsichtlich des Schutzes vor Karzinomen des Gastrointestinaltraktes (Ösophagus, Mundhöhle, Dickdarm) vielversprechende Ergebnisse.

Tannine, die in einer Vielzahl von pflanzlichen Lebensmitteln enthalten sind, wiesen bei Studien mit Traubenkern- und Granatapfelextrakten protektive Eigenschaften für Brust- und Prostatagewebe auf.

6.7 Tees und ihre Inhaltsstoffe

Bereits in den frühen 1980er Jahren postulierte man, dass grüner Tee vor Krebserkrankungen schützt. Mittlerweile sind mehrere Hundert Arbeiten zu diesem Thema erschienen und man begann auch mehr oder weniger konzentrierte Extrakte zu produzieren, die als Nahrungsergänzungsmittel und für die Herstellung funktioneller Nahrungsmittel verwendet werden. Obwohl der Marktanteil von Schwarztee höher ist als jener von Grüntee (78 % versus 20 %), wissen wir über seine gesundheitlichen Wirkungen im Hinblick auf Schutz vor Krebsentstehung weniger und über die Effekte südafrikanischer Teesorten liegen bisher ausschließlich Befunde aus Laboruntersuchungen vor. ▶ Abb. 6.25 zeigt einige charakteristische Inhaltsstoffe von Grün- und Schwarztee.

6.7.1 Grüner Tee

Die Herstellung von grünem Tee ist seit dem 6. Jahrhundert v. Chr. in China bekannt. Man verhinderte die Fermentation der Blätter der Teepflanze (Camellia sinensis) durch Erhitzen oder Rösten. 780 n. Chr. brachten buddhistische Mönche diesen Tee erstmals nach Japan, gleichzeitig entstand eine neue Form der Zubereitung, bei der das zu Ziegeln gepresste Material zu Pulver zerrieben und mit kochendem Wasser aufgebrüht wurde, dies führt zu wesentlich höheren Catechingehalten. Während der Ming-Dynastie war die häufigste Form der Zubereitung in China das Aufgießen der gerollten Teeblätter. Grüntee kam im 17. Jahrhundert erstmals nach Europa.

Inhaltsstoffe und ihre Verstoffwechselung

▶ **Catechine.** Bereitet man eine Tasse Grüntee, so werden üblicherweise etwa 2,5 g getrocknete Teeblätter mit 250 ml Wasser aufgegossen. Das so entstandene Getränk enthält 680–880 mg Material, das aus den Blättern stammt. Etwa ein Drittel davon entfällt auf Catechine, der Koffeingehalt liegt bei 3–6 %. Bei getrocknetem Tee entfallen 10–15 % des Gesamtgewichts auf Catechine, die am häufigsten vorkommenden Verbindungen sind EGCG (Epigallocatechingallat), EGC (Epigallocatechin), ECG (Epicatechingallat) und EC (Epicatechin) (▶ Abb. 6.25). Wir erörtern in den nachfolgenden Abschnitten lediglich die Wirkungen der Phenole,

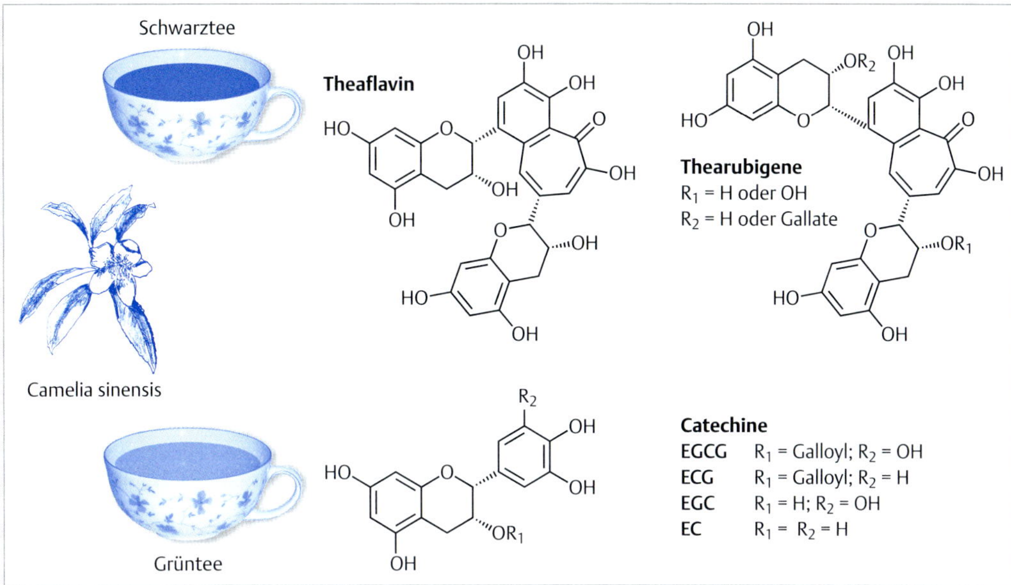

Abb. 6.25 Teesorten und ihre Inhaltsstoffe. EGCG: Epigallocatechingallat, ECG: Epicatechingallat, EGC: Epigallocatechin, EC: Epicatechin.

Informationen, die Koffein betreffen, sind in einem eigenen Abschnitt (s. Kapitel 6.8) zu finden.

▶ **Aufnahme und Ausscheidung.** Die Catechine werden über das Darmepithel nur teilweise aufgenommen. 1,5–2 Stunden nach Konsum von 2 Tassen grünem Tee findet man im Plasma 77, 124 und 223 ng EGC, EC und EGCG pro Milliliter. Die Kenntnis dieser Konzentrationen ist wichtig, weil bei In-vitro-Studien häufig wesentlich höhere Mengen verwendet wurden, die kaum physiologische Relevanz haben. Die Ausscheidung der Catechine erfolgt vor allem über den Darm und nur in geringem Ausmaß über den Harn. Die wichtigsten Stoffwechselprodukte sind Methylderivate. Die entsprechende chemische Reaktion wird durch das Enzym Catechol-O-Methyltransferase (COMT) katalysiert. Weitere Metaboliten sind Konjugate mit Glucuronsäure und Sulfat.

Mechanismen des Krebsschutzes

Einer der aktivsten Forscher auf dem Gebiet der Krebsprävention durch Grüntee ist Chung Yang an der staatlichen Universität von New York. Er hat zu diesem Thema einige ausgezeichnete Übersichtsarbeiten publiziert. ▶ Abb. 6.26 zeigt, dass EGCG eine Vielzahl biologischer Prozesse beeinflusst. Die meisten Untersuchungen wurden mit EGCG durchgeführt sowie mit nativem Tee und daraus hergestellten Extrakten, über die Eigenschaften

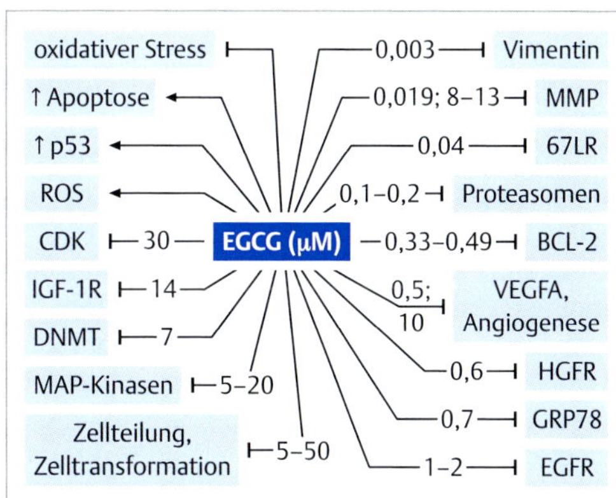

Abb. 6.26 Biologische Effekte von EGCG, die mit der Verhinderung der Entstehung von Krebs assoziiert sind. Die Zahlen geben in μM die Konzentrationen an, bei denen die Effekte gefunden wurden. CDK: Cyclin-abhängige Kinase, MMP: Matrixmetalloproteasen, DNMT: DNA-Methyltransferase, Bcl-2: B-Zell-Lymphom 2, VEGFA: Vascular endothelial Growth Factor A, HGFR: Hepatocyte Growth Factor Receptor, EGFR: Epidermal Growth Factor Receptor, ROS: reaktive Sauerstoffspezies, IGF-1R: Insulin-like Growth Factor 1 Receptor, ⊢: hemmt, →: fördert (Quelle: [123]).

der anderen in Tee vorkommenden Verbindungen liegen nur vereinzelt Ergebnisse vor.

Antioxidative und prooxidative Eigenschaften

Eine der typischen Eigenschaften der Grüntee-Catechine ist ihre Fähigkeit, Radikale zu inaktivieren, u.a. auch die im Verlauf der Lipidperoxidationsreaktion gebildeten Peroxylradikale, aber auch Stickstoff- und Chlorradikale. Die Scavenging-Aktivität von Peroxylradikalen nimmt in der Reihenfolge EGCG ≥ EGC > ECG > EG ab. Wie bei anderen phenolischen Verbindungen liefert die „Resonanzstabilisierung" der durch die Scavenging-Reaktionen gebildeten Phenolradikale eine plausible Erklärung für die protektiven Eigenschaften: Die eingefangenen Elektronen „wandern" innerhalb des Gallatrings umher, dadurch sind Catechinradikale wesentlich weniger reaktiv als Sauerstoffradikale.

Im Zusammenhang mit der Beeinflussung des Redoxzustandes des Menschen durch Catechine sind auch die Interaktionen dieser Verbindungen mit Metallionen von Interesse. Einerseits kann es zur Freisetzung von Radikalen kommen, wenn Metalle Oxidationsprozesse katalysieren, andererseits können die Catechine Metalle binden (vor allem bei niedrigen pH-Werten); dies verringert die katalytische Aktivität der Metalle und verhindert die Freisetzung von Radikalen.

Es ist zwischen zwei Effekten zu unterscheiden: einerseits Schutzeffekten, die durch das „Einfangen" von Radikalen und teilweise auch durch die Erhöhung der Aktivitäten antioxidativer Enzyme erklärt werden können. Andererseits häufen sich Befunde, die zeigen, dass unter bestimmten Bedingungen „prooxidative" Effekte auftreten, die durch Bildung von Radikalen gekennzeichnet sind. In vielen In-vitro-Untersuchungen beobachtete man die Freisetzung von Wasserstoffperoxid und in der Folge oxidative Schädigung von Makromolekülen, z.B. der DNA. Die EGCG-Konzentrationen, bei denen dieser Effekt in Zellkulturen beobachtet wurde, hängen stark von den Versuchsbedingungen ab. Arbeitet man beispielsweise mit Serum, so inaktivieren die darin enthaltenen Proteine die Radikale. In Experimenten mit Catechinen sieht man protektive Effekte meist bei Konzentrationen zwischen 10 und 50 µM; diese sind höher als jene, die nach Konsum von Tees im Serum von Menschen auftreten.

Eine Reihe von Phänomenen, die die Auslösung von programmiertem Zelltod (Apoptose), Veränderungen des Zellteilungsverhaltens und die Beeinflussung von Signalpfaden (s.u.) betreffen, können durch die Freisetzung von Radikalen erklärt werden.

▶ **Tierexperimente.** Da in Zellkulturen, je nach experimentellen Bedingungen und abhängig vom Zelltyp, in vitro sowohl pro- als auch antioxidative Effekte gefunden werden, ist die Frage von Bedeutung, welche Effekte tatsächlich beim Menschen auftreten. In Tierexperimenten fand man meist Schutzeffekte vor oxidativen Schäden, beispielsweise detektierten wir in einer Untersuchung mit Ratten, die Grünteeextrakt erhielten, der dem Konsum von 6 Tassen Grüntee beim Menschen entsprach, deutliche Wirkungen. Auch Inhibition der Bildung von Lipidperoxidationsprodukten wurde in mehreren Tierstudien beobachtet.

▶ **Humanstudien.** Die Ergebnisse von Humanstudien sind widersprüchlich. In einigen wurde über Schutzeffekte nach Einnahme von Teecatechinen berichtet, in anderen fand man jedoch keine Auswirkungen.

Hinweise auf negative Konsequenzen fand man erst bei Verabreichung hoher Dosierungen an Versuchstiere, etwa nach Gabe von EGCG in einer Menge von 400 mg/kg an Mäuse. In einer Reihe von Humanstudien, in denen die Probanden relativ hohe Mengen (600–1.800 mg/Tag) teespezifischer Polyphenole einnahmen, wurden keine Hinweise auf negative Auswirkungen gefunden.

Bindung an Proteine und Inhibition von Enzymen

Grüntee und seine Inhaltsstoffe hemmen die Teilung von Krebszellen. Es wurde eine Reihe von Proteinen identifiziert, an die EGCG mit besonders hoher Affinität bindet, und man postulierte, dass diese Eigenschaft für die Arretierung der Zellen während der Teilung verantwortlich ist. Darüber hinaus fand man, dass auch eine Vielzahl von Enzymen, die bei Signalübertragungen eine Rolle spielen (z.B. MAP-Kinasen), inhibiert wird. Auch der Methylierungszustand der DNA wird durch die Inhibition einer Methyltransferase verändert.

Interaktion mit rezeptorabhängigen Signalwegen

Die relativ komplexen Interaktionen mit Proteinen, die die Teilung und Differenzierung von Zellen betreffen, sind in Übersichtsarbeiten von Yang und Mitarbeitern ausführlich beschrieben [347]. Erwähnenswert sind Interaktionen mit IGF-1R (Insulin-like Growth Factor Receptor), EGFR (Epidermal Growth Factor Receptor), VEGFA (Vascular endothelial Growth Factor A) und HGF (Hepatocyte Growth Factor) (► Abb. 6.26).

Weitere Mechanismen

MicroRNA (miRNA) sind einzelsträngige, nicht kodierende RNA-Moleküle, die die Translation und Stabilität von mRNAs beeinflussen. Die Konzentrationen dieser miRNAs werden in Zellkulturen durch EGCG beeinflusst. Es ist allerdings bisher nicht bekannt, ob die Effekte auch in Säugetieren bzw. beim Menschen ausgelöst werden.

Relativ gut belegt sind aus Tierexperimenten Schutzeffekte vor DNA-schädigenden Kanzerogenen, die teilweise durch Induktion von detoxifizierenden Phase-II-Enzymen erklärt werden können. Neben GST werden auch die Aktivitäten anderer Enzyme durch Grüntee induziert, dies kann durch Aktivierung des Transkriptionsfaktors Nrf2 erklärt werden. Diese Befunde erklären auch die verstärkte Ausscheidung von Konjugaten heterozyklischer aromatischer Amine und Schutz vor DNA-Schädigung durch diese Verbindungen, aber auch die Protektion vor polyzyklischen aromatischen Kohlenwasserstoffen, wie Benzo(a)pyren. CYP2E1, das bei der Aktivierung von Nitrosaminen eine zentrale Rolle spielt, wird durch EGCG effektiv inhibiert.

Einige Befunde zur Hemmung der Krebsauslösung in Labornagern

Es liegt eine Vielzahl von Arbeiten vor, die verschiedene Organe betreffen. Sowohl in genetisch prädisponierten Tieren (Min-Maus) als auch nach Behandlung von Labornagern mit einem kolonspezifischen Kanzerogen (Azoxymethan) wurden Schutzeffekte mit EGCG beobachtet, wobei als Mechanismen Induktion von Apoptose und Inhibition der Proliferation von Darmzellen postuliert wurden. In einem Entzündungsmodell fand man allerdings im Kolon keine Hinweise auf protektive Wirkungen.

Ein weiteres Zielorgan der Protektion ist die Lunge. Die Induktion von Tumoren mit tabakspezifischen Nitrosaminen wurde durch EGCG und auch durch Koffein sowohl in Mäusen als auch in Ratten signifikant inhibiert. Allerdings wurden die erforderlichen Substanzmengen, die durch Konsum von Grüntee beim Menschen aufgenommen werden, um bis zu 100-fach überschritten.

Mehr als 25 Studien wurden zur Hemmung der Initiation und Promotion von Hauttumoren publiziert. Allerdings sah man diese Effekte insbesondere bei dem Auftragen von Tee und Teekonzentraten auf die Haut und nicht nach oraler Aufnahme.

Vielversprechend waren die Ergebnisse mit transgenen Mäusen, die man als Modell für Prostatakrebs verwendet. Verabreichung von Polyphenolen aus Grüntee (0,1 % im Trinkwasser) verhinderte

Exkurs: Tees sollten nicht zu heiß getrunken werden!

In den 1990er Jahren erschien eine Arbeit, in der über ein bis zu 4-fach erhöhtes Ösophaguskrebsrisiko von Menschen berichtet wurde, die heiße Getränke konsumierten [54]. In weiteren Studien, die in Japan und China durchgeführt wurden, untersuchte man ebenfalls das Auftreten dieser Krebsart in Abhängigkeit von der Trinktemperatur von Grüntee und fand, dass es zu einer deutlichen Erhöhung des Erkrankungsrisikos kommt, wenn er sehr heiß getrunken wird. In den nachfolgenden Jahren häuften sich die Hinweise auf Zusammenhänge zwischen dem Konsum heißer Getränke und dem Auftreten von Ösophaguskrebs. In einer umfassenden Übersichtsarbeit, die 2009 erschien und in der mehr als 50 Arbeiten ausgewertet wurden, kommen die Autoren zu dem Schluss, dass es für Schwarz- und Grüntee, Mate und Kaffee eindeutige Hinweise gibt, dass eine hohe Temperatur das Erkrankungsrisiko von Speiseröhrenkrebs erhöht [54]. Allerdings wurden fast alle Untersuchungen mit Fragebögen durchgeführt, sodass es nicht möglich ist, konkretere Aussagen über die Temperatur zu treffen. Aus den bisher verfügbaren Studien lässt sich lediglich die Empfehlung ableiten, Tee und andere Getränke warm, nicht jedoch sehr heiß zu konsumieren.

die Proliferation der Krebszellen und erhöhte ihre Apoptoseraten, parallel dazu beobachtete man eine Abnahme des Wachstumsfaktors IGF-1.

In Ratten wurde durch ein organspezifisches Nitrosamin ausgelöster Blasenkrebs durch die Catechine EGCG, EGC und ECG unterdrückt. Bemerkenswert ist, dass dieser Effekt bei Serumkonzentrationen gefunden wurde, die auch beim Menschen nach Grünteekonsum beobachtet werden.

Letztendlich sind Ergebnisse zu erwähnen, die die Auswirkung auf die Bildung und Entwicklung von Mammakarzinomen betreffen. Dazu liegen Daten aus mehreren Einzelstudien vor: Man sah mit Grünteecatechinen eine Verzögerung des Wachstums und des Auftretens der ersten Tumoren nach Krebsauslösung. Die Anzahl der Tiere, in denen sich Karzinome entwickelte, war jedoch nicht reduziert, sodass diese Befunde nicht als Schutzeffekte interpretiert werden können.

Humanstudien

Ähnlich wie bei Kaffee gibt es auch bei der Zubereitung von Tees große Unterschiede, die die Ergebnisse beeinflussen. Einerseits gibt es bei verschiedenen Sorten große Differenzen zwischen den Konzentrationen der Inhaltsstoffe (Produkte aus jungen Teeblättern enthalten wesentlich mehr Koffein als die Sorten, die aus älteren Blättern hergestellt werden), andererseits hängt die Freisetzung der Inhaltsstoffe von der Zubereitungsform ab. Der bei der japanischen Teezeremonie (chadō oder sadō) zubereitete Tee wird gemahlen und weist höhere Catechinmengen auf als die üblicherweise konsumierten Grüntees. In bestimmten Gebieten Chinas basiert fast die gesamte Flüssigkeitsaufnahme auf dem Konsum von Grüntee, hier wird das Material jedoch öfter aufgebrüht, die dadurch pro Tasse aufgenommenen Catechinmengen sind geringer als bei Konsum von Tees, die nur einmal gebrüht werden.

Ösophagus

Sowohl Unterschiede der Zubereitung als auch die Trinktemperatur beeinflussen die Ergebnisse für Ösophaguskrebs. Die Resultate der Humanstudien sind daher relativ widersprüchlich. In 6 von 15 retrospektiven Studien sah man eine signifikant inverse Assoziation, in den übrigen jedoch nicht. Aus einer prospektiven Untersuchung, die in Shanghai durchgeführt wurde, ergeben sich Hinweise auf Schutzwirkungen bei Frauen (OR 0,5), während bei Männern die Effekte nicht signifikant waren [209]. Allerdings zeigt die zusätzliche Berücksichtigung des Rauchverhaltens, dass bei Nichtrauchern eher Schutzeffekte zu erwarten sind. Beispielsweise sah man in einer sorgfältig durchgeführten chinesischen Fallstudie bei Nichtrauchern und Nichtalkoholtrinkern deutlich geringere Krebsraten.

Bisher wurde nur eine Untersuchung publiziert, in der die EGC-Konzentrationen im Harn (als Maß für den Teekonsum) mit dem Erkrankungsrisiko in Zusammenhang gebracht wurden (Shanghai-Kohortenstudie s. o.). Man sah wiederum die deutlichsten Effekte (Reduktion des Risikos um 56%) bei Teilnehmern, die Nichtraucher waren und keinen Alkohol konsumierten.

Lunge

Eine ähnliche Datenlage wie bei Ösophaguskrebs zeigt sich bei Durchsicht der Studien, die Lungenkrebs betrafen. Berücksichtigt man die Rauchgewohnheiten, so zeigen sich bei Nichtrauchern eindeutige Schutzeffekte. In einer zusammenfassenden Metaanalyse von 22 Studien kommen die Autoren zu der Schlussfolgerung, dass Konsum von 2 Tassen Grüntee/Tag bei Nichtrauchern die Erkrankungshäufigkeit um 18% erniedrigt [210]. In prospektiven Untersuchungen waren diese Effekte sogar noch stärker (32% Risikoreduktion) als in retrospektiven Fallstudien.

Prostata

Die Ergebnisse der bisher veröffentlichten Untersuchungen sind äußerst widersprüchlich und ermöglichen keine eindeutigen Schlussfolgerungen. Die Resultate von Interventionsstudien mit Männern, die an Prostatakrebs erkrankt waren, werden in einer Übersichtsarbeit von Henning et al. (2011) diskutiert [47]. Leider wurden einige Studien methodisch nicht einwandfrei durchgeführt oder hatten eine zu geringe Teilnehmerzahl, sodass es nicht möglich ist, sie in die Bewertung mit einzubeziehen. In einer relativ aussagekräftigen Untersuchung erhielten die Teilnehmer ein Jahr lang täglich 600 mg Grünteeextrakt (51,8% EGCG) bzw. ein Plazebopräparat. Nach Ende der Studie war der Serum-PSA-Wert nicht signifikant reduziert, man fand jedoch insgesamt eine Verbesserung des Gesundheitszustandes (entsprechend dem „International Prostate Symptome Score“) [211]. In einer weiteren Studie mit 25 Männern, die 800 mg EGCG/Tag einnahmen, war die Abnahme der PSA-Werte signifikant [319].

Dickdarm

In Fallstudien erhielt man wiederholt Hinweise auf Schutzeffekte, nicht jedoch in prospektiven Studien (die als zuverlässiger angesehen werden). In einer kleineren Kohortenstudie in Shanghai bestimmte man die Ausscheidung von 4-Methyl-EGC, EGC und EC im Harn von 162 Erkrankten (83 Kolon- und 79 Rektalkrebsfälle) und verglich sie mit den Werten von 805 Kontrollen [212]. Der Vergleich ergab ein deutlich erniedrigtes Risiko (OR Werte 0,3 bis 0,6) bei Individuen, die infolge von Grünteekonsum hohe Catechinkonzentrationen im Harn aufwiesen.

Pankreas und Leber

Auch für diese Organe ist die Datenlage inkonsistent, sodass keine Aussagen möglich sind. Beispielsweise stehen im Fall des hepatozellulären Karzinoms 3 Untersuchungen, in denen Effekte gefunden wurden, 3 weiteren gegenüber, in denen keine Assoziationen gesehen wurden.

Magen

Die Datenlage hinsichtlich möglicher Schutzeffekte vor Magenkrebs ist überzeugend. Aus der Analyse von Fallstudien aus Japan und China ergab sich ein Rückgang des Risikos um 27% bei Konsum von ≥ 5 Tassen pro Tag; die Auswertung von prospektiven Studien ergab hingegen keinen signifikanten Schutzeffekt. In einer Fallstudie, die in Nordostchina durchgeführt wurde, differenzierte man zwischen dem Konsum von heißem und warmem Tee und fand bei Individuen, die mehr als ein halbes Kilo Grüntee pro Jahr zu sich nahmen und das Getränk mit moderaten Temperaturen einnahmen, recht deutliche Schutzeffekte (Abnahme der Erkrankungshäufigkeit (500 g Tee/Jahr OR 0,61) [213]. Auch in der bereits erwähnten Shanghai-Studie fand man eine Korrelation zwischen der Ausscheidung von Catechinen im Harn und erniedrigten Krebsrisiken (der maximale Effekt war in dieser Untersuchung ein OR Wert von 0,52) [338].

Harnblase

Es gibt zu Grüntee und Harnblasenkrebs nur wenige Studien, in denen durchwegs keine Zusammenhänge gefunden wurden.

Mundhöhle

In einer prospektiven japanischen Studie (ca. 50.000 Teilnehmer) mit 37 Fällen von Mundhöhlenkrebs, die nach 10-jähriger Beobachtungszeit auftraten, sah man bei einem Konsum von mehr als 5 Tassen pro Tag eine starke Abnahme des Erkrankungsrisikos (HR = 0,51) verglichen mit Verzehr von ≤ 1 Tasse pro Tag. Der Schutzeffekt war bei Frauen deutlicher als bei Männern [214].

Relativ überzeugend sind die Ergebnisse, die im Rahmen einer klinischen Studie erhalten wurden, in der der Rückgang von Leukoplakien (präkanzerogene weißgefärbte Läsionen in der Mundhöhle) untersucht wurde [215]. Derartige Veränderungen fand man beispielsweise bei Tabakkauern und Betelkauern. Intervention mit einem Grünteesupplement führte bei 38% der Betroffenen zu einer Abnahme der Größe dieser Präkanzerosen. Die Schutzwirkungen wurden in einer Nachfolgeuntersuchung von einer anderen Arbeitsgruppe bestätigt.

Brust

Es liegen Daten aus zahlreichen Untersuchungen vor. In älteren retrospektiven Fallstudien erhielt man deutliche Hinweise auf protektive Effekte, die in prospektiven, gut kontrollierten Studien jedoch nicht bestätigt werden konnten. Auch in 2 Untersuchungen, in denen man die Catechinkonzentrationen als Maß für den Konsum von Grüntee bestimmte, wurden keine Hinweise auf Schutzeffekte erhalten.

Am Abbau der Catechine ist ein Enzym beteiligt (Catechol-O-Methyltransferase, COMT), das Polymorphismen aufweist. Durch Mutation kommt es zu einer Abnahme der Aktivität dieses Enzyms und man konnte in einer chinesischen Untersuchung nachweisen, dass es bei Individuen, die einen Defekt in dem dafür kodierenden Gen aufweisen, zu einer Reduktion der Ausscheidung der Catechine um 35–45% kommt. Eine nachfolgende an Asiatinnen in Los Angeles durchgeführte Studie ergab Hinweise darauf, dass der Konsum von Grüntee bei Frauen, die eine erniedrigte COMT-Aktivität aufweisen, mit einer Reduktion des Brustkrebsrisikos (OR 0,48) assoziiert ist [216]. Dies deutet darauf hin, dass es bei Frauen mit verlangsamtem Catechinabbau zu Schutzeffekten kommt.

▶ Abb. 6.27 fasst die Befunde zu Schutzwirkungen von Grün- und Schwarztee vor Krebserkrankungen zusammen.

6.7.2 Schwarzer Tee und Oolong

Für die Herstellung von Schwarztee werden die Blätter bei ca. 30°C fermentiert, gelüftet und gerollt, um ätherische Öle freizusetzen. Auch diese Teearten stammen aus China; den europäischen Markt erreichten sie ursprünglich über England. Die Briten etablierten in der Kolonialzeit auch in Indien und Sri Lanka Teeplantagen und bis heute wird in den westlichen Ländern vorwiegend Schwarztee konsumiert.

Oolong Tee ist eine weitere traditionelle chinesische Sorte. Es handelt sich um „halbfermentierten" Tee, dabei werden die Gärprozesse durch Erhitzen gestoppt und die Oxidationszeit ist kürzer als jene von Schwarztee.

Inhaltsstoffe und ihre Verstoffwechselung

Durch Fermentation kommt es zu einer drastischen Abnahme der Catechinkonzentrationen in den Blättern und zur Bildung von kondensierten Oxidationsprodukten, insbesondere von Theoflavinen und Theorubigenen. Theoflavine sind rotgefärbte Verbindungen, die durch Kondensation zweier Catechinmoleküle entstehen. Je nach Substituenten unterscheidet man zwischen Theoflavin (TF), TF-3-Gallat und TF-3,3'-Digallat. Theorubigene sind in einer sauren wasserlöslichen Polyphenolfraktion enthalten, die etwa 60 % der festen Rückstände von Schwarztee ausmacht. Man nimmt an, dass es sich dabei um Derivate von EGC und EGCG handelt. Diese relativ heterogene Gruppe ist chemisch schlecht definiert. Neben diesen Hauptbestandteilen enthält Schwarztee zahlreiche weitere Verbindungen, etwa viele Flavonoide wie Quercetin-, Kaempferol- und Myricetinglykoside, die ca. 2–3 % der Inhaltsstoffe ausmachen, sowie Koffein (3–6 % der Gesamtmenge des wasserlöslichen Extraktes).

Die Verstoffwechselung der schwarzteetypischen Polyphenole ist nur wenig erforscht. Da es sich um großmolekulare Substanzen handelt, werden sie in wesentlich geringeren Mengen über den Verdauungstrakt aufgenommen als ihre Vorstufen, die Catechine. Allerdings gibt es Hinweise auf einen teilweisen Abbau durch die intestinale Flora und man nimmt an, dass die so gebildeten Produkte teilweise absorbiert werden.

Schutzmechanismen

Eine recht übersichtliche Zusammenfassung wurde von Kumar et al. (2010) veröffentlicht [314]. Wir beschreiben die verschiedenen Mechanismen in Anbetracht der schwachen Evidenz für Krebsschutzstoffe beim Menschen in sehr verkürzter Form.

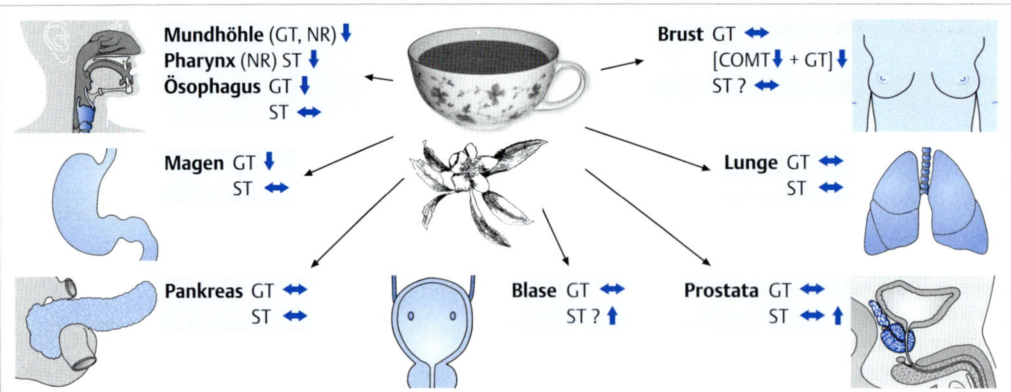

Abb. 6.27 Schutzeffekte von Grün- und Schwarztee vor Krebserkrankungen. GT: Grüntee, ST: Schwarztee, NR: Nichtraucher, COMT: Catechol-O-Methyltransferase, ↑: Zunahme des Risikos, ?: unsicheres Ergebnis, ↓: Abnahme des Risikos. Da nur relativ wenige Studien vorliegen, wurde die Stärke der Effekte nicht berücksichtigt.

Modulation der Aktivität fremdstoffmetabolisierender Enzyme

Schwarztee, aber auch Koffein und Theoflavin induzieren die Aktivität von Phase-I-Enzymen (CYP1A1, -1A2), die an der Aktivierung von Kanzerogenen beteiligt sind. Dies führt zu einem Anstieg der Bildung von DNA-reaktiven Stoffwechselprodukten von Kanzerogenen, die durch diese Enzyme aktiviert werden (PAK, HA). Gleichzeitig verursacht Schwarzteeextrakt auch Induktion von Phase-II-Enzymen (GST, UDPGT), die diese Verbindungen inaktivieren. Dieser Prozess wird durch Nrf2 gesteuert und eine Aktivierung dieses Transkriptionsfaktors ist sowohl in vitro als auch in Tierexperimenten nachgewiesen. Letztendlich ist entscheidend, welcher der beiden Prozesse (Aktivierung vs. Detoxifizierung) dominiert und tierexperimentelle Befunde zeigen deutlich, dass Schwarztee und seine Inhaltsstoffe vor DNA-Schädigung durch Kanzerogene, die über Phase-I-Enzyme aktiviert werden, schützen. Auch der Anstieg von Tumorauslösung durch Verzehr der polzyklischen Kohlenwasserstoffe [B(a)P, DMBA] und durch heterozyklische aromatische Amine (IQ, PhIP) sowie durch Nitrosamine (NNK, NMBA) ist in zahlreichen Tierexperimenten eindeutig belegt.

Antioxidative Eigenschaften

Ähnlich wie für Grüntee und seine Inhaltsstoffe ist auch für Schwarztee nachgewiesen, dass er antioxidativ wirkt und zwar einerseits durch direktes Scavenging von Radikalen und andererseits durch Induktion von Schutzenzymen wie SOD und GPx.

Interaktionen mit Signalwegen

Es ist nachgewiesen, dass Schwarztee die Aktivierung von MAP-Kinasen verändert, Proteinkinase C aktiviert und die Aktivitäten von Transkriptionsfaktoren beeinflusst, etwa von AP-1 und NFκB. Diese Befunde wurden nicht nur unter In-vitro-Bedingungen in Zellkulturen erhalten, sondern auch in Tierexperimenten nach oraler Verabreichung von Teeextrakten. Die Hemmung von NFκB führt zur Abnahme von entzündlichen Reaktionen und wurde in Hautpinselungsexperimenten mit dem Tumorpromotor TPA gefunden. Gleichzeitig beobachtete man Inhibition von COX-2. Es war unklar, ob derartige Effekte auch bei oraler Verabreichung auftreten, tatsächlich berichtete man vor Kurzem über eine Abnahme der COX-2-Aktivität in Lungengewebe nach Gabe von Tee im Trinkwasser.

Hemmung der Teilung von Krebszellen und Auslösung von Apoptose

Über die Beeinflussung der Proliferation von Krebszellen liegen neben In-vitro-Daten auch tierexperimentelle Befunde vor. Beispielsweise sah man nach UV-Bestrahlung Teilungshemmung von Hautpapillomzellen, eine Verzögerung der Teilung von chemisch induzierten (AOM) Dickdarmkrebszellen sowie Abnahme der Zellteilung in nitrosamininduzierten Lungentumoren.

Auch Auslösung von programmiertem Zelltod (Apoptose) wurde nach oraler Verabreichung in diversen Organen beobachtet, etwa in Kolonzellen nach Kanzerogenbehandlung (AOM), in Hauttumoren und in Mammakarzinomen. Unter anderem wird für dieses Phänomen die Beeinflussung der Expression des Tumorsuppressorgens *p53* verantwortlich gemacht.

Inhibition der Progression

Auch auf der Ebene der Metastasierung und des Tumorwachstums wurden vielversprechende Befunde erhalten; beispielsweise sah man, dass Schwarztee die Konzentrationen von VEGF, der bei der Bildung von Blutgefäßen eine Rolle spielt, reduziert. Darüber hinaus wurde über Beeinflussung von Matrixmetalloproteinasen (MMP1 und MMP9) berichtet, die an der Metastasierung beteiligt sind. Letztendlich ist auch eine Verbesserung des Immunstatus zu nennen.

Tierexperimentelle Befunde

Sowohl die Auslösung von Tumoren als auch deren Entwicklung wird von Schwarztee und seinen Inhaltsstoffen verhindert. Insgesamt liegen Befunde aus mehr als 30 tierexperimentellen Studien vor, die eindeutig auf Schutzwirkungen in einer Vielzahl von Organen (Lunge, Ösophagus, Dickdarm, Brustdrüse) hinweisen.

Humanstudien

Es wurden weniger Untersuchungen durchgeführt als mit Grüntee und es wurden auch weniger ausgeprägte Schutzeffekte gefunden.

Oberer Verdauungstrakt

Die größte Kohortenstudie, die je mit Schwarztee durchgeführt wurde, ist die AARP-Studie (American Association of Retired People) [217]. Sie umfasste 481.563 Teilnehmer im Alter zwischen 51 und 71 Jahre und dauerte 8 Jahre. Man fand eine inverse Assoziation zwischen Teekonsum und Pharyngealkrebs (mehr als eine Tasse pro Tag, Abnahme des Risikos HR 0,37); bei der Inzidenz von Speiseröhrenkrebs war die Abnahme des Risikos nicht signifikant. Auch in einer italienischen Studie sah man eine inverse Assoziation mit dem Auftreten von Mundhöhlenkrebs (OR 0,6, bei einer oder mehr Tassen pro Tag) [316]. In einer weiteren Untersuchung mit Schweizern und Italienern fand man keinen Effekt.

Die Datenlage bei Speiseröhrenkrebs ist widersprüchlich. Von 14 Studien, die weltweit durchgeführt wurden, sah man in 6 Schutzeffekte, die signifikant waren, 4 ergaben jedoch Hinweise auf ein erhöhtes Risiko [348].

Ähnlich widersprüchlich sind die Ergebnisse hinsichtlich der Beeinflussung des Auftretens von Magenkrebs.

Dickdarm

Eine Metaanalyse von 20 Studien [218] fand keine signifikante Beeinflussung des Erkrankungsrisikos, und zwar weder im Kolon noch im Rektum. In einer weiteren Analyse wurden nur europäische und US-amerikanische Kohortenstudien berücksichtigt. Insgesamt umfasste diese Untersuchung mehr als 700.000 Teilnehmer und mehr als 5.000 Fälle [219]. Man fand eine geringfügige (nicht signifikante) Erhöhung des Erkrankungsrisikos.

Leber und Pankreas

Es liegen nur wenige Studien über hepatozelluläre Karzinome vor, insgesamt wurde in 3 (2 Kohortenstudien aus Japan und eine aus China) und einer Fallstudie keine Beeinflussung des Risikos gefunden.

10 von 11 Studien, die das Pankreaskrebsrisiko betreffen und mit westlichen Bevölkerungsgruppen durchgeführt wurden, ergaben keine klaren Aussagen. Die größte bisher durchgeführte Untersuchung wurde im Rahmen der EPIC-Studie realisiert (424.978 Teilnehmer). Auch in dieser wurden keine Hinweise auf ein verändertes Erkrankungsrisiko gefunden. In einer kleineren prospektiven Studie (MEC, Multiethnic Cohort Study) mit 183.513 Teilnehmern (517 Fälle von Pankreaskrebs) sah man bei Rauchern (nicht aber bei Nicht- und Exrauchern) eine Abnahme der Inzidenz um 41 % [220].

Lunge

Insgesamt gibt es keine Hinweise (aus 11 Untersuchungen), dass Schwarztee das Erkrankungsrisiko von Lungenkrebs beeinflusst. In einigen Studien wurde der Confounding Effect (Störgröße) durch Tabakrauch nicht berücksichtigt. Dieser könnte jedoch eine Rolle spielen, da Raucher mehr Tee konsumieren als Nichtraucher. In einer tschechischen Studie fand man bei Frauen, die nicht rauchten,

Exkurs: Anmerkungen zur Zubereitung von Tees

Die in Tee enthaltenen Polyphenole sind unter sauren und anaeroben Bedingungen relativ stabil, bei Sauerstoffzutritt entstehen oxidierte Kondensationsprodukte mit hohem Molekulargewicht, deren biologische Eigenschaften weitgehend unbekannt sind. Bei hohen Temperaturen entsteht aus EGCG durch Epimerisierung Gallocatechingallat; man fand diese Verbindung in relativ hohen Mengen in Fertigtees. Noch empfindlicher als die Catechine sind die Theoflavine in Schwarztee, die sehr schnell degradieren, vor allem wenn die Tees über lange Zeit hin erwärmt werden. Welche Konsequenzen diese Veränderungen im Hinblick auf die krebsprotektiven Eigenschaften der Tees haben, ist nicht bekannt. Daher ist dem Verbraucher zu empfehlen, den Tee auf konventionelle Weise herzustellen und bald nach dem Aufbrühen zu konsumieren.

Eine häufig gestellte Frage betrifft die Auswirkung der Verwendung von Milch auf die Eigenschaften von Schwarztee. Die in der Milch enthaltenen Eiweiße reagieren sehr schnell mit Catechinen und man fand unter In-vitro-Bedingungen eine Abnahme der antioxidativen Eigenschaften, während in In-vivo-Versuchen die Phenolkonzentrationen und die antioxidative Wirkung durch die Verwendung von Milch nicht wesentlich beeinflusst wurden.

einen Hinweis auf einen möglichen Schutzeffekt, nicht jedoch bei Rauchern.

Brust

Es gibt eine umfangreiche Metaanalyse von Sun und Mitarbeitern [337]: In prospektiven Studien wurde ein geringfügiger Anstieg des Risikos detektiert, in Fallstudien jedoch nicht. In der Zwischenzeit wurden 2 weitere Untersuchungen veröffentlicht, in denen keinerlei Hinweise auf Schutzeffekte gefunden wurden.

Blase

Auch hier ist die Datenlage extrem widersprüchlich. Einerseits wurden Studien veröffentlicht, in denen ein bis zu 4-facher Anstieg (!) des Risikos detektiert wurde, andererseits ergaben sich in einzelnen Studien Hinweise auf Schutzeffekte, beispielsweise in einer niederländischen Kohortenstudie (30 %ige Risikoreduktion).

6.7.3 Rotbusch- und Honigbuschtee

Rotbuschtee (Rooibos) wird aus einer Pflanze (Aspalathus linearis) hergestellt, die zur Gruppe der Hülsenfrüchte (Fabaceae) zählt. Sie wächst in den Bergregionen der südafrikanischen Provinz Westkap. 1772 berichtete ein Botaniker erstmals über die Verwendung als Heilpflanze und um 1900 begann man in Südafrika und Europa mit der Vermarktung von daraus hergestelltem Tee. Derzeit bauen etwa 200 Farmer diese Pflanze in den Zentralbergen 200 km nördlich von Kapstadt an. Wie bei Schwarztee werden die Blätter einer Fermentation unterzogen.

Auch Honigbuschtee wird aus Hülsenfrüchtlern hergestellt, die in Südafrika angebaut werden, und zwar aus mehreren Vertretern der Gattung Cyclopia. Namengebend ist der Honiggeruch der Blüten; da dieser Tee keine Gerbsäure und kein Koffein enthält, gilt er als besonders schonend.

Seit etwa 2 Jahrzehnten untersuchen südafrikanische Forschergruppen die biologischen Wirkungen ihrer „Nationaltees"; es liegen jedoch bisher keine Ergebnisse von aussagekräftigen Humanstudien vor.

Inhaltsstoffe und ihre Verstoffwechselung

Zu den wichtigen Inhaltsstoffen von Rooibos-Tee zählen Polyphenole, wie Aspalathin, Nothofagin und Orientin. Über die Verstoffwechselung dieser Verbindungen ist nur wenig bekannt, es liegen jedoch Informationen über ihre organspezifischen Verteilungsmuster vor.

Im Fall von Honigbuschtee wurden als Hauptbestandteile Xanton und Mangiferin sowie die Flavonoide Quercetin und Luteolin identifiziert. Die Letzteren werden im Darm gespalten und die Aglykone über den Darm aufgenommen.

Biologische Effekte

Die antioxidativen Eigenschaften der Tees wurden mit herkömmlichen In-vitro-Verfahren untersucht und mit jenen von Grün- und Schwarztee verglichen. Naturgemäß sind derartige Untersuchungen nicht unbedingt auf den Menschen übertragbar. Fast in allen Verfahren (ATBS, FRAP, DPPH, Bleichung von Carotin) wirkte Grüntee am stärksten; Rooibos lag hinsichtlich mancher antioxidativen Eigenschaften jedoch vor Schwarztee (außer bei der Inhibition der Lipidperoxidation).

Für Rooibos-Tee ist auch nachgewiesen, dass er antimutagene Eigenschaften besitzt und vor DNA-Schädigung durch gentoxische Kanzerogene schützt, beispielsweise vor Benzo(a)pyren, 2-Acetylaminofluoren und PhIP. Allerdings waren die Effekte der einzelnen Inhaltsstoffe schwächer als jene von EGCG.

In Tierexperimenten wurde mit beiden Tees Veränderungen des Verhältnisses von reduziertem zu oxidiertem Glutathion gefunden, also eine Verbesserung des Redoxstatus. Des Weiteren ist im Zusammenhang mit Krebs erwähnenswert, dass die Aktivierung von Aflatoxin B_1 durch Rotbuschtee teilweise verhindert wurde und dass in Hautpinselversuchen eine Hemmung der Tumorpromotion (von TPA) detektiert wurde.

Zusammenfassung

Die in grünem und schwarzem Tee enthaltenen Catechine beeinflussen eine Vielzahl biologischer Prozesse. Die zur Hemmung der Krebsauslösung durchgeführten Tierexperimente sind meist nicht auf den Menschen übertragbar, da in vielen mit Konzentrationen gearbeitet wurde, die bei Weitem die Mengen überschreiten, die man durch Teekonsum aufnehmen kann. Mit Grüntee zeigten sich in Humanstudien krebsprotektive Effekte vor Ösophagus- (insbesondere bei Nichtrauchern) und Magenkrebs, wobei diese deutlich waren, wenn der Tee nicht zu heiß konsumiert wurde. Mit Schwarztee fand man einige Hinweise auf protektive Wirkungen vor Pharynx- und Mundhöhlenkarzinomen. Zu Rotbusch- und Honigbuschtee gibt es bisher keine Ergebnisse von aussagekräftigen Humanstudien.

6.8 Kaffee

6.8.1 Kaffeekonsum

Kaffee ist das weltweit am häufigsten konsumierte Getränk und neben Erdöl eines der wertvollsten Handelsgüter. Der Legende nach wurde er von äthiopischen Hirten entdeckt und man nimmt an, dass er während der Türkenbelagerung nach Europa gelangte, da die Osmanen nach der erfolglosen Belagerung Wiens Kaffeesäcke vor den Stadttoren zurückließen. Während in den 80er Jahren Befürchtungen im Vordergrund standen, dass das Getränk das Krebsrisiko des Menschen erhöhen könnte, vermutet man heute Schutzwirkungen und versucht, die Inhaltsstoffe zu identifizieren, die dafür verantwortlich sind. Durch gezielte Veränderungen der Zusammensetzung des Getränks besteht die Möglichkeit, Produkte zu entwickeln, die „funktionelle" Nahrungsmittel darstellen und aufgrund des weltweiten Konsums den Gesundheitszustand der Menschen verbessern könnten, so die Hoffnungen einiger Wissenschaftler und Hersteller.

Die Produktion von Kaffee hat in den letzten Jahren erheblich zugenommen, zwischen 1999 und 2009 ist sie in 11 Hauptproduktionsländern von 4,7 auf 6,5 Millionen Tonnen pro Jahr angestiegen. Die durchschnittlichen Konsummengen liegen in Europa pro Kopf bei 3,8 und in Nordamerika bei 4,1 kg/Kopf/Jahr. Spitzenkonsumenten sind in Europa die nördlichen Länder, die durchwegs mehr als 7 kg/Kopf/Jahr konsumieren; die höchsten Werte findet man in Finnland mit 8,5 kg (die angegebenen Mengen beziehen sich auf Grünbohnen-Äquivalente).

6.8.2 Chemische Zusammensetzung

Man unterscheidet zwischen einer flüchtigen und einer nicht flüchtigen Fraktion. Die Erstere besteht aus mehr als 700 Einzelsubstanzen. Für uns ist allerdings der nicht flüchtige Anteil von besonderem Interesse, da er zahlreiche bioaktive Substanzen enthält. Die wichtigsten Komponenten, die gesundheitliche Wirkungen auslösen, sind in ▸ Abb. 6.28 dargestellt.

Kaffee wird aus zwei verwandten Spezies hergestellt (Coffea arabica und Coffea canephora, die Letztere ist bekannter durch den nur noch als Synonym geltenden Namen C. robusta), die sich im Hinblick auf ihre chemischen Inhaltsstoffe deutlich unterscheiden. Während der Röstung kommt es zu erheblichen Veränderungen der Konzentrationen einzelner Bestandteile. Je höher die Temperatur bzw. die Röstdauer ist, desto mehr Maillard-Produkte entstehen, während die Konzentrationen der Chlorogensäuren graduell abnehmen (▸ Tab. 6.14).

6.8.3 Wichtigste Inhaltsstoffe: Gehalt, Verstoffwechselung und physiologische Eigenschaften

▶ **Hydroxyzimtsäuren.** Die Eigenschaften dieser Substanzgruppe wurden bereits im Kapitel über Phenole (s. Kapitel 6.6.2) beschrieben, die Zufuhrmengen liegen bei Kaffeetrinkern im Bereich zwischen 500 und 1.000 mg/Tag, bei Nichttrinkern lediglich bei 100 mg. Die Gesamtplasmakonzentrationen nach Konsum einer Tasse (200 ml) liegen im Bereich von 5–7 µmol/l, die Kaffeesäure erreicht Spiegel bis 1,5 µmol/l.

▶ **Maillard-Produkte.** Während des Röstprozesses entstehen zunächst sog. Amadori-Produkte, sie werden in Melanoidine (nicht enzymatische braune Röstprodukte) umgewandelt, die für die Aromen der verschiedenen Sorten verantwortlich sind. Etwa 25 % der Kaffeetrockenmasse besteht aus Melanoidinen.

▶ **Trigonellin.** Während der Röstung entsteht aus dieser Verbindung durch Demethylierung Nikotinsäure (auch als Vitamin B_3 bekannt), ein weiteres Reaktionsprodukt ist N-Methylpyridinium. Die tägliche Aufnahmemenge von Trigonellin liegt

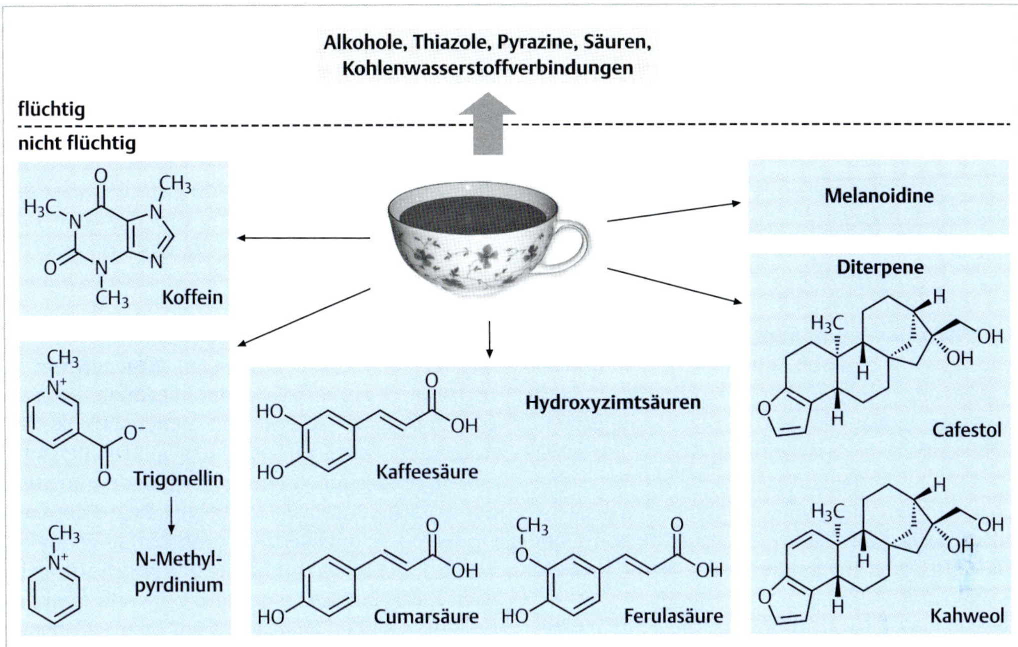

Abb. 6.28 Strukturformeln der wichtigsten bioaktiven Inhaltsstoffe von Kaffee, die in den nachfolgenden Abschnitten erörtert werden (Quelle: [30]).

Tab. 6.14 Inhaltsstoffe von Kaffee und Auswirkung von Röstprozessen auf den Gehalt (Quellen: [20], [36], [42], [74], [105]).

Komponente	Durchschnittlicher Gehalt in grünen Bohnen (% der Trockenmasse) Arabica	Durchschnittlicher Gehalt in grünen Bohnen (% der Trockenmasse) Robusta	Veränderung durch Röstung	Durchschnittlicher Gehalt in gebrühtem Kaffee (mg/100 ml)
Koffein	1,2	2,2	↔	1–80[a]
Chlorogensäure	6,5	10	↓↓	25–75
Cafestol und Kahweol	1,3–1,9	0,2–1,5	↓	0,03–17[b]
Melanoidin	0,0	0,00	↑↑↑	≤ 25[c]
Trigonellin	1,1	0,65	↓↓	21–30[d]
Nikotinsäure	≤ 0,0025		↑↑	0,16–0,25[d]

[a] entkoffeinierter Kaffee (1–2 mg/100 ml), papiergefiltert (50–80 mg/100 ml)
[b] skandinavische Art (10–17 mg/100 ml) > Espresso (0,3–3 mg/100 ml) > papiergefilterter Kaffee (0,03–0,4 mg/100 ml)
[c] die Angaben beziehen sich auf % Trockenmasse des gebrühten Kaffees
[d] Konzentration in papiergefiltertem Kaffee aus verschiedenen Bohnen

bei Kaffeetrinkern (5–6 Tassen pro Tag) bei etwa 700 mg.

▶ **Kaffeespezifische Diterpene.** Zwei Verbindungen, die im Hinblick auf die krebsprotektiven Eigenschaften von Kaffee intensiv erforscht wurden, sind Cafestol und Kahweol. In metall- und ungefiltertem erkaltetem Kaffee bilden sie an der Oberfläche eine ölige Schicht. Die Substanzen liegen im Kaffee vor allem als Fettsäureester vor (z. B. als Palmitate) und werden durch Papierfiltration fast zur Gänze entfernt. Die höchsten

Mengen finden sich daher in ungefilterten türkischen und skandinavischen Kaffees (10–17 mg pro Liter), gefolgt von „French-Press" (Metallfilterung) (15–17 mg/l) und Espresso (0,3–3,0 mg/l). Papiergefilterter Kaffee und Instantkaffee weisen die niedrigsten Konzentrationen auf (0,03–0,4 mg/l, bzw. 0,7 mg/l). Die Verbindungen werden gut über den Darmtrakt aufgenommen (etwa zu 70 %), nur 1–2 % werden über den Harn ausgeschieden.

▶ **Koffein.** Die Verbindung zählt zu den Methylxanthinen, die tägliche Aufnahme durch Konsum von Getränken liegt in den USA zwischen 2,4 und 3,0 mg/kg, in manchen europäischen Ländern erreicht sie Werte zwischen 4 und 7 mg/kg; etwa 75 % sind auf Kaffeekonsum zurückzuführen. Die Zubereitungsart des Kaffees hat einen starken Einfluss auf die Koffeinkonzentration, diese ist bei Filterkaffee und Instantkaffee deutlich höher als bei Espresso.

Koffein wird aus dem Darm schnell aufgenommen (ca. bis 80 %), wobei bei Erwachsenen etwa 95 % verstoffwechselt werden, u. a. wird die Verbindung durch Zytochrom-Enzyme demethyliert und in andere Methylxanthine (Theobromin, Theophyllin) umgewandelt. Zu den wichtigsten physiologischen Eigenschaften zählt die Interaktion des Alkaloids mit Adenosinrezeptoren, die für die stimulierenden Eigenschaften des Kaffees verantwortlich ist.

6.8.4 Beeinflussung des Krebsrisikos durch Kaffee und seine Inhaltsstoffe

Es gibt sowohl Befunde, die auf krebsauslösende Eigenschaften hinweisen, als auch solche, die krebsschützende Effekte betreffen. Die Ersteren wurden fast ausschließlich unter In-vitro-Bedingungen gefunden, der Vollständigkeit halber werden sie im nächsten Abschnitt beschrieben.

Molekulare Mechanismen, die Krebs auslösen

▶ **Prooxidative Eigenschaften.** Eine Vielzahl von in-vitro-Untersuchungen zeigte, dass aus Kaffee Wasserstoffperoxid freigesetzt wird und dass die Inkubation mit Säugerzellen und Bakterien Chromosomen- und Genmutationen auslöst [305]. Man nimmt an, dass diese Effekte durch die prooxidativen Eigenschaften der phenolischen Bestandteile verursacht werden. Auch Hydroxyzimtsäuren lösen diese Effekte aus. Durch physikalische Messungen und durch Experimente mit Radikalfängern konnte bewiesen werden, dass Radikale bei der Auslösung von DNA-Schäden eine zentrale Rolle spielen. Wie bereits erwähnt, ist für die Freisetzung von ROS die Gegenwart von Übergangsmetallen erforderlich und es wurde postuliert, dass im lebenden Säugetier andere physikochemische Bedingungen vorliegen, sodass reaktive Sauerstoffspezies im menschlichen Körper nicht in nennenswerten Mengen aus Kaffee freigesetzt werden. Tatsächlich gibt es lediglich eine tierexperimentelle Studie, in der ein Anstieg der Ausscheidung von oxidierten DNA-Basen (8-OHdG) nach Verabreichung von Kaffee gefunden wurde [331]. In einer Humanstudie wurde im Harn nach Kaffeekonsum eine mutagene Wirkung gefunden, darüber hinaus ist eine kleine Untersuchung erwähnenswert, in der über eine Erhöhung von Chromosomenschäden durch Kaffee berichtet wird. Die meisten Untersuchungen deuten jedoch auf Schutz vor oxidativen Wirkungen beim Menschen hin.

▶ **Kaffeesäure.** Kaffeesäure löst, wie erwähnt, im Tiermodell in hohen Dosierungen Krebs aus (s. Kapitel 4.5.3), allerdings wirkt die Verbindung wahrscheinlich als Tumorpromotor und die Aufnahmemengen beim Menschen liegen unter den Schwellenwerten, die zu negativen Effekten in Labornagern führen.

▶ **Koffein.** Man vermutete, dass Koffein aufgrund seiner Ähnlichkeit mit den DNA-Basen chromosomenschädigend wirken könnte. Tatsächlich fand man mit hohen Konzentrationen Koffein unter In-vitro-Bedingungen in Experimenten mit Zellkulturen Hinweise auf klastogene Effekte. Anfang der 1970er Jahre erschien ein Buch über die Interaktion des Alkaloids mit Chromosomen (B.A. Kihlman „Caffeine & Chromosomes"), in dem die Ergebnisse von mehr als 1.000 Einzelstudien erwähnt werden. Zusammenfassend kann festgestellt werden, dass die Koffeinkonzentrationen, die erforderlich sind, um DNA-Schäden auszulösen, etwa 2–3 Zehnerpotenzen höher liegen als jene, die im Plasma von Kaffeetrinkern gefunden werden. Im Niedrigdosisbereich wurden hingegen meist protektive Effekte beobachtet, z.B. Schutz vor Auslösung von DNA-Schäden durch HA in Humanzellen. Diese Effekte werden durch Interaktionen mit der Verstoffwechselung oder durch Beeinflussung von Reparaturprozessen erklärt.

Mechanismen des Krebsschutzes

Wir konzentrieren uns vor allem auf die Beschreibung der Ergebnisse von Tierexperimenten und Humanstudien, da sie zuverlässiger sind als Daten, die unter In-vitro-Bedingungen erhalten wurden. ▸ Abb. 6.29 gibt einen schematischen Überblick über die diversen Mechanismen, die eine Rolle spielen; einige davon können mit organspezifischen Wirkungen in Zusammenhang gebracht werden.

Antioxidative Eigenschaften: In-vitro-Experimente und Tierstudien

Es gibt mehrere Hundert Studien, die die antioxidativen Eigenschaften von Kaffee und seinen Inhaltsstoffen betreffen; mehr als 90% der Untersuchungen wurden unter In-vitro-Bedingungen durchgeführt.

▶ **Einfluss der Röstung.** Einige Arbeiten gingen der Frage nach, ob sich die antioxidative Aktivität des Getränkes durch die Röstung verändert. Dies ist tatsächlich der Fall: Dunklere Röstungen waren meist (jedoch nicht immer) effektiver, was die Zubereitungsformen betrifft – so liefern die Experimente je nach eingesetztem Testverfahren völlig unterschiedliche Ergebnisse. Durch Zugabe von Milch und Entkoffeinierung wurden die ROS-protektiven Eigenschaften meist nicht verändert.

▶ **Tierstudien.** Aus Tierexperimenten liegen derzeit Ergebnisse von etwa einem Dutzend Studien

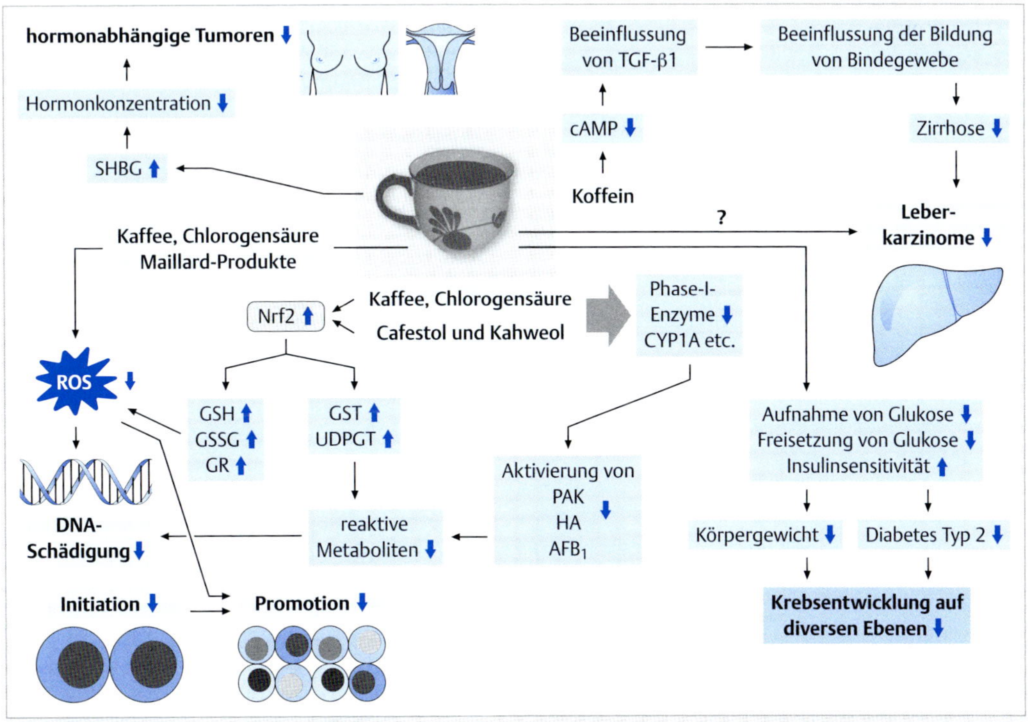

Abb. 6.29 Schutz vor Krebs durch Kaffee und seine Inhaltsstoffe. AFB1: Aflatoxin B1, cAMP: zyklisches Adenosinmonophosphat, GR: Glutathionreduktase, GSH: Glutathion, GSSG: oxidiertes Glutathion, GST: Glutathion-S-Transferase, HA: heterozyklische Amine, Nrf2: Nuclear Factor E2-related Factor 2, PAK: polyzyklische aromatische Kohlenwasserstoffe, SHBG: Sexual Hormon-binding Globulin, ROS: reaktive Sauerstoffspezies, TGF-β1: Transforming Growth Factor β1, UDPGT: Uridindiphosphoglucuronosyl-Transferase, ↑: Erhöhung, ↓: Reduktion.

vor, in denen Ratten entweder einzelne Fraktionen verabreicht wurden oder aber Kaffee anstelle von Trinkwasser (die Tiere trinken bis zu 100%). Man fand in vielen Untersuchungen einen Anstieg der antioxidativen Kapazität sowie Inhibition der Lipidperoxidation.

Besonders intensiv wurden die Hydroxyzimtsäuren untersucht. Fast in allen In-vitro-Experimenten wurden mit niedrigen Konzentrationen protektive Effekte gefunden, interessanterweise auch mit Mengen, die in einem Bereich liegen, der den Plasmawerten des Menschen nach Konsum einiger Tassen entspricht.

Koffein und die Diterpene wirken unter In-vitro-Bedingungen nicht sonderlich ROS-protektiv, auch N-Methylpyridinium ist ein schwächeres Antioxidans als die Chlorogensäuren. Im Tierexperiment sieht die Situation anders aus. Die derzeit in Wien tätige Veronika Somoza zeigte, dass Chlorogensäure in Ratten die totale antioxidative Kapazität (TAC) deutlich erhöht [221]. Im Gegensatz dazu wurde mit Koffein ein Anstieg der Ausscheidung oxidierter DNA-Basen gefunden und in einem weiteren Experiment eine Abnahme der SOD-Aktivität. Cafestol und Kahweol verursachten in Tierstudien einen deutlichen Anstieg der GSH-Konzentrationen in der Leber. Dieser Effekt wurde durch Erhöhung der Aktivität der γ-Glutamylcystein-Synthetase erklärt, die bei der Synthese des Tripeptids eine wichtige Rolle spielt. GSH ist eines der wichtigsten Antioxidanzien im menschlichen Körper.

Antioxidative Effekte beim Menschen

2007 veröffentlichten Bichler et al. die Ergebnisse einer kleineren Interventionsstudie, in der sie fanden, dass Konsum einer Kombination von papier- und metallgefiltertem Kaffee (600 ml/Tag) zu einer Abnahme der Bildung oxidativ geschädigter DNA-Basen in den Lymphozyten führt [11]. Dieser Befund wurde in Nachfolgestudien bestätigt, auch mit cafestol- und kahweolarmem Filterkaffee wurde ein ähnlich starker Schutzeffekt gefunden.

▶ **Antioxidanzienreiche Kaffeesorten.** Mit einer neuen antioxidanzienreichen Instantkaffeesorte von Nestlé detektierte man zusätzlich eine Abnahme der Ausscheidung von Isoprostanen im Harn (Marker für Lipidperoxidation) und Reduktion der Nitrothyrosin-Konzentrationen (N-Tyr reflektiert die Bildung von Stickoxidradikalen) im Blut. Die neue Kaffeesorte wird erzeugt, indem chlorogensäurereiche Extrakte, die aus grünen Bohnen hergestellt werden, dem Röstmaterial zugesetzt werden. Mittlerweile haben auch andere Kaffeehersteller mit der Vermarktung ähnlicher Produkte begonnen. In einer von Gerhard Eisenbrand (Universität Kaiserslautern) veröffentlichten Studie, die mit einem derartigen Produkt durchgeführt wurde, fand man nicht nur Schutz der DNA vor oxidativen Schäden, sondern auch einen Anstieg von reduziertem Glutathion im Plasma, den man durch Aktivitätsanstieg der Glutathionreduktase erklären konnte [222]. Dies hat zur Folge, dass größere Mengen des Tripeptids für die Inaktivierung von Radikalen zur Verfügung stehen. Auch in früheren Studien wurde vereinzelt über eine Verbesserung des GSH-Status durch Kaffeekonsum berichtet.

Veränderung der Aktivitäten fremdstoffmetabolisierender Enzyme

▶ **Phase-I- und Phase-II-Enzyme.** Wolfgang Huber vom Institut für Krebsforschung der medizinischen Universität Wien und Christoph Cavin vom Nestlé Forschungszentrum in Lausanne beschäftigten sich eingehend mit der Beeinflussung der Aktivitäten von Phase-I- und Phase-II-Enzymen (die an der Aktivierung und Detoxifizierung von Kanzerogenen beteiligt sind) durch Kaffee. Sie untersuchten nicht nur das Getränk, sondern auch die bereits erwähnten Diterpene. Huber testete die Wirkungen verschiedener bekannter krebsprotektiver Verbindungen im Hinblick auf Inhibition der Bildung von DNA-Addukten im Darm durch das heterozyklische Amin PhIP (s. Kapitel 4.2.1), das beim Braten von Fleisch entsteht, und fand die stärksten Effekte mit Cafestol und Kahweol [223]. Als Erklärung bot sich die Induktion der Phase-II-Enzyme an (GST, UGT), die von einer Inhibition aktivierender Enzyme (CYP1A-Formen) begleitet wurde. Allerdings entsprachen die Mengen an Cafestol und Kahweol, die erforderlich waren, um in Labornagern Effekte auszulösen, dem Konsum von 20–30 l Kaffee. Diese Ergebnisse sind daher nicht auf den Menschen übertragbar.

Weitere Studien zeigten zudem, dass Kaffee in Labornagern zwar ebenfalls die Aktivitäten der schützenden Phase-II-Enyzme erhöht, jedoch auch die der aktivierenden Phase-I-Enzyme (möglicherweise spielt dabei der Koffeingehalt eine Rolle) [307]. Die Schutzeffekte von Cafestol und Kahweol sind nicht neu. Der bereits erwähnte Pionier der Präventionsforschung Lee Wattenberg publizierte bereits in den 1980er Jahren eine Arbeit, in der er zeigte, dass diese Substanzen in Labornagern die Auslösung von Krebs durch polyzyklische aromatische Amine reduzieren, und begründete dies mit Induktion von Glutathion-S-Transferase [224].

▶ **Verhinderung von induzierten Leberkarzinomen.** Eine aktuelle Tierstudie von Knasmüller und seiner Mitarbeiterin Franziska Ferk zeigte, dass Kaffee die Auslösung von aflatoxininduzierten Vorstufen von Leberkarzinomen und die Auslösung von DNA-Schäden in verschiedenen Organen verhindert [296]. Da auch papiergefilterter (cafestol- und kahweolarmer) Kaffee wirksam war, scheinen die Diterpene dabei keine Rolle zu spielen. Die Tatsache, dass mit entkoffeiniertem Kaffee nur schwache Schutzeffekte gefunden wurden, ist ein Hinweis darauf, dass das Alkaloid protektiv wirkt. Was die zugrunde liegenden Mechanismen betrifft, gibt es Hinweise dass UGT, nicht aber GST beteiligt ist.

▶ **Transkriptionsfaktor Nrf2.** Die ebenfalls in Wien tätige Doris Marko untersuchte mit ihren Mitarbeitern die Aktivität des Transkriptionsfaktors Nrf2, der die Synthese zahlreicher antioxidativ wirksamer Phase-II-Enzyme reguliert (s. Kapitel 1.6.2) [225]. Sie fand in vitro mit humanen Zelllinien und auch in einer Humanstudie Induktionseffekte, wobei chlorogensäurereicher Kaffee etwas weniger effizient war als Kaffee, der reich an N-Methylpyridinium war. Parallel dazu wurde in dieser Studie eine Erhöhung der Aktivität der Transkription von Genen gefunden, die von Nrf2 kontrolliert werden (z. B. von Hämoxygenase 1 und GST). Die Resultate sind allerdings schwer interpretierbar, da die Teilnehmer vor Beginn der Intervention tagelang eine phenolarme Nahrung konsumierten, was zu einem Absinken der Nrf2-Aktivität führte. Hätte man diese Maßnahme nicht ergriffen, wäre der Kaffee unwirksam gewesen. Der Befund, der mit chlorogensäurereichem Kaffee erhalten wurde, wurde in einer Nachfolgestudie bestätigt, in der ebenfalls während der „Run-in"-Phase eine phenolsäurearme Diät verabreicht wurde. Die Autoren betonen, dass die Ansprechempfindlichkeit der Teilnehmer starke individuelle Schwankungen aufweist, und begründeten dies durch Polymorphismen (SNP) in der Promotorregion des Nrf2-Gens. In derselben Arbeit wurde auch eine Reihe von Enzymen gemessen; teilweise wurden signifikante Anstiege gefunden (NQO-1, SOD, GR). Auch hier ist die Interpretation im Hinblick auf gesundheitsrelevante Konsequenzen schwierig, da diese Effekte nicht gefunden worden wären, wenn die Teilnehmer anstelle der phenolarmen Nahrung eine normale Diät zu sich genommen hätten. Ob Chlorogensäure und N-Methylpyridinium tatsächlich die protektive Aktivität des Kaffees verbessern, ist nicht beurteilbar, da keine Parallelgruppe mitgeführt wurde, die nicht angereicherten Normalkaffee konsumierte.

Auch die Diterpene (Cafestol und Kahweol) aktivieren Nrf2, dies wurde in Untersuchungen mit humanen Leberzellen, aber auch in Experimenten mit Mäusen eindeutig nachgewiesen. Die bereits Jahre zuvor berichtete Induktion der Glutathiontransferase und der Glucuronyltransferase in Experimenten zur chemischen Kanzerogenese und die damit in Zusammenhang stehenden Schutzeffekte vor DNA-Schäden bzw. Krebsentstehung können dadurch erklärt werden. Allerdings sind diese Ergebnisse aufgrund der hohen Dosierungen kaum auf den Menschen übertragbar. Ein weiteres Problem ergibt sich aus der Tatsache, dass diese Verbindungen den Cholesterinspiegel erhöhen, sodass anzunehmen ist, dass Konsum erhöhter Mengen zu einem Anstieg des Risikos für Herz-Kreislauf-Erkrankungen führt.

6.8.5 Beeinflussung anderer Erkrankungen durch Kaffee und seine Inhaltsstoffe

Schutz vor Leberzirrhose

Etwa 1 % der Weltbevölkerung leidet an Leberzirrhose, eine Spätform der Fibrose, die durch Bildung extrazellulärer Proteine gekennzeichnet ist. In Entwicklungsländern ist die Prävalenz dieser Erkrankung aufgrund von Viruserkrankungen (Hepatitis) wesentlich höher als in westlichen Industrieländern (Erkrankungshäufigkeit ca. 0,15 %), in denen als Ursache Alkoholmissbrauch dominiert. Für uns ist diese Krankheit von Interesse, weil ihr Auftreten das Leberkrebsrisiko stark erhöht und zahlreiche Fallstudien zeigen, dass häufiger Konsum von Kaffee vor dieser Erkrankung schützt (die Wahrscheinlichkeit von zirrhotischen Patienten, Leberkrebs zu entwickeln, ist ca. 6-fach höher als jene von gesunden Menschen). Eine gute Darstellung des derzeitigen Wissenstandes in Bezug auf die Beeinflussung des Erkrankungsrisikos durch Kaffeekonsum findet man in der Arbeit von Muriel und Arauz (2010) [71].

▶ **Schutzeffekte.** Die meisten Untersuchungen wurden in Italien und in den USA durchgeführt und man sah sowohl bei alkohol- als auch bei nicht alkoholbedingten Erkrankungen einen hochsignifikanten inversen Zusammenhang mit dem Konsum von Kaffee. Beispielsweise war das Risiko in zwei italienischen Studien bei Konsum von ≥ 3 Tassen pro Tag um 70–80% reduziert [289], [299], in einer norwegischen Untersuchung sah man einen etwa 50%igen Schutzeffekt [345]. Neben epidemiologischen Untersuchungen gibt es eine Reihe biochemischer Studien, die zeigen, dass Kaffeekonsum Funktionsparameter der Leber verbessert. Beispielsweise sah man eine Abnahme der Expression von γ-Glutamyl-Transferase (γ-GT), ein Enzym, das Zellen vor oxidativer Zerstörung schützt und dessen Aktivität bei akuter viraler und alkoholischer Hepatitis erhöht ist. Auch die Alanin-Aminotransferase (ALT) ist bei Kaffeetrinkern erniedrigt. Diesen Effekt sah man sowohl bei Individuen mit Normalwerten, aber auch bei Patienten mit abnormal erhöhten Konzentrationen. Auch in Tierstudien fand man häufig Verbesserungen der Leberfunktionen (d.h. der erwähnten Enzyme) und zusätzlich Schutz vor oxidativen Schäden in diesem Organ.

▶ **Mögliche Mechanismen.** Die Mechanismen, die diesen Effekten zugrunde liegen, sind nur teilweise geklärt. Neben der Induktion von Schutzenzymen spielen möglicherweise auch die antioxidativen Eigenschaften des Getränkes eine wichtige Rolle. Die Synthese von Bindegewebe, die für das zirrhotische bzw. fibrotische Lebergewebe typisch ist, wird durch einen Wachstumsfaktor (TGF-β1) kontrolliert (▶ Abb. 6.29). Die Steuerung beruht darauf, dass Sternzellen extrazelluläre Matrixproteine synthetisieren, darüber hinaus wandelt der Faktor Hepatozyten in Fibroblasten-ähnliche Zellen um. Bei diesem Prozess spielt der CTGF (Connective Tissue Growth Factor) eine Rolle; dieser wird von TGF-β1 kontrolliert. cAMP (zyklisches Adenosinmonophosphat) inhibiert CTGF und es ist bekannt, dass Koffein und andere Methylxanthine die intrazellulären cAMP-Konzentrationen erhöhen. Dieser Mechanismus würde die erwähnten Schutzeffekte des Kaffees vor Fibrose bzw. Zirrhose erklären. Die Hypothese hat jedoch einen Schönheitsfehler: Untersuchte man nämlich den Konsum von Koffein durch andere Getränke, die das Alkaloid enthielten, bei Individuen, die keinen Kaffee konsumierten, sah man keinen Effekt.

Schutz vor Typ-2-Diabetes

In einer Arbeit von Higdon und Frei (2006) sind die Ergebnisse von 9 prospektiven Kohortenstudien zusammengefasst, in 6 wurde ein signifikanter inverser Zusammenhang zwischen Kaffeekonsum und der Inzidenz von Diabetes mellitus Typ 2 gefunden [48]. Auch in den übrigen Studien war die Häufigkeit des Auftretens dieser Erkrankung bei Kaffeetrinkern erniedrigt, die Effekte waren jedoch statistisch nicht signifikant. Der Schutzeffekt, der bei täglichem Konsum von 6–7 Tassen in den meisten Untersuchungen deutlich wird, liegt zwischen 30 und 50%. Zwei Studien berücksichtigten den Koffeingehalt; mit entkoffeiniertem Kaffee wurden durchwegs ähnliche Effekte gefunden wie mit koffeinhaltigem.

▶ **Mögliche Mechanismen.** Es gibt für den Zusammenhang mit Diabetes plausible Erklärungen: Chlorogensäure inhibiert die Hydrolyse von Glucose-6-Phosphat (durch die Glukose im Körper freigesetzt wird), indem sie die Aktivität des Enzyms reduziert, das dabei eine zentrale Rolle spielt. Darüber hinaus hemmt Chlorogensäure den Glukosetransport und die Aufnahme von Zucker aus dem Dünndarm. Auch andere Inhaltsstoffe beeinflussen den Zuckerstoffwechsel, beispielsweise Koffein die Speicherung von Glukose, während Chinasäure die Insulinsensitivität erhöht.

Beeinflussung des Hormonstatus

In mehreren Beobachtungsstudien wurde mittels Fragebögen der Kaffeekonsum zum Hormonstatus und zu den Konzentrationen von SHBG (Sexual Hormon-binding Globulin, s. ▶ Abb. 6.29) in Beziehung gesetzt, wobei sich Hinweise auf eine Assoziation ergaben [324], [312]. SHBG wird vorwiegend in der Leber und in geringeren Mengen auch in anderen Organen gebildet und ist ein Transporteiweiß für Geschlechtshormone wie Testosteron und Östrogen. Die Erhöhung der Konzentration des Proteins im Blut hat zur Folge, dass die Konzentrationen der (biologisch aktiven) freien Hormone abnehmen und dies hat Auswirkungen auf das Krebsrisiko. Beispielsweise haben Östrogene einen Einfluss auf das Brustkrebsrisiko, da sie die Teilungsraten der Zellen des Brustgewebes erhöhen (s. Kapitel 4.16.3 und 6.12.4). Allerdings zeigt eine nähere Betrachtung, dass die Daten relativ inkonsistent sind. In einer Studie mit 524 prä- und 713 postmenopausalen Frauen sah man nur in der letzten Gruppe eine Beeinflussung der SHBG-Konzentrationen durch Kaffee, in der ersten Gruppe waren die Konzentrationen an luteinisierendem Hormon und von Östrogen erniedrigt, Die Konzentration des Transportproteins jedoch nicht verändert [226]. In einer weiteren gut kontrollierten Interventionsstudie mit mehreren Hundert Teilnehmern fand man nach 4-wöchigem Konsum von Kaffee in Bezug auf SHBG einen Grenzeffekt, der nach 8 Wochen nicht mehr detektierbar war. Interessant ist auch, dass bei Männern durch Konsum von koffeinhaltigem Kaffee der Testosteronspiegel signifikant anstieg.

6.8.6 Humanstudien zu Kaffee und Krebsrisiko

Bis in die 1980er Jahre dominierte die Meinung, dass Kaffee beim Menschen Krebs auslöst. Heute neigt man dazu anzunehmen, dass das Getränk Schutzeffekte verursacht. In dieser Hinsicht zählt das Getränk neben Vitaminen und Ballaststoffen zu den am besten untersuchten nahrungsrelevanten Schutzfaktoren. Zu den meisten Krebsformen liegen nicht nur Fall-, sondern auch umfangreiche prospektive Studien vor.

Pankreas

1981 wurde im „New England Journal of Medicine" (eine der angesehensten medizinischen Fachzeitschriften) eine Studie publiziert [318], in der über einen Anstieg des Erkrankungsrisikos bei Kaffeetrinkern berichtet wurde. Bereits 10 Jahre später stellte die IARC fest, dass dieser Befund durch die in der Zwischenzeit durchgeführten Studien nicht bestätigt werden konnte [227]. In einer aktuellen Metaanalyse (37 Fall- und 13 Kohortenstudien) kommen die Autoren zu dem Schluss, dass das Risiko nicht in nennenswerter Weise zu einem Anstieg des Risikos beiträgt [228]. In einer weiteren derartigen Studie fand man zwar bei der Analyse von Fallstudien einen geringfügigen Effekt [292], nicht jedoch in prospektiven Studien, deren Aussagekraft von vielen Forschern als höher eingeschätzt wird.

Brust

In einer umfassenden Metaanalyse (37 Studien) sah man in US-amerikanischen und europäischen Untersuchungen eine geringfügige Risikoabnahme [229]. In asiatischen Ländern hingegen (in diesen sind die konsumierten Mengen deutlich niedriger) nicht. Bei täglichem Konsum von 2 Tassen, so die Autoren, sinkt das Erkrankungsrisiko lediglich um 2 %.

Endometrium

In einer Analyse von 16 Untersuchungen (8 Fall- und 8 Kohortenstudien) kommen die Autoren zu dem Schluss, dass es Hinweise auf einen Schutzeffekt gibt [230]. In der Gruppe mit dem höchsten Konsum war das Risiko immerhin um 29 % reduziert. Der Konsum von einer Tasse pro Tag korreliert mit einer Abnahme der Erkrankungshäufigkeit um etwa 8 %. In diesem Zusammenhang ist eine relativ große Einzelstudie erwähnenswert, in der man mit koffeinhaltigem Kaffee einen Effekt sah (OR 0,89 bei > 4 Tassen/Tag) [231]. Interessanterweise wurde bei übergewichtigen Frauen ein deutlicherer Effekt gefunden als bei normalgewichtigen.

Leber

Über die Beeinflussung des Auftretens von Leberkrebs liegen Daten aus 3 Metaanalysen vor, in denen durchwegs Schutzeffekte gefunden wurden (▸ Abb. 6.30). In einer davon sah man in der Gruppe mit dem höchsten Verzehr (≥ 6 Tassen/Tag) in Kohortenstudien (insgesamt 5) eine Abnahme des Risikos um 46 % (!). Auch bei der Auswertung von Fallstudien ergibt sich ein ähnlicher Wert [125].

In einer Fallstudie, die in Japan durchgeführt wurde, fand man sogar noch deutlichere Effekte. Bei Konsum von ≥ 5 Tassen/Tag ergab sich ein OR-Wert von 0,3 [232]. Zudem gibt es aus mehreren Untersuchungen Hinweise, dass die Schutzwirkung auch bei Individuen mit Hepatitis C auftritt. Die Schutzwirkung wurde in einer weiteren Analyse bestätigt (in Abb. 6.31 nicht berücksichtigt). Die Auswertung von 16 Studien (8 Fallstudien und 8 prospektive Studien) ergab eine 40 %-ige Abnahme des Erkrankungsrisikos bei Kaffeetrinkern [277].

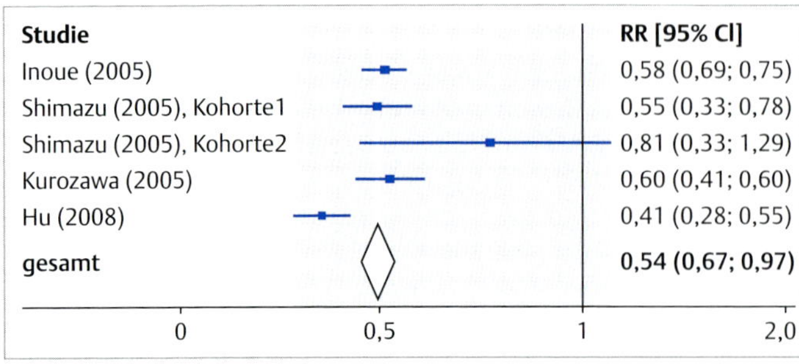

Abb. 6.30 Zusammenhang zwischen Leberkrebsrisiko und Kaffeekonsum (Quelle: [125]). RR: Relative Risk Estimates, 95 % CI: 95 %-Konfidenzintervall.

Oberer Verdauungstrakt

In einer Metaanalyse von 9 Studien, die Mundhöhlenkrebs betrafen, sah man deutliche Effekte [343]. Im Gegensatz dazu ergab die Analyse von Untersuchungen, die sich auf Kehlkopfkrebs bezogen, eine Erhöhung des Risikos, allerdings waren die Resultate extrem widersprüchlich.

Über Assoziationen mit dem Auftreten von Ösophaguskrebs liegen 6 Fall- und eine Kohortenstudie vor. Von 2 Ausnahmen abgesehen, sah man inverse Assoziationen (gepooltes RR 0,87). In einer aktuellen norwegischen Studie wurden 389.624 Männer und Frauen (Alter 40–45) über 14,4 Jahre hinweg beobachtet [345]. Da in Nordeuropa teilweise extrem hohe Mengen Kaffee konsumiert werden, wurden Teilnehmer gesondert betrachtet, die ≥ 9 Tassen/Tag tranken. Sowohl in der Mundhöhle als auch im Ösophagus wurden in dieser Gruppe nur geringfügige Schutzwirkungen (HR 0,96 bzw. HR 0,97) gefunden, die nicht signifikant waren.

Exkurs: Krebsschutz durch regelmäßigen Kaffeekonsum?

Eine zusammenfassende Betrachtung zeigt, dass Kaffee diverse Organe vor Krebserkrankungen schützt. Recht deutliche Effekte sah man in der Leber, auch für das Endometrium und die Mundhöhle ist die Datenlage als vielversprechend einzustufen. Die Inzidenz des hepatozellulären Karzinoms liegt in Deutschland für Männer bei 8 Todesfällen/100.000. Eine Abnahme der Inzidenz um 50 %, wie sie bei häufigem Kaffeekonsum gezeigt wurde, entspricht 4 Todesfällen/100.000 und damit insgesamt etwa 6.500 Todesfällen in Deutschland. Demgegenüber steht der Befund einer möglichen Risikoerhöhung für Blasenkrebs. Diese Erkrankung führt in Deutschland zu 4,9 Todesfällen/100.000). Laut der erwähnten Metaanalyse erhöht sich die Anzahl an Todesfällen pro täglich konsumierter Tasse Kaffee um etwa 7 %; dies entspricht in Deutschland 280 Todesfällen/Jahr. Wie erwähnt, fand man ausschließlich bei Rauchern eine Erhöhung des Lungenkrebsrisikos. Wenn man dieses Ergebnis ernst nimmt, ergibt sich daraus die Empfehlung, dass Raucher nur geringe Kaffeemengen konsumieren sollten, und es ist in diesem Zusammenhang erwähnenswert, dass Nichtraucher nur selten an Lungenkrebs erkranken (1,15 Fälle/100.000 Männer in Deutschland im Jahr 2010).

Die Frage nach unerwünschten Nebeneffekten des Kaffeekonsums (z. B. die oft diskutierte Erhöhung der Inzidenz von Herz-Kreislauf-Erkrankungen) darf nicht außer Acht gelassen werden. Koffein erhöht nachgewiesenermaßen den Blutdruck und führt zu einem Anstieg des Cholesterinspiegels. Dennoch zeigte eine aktuelle Metaanalyse, die in „Circulation“ (dem Organ der amerikanischen Herz-Kreislauf-Gesellschaft) publiziert wurde, dass Kaffeekonsum (ab 4 Tassen/Tag) sogar zu einer Erniedrigung des Erkrankungsrisikos führt [322]. Aktuelle Daten aus der EPIC-Studie (42.629 Teilnehmer) ergaben keinen Hinweis auf eine Erhöhung des Risikos für Myokardinfarkte und Schlaganfälle durch Kaffeekonsum [298]. Die Frage ist allerdings, ob es bei Risikogruppen nicht doch zu negativen Effekten kommen kann. Empfehlenswert ist hier eine Selbstkontrolle der Kaffeetrinker, d. h. die Feststellung, ob Parameter für erhöhte Herz-Kreislauf-Erkrankungen wie Blutdruck, der Cholesterinspiegel oder oxidiertes LDL durch Kaffeekonsum negativ beeinflusst werden.

Dickdarm

Die Datenlage ist leider extrem widersprüchlich. In einer Metaanalyse (2009) [56] sah man keine signifikanten Effekte (646.848 Teilnehmer, 5.403 Fälle). Allerdings ist erwähnenswert, dass mittlerweile eine große US-amerikanische Untersuchung publiziert wurde (NIH-AARP-Diet and Health Study), an der 489.706 Menschen teilnahmen [96]. Man fand in dieser prospektiven Kohortenstudie bei Konsum von ≥ 6 Tassen/Tag deutliche Effekte (HR 0,7), insbesondere im Hinblick auf Tumore des proximalen Abschnittes (HR 0,62). Die Effekte wurden sowohl mit koffeinhaltigem als auch mit entkoffeiniertem Kaffee beobachtet.

Blase

Es liegen Ergebnisse aus etwa 30 Einzelstudien vor. Zusammenfassende Analysen deuten darauf hin, dass Kaffeekonsum zu einer Erhöhung des Erkrankungsrisikos führt. In einer großen Metaanalyse sah man bei der Auswertung von 23 Fallstudien einen signifikanten Anstieg des Erkrankungsrisikos, der von der Konsummenge abhing (Risikoanstieg 29 % bei Konsum von 4 Tassen oder mehr pro Tag) [126]. Die Analyse von 5 Kohortenstudien ergab ebenfalls einen Hinweis auf einen Anstieg des Erkrankungsrisikos, der jedoch nicht signifikant war [276]. In zwei älteren Analysen, die ausschließlich Fallstudien berücksichtigten, sah man ebenfalls Hinweise auf einen Anstieg der Erkrankungshäufigkeit.

Ovar

In 2 Metaanalysen kommen die Autoren zu dem Schluss, dass es keine signifikanten Zusammenhänge gibt. Betrachtet man ausschließlich die Daten aus Kohortenstudien, so sieht man bei Konsum höherer Mengen sogar einen geringfügigen Anstieg. Die aktuellsten Resultate stammen aus der EPIC-Studie [233]. Sie umfasste 330.849 Frauen, bei denen man nach 11,7 Jahren 1.244 Krebsfälle diagnostizierte. Es wurden keinerlei Bezüge zwischen dem Auftreten von Krebs und Kaffeekonsum gefunden.

Lunge

Eine zusammenfassende Analyse von 5 prospektiven und 8 Fallstudien ergab eine positive Assoziation zwischen Konsum hoher Kaffeemengen und dem Auftreten von Lungenkrebs (OR 1,27, also 27 % Anstieg!), dies entspricht bei 2 Tassen/Tag einem Anstieg von 14 %. Allerdings fand man diesen Effekt nicht mit entkoffeiniertem Kaffee. Der Anstieg des Risikos war auf Raucher beschränkt, eine genauere Analyse ergab, dass bei Nichtrauchern die Erkrankungshäufigkeit bei häufigem Kaffeekonsum sogar geringfügig reduziert ist.

Niere

Die umfassendste Analyse stammt vom WCRF (2007), sie umfasst 5 Kohorten und 18 Fallstudien und ergab keinen Hinweis auf eine Beeinflussung der Erkrankungshäufigkeit [346]. Dieses Ergebnis wurde auch durch einzelne Nachfolgestudien bestätigt.

▶ Abb. 6.31 fasst die Krebsrisiken des Menschen durch Kaffeekonsum zusammen.

6.8.7 Welche Kaffeesorte soll man konsumieren und wie soll man das Getränk zubereiten?

Aus der Sicht der Krebsprotektion ist die erste Frage derzeit aufgrund der bestehenden Wissenslücken nicht beantwortbar. Bedauerlicherweise wurden viele Untersuchungen lediglich durchgeführt, um positive gesundheitliche Aspekte einzelner Kaffeeprodukte postulieren zu können, ohne dass Vergleichsstudien mit anderen Kaffeearten durchgeführt wurden. Wir wissen daher nicht, ob die neuen Sorten, die reich an Chlorogensäure sind, tatsächlich ein höheres antioxidatives Potenzial haben als Normalkaffee. Zu den vielversprechendsten Inhaltsstoffen zählen neben Phenolsäuren auch N-Methylpyridinium und Koffein. Cafestol und Kahweol sind wahrscheinlich von untergeordneter Bedeutung, da die Mengen, die erforderlich sind, um in Tierexperimenten protektive Effekte auszulösen, beim Menschen nicht erreicht werden. Daher sind Metallfilterung und Papierfilterung gleichermaßen empfehlenswert. Die Robusta-Sorten sind etwas reicher an Chlorogensäure und weisen höhere Koffeingehalte auf als Arabica-Produkte, sie sind daher etwas reicher an potenziell protektiven Inhaltsstoffen, allerdings geschmacklich weniger ansprechend.

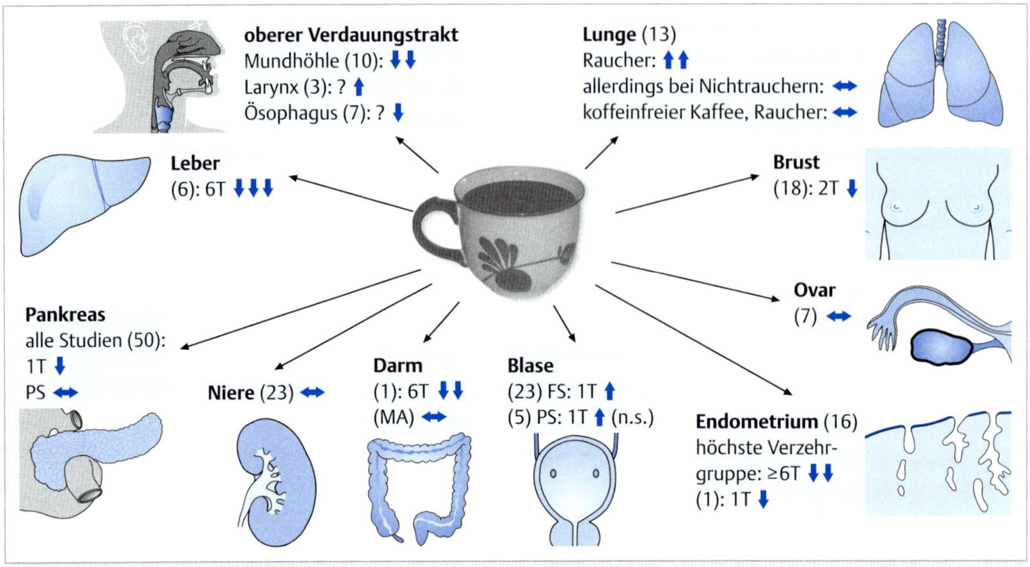

Abb. 6.31 Beeinflussung der menschlichen Krebsrisiken durch Kaffeekonsum. Die Zahlen in Klammern beziehen sich auf die ausgewerteten Studien. ↓↓↓: starker Schutzeffekt (OR/RR/HR ≤0,6), ↓↓: mittlerer Schutzeffekt (OR/RR/HR ≥0,6 und ≤0,85), ↓: moderater/schwacher Effekt (OR/RR/HR ≥0,85 und <1), ↑: Erhöhung, ↔: kein Effekt, ?: widersprüchliche Daten bzw. nicht signifikant, FS: Fallstudie, PS: prospektive Studie, T: Tassen/Tag (Quellen: [40], [56], [96], [98], [102], [107], [108], [125], [126]).

Zusammenfassung

Kaffee gehört neben Vitaminen und Ballaststoffen zu den am besten untersuchten nahrungsrelevanten Faktoren hinsichtlich krebsprotektiver Wirkungen. Allerdings gibt es sowohl Befunde, die auf krebsauslösende Eigenschaften hinweisen, als auch solche, die krebsschützende Effekte postulieren. Insbesondere hinsichtlich des hepatozellulären Karzinoms zeigten sich protektive Wirkungen, für Blasenkrebs bewirkt Kaffeekonsum wahrscheinlich einen Anstieg des Erkrankungsrisikos.

6.9 Gewürze

6.9.1 Definition und Charakteristika

Gewürze sind – so eine gängige Definition – natürliche (meist pflanzliche) Nahrungsinhaltsstoffe, die den Speisen zugemengt werden, um sie geschmacklich zu verbessern und die nur einen geringen Nährwert aufweisen. Die Forscher interessieren sich für Gewürze, da viele Inhaltsstoffe, die für ihren Geschmack verantwortlich sind, auch biologische Aktivitäten aufweisen. Die Konzentrationen bioaktiver Inhaltsstoffe sind in Gewürzen oft höher als jene, die man in Obst und Gemüsen findet.

Viele Gewürze wurden aufgrund positiver gesundheitlicher Wirkungen auch als Arzneimittel verwendet. Vor allem entzündungshemmende und antioxidative Eigenschaften stehen mit Schutz vor Krebserkrankungen in Zusammenhang. Dies macht Inhaltsstoffe, die derartige Effekte auslösen, zu interessanten Kandidaten der Krebsprävention.

Dragland und Mitarbeiter veröffentlichten 2003 eine Arbeit, in der sie die antioxidativen Eigenschaften von mehr als 3.000 Nahrungsmitteln, Gewürzen und Heilmitteln in In-vitro-Experimenten verglichen [27]. Sie kommen zu der Schlussfolgerung, dass Gewürze in höherem Ausmaß zur Aufrechterhaltung des Redoxgleichgewichtes beim Menschen beitragen als der Konsum energieliefernder Nahrungsmittel.

Detaillierte Konsumdaten für einzelne Gewürze sind nicht vorhanden. In den USA werden jährlich pro Kopf insgesamt etwa 1,5 kg verzehrt, in Europa zeigte eine neue Erhebung, dass 2,7 g pro Kopf/Tag aufgenommen werden, was etwa 1 kg pro

Jahr entspricht; am häufigsten werden Knoblauch und Pfeffer verzehrt.

Weltweit werden etwa 180 verschiedene Gewürze verarbeitet und nur ein geringer Bruchteil ist bisher auf krebsprotektive Eigenschaften untersucht. Wir beschreiben in den nachfolgenden Kapiteln die Effekte von Gelbwurz, Ingwer und Laucharten, die besonders intensiv erforscht wurden, sowie kursorisch die Eigenschaften einiger weiterer Gewürze.

6.9.2 Curcumin in Gelbwurz und Curry

Es gibt kaum einen anderen Gewürzinhaltsstoff, über den so viele Übersichtsarbeiten geschrieben wurden, die potenziell krebsschützende Eigenschaften betreffen, wie Curcumin, der Inhaltsstoff der Gelbwurz. Die Substanz ist ein Paradebeispiel für einen Nahrungsinhaltsstoff, der aufgrund seiner In-vitro-Effekte große Hoffnungen weckte, die jedoch in Humanstudien bisher nicht bestätigt werden konnten. Die Gelbwurz, in der die Substanz enthalten ist, wurde bereits 1900 vor Christus als Heilmittel verwendet. Auch in der ayurvedischen Medizin finden sich zahlreiche Hinweise auf Schutz vor Erkältungen, Zahnerkrankungen und Verdauungsbeschwerden. Das Interesse der Forscher erweckte die Substanz aufgrund ihres außerordentlich hohen antioxidativen Potenzials. Curcumin ist unter In-vitro-Bedingungen eines der stärksten bekannten Antioxidanzien, und eine der „klassischen" Hoffnungen der Chemoprävention beruhte, wie erwähnt, auf der Ansicht, dass antioxidativ wirksame Substanzen vor Krebs schützen. In den letzten Jahren wurden über Curcumin auch In-vitro-Daten veröffentlicht, die zeigen, dass die Substanz in Signalpfade eingreift, die mit der Zellteilung und programmiertem Zelltod zu tun haben, sodass man erneut die Ansicht vertritt, dass die Verbindung den Menschen vor Krebserkrankungen schützen kann. In Literaturdatenbanken findet man derzeit etwa 1.800 Publikationen, die das Thema Curcumin und Krebs betreffen.

Vorkommen

Die Verbindung ist in Mengen zwischen 3 und 5% in der Gelbwurz (englisch „Tumeric") enthalten und wird aus dem Rhizom der Pflanze Kurkuma (Curcuma longa, ▶ Abb. 6.32 b) gewonnen. Die Gelbwurz ist ein gelbes Pulver, das zur Herstellung

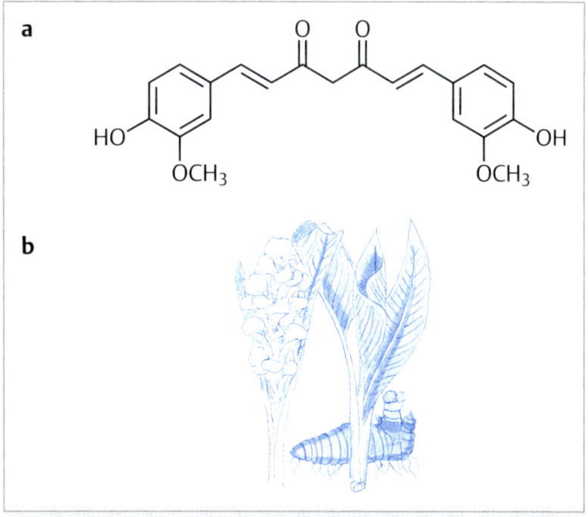

Abb. 6.32 Gelbwurz.
a Struktur von Curcumin (Ketoform).
b Zeichnung der Gelbwurz (Curcuma longa).

von Curry und als Lebensmittelfarbstoff verwendet wird. Chemisch gesehen, handelt es sich bei der Reinsubstanz um Diferuloylmethan; sie kommt in zwei tautomeren Formen vor (▶ Abb. 6.32 a).

Absorption über den Verdauungstrakt

Die gesundheitlichen Effekte der Substanz wurden vor allem von indischstämmigen Forschern untersucht, die besonderes Interesse an ihrem „Nationalgewürz" hatten. 2002 wurde ein umfassendes unsystematisches Review von Aggarwal und Mitarbeitern (2007) veröffentlicht [3], relativ übersichtlich werden die Mechanismen des Krebsschutzes in einer Arbeit von Wilken et al. (2011) erörtert [117].

Mehr als 90% aller Untersuchungen wurden mit Zellkulturen durchgeführt, dabei wurden Konzentrationen verwendet, die unter In-vivo-Bedingungen faktisch nicht erreicht werden. Dies ist das grundlegende Dilemma der Curcumin-Daten. Untersuchungen mit Menschen, denen 50 mg Curcuminpulver pro kg Körpergewicht verabreicht wurden (dies entspricht 2,1 g pro Erwachsenem), führten zu Plasmagehalten zwischen 1 und 2 ng/ml, bei einigen Probanden war die Substanz nicht detektierbar. Die Forscher waren sich der Problematik der geringen Absorption durchaus bewusst und versuchten daher, die Aufnahmemengen zu erhöhen, beispielsweise durch Herstellung eines Mischpräparates, das Piperin (das Alkaloid aus dem Pfeffer) enthält und mit dem eine 2- bis 3-fach höhere Absorption aus dem Verdauungstrakt erreicht wurde. 2011 veröffentlichte eine japanische Arbeitsgruppe einen Artikel, in dem sie über eine Nanopartikelpräparation berichtet, mit der es möglich war, die Aufnahme aus dem Darmtrakt beim Menschen um das 27-Fache zu erhöhen [332].

Mechanismen des Krebsschutzes

Wir beschreiben die molekularen Mechanismen in sehr kondensierter Form, da es derzeit keinen Grund zu der Annahme gibt, dass der Verzehr von Curcumin über die Nahrung den Menschen vor Krebserkrankungen schützt. Das Wirkungsspektrum der Substanz ähnelt jenem von Quercetin, es gibt jedoch Unterschiede hinsichtlich der zugrunde liegenden Mechanismen.

▶ **Antioxidative Eigenschaften.** Die antioxidative Aktivität betreffend, ist vor allem die Tatsache von Bedeutung, dass die Verbindung in der Lage ist, die Lipidperoxidationskettenreaktion durch Inaktivierung von Lipidradikalen zu unterbrechen (s. Kapitel 1.6.5 Abschnitt „Konsequenzen von oxidativem Stress"). Darüber hinaus kann sie Radikale durch Scavening unschädlich machen. Des Weiteren ist die Hemmung von iNOS zu erwähnen. Dieses Enzym setzt in Makrophagen im Verlauf der Immunabwehr $NO^{\bullet}$-Radikale frei, die pathogene Keime angreifen.

▶ **Entzündungshemmende Eigenschaften.** Die entzündungshemmenden Eigenschaften sind durch Hemmung von NFκB erklärbar. Curcumin verhindert die Phosphorylierungen von IκB, daher bleibt NFκB im Zytosol an IκBα gebunden und wandert nicht in den Kern. In der Folge werden Gene nicht mehr transkribiert, die Proteine für entzündliche Prozesse kodieren (COX-2, TNF-α, MMP9, iNOS etc.).

▶ **Schutz vor Kanzerogenen.** Der Schutz vor kanzerogenen Chemikalien ist durch Inhibition von metabolischen Aktivierungsreaktionen und Induktion von Entgiftungsprozessen erklärbar.

▶ **Arretierung der Zellteilung.** Die Arretierung von Krebszellen im Verlauf der Zellteilung ist gut erforscht und findet auf verschiedenen Ebenen statt: Wie erwähnt, bilden Zytokine mit cyclinabhängigen Kinasen Komplexe und steuern so die Teilung von Zellen (s. ▶ Abb. 6.21). Es gibt mehrere „Familien" dieser Komplexe: Der Cyclin-D-/CDK4/CDK6-Komplex ist für den Durchgang der Zellen durch die G_1-Phase verantwortlich, Cyclin E/CDK6 für den Eintritt in die S-Phase und Cyclin A/CDK2 für die G_2-Progression. Zuletzt kontrolliert Cyclin B/CDK1 den Eingang in die Mitose. Es gibt 2 Gruppen von CDK-Inhibitoren, die INK-4 Familie und die Cip/Kin-Familie. Curcumin führt zu verstärkter Synthese von Proteinen, die zur Cip/Kin-Familie gehören, wodurch die Bildung von Cyclin-D1-/CDK4/6-Komplexen beeinflusst wird.

▶ **Auslösung der Apoptose.** Auch die Auslösung der Apoptose durch Curcumin wurde eingehend erforscht: Das Tumorsuppressorprotein p53 fungiert als Transkriptionsfaktor und führt zur Synthese von Bax, einem apoptosefördernden (proapoptotischen) Eiweiß, das mit Bcl-2, einem weiteren Protein, in Wechselwirkung steht. Bcl-2 ist ein „antiapoptotisches" Protein, das in der Membran der Mitochondrien lokalisiert ist. Wenn das Verhältnis von Bax/Bcl-2 erhöht ist, wird der Effekt von Bcl-2 gestört, die Mitochondrienmembran wird durchlässig und es wird Zytochrom C (Cyt C) freigesetzt. Cyt C bindet an das Protein APAF-1 (Apoptose-Protein-Aktivierender- Faktor-1) und bildet einen Komplex, durch den die „Caspase-Kaskade" initiiert wird (Caspasen 3 und 9). Die Caspasen spalten zytoplasmatische Proteine und lösen programmierten Zelltod aus. Bei dieser langen Reaktionskette greift Curcumin am Anfang ein, indem es zu verstärkter Synthese von p53 und letztendlich zu Apoptose führt. Es wirkt darüber hinaus aber auch selbst apoptoseauslösend, indem es die Bildung von „Todesproteinen" an Zelloberflächenrezeptoren verstärkt.

▶ **Beeinflussung von Zelltod durch Autophagie.** Wir haben diesen Mechanismus bereits in Zusammenhang mit Quercetin erwähnt. Es handelt sich bei der „Selbst-Auffressung" um einen Prozess, der inneren Auflösung von Zellorganellen. Wie bei Apoptose ist dies eine Form des „programmierten Zelltodes" und es wurde gezeigt, dass Curcumin diesen Prozess in bestimmten Krebszellen (z. B. Leukämiezellen) auslöst.

Auch über Inhibition der Metastasierung und Angiogenese liegen In-vitro-Befunde vor, wobei als Mechanismen wiederum Inhibition von MMP und VEGFR postuliert wurden.

Exkurs: Aufnahme von Curcumin über die Nahrung

Ein Esslöffel Gelbwurz enthält ca. 6 g des Gewürzes. Bei einem durchschnittlichen Gehalt von 3 % Curcumin entspricht dies der Aufnahme von ca. 0,18 g (180 mg) des Wirkstoffs. Currymischungen bestehen nur teilweise aus Gelbwurz, hier enthält ein Löffel nur etwa ein Drittel der Reinsubstanz. Auch bei reichlicher Verwendung erreichen die Aufnahmemengen durch Verzehr von curcuminhaltigen Speisen nicht annähernd jene Mengen, die in Tierexperimenten erforderlich waren, um messbare Effekte auszulösen. Denn diese liegen bei krebsassoziierten Endpunkten in den meisten Fällen 50- bis 100-fach höher als die nahrungsrelevanten Aufnahmemengen.

Tierexperimentelle Befunde

In der bereits erwähnten Arbeit von Aggarwal werden die Ergebnisse zahlreicher tierexperimenteller Befunde beschrieben [284]. Besonders hohe Erwartungen hat man im Hinblick auf die Verhinderung von Kopf- und Nackentumoren. Man sah in Experimenten mit Labornagern nämlich, dass die Verabreichung einer Curcuminlösung das Wachstum spinozellulärer Karzinome (Plattenepithelkarzinom) in der Zunge inhibiert.

Wie erwähnt, wurden in fast allen Tierexperimenten hohe Dosierungen eingesetzt. Die niedrigsten Mengen, die einen immunmodulierenden Effekt auslösten, der Auswirkungen auf das Krebsrisiko hat, liegen bei 30 mg/kg KG (dies entspricht der Aufnahme von 2,1 g Curcumin pro Person/Tag beim Menschen); für die Inhibition von NFκB war die Verabreichung von 200 mg/kg KG erforderlich. Dieselbe Dosis war auch erforderlich, um Lipidperoxidationsprozesse zu verhindern.

Humanstudien

Es gibt bisher keine publizierten Studien, die direkte Zusammenhänge zwischen dem Konsum von Gelbwurz oder Curry und dem Auftreten von Krebserkrankungen betreffen. Aufgrund der vielversprechenden In-vitro-Daten begann man jedoch mit der Durchführung von Interventionsstudien. Zunächst untersuchte man die Pharmakokinetik der Verbindung; in einigen dieser Studien führte man zusätzlich biochemische Messungen von krebsassoziierten Parametern durch. Die Resultate waren ernüchternd: Beispielsweise wurde in einer Untersuchung mit Kolorektalkrebspatienten nach Gabe von 440–2.200 mg/Tag kein Anstieg der COX-2-Aktivität gemessen [234]. Auch die Konzentrationen von GST waren nicht, wie erwartet, erhöht, sondern erniedrigt und die Spiegel von M(1)G, einem DNA-Addukt, das die Malondialdehydbildung als Konsequenz der Lipidperoxidation widerspiegelt, wurden durch die Intervention nicht verändert.

▶ **Dickdarmkrebs.** In einem amerikanischen Review werden 31 klinische Studien erwähnt, die entweder im Gang sind oder sich bereits in der Abschlussphase befinden [44]. 21 dieser Studien betreffen die Auswirkungen von Curcumin auf Krebserkrankungen. Auffällig ist, dass relativ viele Studien (6) die Auswirkungen auf Dickdarmkrebs untersuchen. Dies ist nicht weiter verwunderlich, da die Curcuminkonzentrationen im Verdauungstrakt substanziell höher sind als im Blut und in inneren Organen. Von allen diesen Untersuchungen wurde bisher nur eine veröffentlicht, die das Auftreten von Aberrant Crypt Foci bei Rauchern, die erhöhte Raten (≥ 8 pro Darm) aufwiesen (n = 44), betrifft. Man fand mit einer niedrigen Dosis (2 g/Tag) keinen Effekt, bei Gabe von 4 g/Tag wurde eine signifikante (40 %ige) Reduktion festgestellt. Bei keiner der Dosen waren die Prostaglandin-2-Werte (PGE2) verändert, die Interaktionen mit Cyclooxygenasen reflektieren. Auch die 5-HETE-Konzentrationen im Serum (5-Hydroxyeicosatetraensäure), die die Lipidoxygenaseaktivität widerspiegeln, waren nicht verändert.

In diesem Zusammenhang ist erwähnenswert, dass es Hinweise darauf gibt, dass Curcumin bei Patienten mit entzündlichen Darmerkrankungen (Morbus Crohn und Colitis ulcerosa) in Kombination mit Standardmedikationen die Symptome lindert. Allerdings liegen dazu lediglich Ergebnisse aus zwei Pilotstudien vor. Diese Behauptung ist insofern von einer gewissen Bedeutung, da Patienten mit IBD (Inflammatory Bowel Disease) ein erhöhtes Darmkrebsrisiko aufweisen.

▶ **Andere Krebsformen.** Darüber hinaus finden sich in der Literatur Berichte über die Ergebnisse kleinerer Interventionsstudien, die aber durchweg zu klein waren (5–10 Individuen/Gruppe), um eindeutige Aussagen zu ermöglichen. Beispielsweise untersuchte man Risikopatienten für diverse Krebsformen (Personen mit reseziertem Blasenkrebs, Patienten mit Leukoplakien in der Mundhöhle, die eine prämaligne Läsion für Mundhöhlenkrebs darstellen, Individuen, die Vorstufen von Hautkrebs oder Neoplasmen des Endometriums oder Metaplasien im Magen aufwiesen) und verabreichte ihnen zwischen 1.000 und 12.000 mg Curcumin/Tag. In einzelnen Fällen beobachtete man eine Verbesserung des Gesundheitszustandes. In einer Untersuchung mit Patienten, die Adenokarzinome der Bauchspeicheldrüse aufwiesen (n = 25) und Chemo- bzw. Strahlentherapie erhielten, sah man nach Gabe von 8 g/Tag bei 2 Patienten eine Verbesserung des Zustandes [291].

6.9.3 Ingwer und seine Inhaltsstoffe

Das Rhizom der Pflanze (▶ Abb. 6.33 b) wird von verschiedenen traditionellen medizinischen Schulen (z. B. Ayurveda, TCM) als Heilmittel verwendet und zwar vor allem für die Therapie von Erkältungen, Rheumatismus, Zahnfleischentzündungen und Diabetes, um nur einige Indikationen zu nennen. Man kann aus dem Pflanzenmaterial 3 Fraktionen herstellen, eine „scharfe", eine „normale" und eine „ölreiche". Die flüchtige Phase enthält vor allem Sesquiterpene, die strukturelle Ähnlichkeiten zu Substanzen aufweisen, die in der Ginsengwurzel vorkommen.

Strukturen und Eigenschaften der Inhaltsstoffe

In ▶ Abb. 6.33 a ist die Struktur dargestellt, die neben strukturell ähnlichen Verbindungen für den scharfen Geschmack des Gewürzes verantwortlich ist. Ein Vergleich mit Capsaicin (s. Kapitel 4.5.4) zeigt, dass 6-Gingerol zu dieser Substanz chemische Ähnlichkeiten aufweist. Tatsächlich enthält Ingwer noch zahlreiche Substanzen, die eine „diarylheptanoide" Struktur aufweisen und aus dem Rhizom isoliert wurden. Alle diese Komponenten binden, wie auch Capsaicin, an einen bestimmten „Vanilloid-Rezeptor". Es handelt sich dabei um Ionenkanäle (Transient Receptor Potential Channels, TRP-Kanäle), durch die Kationen einströmen, die Nervenreize auslösen, sodass die Geschmacksempfindung „scharf" entsteht.

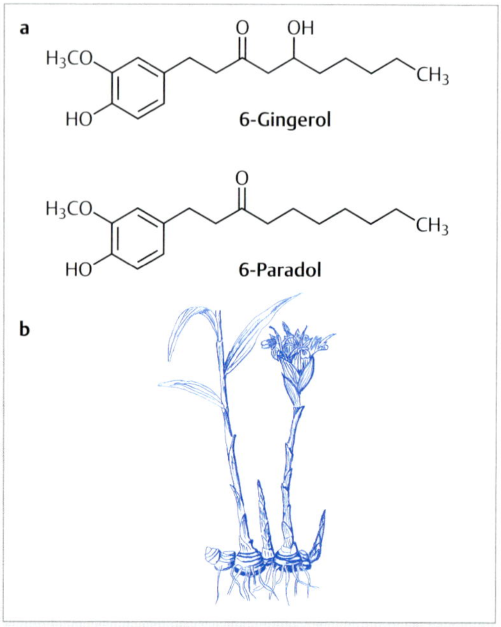

Abb. 6.33 Ingwer.
a Strukturformeln von 6-Gingerol und Paradol.
b Ingwerpflanze (Zingiber officinale).

Die Verstoffwechselung der Gingerole ist gut untersucht und es wurde eine Reihe von Glucuronsäurekonjugaten als Hauptmetaboliten in Säugetieren bzw. im Menschen identifiziert.

Mechanismen des Krebsschutzes

Das Spektrum der präventiven Mechanismen ähnelt dem, das für Flavonoide typisch ist (s. Kapitel 6.6.4).

▶ **Antioxidative Eigenschaften.** Die antioxidativen Eigenschaften beruhen vor allem auf Inhibition der Bildung von Stickoxiden durch Hemmung von iNOS und der Aktivierung von Nrf2.

▶ **Antientzündliche Eigenschaften.** Ein sehr typisches Charakteristikum von Ingwer und seinen Inhaltsstoffen sind ihre antientzündlichen Eigenschaften. Durch Oxidation der Arachidonsäure über spezielle Enzyme wie COX-2 und Lipoxygenase werden Substanzen gebildet, die Entzündungen fördern (inflammatorische Prostaglandine). COX-2 und LOX-5 werden durch Ingwerinhaltsstoffe gehemmt und schützen so vor chronischen Entzündungen. Dieser Mechanismus wurde nicht nur in zahlreichen In-vitro-Experimenten mit Zelllinien unterschiedlicher Herkunft nachgewiesen, sondern auch in Tierexperimenten.

▶ **Weitere Mechanismen.** In Untersuchungen mit verschiedenen Prostatazelllinien fand man darüber hinaus Aktivierung einer bestimmten mitogenaktivierten Proteinkinase (MPK5), die NFκB blockiert.

Auf der Ebene der Zellteilung wurde ebenfalls eine Reihe von Mechanismen identifiziert, nämlich Inhibition von AP-1 (s. Kapitel 1.6.2) in Epidermiszellen und Interaktionen mit cyclinabhängigen Kinasen von Pankreaszellen.

Weitere Wirkungen von Ingwerinhaltsstoffen sind Verhinderung der Entstehung von Blutgefäßen in Tumoren durch VEGF-Inhibition sowie die Verhinderung der Multiple Drug Resistance (MDR). Weitere Protektionsmechanismen sind in einer Übersichtsarbeit von Na et al. (2009) beschrieben [73].

Tierexperimentelle Befunde

Neben Schutzeffekten, die in Hautpinselungsexperimenten mit TPA gefunden wurden und nicht auf orale Aufnahme übertragen werden können, fand man in Experimenten mit oraler Aufnahme bei Labornagern Hinweise auf Schutz vor Magen- und Darmkrebs.

Schutz vor Magenkrebs wird mit 2 Mechanismen in Zusammenhang gebracht. Es ist bekannt, dass Helicobacter-pylori-Infektionen mit erhöhtem Tumorerkrankungsrisiko assoziiert sind. Ingwer und seine Inhaltsstoffe unterdrücken das Wachstum dieses pathogenen Keims, wie aus In-vitro-Experimenten belegt ist. Darüber hinaus ist bekannt, dass Capsaicin durch Interaktion mit dem Vanilloid-Rezeptor VR1 den Magen vor Läsionen schützt, die durch Übersäuerung ausgelöst werden und aus denen sich Tumoren entwickeln können. Derselbe Effekt wurde auch mit 6-Gingerol gefunden.

Humanstudien

Es gibt keine Ergebnisse aus epidemiologischen Untersuchungen, die Zusammenhänge zwischen dem Konsum von Ingwer und dem Auftreten von Krebserkrankungen betreffen. Es ist jedoch bekannt, dass synthetisch hergestellte Substanzen, die durch Inhibition von COX-2 als „Non-steroidal anti-inflammatory Drugs“ (NSAID) wirken, vor dem Auftreten von Magenkrebs schützen. Da die Inhaltsstoffe von Ingwer sowohl COX-2 als auch LOX-5 hemmen, also gleich 2 Mechanismen blockieren, die zur Bildung von Substanzen wie Interleukinen und Prostglandinen führen, die an Entzündungsreaktionen beteiligt sind, wurde postuliert, dass ihre Wirksamkeit theoretisch sogar besser sein könnte als jene der künstlich hergestellten Verbindungen. In diesem Zusammenhang ist auch die traditionelle Verwendung von Ingwer als Heilpflanze zu sehen; er wird u. a. eingesetzt, um Entzündungen des Verdauungstraktes zu bekämpfen.

In einer Interventionsstudie (30 Teilnehmer) konsumierten gesunde Probanden 2 g Ingwer/Tag über einen Zeitraum von 28 Tagen. Nachfolgend untersuchte man die Prostaglandinwerte (PGE2) und die Konzentration von Hydroxyeicosatetraensäuren (5-, 12- und 15-HETE) in der Darmschleimhaut. Diese Substanzen sollen an der Auslösung von Dickdarmkrebs beteiligt sein [128]. Tatsächlich fand man (bezogen auf die Arachidonsäurekonzentrationen in den Zellen) eine Abnahme von PGE2 und von HETE-5.

Ingwer verhindert darüber hinaus das Erbrechen (antiemetischer Effekt) und man versucht derzeit diese Eigenschaft bei Krebspatienten, die Zytostatika erhalten, zu nutzen, indem das Gewürz verabreicht wird.

6.9.4 Knoblauch, Lauchgemüse und ihre Inhaltsstoffe

Knoblauch ist eine der ältesten Gewürz- und Heilpflanzen, seine Wirkungen wurden bereits im ägyptischen Papyrus Ebers (1550 v. Chr.) beschrieben, in dem auch erwähnt wird, dass er bei Geschwüren hilft. Man glaubt, dass die lateinische Bezeichnung „Allium“ aus dem Keltischen stammt und sich von der Silbe „all“ ableitet, die „scharf“ bedeutet.

Knoblauch ist ein Vertreter der Liliengewächse und einige seiner Verwandten wie Zwiebeln und Laucharten (Schnittlauch, Lauch, Bärlauch) finden ebenfalls in unserer Küche Verwendung. Die bioaktiven Inhaltsstoffe der diversen Vertreter weisen strukturelle Ähnlichkeiten auf. Chemisch gesehen, handelt es sich um schwefelhaltige Aminosäuren, die in den Pflanzen selbst in inaktiver Form vorliegen und erst nach Zerstörung der zellulären Strukturen durch enzymatische Reaktion freigesetzt werden und als „natürliche Pestizide" Fressfeinde und Mikroorganismen abwehren.

Neben den krebsschützenden Eigenschaften der Inhaltsstoffe sind auch andere positive gesundheitliche Effekte erwähnenswert, etwa die bereits von Louis Pasteur und Albert Schweitzer erforschten antimikrobiellen Eigenschaften sowie die antithrombotischen Wirkungen, die auch in klinischen Studien gut belegt sind.

Inhaltsstoffe von Knoblauch und Zwiebel

Wir beschränken uns auf die Darstellung der Inhaltsstoffe von Knoblauch, da diese im Hinblick auf seine krebsprotektiven Eigenschaften besonders gut untersucht wurden.

Die Geschichte ihrer Erforschung beginnt im Jahre 1844, in dem der deutsche Chemiker Theodor Wertheim eine Arbeit über die Herstellung von Knoblauchöl veröffentlichte, das er durch Wasserdampfdestillation herstellte, indem er zerstampftes Pflanzenmaterial in einer Glasblase erhitzte und den ölhaltigen Dampf auffing und destillierte. Etwa 50 Jahre später charakterisierte ein deutscher Chemiker (F.W. Semmler) die Hauptinhaltsstoffe dieses Öls: Diallylsulfid (DAS), -disulfid (DADS) und -trisulfid (DATS) (▶ Abb. 6.34). Die Bezeichnung „allyl" wird allgemein für eine funktionelle Gruppe verwendet, die für Knoblauchinhaltsstoffe typisch ist, sie steht für den ungesättigten Kohlenwasserstoffrest (CH_2=CH-CH_2-).

▶ **Allicin und Alliin.** Die nächste entscheidende Entdeckung gelang dem Amerikaner Chester Cavallito im Jahr 1944 [235]. Er isoliert aus dem Knoblauch mittels Alkoholdestillation bei Raumtemperatur auf schonende Weise ein weiteres Öl, das stark antibakterielle Eigenschaften aufwies. Chemisch gesehen, handelte es sich um das Oxid des Allyldisulfids (Prop-2-en-1-thiosulfinsäure-S-allylester). Cavallito bezeichnete seine Verbindung weniger zungenbrecherisch als Allicin. Vier Jahre später wiesen Stoll und Seebeck, die bei Sandoz in Basel arbeiteten, nach, dass diese Substanz aus einer geruchlosen Vorstufe entsteht, die sie Alliin nannten. Bei Zerkleinerung der zellulären Strukturen wandelt das Enzym Alliinase diese Substanz in Allicin um, das die ausgeprägten biologischen Wirkungen des Knoblauchs auslöst.

▶ Abb. 6.34 zeigt die Verbindungen, die aus Allicin in mehreren unterschiedlichen Reaktionsschritten entstehen. Einerseits bilden sich aus Allicin durch Lagerung und Verarbeitung beim Kochen Allylsulfide und eine Reihe weiterer Derivate und andererseits entstehen durch Umsetzungen mit anderen Molekülen wie Cystein oder Glutathion Verbindungen wie S-Allyl-Cystein (SAC), S-Allylmercaptocystein (SAMC), Allylmethylsulfid (AMS), Allylmethylsulfoxid (AMSO) und Allylmethylsulfon (AMSO(2)).

▶ **Zwiebel.** Ähnlich wie Knoblauch enthält auch die Zwiebel eine biologisch inaktive Substanz, aus der durch enzymatische Spaltung biologisch aktive Derivate freigesetzt werden. Auch in diesem Fall werden die Reaktionen durch Alliinase katalysiert. Allerdings ist hier das Substrat nicht Allicin, sondern ein sog. „Doppelbindungsisomer", d. h. eine Verbindung, die chemisch fast identisch ist, bei der die Doppelbindung jedoch an einer anderen Stelle sitzt. Diese Substanz (trans-(+)-S-(1-Propenyl)-L-cysteinsulfoxid) ist die tränenreizende Vorstufe des tränenreizenden Faktors (Lacrymatory Factor).

Mechanismen des Krebsschutzes

Knoblauch wirkt auf vielen verschiedenen Ebenen präventiv, dies macht ihn zu einem besonders

Exkurs: Inaktivierung von Sauerstoffradikalen durch Schwefelverbindungen

Schwefel ist aufgrund seiner vielen Oxidationsstufen (von +6 in Sulfiden bis –2 in Thiolen) hinsichtlich seiner Redoxeigenschaften ein Chamäleon. Stark reduzierende Eigenschaften haben etwa Hydrogensulfid (–2), das aus Diallyltrisulfid freigesetzt wird oder auch das aus Glutathion gebildete Disulfidradikal (RSSR, –1,5); im Mittelfeld des Redoxverhaltens liegen Disulfide und Polysulfide (zu den Letzteren zählen DATS und DADS), in denen der Schwefel die Oxidationsstufe –1 aufweist. Am anderen Ende des Spektrums liegen organische Verbindungen wie Thiosulfonate und Sulfonsäuren (Oxidationstufe +3), die reduzierende Eigenschaften aufweisen oder inert sind.

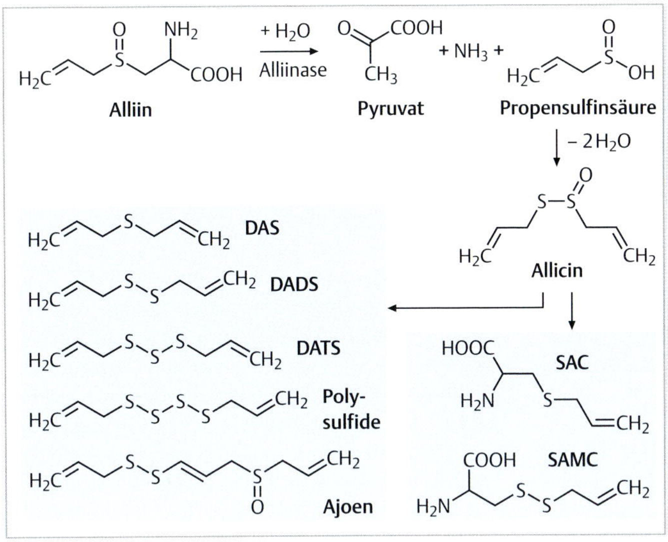

Abb. 6.34 Entstehung verschiedener Derivate aus der biologisch inaktiven Vorstufe Alliin. DAS: Diallylsulfid, DADS: Diallyldisulfid, DATS: Diallyltrisulfid, SAC: S-Allyl-Cystein, SAMC: S-Allylmercaptocystein (Quelle: [55]).

vielversprechenden chemoprotektiven Nahrungsmittel. Während in vitro meist Reinsubstanzen untersucht wurden, beziehen sich die Ergebnisse der Humanstudien auf den Verzehr roher oder verarbeiteter Knollen.

▶ **Antioxidative Eigenschaften.** Die antioxidativen Eigenschaften des Knoblauchs wurden bereits in den 1960er Jahren entdeckt und es war schon vorher bekannt, dass andere schwefelhaltige Moleküle (beispielsweise Cystein und Glutathion) vor Radikalen schützen. Zahlreiche Inhaltsstoffe von Knoblauch wirken als Radikal-Scavenger (etwa DAS, DADS, DATS, SAC und SAMC, sowie Ajoen). Eine besondere Rolle nimmt Allicin ein, da diese Substanz mit einem besonders breiten Spektrum von Radikalen reagiert.

▶ **Modulation von Enzymaktivitäten.** Die Modulation der Aktivierung fremdstoffmetabolisierender Enzyme wurde bereits Ende der 1970er Jahre von Lee Wattenberg in Tierexperimenten nachgewiesen. Er zeigte, dass Knoblauchinhaltsstoffe Glutathion-S-Transferase (GST) induzieren, und man weiß heute, dass dieser Effekt durch Aktivierung von Nrf2 bewirkt wird. GST detoxifiziert, wie erwähnt, ein breites Spektrum von chemischen Kanzerogenen. Ein weiterer wichtiger Schutzmechanismus, dessen Aktivität erhöht wird, ist UGT (UDP-Glucuronosyltransferase).

Auch die Aktivitäten antioxidativ wirkender Enzyme (Glutathionperoxidase und Superoxiddismutase) werden durch Knoblauchinhaltsstoffe (DATS und DAS) erhöht, des Weiteren zeigten Tierexperimente, dass Verfütterung der Allylsulfide des Knoblauchs zu einem Anstieg der Glutathionkonzentrationen in inneren Organen führt. Dieses Tripeptid wirkt antioxidativ, dient aber auch als Substrat für GST und spielt daher bei den erwähnten Entgiftungsreaktionen eine zentrale Rolle.

Neben der Induktion von Schutzenzymen ist auch die Modulation der Aktivität aktivierender Enzyme zu erwähnen: DAS, DADS und Ajoen inhibieren Phase-I-Enzyme, die Kanzerogene aktivieren, allerdings wurden auch Arbeiten veröffentlicht, in denen eine Erhöhung der Aktivität einzelner Zytochrome beschrieben wird (z. B. ↑ von CYP-P450 1A1 und 2B1 durch DATS).

▶ **Acetylierung von Histonen.** Von besonderer Aktualität sind Befunde, die zeigen, dass Allylverbindungen (AMS, DADS) die Acetylierung von Histonen beeinflussen. Es wurden sowohl Inhibition als auch ein Anstieg der Acetylierung in unterschiedlichen In-vitro-Modellen gefunden [55], eine klare Zuordnung dieser Prozesse zu möglichen krebsschützenden Wirkungen ist derzeit nicht möglich.

▶ **Signalling Pathways.** Die Beeinflussung von „Signalling Pathways" ist insbesondere durch In-vitro-Studien belegt: Hier spielt die Inhibition des Transkriptionsfaktors NFκB eine zentrale Rolle.

▶ **Arretierung der Zellteilung und Auslösung von Apoptose.** Die Arretierung von Zellen im Teilungszyklus und die Auslösung von Apoptose sind 2 weitere Mechanismen, die für DATS gut belegt sind. Meist erfolgt die Inhibition der Mitose in der G_2/M-Phase. Die Auslösung des programmierten Zelltodes (Apoptose) erfolgt durch Beeinflussung des Verhältnisses der apoptotischen Proteine Bax und Bcl-2. DATS, Ajoen und in geringerem Ausmaß auch DADS und DAS bewirken eine Abnahme der Bcl-2-Konzentration und dies führt zur Auslösung des Zelltods. Zusätzlich wurden auch Änderungen anderer Pfade beschrieben, die ebenfalls zur Auslösung der Apoptose führen.

▶ **Angiogenese und Metastasierung.** Ähnlich wie bei anderen Naturstoffen gibt es auch Hinweise auf Beeinflussung der Angiogenese: Diverse Allylsulfide inhibierten beispielsweise die Teilung der HUVEC-Zellen, wobei DATS in dieser Hinsicht besonders aktiv ist. Die Inhibition der Migration von Sarkomzellen durch gealterten Knoblauchextrakt (Aged Garlic Extract, AGE) wurde als Hinweis auf Schutz vor Metastasierung gewertet und für SAMC ist bekannt, dass die Substanz in Mäusen die Metastasierung eingeimpfter PC-3-Zellen (Prostatakarzinomlinie) verhindert.

▶ **Multidrug Resistance.** Letztendlich ist auch die Verhinderung von „Multidrug Resistance" (MDR) zu nennen, die ein Problem bei der Chemotherapie darstellt, da Krebszellen dadurch gegenüber Zytostatika resistent werden. Einer der beteiligten Mechanismen ist die Erhöhung des Austritts von Substanzen aus den Zellen durch Überexpression eines bestimmten Glucoproteins. Experimente mit DAS und DATS zeigten, dass dieser Effekt in humanen Krebszellen verhindert wird, sodass die Empfindlichkeit der Zellen gegenüber Zytostatika wie Daunorubicin und Vinblastin erhalten bleibt [55].

Tierexperimentelle Befunde

▶ **Knoblauch.** Sowohl mit Knoblauch und daraus hergestellten Ölen als auch mit Einzelverbindungen wurden in diversen Modellen vielversprechende Ergebnisse erhalten. Beispielsweise wurde gezeigt, dass das Öl in Ratten die Auslösung von Aberrant Crypt Foci (Vorstufe von Dickdarmkrebs, s. Kapitel 2.4.2 Abschnitt „Präneoplastische Läsionen") im Darm verhindert, mit Knoblauchpulver wurde eine signifikante Reduktion der DNA-Adduktbildung durch 7,12-Dimethyl-benzo(1,2)anthrazen gefunden. Auch „gealterter" Knoblauchextrakt (AGE), der als Supplement vermarktet wird, wurde mehrfach getestet und verhinderte beispielsweise die Bildung von Leberfoci.

▶ **Einzelkomponenten.** Mit den Einzelkomponenten wurden wesentlich mehr Studien veröffentlicht. Hier ist zwischen Untersuchungen zu unterscheiden, in denen Tumoren durch DNA-Schäden bzw. durch Chemikalien ausgelöst wurden, und solchen, in denen durch Transfer von Krebszellen Karzinome verursacht wurden. In ▶ Tab. 6.15 sind einige Beispiele für derartige Untersuchungen aufgelistet. Eine Ausführung weiterer Tierstudien mit Knoblauch und seinen Inhaltsstoffen findet sich in einer Übersichtsarbeit von Shukla und Kalra (2007) [95].

Humanstudien

Bei der Interpretation der epidemiologischen Daten ist zu berücksichtigen, dass die Verzehrsmengen regional stark schwanken und dass auch Unterschiede der Zubereitung die Ergebnisse beeinflussen können. Im Gegensatz zu anderen Gewürzen liegen für Verzehr von Knoblauch zahlreiche zuverlässige Ergebnisse aus Einzelstudien vor, wobei sich die Forscher insbesondere auf die Organe des Verdauungstraktes konzentrieren. Die von uns vorgenommene Gesamtbeurteilung beruht auf Metaanalysen; einzelne Studien sind in ▶ Abb. 6.35 genannt.

Magen

2007 erschien eine umfassende Analyse. Die Autoren kommen zu dem Schluss, dass es keine Hinweise auf Schutz vor Magenkrebs durch Knoblauch gibt (in dieser Studie wurden lediglich 4 Untersuchungen berücksichtigt!) [236]. Eine wesentlich umfassendere Arbeit von Zhou und Mitarbeitern (2011) (▶ Abb. 6.35) berücksichtigte 13 Untersuchungen [127]; in dieser wurde ein sehr klarer Schutzeffekt bei Verzehr von „größeren Mengen von Knoblauch" gefunden. Aber was bedeutet eine „größere Menge"? Den Autoren zufolge bewirkt der Konsum von etwa 20 g/Tag eine Reduktion des Risikos um ca. 10 %. In der Arbeit werden auch die Effekte anderer Lauchgemüse betrachtet, dabei zeigt sich, dass auch der Verzehr von Zwiebeln (13 Untersuchungen) und Lauch (3 Studien) invers

Tab. 6.15 Ergebnisse von tierexperimentellen Studien mit Knoblauchinhaltsstoffen.

Inhaltsstoff	Modell	Ergebnis
Chemische Kanzerogene		
Diallylsulfid	Krebsauslösung in der Haut durch 7,12-Dimethyl-1,2-benzanthrazen	↓ Hautkrebs
Diverse Allylsulfide	Benzo(a)pyren-Induktion von Lungenkrebs in Mäusen	↓ Lungenkrebs ↑ GST
Diverse Allylsulfide	Dimethylhydrazin-Induktion von Dickdarmkrebs in Mäusen	↓ Dickdarmkrebs
Diallylsulfid	nitrosamininduzierter Lungenkrebs (NNK) in Mäusen	↓ durch ↓ Phase-I-Enzyme
Diallylsulfid	Leberkrebs in Mäusen durch Aflatoxin B_1 und NDMA	↓ Leberkrebs
S-Allyl-Cystein und Diallyldisulfid	DNA-Addukte durch Methylnitrosoharnstoff in der Brustdrüse	↓ DNA-Schäden
Transplantations- und Xenograft-Modelle		
Diallyldisulfid	Implantation humaner Kolonkrebszellen in Nacktmäusen	↓ Dickdarmkrebs
Diallyldisulfid	Wachstum induzierter Krebszellen im Dickdarm von Mäusen	↓ Dickdarmkrebs durch Expression eines Onkogens (H-ras) ↓ HMG-CoA in der Leber
Diallyldisulfid	Wachstum von Brustkrebszellen in Mäusen	↓ Brustkrebs ↓ von PCNA
Diallyltrisulfid	Wachstum von implantierten PC-3-Zellen (Prostatakrebszelllinie) in Mäusen	↓ Prostatakrebs ↑ Apoptose
S-Allyl-Cystein	Wachstum von Prostatatumorgewebe in Nacktmäusen	↓ Prostatakrebs

GST: Glutathion-S-Tranferase, HMG-CoA: 3-Hydroxy-3-Methylglutaryl-Coenzym-A, NDMA: Nitrosodimethylamin, NNK: 4-(Methylnitrosamino)-1-(3-pyridil-1-butanon), PCNA: Proliferating Cell Nuclear Antigen

mit dem Auftreten von Magenkrebs assoziiert ist. Auch mit anderen Lauchgemüsen sah man Zusammenhänge, etwa bei chinesischem Schnittlauch und Winterzwiebeln.

Die Ursachen des Schutzeffektes sind unklar, neben den in den vorigen Kapiteln erörterten Mechanismen könnte auch Inhibition von Helicobacter-pylori-Infektionen eine Rolle spielen, denn es ist eindeutig nachgewiesen, dass diese Infektion mit einem erhöhten Risiko für Magenkrebs assoziiert ist.

Dickdarm

Recht überzeugend sieht die Datenlage für Kolonkrebs aus: Sowohl in Fallstudien als auch in Kohortenstudien wurden Schutzeffekte gefunden [237]–[238]. Beispielsweise sah man in 2 prospektiven US-Studien (mit insgesamt etwa 80.000 Teilnehmern) nach 1- bzw. 2-maligem Konsum pro Woche eine Reduktion des Risikos (23 bzw. 37%).

Prostata

Über den Verzehr von Knoblauch liegen nur wenige Studien vor. In einer relativ neuen Arbeit werden 3 Fallstudien erwähnt, in denen durchweg Schutzeffekte (zwischen 20 und 53% Reduktion) gefunden wurden. Auch mit anderen Alliumarten wurden in einer Studie von Hsing und Kollegen (2002) protektive Wirkungen gefunden (z.B. mit Zwiebeln eine Reduktion der Häufigkeit des Auftretens um 19% und mit chinesischem Schnittlauch um 17%) [51]. In einer Synopse von Kim und Kwon (2009) wird festgestellt, dass es „beschränkte“ Evidenz für den Schutz durch Knoblauch vor Prostatakrebs gibt [57], diese Erkenntnis beruht auf der Auswertung von 3 Fall- und einer Kohortenstudie. Auch in 2 weiteren chinesischen Fallstudien, die nicht in diese Bewertung miteinbezogen wurden, fand man Hinweise auf eine inverse Assoziation.

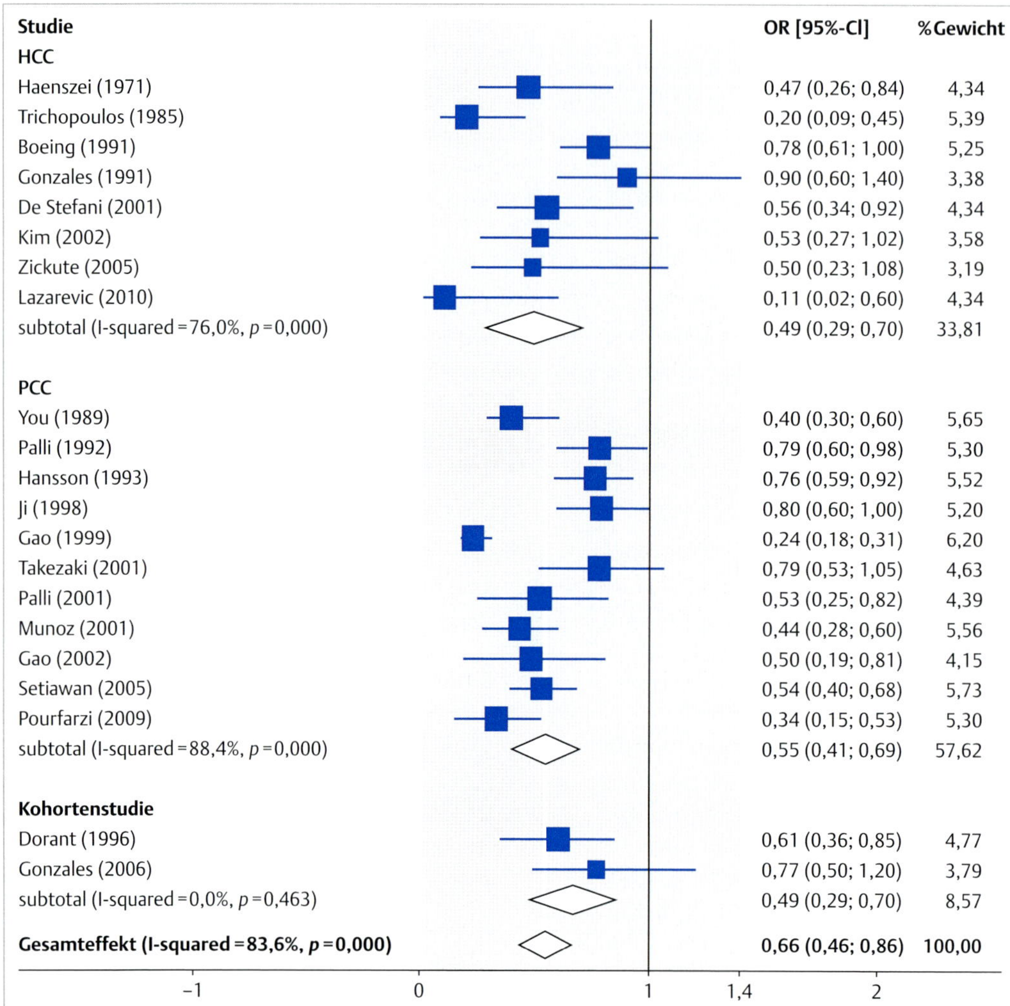

Abb. 6.35 Zusammenhänge zwischen Konsum von Allium-Gemüsen und Magenkrebsrisiko (höchste vs. niedrigste Gruppe). CI: Konfidenzintervall, HCC: Fall-Kontroll-Studie mit Krankenhauspatienten, OR: Odds Ratio, PCC: Fall-Kontroll-Studie mit verschiedenen Bevölkerungsgruppen (Quelle: [127]).

Weitere Organe

Auch im Hinblick auf andere Krebsformen (Nase, Mundhöhle, Kehlkopf und Nieren) ist die Datenlage vielversprechend (▶ Abb. 6.36), allerdings basiert die Evidenz für protektive Wirkungen auf den Ergebnissen einiger weniger Untersuchungen, und es muss in Nachfolgestudien geklärt werden, ob sich diese Annahmen bestätigen und erklären lassen.

Ergebnisse von Interventionsstudien

In einer großen plazebokontrollierten chinesischen Untersuchung verabreichte man Risikopersonen (ehemalige Magenkrebspatienten, Individuen mit familiärer Häufung von Krebserkrankungen sowie Rauchern, die Alkohol konsumierten) eine Kombination aus Allicin (200 mg/Tag) und Selen (100 µg/Tag) und verglich die Ergebnisse in der Kontrollgruppe und in der Behandlungsgruppe nach 5-jähriger Laufzeit [239]. Mehr

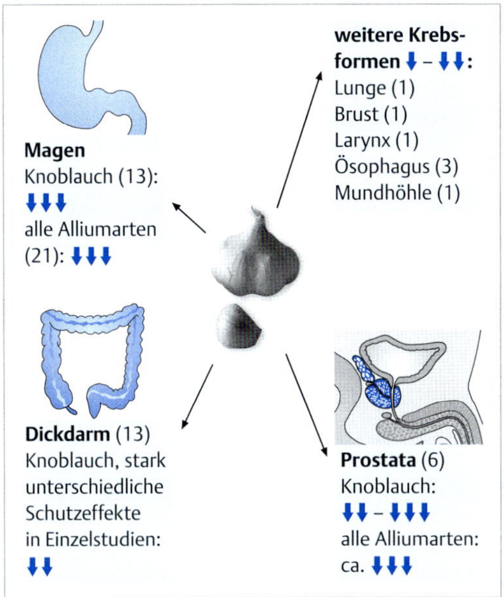

Abb. 6.36 Schutzeffekte vor Krebs durch Knoblauchkonsum. Die Prozentzahlen beziehen sich auf die Reduktion des Risikos in den höchsten Verzehrsgruppen. Die Zahlen in Klammern geben die Anzahl der durchgeführten Studien an. Allerdings schwanken die täglich aufgenommenen Mengen in den älteren Studien über einen breiten Bereich, z. B. in Fallstudien zwischen 1–2 g und 20 g pro Tag. Diese Heterogenität erschwert den Vergleich der Studien. ↓↓↓: starker Schutzeffekt (OR/RR/HR ≤ 0,6), ↓↓: mittlerer Schutzeffekt (OR/RR/HR ≥ 0,6 und ≤ 0,85), ↓: moderater/schwacher Effekt (OR/RR/HR ≥ 0,85 und < 1). Quellen: Daten aus Analysen: [32], [34], [57], [90], [127].

als 2.500 Personen nahmen in jeder Gruppe teil. Das Gesamtkrebsrisiko war um rund 30 % reduziert, das Auftreten von Magenkrebs um 52 %.

Weniger erfolgreich verlief eine weitere chinesische Studie mit mehr als 3.000 Teilnehmern (Shandong Intervention Trial), in deren Rahmen die Teilnehmer entweder gealterten Knoblauchextrakt oder Knoblauchöl konsumierten. Die Untersuchung umfasste 3.365 Teilnehmer. Zwei Wochen nach Beginn sah man eine Reduktion des Auftretens präneoplastischer Läsionen im Magen, nach 14-jähriger Laufzeit war das Auftreten von Magenkrebs geringfügig reduziert; dieser Effekt war jedoch nicht signifikant [240].

Auswirkung von Kochprozessen auf die Eigenschaften von Knoblauch

Allicin ist der wichtigste Inhaltsstoff von Knoblauch, wenn es um die positiven gesundheitlichen Eigenschaften geht, während Alliin (die Vorstufe) biologisch inaktiv ist. Daher sollte Knoblauch vor dem Verzehr stets zerkleinert werden, sodass die Enzymreaktion stattfindet, durch die diese Substanz gebildet wird. Zerquetschen ist zielführender als Zerschneiden, da die Reaktion die Zerstörung der zellulären Struktur erfordert. Nach Freisetzung der Alliinase durch Zerkleinern und anschließendes Kochen entstehen weitere bioaktive Produkte. Wird der Knoblauch unzerkleinert gekocht, denaturiert die Alliinase und es entstehen bei nachfolgender Zerkleinerung keine bioaktiven Produkte. Die Reaktionsprodukte sind flüchtig und besitzen den typischen Geruch des Knoblauchs; solange dieser wahrnehmbar ist, kann man davon ausgehen, dass auch die biologischen Effekte der Allylsulfide erhalten sind.

Die Frage, ob der Konsum von rohem oder verkochtem Knoblauch gesünder ist, kann derzeit nicht beantwortet werden. Sowohl das im rohen Material enthaltene Allicin als auch die Di- und Trisulfide, die in verkochtem Fruchtfleisch zu finden sind, besitzen biologische Aktivitäten.

Im Handel werden diverse Knoblauchkapseln, -pulver sowie -extrakte angeboten. Die beiden erstgenannten Produkte enthalten überwiegend das durch Dampfdestillation gewonnene Öl (s. o.). Gealterter Knoblauchextrakt ist ein mehr als 20 Monate gereifter Extrakt, der weniger scharf ist als das Ausgangsmaterial und vor allem γ-Glutamylcystein und S-Allyl-Cystein enthält. Da die Wirksamkeit all dieser Präparate in Bezug auf Schutz vor Krebserkrankungen und andere positive Eigenschaften beim Menschen nicht nachgewiesen ist, raten wir vom Kauf dieser Produkte ab.

6.9.5 Weitere Gewürze

Die Eigenschaften einiger weiterer Gewürze, deren protektive Effekte allerdings bisher noch nicht beim Menschen untersucht wurden, sind in ▶ Tab. 6.16 beschrieben.

Tab. 6.16 Ausgewählte Gewürze und ihre Eigenschaften.

Gewürz	Mechanismen in vitro	Tierexperimentelle Befunde
Dill (Anethum graveolens) Hauptwirkstoff: Anethofuran (A) und Carvon (C)	• kaum Befunde	• ↑ GST in Mäusen durch A und C, in Leber und Vormagen
Rosmarin (Rosmarinus officinalis) Hauptwirkstoff: Rosmarinsäure, Carnosinsäure	• antioxidative Eigenschaften in diversen Modellen • Inhibition der Proliferation verschiedener Krebszelllinien (aus Leber, Brust, Blut) • ↓ ROS, ↓ TNF-α und ↓ NFκB	• keine Ergebnisse von Tierexperimenten
Safran (Crocus sativus), mehr als 150 Einzelwirkstoffe Hauptwirkstoff: β-Crocin, ein Carotinoid	• Inhibition der Teilung diverser Krebszelllinien	• Inhibition der Bildung von Hauttumoren (Initiation durch DMBA und auf der Promotionsebene) • ↑ GST, ↑ GPx und CAT • Inhibition des Wachstums transplantierter Pankreastumoren in Mäusen (4 mg Safran/ kg KG in der Nahrung)
Piment, aus den Beeren des Baumes Pimenta dioica die Früchte enthalten 2–5 % Öl, das aus Eugenol, Cineol, Phellandren und Caryophyllene besteht	• antioxidative Effekte, evtl. durch Eugenol ausgelöst, Interaktion mit Phase-I-Enzymen (CYP3A4) • bei hohen Konzentrationen Inhibition der Acetylierung der Histone H3 und H4 • Inhibition der Teilung von Prostatazellen	• keine Resultate aus Krebsstudien • antiinflammatorische Effekte in Labornagern nach Gabe von hohen Mengen (500 mg/kg KG): Inhibition von Pfotenödemen durch Carrageenane, Schutz der Magenschleimhaut vor Entzündungen
Basilikum (Ocimum basilicum) Inhaltsstoffe: Eugenol, Linalool, 1,8-Cineol und Estragol	• Inaktivierung von Helicobacter pylori (die Infektion ist mit erhöhtem Erkrankungsrisiko für Magenkrebs assoziiert)	• ↔ DMBA-induzierte Brusttumoren in Ratten
	• ↑ GPx, ↑ SOD, ↑ CAT, antimutagene Effekte in Bakterien (↓ AFB_1, B(a)P, 1-OH-Estragol, NQO-1) • ↑ 6-O-MGMT, ein Enzym das die DNA vor Alkylierung schützt und daher Mutationen verhindert; ↑ GST • antivirale Effekte (gegen Hepatitis) in HepG2-Zellen	• ↓ von DMBA-induzierten Hauttumoren in Mäusen durch Verfütterung
Schwarzer Kardamom (Amomum subulatum) Wirkstoff: Carvon (P-Menthan-1,8-dien-on), Limonen und Anethofuran	• antioxidativ • ↑ 6-O-MGMT • ↓ CYP1A1 → ↓ Aktivierung von Induktionseffekten durch TCDD in Leberzelllinien	• Inhibition von DMBA-induzierten Hauttumoren in Mäusen • ↓ ACF durch 1,2 DMH in Ratten (30–90 mg/kg KG • ↑ GST im Vormagen und Dünndarm von Ratten
Weißer Kardamom (Elettaria cardamomum), Ingwergewächs Wirkstoff: Protocatechusäure und Protocatechualdehyd	• antioxidativ im DPPH-Test (ermöglicht intrazelluläre Messungen der radikalfangenden Eigenschaften)	• ↓ TBARS in Mäusen • ↑ GST, SOD, CAT und ↓ CYP1A1 in Mäusen • ↓ AOM-induzierte Kolontumoren

Tab. 6.16 (Fortsetzung)

Gewürz	Mechanismen in vitro	Tierexperimentelle Befunde
Zimt aus der Rinde des Ceylon-Zimtbaums (Cinnamomum verum) Inhaltsstoffe: Zimtaldehyd, α-Pinen, Carvacrol, Linalool, Benzylbenzoat, Cumarin	• Inhibition von Helicobacter pylori in vitro, Modulation von immunreaktiven Mäusemakrophagen durch einen polyphenolreichen Zimtextrakt: Hochregulierung eines Proteins (TPP), das proinflammatorische Zytokine hinunterreguliert, aber Erhöhung von mRNA, die für proinflammatorische Interleukine (IL-2 und -6) und TNF-α kodiert • ↓ VEGFα, Interaktion mit STAT3- und MAPK-Pfad in Endothelzellen	• ↓ von TBARS in Blut nach Fütterung bei Mäusen • ↑ GPx, ↑ GST, ↑ CAT in Leber und Herzgewebe • wahrscheinlich nicht effektiv gegen Helicobacter pylori beim Menschen!!
Nelken (Syzygium aromaticum) Inhaltsstoffe: Tannine, Terpenoide, Eugenol, Methyleugenol	• ↑ Nrf2 in Leber und Kolonkarzinomzelllinien → ↑ Phase-II-Enzyme	• Fütterung von 40 mg/g Nahrung bei Mäusen: ↑ GST, in weiteren Experimenten bestätigt • AHH ↔, ↓ CYP-Enzyme
Koriander (Coriandrum sativum) Hauptbestandteil: Linalool	• keine Untersuchungen vorhanden	• ↓ von LP, das durch ein Insektizid in Ratten induziert wurde • ↑ GST in Mäusen, CYP ↔, AHH ↔
Kümmel (Carum carvi), Samen Wirkstoff: Thymochinon (TQ)	• antioxidative Eigenschaften • TQ: ↓ Proliferation von Tumoren in Darm, Brustdrüse, Knochenmark und Pankreas via Hinunterregulierung von Bcl-xL, Cyclin D1, außerdem ↓ VEGF • Inaktivierung von ROS durch TQ in Tumorzellen!	• ↓ B(a)P-induzierter Vormagentumoren in Mäusen, möglicherweise via ↑ GST; ↔ CYP

6-O-MGMT: 6-O-Methylguanin-DNA-Methyltransferase, AFB_1: Aflatoxin B_1, AHH: Arylhydrocarbonhydroxylase, AOM: Azoxymethan, CAT: Katalase, DMBA: 7,12-Dimethyl-benz(a)anthrazen, DPPH: Test zur Bestimmung der antioxidativen Kapazität, GPx: Glutathionperoxidase, GST: Glutathion-S-Transferase, LP: Lipidperoxidation, NFκB: Nuclear Factor, kappa-light-chain-enhancer of activated B-cells, NQO-1: NAD(P)H-Dehydrogenase-[Quinone]-1-Gen, ROS: reaktive Sauerstoffspezies, SOD: Superoxiddismutase, TBARS: Thiobarbituric Acid Reactive Substance, TCDD: Dioxin, TNF-α: Tumornekrosefaktor α, TQ: Thymochinon, VEGF: Vascular endothelial Growth Factor, ↓: Abnahme, ↔: kein Effekt, ↑: Zunahme

Zusammenfassung

Die bezüglich potenzieller krebsschützender Wirkungen am besten untersuchten Gewürze/Gewürzinhaltsstoffe sind Curcumin (in Gelbwurz und Curry), Ingwer und Knoblauch, Lauchgemüse und ihre Inhaltsstoffe.

In Curcumin wurden aufgrund positiver In-vitro-Effekte große Hoffnungen gesetzt, die jedoch in Humanstudien bisher nicht bestätigt werden konnten, sodass es derzeit keinen Grund zu der Annahme gibt, dass der Verzehr von Curcumin über die Nahrung den Menschen vor Krebserkrankungen in inneren Organen schützt.

Ingwer wird in verschiedenen traditionellen medizinischen Schulen aufgrund seiner antientzündlichen Eigenschaften eingesetzt. Das Spektrum der präventiven Mechanismen ähnelt teilweise dem der Flavonoide. In Experimenten mit Labornagern fand man bei oraler Aufnahme Hinweise auf Schutz vor Magen- und Darmkrebs; Humanstudien, die dies bestätigen, gibt es jedoch bisher nicht.

Für Knoblauch, aber auch andere Lauchgemüse zeigten sich in Humanstudien Schutzeffekte vor Magenkrebs, Darmkrebs und in geringerem Maße auch vor Prostatakrebs. Die dafür erforderlichen Aufnahmemengen sind jedoch nicht gut definiert. Die Wirksamkeit von Knoblauchkapseln, -pulver und -extrakten in Bezug auf Schutz vor Krebserkrankungen ist nicht nachgewiesen.

Exkurs: Kühlschränke reduzieren das Erkrankungsrisiko von Magenkrebs – die Rolle des Kochsalzes

Salz ist weltweit das am häufigsten konsumierte Gewürz. Die täglichen Aufnahmemengen variieren weltweit relativ stark, in Europa liegen die täglichen Aufnahmemengen zwischen 9 und 12 g/Tag, Vegetarier nehmen wesentlich geringere Mengen auf. Bereits in den 80er und 90er Jahren sah man in einigen Studien, dass es einen inversen Zusammenhang zwischen der Verwendung von Kühlschränken und der Inzidenz von Magenkrebs gibt. Diese Krebsart weist ausgeprägte geografische Unterschiede hinsichtlich der Häufigkeit auf, besonders hohe Erkrankungsraten sieht man in Südostasien z. B. in Japan und China. 2002 erkrankten weltweit rund eine Million Menschen, zwei Drittel davon in China.

Durch die Möglichkeit der Kühlung der Lebensmittel, so die Forscher, kam es zu Veränderungen des Ernährungsverhaltens, d. h. zu verringertem Konsum von gesalzenen und gepökelten Fleisch und von gepickeltem Gemüse. Dies führt u. a. zu verringerter Aufnahme von Kochsalz, das aus mehreren Gründen einen Risikofaktor darstellt: Es beeinflusst die Produktion des Schleims, der den Magen vor der von ihm sezernierten Säure schützt; durch Änderungen der Schleimkonsistenz steigt (so vermutet man) die Angreifbarkeit der Zellen durch krebserregende Nitroverbindungen. Auch die Produktion von Gastrin wird beeinflusst; dieses Hormon regelt unter anderem die Produktion der Salzsäure. Die erhöhte Synthese des Hormons führt daher zu Schädigungen und Entzündungen der Schleimhaut und erhöht die Anfälligkeit für Helicobacter-pylorii-Infektionen. Diese pathogene Bakterienspezies besiedelt den Magen und es ist nachgewiesen, dass Infektionen mit erhöhten Erkrankungsrisiken für Magenkrebs assoziiert sind.

Man sah in ökologischen Studien, in denen die Verzehrmengen von Salz in verschiedenen Regionen und Ländern verglichen wurden, relativ deutliche Zusammenhänge mit der Häufigkeit von Magenkrebs; derartige Untersuchungen gelten jedoch aufgrund des Einflusses durch Störgrößen als relativ unzuverlässig. Weniger deutlich waren die Effekte, die man in Fallstudien und in prospektiven Untersuchungen sah. Von ca. 40 Fallstudien sah man nur in etwa 40 % klare Assoziationen. Ähnlich widersprüchlich waren die Ergebnisse aus prospektiven Studien (2009 lagen Ergebnisse aus 14 Studien vor; in der Hälfte der Studien wurden signifikante Assoziationen zwischen dem Salzverzehr und der Häufigkeit von Magenkrebs detektiert [352]). Diese Widersprüche ergeben sich aus den Schwierigkeiten, die aufgenommenen Salzmengen abzuschätzen; dies führt zu einer großen Streubreite der Resultate. Eine Metaanalyse ergab zwar eine relative starke Erhöhung des Erkrankungsrisikos bei Konsum von gesalzenem Fleisch (OR 1.68), aufgrund der hohen Heterogenität ist es jedoch schwierig eindeutige Schlussfolgerungen zu ziehen [353]. Auch bei der Betrachtung anderer Arten von gesalzenen Nahrungsmitteln ergaben sich starke Unterschiede, sodass es nicht möglich ist, konkrete Empfehlungen abzugeben. Recht deutlich sind die Zusammenhänge im Hinblick auf gepickelte Gemüse, die in Japan und anderen asiatischen Ländern in erheblichen Mengen verzehrt werden (siehe Abb. 7.3). Trotz Mangel an statistisch signifikanten Daten empfehlen Experten des WCRF eine Reduktion der Salzaufnahme, da diese zu einer Erniedrigung der Erkrankungshäufigkeit beitragen könnte (WCRF 2007) [119].

6.10 Glucosinolate in Kreuzblütlern und Kohlgemüse

6.10.1 Vorkommen, Struktur und Forschungsgeschichte

Cruciferen und ihre Inhaltsstoffe

Die Gattung der Kreuzblütler (Cruciferen), deren Name sich von ihren charakteristischen Blütenständen ableitet, umfasst etwa 4.100 Arten. Zu ihnen zählen auch die Kohlgemüse, die zu den wichtigsten Kulturpflanzen der Menschheit gehören. Der Gemüsekohl (Brassica oleracea) umfasst eine Vielzahl von Sorten wie Weißkohl, Rotkohl, Brokkoli, Blumenkohl, Kohlrabi, Pak Choi und Chinakohl. Letzterer wird in China in der kalten Jahreszeit in großen Mengen konsumiert und stellt in einigen Gebieten ein Hauptnahrungsmittel dar. Auch weißer und schwarzer Senf, Wurzelgemüse wie Rettich und Radieschen sowie diverse Kressearten, Meerrettich und Wasabi gehören zu den Kreuzblütlern und enthalten Glucosinolate.

Struktur und Vorkommen von Glucosinolaten

Die charakteristischen Inhaltsstoffe der Cruciferen sind die Senfölglykoside (Glucosinolate). Die Grundstruktur ist Glucose-S-C(-R) = N–OSO_3. Es handelt sich um Thioglykoside, die zusätzlich ein Stickstoffatom und Aglykone mit variablen chemischen Strukturen (R) enthalten. Die charakteristischen Reste sind in Tab. 6.17 (zweite Spalte) angegeben. Bisher wurden rund 120 derartige Substanzen aus Kreuzblütlern isoliert. Kohlgemüse enthalten darüber hinaus auch andere bioaktive Inhaltsstoffe wie Anthocyane (z. B. Rotkohl), Chlorophylle, Carotinoide, sowie Vitamin E und C.

▶ **Häufige und seltene Vertreter.** In ▶ Tab. 6.17 sind einige häufig vorkommende Glucosinolate angeführt sowie die Namen und Strukturen der korrespondierenden Isothiocyanate (ITC) und Beispiele für Pflanzen, in denen sie vorkommen. Aufgrund der Spaltung des Glucosinolates durch Myrosinase entstehen Isothiocyanate, dabei werden Glukose und Hydrogensulfat (H_2SO_4) freige-

Tab. 6.17 Verschiedene Vertreter der Glucosinolate, einschließlich ihrer Struktur und ihres Vorkommens.

Glucosinolat	variable Seitenkette	Isothiocyanat (ITC) (R-N=C=S)	Vorkommen
Sinigrin	CH_2=CH-CH_2-	Allyl-ITC (AITC) (3-Isothiocyanato-1-propen)	Kohlsprossen, Blumenkohl, Grünkohl, Brokkoli, Meerrettich, Senf, Rettich
3-Butenyl-Glucosinolat	CH_2=CH-CH_2-CH_2-	Gluconapin (3-Butenyl-ITC)	Kohlsprossen, Grünkohl, Raps, Chinakohl, Speiserübe, Grünkohl
2-Hydroxy-3-butenyl-Glucosinolat	CH_2= CH-CH(OH)-CH_2-	Progoitrin (2-Hydroxy-3-butenyl-ITC)	Kohlsprossen, Grünkohl, Brokkoli, Rotkraut
Glucoraphanin (4-Methyl-Sulfinyl-Butyl-Glucosinolat)	CH_3-SO-CH_2-CH_2-CH_2-CH_2-	Sulforaphan	Brokkoli, Weißkohl, Kohlsprossen, Blumenkohl, Grünkohl
Glucotropaeolin (Benzyl-Glucosinolat)	C_6H_5-CH_2-	Benzyl-ITC (BITC)	Meerrettich, Gartenkresse
Gluconasturtiin (2-Phenethyl-Glucosinolat)	C_6H_5-CH_2-CH_2-	2-Phenethyl-ITC (PEITC)	Wasserkresse, Rettich, Speiserübe
Glucobrassicin (3-Indolyl-Glucosinolat)	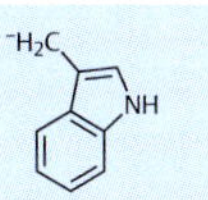	3-Indolylmethyl-ITC Indol-3-carbinol	Brokkoli, Kohlsprossen
Neoglucobrassicin (1-Methoxy-3-indolylmethyl-Glucosinolat)	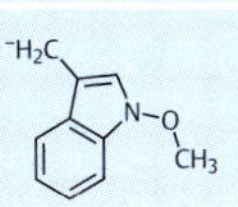	1-Methoxy-3-indol	Brokkoli, Weißkohl, Blumenkohl

setzt. Die meisten Brassicagemüse enthalten mehrere verschiedene Glucosinolate, wobei sich die Konzentrationen der Einzelsubstanzen erheblich unterscheiden. Zu den am weitesten verbreiteten Vertretern zählen Sinigrin, das dem Meerrettich seine Schärfe verleiht und auch in Kohlsprossen und Senf vertreten ist, sowie Glucobrassicin, eine Indolverbindung, von der es eine Reihe strukturell ähnliche Vertreter gibt (z.B. 4-Methoxy- und 4-Hydroxybrassicin). Glucosinolate, deren Vorkommen auf einige wenige Pflanzen beschränkt sind, sind das in Kapern vorkommende Glucocapparin, Glucotropaeolin in der Gartenkresse und Gluconasturtiin in der Wasserkresse.

Aufgrund ihrer Häufigkeit wurden bestimmte Verbindungen und ihre Abbauprodukte besonders intensiv auf ihre krebsschützenden Eigenschaften hin untersucht. Dazu zählen Sinigrin und das daraus freigesetzte Allyl-ITC sowie Glucobrassicin und dessen Metaboliten 3-Indolylmethyl-ITC und Indol-3-carbinol; andere Vertreter sind hingegen bisher kaum untersucht.

▶ **Konzentrationen.** Die Konzentrationen der Glucosinolate hängt nicht nur von der jeweiligen Kohlart ab (▶ Tab.6.18), sondern schwanken innerhalb verschiedener Kultivare außerordentlich stark. Durch gezielte Züchtungen war es möglich, die Inhaltsstoffkonzentrationen, die für den Geschmack der Gemüse verantwortlich sind, zu variieren. Manche in Großbritannien vermarktete Rosenkohlarten weisen Sinigringehalte auf, die 5- bis 7-fach höher sind als in Sorten, die in Deutschland konsumiert werden. Den Engländern schmeckt das bittere Aroma, das durch den Inhaltsstoff verursacht wird, wesentlich besser als mitteleuropäischen Bevölkerungsgruppen.

▶ **Aufnahmemengen.** In Deutschland und Österreich werden etwa 10–13 kg Kohlgemüse/Kopf/Jahr verzehrt, wobei 55% auf Kraut (Weiß- und Rotkraut) entfallen, etwa 45% auf diverse Kohlarten und rund 10% die Blumenkohlaufnahme ausmacht. Damit zählen die Kohlgemüse zu den weniger beliebten Gemüsesorten der Deutschen und Österreicher.

Über die Aufnahme der Glucosinolate liegt eine Reihe von Untersuchungen vor. Lange et al. (1994) errechneten für Deutschland für die Wintermonate eine Gesamtaufnahme von 46 mg/Kopf/Tag, im Sommer liegt der Durchschnittswert bei 36 mg (6 bzw. 4 mg davon entfallen auf Indole) [61]. In einer aktuelleren Studie wurde ein Aufnahmewert zwischen 14,2 und 14,8 ermittelt, des Weiteren schätzte man für Neoglucobrassicin (Männer vs. Frauen) eine Aufnahme von 0,68 und 0,60 mg/Tag und von 3,54 und 4,15 mg/Tag für Glucobrassicin. Die Aufnahme von Indolverbindungen liegt in Deutschland zwischen 5,0 und 5,7 mg/Kopf/Tag (dies entspricht 35–38% der Gesamtaufnahme der Glucosinolate).

Tab. 6.18 Glucosinolatgehalte diverser Brassica-Arten (Quelle: [111]).

Gemüsesorte	Einzelne Inhaltsstoffe (µmol/g Trockengewicht)	Gesamtgehalt (µmol/g Trockengewicht)
Brokkoli	Glucoraphanin 6–21 Indole 1–20	2–35
Blumenkohl	Sinigrin 1–13 Glucoiberin 0,5–5,6	9–42
Grünkohl	Progoitrin 0,1–20,5 aromatische Verbindungen 10–35	31–80
Rettich	Glucoraphanin 1–15 Indole 0,3–8	88–332
Weißkraut	Sinigrin 1–22 Indole 0,4–47	2–89
Rotkraut	Glucoraphanin 3–18 Glucuoiberin 4–18 Indole 0,9–35	17–98
Kohlsprossen	Sinigrin 4–25 Indole 4–43	15–91
Chinakohl	Glucobrassicanapin 1–9	9–33

Forschungsgeschichte

Die Geschichte der Erforschung der krebsschützenden Eigenschaften der Glucosinolate reicht in die 1970er Jahre zurück, in denen L. Wattenberg und sein Mitarbeiter V.L. Sparnins erstmals über eine Reduktion der Entstehung von Tumoren bei Ratten berichteten, die sie durch Gabe von polyzyklischen Kohlenwasserstoffen verursachten [241]. Sie zeigten, dass Metaboliten der Glucosinolate wie Indol-3-carbinol die Tiere vor der Auslösung von Krebs in Darm, Magen und Brustdrüse schützen, und begründeten dies mit Induktion von Glutathion-S-Transferase (GST), von der man wusste, dass sie die elektrophilen Metaboliten der PAK inaktiviert. Paul Talalay und Hans J. Prochaska und Mitarbeiter entwickelten an der Johns Hopkins Universität in Baltimore nachfolgend einen Schnelltest, mit dem sie die Aktivierung von Genen, die durch ARE (Antioxidanzien-responsive Elemente) kontrolliert werden, messen konnten [242]. Durch Abspaltung der ARE von der Promotorregion werden Transkriptionsprozesse ausgelöst, die zur Synthese von Proteinen führen, die den Körper vor Radikalen und Chemikalien schützen. Eines dieser Proteine ist die GST. Die aktivste Verbindung, die sie identifizierten, war Sulforaphan, ein Spaltprodukt von Glucoraphanin. Diese Substanz wurde nachfolgend in vielen Modellstudien eingesetzt und man versuchte, durch Züchtung eines „Superbrokkolis" ein Gemüse zu entwickelten, das besonders reich an diesem Senföl ist (s. Kapitel 1.6.2 „Exkurs").

Durch Einsatz von molekularbiologischen Methoden war es möglich, die Prozesse zu erforschen, die zur Aktivierung der ARE-kontrollierten Gene durch den Transkriptionsfaktor Nrf2 führen und man begann in Experimenten mit genetisch veränderten Tieren zu verstehen, dass durch Zufuhr eines einzigen Nahrungsinhaltsstoffes Hunderte Gene in ihrer Expression beeinflusst werden.

6.10.2 Abbau, Verstoffwechselung und Wirkungen der Abbauprodukte

Enzymatischer Abbau der Glucosinolate

Ähnlich wie das Allicin im Knoblauch werden auch die Glucosinolate nach Zerstörung der zellulären Strukturen von einem Enzym (Myrosinase) gespalten, sodass biologisch hochaktive Reaktionsprodukte entstehen. Diese Reaktionen sind in ► Abb. 6.37 schematisch dargestellt. Nach Abspaltung des Zuckers entsteht ein instabiles Intermediärprodukt (Thiohydroxamat-Sulfat), aus dem durch spontane Umlagerung Isothiocyanat, elementarer Schwefel, Thiocyanate, Epithionitrile, Oxazolidin-2-thione und Indolverbindungen entstehen. Die Art und Menge der Produkte hängt von den jeweiligen Seitenketten der Glucosinolate und vom pH-Wert des Mediums ab, auch die Gegenwart von Eisenionen spielt eine Rolle. Bei einem pH-Wert von 6–7 entstehen vor allem stabile Isothiocyanate. Allerdings gibt es Ausnahmen: Aus Glucosinolaten mit Seitenketten entstehen Oxazolidin-2-thione, aus solchen, die β-hydroxyliert sind oder eine Indolgruppe aufweisen, Indol-Isothiocyanate. Letztere sind instabil und bilden in Anwesenheit von Ascorbinsäure Indol-3-carbinole (I3C), die dimerisieren oder trimerisieren. In Anwesenheit von Ascorbinsäure entsteht Ascorbigen, das unter sauren Bedingungen zu 5,11-Dihydroindolo[3,2-b]carbazol wird; dieses bindet mit hoher Affinität an den Ah-Rezeptor (s. Kapitel 4.13 „Dioxine").

Verstoffwechselung im Darmtrakt

In der Mundhöhle werden durch mechanische Zerkleinerung der Gemüse Myrosinase und in der Folge die entsprechenden Abbauprodukte freigesetzt. Im Fall von gekochtem Material gelangen die nativen Glucosinolate in nicht zerlegter Form in den unteren Verdauungstrakt. Sie überstehen die Passage durch das saure Milieu des Magens nur teilweise, etwa 60 % der aufgenommenen Mengen geht durch Hydrolyse verloren. Im Fall von rohem Material wird dieses im Magen durch Myrosinase weiter abgebaut, wobei vor allem Nitrile entstehen.

Intakte Glucosinolate werden über den Dünndarm kaum aufgenommen, sondern erreichen den Dickdarm und werden dort durch die intestinale Mikroflora weiter verstoffwechselt. Dies ist vor allem für gekochtes Gemüse von Bedeutung, in dem die Myrosinase inaktiviert wurde. Etwa 18 % der Glucosinolate, die den Dickdarm erreichen, werden dort nachfolgend zu Isothiocyanaten abgebaut, und die Produkte werden über die Schleimhaut aufgenommen. Ob Glucosinolate selbst in nennenswerten Mengen absorbiert werden, wird kontrovers diskutiert.

Versuche mit radioaktiv markiertem Material zeigten, dass es zu einer Verteilung der Metaboliten im gesamten Körper kommt. In Untersuchun-

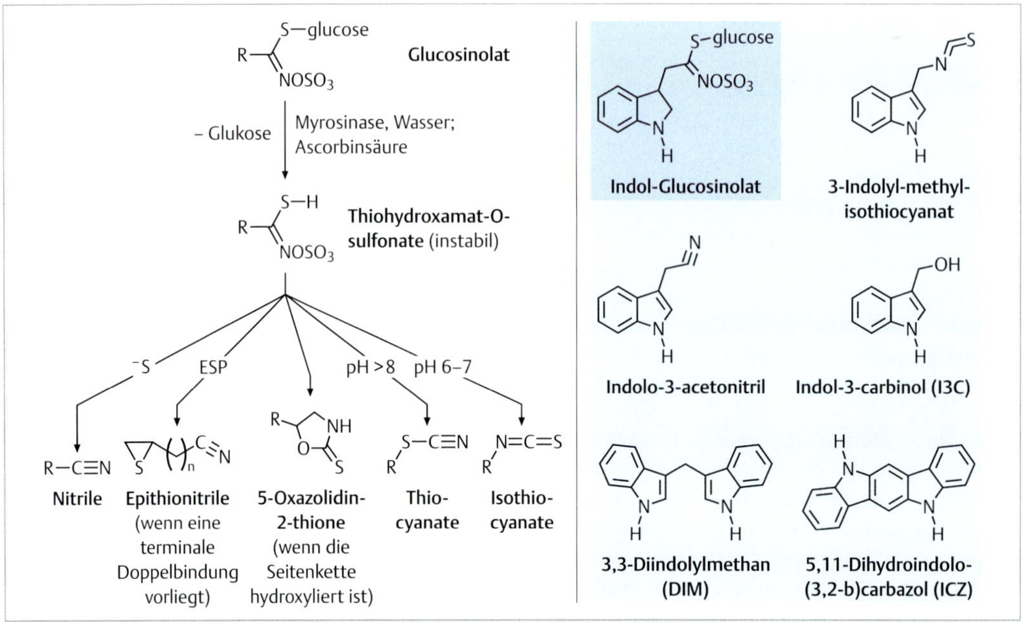

Abb. 6.37 Entstehung diverser Reaktionsprodukte aus Glucosinolaten. Links: allgemeines Reaktionsschema (Quelle: [62]), rechts: Glucobrassicin und seine Reaktionsprodukte. ESP: Epithiospecifier Protein (Kofaktor der Myrosinase)

gen mit einzelnen ITC fand man, dass die Konzentrationen in den inneren Organen bis zu 8 Stunden nach der Absorption konstant bleiben.

▶ **Entgiftung und Ausscheidung.** Die wichtigste Entgiftungsreaktion der ITC ist Konjugation mit Glutathion via GST, wobei es auch nichtenzymatische Reaktionen mit dem Tripeptid GSH gibt, die ebenfalls zur Bildung von Konjugationsprodukten führen. Häufig werden GSH-Konjugate in der Niere durch N-Acetyltransferasen weiter verstoffwechselt, sodass N-Acetyl-Cystein-Derivate entstehen. Letztendlich werden die Metaboliten als Mercaptursäuren bzw. deren Salze über den Harn ausgeschieden. Nitrile werden im Gegensatz dazu vor allem durch Sulfotransferasen entgiftet, wobei Thiocyanate entstehen. Aus Indol-3-carbinol entstehen vor allem Aldehyde, die durch Umsetzungen mit Zytochrom P450 und Alkoholdehydrogenasen gebildet werden.

▶ **Individuelle Schwankungen.** Da Glutathion-S-Transferasen und N-Acetyltransferasen beim Menschen Polymorphismen aufweisen (Mutationen in kodierenden Genen führen zu Änderungen der Aktivitäten der Isoformen), kommt es zu starken individuellen Schwankungen der Verstoffwechselung, und es wurde postuliert, dass die protektiven Eigenschaften der Glucosinolate maßgeblich von diesen Polymorphismen beeinflusst werden (s. Kapitel 6.10.5, Exkurs „Rehabilitierung der Dickdarmkrebsschutz-Hypothese durch Kohlgemüse“).

Leider gibt es derzeit keine zuverlässigen Biomarker, die herangezogen werden können, um die Aufnahme der Glucosinolate beim Menschen zu quantifizieren. Messungen der Dithiocarbamate im Harn und Bestimmungen einzelner Mercaptursäuren sind nur wenig zuverlässig, da sie nur einen Teil der Verstoffwechselungswege widerspiegeln.

Interaktionen der Abbauprodukte von Glucosinolaten mit Proteinen und anderen Makromolekülen

Isothiocyanate und andere Abbauprodukte der Glucosinolate sind äußerst aggressive Substanzen, die Ribonukleinsäuren und Proteine angreifen; dies ist auch die Ursache ihrer vielseitigen biologischen Wirkungen. Die wichtigsten „Zielmoleküle“ sind Glutathion sowie Proteine, deren Aminogruppen an den terminalen Enden der Aminosäureketten attackiert werden, etwa Prolin und

Cystein. Ein weiteres wichtiges Molekül, mit dem Reaktionen stattfinden, ist Tubulin, das die Fasern des Spindelapparats aufbaut. Durch Interaktionen mit den ITC kommt es zu Teilungshemmung und zur Auslösung von Apoptose. Auch viele andere, in nachfolgenden Abschnitten beschriebene Prozesse, die mit dem Schutz vor Krebserkrankungen in Zusammenhang stehen, werden über Interaktionen mit Proteinen ausgelöst.

Negative Effekte: Akut toxische, schädigende und goitrogene Eigenschaften der Glucosinolate und ihrer Abbauprodukte

▶ **Akute Toxizität.** Die hohe Reaktivität der Abbauprodukte der Glucosinolate ist die Ursache ihrer toxischen Wirkungen. Diese Verbindungen sind „natürliche Pestizide", die nach Bedarf aktiviert werden (i.e. durch Zerstörung der Zellen), um Fressfeinde, Pilze und Bakterien zu bekämpfen. Auch Säugerzellen werden bereits in sehr geringen Konzentrationen geschädigt und getötet. Beim Menschen löst direkter Kontakt mit den Reaktionsprodukten schwere Hautläsionen aus. Daher wurden zahlreiche Isothiocyanate mit dem Ziel synthetisiert, biologische Kampfstoffe zu entwickeln.

▶ **Chromosomenschädigung.** Neben den akuten Giftwirkungen ist erwähnenswert, dass die ITC unter In-vitro-Bedingungen stark chromosomenschädigend wirken: Sie lösen in kultivierten Säugerzellen unter In-vitro-Bedingungen bereits in sehr geringen Mengen Schäden aus, auch in bakteriellen Mutagenitätstests wurden vereinzelt positive Ergebnisse erhalten. Einzelzell-Gelelektrophorese-Tests mit diversen Isothiocyanaten (z.B. Benzyl-Isothiocyanat), die mit Zellen aus inneren Organen und dem Darmtrakt ITC-behandelter Ratten durchgeführt wurden, ergaben Hinweise auf Auslösung von DNA-Migration. Diese Effekte wurden jedoch mit Dosierungen gefunden, die durch Konsum von Kohlgemüse nicht erreicht werden. Aktuelle Ergebnisse aus der Arbeitsgruppe von Hans Ruedi Glatt in Potsdam zeigen, dass Kohlgemüse in inneren Organen von Ratten zur Bildung von DNA-Addukten führen und dass spezielle Abbauprodukte der Glucosinolate für diese Effekte verantwortlich sind. Auch in Mundhöhlenzellen des Menschen wurden in Interventionsstudien derartige Addukte gefunden: Es bleibt abzuwarten, ob und welche Konsequenzen dieses Phänomen hat.

▶ **Goitrogene Eigenschaften.** Letztendlich sind die goitrogenen Eigenschaften der Isothiocyanate zu nennen. Fallstudien mit Ratten zeigten, dass sie eine Vergrößerung der Schilddrüse auslösen, die beim Menschen zur Entstehung eines Kropfes führt, wie sie auch in Notzeiten auftrat, wenn viel Kohl verzehrt wurde. Der zugrunde liegende Mechanismus ist eine Synthesestörung des Thyroxins, weil Jodid durch Thiocyanate gebunden wird [69].

6.10.3 Mechanismen des Krebsschutzes

Man hat eine Reihe molekularer Prozesse identifiziert, die mit den krebsschützenden Eigenschaften der Glucosinolate und ihrer Abbauprodukte in Zusammenhang stehen, einige davon wurden auch beim Menschen nach Konsum von Kohlgemüsen beobachtet (▶ Abb. 6.38).

Veränderungen der Aktivitäten fremdstoffmetabolisierender Enzyme

Wie erwähnt, entdeckte man die Schutzwirkungen der Kohlgemüse in Tierexperimenten, in denen man eine Inhibition der Tumorauslösung durch PAK beobachtete, und erklärte dies durch Induktion des Schutzenzyms Glutathion-S-Transferase.

Interaktion mit dem Ah-Rezeptor und mit Nrf2

Die Veränderung der Aktivität von Enzymen, die an der Verstoffwechselung von Kanzerogenen beteiligt sind, kann durch Interaktionen mit Transkriptionsfaktoren erklärt werden, und zwar einerseits durch die Aktivierung von Nrf2, die für diverse Isothiocyanate nachgewiesen ist, und andererseits durch die Bindung der Indole und Nitrile an den Ah-Rezeptor. Vergleichende Untersuchungen mit Knockout-Mäusen (ohne Nrf2-Gen) und Tieren, die für Nrf2 homozygot waren, zeigten, dass Sulforaphan die Transkription zahlreicher Gene steuert, u.a. auch solcher, die Kanzerogene und ROS entgiften.

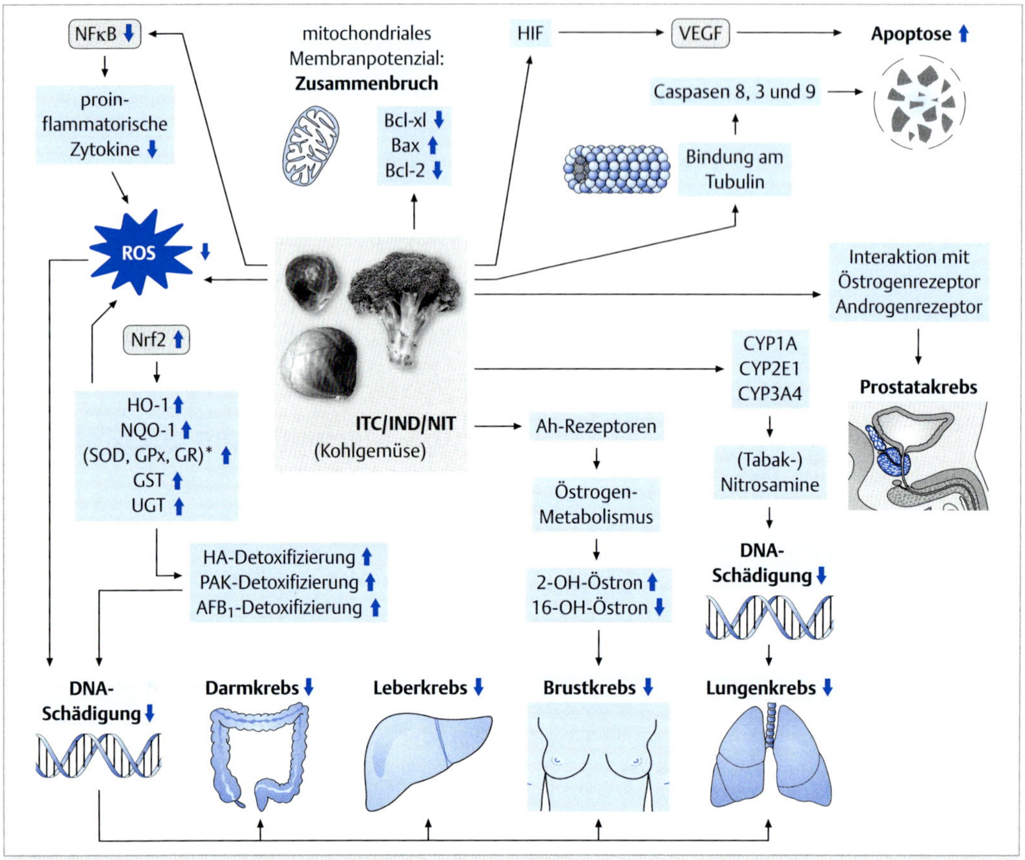

Abb. 6.38 Mechanismen des Krebsschutzes durch Kohlgemüse und ihre Inhaltsstoffe. * in Klammern, da nicht notwendigerweise von Nrf2 geregelt, ?: Mechanismen unbekannt, AFB1: Aflatoxin B1, Bax: proapoptotisches Protein, Bcl-2: B-Zell-Lymphom 2 (Protein), Bcl-xL: B-Zell-Lymphom extra large (Transmembranmolekül), GPx: Glutathionperoxidase, GR: Glutathionreduktase, GST: Glutathion-S-Transferase, HA: heterozyklische aromatische Amine, HIF: Hypoxia-inducible Factors, HO-1: Hämoxygenase-1, IND: Indole, ITC: Isothiocyanate, NFκB: Nuclear Factor „Kappa-Light-Chain-Enhancer" of activated B-Cells, NIT: Nitrile, Nrf2: Nuclear Factor (Erythroid-derived 2)-Like 2, NQO-1: NAD(P)H-Dehydrogenase-[Quinone]-1, PAK: polyzyklische aromatische Kohlenwasserstoffe, ROS: reaktive Sauerstoffspezies, SOD: Superoxiddismutase, UGT: Uridin-5'-Diphospho-Glucuronosyltransferase, VEGF: Vascular endothelial Growth Factor.

Induktion und Inhibition von Phase-II-Enzymen

▶ **Induktion von GST und UGT.** Kohlgemüse wie Brokkoli und die in ihnen enthaltenen ITC wie Sulforaphan, Phenethyl-Isothiocyanate (PEITC) und Benzyl-Isothiocyanate (BITC) lösen in Tierexperimenten Induktion von GST und UGT aus, auch die Aktivitäten von antioxidativ wirkenden Enzymen (NQO-1, HO-1) werden erhöht. Humane Interventionsstudien zeigten ebenfalls, dass die Aktivität einer bestimmten GST-Isoform (GST-π) durch Verzehr von Rotkohl signifikant erhöht wird. Die Auswirkungen auf die UGT sind beim Menschen schwer zu messen, da sie in Lymphozyten nicht aktiv ist. Die Erniedrigung des Bilirubinspiegels nach Verzehr bestimmter Kohlgemüse ist jedoch ein Hinweis auf die Erhöhung der Aktivität dieses Enzyms.

Tierexperimente ergaben, dass der Anstieg der GST-Aktivität auch in Dickdarmzellen, der Leber und in anderen Organen stattfindet (wobei in einigen Studien andere Isoformen betroffen waren als beim Menschen, nämlich GST-µ). Ebenso wurden in humanen Leberzellen in Gewebekulturen eindeutige Induktionseffekte gefunden. GSTs sind ein wichtiges Entgiftungssystem für Kanzerogene wie

PAK (s. Kapitel 4.8) und Aflatoxine (s. Kapitel 4.6), aber auch für bestimmte Industriechemikalien.

Der Schutz vor Krebsauslösung durch HA dürfte nicht mit GST, sondern mit der Induktion von UGT in Zusammenhang stehen. Wir fanden in Experimenten mit Wasserkresse in Lebergewebe von Ratten einen starken Anstieg der Aktivität dieses Enzyms und parallel dazu Inhibition der Auslösung von DNA-Schäden (durch das HA und IQ) in Darm und Leber. Die Aktivität der GST wurde unter diesen Bedingungen nicht induziert. Wasserkresse enthält als Hauptglucosinolat Gluconasturtiin. Das daraus entstehende Benzyl-ITC verursachte in diesem Modell ebenfalls Schutzeffekte, allerdings erst nach Verabreichung von Konzentrationen, die 100-fach höher waren als die in Kressesaft enthaltenen Mengen. Messungen von PhIP-Addukten beim Menschen zeigten übrigens, dass Polymorphismen von UGT die Adduktbildung beeinflussen. Ein weiterer Hinweis auf eine zentrale Rolle dieses Enzyms ist die Beobachtung, dass Sulforaphan bei Ratten PhIP-DNA-Addukte im Darm reduziert und dass parallel dazu die Aktivität der UGT ansteigt. Interessanterweise stehen Kressearten häufig auf dem Speiseplan der Maoris in Neuseeland. Obwohl diese Bevölkerungsgruppe durch hohen Fleischverzehr und Übergewicht gekennzeichnet ist, treten Dickdarmerkrankungen bei ihr äußerst selten auf. Möglicherweise ist der Schutz vor HA und anderen Kanzerogenen durch die in Kresse enthaltenen Glucosinolate dafür verantwortlich.

▶ **Hemmung von SULT.** PhIP, AαC, aber auch andere Nahrungskanzerogene werden durch Sulfotransferasen aktiviert (s. Kapitel 1.6.1). Die Hemmung der Aktivität dieses Enzyms ist ein weiterer Schutzmechanismus, der von uns in einer humanen Interventionsstudie mit Kohlsprossen entdeckt wurde [306]. Wurden periphere Lymphozyten vor und nach Verzehr des Gemüses aus dem Blut isoliert und mit dem Kanzerogen PhIP behandelt, sah man am Ende der Intervention einen deutlichen Schutzeffekt vor DNA-Schädigung (die für die kanzerogenen Eigenschaften von PhIP verantwortlich ist) und parallel dazu Inhibition der Sulfotransferase (SULT).

Interaktion mit Phase-I-Enzymen

Phase-I-Enzyme katalysieren die Aktivierung zahlreicher Prokanzerogene (s. Kapitel 1.6.1). Der Anstieg ihrer Aktivitäten führt zu verstärkter Bildung DNA-reaktiver Metaboliten und erhöht ihre krebsauslösende Wirkung. Kohlgemüse und ihre Inhaltsstoffe induzieren oder inhibieren die Aktivitäten dieser Enzyme.

▶ **Induktionseffekte.** Die Induktionseffekte sind durch die Bindung der Abbauprodukte (Indole und Nitrile) an den Ah-Rezeptor erklärbar, der die Transkription von Genen steuert, die vom ARE und XRE (Antioxidative Responsive Element und Xenobiotic Responsive Element) geregelt werden.

Fütterungsversuche mit Brokkoli zeigten, dass in Ratten die Aktivitäten von CYP1A1 in der Leber bzw. CYP1A2 im Kolon induziert werden. Auch mit Reinsubstanzen, beispielsweise mit Indolen, sah man derartige Effekte, während Isothiocyanate nicht wirksam waren bzw. sogar eine Inhibition verursachen. Die Induktion der Phase-I-Enzyme ist allerdings nicht gleichbedeutend mit dem Anstieg der Tumorraten durch Kanzerogene, da nach Konsum von Kohlsorten und ihren Inhaltsstoffen parallel dazu Schutzenzyme aktiviert werden, sodass letztendlich erst in Tierexperimenten zu klären ist, in welche Richtung die Tumorrisiken verschoben werden.

▶ **Inhibitionseffekte.** Der an der Universität von Minnesota tätige Stephen Hecht zeigte in einer recht eindrucksvollen Untersuchung, dass bestimmte Isothiocyanate (PEITC, BITC) die Isoform CYP2E1 in Ratten inhibieren und begründete so den Schutz vor Auslösung von Nasentumoren durch tabakspezifische Nitrosamine, die durch dieses Enzym aktiviert werden [304].

Auch Sulforaphan beeinflusst in Labornagern die Aktivität von Phase-I-Enzymen. Es hemmt neben CYP1A1 und CYP1A2 auch CYP3A4 (s. ▸ Tab. 1.2 und ▸ Abb. 4.10), das letztere Isoenzym ist an der Verstoffwechselung von AFB_1 beteiligt. In einer Interventionsstudie, die in einem Hochexpositionsgebiet in China durchgeführt wurde, sah man nach Verabreichung von „Brokkoli-Tee“ eine signifikante Abnahme der Metaboliten des Mykotoxins im Harn [310]. Neben der Induktion der Glutathion-S-Transferase ist möglicherweise auch die Inhibition der Aktivierung dafür verantwortlich.

Antioxidative Effekte

Die antioxidativen Eigenschaften der Glucosinolate und ihrer Abbauprodukte sind in einer Übersichtsarbeit von Valgimigli und Iori beschrieben (2009)

[109]. Die Autoren unterscheiden zwischen direktem Einfangen der Radikale (Scavenging) und indirekten Effekten. Sie betonen, dass die direkten ROS-protektiven Wirkungen der Glucosinolate und der korrespondierenden ITC ähnlich sind und dass das Scavenging-Potenzial vom Vorhandensein von Kohlenstoffdoppelbindungen in den Seitenketten abhängt. Aus diesem Grund ist Raphasatin weniger effektiv als die strukturähnliche Verbindung Erucin.

▶ **Interaktionen mit Transkriptionsfaktoren.** Betrachtet man die auf Trolox bezogene antioxidative Kapazität diverser Glucosinolate und Isothiocyanate und vergleicht sie mit jenen anderer Nahrungsinhaltsstoffe, so zeigt sich, dass die ROS-protektiven Aktivitäten dieser Gruppen äußerst schwach sind, die eigentlich relevanten Effekte werden über Interaktionen mit Transkriptionsfaktoren verursacht. Es ist bekannt, dass GST, die wie erwähnt von Kohlgemüsen induziert wird, auch an der Inaktivierung von Radikalen beteiligt ist. Eine besonders wichtige Rolle spielt jedoch NQO-1, die via Nrf2 aktiviert wird. Dieses Enzym reduziert Chinone, die Radikale freisetzen können, und verhindert so oxidativen Stress. Es gibt deutliche Bezüge zum humanen Krebsrisiko, beispielsweise fand man bei Frauen, die durch Polymorphismen eine verringerte Enzymaktivität aufweisen, ein erhöhtes Risiko, an Brustkrebs zu erkranken. In-vitro-Untersuchungen zeigten, dass die Aktivierung von NQO-1 in der Reihenfolge Sulforaphan > Benzyl-ITC > Phenetyl-ITC abnimmt, andere ITC wie beispielsweise Phenyl-ITC bewirken keine Aktivitätssteigerung. Für einzelne ITC (z. B. für Sulforaphan) ist auch die Induktion dieses Enzyms in Tierexperimenten nachgewiesen.

▶ **Verbesserter Redoxstatus.** Eine Reihe von Versuchen mit Labornagern zeigt, dass ITC Marker des Redoxstatus verbessern, etwa die Konzentrationen an oxidiertem Glutathion, und die Nitrosierung von Proteinen (via NO•-Radikale) erniedrigen. Im Fall von GSH ist vor allem die Beeinflussung von Enzymen wie Glutathionperoxidase und -reduktase von Bedeutung, deren Aktivitäten in Tierexperimenten nach Brokkolifütterung verändert wurden. Letztendlich sind auch noch Änderungen der Aktivitäten der Katalase und der SOD zu nennen, die in Untersuchungen mit Labornagern durch Kohlgemüse induziert wurden. Auch in Ischämie-Perfusions-Modellen sah man mit Sulforaphan deutliche Schutzeffekte.

Christine Hölzl untersuchte in Wien in einer humanen Interventionsstudie die Auswirkungen des Konsums von Kohlsprossen (300 g/Person/Tag), indem sie die DNA-Migration in peripheren Lymphozyten in Comet-Assays (s. Kapitel 2.2.2) analysierte [306]. Die Interventionsdauer betrug 5 Tage. Sie fand deutliche protektive Effekte in Bezug auf die Entstehung oxidierter Purin- und Pyrimidinbasen und eine Abnahme der Empfindlichkeit der Zellen gegenüber DNA-Schädigungen durch Radikale.

Der Vollständigkeit halber muss noch erwähnt werden, dass mit manchen ITC unter In-vitro-Bedingungen mit Säugerzellen prooxidative Effekte, d. h. Freisetzung von ROS, beobachtet wurden. Vereinzelt sah man auch in Labornagern nach Fütterung von hohen ITC-Mengen Auslösung oxidativer Schäden, die allerdings durch Konsum von Kohlgemüsen beim Menschen nicht erreicht werden.

Beeinflussung der Zellteilung und Auslösung von Apoptose

▶ **Arretierung der Zellen im Teilungszyklus.** In Bezug auf die Arretierung der Zellen im Teilungszyklus gibt es substanzspezifische Unterschiede: Sulforaphan interagiert mit CDK1 und CDK2, während für Phenethyl-ITC zusätzlich Interaktionen mit den Cyclinen A, D und E nachgewiesen sind. Auch mit Indolverbindungen wurden Inhibition der Mitose und Auslösung von programmiertem Zelltod beschrieben. Beispielsweise sah man in MCF-7-Zellen (Brustkrebszellen) deutliche Effekte, in denen Indol-3-carbinol die Aktivität von CDK2 reduzierte. Des Weiteren wurde in Zellen mit Wildtyp *p53* eine Induktion dieses Transkriptionsfaktors gefunden, der ebenfalls zu einer Arretierung der Zellteilung führt.

▶ **Apoptose.** Die molekularen Mechanismen der Auslösung von programmiertem Zelltod wurden vor allem in Zellkulturen untersucht. Sulforaphan reduziert die Konzentrationen der antiapoptotischen Proteine Bcl-2 und Bcl-xL und verstärkt die Expression des proapoptotischen Bax und löst so den Zusammenbruch des Membranpotenzials in den Mitochondrien aus. Möglicherweise spielt bei diesem Prozess auch die Freisetzung von ROS eine Rolle. Phenethyl-Isothiocyanat beeinflusst ebenfalls Bcl-xL und Bcl-2 und wirkt darüber hinaus apoptoseauslösend, indem es die Tubuli angreift.

Die Auslösung von Zelltod und die Teilungsinhibition durch Abbauprodukte der Glucosinolate sind in Übersichtsartikeln von Cheung und Kong

(2010) und von Hayes und Mitarbeitern (2008) detailliert beschrieben [19], [45].

Epigenetische Veränderungen

▶ **Acetylierung von Histonen.** Sowohl Experimente mit Zellkulturen als auch In-vivo-Untersuchungen zeigen, dass ITC die Acetylierung von Histonen verändern, u. a. von solchen, die Gene kontrollieren, deren Produkte mit der Auslösung von Krebserkrankungen in Zusammenhang stehen. Beispielsweise fand man, dass Sulforaphan und in höherem Ausmaß Cystein-Derivate das Enzym HDAC blockieren und die Transkription der Gene erhöhen, die für das Tumorsuppressor Protein p21 und für das proapoptotische Protein Bax codieren.

▶ **Methylierung der DNA.** Auch die Methylierung der DNA wird durch Isothiocyanate beeinflusst. In diesem Zusammenhang sind der Anstieg der Synthese von GSTP1 durch Hypermethylierung des entsprechenden Gens in Prostatazellen durch PEITC erwähnenswert sowie Veränderungen des Telomerase-Reverse-Transkriptase-Gens in Brustzellen durch Sulforaphan.

Rezeptorvermittelte Effekte

Es gibt In-vitro-Befunde, die zeigen, dass Phenethyl-ITC sowohl auf der Transkrpitions- als auch auf der Translationsebene die Synthese des Androgenrezeptors hemmt; möglicherweise wird dadurch das Wachstum von Prostatakrebszellen inhibiert. In MCF-7-Zellen (eine humane Brustkrebszelllinie) interagierte Sulforaphan mit Östrogenrezeptoren, wobei die Synthese von ER-α auf der Transkriptionsebene erniedrigt wurde; gleichzeitig wurde ein Anstieg des Proteasom-vermittelten Abbaus des Rezeptors beobachtet.

Inhibition von Angiogenese und Metastasierung

Die Reduktion der Entstehung von Blutgefäßen in Tumoren durch Glucosinolate und Kohlgemüse ist in einer Übersichtsarbeit von Cavell und Kollegen (2011) eingehend beschrieben [17].

Es gibt sowohl In-vitro-Ergebnisse als auch Resultate von Tierexperimenten, die zeigen, dass ITC die Neoangiogenese hemmen. In Gewebekulturstudien wurde vor allem mit HUVEC-Zellen experimentiert, wobei mit AITC, PEITC und Sulforaphan Wirkungen gefunden wurden. Des Weiteren sind Ex-vivo-Experimente erwähnenswert, in denen die Bildung von Mikrokapillaren in plazentaren Gefäßfragmenten inhibiert wurde. Auch in Labornagern wurden Effekte in Modellen mit VEGF-imprägniertem Matrigel gefunden.

Für diese Befunde gibt es eine Reihe von Erklärungen. Einerseits spielt die Modulation der Aktivität des HIF (Hypoxie-induzierter Faktor) eine Rolle, andererseits Interaktionen mit Transkriptionsfaktoren wie NFκB, aber auch mit AP-1 und Myc. Sauerstoffmangel (Hypoxie) löst die Bildung von Blutgefäßen aus und zwar durch eine Reihe von Prozessen, an denen VEGF sowie diverse andere Proteine beteiligt sind. In-vitro-Studien zeigten, dass ITC die Aktivität bzw. Synthese des HIF-Proteins beeinflussen. Phenethyl-ITC verhindert beispielsweise in MCF-7-Zellen die Induktion der Synthese von Proteinen in Zielgenen, die von HIF geregelt werden: Ähnliche Effekte sah man mit Sulforaphan in Prostatazelllinien. Die zugrunde liegenden Prozesse sind komplex und wir beschränken uns auf die Feststellung, dass die Phosphorylierung regulatorischer Proteine eine zentrale Rolle spielt.

6.10.4 Tierexperimentelle Befunde: Inhibition von Dickdarmkrebs

Es gibt eine Reihe von Befunden, die zu der Vermutung führt, dass Kohlgemüse in besonderer Weise vor Dickdarmkrebs schützen (Lynn et al. 2006) [243]. Wie erwähnt, sah man sowohl in vitro als auch in vivo deutliche Schutzeffekte vor DNA-Schädigung durch heterozyklische aromatische Amine, die Dickdarmtumoren auslösen. Tierexperimentelle Befunde ergaben eine Reduktion der Entstehung von Tumorvorstufen (ACF) im Dickdarm durch Kohlgemüse und ihre Inhaltsstoffe. Diese Effekte können durch Entgiftung der krebsauslösenden Stoffwechselprodukte der HA erklärt werden. Auch mit anderen Dickdarmkarzinogenen (AOM, DMH) sah man deutliche Schutzwirkungen. In diesem Fall bieten sich Auslösung von Apoptose und die Teilungsinhibition der Zellen als Erklärungsmöglichkeiten an, die in vitro mit humanen Darmzelllinien (HT29 etc.) gefunden wurden.

6.10.5 Humanstudien

Es gibt unseres Wissens nach kaum Metaanalysen, in denen die verfügbaren Studien zusammengefasst ausgewertet wurden.

Ältere Analysen

Eine an der Universität in Zeist tätige holländische Arbeitsgruppe (Verhoeven, van Poppel und Mitarbeiter) analysierte Ende der 1990er Jahre die Ergebnisse epidemiologischer Studien. Sie fanden 7 Kohorten- und 87 Fallstudien, die die Schutzeffekte von Kohlgemüsen und ihrer Inhaltsstoffe betrafen. Prospektive Studien zeigten vereinzelt eine Abnahme der Gesamtkrebsmortalität, die jedoch nicht signifikant war [244]. Recht deutlich war hingegen die Abnahme des Lungenkrebsrisikos. Die retrospektiven Untersuchungen zeigten hingegen deutliche Zusammenhänge zwischen dem Verzehr von Kohlgemüsen und dem Gesamtrisiko (78 % aller Untersuchungen fanden inverse Beziehungen). Besonders klare Effekte wurden bei Magen-, Darm- und Rektalkrebs detektiert.

Dickdarm

Aufgrund der vorliegenden mechanistischen Daten gibt es berechtigte Hoffnungen zu der Annahme, dass der Konsum von Brassica-Gemüsen vor Dickdarmkrebs schützt. Betrachtet man die aktuelle Datenlage, zeigt sich allerdings, dass die Ergebnisse recht widersprüchlich sind. In einer zusammenfassenden Untersuchung von A. Lynn und Kollegen (2006) werden Ergebnisse von 9 Kohortenstudien diskutiert, wobei man nur in 4 Hinweise auf protektive Wirkungen fand [243]. In 3 Untersuchungen war die Erkrankungshäufigkeit sogar erhöht, in 2 fand man keine Effekte.

Lunge

In einer Übersichtsarbeit analysierte man 30 Studien [245]; 7 Kohortenstudien ergaben eine Reduktion des Erkrankungsrisikos von insgesamt 17 %. Noch deutlicher war die inverse Assoziation in 21 Fallstudien (Reduktion um 23 %), interessanterweise wurden auch in diesen Studien vereinzelt Zusammenhänge mit dem *GSTM1*-Null-Genotyp gefunden.

Prostata

Eine Auswertung der bis 2002 veröffentlichten Arbeiten ergab stark widersprüchliche Ergebnisse der Einzelstudien und keinen Hinweis auf Schutzeffekte [246]. Auch in einer Interventionsstudie mit Brokkoli (400 g/Tag) fand man bei Patienten mit einer Vorstufe von Prostatakrebs (22 Teilnehmer) keine Verbesserung des PSA-Wertes [342].

Exkurs: Rehabilitierung der Dickdarmkrebsschutz-Hypothese durch Kohlgemüse

Die Vielfalt der Kohlgemüse, ihrer Inhaltsstoffe und der Zubereitungsformen erschwert die Detektion klarer Zusammenhänge zwischen ihrem Konsum und ihren krebsschützenden Eigenschaften. Mehrere aktuelle Fallstudien berücksichtigten Polymorphismen der Glutathion-S-Transferase, die – wie erwähnt – bei der Verstoffwechselung der ITC eine zentrale Rolle spielen. Es ist auffällig, dass in allen diesen Studien Hinweise gefunden wurden, dass Funktionsausfälle des Enzyms GST durch eine Mutation im *GSTM1*-Gen, die zu einer Reduktion der Detoxifizierung der ITC führen, die Schutzeffekte der Gemüse verstärken. Seow und Mitarbeiter (1998) untersuchten in Singapur Patienten mit Kolorektalkrebs und fanden, dass der Konsum von ITC das Erkrankungsrisiko bei *GSTM1*-Null-Genotypen um 57 % erniedrigt [92]. Derselbe Zusammenhang wurde in einer chinesischen Studie mit 459 Erkrankungsfällen festgestellt, in der die Autoren den Konsum von Brokkoli untersuchten [317]. Verzehr von 3–4 Portionen pro Woche führte bei Individuen, die in beiden Allelen eine Mutation aufwiesen (*GSTM1*-Null-Genotyp), zu einer Abnahme des Erkrankungsrisikos um 50 %. Letztendlich ist eine weitere Studie zu nennen, in der man 1.579 Patienten mit Adenokarzinomen und 1.898 Kontrollen betrachtete [249]. Wiederum sah man bei Personen mit dem *GSTM1*-Null-Genotyp eine inverse Assoziation; der deutlichste Effekt wurde mit Brokkoli gefunden. Bei anderen GST-Polymorphismen sah man generell keine Beziehungen zum Verzehr von Kohlgemüsen, lediglich bei Rauchern ergaben sich Hinweise auf protektive Wirkungen. Die Autoren schließen daraus, dass diese in besonderer Weise vom Verzehr der Kohlgemüse profitieren. Insgesamt zeigen diese Untersuchungen, dass es tatsächlich Zusammenhänge zwischen Dickdarmkrebs und dem Verzehr von den Gemüsen gibt, wobei die Schutzeffekte allerdings wesentlich von individuellen Faktoren beeinflusst werden.

Bei *GSTM1*-Null-Teilnehmern sah man positive Veränderungen von Markern wie FGF-β1 und EGF; die Autoren werteten dies als Hinweis auf einen positiven Effekt.

In einer Teiluntersuchung der EPIC-Studie (2009), die in Deutschland realisiert wurde (11.405 Männer und 328 Fälle, Laufzeit 9,4 Jahre), schätzte man die Glucosinolataufnahme über Ernährungsfragebögen [247]. Durchschnittlich wurden 7,9 mg/Tag aufgenommen und man fand in der höchsten Verzehrgruppe (> 11,9 mg/Tag) eine um 32% niedrigere Inzidenz im Vergleich zur Gruppe mit der niedrigsten Glucosinolataufnahme (< 5,1 mg/Tag). In einer weiteren großen EPIC-Studie (7 Länder, 130.544 Teilnehmer und 1.104 Fälle) sah man keine derartige Assoziation [248], allerdings erhob man in dieser (wie in den meisten anderen Untersuchungen) lediglich die Verzehrmengen der Gemüse.

Blase

Dazu liegt ein Ergebnis aus einer prospektiven Untersuchung vor (47.907 Teilnehmer), in der sich Hinweise auf einen Schutzeffekt zeigten. In 2 weiteren Fallstudien mit Gemüse bzw. mit Brokkoli (gekochtem und ungekochtem) fand man ebenfalls deutliche Effekte.

Brust

In einer Fallstudie (740 Erkrankungen) fand man bei prämenopausalen Frauen mit Brokkoli einen schwachen Effekt, nicht jedoch bei postmenopausalen Frauen [250]. Es gibt eine Reihe von Untersuchungen, die einen Schutz vor Brustkrebs nahelegen, der über die Beeinflussung der Verstoffwechselung der Östrogene führt: Der Metabolismus von Östrogenen erfolgt über Zytochrome, wobei zwei Reaktionswege von Bedeutung sind, nämlich Hydroxylierung am C2-Atom sowie am C16-Atom. Im ersten Fall entstehen 2-Hydroxyöstrone, im zweiten Fall 16-α-Hydroxyöstrone. Klinische Studien zeigen, dass die Konzentrationen der letzteren Metaboliten mit einem erhöhten Brustkrebsrisiko assoziiert sind. Es gibt Ergebnisse aus mehreren Interventionsstudien, die zeigen, dass Kohlgemüse und einzelne Inhaltsstoffe (Indol-3-carbinol) das Verhältnis der Östrogenmetaboliten in Richtung 2-Hydroxyöstron verschieben, das eine schwächere Östrogenwirkung hat als das 16-Hydroxy-Derivat. Der zugrunde liegende Mechanismus ist die Induktion von Zytochrom-1A-Isoenzymen, die für Indole und Nitrile nachgewiesen ist.

Weitere Organe

Die Ergebnisse von Untersuchungen, die sich auf Mundhöhle, Larynx, Pharynx und Ösophagus beziehen, sind in einer Monografie des WCRF (2007) zusammengefasst [346]. Es liegen zwar einige Ergebnisse vor, die vorwiegend aus Fallstudien kommen (▸ Abb. 6.39), die Datenlage ist jedoch sehr heterogen und es gibt keine klaren Hinweise auf mögliche Schutzeffekte.

6.10.6 Auswirkungen der Lagerung und Verarbeitung von Kohlgemüsen auf die Glucosinolatkonzentrationen und auf die Myrosinase-Aktivität

Die Konsequenzen der Verarbeitung von Kohlgemüsen wurden u.a. von zwei holländischen Chemikern, Ruud Verkerk und Matthijs Dekker (2004), an der Universität Wageningen erforscht. Sie veröffentlichten zu diesem Thema eine exzellente Übersichtsarbeit [110].

Einfluss von Kochprozessen

Das „Schicksal" der Inhaltsstoffe während der Zubereitung von Speisen wird durch mehrere Prozesse beeinflusst:

- Bei Temperaturen ≥ 110°C kommt es zur thermischen Zersetzung der Glucosinolate.
- Durch Mazeration der Zellwände treten die Inhaltsstoffe aus den Zellen aus und gelangen vermehrt ins Kochwasser.
- Durch Erhitzen kommt es zur Zerstörung des Enzyms Myrosinase, das die Spaltung der Glucosinolate in ihre Metaboliten katalysiert (▸ Abb. 6.40).

Die Verluste, die durch Zerstörung der zellulären Strukturen entstehen, sind zeitabhängig. Bei Brokkoli hängt die Menge, die ins Kochwasser übertritt, vom Verhältnis zwischen der Menge des Pflanzenmaterials und dem Volumen des Wassers ab (je weniger Wasser desto geringer die Verluste), wobei in den ersten 5–10 Minuten die größten Mengen in das Wasser abgegeben werden. Die thermische Inaktivierung der Myrosinase hängt von der Art der Gemüse ab. In Brokkoli führen bereits Temperaturen ≥ 40°C zu einer Inaktivierung, bei allen anderen Kohlarten sieht man erst bei höheren Temperaturen (≥ 60°C) eine Abnahme der Enzymaktivität.

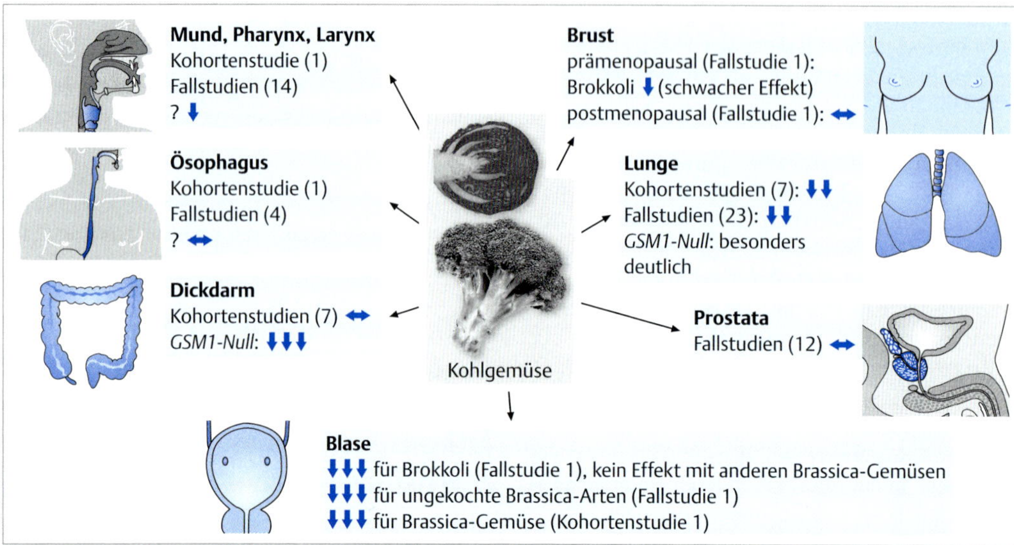

Abb. 6.39 Verzehr von Kohlgemüsen und Krebsschutz in diversen Organen. Die Zahlen in Klammern beziehen sich auf die ausgewerteten Studien. ↓↓↓: starker Schutzeffekt (OR/RR/HR ≤0,6), ↓↓: mittlerer Schutzeffekt (OR/RR/HR ≥0,6 und ≤0,85), ↓: moderater/schwacher Effekt (OR/RR/HR ≥0,85 und <1), ↔ kein Effekt, ?: widersprüchliche Daten bzw. nicht signifikant. Quellen: Daten aus folgenden Metaanalysen: [6], [60], [65], [101], [346].

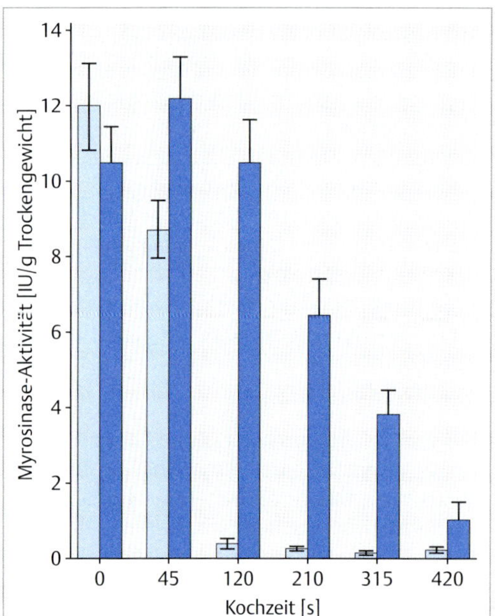

Abb. 6.40 Verluste der Enzymaktivität (Myrosinase) in IU/g Trockenmasse über die Kochzeit (Sekunden). Linke Säulen: Mikrowelle (750 Watt), rechte Säulen: Dampfgarung (Quelle: [84]).

Auch dieser Prozess ist zeitabhängig. Dampfgarung führt zu geringeren Glucosinolatverlusten als Zubereitung der Gemüse in der Mikrowelle.

Weitere Einflussgrößen

In ▶ Tab. 6.19 sind die Auswirkungen weiterer Prozesse beschrieben, die die Konzentrationen der Glucosinolate beeinflussen.

Die wichtigsten Erkenntnisse, die sich für den Verbraucher ableiten lassen, sind:

- Die Zubereitung sollte mit schonenden Verfahren erfolgen (Dampfgarung, Kochen in Wasser).
- Bei Rohgemüse sollte beachtet werden, dass verbesserte mechanische Zerkleinerung zu Erhöhung der Bioverfügbarkeit der Inhaltsstoffe führt.
- Das Kochwasser sollte weiter verarbeitet werden, z. B. zu Suppen und Saucen.

Zusammenfassung

Glucosinolate sind Inhaltsstoffe von Kreuzblütlern, von denen insbesondere Kohlgemüse, aber auch Rettich und Radieschen sowie diverse Kressearten und Meerrettich zu den vom Menschen konsumierten Kulturpflanzen gehören. Glucosinolate werden nach Zerstörung der zellulären Strukturen von dem Enzym Myrosinase gespal-

Tab. 6.19 Auswirkungen diverser Verarbeitungsprozesse auf die Glucosinolatkonzentrationen in Kohlgemüsen.

Prozess	Auswirkung auf die Glucosinolatkonzentrationen
Lagerung	• zeitabhängige Abnahme der aliphatischen Glucosinolate, etwa in Brokkoli; Verluste von bis zu 80 % von Glucoraphanin bei 20 °C (bei 4 °C sind die Verluste geringer) • im Gegensatz dazu steigen die Gehalte der Indol-Glucosinolate während der Lagerung an
Mechanische Zerkleinerung	• Anstieg von Indol- und aliphatischen Glucosinolaten nach Zerkleinerung und Lagerung bei Zimmertemperatur über mehrere Stunden (Stressreaktion) • bei Brokkoli: Abnahme der Konzentrationen der meisten Inhaltsstoffe
Tiefgefrieren	• beim Auftauen des Materials kommt es zur Schädigung der Zellwände und vermehrtem Austritt ins Kochwasser
Fermentation (z. B. Herstellung von Sauerkraut	• durch Milchsäurebakterien kommt es zu Ansäuerung, dies begünstigt die Aktivität der Myrosinase: in Kraut findet man u. a. Nitrile, die aus aliphatischen Glucosinolaten gebildet werden • aus Indol-Glucosinolaten in Kraut entstehen Reaktionsprodukte mit Ascorbinsäure (Ascorbigen), deren biologische Effekte wenig erforscht sind • generell kommt es in fermentierten Gemüsen durch Hydrolyse zu einer Abnahme der Glucosinolatkonzentrationen

ten, wodurch biologisch hochaktive Reaktionsprodukte entstehen, z. B. Isothiocyanate und Indolverbindungen.
Es wurden einige krebsschützende Mechanismen für Glucosinolate und ihre Abbauprodukte gefunden, in Humanstudien zeigten sich durch Kohlgemüse Schutzeffekte vor Kolorektalkrebs, die jedoch stark von individuellen Faktoren abhängig waren (*GSTM1*-Null-Genotyp). Auch für Lungen- und Blasenkrebs fanden sich Risikoreduktionen in Humanstudien. Da es bei Temperaturen von ≥ 110 °C zur thermischen Zersetzung der Glucosinolate und zur Zerstörung des Enzyms Myrosinase kommt, sollte die Zubereitung der Kohlgemüse mit schonenden Verfahren erfolgen (Dampfgarung, Kochen in Wasser).

6.11 Milch, Milchprodukte und Milchsäurebakterien

6.11.1 Milchkonsum

Milch und die aus ihr hergestellten Produkte haben einen wichtigen Anteil an der menschlichen Ernährung, wobei es hinsichtlich des Konsums starke regionale Unterschiede gibt. 2011 wurden weltweit etwa 721 Mio. Tonnen Milch produziert. Der Gesamtkonsum ist in Asien mit 30 % (gemessen am Weltkonsum) am höchsten, gefolgt von Europa mit 29 % und Nordamerika mit 19 %. Allerdings ist der Pro-Kopf-Verbrauch in Asien mit 67 kg niedriger als z. B. in Europa (277 kg), da Milch in Europa als Grundnahrungsmittel verwendet wird, während in Asien nicht alle Regionen guten Zugang zu Milch haben; zudem ist der Unterschied auch auf die Bevölkerungsdichten zurückzuführen. In Deutschland werden jährlich pro Person etwa 104 kg Milch bzw. daraus hergestellte Produkte konsumiert; dabei dominieren Käse (22 kg/Kopf), Butter (6 kg/Kopf) und Joghurt (18 kg/Kopf). Letztere sind aus der Sicht der Chemoprävention von besonderer Bedeutung, da sie lebende Milchsäurebakterien enthalten, die im Körper des Menschen Reaktionen auslösen, die mit Schutz vor Krebs und anderen Erkrankungen in Zusammenhang stehen.

6.11.2 Inhaltsstoffe mit chemoprotektiven und möglichen krebsauslösenden Eigenschaften

Milch enthält diverse Stoffe, die krebsschützende Eigenschaften besitzen, beispielsweise Vitamin D (0,088 µg/100 g), Kalzium (120 mg/100 ml) sowie Butyrat, Sphingolipide und Linolsäure. Erwähnenswert ist auch 5-α-Pregnan, ein Vorläufer von Dihydrotestosteron, dem eine kausale negative Rolle bei der Entstehung von Prostatakrebs zugeschrieben wird und das auch mit Östrogenrezeptoren der Brustdrüse interagiert.

Der Insulin-like Growth Factor (IGF-1) ist ein Protein, das – wie der Name sagt – Wachstumsvorgänge steuert. Regelmäßiger Konsum von Milch führt bei Erwachsenen zu einer 10–20 %igen Erhöhung der Plasmakonzentrationen, Verzehr von Käse und Joghurt hat keine Auswirkungen. IGF-1 löst in Körperzellen durch Interaktionen mit Signalwegen Teilungsprozesse aus (via Proteinkinasen) und inhibiert die Induktion von Apoptose. Beides sind Prozesse, die zu einem Anstieg des Krebsrisikos führen können.

▶ **Milchsäurebakterien.** Von besonderem Interesse sind Milchsäurebakterien, die bei der Herstellung von Joghurt und Käse eingesetzt werden. Wie der Name andeutet, handelt es sich um Mikroben, die in der Lage sind, Milchzucker in Milchsäure umzuwandeln. Die dadurch freigesetzte Energie nutzen sie für ihre Lebensprozesse.

LAB („Lactic Acid Bacteria") sind Bestandteil des intestinalen „Mikrobioms". Dieses besteht beim Menschen aus tausenden verschiedenen Bakterienstämmen und stellt ein komplexes dynamisches Ökosystem dar. Erst in den letzten Jahren wurde es durch Einsatz moderner molekularbiologischer Methoden möglich, einzelne Stämme eindeutig zu identifizieren. Der menschliche Darmtrakt enthält etwa 2 kg Bakterien, dies entspricht etwa 10^{12} Zellen (!), 1 g enthält bis 10^{9} Bakterien, wobei die LAB-Konzentrationen bei Vegetariern deutlich höher sind als bei Fleischessern.

▶ **Probiotika.** Viele Milchsäurebakterien haben „probiotische" Eigenschaften. Dieser Begriff stammt aus den 1960er Jahren und wird für Mikroorganismen verwendet, die positive gesundheitliche Auswirkungen für den Wirt haben. Die lebensverlängernden Eigenschaften der Milchsäurebakterien wurden bereits 1908 von dem berühmten russischen Nobelpreisträger Ilja Iljitsch Metschnikow postuliert.

Neben der Gattung Lactobacillus, die für die Herstellung von Joghurt und Käse verwendet wird, sind weitere Gruppen zu erwähnen, etwa Streptokokken und Leuconostoc, die für die Sauerkrautherstellung eingesetzt werden, sowie Bifidobakterien. Letztere zählen zu den Actinobakterien und gedeihen am besten unter anaeroben Bedingungen. Milchsäurebakterien finden auch bei der Herstellung von fermentierten Gemüsen (Sauerkraut, Salzgurken und Kimchi) und bei der Rohwurstherstellung Verwendung.

Moderne Joghurts bestehen meist aus 2–3 Spezies (oft Kombinationen aus Laktobazillen und Bifidobakterien), wobei zunehmend Stämme verwendet werden, die aus dem Darmtrakt des Menschen isoliert wurden. Man hofft, dass diese eine längere Verweildauer im Darm haben und diesen zumindest zeitweilig besiedeln. Diese Stämme müssen die Passage durch den Magen (dessen pH-Wert eine Hürde darstellt) überleben. Man erhofft sich von Produkten, die aus diesen Bakterienstämmen hergestellt werden, bessere gesundheitliche Wirkungen; oft werden Joghurts, die sie enthalten als „probiotische Produkte" in den Handel gebracht.

▶ **Präbiotika.** Dem Begriff der Probiotika werden die Präbiotika gegenübergestellt; es handelt sich definitionsgemäß um unverdauliche Nahrungsbestandteile, die insbesondere bei der Joghurtherstellung verwendet werden, um das Wachstum und/oder die Aktivität der Bakterien zu fördern. Ein wichtiger Vertreter ist Inulin (das in Chicorée und in der Schwarzwurzel vorkommt) und aus Fructose-Fructosyl-Ketten unterschiedlicher Länge aufgebaut ist. Fructooligosaccharide (FOS) bestehen aus 2–8 Einzelmolekülen, ein weiterer Vertreter sind die Galactooligosaccharide, die aus Galactosyl-Galactose-Einheiten bestehen. In Gegenwart der Präbiotika werden im Dickdarm erhöhte Mengen SCFA (Short Chain Fatty Acids, kurzkettige Fettsäuren) gebildet, denen ebenfalls chemoprotektive Eigenschaften zugeschrieben werden. Kombinationen von pro- und präbiotischen Wirkstoffen werden als „Synbiotika" bezeichnet.

6.11.3 Mechanismen des Krebsschutzes

Die molekularen Prozesse, die den Schutzwirkungen von Vitamin D und Kalzium zugrunde liegen, wurden bereits in den Kapiteln 5.6 und 5.7 erörtert. Wir beschränken uns hier auf die Darstellung der Wirkungen der Milchsäurebakterien.

Veränderungen der intestinalen Mikroflora und deren Eigenschaften

▶ **Mikroflora und Infektionen.** Der einmalige Verzehr von Joghurt führt nicht zu einer dauerhaften Besiedlung des Dickdarms, auch wenn es sich um Produkte handelt, die Bakterienstämme enthalten, welche aus dem menschlichen Darm isoliert wurden. Allerdings gibt es Befunde, die zeigen, dass regelmäßiger Konsum zu einer Veränderung der Mikroflora führt und dass Darminfektionen, die mit entzündlichen Prozessen in Zusammenhang stehen (z. B. Streptococcus-bovis-Infektionen) verhindert werden. Des Weiteren gibt es Hinweise aus Experimenten mit Mäusen, dass LAB Helicobacter-pylori-Infektionen, die mit einem Anstieg des Magenkrebsrisikos assoziiert sind, verhindern.

▶ **Mikroflora und Krebsrisiko.** Die Zusammensetzung der Mikroflora des Darms beeinflusst das Krebsrisiko. Ein deutlicher Hinweis auf die Rolle der Darmbakterien ist die Tatsache, dass keimfrei („germ-free") gehaltene Tiere weniger häufig an Krebs erkranken. Eine mögliche Erklärung für die höheren Erkrankungsraten bei nicht keimfrei gehaltenen Tieren ist die Aktivierung von Kanzerogenen im Darmtrakt durch spezielle bakterielle Enzyme, beispielsweise durch Azoreduktasen (die Azoverbindungen spalten, sodass aromatische Amine entstehen, die u.a. Blasenkrebs auslösen), Nitroreduktasen, die Nitroverbindungen aktivieren, und β-Glucuronidasen, die Glucuronide spalten, beispielsweise die Entgiftungsprodukte der hetrozyklischen aromatischen Amine (s. Kapitel 4.10). Tierexperimente zeigen, dass Spezies wie L. acidophilus und Bifidobacterium longum in Nagern die Aktivitäten dieser Enzyme reduzieren. Allerdings wissen wir nicht, ob derartige Veränderungen auch beim Menschen unter realistischen Bedingungen stattfinden, und es ist auch unklar, ob heterozyklische Amine und Nitroverbindungen tatsächlich ein maßgebliches humanes Krebsrisiko darstellen.

Inaktivierung gentoxischer Kanzerogene

Milchsäurebakterien sind in der Lage, nahrungsspezifische Kanzerogene zu detoxifizieren. Am besten sind diese Eigenschaften in Zusammenhang mit heterozyklischen aromatischen Aminen und Mykotoxinen untersucht.

▶ **Schutz vor HA.** Inkubiert man wässrige Lösungen von HA mit Laktobazillen-Stämmen, so sinken die chemisch analytisch messbaren Konzentrationen der Amine in Abhängigkeit von der Menge der zugesetzten Bakterien. Dieser Effekt ist von den jeweiligen Stämmen und der chemischen Struktur der Amine abhängig. L.-helveticus-Arten sind beispielsweise effizienter als L. plantarum. PhIP, das häufigste HA in Fleisch, wird am schlechtesten entfernt, AαC, das zweithäufigste, dagegen am effektivsten. Dieser Mechanismus ist auch im Darmtrakt von Bedeutung: Verabreicht man Ratten Milchsäurebakterien (z.B. L. casei) vor oraler Gabe von HA, so schützt dies die Tiere vor DNA-Schäden im Darmepithel und verringert die Bildung von Vorstufen von Dickdarmkrebs (ACF). Diese Effekte treten unter Bedingungen auf, die humanrelevant sind (d.h. mit Bakterienmengen, die durch Konsum von 1 bis 2 Bechern Joghurt aufgenommen werden), und zeigen eine deutliche Zeitabhängigkeit, d.h. nach 24 Stunden verschwinden die Schutzwirkungen. Humanstudien belegen überdies überzeugend, dass die Ausscheidung von HA und ihren Metaboliten im Harn (die man durch Konsum von geräuchertem und gegrilltem Fleisch auslösen kann) durch Verzehr von LAB reduziert wird.

▶ **Schutz vor Mykotoxinen.** Auch für Aflatoxin B_1 ist Inaktivierung durch LAB sowohl in vitro als auch in vivo nachgewiesen und es wurde auch gezeigt, dass die Ausscheidung dieses Mykotoxins bzw. seiner Metaboliten beim Menschen dadurch reduziert wird. Für weitere Pilzgifte, wie Fumonisin B_1, Ochratoxin A und Patulin gibt es derzeit nur Daten aus In-vitro-Experimenten. Sie ergaben, dass die Auslösung von DNA-Schäden in Säugerzellen in Gegenwart von LAB reduziert wird; ob auch beim Menschen protektive Wirkungen auftreten, ist nicht bekannt. Mehrere Befunde weisen zudem auf eine Inaktivierung von PAK und Nitro-PAH hin.

▶ **Mechanismen.** Um herauszufinden, welche Mechanismen diesen Effekten zugrunde liegen, führte man Experimente durch, in denen die Bakterien durch Erhitzen inaktiviert wurden oder in denen nach Zerstörung der Zellen die Effektivität des Zytosols und der Zellwände getrennt untersucht wurden. Die Ergebnisse sprechen dafür, dass die aus Kohlenwasserstoffmolekülen bestehenden Zellwände Bindungen mit den Kanzerogenen eingehen, die für die Entgiftung verantwortlich sind. Für HA ist dieser Mechanismus gut belegt. Im Fall von Patulin und Ochratoxin A sieht man allerdings nur mit lebenden Zellen besonders deutliche Schutzeffekte, daher scheinen in diesem Fall enzymatische Reaktionen für die Wirkungen mitverantwortlich sein.

Antioxidative Effekte

Milchsäurebakterien sind in der Lage, reaktive Sauerstoffspezies zu inaktivieren. Es sind diverse Mechanismen bekannt, die dabei eine Rolle spielen, einerseits enzymatische Reaktionen (Inaktivierung von ROS via NADPH/Peroxidase oder via Superoxiddismutase/Katalase), andererseits die Inhibition der Haber-Weiss-Fenton-Reaktion durch Komplexierung von Metallionen sowie ein weiterer Mechanismus, der über Magnesiumionen abläuft. Neben der direkten und indirekten Inaktivierung von Radikalen spielt bei den ROS-protektiven Effekten auch die Inhibition von NFκB eine Rolle. Dieser Transkriptionsfaktor ist an entzündlichen Prozessen beteiligt und mit Säugerzellen wurde nachgewiesen, dass LAB seine Aktivität in Darmzellen reduzieren.

Koller und Mitarbeiter untersuchten in Wien 55 Stämme verschiedener Milchsäurebakterienarten [251]. Sie fanden mit etwa einem Drittel Schutz vor Auslösung von DNA-Schäden durch Superoxid und/oder Hydroxylradikale (in humanen Dickdarmzellen). Einige Stämme wirkten jedoch nicht schützend, sondern verursachten durch Freisetzung von Wasserstoffperoxid DNA-Schäden.

Bakterien, die SOD-Aktivität besitzen, waren in der Lage, Ratten vor chemisch induzierten Darmentzündungen zu schützen. Des Weiteren wurde mit einem Bifidostamm nachgewiesen, dass er im Dickdarm von Mäusen Lipidperoxidation verhindert. Ergebnisse klinischer Studien beim Menschen zeigten, dass bestimmte Stämme vor entzündlichen Darmerkrankungen wie Morbus Crohn schützen, wobei nicht klar ist, ob dabei tatsächlich antioxidative Prozesse eine Rolle spielen. Eine Arbeitsgruppe berichtete darüber hinaus, dass ein von ihr isolierter Stamm (L. fermentum, M3) in der Lage ist, den Redoxstatus des Menschen zu verbessern. Nach Konsum fermentierter Ziegenmilch fanden die Autoren in einer Interventionsstudie mit diesem Stamm eine Abnahme der Isoprostankonzentrationen im Harn, Anstieg der GSH-Konzentrationen und eine Verbesserung der totalen antioxidativen Aktivität (TAA) im Plasma.

Reduktion der DNA-schädigenden Aktivitäten von Fäkalwasser

1987 postulierte Joseph Rafter, der am Karolinska Institut in Solna bei Stockholm tätig war, dass Fäkalwasser ein Biomarker für humane Krebsrisiken ist [83]. Es kann aus den Fäzes durch Zentrifugation gewonnen werden. Die mutagene Aktivität wird in Bakterientests (beispielsweise mit Salmonellastämmen, s. Kapitel 2.2.3) oder in Experimenten mit Säugerzellen (v. a. Dickdarmzelllinien) gemessen, ist ein Marker für die Belastung des Darms mit DNA-reaktiven Verbindungen und reflektiert (so vermutet man) das Erkrankungssrisiko für Dickdarmkrebs. Tatsächlich zeigten Interventionsstudien, dass die Aktivitäten des Fäkalwassers durch Risikofaktoren erhöht werden, beispielsweise durch Konsum von Fleisch und gesättigtem Fett, die zu einem Anstieg der Konzentrationen der Gallensäuren führen.

Es wurde eine Reihe von Interventionsstudien publiziert, in denen eine Abnahme der mutagenen Aktivitäten des Fäkalwassers durch Nahrungsfaktoren beobachtet wurde. Dies trifft auch auf Milch und Milchprodukte zu; mit ihnen wurde in zwei Tierstudien eine Reduktion der mutagenen Wirkungen gefunden, die zumindest teilweise auf den Kalziumgehalt der untersuchten Produkte zurückgeführt wurde. Des Weiteren wurde in 6 humanen Interventionsstudien mit LAB eine Abnahme der Mutagenität des Fäkalwassers gefunden; auch mit Prä- und Synbiotika fand man derartige Effekte. In 2 dieser Untersuchungen beobachtete man darüber hinaus einen signifikanten Anstieg der Konzentration kurzkettiger Fettsäuren in den Fäzes.

Schutzeffekte in der Leber

▶ **Akute Leberentzündungen durch Chemikalien.** Es gibt zahlreiche Tierversuche, in denen gezeigt wurde, dass LAB vor akuten Leberentzündungen schützen, die durch Chemikalien ausgelöst wurden, beispielsweise durch α-D-Galactosamin oder Tetrachlorkohlenstoff. Die erste Verbindung erhöht die Empfindlichkeit der Leber gegenüber Schädigungen durch Lipopolysaccharide (LPS). Diese werden aus der äußeren Membran von Bakterien hergestellt und führen zu Entzündungsreaktionen. Man verwendet sie häufig, um in Versuchstieren bakterielle Infektionen nachzuahmen. Tetrachlormethan (CCl_4) wirkt durch Freisetzung von Radikalen schädigend. Auch in Modellen, in denen die Schäden mit Alkohol oder andere Chemikalien ausgelöst wurden, sah man mit Milchsäurebakterien und Joghurt protektive Effekte.

▶ **Klinische Entzündungsparameter.** Neben diversen Laktobazillenarten, die bei der Joghurt- und Käseherstellung verwendet werden, detektierte man auch mit Bifidobakterien und Streptokokken Schutzwirkungen, und zwar Reduktion von klinischen Entzündungsparametern wie ALT

(Alanin-Aminotransferase), AST (Aspartat-Aminotransferase) und γ-GT (γ-Glutamyl-Transferase). Darüber hinaus fand man in histologischen Untersuchungen eine Normalisierung der Morphologie des geschädigten Gewebes. Wir erwähnen diese Befunde, weil entzündliche Lebererkrankungen mit erhöhten Krebsrisiken in Zusammenhang stehen.

▶ **Mechanismen.** Die Frage, warum es nach oraler Verabreichung von LAB zu Schutzeffekten in der Leber kommt, ist nicht einfach zu beantworten. Einerseits vermutet man, dass diese Bakterien die Stoffwechselaktivität der intestinalen Mikroorganismen beeinflussen, die zahlreiche Substanzen produzieren, die in der Leber verstoffwechselt werden (Ammoniak, Acetaldehyd, Ethanol, Phenole). Andererseits könnte auch die Modulation des Immunstatus eine Rolle spielen. Die Evidenz für protektive Effekte der Milchsäurebakterien in der Leber ist nach unserem Wissen auf Tierexperimente beschränkt.

Schutzeffekte vor Dickdarmkrebs

Die in den vorherigen Abschnitten besprochenen Mechanismen wie Schutz vor oxidativen Schäden, Inaktivierung von heterozyklischen aromatischen Aminen, Reduktion der Mutagenität von Fäkalwasser und Veränderungen der Aktivität von Enzymen sowie Reduktion der Verstoffwechselung primärer Gallensäuren durch Präbiotika, aber auch durch Joghurt, bieten Erklärungsmöglichkeiten für Schutzeffekte vor Dickdarmkrebs. Alle diese Mechanismen wurden auch in Humanstudien beobachtet.

Es ist auch erwähnenswert, dass die Proliferation von Krebszellen im Dickdarm von Labornagern durch LAB reduziert wird, darüber hinaus wurde über einen Anstieg der Apoptoseraten in Mukosazellen berichtet. Tatsächlich zeigen die Ergebnisse von In-vivo-Experimenten mit Labornagern in überzeugender Weise, dass Milchsäurebakterien (Lactobacillus-Arten wie L. acidophilus, L. casei, L. lactis und Bifidobakterien, z. B. B. longum) die Bildung und das Wachstum chemisch ausgelöster Dickdarmtumoren reduzieren bzw. verhindern. In den meisten dieser Untersuchungen wurden die Neoplasien durch die experimentellen Kanzerogene Azoxymethan oder Dimethylhydrazin induziert, die in der menschlichen Nahrung nicht vorkommen. In 2 Studien sah man allerdings auch mit heterozyklischen Aminen, die in gebratenem Fleisch enthalten sind, Effekte. Capurso et al. veröffentlichten 2006 eine Übersichtsarbeit über die Ergebnisse der tierexperimentellen Befunde [16].

Exkurs: Das SYNCAN-Projekt

Das EU-geförderte Projekt hatte zum Ziel, die Krebsschutzeffekte eines symbiontischen Präparates an Tieren und Menschen zu untersuchen. 2007 veröffentlichten Rafter und Kollegen von 10 europäischen Forschungsinstituten die Resultate einer umfangreichen humanen Interventionsstudie [83]. Im Rahmen des Projektes verabreichten sie 37 Dickdarmkrebspatienten und 43 Patienten, denen Darmpolypen entfernt worden waren, über 4 Wochen hinweg ein Präbiotikum (SYN, mit Oligofructose angereichertes Inulin) in Kombination mit B. lactis und L. delbrueckii (je 10^{10} CFU [Colony Forming Units] pro Stamm). Sie sahen eindeutige Veränderungen, die mit der Entstehung von Dickdarmkrebs in Zusammenhang stehen, beispielsweise eine signifikante Abnahme der mutagenen Aktivität des Fäkalwassers (in der humanen Darmzelllinie CaCo2), Abnahme der DNA-Schädigung des Darmepithels sowie Reduktion der Teilungsrate von Mukosazellen. Darüber hinaus wurde in weiteren Untersuchungen mit Fäkalwasser beobachtet, dass nach der Intervention die Barrierefunktion von Darmzellen (in vitro) verstärkt wird. Letztendlich sind auch Änderungen immunologischer Parameter erwähnenswert: Nach Verzehr des Präparates fand man bei der Gruppe mit Darmpolypen eine Abnahme von IL-2 und bei den Krebspatienten einen Anstieg von IFN-γ. Andere Marker wie TGF-β, TNF-α, IL-10, IL-12 und die Phagozytoseaktivität von Granulozyten waren am Ende der Interventionsphase nicht signifikant verändert. Die Resultate dieser Studie zeigen in recht eindrucksvoller Weise, dass bei Risikogruppen durch Konsum von Milchsäurebakterien Parameter verändert wurden, die mit der Auslösung von Dickdarmkrebs in Zusammenhang stehen.

Interaktionen mit dem Immunsystem

Der kommerzielle Erfolg eines der ersten probiotischen Joghurts („Activia") beruhte auf dem werbewirksamen Postulat der Verbesserung von Immunfunktionen beim Menschen. Tatsächlich zeigte eine Reihe von Befunden, dass Milchsäurebakterien das Immunsystem beeinflussen, und zwar sowohl die zellulären als auch die humoralen Prozesse.

▶ **Reaktionen in Peyer-Plaques.** Zentraler „Ort" des Geschehens sind die sog. Peyer-Plaques. Es handelt sich dabei um lymphatische Organe (10–50 aneinanderliegende Lymphfollikel) im Darm, die Teil des GALT (Gut-associated lymphoid Tissue) sind. Gelangen „körperfremde" Organismen wie Bakterien oder Einzeller in den Verdauungstrakt, reagiert unser Körper darauf mit einer Immunantwort. Allerdings unterscheiden sich die Reaktionen auf krankheitsauslösende Keime und nichtpathogene Milchsäurebakterien deutlich. LAB lösen unterschiedliche Reaktionen aus, die in ▶ Abb. 6.41 schematisch dargestellt sind.

- Durch Beeinflussung der Bildung spezieller Interleukine erhöhen sie die Aktivität von natürlichen Killerzellen (NK), die zytotoxische Moleküle produzieren, die über Makrophagen Viren deaktivieren (linker Teil von ▶ Abb. 6.41).
- Die Auslösung weiterer Immunreaktionen setzt voraus, dass Partikel (z. B. Membranbestandteile oder spezielle Makromoleküle) aus dem Darmlumen aufgenommen werden. Der Transport dieser Partikel erfolgt über M-Zellen oder Entero-

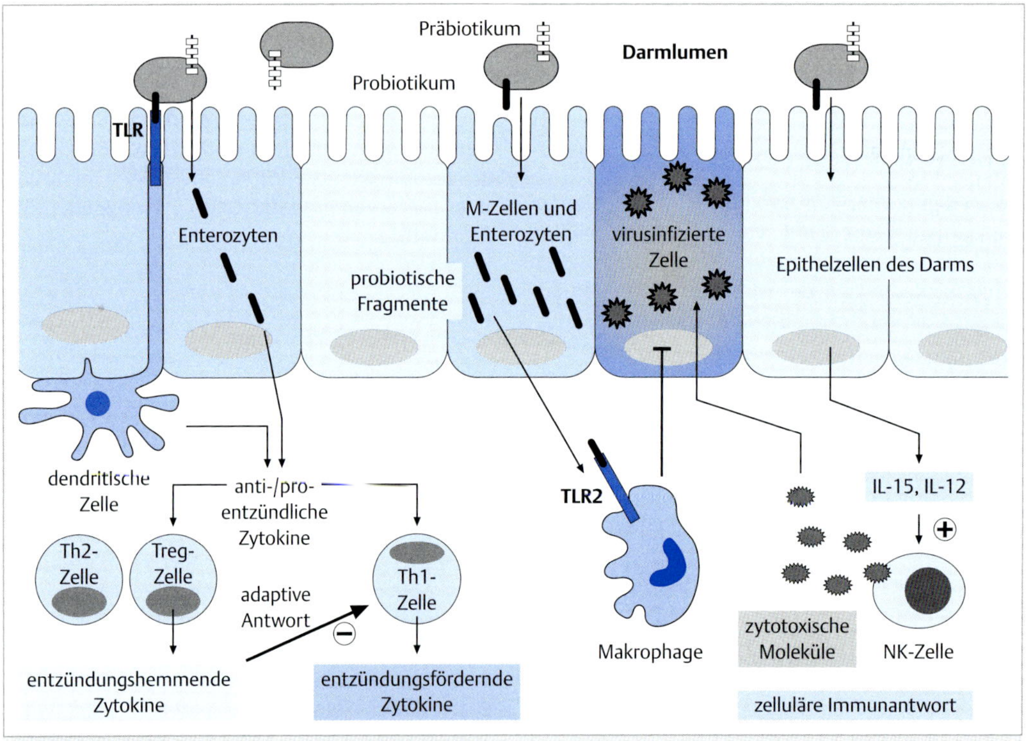

Abb. 6.41 Interaktionen von probiotischen Bakterien mit dem Immunsystem. Über Endothelzellen des Darms werden NK-Zellen (natürliche Killerzellen) aktiviert. Durch M-Zellen und Enterozyten kommt es (über Toll-like-Rezeptoren, TLR) zur Aktivierung von Makrophagen. Bei M-Zellen handelt es sich um Epithelzellen im Ileum, die Antigene über Phagozytose aufnehmen. Auch „dendritische Zellen" (DZ), die ihre Ausläufer zwischen Epithelzellen ausbreiten, lösen Immunantworten aus. Über Toll-Like-Rezeptoren (TLR1 und TLR2) wird die Produktion von Zytokinen ausgelöst, die auf T-Helferzellen (Th1, Th2) wirken bzw. mit regulatorischen T-Zellen (Treg, früher als Suppressorzellen bezeichnet) interagieren, die antiinflammatorische Reaktionen auslösen. Probiotika verbessern auch die Funktionen der zellulären Immunabwehr. Sie verstärken die zytotoxische Aktivität von NK-Zellen, die durch Synthese zytotoxischer Moleküle virusinfizierte Mucosazellen beschützen (rechter Teil von Abb. 6.41). IL-15, IL-12: Interleukine (Quelle: [41]).

zyten. Ein weiterer Zelltyp, der dabei eine Rolle spielt, sind die sog. „dendritischen Zellen", die mit ihren fein verästelten Ausläufern Antigene direkt aus dem Darmlumen aufnehmen. In der Darmwand kommt es in der Folge zur Aktivierung von Makrophagen.

- Ein weiterer Mechanismus läuft über die „Toll-like"-Rezeptoren ab. Es handelt sich um Proteine, die von der Nobelpreisträgerin Christiane Nüsslein-Volhard in der Fruchtfliege entdeckt wurden. Diese „erkennen" Bakterien, indem sie mit Lipoproteinen interagieren. Nach Bindung dieser Liganden entstehen Dimere, die zur Bildung von Zytokinen führen, die ihrerseits die Aktivität von Zellen des Immunsystems beeinflussen und pro- und antiinflammatorische Prozesse auslösen. Eine besonders wichtige Rolle spielen dabei die sog. Helferzellen. Es handelt sich um T-Lymphozyten, die im Thymus gebildet werden. Th1-Zellen aktivieren Makrophagen und sind an Entzündungsprozessen beteiligt, die über Interferon γ, TNF-α und IL-2 verursacht werden. Allerdings werden parallel dazu über antiinflammatorische Zytokine „regulatorische" Zellen (Treg-Zellen) und Th2-Zellen aktiviert, die entzündungshemmend wirken (z. B. durch Bildung von IL-10).

▶ **Wirkungen der LAB.** Die Effekte, die man mit diversen Lactobazillus-Arten in vitro und in Tierexperimenten fand, sind nicht einheitlich. Mit L. sakei und L. casei shirota wurde in Labornagern eine Induktion proinflammatorischer Zytokine gefunden, z. B. mit dem Yakult-Stamm ein Anstieg von TNF-α, IFN-γ und IL-1, parallel dazu sah man Inhibition des Tumorwachstums bei Mäusen. Mit anti-TNF-α wurde in diesen Experimenten die Krebsschutzwirkung des probiotischen Getränks verhindert, nicht jedoch mit Antikörpern gegen IFN-γ und IL-1. Im Gegensatz dazu beobachtete man mit anderen LAB-Stämmen eine Stimulation antiinflammatorischer Zytokine. Auch die Aktivitäten der Helferzellen wurden nach Fütterung von Milchsäurebakterien und daraus hergestellten Produkten in unterschiedlicher Weise beeinflusst.

In Humanstudien sah man nach Konsum von LAB ebenfalls Änderungen des Immunstatus. In diesem Zusammenhang ist eine Interventionsstudie von Alexa Meyer und Kollegen in Wien erwähnenswert, in der sie die Wirkungen eines konventionellen Joghurts mit jenen eines probiotischen Produkts verglich [252]. Die Teilnehmer (16 pro Gruppe) konsumierten die Produkte über einen Zeitraum von 4 Wochen. Nachfolgend untersuchte sie die Inaktivierung von Fremdzellen (Phagozytoseaktivität), die Aktivierung körpereigener T-Zellen sowie die Produktion proinflammatorischer Zytokine (IL-1β, TNF-α und INF-γ). Diese Marker waren nach Verzehr der Bakterien signifikant verändert, man sah jedoch keine Unterschiede zwischen dem (teuren) probiotischen und dem konventionellen Produkt [252].

▶ Abb. 6.42 fasst die krebsschützenden Mechanismen der Laktobazillen zusammen.

Schutzmechanismus der Präbiotika

Die Wirkungsweise bzw. die Mechanismen, die den krebsprotektiven Eigenschaften der Präbiotika zugrunde liegen, ähneln jenen, die im Kapitel über Ballaststoffe (Kapitel 6.5) beschrieben wurden. Wie erwähnt, führt ihr Konsum zu einem Anstieg der Konzentrationen kurzkettiger Fettsäuren im Darm, die verschiedene protektive Prozesse auslösen, beispielsweise einen Anstieg der Apoptoseraten, Inhibition von NFκ-B, Veränderungen der Produktion von Zytokinen, immunmodulierende Effekte und Erhöhung der Aktivität von NK-Zellen.

▶ **Entzündliche Darmerkrankungen.** Entzündliche Darmerkrankungen (IBD) erhöhen das Erkrankungsrisiko von Dickdarmkrebs. In diesem Zusammenhang ist erwähnenswert, dass über die protektiven Eigenschaften von Präbiotika vor IBD Ergebnisse aus Humanstudien vorliegen. Beispielsweise bewirkte der Konsum von Fructooligosacchariden bei Kindern mit Morbus Crohn eine Gewichtszunahme und eine Verbesserung der klinischen Symptomatik; auch bei Patienten mit Colitis ulcerosa sah man nach Verabreichung eines synbiotischen Präparats Verbesserungen [290]. In diesen Untersuchungen wurden auch Veränderungen der Zusammensetzung der intestinalen Bakterienflora beobachtet. Es kam zu einem deutlichen Anstieg der Bifidobakterienpopulationen im Darm und des Weiteren zu Änderungen immunologischer Parameter (z. B. zu einer Abnahme proinflammatorischer Zytokine).

▶ **Immunsystem.** Auch Immunfunktionen werden durch Präbiotika beeinflusst, wobei vor allem SCFA eine Rolle spielen. In-vitro-Befunde zeigen darüber hinaus, dass diese Verbindungen Trans-

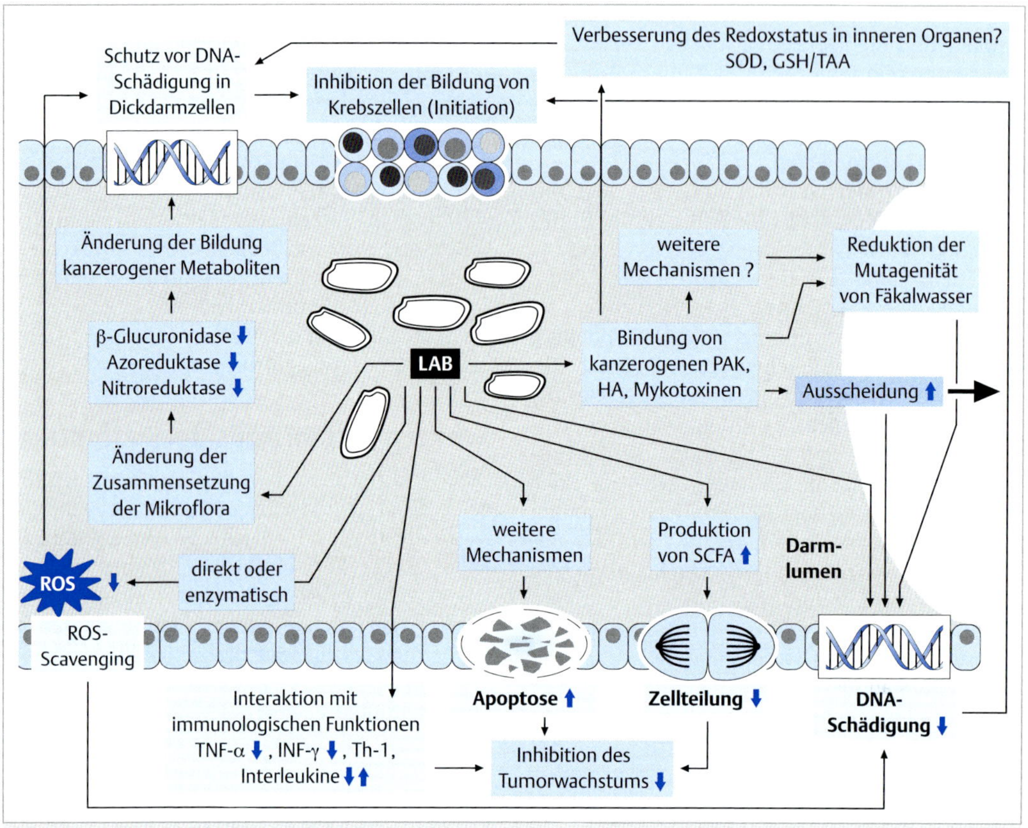

Abb. 6.42 Mechanismen des Krebsschutzes durch Laktobazillen (LAB). CAA: α-Carboanhydrasen, GSH: Glutathion, HA: heterozyklische Amine, INF-γ: Interferon γ, LAB: Laktobazillen, PAK: polyzyklische aromatische Kohlenwasserstoffe, ROS: reaktive Sauerstoffspezies, SCFA: Short Chain Fatty Acids (kurzkettige Fettsäuren), SOD: Superoxiddismutase, TAA: totale antioxidative Aktivität, Th1: T-Helferzellen 1, TNF-α: Tumornekrosefaktor α, ↑: Erhöhung, ↓: Abnahme.

kriptionsprozesse in neutrophilen und dendritischen Zellen beeinflussen.

6.11.4 Humanstudien

„Probiotics and the incidence of colorectal cancer: when evidence is not evident" betitelten Capurso und seine Kollegen eine Übersichtsarbeit (2006) über die protektiven Eigenschaften der Milchsäurebakterien [16]. Tatsächlich ergaben epidemiologische Untersuchungen bisher keine klaren Hinweise auf Schutzeffekte des Konsums von fermentierten Milchprodukten. Es gibt dafür zwei Ursachen:

- Wie wir aus In-vitro-Studien wissen, in denen Schutz vor HA und ROS-Inaktivierung untersucht wurden, enthalten Joghurts eine Vielzahl von Stämmen, deren chemoprotektive Eigenschaften außerordentlich stark variieren. Die heute vermarkteten Produkte werden nicht mit Hauptaugenmerk auf positive Gesundheitseffekte und krebspräventive Eigenschaften erzeugt, sondern sollen vor allem geschmacklich überzeugen.
- Der zweite Grund für die breite Streuung der Ergebnisse sind Unterschiede in der Qualität der Produkte. Eines der wichtigsten Qualitätsmerkmale von Joghurt ist die Lebensfähigkeit der Bakterien, die in CFU (Colony Forming Units) angegeben wird. Transferiert man Verdünnungen auf Agarplatten, entstehen Kolonien, die auf die Volumeneinheit bezogen werden. „Gute" Joghurts enthalten ca. 1–2 × 10^8 Laktobazillen/ml. Bifidobakterien sind meist in wesentlich geringeren Mengen enthalten, da sie am besten unter anaeroben Bedingungen gedeihen. Untersuchungen kom-

Exkurs: Berühmte Milchsäurebakterienstämme

Minoru Shirota (1899–1982) arbeitete an der Koyoto Imperial Universität und isolierte 1935 einen Lactobacillus-Stamm (L. casei shirota). Dieser wird für die Herstellung des weltweit vermarkteten Getränks „Yakult" eingesetzt und es gibt eine Reihe ernst zu nehmender Studien, in denen positive (allerdings nicht krebsassoziierte) gesundheitliche Effekte beim Menschen durch den Konsum des Produktes verursacht wurden. Tierexperimente zeigten allerdings, dass orale Administration die Auslösung von chemisch induzierten Tumoren verhindert (z. B. von Leberkrebs durch AFB_1 und von Brustkrebs durch 3-Methylanthracen) und weiters, dass immunologische Reaktionen ausgelöst werden, die mit Schutz vor Krebserkrankungen in Zusammenhang stehen, etwa ein Anstieg der NK-Zellen und der Konzentrationen von TNF-α und INF-γ.

Lactobacillus rhamnosus GG wurde 1983 von den US-amerikanischen Forschern Gorbach und Goldin aus dem Darmtrakt isoliert. Humanstudien dokumentieren die Verhinderung bzw. Reduktion von Durchfällen, aber auch von atopischer Dermatitis und von Infektionen des Urogenitaltraktes, zudem schützte orale Verabreichung Tiere vor Blasenkrebs. Sowohl bei Labornagern als auch beim Menschen wurden darüber hinaus Veränderungen des Immunstatus gefunden. Allerdings sah man in einer Interventionsstudie mit Dickdarmkrebspatienten nur minimale Verbesserungen immunologischer Parameter [325]. 1990 begann die finnische Firma Valeo mit der kommerziellen Vermarktung und bringt unter dem Handelsnamen LGG Produkte auf den Markt, die diesen Stamm enthalten.

merzieller Joghurts zeigten, dass die CFU-Werte in Joghurts außerordentlich stark (über mehrere Zehnerpotenzen) schwanken, in amerikanischen Produkten wurden manchmal kaum lebensfähige Bakterien gefunden. Es wäre wünschenswert, dass dieser wichtige Qualitätsparameter auf den jeweiligen Produkten angegeben wird.

▶ **Interventionsstudien.** Neben deskriptiven epidemiologischen Studien (in denen oft nicht zwischen einzelnen Produktgruppen wie Joghurt oder Käse unterschieden wird) wurden vereinzelt auch Interventionsstudien veröffentlicht, die mit Risikogruppen durchgeführt wurden. Einige davon wurden bereits im Abschnitt über Schutzmechanismen erwähnt. In diesen Untersuchungen wurden meist besonders vielversprechende Stämme eingesetzt, daher wurden häufig positive Effekte gefunden.

Dickdarm

Die Auswertung von 25 Studien durch Pufulete (2008) ergab keine Hinweise auf Schutzwirkungen [82]. In einer aktuelleren Metaanalyse von Aune et al. (2012), die 19 Studien berücksichtigte, fand man mit Joghurts eine Abnahme des Risikos um 17 % (Konsum von ≥ 400 g/Tag). Weniger deutlich waren die Effekte von Milch (200 ml, Risikoreduktion um 9 %) und Käse (150 g, Risikoreduktion um 4 %). Die Risikoabnahme wurde lediglich im Dickdarm und nicht im Rektum gefunden, und zwar sowohl bei Männern als auch bei Frauen [7], [9].

Die Ergebnisse von Untersuchungen mit Joghurt wurden von Capurso et al. (2006) ausgewertet [16]. Von 9 Fallstudien fanden 3 einen Schutzeffekt, 2 ein erhöhtes Risiko und die restlichen keine Auswirkungen. Von 10 Kohortenstudien sah man lediglich in einer einen Schutzeffekt, alle übrigen ergaben keine Hinweise auf eine Änderung des Erkrankungsrisikos.

Eine japanische Studie untersuchte die Erkrankungshäufigkeit von Patienten, denen 2 oder mehr Tumoren aus dem Dickdarm entfernt worden waren [253]. Die Studie umfasste 380 Teilnehmer (90 pro Gruppe). Man verabreichte ihnen über einen Zeitraum von 4 Jahren L. casei, Kleie oder eine Kombination von beiden und sah in der Milchsäurebakterien-Gruppe eine deutliche Abnahme des Auftretens besonders großer Tumoren (OR 0,76). Konsum der Ballaststoffe verursachte im Gegensatz dazu keinen Schutzeffekt. Die Wirkung der Kombination entsprach jener, die man mit LAB fand.

Im Rahmen der EPIC-Studie untersuchte man 11 Jahre lang 477.122 Teilnehmer und fand 4.513 Erkrankungsfälle. Bei täglichem Konsum von 200 g Milch sank das Risiko um 7 % [351].

Brust

Eine Analyse von 18 Studien ergab eine Abnahme des Erkrankungsrisikos um 9% bei Konsum von 200 ml Milch pro Tag [254]. Mit Käse und anderen Milchprodukten sah man keinen Effekt.

Blase

Es liegt eine Metaanalyse von 4 Kohortenstudien vor, aus der ein Summationseffekt errechnet wurde, der eine Abnahme des Risikos um 18% pro Glas Milch pro Tag ergibt [255]. Zwei große prospektive Studien (Schweden, Niederlande) erbrachten jedoch keine Hinweise auf protektive Wirkungen von Milch, allerdings fand man in beiden eine erniedrigte Erkrankungshäufigkeit durch Konsum fermentierter Produkte (Holland 29% und Schweden 38%) in den Gruppen mit dem höchsten Verzehr [255].

Leukämie

Dazu liegen Ergebnisse aus der EPIC-Studie vor [256]. Man fand bei den meisten Erkrankungsformen keine Zusammenhänge mit dem Verzehr von Molkereiprodukten, lediglich bei multiplen Myelomen ergab sich ein Hinweis auf eine mögliche inverse Assoziation.

Prostata

Eine zusammenfassende Analyse von 8 Kohortenstudien ergab Hinweise auf einen Anstieg der Erkrankungshäufigkeit (8% bei 1 Glas/Tag) [255]. Die Annahme einer positiven Assoziation wird durch dic Ergebnisse einer japanischen Studie (43.435 Teilnehmer) untermauert, in der man einen Anstieg von mehr als 50% durch häufigen Milchkonsum und Joghurt fand [315]. Eine Metaanalyse, in die 21 Kohortenstudien miteinbezogen wurden, ergab dagegen keine Hinweise auf eine Erhöhung des Risikos [257].

Zusammenfassung

Neben Vitamin D und Kalzium sind unter den Inhaltsstoffen von Milch, Joghurt und Käse vor allem Milchsäurebakterien von besonderem Interesse. Insbesondere „probiotische" Laktobazillen und Bifidobakterien, die aus dem Darmtrakt des Menschen isoliert wurden, wurden auf krebsschützende Eigenschaften untersucht. Neben Inaktivierung gentoxischer Kanzerogene, antioxidativen Effekten und zahlreichen Interaktionen mit dem Immunsystem wurden in In-vitro-Studien und in Tierexperimenten Hinweise auf Schutzeffekte vor Dickdarmkrebs erhalten. Humanstudien erbrachten dagegen keine eindeutigen Ergebnisse, was sicherlich auch in der Vielfalt der Bakterienstämme und der stark unterschiedlichen Qualitäten kommerzieller Produkte begründet liegt.

6.12 Phytoöstrogene: Lignane in Getreiden und Isoflavone in Sojaprodukten

6.12.1 Übersicht

Phytoöstrogene sind Inhaltsstoffe von Pflanzen mit östrogenähnlichen Wirkungen. Aufgrund dieser Eigenschaft beeinflussen sie die krebsauslösenden Wirkungen der weiblichen Geschlechtshormone, die durch zahlreiche Untersuchungen belegt sind. Dieser Mechanismus unterscheidet sich fundamental von anderen bekannten molekularen Prozessen, die mit der Vermeidung von Krebserkrankungen in Zusammenhang stehen.

Neben hormonassoziierten Effekten kennt man eine Reihe weiterer Wirkungen, u.a. solche, die mit Veränderungen von Signalketten in Zusammenhang stehen, die zur Inhibition der Teilung von Krebszellen und zur Auslösung von programmiertem Zelltod führen und die nicht notwendigerweise mit der Beeinflussung der Östrogene in Zusammenhang stehen.

▶ **Gruppen.** Es gibt mehrere Gruppen chemisch unterschiedlicher pflanzlicher Inhaltsstoffe, die aufgrund ihrer Bindung an Östrogenrezeptoren (s.u.) als Phytoöstrogene klassifiziert werden, beispielsweise die in anderen Abschnitten dieses Buches erwähnten Flavonoide (Quercetin, Apigenin) sowie Resveratrol, das Mykotoxin Zearalenon und die besonders aktiven Coumestane. Die letztere Gruppe kommt in Hülsenfrüchten vor, etwa in Sojabohnen, aber auch in Klee, Spinat und Rosenkohl.

Die wichtigsten Gruppen der Phytoöstrogene sind allerdings die Lignane in Getreiden sowie die in Sojaprodukten enthaltenen Isoflavone. Lignane wurden besonders intensiv von dem an der Universität von Helsinki tätigen Herman Adlercreutz erforscht, Isoflavone von diversen japanischen und amerikanischen Gruppen.

Wir beschränken uns in diesem Kapitel auf die Darstellung der wichtigsten protektiven Eigenschaften der Vertreter dieser beiden Gruppen, da die hormonassoziierten Wirkungen anderer pflanzlicher Inhaltsstoffe im Hinblick auf Schutz vor Krebs nicht hinreichend untersucht sind.

6.12.2 Chemische Struktur und Vorkommen

Phytoöstrogene in Soja

Die wichtigsten Isoflavone (ISF) kommen in Sojabohnen vor. Sie liegen im Rohmaterial in Form von Glykosiden und deren Derivaten vor, während in fermentierten Produkten vor allem die Aglykone enthalten sind (▶ Abb. 6.43).

Bei den in Sojabohnen und anderen Pflanzen vorkommenden Isoflavonen sind mehrere Gruppen erwähnenswert, nämlich die Aglykone (Daidzein, Genistein), die Glykoside (Genistin, Daidzin, Glycitin), Malonylglykoside (z. B. Malonylgenistin) und die Acetylglykoside (z. B. Acetyldaidzin). Sojabohnen enthalten vor allem Genistin (75,8 mg/100 g Trockenmasse), gefolgt von Malonylgenistin (74 mg/100 g) und Daidzin (62 mg/100 g). Die Aglykone liegen in unverarbeiteten Bohnen nur in geringen Mengen vor (< 3 mg/100 g).

Sowohl der Zeitpunkt der Ernte als auch die Lagerung und Verarbeitung haben entscheidenden Einfluss auf die Gehalte. Herbsternten, die in Taiwan eingebracht wurden, enthielten höhere Konzentrationen als Frühlingsernten (700 mg/100 g vs. 200 mg/100 g Gesamt-ISF). Die Verbindungen sind bis 250 °C relativ stabil, es kommt jedoch zu Verlusten durch Kochprozesse. 3-minütiges Erhitzen auf 185 °C führte zu einem Abbau von etwa 25 % der wichtigsten Glykoside (eine detaillierte Beschreibung der Chemie und der durch Kochprozesse verursachten Veränderungen findet sich in einem Artikel von B.S. Inbaraj und B.H. Chen in einem von V.R. Preedy herausgegebenen Buch „Isoflavone: Chemistry, Function and Effects, Royal Society of Chemistry 2013).

In ▶ Abb. 6.43 ist auch die Strukturfomel von Formononetin dargestellt. Diese Verbindung kommt vor allem in Rotklee und in diversen Hülsenfrüchten vor, und zwar in Form des O-β-D-Glucopyranosids, das als Ononin bezeichnet wird.

▶ **Verzehrsmengen.** Vergleiche der Verzehrsmengen unterschiedlicher Populationen zeigen, dass in asiatischen Ländern wie Japan und China etwa 25–50 mg/Kopf/Tag konsumiert werden, in westlichen Industrieländern jedoch lediglich 1–3 mg/Kopf/Tag. Einzelne Gruppen wie Kinder, die mit Sojamilchprodukten ernährt werden, erreichen Werte bis 40 mg/Tag. Einnahme von Supplementen, die Rotklee- und Sojaextrakte enthalten und zur Vermeidung von Wechselbeschwerden konsumiert werden (s. Exkurs „Welche Nahrungsmittel sollte man konsumieren, um die Aufnahme von Phytoöstrogenen zu erhöhen?"), führen zu einer täglichen Aufnahme zwischen 25 und 150 mg.

Lignane

Die Verbindungen entstehen in Pflanzen über einen Syntheseweg, der auch zur Bildung von Lignin führt, das die Zellwände aufbaut. Aus Vorstufen (Monolignane, z. B. Coniferylalkohol) entstehen in mehreren Reaktionsschritten chemisch ähnliche Vertreter wie Pinoresinol, Lariciresinol, Secoisolariciresinol und Matairesinol (▶ Abb. 6.44). Die biologischen Funktionen, die diese Substanzen in den Pflanzen erfüllen, sind nicht genau bekannt, möglicherweise spielen sie als natürliche Pestizide eine gewisse Rolle. Eine alternative Ansicht geht

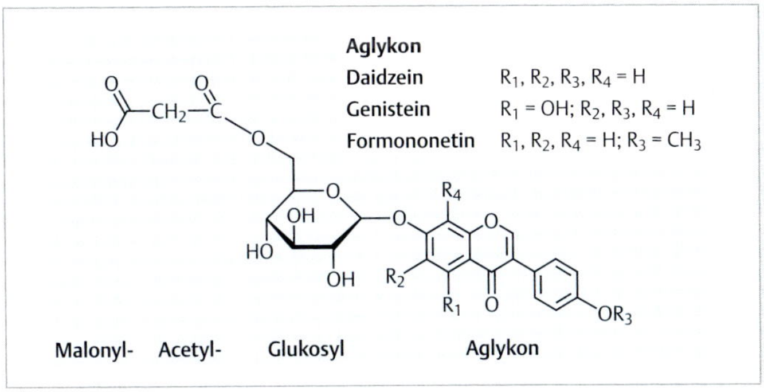

Abb. 6.43 Strukturformeln diverser Isoflavone (Quelle: [70]).

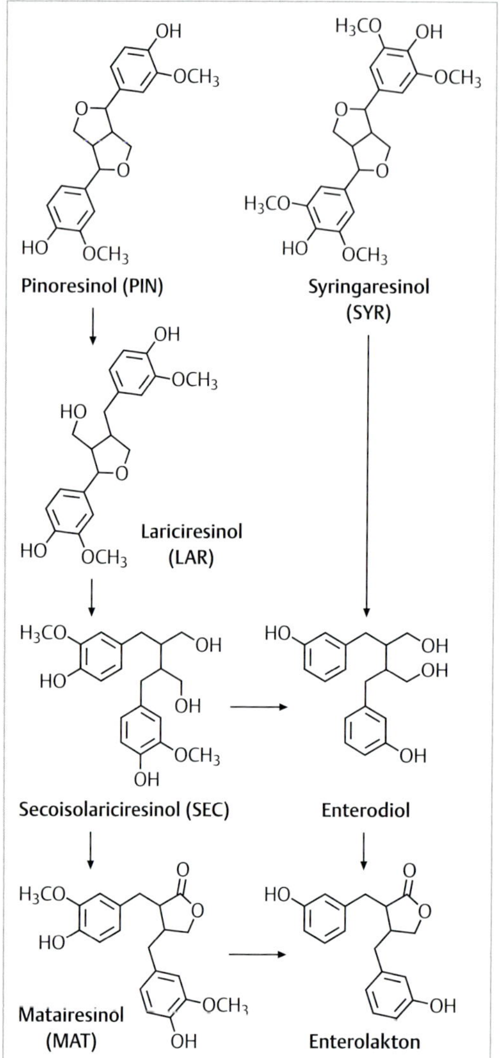

Abb. 6.44 Chemische Struktur und Synthese diverser Lignane (Quelle: [2]).

davon aus, dass sie aufgrund ihrer antioxidativen Eigenschaften das Ranzigwerden von Fettsäuren in Samen verhindern.

▶ **Vorkommen.** Lignane kommen vor allem in Getreiden vor, Spitzenreiter sind Leinsamen mit extrem hohen SEC-Konzentrationen und Sesamsamen, die PIN und LAR enthalten. Auch das in der asiatischen Küche verwendete Sesamöl enthält relativ hohe Konzentrationen (bis 8.000 µg/100 g). In Leinsamen ist SEC vor allem in der Schale enthalten und zwar in Form des entsprechenden Diglucuronids. Erwähnenswert ist, dass der Konsum alkoholischer Getränke (Weine enthalten bis 47 µg/100 ml SEC, Biere bis 20 µg/100 ml) in Europa erheblich (bis 30 %) zur Gesamtaufnahme beiträgt.

Da sich die Bindungsaffinitäten der einzelnen Vertreter an die Östrogenrezeptoren erheblich unterscheiden (s. u.), sind in ▶ Tab. 6.20 nicht nur die Gesamtmengen, sondern auch die Konzentrationen der Einzelsubstanzen aufgelistet.

Auch Früchte und Gemüse enthalten Lignane; die Maximalmengen, die von Spitzenreitern erreicht werden, liegen im Bereich einiger Tausend µg/100 g. Erwähnenswert sind in diesem Zusammenhang Kürbisse mit Werten bis 5.000 µg/100 g (v. a. LAR), Erdbeeren (bis 4.000 µg/100 g, v. a. PIN) und Avocados (hohe Werte an SYR).

6.12.3 Absorption, Verstoffwechselung und Exkretion

Isoflavone

Um biologische Effekte auszulösen, müssen die Isoflavone zu den Aglykonen abgebaut werden. Diese entstehen durch Fermentierung der Ausgangssubstanzen in Nahrungsmitteln und/oder durch bakterielle Umsetzungen im Magen-Darm-Trakt. Nachfolgend werden die Spaltprodukte durch die intestinale Mikroflora weiter verstoffwechselt, die entsprechenden Reaktionsschritte sind in ▶ Abb. 6.45 dargestellt.

▶ **Daidzein und Genistein.** Aus Daidzein entsteht zunächst Dihydrodaidzein, das in weiteren Schrit-

Tab. 6.20 Konzentrationen der Lignane in Vollkorngetreiden, Leinsamen und Sesam in µg/100 g (Quelle: [1]).

Lignan	Flachs	Sesam	Roggen	Buchweizen	Hafer	Weizen	Hopfen
SEC	323.670	14	38	131	19	35	30
MAT	5202	734	27	1	71	3	3
LAR	3670	5389	324	362	183	62	85
PIN	2460	25.880	381	92	194	37	72

Exkurs: Welche Nahrungsmittel sollte man konsumieren, um die Aufnahme von Phytoöstrogenen zu erhöhen?

Im Fall der Isoflavone sind Fleischersatzprodukte (z.B. Sojaschnitzel) empfehlenswert, die bis 200 mg Isoflavone/100 g enthalten. Auch in Sojamehl findet man hohe Gesamtkonzentrationen (170 mg/100 g), während die in westlichen Industrieländern häufig konsumierte Sojamilch relativ arm an ISF ist (8 mg/100 g). Betrachtet man die in Asien verzehrten Produkte, so dominiert, was den Gehalt angeht, Natto, ein fermentiertes Produkt, das entsteht, indem gekochte Bohnen mit Bakterien (B. subtilis natto) fermentiert werden. Dieses Gericht empfinden Menschen der westlichen Industrieländer allerdings als wenig wohlschmeckend (ISF-Gehalt 80 mg/100 g). Relativ hohe Gehalte findet man darüber hinaus in Miso, das aus gedämpften Bohnen durch Vergärung mit einem Schimmelpilz (Koji) hergestellt wird (Gehalt 40 mg/100 g). Bei Tempeh (bis zu 60 mg/100 g) handelt es sich ebenfalls um ein fermentiertes Produkt, nämlich um verkochte Bohnen, die mit einem Schimmelpilz der Gattung Rhizopus beimpft wurden. Tofu enthält bis zu 30 mg/100 g ISF und bereichert auch die westlichen Küchen, da er in größeren Mengen als Fleischersatz verzehrt wird. Die Beiträge weiterer Sojaprodukte, wie Sojasauce oder fertige Misosuppe, zur ISF-Aufnahme sind äußerst gering (ISF ≤ 5 mg/100 g). Auch Sojasprossen, die häufig konsumiert werden, enthalten nur geringe Mengen (12 mg/100 g).

Die besten Quellen der Lignane wurden bereits erwähnt. Eine besonders hohe Zufuhr erreicht man durch den Verzehr von Leinsamen, wobei Schrotung die Bioverfügbarkeit deutlich erhöht. Auch Sesamsamen und die Verwendung von Ölen aus diesen Pflanzen sind empfehlenswert. Der Vollständigkeit halber sei erwähnt, dass es neben Soja auch andere Nahrungsmittel gibt, die Isoflavone enthalten, beispielsweise findet man in Kleesorten Formomentin und Biochanin A.

ten ohne Öffnung des Kohlenstoffrings in Equol umgewandelt wird oder aber unter Öffnung der Ringstruktur zu O-Desmethylangolensin (DMA). Diese Reaktionsprodukte unterscheiden sich im Hinblick auf ihre hormonellen Wirkungen. Equol wirkt stark östrogen, während DMA antiöstrogene Eigenschaften aufweist. Genistein (s. ▶ Abb. 6.43) wird analog zu Daidzein in Dihydrogenistein umgewandelt und anschließend in 6-Hydroxy-O-Desmethylangolensin. Im Gegensatz zu Daidzein entsteht jedoch nicht Equol, sondern es erfolgt Abbau zu p-Ethylphenol.

Nur ein Drittel der Bevölkerung der westlichen Industrieländer und ca. zwei Drittel aller Asiaten sind zur Bildung von Equol befähigt. Die Ursachen dafür liegen in der Zusammensetzung der Darmflora und der Gesamtnahrung sowie in der Aufnahme von Fetten, die in westlichen Ländern höher ist. Letztere hemmt nachgewiesenermaßen die Bildung von Equol, auch das Vorhandensein des Enzyms Laktase scheint die Bildung von Equol zu beeinflussen.

Die Bioverfügbarkeit von Daidzein und seinen Metaboliten liegt (in Abhängigkeit von der aufgenommenen Menge) zwischen 60 und 72% und ist damit deutlich höher als jene von Genistein (9–22%). Die Gesamtplasmakonzentrationen (Genistein + Daidzein + Equol) betragen bei Asiaten durchschnittlich 870 nmol/l, bei Europäern jedoch nur 50 nmol/l. Im Inneren des Körpers werden vor allem Glucuronide und in geringerem Ausmaß Sulfonsäurekonjugate gebildet. Bei Genistein dominieren die Monogluconide, die mehr als 60% der aufgenommenen Gesamtmenge ausmachen.

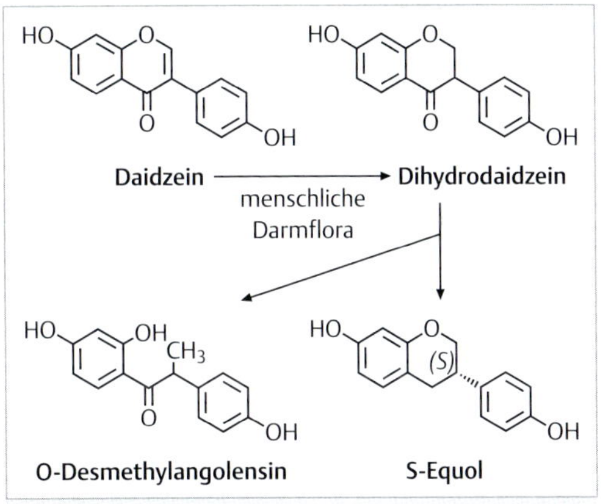

Abb. 6.45 Verstoffwechselung von Daidzein im menschlichen Darmtrakt (Quelle: [70]).

Die Konzentrationen von Genistein und Daidzein, die im Brustgewebe gefunden werden, entsprechen weitgehend jenen im Plasma, während im Prostatagewebe vergleichsweise höhere Mengen detektiert wurden.

Lignane

Die Lignane SEC und MAT werden durch die Dickdarmflora fast vollständig in die Stoffwechselprodukte Enterodiol und Enterolacton umgewandelt; diese Verbindungen werden auch als „säugerspezifische" Lignane bezeichnet. An ihrer Bildung sind intestinale Bakterienarten wie Clostridium coccoides, Enterobacterium rectale und Lactonifaktor longoviformis beteiligt. Man findet bei Europäern und Asiaten relativ ähnliche Plasmakonzentrationen dieser Metaboliten, sie liegen im Bereich zwischen 10 und 40 nmol/l.

6.12.4 Mechanismen der Krebsprävention

Wie in der Einleitung erwähnt, beeinflussen die Phytoöstrogene die Wirkungen der körpereigenen Östrogene. Neben hormonellen Wirkungen, die über Interaktionen mit Proteinen ablaufen, an die die Östrogene binden (Östrogenrezeptoren), kennt man eine Reihe weiterer Effekte, z. B. Änderungen des Teilungsverhaltens von Zellen und Inhibition der Metastasierung und Angiogenese, die nicht notwendigerweise mit den hormonähnlichen Wirkungen in Zusammenhang stehen. Zum besseren Verständnis der Aktivitäten der Phytoöstrogene beschreiben wir im nächsten Abschnitt die Eigenschaften der Östrogene und die Funktionsweise der Östrogenrezeptoren etwas genauer.

Östrogene und Östrogenrezeptoren

Der Name der Hormone leitet sich vom griechischen „Oestrus" ab, das Stachel und Leidenschaft bedeutet. Sie werden vor allem in den Eierstöcken und in geringeren Mengen auch in den Nebennieren synthetisiert; auch Männer produzieren sie in den Hoden. Darüber hinaus wird ein Teil des Testosterons enzymatisch (durch Aromatase) in Östrogene umgewandelt.

▶ **Funktionen.** Die weiblichen Geschlechtshormone erfüllen vor allem Funktionen, die mit der Reproduktion in Zusammenhang stehen. Sie fördern die Reifung der Eizellen, machen das Gebärmuttergewebe für Spermien durchlässig und lösen den Eisprung aus. In Zellen des Brustgewebes induzieren sie Teilungsprozesse und „programmieren" diese für die Milchproduktion. Darüber hinaus kennt man eine Reihe weiterer Funktionen, die geschlechtsunabhängig sind, etwa die Beeinflussung des Knochenwachstums, immunmodulierende Wirkungen sowie neurale Effekte (Speicherung von Gedächtnisinhalten, insbesondere von akustischen). Wie bereits im Zusammenhang mit Rotwein (s. Kapitel 6.6.3) beschrieben, werden die Östrogene im Blut durch spezielle Proteine (SHBG) transportiert.

▶ **Einfluss auf das Krebsrisiko.** Die Beziehungen zwischen dem Östrogenstatus und dem Auftreten von Krebserkrankungen sind gut untersucht. Erhöhte Hormonspiegel führen zu einem Anstieg des Erkrankungsrisikos der Brust und der Gebärmutter. Frühe Geschlechtsreife und verspäteter Eintritt in die Wechseljahre resultieren in längeren Produktionsphasen und sind mit erhöhten Erkrankungsrisiken assoziiert. Auch die postmenopausale Synthese von Östrogen im Fettgewebe von adipösen Frauen erhöht, wie bereits erwähnt (s. Kapitel 4.16), die Inzidenz des Auftretens von Mammatumoren.

Die diesem Zusammenhang zugrunde liegenden Mechanismen wurden eingehend erforscht und sind relativ kompliziert. Weibliche Geschlechtshormone lösen über verschiedene Mechanismen intrazelluläre Reaktionen aus. Der „klassische" Mechanismus läuft über Östrogenrezeptoren ab, die im Zytoplasma liegen. Östrogene migrieren durch die Zellwand und binden an die entsprechenden Rezeptorproteine, die dimerisieren und im Zellkern die Transkription von Genen auslösen, indem sie bestimmte Proteine, die als ERE (Estrogen Receptor Responsive Elemente) bezeichnet werden, von Genen abspalten (▶ Abb. 6.46). Darüber hinaus sind auch Interaktionen mit anderen Transkriptionsfaktoren (z. B. AP-1) belegt (ERE-unabhängige Steuerung der Transkription von Genen). Die Interaktion mit den Östrogenrezeptoren beeinflusst, wie erwähnt, das Teilungsverhalten der Zellen, wobei vor allem eine direkte Veränderung des Cyclin D1/CDK4-Verhältnisses und Veränderungen der Synthese von Myc eine Rolle spielen.

▶ **Östrogenrezeptoren.** Die Effekte der Phytoöstrogene wurden vor allem im Zusammenhang mit

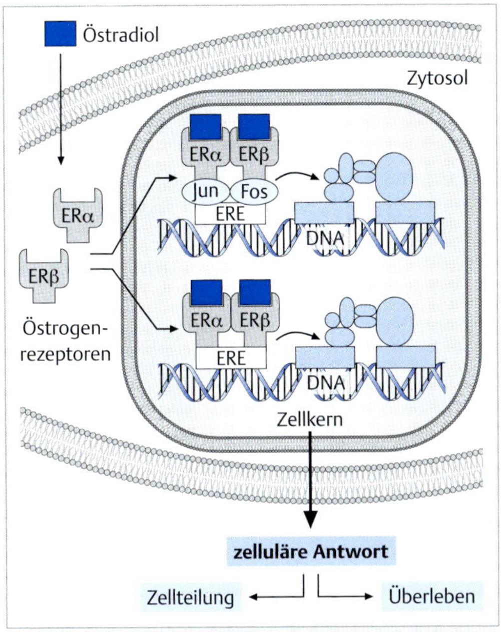

Abb. 6.46 Steuerung der Transkription von Genen durch Östrogenrezeptoren (Erα und Erβ). ER: Östrogenrezeptor. ERE: Östrogen-responsive Elemente, Jun und Fos: Transkriptionsfaktoren, die gemeinsam das Aktivatorprotein (AP-1) bilden.

den „klassischen" Östrogenrezeptoren untersucht; über ihre Interaktionen mit membrangebundenen Rezeptoren liegen vergleichsweise wenige Daten vor. Man kennt zwei intrazelluläre zytosolische Rezeptoren, die strukturell ähnlich sind, sich jedoch hinsichtlich ihrer Organverteilung unterscheiden. Der länger bekannte ERα findet sich in Brust, Uterus, Ovar, Hoden, Epididymis und in der Epidermis. ERβ wurde erst Anfang der 1990er Jahre entdeckt und ist in Zellen der Brust, des Gehirns, der Nieren, der Prostata, in Ovar, Lungen und im Darmtrakt lokalisiert. Entscheidend für ihre biologischen Effekte ist, dass sich die beiden Rezeptoren antagonistisch verhalten. ERα beeinflusst vor allem Zellteilungsprozesse, während ERβ die Differenzierungsprozesse, die durch Östrogene in den Follikeln ausgelöst werden, steuert und Entzündungen verhindert. Die Rezeptoren spielen auch in den männlichen Reproduktionsorganen eine Rolle, z. B. bei der Synthese von Proteinen, die an der Flüssigkeitsresorption beteiligt sind. ERα wird im Hodengewebe nicht exprimiert, ist aber für die Fertilität des Mannes erforderlich.

Der Vollständigkeit halber ist zu erwähnen, dass Östrogene auch an Rezeptoren binden, die in der Zellmembran lokalisiert sind, d. h. sie steuern biologische Funktionen nicht ausschließlich über zellinterne Rezeptoren. Diese membrangebundenen Proteine spielen ebenfalls beim Teilungsverhalten von Zellen eine Rolle, u. a. durch Änderung der Aktivität des epidermalen Wachstumsfaktors (EGF).

Ein dritter wichtiger Weg, über den Östrogene Effekte auslösen, läuft nicht über Rezeptoren ab, sondern über Veränderungen der Aktivitäten von Proteinkinasen.

Beeinflussung hormonaler Effekte durch Phytoöstrogene

Neben Bindung an die Rezeptoren kennt man eine Reihe weiterer Prozesse, durch die die Wirkungen der körpereigenen Geschlechtshormone durch Phytoöstrogene beeinflusst werden. In ▶ Abb. 6.47 sind die diversen Mechanismen schematisch dargestellt.

▶ **Bindung an Östrogenrezeptoren.** 1978 veröffentlichte Pierre Martin in der Zeitschrift Endocrinology eine Arbeit, in der erstmals die Bindung von Isoflavonen an den ERα beschrieben wurde [67]. Erst 20 Jahre später wies man die Bindung dieser Substanzen an einen zweiten Östrogenrezeptor (ERβ) nach. Die Struktur der Lignane wurde 1978 identifiziert, ihre Bindung an Östrogenrezeptoren wurde nachfolgend von nordeuropäischen Forschern entdeckt. Sowohl die Isoflavone als auch die Lignane binden stärker an ERβ als an ERα, beispielsweise weist Genistein eine 28-fach höhere Selektivität für ERβ auf. Im Hinblick auf die Entstehung der Metaboliten im Darm ist von Bedeutung, dass Equol, wie erwähnt, nicht von allen Menschen gebildet wird und eine wesentlich höhere Rezeptorbindung aufweist als die übrigen Isoflavone.

▶ **Wirkungen.** Die Wirkung der Phytoöstrogene hängt vom endogenen Hormonspiegel ab. Bei geringen Östrogenkonzentrationen lösen sie als sog. SERM (Selective Estrogen Receptor Modulators) selbst schwache hormonelle Effekte aus. In Anwesenheit von Östrogenen kommt es zu einem Konkurrenzkampf um die Bindungsstellen der Rezeptoren, dies kann zu antiöstrogenen Effekten führen, wenn die Phytoöstrogene im Überschuss vorliegen. Da die Aktivierung der Gene über ERE die zusätzliche Bindung von Kofaktoren erfordert und diese im Fall der phytoöstrogengebundenen

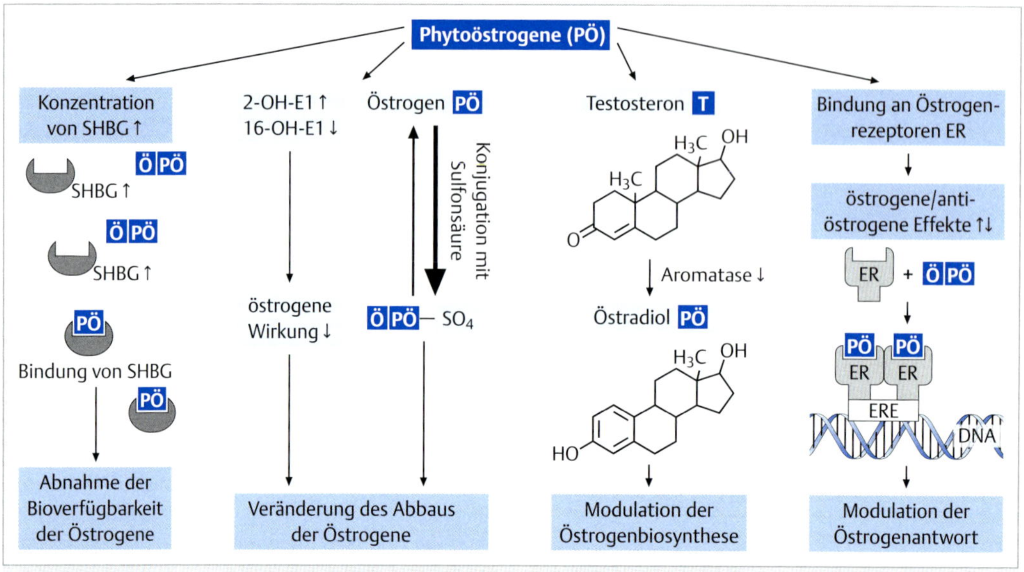

Abb. 6.47 Beeinflussung hormoneller Effekte durch Phytoöstrogene, E1: Östron, ER: Östrogenrezeptor, Ö: Östrogen, PÖ: Phytoöstrogen, SHBG: sexualhormonbindendes Globulin (Quelle: [59]).

Rezeptoren verringert wird oder unterbleibt, kommt es zu einer Abschwächung der östrogenen Wirkungen (▶ Abb. 6.48).

▶ **Messung der Phytoöstrogeneffekte.** Die Ambivalenz der Aktivitäten der Phytoöstrogene erschwert die Vorhersage ihrer Wirkungen im Hinblick auf die Krebsprävention beim Menschen. Es ist nicht auszuschließen, dass erhöhte Zufuhr, beispielsweise durch Konsum von Supplementen, zu unerwünschten Nebenwirkungen führt. Die Effekte der Phytoöstrogene, die über Östrogenrezeptoren gesteuert werden, sind in Zellkulturen relativ einfach messbar. Man entwickelte Modelle mit Indikatorzellen, in denen ERE Gene kontrollieren, die für Proteine kodieren, deren Funktionen

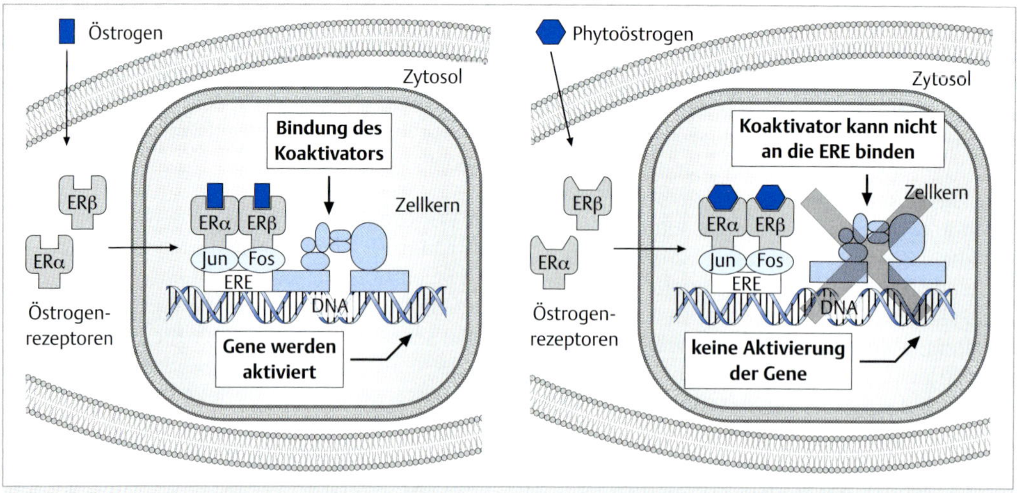

Abb. 6.48 Mechanismen der Inhibition östrogener Effekte durch Phytoöstrogene. Erα, Erβ: Östrogenrezeptoren, ERE: Östrogen-responsive Elemente.

man auf leichte Art bestimmen kann. Ein typisches Beispiel für ein derartiges „Reportergen" ist die Luciferase, die durch eine einfache Enzymreaktion das Substrat Luciferin zum Leuchten bringt. Behandelt man Zellen, in denen die Aktivität von Luciferase von ERE kontrolliert wird, mit Phytoöstrogenen, kann man die Aktivierung des Enzyms messen und mit jener menschlicher Östrogene vergleichen. Üblicherweise wird bei diesen Versuchen β-Östradiol als Referenzsubstanz verwendet. Die wichtigsten Ergebnisse von Untersuchungen der diversen Phytoöstrogene führen zu 2 wichtigen Erkenntnissen:

- Die Bindungsaffinitäten der Isoflavone an ERβ sind durchwegs höher als an ERα.
- Die Bindungsaffinitäten der Lignane sind durchwegs niedriger als jene der Isoflavone.

Eine wesentliche Voraussetzung für die Bindung der Phytoöstrogene an Östrogenrezeptoren ist eine gewisse strukturelle Ähnlichkeit mit den natürlichen Östrogenen. Besondere Bedeutung kommt der räumlichen Position der Hydroxylgruppen zu, die sowohl bei den Lignanen als auch bei den Isoflavonen so angeordnet sind, dass die Moleküle an die Rezeptorproteine andocken können (▸ Abb. 6.49).

Weitere Interaktionen mit dem Hormonstatus

Es gibt neben der Bindung an die Rezeptoren weitere Mechanismen, durch die die Phytoöstrogene die Wirkungen der Geschlechtshormone beeinflussen.

▶ **SHBG-Synthese.** Die Konsequenzen der Induktion der Synthese des Sexual Hormone-binding Globulin (SHBG) wurden bereits in Zusammenhang mit Übergewicht beschrieben (s. Kapitel 4.16). Einzelne Untersuchungen mit prä- und postmenopausalen Frauen ergaben, dass Verzehr isoflavonreicher Lebensmittel die Konzentrationen von SHBG im Blut erhöht und so die Bioverfügbarkeit der Östrogene reduziert. Eine aktuelle Metaanalyse von 47 Studien ergab allerdings keine eindeutigen Hinweise auf einen derartigen Effekt [49]. Auch die Östradiolkonzentrationen werden, so das Resultat dieser Analyse, durch den Verzehr der Phytoöstrogene nicht beeinflusst, signifikant waren jedoch Änderungen des follikelstimulierenden Hormons (FSH) und des luteinisierenden Hormons (LH) bei prämenopausalen Frauen. Bei postmenopausalen Frauen waren die Spiegel von SHBG, LH und FSH unverändert, die Östradiolkonzentrationen waren jedoch nach dem Verzehr isoflavonhaltiger Nahrungsmittel um 14 % erniedrigt. Mehrere Interventionsstudien, in denen man die Auswirkung des Konsums von Lignanen, Leinsamen und ballaststoffreichen Nahrungsmitteln untersuchte, ergaben keine Hinweise auf Erhöhung der SHBG-Spiegels.

▶ **Verstoffwechselung der Östrogene.** Die Änderungen der hormonellen Wirkungen können mit weiteren Prozessen in Zusammenhang gebracht werden, insbesondere mit Änderungen der Verstoffwechselung der Hormone, beispielsweise durch einen Anstieg der Konjugation der Östrogene mit Sulfonsäuren. Die Evidenz für diese Effekte ist derzeit vorwiegend auf die Ergebnisse von In-vitro-Studien beschränkt. β-Östradiol wird durch Hydroxylierungsreaktionen abgebaut, wobei die 16-OH-Derivate eine höhere hormonelle Aktivität aufweisen als die 2-OH-Derivate, und es ist nachgewiesen, dass sich bei Frauen mit erhöhten Equolkonzentrationen im Blut das Verhältnis zugunsten der hormonell weniger aktiven Produkte verschiebt.

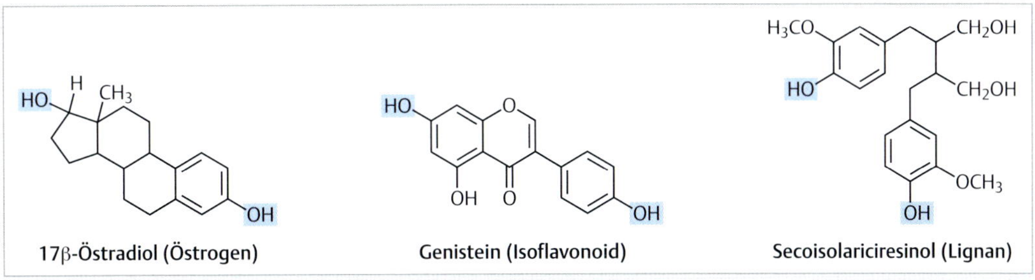

Abb. 6.49 Strukturformeln von Östradiol, Genistein und Secoisolariciresinol.

▶ **Aromataseaktivität.** Letztendlich ist als weiterer möglicher Faktor die Beeinflussung der Aromataseaktivität zu nennen. Dieses Enzym wandelt Testosteron in Östrogen um, und es ist nachgewiesen, dass Phytoöstrogene die Aktivität dieses Enzyms reduzieren.

▶ **Verlängerung des Menstruationszyklus.** Einen recht deutlichen Hinweis auf die Beeinflussung der Hormonwirkung durch Isoflavone liefern Humanstudien, in denen die Auswirkungen von Isoflavonkonsum auf die Dauer des Menstruationszyklus untersucht wurden. Tatsächlich ergab eine umfassende Auswertung der verfügbaren Untersuchungen (insgesamt 10) einen deutlichen Hinweis auf eine statistisch signifikante Veränderung (1,05 Tage Verlängerung pro Zyklus) bei Verzehr hoher ISF-Mengen [49].

Veränderung der Konzentrationen des insulinähnlichen Wachstumsfaktors (IGF-1)

Diese Befunde sind auf Untersuchungen mit Lignanen beschränkt: Experimente mit Ratten ergaben eine Reduktion der Plasmaspiegel des Wachstumsfaktors, der durch einen Anstieg des entsprechenden Bindungsproteins (IGFBP) erklärt werden kann. Auch bei menschlichen Probanden löste der Verzehr eines Gemisches von Leinsamen, Soja und Roggenkleien derartige Effekte aus.

Antioxidative Eigenschaften

Es liegen Befunde von In-vitro-Experimenten mit Genistein vor, die zeigten, dass das Isoflavon die Aktivität von antioxidativ wirkenden Enzymen (GPx, SOD etc.) induziert. Eine Erklärung dafür liefert die Aktivierung des Transkriptionsfaktors Nrf2.

Wir zeigten in einer aktuellen Interventionsstudie, in der die Probanden ein Präparat konsumierten, das isoflavonreiche Soja- und Rotkleeextrakte enthielt, dass Einnahme über 5 Tage hinweg zu einer signifikanten Abnahme der Bildung oxidativ geschädigter DNA-Basen führt [46]. Dieser Befund wurde in SCGE-Experimenten mit Restriktionsenzymen erhalten (s. Kapitel 2.2.2), andere Parameter des Redoxstatus (TAC, MDA etc.) wurden durch die Einnahme des Supplements nicht beeinflusst.

Protektionseffekte auf der Ebene der Sekundärprävention

Genistein wurde im Hinblick auf seine Interaktionen mit Signalwegen in einer Vielzahl von Studien untersucht, die mit der Teilung von Krebszellen, mit programmiertem Zelltod sowie mit Hemmung der Metastasierung und Angiogenese in Zusammenhang stehen. Besonders erwähnenswert sind die Inhibition von NFκB sowie die Veränderung von aktinkontrollierten Signalpfaden und die Beeinflussung der Expression spezieller Zytokine. Diese Wirkungen wurden mit Konzentrationen gefunden, die durch Konsum von Sojaprodukten nicht erreicht werden.

Allerdings lösten humanrelevante Konzentrationen unter In-vitro-Bedingungen ebenfalls Effekte aus, beispielsweise verhindern sie die Migration (Wanderung) von Krebszellen, ihre Ablösung von Kulturschalen sowie ihr invasives Wachstum, wobei dabei offensichtlich vor allem die Beeinflussung von Signalwegen, die von TGF-β kontrolliert werden, eine Rolle spielt.

Die Inhibition der Metastasierung ist in mehreren Tierexperimenten nachgewiesen. In diesem Zusammenhang sind auch Ergebnisse von klinischen Studien am Menschen erwähnenswert, in denen Hinweise auf Schutzeffekte gefunden wurden.

Übersichtsarbeiten, die diese Themen betreffen, wurden von Pavese und Mitarbeitern (2010) sowie von Li et al. (2011) publiziert [79], [63].

6.12.5 Molekulare Mechanismen der organspezifischen Effekte

Die Zusammenhänge zwischen den Erkrankungsrisiken in Zielorganen wie Brust, Prostata und Dickdarm sind in ▶ Abb. 6.50 dargestellt. In der Grafik sind auch die Auswirkungen des Verzehrs pflanzlicher Nahrungsmittel berücksichtigt, die sich positiv auf die Bildung von Metaboliten der Lignane im Darmtrakt auswirken.

Brust

Die wichtigsten molekularen Mechanismen wurden bereits in den vorangegangenen Kapiteln kurz erwähnt, sie werden jedoch in diesem Abschnitt ausführlicher beschrieben.

Die Hemmung der Teilung von Zellen, die durch Östrogene im Brustgewebe ausgelöst wird, spielt

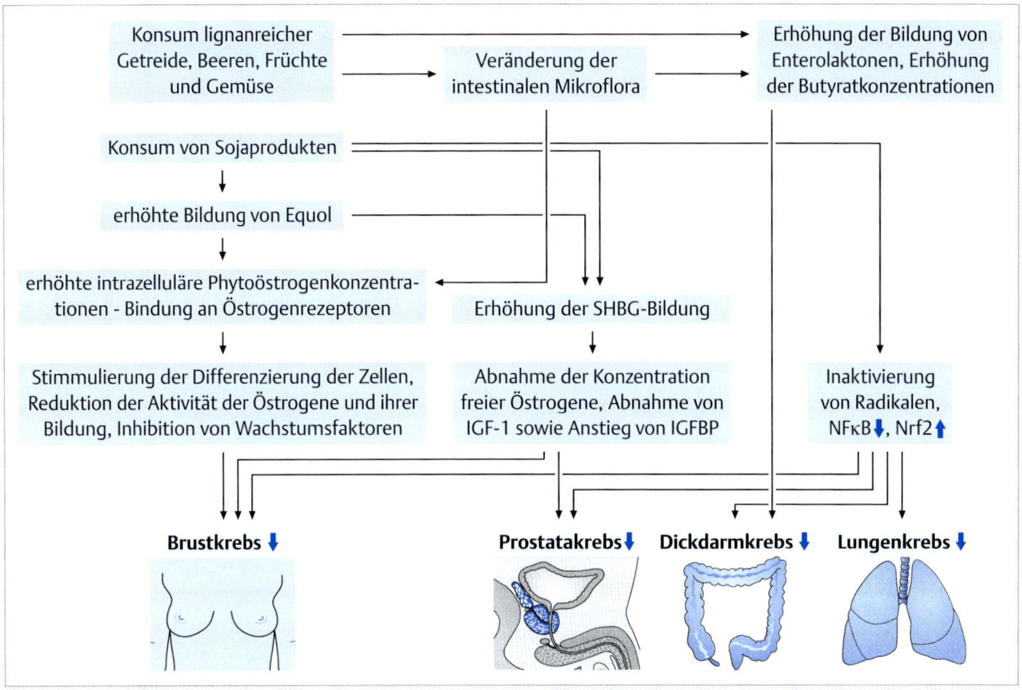

Abb. 6.50 Molekulare Mechanismen der Beeinflussung des menschlichen Krebsrisikos durch phytoöstrogenreiche Nahrungsmittel. IGF: insulinähnlicher Wachstumsfaktor (Insulin-like Growth Factor), IGFBP: Insulin-like Growth Factor-binding Protein, SHBG: sexualhormonbindendes Globulin (Quelle: Adlercreutz 2002).

bei den Schutzeffekten offensichtlich eine zentrale Rolle. Darüber hinaus ist die Veränderung der Verstoffwechselung der Hormone in Richtung der 2-OH-Derivate erwähnenswert.

Die Evidenz für Inhibition der Aromatase durch Genistein ist derzeit auf Befunde beschränkt, die in Gewebekulturexperimenten mit humanen Brustkrebszelllinien erhalten wurden. Auch die Reduktion der Bildung von Östrogenen aus Testosteron durch Abnahme der Aromataseaktivität ist für Lignane bisher nur unter In-vitro-Bedingungen nachgewiesen. Die bereits erwähnte Verhinderung der Metastasierung durch Genistein, die Hinunterregulierung von TGF-β und die Inhibition von MMP-9, die in Humanzellen beobachtet wurden, konnten mittlerweile in Tierversuchen bestätigt werden. Letztendlich liefert auch die Reduktion von IGF durch Induktion der Synthese des entsprechenden Bindungsproteins eine plausible Erklärung für potenzielle Schutzeffekte.

Auch in Experimenten mit Labornagern wurden mit Lignanen deutliche Schutzeffekte gefunden, beispielsweise verhinderte LAR das Wachstum und die Angiogenese von mit DMBA induzierten Mammatumoren in Ratten, und in einem Xenograftmodell wurde eine Abnahme des Tumorwachstums gefunden.

▶ **Zeitpunkt der Verabreichung.** Die Effizienz der Schutzwirkungen hängt offensichtlich vom Zeitpunkt der Verabreichung ab: Die Fütterung von Daidzein und Genistein an Labornager während der Geschlechtsreifung führte zu eindeutigen Schutzeffekten. Im Gegensatz dazu wurde nach Verfütterung an erwachsene Tiere keine Wirkung detektiert. Gab man trächtigen Weibchen Isoflavone, führte dies sogar zu einer Erhöhung der Brustkrebsraten bei den Nachkommen. Der letztgenannte Befund ist insofern aufsehenerregend, da auch in zwei Humanstudien Hinweise auf derartige Assoziationen gefunden wurden. Manche Experten warnen daher vor dem Konsum isoflavonreicher Nahrung während der Schwangerschaft.

Prostata

Die Rolle, die die Östrogene bei der Auslösung von Prostatakrebs spielen, ist nicht gut erforscht. Es gibt Hinweise, dass sie die Teilung von Prostatakrebszellen hemmen, aber auch Befunde, denen zufolge sie Hyperplasien und Krebs verursachen. Die Interaktionen mit den Östrogenrezeptoren können mögliche Schutzeffekte erklären, denn es ist nachgewiesen, dass sowohl ERα als auch ERβ in der Prostata exprimiert werden.

▶ **Zellteilung.** Möglicherweise verhindern die Phytoöstrogene auch in diesem Organ die Zellteilung. In diesem Zusammenhang ist erwähnenswert, dass das Gewicht der Prostatadrüsen japanischer Männer, die große Mengen an Sojaprodukten konsumieren, durchwegs geringer ist als das von Männern vergleichbaren Alters in westlichen Industrieländern.

Versuche mit diversen Zelllinien zeigten allerdings, dass Isoflavone und Lignane die Teilung von Zellen erst bei Konzentrationen inhibieren, die um ein Vielfaches höher sind als jene, die durch Konsum phytoöstrogenreicher Nahrungsmittel erreicht werden. MAT (ein Vorläufer von Enterolacton, das in ballaststoffreicher Nahrung, beispielsweise in Vollkornroggen, vorhanden ist) verursachte unter In-vitro-Bedingungen nur eine geringe Wirkung, am effizientesten war Methylequol. In einigen dieser Experimente wurden auch die Auswirkungen der Exposition von Prostatazellen auf die extra- und intrazellulären PSA-Konzentrationen gemessen, und man fand eine signifikante Abnahme dieses Tumormarkers.

Ein weiterer Befund, der von Interesse ist, wurde in Experimenten mit Ratten erhalten: Genistein inhibierte den Rezeptor des epidermalen Wachstumsfaktors (EGF) und den Erb2-Rezeptor; diese Effekte führen ebenfalls zur Teilungshemmung von Zellen.

▶ **Xenograftmodelle.** Auch mit lignanreichen Diäten wurden bei Labornagern deutliche Schutzeffekte beobachtet, etwa in einem Xenograftmodell mit humanen LNCaP-Zellen in Nacktmäusen nach Fütterung lignanreicher Roggenkleie, ebenso im TRAMP-Modell (Transgenic Adenokarcinoma Mouse Prostate) mit Leinsamen. Darüber hinaus ist erwähnenswert, dass man mit 7-Hydroxy-Matairesinol im erstgenannten Modell Inhibition des Tumorwachstums, Verringerung der Proliferation der Zellen, Auslösung von Apoptose – also Schutzeffekte – fand.

Darm

▶ **Lignane.** Es gibt vereinzelt Hinweise auf Schutzeffekte der Lignane vor Dickdarmkrebs. Beispielsweise sah man in Experimenten mit Min-Mäusen (s. Kapitel 2.4) eine drastische Abnahme der Tumorraten nach der Fütterung mit lignanhaltigem Roggen, auch mit 7-OH-Matairesinol detektierte man in diesem Modell Schutzeffekte. Erwähnenswert ist auch die Inhibition des Tumorwachstums in einem Transplantationsmodell bei Mäusen durch Enterolacton.

▶ **Isoflavone.** Mit den Isoflavonen wurden widersprüchliche Ergebnisse erhalten. In einer Studie fand man sogar, dass Genistein die Auslösung chemisch induzierter Dickdarmtumoren erhöht. In diesem Zusammenhang ist erwähnenswert, dass auch in einigen Humanstudien Hinweise auf eine Erhöhung des Erkrankungsrisikos gefunden wurden.

Lunge

Es gibt Hinweise auf Hemmung der Teilung von Lungenkrebszellen durch Genistein: Diese Effekte wurden durch Inhibition der Zellteilung (G2/M-Arretierung) und Hochregulierung von p21WAF1 erklärt, parallel dazu sah man einen Anstieg der Apoptoseraten. In einer weiteren Untersuchung mit Humanzellen beobachtete man eine Verstärkung der Effekte der EGF-Rezeptor-Tyrosinkinase und von NFκB. Darüber hinaus lieferte ein Tierexperiment mit athymischen (immundefizienten) Mäusen einen Hinweis auf eine Reduktion des Wachstums nichtkleinzelliger Lungentumoren.

6.12.6 Epidemiologische Befunde

Die Resultate von Metaanalysen für die Organe Brust, Prostata, Dickdarm, Lunge sowie Ovar und Endometrium sind in ▸ Abb. 6.51 zusammenfassend dargestellt.

Brust

▶ **Gewebedichte.** Die Dichte des Brustgewebes ist ein wichtiger Parameter für das Erkrankungsrisiko. Sie kann in Mammogrammen relativ leicht

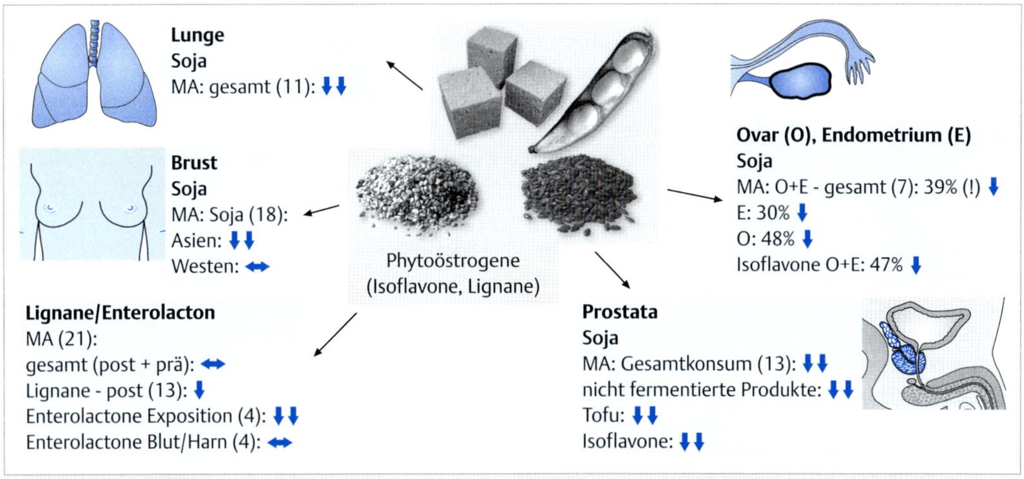

Abb. 6.51 Beeinflussung des menschlichen Krebsrisikos durch Isoflavone und Lignane. Die Zahlen in Klammern beziehen sich auf die Anzahl der ausgewerteten Studien. MA: Metaanalyse, post: postmenopausal, prä: prämenopausal. ↓↓↓: starker Schutzeffekt (OR/RR/HR ≤ 0,6), ↓↓: mittlerer Schutzeffekt (OR/RR/HR ≥ 0,6 und ≤ 0,85), ↓: moderater/schwacher Effekt (OR/RR/HR ≥ 0,85 und < 1) (Quellen: [13], [26], [72]).

bestimmt werden, da Fettgewebe eine dunkle Färbung hat, während Epithelial- und Stromagewebe weiß erscheinen. Ursprünglich wurde ein einfaches mehrstufiges qualitatives Schema eingesetzt, mit dem zwischen verschiedenen Gruppen unterschieden wurde. Seit den 1990er Jahren verwendet man zunehmend computergestützte Auswertungssysteme, die es ermöglichen, eine graduierte Unterteilung vorzunehmen. Frauen mit einem erhöhten Dichtewert haben ein 4- bis 6-fach höheres Erkrankungsrisiko für Brustkrebs.

Über die Beziehung des Verzehrs isoflavonreicher Lebensmittel zur Gewebedichte liegt eine Übersichtsarbeit von Maskarinec und Kollegen (2012) vor, in die Daten aus 17 Untersuchungen miteinbezogen wurden [68]. Zwei Studien, die in Asien durchgeführt wurden, ergaben Hinweise auf eine inverse Assoziation, die jedoch durch weitere Untersuchungen nicht bestätigt wurde. In anderen Studien mit kaukasischen Frauen sah man keine deutlichen Hinweise auf eine Beeinflussung der Gewebedichte. In einigen dieser Untersuchungen wurden auch die Equolkonzentrationen gemessen. Dieser Metabolit, der im Darm entsteht, weist, wie erwähnt, eine hohe ER-Bindungskapazität auf; die Ergebnisse der Humanstudien lieferten jedoch keine Hinweise auf einen Zusammenhang.

▶ **Soja- und Isoflavonkonsum.** Über den Konsum von Soja und Isoflavonen und dem Auftreten von Mammakarzinomen liegen mehrere Arbeiten vor. In einer amerikanischen Publikation wurden 18 Studien ausgewertet (12 Fall- und 6 Kohortenstudien bzw. genestete Fallstudien) [258]. Die Berechnungen ergaben eine geringfügige Abnahme des Erkrankungsrisikos bei häufigem Konsum von Sojaprodukten (OR 0,85), wobei die Effekte bei prämenopausalen Frauen deutlicher waren als bei postmenopausalen (0,70 vs. 0,94). Die Autoren betonen, dass Störgrößen bei der Interpretation nicht ausgeschlossen werden können, und warnen vor voreiligen Schlussfolgerungen.

In zwei aktuellen Untersuchungen wurde zwischen Studien unterschieden, die in Südostasien realisiert wurden, und solchen aus westlichen Ländern [26], [120]. In Letzteren war der Schutzeffekt gering und nicht eindeutig (OR 0,97), während in den asiatischen Populationen eindeutige Effekte detektiert wurden (OR 0,74). Die Berücksichtigung des Menopausenstatus zeigte des Weiteren, dass in den asiatischen Studien nur bei postmenopausalen Frauen klare Effekte auftraten (RR prämenopausal 0,90 vs. 0,74 postmenopausal).

Auch in einer weiteren Metaanalyse wurde ausschließlich bei Asiatinnen ein protektiver Effekt detektiert [259]. Man fand eine durchschnittliche Abnahme des Erkrankungsrisikos um 24% (!) (18 Studien), während in westlichen Populationen kein signifikanter Zusammenhang gefunden wurde (11 Studien). Die Autoren untersuchten in dieser Arbeit auch die Auswirkungen des Konsums von Isoflavonen, wobei in den asiatischen Untersuchungen die Gruppe mit dem niedrigsten Verzehr weniger als 5 mg/Tag konsumierte und jene mit dem höchsten ≥ 20 mg/Tag. In den westlichen Studien sind die Konsummengen wesentlich geringer (geringste Aufnahmemenge ≤ 0,15 mg/Tag, höchste ≥ 0,8 mg/Tag). In ▸ Abb. 6.52 sind die Ergebnisse der Analysen zusammengefasst.

Sehr eindrucksvoll sind die Ergebnisse, die das Wiederauftreten von Tumoren bei therapierten Brustkrebspatientinnen betreffen. In mehreren unabhängigen Untersuchungen wurde ein Hinweis auf einen protektiven Effekt gefunden. Die Häufigkeit von Rückfällen war um ca. 20 % erniedrigt.

▸ **Asiatische und westliche Länder.** Warum existieren Unterschiede zwischen den Ergebnissen der Studien, die in Asien und im Westen durchgeführt wurden? Es gibt auf diese Frage mehrere mögliche Antworten. In den Ländern Asiens sind die Verzehrsmengen um ein Vielfaches höher als in Europa und den USA. Beispielsweise liegt die durchschnittliche Aufnahmemenge von Isoflavonen in Japan zwischen 25 und 50 mg/Tag, in den westlichen Ländern jedoch nur zwischen 1 und 3 mg/Tag. Tierstudien zeigten darüber hinaus, dass die Tumorausbeuten chemisch induzierter Mammatumoren besonders deutlich reduziert werden, wenn Jungtiere (prä- oder postpubertär) mit Genistein gefüttert wurden. Dies führte zu der Annahme, dass der Verzehr von Isoflavonen während der Jugend eine besonders wichtige Rolle spielt. Dieser Zusammenhang wird durch die Ergebnisse von humanen Fallstudien untermauert, die ebenfalls zeigen, dass unter diesen Bedingungen Schutzeffekte auftreten. Man postulierte, dass es durch den Konsum von Isoflavonen während

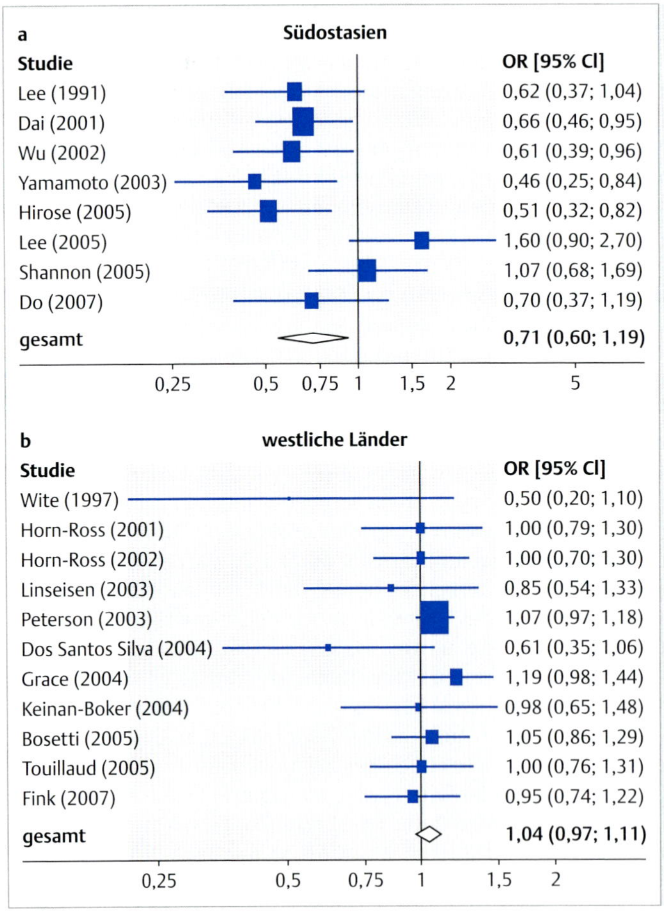

Abb. 6.52 Auswirkungen des Konsums isoflavonreicher Sojaprodukte auf das Brustkrebsrisiko. Die Größe der Symbole bezieht sich auf den Umfang der Studien (Quelle: [120]).
a Assoziationen, die in asiatischen Studien gefunden wurden. Die angegebenen Werte beziehen sich auf die Unterschiede der Gruppen mit dem niedrigsten und höchsten Verzehr (≤ 0,5 mg/Tag vs. ≥ 20 mg/Tag).
b Effekte in westlichen Populationen (niedrigste Gruppe 0,15 mg/Tag, höchste Aufnahmemenge ≥ 0,8 mg/Tag).

der Jugendphase zu einer Ausdifferenzierung der Brustzellen kommt und dass der dem Schutzeffekt zugrunde liegende Mechanismus jenem ähnelt, der für die Abnahme des Erkrankungsrisikos bei früheren Schwangerschaften unter dem Einfluss natürlicher Östrogene verantwortlich ist. Es kommt sowohl durch die Phytoöstrogene, die in der Nahrung enthalten sind, als auch durch die Einwirkung körpereigener Hormone während der Schwangerschaft zur Ausdifferenzierung des Gewebes; dieser Effekt ist mit einem niedrigeren Erkrankungsrisiko assoziiert.

Eine weitere mögliche Erklärung wurde von H. Adlercreutz vorgeschlagen [260]. Ihm zufolge haben Frauen, die in asiatischen Ländern leben, niedrigere SHBG-Konzentrationen, sodass der mit Protektion assoziierte Anstieg durch Isoflavone bei ihnen besser zum Tragen kommen könnte als in westlichen Populationen.

▶ **Lignankonsum.** Zur Beziehung zwischen Lignankonsum und Brustkrebsinzidenz liegen 2 Metaanalysen vor [13]. Die Ergebnisse stimmen relativ gut überein:

- Es wurde keine Gesamtbeziehung zwischen der Aufnahme dieser Phytoöstrogene und dem Risiko gefunden (OR-Werte zwischen 0,92 und 0,93).
- Betrachtete man postmenopausale Frauen, so zeigte sich ein signifikanter Schutzeffekt (OR 0,86 bzw. 0,85). In einigen Untersuchungen erhob man die Enterolactonaufnahme mit Fragebögen und sah ebenfalls einen deutlichen Zusammenhang (Abnahme des Risikos um 16–18%), allerdings ergaben sich keine Assoziationen, wenn man die Konzentrationen dieser Metaboliten in Blut und Harn mit dem Erkrankungsrisiko in Beziehung setzte.

▶ **Ballaststoffe und Lignane.** Letztendlich ist eine weitere Studie erwähnenswert, die die Überlebensraten von Frauen mit postmenopausalem Brustkrebs in Abhängigkeit vom Verzehr von Ballaststoffen und lignanreichen Lebensmitteln betrifft [13]. An dieser Untersuchung nahmen 2.653 Frauen teil, die Laufzeit betrug 6,4 Jahre. Im Beobachtungszeitraum starben 235 Teilnehmerinnen an Brustkrebs. Die Enterolacton- und Enterodiolkonzentrationen wurden ermittelt, indem man Ergebnisse von Studien heranzog, in denen ihre Konzentration in humanen Stuhlproben bestimmt worden war und die Aufnahmemengen der Isoflavone durch Befragung der Teilnehmer eruiert worden war. Das Ergebnis zeigt, dass Frauen mit hohen Werten bessere Überlebenschancen haben (Abnahme der Gesamtmortalität um 39%!) als jene mit niedrigen. Auch der Verzehr von Ballaststoffen, der in der Studie berücksichtigt wurde, führte zu einer Verbesserung der Überlebenschancen. Die durchschnittlichen täglichen Aufnahmemengen von Enterolacton (≥ 502 µg/Person/Tag vs. ≤ 146,0 µg/Person/Tag) korrelierten mit einer Abnahme der Gesamtmortalität um 40% (!) und mit einer Reduktion der Mortalität durch Brustkrebs um 31% (!). Man betrachtete in dieser Untersuchung auch den Konsum einzelner lignanreicher Nahrungsmittel und sah eine Verbesserung der Überlebensraten durch Verzehr von Sonnenblumenkernen und Kürbiskernen bzw. durch Sesam und Leinsamen um 12 bzw. 22% (Konsum von 4,5 g/Tag Sonnenblumenkerne bzw. 3,5 g/Tag Leinsamen vs. jeweils 0,0 g/Tag). Diese Effekte waren jedoch statistisch nicht signifikant.

Prostata

Über die Beziehung zwischen dem Konsum lignanreicher Nahrungsmittel und dem Auftreten von Prostatakrebs wurden unseres Wissens nach keine Humanstudien veröffentlicht.

▶ **Sojakonsum.** Im Gegensatz dazu liegen über die Assoziationen zwischen Sojaverzehr und dem Auftreten von Prostatakrebs zahlreiche Einzeluntersuchungen und 2 Metaanalysen vor. In einer neueren koreanischen Analyse sah man nach Auswertung von 5 Kohorten- und 8 Fallstudien einen signifikanten Gesamteffekt (OR 0,69), auch mit nicht fermentierten Produkten war die Wirkung eindeutig (OR 0,73) [53]. Die Betrachtung einzelner Lebensmittel deutet darauf hin, dass Tofu einen Schutzeffekt hervorruft, nicht jedoch Sojamilch, Miso und Natto. Die Abschätzung des Konsums von Genistein und Daidzein ergab, dass der Konsum dieser Isoflavone ebenfalls mit eindeutig protektiven Effekten (OR 0,67 bzw. 0,66) einhergeht. Auch in einer weiteren Untersuchung detektierte man eine protektive Wirkung [122]. Der Gesamtverzehr von Soja war mit einer Abnahme des Erkrankungsrisikos um 26% assoziiert, Verzehr unfermentierter Produkte mit einer Reduktion der Erkrankungshäufigkeit um 30%, während fermentierte Produkte keine Schutzwirkungen auslösten. Betrachtet man die Gesamtaufnahme von Isoflavonen, so ergab sich ebenfalls ein eindeutiger Schutzeffekt (Kombinationswert 0,88). Ähnlich wie im Fall der Analysen der Brustkrebsinzidenzen war lediglich in asiatischen Ländern eine deutliche Assoziation erkennbar.

Endometrium und Ovar

Myung und Kollegen werteten die Ergebnisse von 7 Fall- und 12 Kohortenstudien aus [72]. Der Gesamteffekt (O + E) war eindeutig, es wurde eine 40 %ige Abnahme der beiden Krebsarten errechnet. In den Eierstöcken war der Schutzeffekt etwas deutlicher als in der Gebärmutter (OR 0,60 vs. 0,70). Man analysierte in dieser Untersuchung auch den Verzehr von Isoflavonen und sah auch in dieser Hinsicht einen deutlichen protektiven Effekt (OR 0,53 für beide Krebsarten). Die Ergebnisse der Analyse sind in ▸ Abb. 6.53 zusammengefasst.

Lunge

Eine Analyse von 11 Studien (8 Fall- und 3 Kohortenstudien) durch Yang et al. (2011) ergab einen deutlichen Hinweis auf eine Beziehung zwischen Verzehr von Sojaprodukten und dem Auftreten dieser Krebsform (RR 0,77) [124]. Die Analyse einiger Untergruppen zeigte bei Frauen (RR 0,79), Nichtrauchern (RR 0,62) und in asiatischen Bevölkerungsgruppen (RR 0,86) besonders deutliche Effekte.

6.12.7 Kann der Verzehr von Phytoöstrogenen negative Auswirkungen auf den Gesundheitszustand des Menschen haben?

Zu diesem Thema liegt eine ausgezeichnete Übersichtsarbeit von Cederroth und seinen Kollegen (Universität Genf) vor [18]. Die Autoren gehen u. a. der Frage nach, ob der Verzehr von Sojabohnen bei Neugeborenen negative Auswirkungen auf ihre spätere Reproduktionsfähigkeit hat. Diese Frage ist auf der Grundlage von Humanstudien wegen mangelnder Daten nicht klar beantwortbar, allerdings sah man, dass der Verzehr von Sojaprodukten zur Veränderung des Vaginalepithels und des Brustgewebes von Kindern führt. In einer relativ umfangreichen Studie (19.972 Frauen) fand man Hinweise, dass bei Teilnehmerinnen, denen in der Kindheit Sojaprodukte verabreicht wurden, ein erhöhtes Risiko besteht, an Uteruskrebs zu erkranken [261].

Die Beeinflussung der männlichen Fertilität durch Sojaprodukte ist ein weiteres aktuelles Thema. Tierexperimente deuten darauf hin, dass Verfütterung von Genistein an Labornager negative Auswirkungen auf die Reproduktionsfähigkeit haben könnte, allerdings wurde die Substanz in den meisten Studien nicht oral verabreicht. Über die Situation beim Menschen liegen nur wenige und widersprüchliche Ergebnisse vor. In einer Studie sah man eine inverse Assoziation zwischen dem Verzehr isoflavonreicher Produkte und der Spermienkonzentration der Teilnehmer (99 Probanden) [285], in einer anderen mit Männern, die abnorme Parameter aufwiesen, sah man nach

Studie	OR [95% CI]	Gewicht
Endometrium		
Goodman (1997)	0,51 (0,31; 0,86)	8,80
Horn-Ross (2003)	0,59 (0,37; 0,93)	10,88
Xu (2007)	0,80 (0,60; 1,00)	35,43
Subtotal	0,70 (0,57; 0,86)	55,19
Ovar		
Zang (2004)	0,50 (0,31; 0,82)	9,77
Chang (2007)	0,56 (0,33; 0,96)	8,11
Sakauchi (2007)	0,61 (0,26; 1,45)	3,13
Rossi (2008)	0,51 (0,37; 0,69)	23,80
Subtotal	0,52 (0,42; 0,66)	44,81
gesamt	**0,61 (0,53; 0,72)**	**100,00**

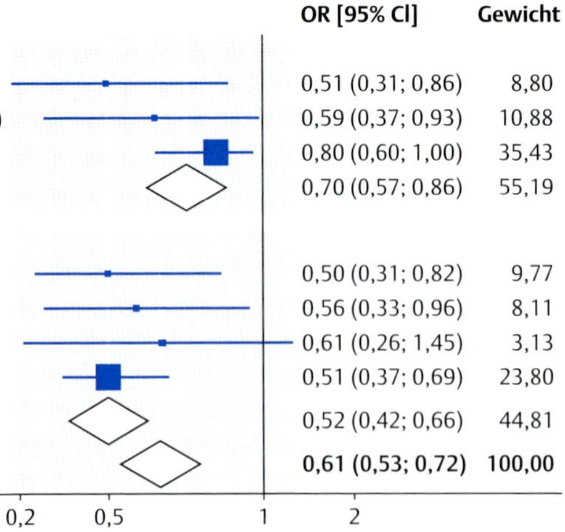

Abb. 6.53 Beziehung zwischen dem Verzehr von Sojaprodukten und dem Auftreten von Eierstock- und Gebärmutterkrebs. Die Größe der Quadrate bezieht sich auf den Umfang der Studien [72].

Konsum von Isoflavonen jedoch eine Verbesserung der Zustands. Letztlich ist eine kleine Interventionsstudie zu nennen (14 Teilnehmer), in der man keine Auswirkungen detektierte. Demgegenüber stehen Ergebnisse einzelner Tierexperimente, in denen man deutliche Hinweise auf eine Beeinflussung der Morphologie und Größe der Reproduktionsorgane (z. B. Abnahme des Hodengewebes) und Reduktion der Fertilität fand. Allerdings sind auch diese Daten zu widersprüchlich, um eindeutige Schlussfolgerungen zu ermöglichen. Nur in 11 von 18 Studien mit Labornagern wurden Änderungen des Hormonstatus gefunden und in nur 2 von 12 Untersuchungen, die die Spermiogenese betrafen, fand man eindeutig negative Auswirkungen.

Es gibt bei Vegetariern Hinweise, dass es bei männlichen Nachkommen zu gehäuftem Auftreten von Penishypospadie (Fehlbildung der Penisspitze und der Harnröhre) kommt, die mit erhöhter Aufnahme von Phytoöstrogenen in kausalem Zusammenhang stehen könnte (allerdings liegen dazu bisher keine experimentellen Befunde vor). Auch Hopfen enthält Inhaltsstoffe (u. a. Xanthohumol, s. Kapitel 6.6.4, Abschnitt „Xanthohumol und

Exkurs: Ist die Einnahme von phytoöstrogenhaltigen Nahrungsergänzungsmitteln eine Alternative zur Hormonersatztherapie?

Ende der 1960er Jahre begann man, Wechselbeschwerden bei Frauen (Schlafstörungen, Hitzewallungen etc.) durch Gabe von Östrogenen zu behandeln. Da man schon bald sah, dass Monotherapie zu einem Anstieg von Korpuskarzinomen führt, verwendet man derzeit meist eine Kombination von Östrogen und Gestagen, die diesen Effekt nicht hat. Allerdings zeigten zwei große Studien, dass die Einnahme von Hormonpräparaten auch zu einer Erhöhung des Brustkrebsrisikos führt. In einer in den USA durchgeführten Studie (Women's Health Initiative, > 160.000 postmenopausale Frauen, Laufzeit 5,2 Jahre) sah man einen Anstieg von 26 % [262], in der in England realisierten „Million Women Study" detektierte man eine Erhöhung des Risikos um 66 % (je nach Art der Präparate Anstiege zwischen 30 und 100 %) [263].

▶ **Phytoöstrogene.** Als Alternative zur Hormonersatztherapie (HRT) werden daher Nahrungsergänzungsmittel vermarktet, die aus natürlichen Phytoöstrogenen bestehen. Diese Produkte werden vor allem aus Sojaextrakten hergestellt, manche enthalten zusätzlich Rotkleepräparationen. Teilweise werden auch weitere Pflanzenextrakte eingesetzt, etwa aus dem Schnurbaum (Sophora japonica), der Coumestane enthält [4]. Eine umfassende Analyse der Nebeneffekte dieser Supplemente zeigt, dass durch die Einnahme bei 22 % der Frauen Beschwerden im Magen-Darm-Trakt auftreten, weitere negative Auswirkungen wurden nicht gefunden [103]. Die zentrale Frage lautet allerdings: Sind diese Produkte eine wirksame Alternative zur konventionellen Hormonersatztherapie? Insgesamt tendieren die Experten zu der Annahme, dass sie wenig Wirkung zeigen, wobei die mangelhafte Qualität zahlreicher Studien fundierte Aussagen erschwert. Die französische „Agence Française de Sécurité Sanitaire des Aliments" kam zu dem Schluss, dass die verfügbaren aussagekräftigen Studien keine Anhaltspunkte dafür liefern, dass die Präparate das Auftreten von Hitzewallungen oder Schlafstörungen verhindern. Das deutsche BfR rät in einer Stellungnahme aus dem Jahr 2007 unter Bezug auf die Empfehlungen der D-A-CH von der Einnahme von isolierten Isoflavonen als Nahrungsergänzungsmittel ab.

▶ **Einzelne Inhaltsstoffe.** Darüber hinaus ist eine aktuelle Analyse über die Effekte einzelner Gruppen von Inhaltsstoffen erwähnenswert. Die Bewertung der Einnahme von Rotkleeextrakten (insgesamt 5 Untersuchungen) ergab keinen Hinweis auf positive Wirkungen. Vielversprechender sind die Ergebnisse plazebokontrollierter Studien mit Sojaprodukten; hier ergab sich immerhin bei 39 % der Teilnehmerinnen (es wurden 19 Studien ausgewertet) ein Hinweis auf eine positive Wirkung [12]. Dennoch ist die Einnahme der Präparate, die derzeit in Reformhäusern und Apotheken angeboten werden, nicht generell zu empfehlen, da sie sehr unterschiedliche Mengen an Isoflavonen und anderen Komponenten enthalten (die oft chemisch nicht oder nur schlecht charakterisiert sind) und da die therapeutische Wirkung der meisten Präparate häufig nicht durch entsprechende Humanstudien belegt ist.

andere Bierinhaltsstoffe"), die östrogene Wirkungen auslösen. Die bei Biertrinkern häufige Brustbildung (Gynäkomastie) wird auf diese Substanzen zurückgeführt.

Zusammenfassung

Phytoöstrogene sind Pflanzeninhaltsstoffe mit östrogenähnlichen Wirkungen, deren Effekte vom endogenen Hormonspiegel abhängen. Bei geringen endogenen Östrogenkonzentrationen lösen Phytoöstrogene selbst schwache hormonelle Effekte aus. Bei hohen Östrogenkonzentrationen kann der Konkurrenzkampf um die Bindungsstellen der Rezeptoren zu antiöstrogenen Effekten führen. Die wichtigsten Gruppen der Phytoöstrogene sind die in Sojaprodukten enthaltenen Isoflavone und Lignane in Getreiden (v. a. Leinsamen und Sesamsamen). Für Phytoöstrogene wurden in Metaanalysen Hinweise auf Schutzeffekte vor dem Auftreten von Mammakarzinomen (insbesondere bei Asiatinnen) sowie vor Ovarial- und Endometriumkarzinomen gefunden. Als Alternative zu einer konventionellen Hormonersatztherapie gegen Wechseljahrbeschwerden werden Phytoöstrogene nicht empfohlen.

6.13 ω-3-Fettsäuren und der Konsum von Fischen

ω-3-FS zählen zu den wichtigsten bioaktiven Inhaltsstoffen in unseren Lebensmitteln. Es ist nachgewiesen, dass sie das Auftreten von Herz-Kreislauf-Erkrankungen reduzieren und die Immunfunktion positiv beeinflussen, daher ist es nicht verwunderlich, dass sie auch auf krebsschützende Eigenschaften hin eingehend untersucht wurden. Wir beschränken uns daher auf eine kurze Beschreibung ihrer Strukturen und ihres Vorkommens und diskutieren die wichtigsten Ergebnisse im Hinblick auf die Prävention von Krebserkrankungen in kondensierter Form.

6.13.1 Chemische Strukturen und Synthese

Fette sind chemisch gesehen Ester von mehrwertigen Alkoholen mit Fettsäuren. Letztere sind kettenförmige Moleküle, die meist aus einer geraden Anzahl von Kohlenstoffatomen bestehen. Je nach Vorhandensein von Doppelbindungen unterscheidet man zwischen gesättigten und ungesättigten Säuren; Letztere weisen eine oder mehrere Doppelbindungen zwischen den C-Atomen auf. Fette, die aus gesättigten Fettsäuren bestehen, sind bei Raumtemperatur fest, während solche aus ungesättigten Fettsäuren als flüssige Öle vorliegen. Es gibt mehrere Nomenklaturen für die Beschreibung von Fettsäuren; wir verwenden in dieser Darstellung die weit verbreiteten Trivialbezeichnungen. Die nachstehende Formel zeigt das allgemeine Klassifizierungsschema:

$$Cm{:}n,\omega\text{-}x$$

m = Zahl der C-Atome, n = Zahl der Doppelbindungen, ω-x = Nummer des C-Atoms, an dem die erste Doppelbindung lokalisiert ist, gezählt vom Ende der Kette (ω)

▶ **Wichtigste Vertreter.** Zu den wichtigsten ungesättigten Fettsäuren zählen die Ölsäure, (C18:1,ω-9), die Linolsäure (C18:2,ω-6) sowie die α-Linolensäure (C18:3,ω-3) (▶ Abb. 6.54 a). An der Synthese von Fettsäuren sind diverse Enzyme beteiligt, sog. Elongasen, die die Ketten verlängern, und Desaturasen, die Doppelbindungen einführen. Säugetiere, insbesondere der Mensch, besitzen nur bestimmte Enzyme und können daher Linolsäure und Linolensäure nicht selbst synthetisieren; diese essenziellen Fettsäuren müssen daher über die Nahrung aufgenommen werden. Der Mensch ist jedoch in der Lage, aus ihren C18-Ketten längere Moleküle herzustellen. Aus α-Linolensäure (ALA) entsteht in mehreren Reaktionsschritten Eicosapentaensäure (EPA) und nachfolgend Docosahexaensäure (DHA) (▶ Abb. 6.54 b). Für beide sind Doppelbindungen am C3-Atom charakteristisch (s. o.), daher zählen sie zu den ω-3-Fettsäuren.

6.13.2 Vorkommen und Aufnahmemengen

Nur etwa 5 % der über die Nahrung aufgenommenen ALA werden in EPA umgewandelt. Aus dieser entsteht ebenfalls nur teilweise (ca. aus 10 %) DHA. Um eine ausreichende Versorgung zu erreichen, muss daher die Ausgangssubstanz – oder die entsprechenden Derivate – über die Nahrung aufgenommen werden.

Nur bestimmte Pflanzen enthalten ALA in größeren Mengen. Die höchsten Gehalte an ω-3-FS weisen Öle wie Leinsamenöl (50–70 %), Chiaöl (Sal-

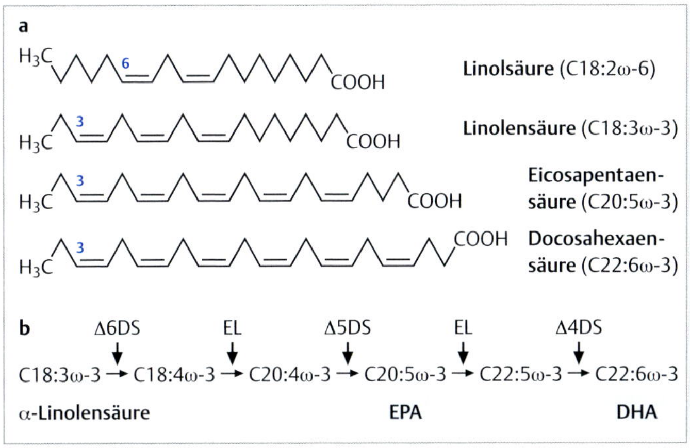

Abb. 6.54 ω-3-Fettsäuren.
a T.-Abb. a Strukturformeln.
b T.-Abb. b Syntheseweg der der wichtigsten ω-3-Fettsäuren. EL: Elongase, DS: Desaturase, EPA: Eicosapentaensäure, DHA: Docosahexaensäure.

via hispanica, 64 %), Perillaöl (Perilla frutescens, ca. 30–40 %), Walnussöl (13 %) und Rapsöl (9 %) auf. EPA und DHA kommen vor allem in Speisefischen vor, besonders hohe Mengen findet man im atlantischen Lachs (1,7 %), in Sardinen (1,8 %) und in Makrelen (1 %).

▶ **Empfehlungen.** Die D-A-CH und die EFSA (März 2010) empfehlen eine tägliche Aufnahme von 250 mg EPA und/oder DHA. Diese Empfehlungen dienen der Primärprävention von Herz-Kreislauf-Erkrankungen. Da diese Aufnahmemengen in mitteleuropäischen Populationen oft nicht erreicht werden, werden Fischöle als Nahrungssupplemente angeboten, ihre Einnahme ist (sofern sie entsprechende Mengen enthalten) aber nur bedingt empfehlenswert. Besser wäre regelmäßiger Konsum von Fischen. Interessanterweise zeigen biochemische Daten des letzten österreichischen Ernährungsberichts 2012 zum Ernährungszustand von Kindern und Erwachsenen, dass trotz relativ geringer Aufnahme an ω-3-Fettsäuren ihr Blutstatus ausreichend ist.

6.13.3 Verstoffwechselung und Absorption

Die Verstoffwechselung und Aufnahme der ω-3-FS über den Dickdarm entspricht dem allgemeinen Schema für Fette. Die Verdauung der Fette erfolgt vor allem im Zwölffingerdarm und im oberen Dickdarm. Zuerst werden die Nahrungsfette emulgiert und in kleine Bestandteile gespalten, dann werden die Verdauungsprodukte in den Mukosazellen in Triglyzeride umgewandelt und im Plasma in Form von Lipidproteinkomplexen transportiert.

6.13.4 Mechanismen der Krebsprävention

ω-3-FS beeinflussen eine Vielzahl biologischer Vorgänge, die mit der Auslösung von Krebserkrankungen bzw. mit dem Wachstum von Tumoren in Zusammenhang stehen.

G. Calviello (2007) beschreibt in einem Übersichtskapitel die komplexe Vielfalt von Prozessen, wobei einige besonders erwähnenswert sind, da man annimmt, dass sie Prozesse auslösen, die letztendlich durch Modulation von Signalpfaden bewirken, dass sich Krebszellen nicht teilen und darüber hinaus programmierten Zelltod (Apoptose) auslösen [15]. Die diversen Vorgänge sind in ▶ Abb. 6.55 schematisch dargestellt.

Synthese langkettiger Polyfettsäuren (Eicosanoidsynthese)

Die bedeutsamste Veränderung, die durch ω-3-FS verursacht wird, betrifft die Synthese von Prostaglandinen und Leukotrienen. Fettsäuren sind Bestandteile von Zellmembranen, in denen sie als Phospholipide vorliegen. Um die Zellmembran fluide und somit aktiv zu halten, benötigen sie einen wasserlöslichen Kopf und einen fettlöslichen Kohlenwasserstoffschwanz (amphiphil). In den Zellen des Immunsystems enthalten die Membranen ca. 6–10 % Linolsäure, 15–20 % Arachidonsäure und nur sehr wenig EPA (0,1–0,8 %) und DHA (2–8 %). Häufiger Fisch- oder Fischölkonsum erhöht den Anteil der ω-3-FS in den Membranen. Dies hat Auswirkungen auf die Entstehung von Produkten der sog. Eicosanoidsynthese (▶ Abb. 6.56). Durch enzymatische Veränderungen, die durch

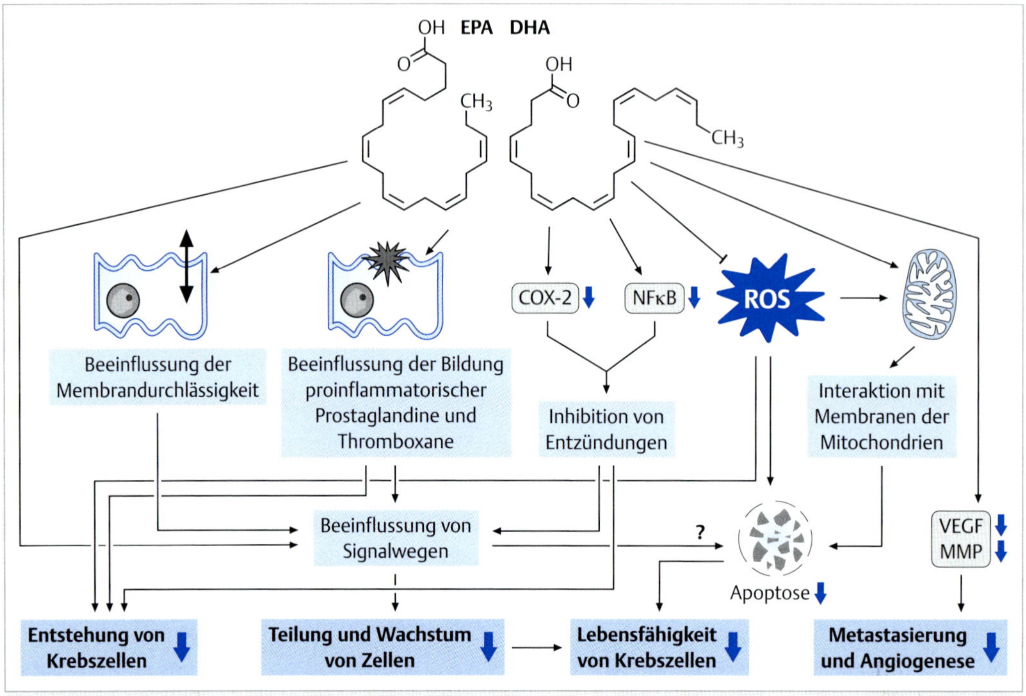

Abb. 6.55 Mechanismen des Krebsschutzes durch ω-3-FS. ?: Mechanismen nicht bekannt, COX-2: Cyclooxygenase 2, DHA: Docacosahexansäure, EPA: Eicosapentaensäure, MMP: Matrixmetalloproteinase, NFκB: Nuclear Factor kappa B, ROS: reaktive Sauerstoffspezies, VEGF: vaskulärer endothelialer Wachstumsfaktor, ?: unklar, —|: Inhibition

Cyclooxygenasen und Lipoxygenasen katalysiert werden, entstehen Verbindungen, die bei entzündlichen Reaktionen eine zentrale Rolle spielen (Prostaglandine, Thromboxane und Leukotriene). Durch den Ersatz von Arachidonsäure durch ω-3-FS werden Verbindungen gebildet, die weniger entzündlich und immunsuppressiv wirken. Aufgrund der kausalen Zusammenhänge zwischen Entzündungen und Immunreaktionen und der Auslösung von Krebs ist anzunehmen, dass durch diese Interaktionen auch das Erkrankungsrisiko beeinflusst wird.

Veränderungen der Zellmembranen und ihrer Strukturen

Durch Einbau der Substanzen in die Zellmembranen kommt es zu Veränderungen der Enzymfunktionen und Durchlässigkeit der Membranen für Moleküle, die Signale ins Zellinnere weiterleiten.

Es gibt innerhalb der Zellmembranen Gebiete, die man als „Lipid Rafts" oder „Caveolae" (Höhlchen) bezeichnet. Sie spielen bei Signalübertragungen eine zentrale Rolle. ω-3-FS verändern diese Areale, wodurch sich die Lokalisationen von Proteinen (etwa des Onkogens ras) sowie von Signalproteinen (z. B. p38 MAPK) ändern.

Die Fettsäuren werden auch in die Membranen der Mitochondrien eingebaut und da diese eine zentrale Rolle bei der Auslösung von Apoptose spielen, nimmt man an, dass dieser Prozess bei der Auslösung von programmiertem Zelltod eine Rolle spielt.

Veränderungen durch intrazelluläre oxidativen Stress

Mehrfach ungesättigte Fettsäuren sind leicht oxidierbar, sodass im Rahmen der Lipidperoxidationsreaktion (s. Kapitel 2.3.2) Radikale entstehen. Dies trifft auch auf DHA und EPA zu. Es wird angenommen, dass diese Vorgänge die Teilung von Zellen beeinflussen und darüber hinaus die Freisetzung der Radikale möglicherweise zu programmiertem Zelltod führt. In Experimenten mit Kolonzellen sah man tatsächlich, dass durch DHA Lipidperoxidationsprozesse induziert werden, und postulierte,

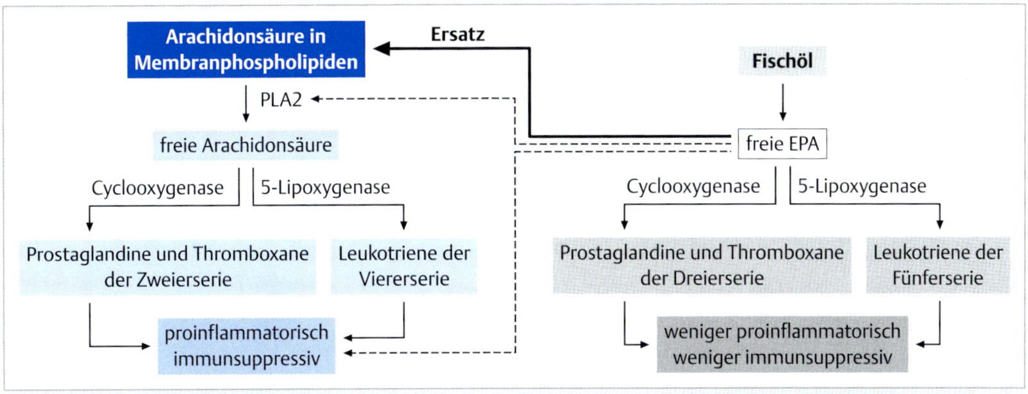

Abb. 6.56 Auswirkungen des Konsums von ω-3-FS auf die Synthese von Tromboxanen, Prostglandinen und Leukotrienen. Dicke Linien zeigen die Hauptwege, gepunktete Linien die Nebenwege. EPA: Eicosapentaensäure, PLA2: Phospholipase 2.

dass dadurch Apoptose ausgelöst wird, die ihrerseits protektive Veränderungen bewirkt.

Weitere Prozesse

ω-3-FS beeinflussen darüber hinaus eine Reihe weiterer Vorgänge, von denen wir im Rahmen dieses Buches nur die wichtigsten beschreiben.

Modulation der Aktivität von COX-2 und β-Catenin

Zwei molekulare Pfade, die bei der Auslösung von Dickdarmkrebs eine Rolle spielen, werden durch COX-2 und β-Catenin gesteuert. Prostaglandin E2 entsteht im Rahmen der Arachidonsäurekaskade und spielt bei der Entstehung von Dickdarmkrebs eine zentrale Rolle. Seine Synthese wird durch den bereits erwähnten Einbau der Fettsäuren in die Membranen reduziert (s. Abschnitt „Synthese langkettiger Polyfettsäuren").

In-vitro-Experimente zeigten darüber hinaus, dass ω-3-FS die Konzentrationen des Enzyms COX-2 reduzierten, das den Abbau der Arachidonsäure katalysiert. Diese mit Dickdarmkrebszellen gefundenen Resultate werden durch Ergebnisse von Tierstudien untermauert, in denen nach Verfütterung von Fischölen Reduktion der Expression des Enzyms gefunden wurde.

Allerdings sah man in einem Transplantationsexperiment mit menschlichen Dickdarmzellen in Nacktmäusen, dass deren Wachstum durch Fischöle auch dann inhibiert wurde, wenn die Zellen COX-2 nicht besaßen. Man suchte daher nach einer weiteren Erklärungsmöglichkeit und fand, dass ein weiterer Signalweg, der in Dickdarmzellen Apoptose auslöst (Wnt/β-Catenin), beeinflusst wird. Man nimmt an, dass DHA die β-Catenin-Konzentration durch verstärkten Abbau (via Proteasom-abhängigen Prozessen) reduziert. Das hat Auswirkungen auf die Expression von Survivin, die durch β-Catenin gesteuert wird. Es ist bekannt, dass Survivin die Auslösung von Apoptose inhibiert.

▶ **Selektive COX-2-Hemmer.** Die Annahme, dass die Induktion von COX-2 den Menschen vor Darmkrebs schützt, wird durch zahlreiche Befunde erhärtet, die mit NSAIDs erhalten wurden. Einige dieser Substanzen, die aufgrund ihrer entzündungshemmenden Eigenschaften erfolgreich bei der Rheumatherapie eingesetzt werden, sind selektive COX-2-Hemmer und man sah in Tierversuchen mit diesen Verbindungen deutliche Schutzwirkungen vor Darmkrebs. Eine dieser Verbindungen, Celecoxib, wurde auch in Humanstudien eingesetzt und man fand einen deutlichen Schutzeffekt im Hinblick auf das Auftreten von Polypen in Patienten mit familiärer adenomatöser Polypose. Es handelt sich dabei um eine autosomal-dominant vererbliche Erkrankung, deren Ursache eine Mutation im *APC*-Gen ist.

Inhibition von Entzündungen

Die Reduktion der Bildung proinflammatorischer Prostaglandine und Thromboxane, aber auch andere Prozesse wie die Reduktion der Aktivität des Transkriptionsfaktors NFκB, führen zu Schutz vor Entzündungen, etwa bei entzündlichen Darmerkrankungen und Arthritis. Auf molekularer Ebene sieht man Veränderungen der Synthese von proinflammatorischen Zytokinen, die mit der Auslösung von Entzündungen in Zusammenhang stehen, etwa von IL-1β, IL-6 und TNF-α.

In einer aktuellen Übersichtsarbeit von Mark Hull (2011) werden weitere Vorgänge erwähnt, die mit dem Schutz vor Entzündungen zusammenhängen, nämlich der Einfluss der Fettsäuren auf die Synthese von Molekülen wie Resolvinen und Protektinen [52]. Es handelt sich dabei um neu entdeckte antientzündliche Faktoren, die durch Verstoffwechselung membrangebundener ω-3-FS entstehen.

Beeinflussung von Metastasierung und Angiogenese

Der Vollständigkeit halber muss erwähnt werden, dass ω-3-FS auch die Transkription von Genen und die Synthese von Proteinen beeinflussen, die bei der Metastasierung und Angiogenese eine Rolle spielen, beispielsweise von CAM-1, MMP-2 und MMP-9.

6.13.5 Tierexperimentelle Befunde: Schutz vor Dickdarmkrebs

Wie erwähnt, spielen die Inhibition von COX-2 und die Beeinflussung von β-Catenin bei der Auslösung von Dickdarmkrebs eine zentrale Rolle. Daher fokussierte sich die Forschung in besonderem Ausmaß auf diese Krebsform. Zahlreiche Untersuchungen an Labornagern zeigen, dass die Verfütterung von ω-3-FS (EPA und DHA) oder deren Kombinationen sowie Verabreichung von Fischölen eine Reduktion der Zahl und Größe chemisch induzierter Tumoren oder deren Vorstufen (ACF im Kolon) bewirkt. Auch in anderen Modellen, etwa mit Mäusen, die durch einen genetischen Defekt eine Prädisposition für Dickdarmkrebs aufweisen, und in Transplantationsexperimenten wurden häufig Schutzeffekte gefunden. In einer Übersichtsarbeit von Cockbain et al. (2012) sind 33 tierexperimentelle Studien beschrieben [22]; in etwa 60% der Untersuchungen sah man Schutzwirkungen. Parallel dazu fand man in einzelnen Studien auch Inhibition der Teilungsraten von Mukosazellen sowie einen Anstieg der Apoptose. Meistens wurden die Fettsäuren den Tieren in relativ hohen Mengen verabreicht, nämlich in einem Bereich zwischen 1 und 20% in der Nahrung. Der niedrigste Wert (1%) entspricht einer täglichen Aufnahme von 35–75 g/Tag bei einem erwachsenen Menschen und liegt somit um ein Vielfaches höher als die tatsächlichen Aufnahmemengen (die Aufnahmemengen hängen maßgeblich vom Gewicht der Tiere ab). Interessanterweise sah man in einer Studie mit Mäusen, bei denen man Darmentzündungen experimentell durch Entzündungen auslöste, dass die Verfütterung von DHA (6%) die Entzündungen verstärkte und Dysplasien der Kolonmukosazellen verursachte. Dies könnte mit der erwähnten Freisetzung von Radikalen in Zusammenhang stehen.

6.13.6 Epidemiologische Studien

Für die Messung der mehrfach ungesättigten Fettsäuren (PUFA) im Blut stehen keine einfachen Nachweisverfahren zur Verfügung. Die Bestimmung im Blut (z.B. in Erythrozyten) sind aufwendig und erfordern teure Methoden, beispielsweise Gaschromatografie. Deshalb basieren die meisten Untersuchungen auf der Auswertung von Fragebögen.

Dickdarm

▶ **ω-3-FS-reiche Nahrung.** Bei einer Bewertung von 18 Studien, die vor 2007 durchgeführt wurden, konnte lediglich in einer ein Hinweis auf einen Schutzeffekt gefunden werden [264]. Neuere Studien lieferten im Gegensatz dazu durchwegs vielversprechendere Resultate. Beispielsweise sah man in einer Fallstudie (929 Fälle) einen deutlichen Zusammenhang mit dem Verzehr von ω-3-FS-reicher Nahrung (OR 0,61) [266]. In einer weiteren Untersuchung bestimmte man die Serumkonzentrationen der Fettsäuren bei 363 Patienten und 498 Gesunden und sah ebenfalls einen inversen Zusammenhang mit dem Erkrankungsrisiko (OR 0,67 bei ω-3-FS < 1,8% vs. > 2,3%) [266]. Interessanterweise fand man in der gleichen Studie eine positive Assoziation (Anstieg des Erkrankungsrisikos) mit den Konzentrationen der ω-6-FS (OR 1,68). Dennoch bleibt das Gesamtbild widersprüchlich. Bei der Bewertung von 5 neueren prospektiven Studien sah man lediglich in dreien Schutzeffekte, in einer weiteren keine und in einer sogar eine positive Assoziation [38].

▶ **ω-3-FS-Supplemente.** Es gibt darüber hinaus eine Reihe von Untersuchungen, in denen Risikopatienten nach Einnahme von ω-3-FS-Supplementen auf Veränderungen von Markern untersucht wurden, die mit erhöhtem Dickdarmkrebsrisiko in Zusammenhang stehen. Da eine 3- bis 5-jährige Beobachtungsdauer erforderlich ist, um das Wiederauftreten von Polypen zu erfassen, konzentrierte man sich auf Endpunkte wie die Proliferation von Mukosazellen und die Apoptoseraten, die bereits nach kürzeren Interventionsphasen erfasst werden können. In 6 von 8 derartigen Studien erhielt man positive Ergebnisse, die die Inhibition der Teilungsaktivität der Darmschleimhautzellen (ein prädiktiver Marker für die Erkrankungshäufigkeit) bei Patienten mit sporadischen Karzinomen betrafen. In 2 Untersuchungen fand man keine Hinweise auf eine Schutzwirkung, in einer beobachtete man allerdings einen Anstieg der Apoptoseraten, die man durch verstärkte Expression des proapoptotischen Proteins Bax erklärte. Die Substanzmengen, die in diesen Studien verabreicht wurden, lagen durchwegs höher als jene, die über Nahrungsmittel aufgenommen werden (zwischen 2 und 7 g/Tag). In einigen Untersuchungen detektierte man klare Dosis-Wirkungs-Effekte, wobei mit 5–7 g/Tag eine Reduktion der Zellteilung bis 50 % erreicht wurde.

Die Ergebnisse von 2 Studien, die das Wiederauftreten von Polypen betreffen, sind widersprüchlich. In einer sehr kleinen, nicht aussagekräftigen Studie, an der lediglich 5 Patienten teilnahmen, sah man nach 1- bis 2-jähriger Einnahme von 2,2 g DHA und 0,6 g EPA keinen Effekt, eine wesentlich größere Studie (58 Teilnehmer) mit doppelblindem Design (EPA 2 g/Tag, 6 Monate) ergab eine deutliche Abnahme der Zahl der Rektalpolypen um 22 %.

Prostata

Ähnlich wie beim Dickdarmkarzinom ist die Datenlage widersprüchlich, wobei der Trend in die Richtung geht, dass keine Zusammenhänge bestehen. Eine Analyse von 13 älteren Studien (bis 2008) zeigt einen inversen Zusammenhang zwischen EPA- und DHA-Aufnahme und dem Erkrankungsrisiko, interessanterweise sah man eine positive Assoziation mit dem Verzehr von α-Linolensäure (OR 1,36) [267]. Eine weitere Untersuchung betraf Vergleiche der Fettsäurekonzentrationen im Blut von Schwarzafrikanern, die in Afrika und den USA leben [268]. Die beiden Gruppen unterscheiden sich hinsichtlich des Auftretens von Prostatakrebs um einen Faktor 10 und Untersuchungen ergaben, dass die Teilnehmer der Studie in Afrika signifikant höhere ω-3-FS-Werte aufweisen. In mehreren anderen Untersuchungen, in denen ebenfalls die Blutkonzentrationen zu dem Erkrankungsrisiko in Bezug gesetzt wurden, sah man allerdings keine Zusammenhänge.

Darüber hinaus ist das Ergebnis einer EPIC-Studie erwähnenswert, in der sogar eine positive Assoziation zwischen α-Linolensäure und EPA und der Inzidenz von Prostatakarzinomen im fortgeschrittenen Stadium gefunden wurde [23].

Brust

▶ **ALA.** Mit ALA sah man in mehreren Untersuchungen in asiatischen Ländern keinen Zusammenhang. In einer französischen Studie detektierte man einen Anstieg mit der Aufnahme der Säure über Fertigprodukte, jedoch eine Abnahme des Erkrankungsrisikos bei Verzehr ALA-reicher Öle.

▶ **DHA und EPA.** In den meisten asiatischen Ländern (außer in China) fand man Hinweise auf Schutzeffekte von DHA und EPA, nicht jedoch in Studien, die in Europa durchgeführt wurden. Eine Erklärungsmöglichkeit für diesen Unterschied ist, dass die Verzehrmengen in den südostasiatischen Ländern (außer in China) relativ hoch sind (ca. 500 mg/Person/Tag).

Relativ vielversprechende Ergebnisse lieferten 2 neuere Studien, in denen man nichtproliferative und proliferative fibrozystische Veränderungen und die Brustkrebsinzidenzen betrachtete, um Informationen darüber zu erhalten, ob die Fettsäurekonzentrationen die Entwicklung der Erkrankung beeinflussen [269]–[270]. Die Untersuchungen ergaben, dass der Konsum von EPA das Brustkrebsrisiko erniedrigt. Darüber hinaus sah man auch eine inverse Assoziation mit dem Auftreten von nichtproliferativen Fibrosarkomen.

In einer weiteren Studie von den gleichen Autoren wurden die EPA- und DHA-Konzentrationen in roten Blutkörperchen gemessen [334]. In dieser Fallstudie (248 Erkrankungen) fand man einen signifikanten inversen Zusammenhang mit dem Auftreten von Fibrosarkomen.

In einer weiteren Untersuchung bestimmte man ebenfalls die EPA- und DHA-Werte in Erythrozytenmembranen und setzte sie zum Erkrankungsrisiko in Zusammenhang [271]. Ähnlich wie in den oben erwähnten Studien wurde ein signifikanter Zusammenhang mit dem EPA-Status gefunden. Die Risikoreduktion lag beim Vergleich der Gruppen mit dem höchsten und niedrigsten Verzehr bei 50 %.

▶ **Fazit.** Zusammenfassend ist festzustellen, dass in neueren Untersuchungen, in denen die Konzentrationen der ω-3-FS im Körper gemessen wurden, eine Abnahme des Auftretens von Brustkrebs gefunden wurde. Zu diesem Schluss kommt auch eine ältere Metaanalyse, aus der die Autoren eine gesamte Risikoreduktion von 39% errechneten; bei postmenopausalen Frauen war der Effekt etwas deutlicher (42%) [86].

Weitere Organe

In Bezug auf Lungenkrebs liegen Daten aus 6 älteren Studien vor. Nur in einer wurde ein Hinweis auf einen protektiven Effekt gefunden. McLean et al. stellten 2006 in einer umfassenden Untersuchung fest, dass es keine signifikanten Zusammenhänge zwischen dem Auftreten von Krebs in den Organen des oberen Verdauungstraktes, der Blase, dem Pankreas und der Leber gibt [320]. In einer neueren Bestandsaufnahme kommt die Autorin zu dem Schluss, dass zwischenzeitlich nicht genügend Untersuchungen durchgeführt wurden, um diese Feststellung zu revidieren [38].

6.13.7 Schützt der Konsum von Fisch vor Krebserkrankungen?

Fische sind die wichtigste Quelle für die Versorgung mit EPA und DHA, daher ist es relevant, ihren Verzehr in Zusammenhang mit dem Auftreten von Krebserkrankungen zu betrachten. Allerdings enthalten Fische noch weitere Substanzen, die möglicherweise protektiv wirken, beispielsweise Vitamin D, Carotinoide und Spurenelemente wie Selen.

Konsummengen

Trotz des geringen Verzehrs von Fischen (etwa 7,5 kg/Kopf/Jahr, dies entspricht etwa 3 Portionen/Monat) ist die Aufnahme an DHA und EPA in Österreich mit mehr als den empfohlenen 250 mg/Tag zufriedenstellend. Das spiegelt sich in Blutanalysen wider, in denen 98% aller Erwachsenen, 97% der Schulkinder und 99% der Senioren einen bedarfsdeckenden Wert erreichen.

In Deutschland hat sich in den letzten Jahren die Aufnahme der ω-3-Fettsäuren zwar verbessert, ist aber noch immer nicht befriedigend: Statt mehr als 0,25 g/Tag EPA/DHA nehmen laut Ernährungsbericht der Deutschen Gesellschaft für Ernährung Erwachsene im Durchschnitt lediglich 0,2 g pro Tag zu sich und Kinder im Alter zwischen 4 und 10 Jahren nur 0,1 g EPA/DHA. 16% der Deutschen essen keinen Fisch, der durchschnittliche jährliche Pro-Kopf-Konsum ist mit etwa 15,5 kg allerdings mehr als doppelt so hoch wie in Österreich. In der Schweiz werden jährlich durchschnittlich 9 kg Fisch pro Einwohner verzehrt.

Ergebnisse epidemiologischer Studien

Die Ergebnisse mehrerer Metaanalysen deuten auf gute Schutzwirkungen in bestimmten Organen hin (▶ Abb. 6.57).

Exkurs: Welche Mengen an ω-3-FS soll man täglich konsumieren?

Diese Frage ist aus der Sicht der Krebsprävention aufgrund der derzeitigen Datenlage beim besten Willen nicht zu beantworten. Die Empfehlungen der D-A-CH liegen bei 0,5% der Gesamtenergieaufnahme für alle ω-3-FS (inklusive der ALA, dies entspricht etwa 1–1,5 g/Tag). Diese Empfehlungen basieren auf Studien, die sich auf das Auftreten von Herz-Kreislauf-Erkrankungen beziehen. Eine Erhöhung der Zufuhr ist durch den Verzehr von Fischen (100 g Makrelen enthalten 1,7 g ω-3-FS) und/oder durch zusätzliche Einnahme von Supplementen zu erreichen. Wie erwähnt, liegen aus diversen Ländern Asiens Daten vor, die belegen, dass bei Zufuhrmengen von ≥ 500 mg/Person/Tag DHA und/oder EPA deutliche Schutzeffekte vor Brustkrebs detektiert wurden. Da man derzeit versucht, ω-3-FS in Kombination mit Zytostatika zur Therapie von Krebserkrankungen einzusetzen, ist man auch der Frage nachgegangen, ob die Einnahme größerer Mengen (im Grammbereich) negative Auswirkungen haben könnte (etwa durch Freisetzung von Radikalen). Die in Rom tätige Forscherin Gabrielle Calviello und ihre Mitarbeiter kommen nach eingehender Prüfung der Datenlage zu dem Schluss, dass durch Einnahme von ω-3-FS im Bereich zwischen 0,5 und 1 g/Tag keine negativen gesundheitlichen Effekte zu befürchten sind [93], [14].

▶ **Prostata.** Eine Analyse von 24 Studien (12 Fall-, 12 Kohortenstudien) ergab zwar keine signifikante Änderung der Erkrankungshäufigkeit (OR 0,85 bzw. 1,01), aber eine signifikante Abnahme der Mortalität (OR 0,37) [272].

▶ **Kolon und Rektum.** Recht eindrucksvoll ist die aktuelle Datenlage zum Auftreten von Kolorektalkrebs. Eine Analyse von 14 Studien ergab eine signifikante Reduktion der Erkrankungshäufigkeit in Kolon und Rektum (OR 0,88), wobei der Effekt im Enddarm deutlicher war als im Kolon (OR 0,79 vs. OR 0,96) [273]. Die Annahme einer Schutzwirkung wird auch durch eine Analyse des WCRF (2007) bestätigt. Die zusammenfassende Bewertung von 7 Kohortenstudien ergab eine Abnahme des Risikos um 6% pro zusätzlicher Portion/Woche.

▶ **Ovar.** Über die Beziehung zwischen dem Auftreten von Eierstockkrebs und Fischverzehr liegt eine australische Metaanalyse über 8 Studien vor, in der man einen Grenzeffekt fand [274].

▶ **Pankreas.** Die Bewertung von 9 Kohorten- und 10 Fallstudien ergab keinen Hinweis auf eine signifikante Assoziation [275].

▶ **Niere.** Wolk et al. (2006) führten am Karolinska Institut in Stockholm eine bemerkenswerte, sehr umfassende Studie mit Frauen durch (940.357 Teilnehmer) [118]. Sie betrachteten die Effekte von mageren Fischen (Süßwasserfische, Kabeljau, Thunfisch) und fetten Fischen (Lachs, Makrele, Hering) getrennt und fanden einen signifikanten Unterschied zwischen Gruppen (OR 0,56), die fettreiche Fische einmal oder öfter pro Woche verzehrten, und solchen, die keinen Fisch verzehrten. Der Konsum von fettarmen Fischen war nicht mit einer Schutzwirkung assoziiert.

▶ **Brust.** Über die Beeinflussung des Brustkrebsrisikos wurde eine Studie der EPIC veröffentlicht (277.834 Frauen, Laufzeit 6,4 Jahre) [295]. Betrachtete man den Gesamtverzehr von Fischen (fett und mager), fand man keinen Effekt. Konsum von fettem Fisch war unerwarteterweise mit einem geringfügigen Anstieg der Erkrankungshäufigkeit (14%) assoziiert, eine Trendanalyse ergab jedoch keine Signifikanz.

▶ **Blase.** Eine Auswertung von 5 Kohorten- und 9 Fallstudien ergab, dass der Verzehr von Fisch invers, aber nicht signifikant mit dem Auftreten von Blasenkrebs assoziiert ist.

▶ **Weitere Krebsformen.** Über Assoziationen mit der Erkrankungshäufigkeit in weiteren Organen liegen nur vereinzelt Studien vor. In einer älteren italienischen Studie untersuchte man die Ergebnisse von Fallstudien, u.a. das Auftreten von Tu-

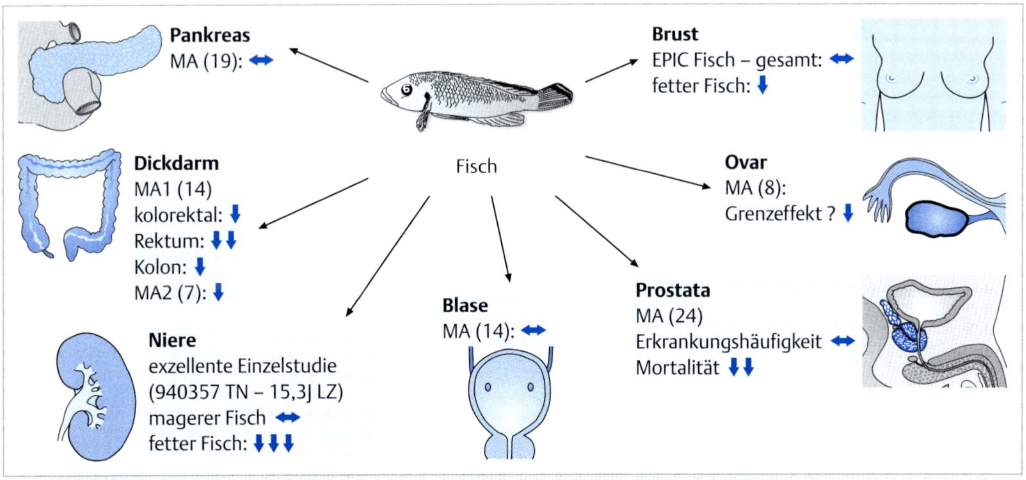

Abb. 6.57 Beeinflussung des menschlichen Krebsrisikos durch Fischverzehr. Die Zahlen in Klammern beziehen sich auf die Zahl der ausgewerteten Studien. MA: Metaanalyse, TN: Teilnehmer, LZ: Laufzeit. ↓↓↓: starker Schutzeffekt (OR/RR/HR ≤0,6), ↓↓: mittlerer Schutzeffekt (OR/RR/HR ≥0,6 und ≤0,85), ↓: moderater/schwacher Effekt (OR/RR/HR ≥0,85 und <1), ?: unklarer Zusammenhang (Quellen: [29], [38], [58], [64], [66], [93], [99], [118], [121]).

moren im Ösophagus, Magen und Kehlkopf, und sah durchwegs Schutzwirkungen (OR Ösophagus 0,5, Magen 0,6 und Kehlkopf 0,7).

Zusammenfassung

ω-3-Fettsäuren gehören zu den wichtigsten bioaktiven Inhaltsstoffen in Lebensmitteln, die nachgewiesenermaßen das Auftreten von Herz-Kreislauf-Erkrankungen reduzieren. Die wichtigsten Vertreter ungesättigter Fettsäuren sind Ölsäure, Linolsäure und α-Linolensäure. Aus diesen werden im menschlichen Organismus Eicosapentaensäure und Docosahexaensäure gebildet. Die höchsten Gehalte Linol- und α-Linolensäure haben Öle (z.B. Leinsamenöl, Chiaöl, Walnussöl). EPA und DHA kommen vor allem im Fett von Speisefischen vor.

Neuere Untersuchungen mit Messungen der Konzentrationen der ω-3-FS im Körper zeigten einen Schutzeffekt der ω-3-FS vor Brustkrebs. Hinsichtlich des Dickdarmkarzinoms ist die Datenlage widersprüchlich. Für regelmäßigen Fischverzehr deuten Metaanalysen auf gute Schutzwirkungen gegen Krebs in einigen Organen hin, insbesondere auf eine Reduktion der Erkrankungshäufigkeit in Kolon und Rektum.

6.14 Literatur

[1] Adlercreutz H. Lignans and human health. Crit Rev Clin Lab Sci 2007; 44: 483–525

[2] Adlercreutz H. Phyto-oestrogens and cancer. Lancet Oncol 2002; 3: 364–373

[3] Aggarwal BB, Sundaram C, Malani N et al. Curcumin: the Indian solid gold. Adv Exp Med Biol 2007; 595: 1–75

[4] Al-Anazi AF, Qureshi VF, Javaid K et al. Preventive effects of phytoestrogens against postmenopausal osteoporosis as compared to the available therapeutic choices: An overview. J Nat Sci Biol Med 2011; 2: 154–163

[5] Al-Delaimy WK, Slimani N, Ferrari P et al. Plasma carotenoids as biomarkers of intake of fruits and vegetables: ecological-level correlations in the European Prospective Investigation into Cancer and Nutrition (EPIC). Eur J Clin Nutr 2005; 59: 1397–1408

[6] Ambrosone CB, McCann SE, Freudenheim JL et al. Breast cancer risk in premenopausal women is inversely associated with consumption of broccoli, a source of isothiocyanates, but is not modified by GST genotype. J Nutr 2004; 134: 1134–1138

[7] Aune D, Chan DS, Greenwood DC. Dietary fiber and breast cancer risk: a systematic review and meta-analysis of prospective studies. Ann Oncol 2012; 23: 1394–1402

[8] Aune D, Chan DS, Lau R et al. Dietary fibre, whole grains, and risk of colorectal cancer: systematic review and dose-response meta-analysis of prospective studies. BMJ 2011; 343: d6617

[9] Aune D, Lau R, Chan DS et al. Dairy products and colorectal cancer risk: a systematic review and meta-analysis of cohort studies. Ann Oncol 2012; 23: 37–45

[10] Bandera EV, Gifkins DM, Moore DF et al. Antioxidant vitamins and the risk of endometrial cancer: a dose-response meta-analysis. Cancer Causes Control 2009; 20: 699–711

[11] Bichler J, Cavin C, Simic T et al. Coffee consumption protects human lymphocytes against oxidative and 3-amino-1-methyl-5H-pyrido[4,3-b]indole acetate (Trp-P-2) induced DNA-damage: results of an experimental study with human volunteers. Food Chem Toxicol 2007; 45: 1428–1436

[12] Bolanos R, Del Castillo A, Francia J. Soy isoflavones versus placebo in the treatment of climacteric vasomotor symptoms: systematic review and meta-analysis. Menopause 2010; 17: 660–666

[13] Buck K, Zaineddin AK, Vrieling A et al. Meta-analyses of lignans and enterolignans in relation to breast cancer risk. Am J Clin Nutr 2010; 92: 141–153

[14] Calviello G, Serini S, Piccioni E et al. Antineoplastic effects of n-3 polyunsaturated fatty acids in combination with drugs and radiotherapy: preventive and therapeutic strategies. Nutr Cancer 2009; 61: 287–301

[15] Calviello G, Serini S, Piccioni E. n-3 polyunsaturated fatty acids and the prevention of colorectal cancer: molecular mechanisms involved. Curr Med Chem 2007; 14: 3059–3069

[16] Capurso G, Marignani M, Delle Fave G. Probiotics and the incidence of colorectal cancer: when evidence is not evident. Dig Liver Dis 2006; 38 (Suppl. 2): S277–282

[17] Cavell BE, Syed Alwi SS, Donlevy A et al. Anti-angiogenic effects of dietary isothiocyanates: mechanisms of action and implica-

tions for human health. Biochem Pharmacol 2011; 81: 327–336

[18] Cederroth CR, Zimmermann C, Nef S. Soy, phytoestrogens and their impact on reproductive health. Mol Cell Endocrinol 2012; 355: 192–200

[19] Cheung KL, Kong AN. Molecular targets of dietary phenethyl isothiocyanate and sulforaphane for cancer chemoprevention. AAPS J 2010; 12: 87–97

[20] Chou T. Wake up and smell the coffee. Caffeine, coffee, and the medical consequences. West J Med 1992; 157: 544–553

[21] Clarke N, Germain P, Altucci L et al. Retinoids: potential in cancer prevention and therapy. Expert Rev Mol Med 2004; 6: 1–23

[22] Cockbain AJ, Toogood GJ, Hull MA. Omega-3 polyunsaturated fatty acids for the treatment and prevention of colorectal cancer. Gut 2012; 61: 135–149

[23] Crowe FL, Allen NE, Appleby PN et al. Fatty acid composition of plasma phospholipids and risk of prostate cancer in a case-control analysis nested within the European Prospective Investigation into Cancer and Nutrition. Am J Clin Nutr 2008; 88: 1353–1363

[24] De Flora S, Ferguson LR. Overview of mechanisms of cancer chemopreventive agents. Mutat Res 2005; 591: 8–15

[25] Dong JY, He K, Wang P et al. Dietary fiber intake and risk of breast cancer: a meta-analysis of prospective cohort studies. Am J Clin Nutr 2011; 94: 900–905

[26] Dong JY, Qin LQ. Soy isoflavones consumption and risk of breast cancer incidence or recurrence: a meta-analysis of prospective studies. Breast Cancer Res Treat 2011; 125: 315–323

[27] Dragland S, Senoo H, Wake K et al. Several culinary and medicinal herbs are important sources of dietary antioxidants. J Nutr 2003; 133: 1286–1290

[28] Druesne-Pecollo N, Latino-Martel P, Norat T et al. Beta-carotene supplementation and cancer risk: a systematic review and meta-analysis of randomized controlled trials. Int J Cancer 2010; 127: 172–184

[29] Engeset D, Alsaker E, Lund E et al. Fish consumption and breast cancer risk. The European Prospective Investigation into Cancer and Nutrition (EPIC). Int J Cancer 2006; 119: 175–182

[30] Faustmann G, Cavin C, Nersesyan A et al. Chemopreventive properties of coffee and its constituents. In: Knasmüller S, DeMarini D, Johnson I, Gerhäuser C, eds. Chemoprevention of Cancer and DNA Damage by Dietary Factors. Weinheim: Wiley-VHC; 2009

[31] Fenech M, Stockley C, Aitken C. Moderate wine consumption protects against hydrogen peroxide-induced DNA damage. Mutagenesis 1997; 12: 289–296

[32] Fleischauer AT, Poole C, Arab L. Garlic consumption and cancer prevention: meta-analyses of colorectal and stomach cancers. Am J Clin Nutr 2000; 72: 1047–1052

[33] Fulan H, Changxing J, Baina WY et al. Retinol, vitamins A, C, and E and breast cancer risk: a meta-analysis and meta-regression. Cancer Causes Control 2011; 22: 1383–1396

[34] Galeone C, Pelucchi C, Dal Maso L et al. Allium vegetables intake and endometrial cancer risk. Public Health Nutr 2009; 12: 1576–1579

[35] Gallicchio L, Boyd K, Matanoski G et al. Carotenoids and the risk of developing lung cancer: a systematic review. Am J Clin Nutr 2008; 88: 372–383

[36] Garattini S. The chemistry of quality. London: Academic Press; 1996

[37] Garcia-Tirado J, Rieger-Reyes C, Saz-Peiro P. Effect of flavonoids in the prevention of lung cancer: systematic review. Med Clin (Barc) 2012; 139: 358–363

[38] Gerber M. Omega-3 fatty acids and cancers: a systematic update review of epidemiological studies. Br J Nutr 2012; 107 (Suppl. 2): S228–S239

[39] Gibellini L, Pinti M, Nasi M et al. Quercetin and cancer chemoprevention. Evid Based Complement Alternat Med 2011; 2011: 591356; Im Internet: doi: 10.1093/ecam/neq053

[40] Giri A, Sturgeon SR, Luisi N et al. Caffeinated coffee, decaffeinated coffee and endometrial cancer risk: a prospective cohort study among US postmenopausal women. Nutrients 2011; 3: 937–950

[41] Gourbeyre P, Denery S, Bodinier M. Probiotics, prebiotics, and synbiotics: impact on the gut immune system and allergic reactions. JLB 2009; 89: 685–695

[42] Gross G, Jaccaud E, Huggett AC. Analysis of the content of the diterpenes cafestol and

kahweol in coffee brews. Food Chem Toxicol 1997; 35: 547–554
[43] Haseen F, Cantwell MM, O'Sullivan JM et al. Is there a benefit from lycopene supplementation in men with prostate cancer? A systematic review. Prostate Cancer Prostatic Dis 2009; 12: 325–332
[44] Hatcher H, Planalp R, Cho J et al. Curcumin: from ancient medicine to current clinical trials. Cell Mol Life Sci 2008; 65: 1631–1652
[45] Hayes JD, Kelleher MO, Eggleston IM. The cancer chemopreventive actions of phytochemicals derived from glucosinolates. Eur J Nutr 2008; 47 (Suppl. 2): 73–88
[46] Heger A, Ferk F, Nersesyan A et al. Intake of a resveratrol-containing dietary supplement has no impact on DNA stability in healthy subjects. Mutat Res 2012; 749: 82–86
[47] Henning SM, Wang P, Heber D. Chemopreventive effects of tea in prostate cancer: green tea versus black tea. Mol Nutr Food Res 2011; 55: 905–920
[48] Higdon JV, Frei B. Coffee and health: a review of recent human research. Crit Rev Food Sci Nutr 2006; 46: 101–123
[49] Hooper L, Ryder JJ, Kurzer MS et al. Effects of soy protein and isoflavones on circulating hormone concentrations in pre- and postmenopausal women: a systematic review and meta-analysis. Hum Reprod Update 2009; 15: 423–440
[50] Hou DX, Kumamoto T. Flavonoids as protein kinase inhibitors for cancer chemoprevention: direct binding and molecular modeling. Antiox Redox Signaling 2010; 13: 691–719
[51] Hsing AW, Chokkalingam AP, Gao YT et al. Allium vegetables and risk of prostate cancer: a population-based study. J Natl Cancer Inst. 2002; 94: 1648–1651
[52] Hull MA. Omega-3 polyunsaturated fatty acids. Best Pract Res Clin Gastroenterol 2011; 25: 547–554
[53] Hwang YW, Kim SY, Jee SH et al. Soy food consumption and risk of prostate cancer: a meta-analysis of observational studies. Nutr Cancer 2009; 61: 598–606
[54] Islami F, Boffetta P, Ren JS et al. High-temperature beverages and foods and esophageal cancer risk – a systematic review. Int J Cancer 2009; 125: 491–524
[55] Jacob C, Anwar A. Sulfides in allium vegetables. In: Knasmüller S, DeMarini DM, Johnson I, Gerhäuser C, eds. Chemoprevention of Cancer and DNA Damage by Dietary Factors. Weinheim: Wiley-VHC; 2009: 663–684
[56] Je Y, Liu W, Giovannucci E. Coffee consumption and risk of colorectal cancer: a systematic review and meta-analysis of prospective cohort studies. Int J Cancer 2009; 124: 1662–1668
[57] Kim JY, Kwon O. Garlic intake and cancer risk: an analysis using the Food and Drug Administration's evidence-based review system for the scientific evaluation of health claims. Am J Clin Nutr 2009; 89: 257–264
[58] Kolahdooz F, van der Pols JC, Bain CJ et al. Meat, fish, and ovarian cancer risk: Results from 2 Australian case-control studies, a systematic review, and meta-analysis. Am J Clin Nutr 2010; 91: 1752–1763
[59] Laine E, Hano C, Lamblin F. Lignans. In: Knasmüller S, DeMarini D, Johnson I, Gerhäuser C, eds. Chemoprevention of Cancer and DNA Damage by Dietary Factors. Weinheim: Wiley-VHC; 2009
[60] Lam TK, Gallicchio L, Lindsley K et al. Cruciferous vegetable consumption and lung cancer risk: a systematic review. Cancer Epidemiol Biomarkers Prev 2009; 18: 184–195
[61] Lange R, Lushtak B, Ozierenski B et al. Glucosinolate in Kohlgemüse: Natürliche Schadstoffe oder protektive Faktoren? In: Neue Aspekte der gesundheitlichen Wirkung pflanzlicher Lebensmittel, Vol. 29. Quedlinburg: DGQ; 1994: 49–73
[62] Latté KP, Appel KE, Lampen A. Health benefits and possible risks of broccoli – an overview. Food Chem Toxicol 2011; 49: 3287–3309
[63] Li Y, Kong D, Bao B et al. Induction of cancer cell death by isoflavone: the role of multiple signaling pathways. Nutrients 2011; 3: 877–896
[64] Li Z, Yu J, Miao Q et al. The association of fish consumption with bladder cancer risk: a meta-analysis. World J Surg Oncol 2011; 9: 107
[65] Lynn A, Collins A, Fuller Z et al. Cruciferous vegetables and colo-rectal cancer. Proc Nutr Soc 2006; 65: 135–144
[66] MacLean CH, Newberry SJ, Mojica WA et al. Effects of omega-3 fatty acids on cancer risk: a systematic review. JAMA 2006; 295: 403–415

[67] Martin PM, Horwitz KB, Ryan DS et al. Phytoestrogen interaction with estrogen receptors in human breast cancer cells. Endocrinology 1978; 103: 1860–1867
[68] Maskarinec G, Heak S, Morimoto Y et al. The relation of urinary estrogen metabolites with mammographic densities in premenopausal women. Cancer Epidemiol 2012; 36: e310–316
[69] Mithen RF, Dekker M, Verkerk R et al. The nutritional significance, biosynthesis and bioavailability of glucosinolates in human foods. J Sci Food Agric 2000; 80: 967–984
[70] Mortensen A, Kulling S, Schwartz H et al. Isoflavones: Sources, intake, fate in the human body and effects on cancer. In: Knasmüller S, DeMarini D, Johnson I, Gerhäuser C, eds. Chemoprevention of Cancer and DNA Damage by Dietary Factors. Weinheim: Wiley-VHC; 2009
[71] Muriel P, Arauz J. Coffee and liver diseases. Fitoterapia 2010; 81: 297–305
[72] Myung SK, Ju W, Choi HJ et al. Soy intake and risk of endocrine-related gynaecological cancer: a meta-analysis. BJOG 2009; 116: 1697–1705
[73] Na H-K, Kundu J, Surh Y-J. Antioxidant, anti-inflammatory, and anticarcinogenic effects of ginger and its ingredients. In: Knasmüller S, DeMarini D, Johnson I, Gerhäuser C, eds. Chemoprevention of Cancer and DNA Damage by Dietary Factors. Weinheim: Wiley-VCH; 2009: 483–498
[74] Nardini M, Cirillo E, Natella F et al. Absorption of phenolic acids in humans after coffee consumption. J Agric Food Chem 2002; 50: 5735–5741
[75] Negrao R, Costa R, Duarte D et al. Angiogenesis and inflammation signaling are targets of beer polyphenols on vascular cells. J Cell Biochem 2010; 111: 1270–1279
[76] Negrao R, Costa R, Duarte D et al. Xanthohumol-supplemented beer modulates angiogenesis and inflammation in a skin wound healing model. Involvement of local adipocytes. J Cell Biochem 2012; 113: 100–109
[77] Norat T, Riboli E. Dairy products and colorectal cancer. A review of possible mechanisms and epidemiological evidence. Eur J Clin Nutr 2003; 57: 1–17
[78] Park Y, Spiegelman D, Hunter DJ et al. Intakes of vitamins A, C, and E and use of multiple vitamin supplements and risk of colon cancer: a pooled analysis of prospective cohort studies. Cancer Causes Control 2010; 21: 1745–1757
[79] Pavese JM, Farmer RL, Bergan RC. Inhibition of cancer cell invasion and metastasis by genistein. Cancer Metastasis Rev 2010; 29: 465–482
[80] Post RE, Mainous AG, 3rd, King DE et al. Dietary fiber for the treatment of type 2 diabetes mellitus: a meta-analysis. J Am Board Fam Med 2012; 25: 16–23
[81] Prasad S, Phromnoi K, Yadav RV et al. Targeting inflammatory pathways by flavonoids for prevention and treatment of cancer. Planta Med 2010; 76: 1044–1063
[82] Pufulete M. Intake of dairy products and risk of colorectal neoplasia. Nutr Res Rev 2008; 21: 56–67
[83] Rafter J, Bennett M, Caderni G et al. Dietary synbiotics reduce cancer risk factors in polypectomized and colon cancer patients. Am J Clin Nutr 2007; 85: 488–496
[84] Rungapamestry V, Duncan AJ, Fuller Z. Effect of cooking brassica vegetables on the subsequent hydrolysis and metabolic fate of glucosinolates. Proc Nutr Soc 2007; 66: 69–81
[85] Russo M, Spagnuolo C, Tedesco I et al. The flavonoid quercetin in disease prevention and therapy: facts and fancies. Biochem Pharmacol 2012; 83: 6–15
[86] Saadatian-Elahi M, Norat T, Goudable J et al. Biomarkers of dietary fatty acid intake and the risk of breast cancer: a meta-analysis. Int J Cancer 2004; 111: 584–591
[87] Saiko P, Szakmary A, Jaeger W et al. Resveratrol and its analogs: defense against cancer, coronary disease and neurodegenerative maladies or just a fad? Mutat Res 2008; 658: 68–94
[88] Sala M, Cordier S, Chang-Claude J et al. Coffee consumption and bladder cancer in nonsmokers: a pooled analysis of case-control studies in European countries. Cancer Causes Control 2000; 11: 925–931
[89] Santos-Buelga C, Scalbert A. Proanthocyanidins and tannin-like compounds – nature, occurrence, dietary intake and effects on nutrition and health. J Sci Food Agric 2000; 80: 1094–1117
[90] Sengupta A, Ghosh S, Bhattacharjee S. Allium vegetables in cancer prevention: an

overview. Asian Pac J Cancer Prev 2004; 5: 237–245
[91] Sengupta S, Tjandra JJ, Gibson PR. Dietary fiber and colorectal neoplasia. Dis Colon Rectum 2001; 44: 1016–1033
[92] Seow A, Shi CY, Chung FL et al. Urinary total isothiocyanate (ITC) in a population-based sample of middle-aged and older Chinese in Singapore: relationship with dietary total ITC and glutathione S-transferase M1/T1/P1 genotypes. Cancer Epidemiol Biomarkers Prev 1998; 7: 775–781
[93] Serini S, Fasano E, Piccioni E et al. Dietary n-3 polyunsaturated fatty acids and the paradox of their health benefits and potential harmful effects. Chem Res Toxicol 2011; 24: 2093–2105
[94] Serrano J, Puupponen-Pimiä R, Dauer A et al. Tannins: current knowledge of food sources, intake, bioavailability and biological effects. Mol Nutr Food Res 2009; 53 (Suppl. 2): S310–329
[95] Shukla Y, Kalra N. Cancer chemoprevention with garlic and its constituents. Cancer Lett 2007; 247: 167–181
[96] Sinha R, Cross AJ, Daniel CR et al. Caffeinated and decaffeinated coffee and tea intakes and risk of colorectal cancer in a large prospective study. Am J Clin Nutr 2012; 96: 374–381
[97] Stahl W, Sies H. Photoprotection by dietary carotenoids: concept, mechanisms, evidence and future development. Mol Nutr Food Res 2012; 56: 287–295
[98] Steevens J, Schouten LJ, Verhage BA et al. Tea and coffee drinking and ovarian cancer risk: results from the Netherlands Cohort Study and a meta-analysis. Br J Cancer 2007; 97: 1291–1294
[99] Szymanski KM, Wheeler DC, Mucci LA. Fish consumption and prostate cancer risk: a review and meta-analysis. Am J Clin Nutr 2010; 92: 1223–1233
[100] Tanaka T, Shnimizu M, Moriwaki H. Cancer chemoprevention by carotenoids. Molecules 2012; 17: 3202–3242
[101] Tang L, Zirpoli GR, Guru K et al. Consumption of raw cruciferous vegetables is inversely associated with bladder cancer risk. Cancer Epidemiol Biomarkers Prev 2008; 17: 938–944
[102] Tang N, Wu Y, Ma J et al. Coffee consumption and risk of lung cancer: a meta-analysis. Lung Cancer 2010; 67: 17–22
[103] Tempfer CB, Froese G, Heinze G et al. Side effects of phytoestrogens: a meta-analysis of randomized trials. Am J Med 2009; 122: 939–946
[104] Thomasset S, Berry DP, Cai H et al. Pilot study of oral anthocyanins for colorectal cancer chemoprevention. Cancer Prev Res (Phila) 2009; 2: 625–633
[105] Toguchi H, Sakaguchi M, Shimabayashi Y. Trigonelline content on coffee beans and the thermal conversion of trigonelline and nicotinic acid during the roasting of coffee beans. Agric Biol Chem 1985; 49: 3467–3471
[106] Tsugane S, Sasazuki S. Diet and the risk of gastric cancer: review of epidemiological evidence. Gastric Cancer 2007; 10: 75–83
[107] Turati F, Galeone C, Edefonti V et al. A meta-analysis of coffee consumption and pancreatic cancer. Ann Oncol 2012; 23: 311–318
[108] Turati F, Galeone C, La Vecchia C et al. Coffee and cancers of the upper digestive and respiratory tracts: meta-analyses of observational studies. Ann Oncol 2011; 22: 536–544
[109] Valgimigli L, Iori R. Antioxidant and pro-oxidant capacities of ITCs. Environ Mol Mutagen 2009; 50: 222–237
[110] Verkerk R, Dekker M. Glucosinolates and myrosinase activity in red cabbage (Brassica oleracea L. var. Capitata f. rubra DC.) after various microwave treatments. J Agric Food Chem 2004; 52: 7318–7323
[111] Verkerk R, Schreiner M, Krumbein A et al. Glucosinolates in Brassica vegetables: the influence of the food supply chain on intake, bioavailability and human health. Mol Nutr Food Res 2009; 53 (Suppl. 2): S219
[112] Vinson JA, Proch J, Zubik L. Phenol antioxidant quantity and quality in foods: cocoa, dark chocolate, and milk chocolate. J Agric Food Chem 1999; 47: 4821–4824
[113] Wang LS, Stoner GD. Anthocyanins and their role in cancer prevention. Cancer Lett 2008; 269: 281–290
[114] Watzl B, Leitzmann C. Bioaktive Substanzen in Lebensmitteln. 3. Aufl. Stuttgart: Hippokrates; 2005
[115] Weng CJ, Yen GC. Chemopreventive effects of dietary phytochemicals against cancer invasion and metastasis: phenolic acids, mo-

nophenol, polyphenol, and their derivatives. Cancer Treat Rev 2012a; 38: 76–87
[116] Weng CJ, Yen GC. Flavonoids, a ubiquitous dietary phenolic subclass, exert extensive in vitro anti-invasive and in vivo anti-metastatic activities. Cancer Metastasis Rev 2012b; 31: 323–351
[117] Wilken R, Veena MS, Wang MB et al. Curcumin: A review of anti-cancer properties and therapeutic activity in head and neck squamous cell carcinoma. Mol Cancer 2011; 10: 12
[118] Wolk A, Larsson SC, Johansson JE et al. Long-term fatty fish consumption and renal cell carcinoma incidence in women. JAMA 2006; 296: 1371–1376
[119] World Cancer Research Fund. Food, Nutrition, Physical Activity, and the Prevention of Cancer: a Global Perspective. Washington DC: World Cancer Research Fund, American Institute for Cancer Research; 2007
[120] Wu AH, Yu MC, Tseng CC et al. Epidemiology of soy exposures and breast cancer risk. Br J Cancer 2008; 98: 9–14
[121] Wu S, Feng B, Li K et al. Fish consumption and colorectal cancer risk in humans: a systematic review and meta-analysis. Am J Med 2012; 125: 551–559
[122] Yan L, Spitznagel EL. Soy consumption and prostate cancer risk in men: a revisit of a meta-analysis. Am J Clin Nutr 2009; 89: 1155–1163
[123] Yang CS, Wang H. Mechanistic issues concerning cancer prevention by tea catechins. Mol Nutr Food Res 2011, 55, 819–831
[124] Yang WS, Va P, Wong MY et al. Soy intake is associated with lower lung cancer risk: results from a meta-analysis of epidemiologic studies. Am J Clin Nutr 2011; 94: 1575–1583
[125] Yu X, Bao Z et al. Coffee consumption and risk of cancers: a meta-analysis of cohort studies. BMC Cancer 2011; 11: 96
[126] Zeegers MP, Tan FE, Goldbohm RA et al. Are coffee and tea consumption associated with urinary tract cancer risk? A systematic review and meta-analysis. Int J Epidemiol 2001; 30: 353–362
[127] Zhou Y, Zhuang W, Hu W et al. Consumption of large amounts of allium vegetables reduces risk for gastric cancer in a meta-analysis. Gastroenterology 2011; 141: 80–89
[128] Zick SM, Turgeon DK, Vareed SK et al. Phase II study of the effects of ginger root extract on eicosanoids in colon mucosa in people at normal risk for colorectal cancer. Cancer Prev Res (Phila) 2011; 4: 1929–1937
[129] De Flora S, Ramel C. Mechanisms of inhibitors of mutagenesis and carcinogenesis. Classification and overview. Mutat Res 1988; 202, 285–306
[130] Wattenberg LW. Chemoprophylaxis of carcinogenesis: a review. Cancer Res 1966; 26: 1520–1526
[131] Kada T, Inoue T, Namiki N. Environmental desmutagens and antidesmutagens. In: E Klekowski, Hrsg. Environ Mutag Plant Biol. New York: Praeger; 1982: 137–151
[132] Watkins ML, Erickson JD, Thun MJ et al. Multivitamin use and mortality in a large prospective study. Am J Epidemiol 2000; 152: 149–162
[133] Li K, Kaaks R, Linseisen J, Rohrmann S. Vitamin/mineral supplementation and cancer, cardiovascular, and all-cause mortality in a German prospective cohort (EPIC-Heidelberg). Eur J Nutr 2012; 51: 407–413
[134] Qiao YL, Dawsey SM, Kamangar F et al. Total and cancer mortality after supplementation with vitamins and minerals: follow-up of the Linxian General Population Nutrition Intervention Trial. J Natl Cancer Inst 2009; 101: 507–518
[135] Cameron E, Pauling L. Supplemental ascorbate in the supportive treatment of cancer: Prolongation of survival times in terminal human cancer. Proc Natl Acad Sci U S A 1976; 73: 3685–3689
[136] Heseker H, Schneider R, Moch K, Kohlmeier M & Kübler W. Vitaminversorgung Erwachsener in der Bundesrepublik Deutschland. Niederkleen: Fachverlag Dr. Fleck; 1992
[137] Ju J, Picinich SC, Yang Z et al. Cancer-preventive activities of tocopherols and tocotrienols. Carcinogenesis 2010; 31: 533–542
[138] Mursu J, Robien K, Harnack LJ et al. Dietary supplements and mortality rate in older women: the Iowa Women's Health Study. Arch Intern Med 2011; 171: 1625–1633
[139] Longnecker MP, Martin-Moreno JM, Knekt P et al. Serum alpha-tocopherol concentration in relation to subsequent colorectal cancer: pooled data from five cohorts. J Natl Cancer Inst 1992; 84: 430–435

[140] ATBC. The effect of vitamin E and beta carotene on the incidence of lung cancer and other cancers in male smokers. The Alpha-Tocopherol, Beta Carotene Cancer Prevention Study Group. N Engl J Med 1994; 330: 1029–1035
[141] Lonn E, Bosch J, Yusuf S et al. Effects of long-term vitamin E supplementation on cardiovascular events and cancer: a randomized controlled trial. JAMA 2005; 293: 1338–1347
[142] Lee IM, Cook NR, Gaziano JM et al. Vitamin E in the primary prevention of cardiovascular disease and cancer: the Women's Health Study: a randomized controlled trial. JAMA 2005; 294: 56–65
[143] Goodman GE, Thornquist MD, Balmes J et al. The Beta-Carotene and Retinol Efficacy Trial: incidence of lung cancer and cardiovascular disease mortality during 6-year follow-up after stopping beta-carotene and retinol supplements. J Natl Cancer Inst 2004; 96: 1743–1750
[144] Zhang X, Dai B, Zhang B, Wang Z. Vitamin A and risk of cervical cancer: a meta-analysis. Gynecol Oncol 2012; 124: 366–373
[145] Tanaka T, Shnimizu M, Moriwaki H. Cancer chemoprevention by carotenoids. Molecules 2012, 17: 3202–3242
[146] Peto R, Doll R, Buckley JD, Sporn MB. Can dietary beta-carotene materially reduce human cancer rates? Nature 1981; 290: 201–208
[147] Bjelke E. Dietary vitamin A and human lung cancer. Int J Cancer 1975; 15: 561–565
[148] Cullen MR, Barnett MJ, Balmes JR et al. Predictors of lung cancer among asbestos-exposed men in the {beta}-carotene and retinol efficacy trial. Am J Epidemiol 2005; 161: 260–270
[149] Eckl P, Alija A, Bresgen N et al. Carotenoids and Mutagenesis. In: O Sommerburg, S Siems and K Kraemer, Hrsg. Carotenoids and Vitamin A in Translational Medicine. Boca-Raton, Florida, CRC Press; 2013: 155–174
[150] Giovannucci E, Ascherio A, Rimm EB et al. Intake of carotenoids and retinol in relation to risk of prostate cancer. J Natl Cancer Inst 1995; 87: 1767–1776
[151] Giovannucci E, Rimm EB, Liu Y et al. A prospective study of tomato products, lycopene, and prostate cancer risk. J Natl Cancer Inst 2002; 94: 391–398
[152] US-FDA Qualified Health Claims: Letter Regarding "Tomatoes and Prostate, Ovarian, Gastric and Pancreatic Cancers (American Longevity Petition)" (Docket No. 2004Q-0201). (24.09.2013). Im Internet: http://www.fda.gov/Food/IngredientsPackagingLabeling/LabelingNutrition/ucm072760.htm#ftn1
[153] Correa P, Fontham E, Pickle LW et al. Dietary determinants of gastric cancer in south Louisiana inhabitants. J Natl Cancer Inst 1985; 75: 645–654
[154] Graham S, Haughey B, Marshall J et al. Diet in the epidemiology of gastric cancer. Nutr Cancer 1990; 13: 19–34
[155] Yuan JM, Ross RK, Chu XD et al. Prediagnostic levels of serum beta-cryptoxanthin and retinol predict smoking-related lung cancer risk in Shanghai, China. Cancer Epidemiol Biomarkers Prev 2001; 10: 767–773
[156] Michaud DS, Feskanich D, Rimm EB et al. Intake of specific carotenoids and risk of lung cancer in 2 prospective US cohorts. Am J Clin Nutr 2000; 72: 990–997
[157] Le Marchand L, Hankin JH, Bach F et al. An ecological study of diet and lung cancer in the South Pacific. Int J Cancer 1995; 63: 18–23
[158] Hayatsu H, Negishi T, Arimoto-Kobayashi S. Chlorophyll. In: S Knasmüller, D DeMarini, I Johnson and C Gerhäuser, Hrsg. Chemoprevention of Cancer and DNA Damage by Dietary Factors. Weinheim: Wiley-VCH Verlag GmbH & Co. KGaA; 2009: 699–708
[159] Bailey G, Selivonchick D, Hendricks J. Initiation, promotion, and inhibition of carcinogenesis in rainbow trout. Environ Health Perspect 1987; 71: 147–153
[160] IMNA (2005) Dietary Reference Intakes for Energy, Carbohydrate, Fiber, Fat, Fatty Acids, Cholesterol, Protein, and Amino Acids (Macronutrients). Im Internet: http://www.nap.edu/openbook.php?record_id=10490&page=R3 A Report of the Panel on Macronutrients, Subcommittees on Upper Reference Levels of Nutrients and Interpretation and Uses of Dietary Reference Intakes, and the Standing Committee on the Scientific Evaluation of Dietary Reference Intakes
[161] Reddy BS, Engle A, Simi B, Goldman M. Effect of dietary fiber on colonic bacterial enzymes and bile acids in relation to colon cancer. Gastroenterology 1992; 102: 1475–1482

[162] Du H, van der AD, Boshuizen HC et al. Dietary fiber and subsequent changes in body weight and waist circumference in European men and women. Am J Clin Nutr 2010; 91: 329–336

[163] Kromhout D, Bloemberg B, Seidell JC et al. Physical activity and dietary fiber determine population body fat levels: the Seven Countries Study. Int J Obes Relat Metab Disord 2001; 25: 301–306

[164] Park Y, Hunter DJ, Spiegelman D et al. Dietary fiber intake and risk of colorectal cancer: a pooled analysis of prospective cohort studies. JAMA 2005; 294: 2849–2857

[165] Bingham S. The fibre-folate debate in colorectal cancer. Proc Nutr Soc 2006; 65: 19–23

[166] Jacobs ET, Lanza E, Alberts DS et al. Fiber, sex, and colorectal adenoma: results of a pooled analysis. Am J Clin Nutr 2006; 83: 343–349

[167] Dong JY, He K, Wang P, Qin LQ. Dietary fiber intake and risk of breast cancer: a meta-analysis of prospective cohort studies. Am J Clin Nutr 2011; 94: 900–905

[168] Suzuki R, Allen NE, Key TJ et al. A prospective analysis of the association between dietary fiber intake and prostate cancer risk in EPIC. Int J Cancer 2009; 124: 245–249

[169] Ferk F, Nersesyan A, Misik M et al. Antioxidant and Cancer Protective Effects of Gallic Acid In Vitro and In Vivo. In: M Thomson and P Collins, Hrsg. Handbook on Gallic Acid: Natural Occurrences, Antioxidant Properties and Health Implications. New York: NOVAM; 2013: 265–286

[170] Chakraborty A, Ferk F, Simic T et al. DNA-protective effects of sumach (Rhus coriaria L.), a common spice: results of human and animal studies. Mutat Res 2009; 661: 10–17

[171] Ferk F, Chakraborty A, Jager W et al. Potent protection of gallic acid against DNA oxidation: results of human and animal experiments. Mutat Res 2011; 715: 61–71

[172] Saiko P, Szakmary A, Jaeger W, Szekeres T. Resveratrol and its analogs: defense against cancer, coronary disease and neurodegenerative maladies or just a fad? Mutat Res 2008; 658: 68–94

[173] Scott E, Steward WP, Gescher AJ, Brown K. Resveratrol in human cancer chemoprevention – choosing the 'right' dose. Mol Nutr Food Res 2012; 56: 7–13

[174] Heger A, Ferk F, Nersesyan A et al. Intake of a resveratrol-containing dietary supplement has no impact on DNA stability in healthy subjects. Mutat Res 2012; 749: 82–86

[175] Shufelt C, Merz CN, Yang Y et al. Red versus white wine as a nutritional aromatase inhibitor in premenopausal women: a pilot study. J Womens Health (Larchmt) 2012, 21: 281–284

[176] Lachenmeier DW, Rehm J. Moderate red wine drinking does not help cut women's breast cancer risk. J Womens Health (Larchmt) 2012; 21: 469–470; author reply 470

[177] Michaud DS, Feskanich D, Rimm EB et al. Intake of specific carotenoids and risk of lung cancer in 2 prospective US cohorts. Am J Clin Nutr 2000; 72: 990–997

[178] Yuan JM, Sun C, Butler LM. Tea and cancer prevention: epidemiological studies. Pharmacol Res 2011; 64: 123–135

[179] Dai Q, Franke AA, Jin F, Shu XO et al. Urinary excretion of phytoestrogens and risk of breast cancer among Chinese women in Shanghai. Cancer Epidemiol Biomarkers Prev 2002; 11: 815–821

[180] Ntp. Toxicology and Carcinogenesis Studies of Quercetin (Cas No. 117394). National Toxicology Program Technk A Report series No.409 , 1992 ntp.niehs.nih.gov/ntp/htdocs/LT_rpts/tr409.pdf

[181] Depeint F. Dietary phytochemicals and their effect on colon cell proliferation. Norwich, Norfolk, University of East Anglia; 2003

[182] Knekt P, Jarvinen R, Seppanen R et al. Dietary flavonoids and the risk of lung cancer and other malignant neoplasms. Am J Epidemiol 1997; 146: 223–230

[183] Cui Y, Morgenstern H, Greenland S et al. Dietary flavonoid intake and lung cancer – a population-based case-control study. Cancer 2008; 112: 2241–2248

[184] Strom SS, Yamamura Y, Duphorne CM et al. Phytoestrogen intake and prostate cancer: a case-control study using a new database. Nutr Cancer 1999; 33: 20–25

[185] Murakami A, Ashida H, Terao J. Multitargeted cancer prevention by quercetin. Cancer Lett 2008; 269: 315–325

[186] Adebamowo CA, Cho E, Sampson L et al. Dietary flavonols and flavonol-rich foods intake and the risk of breast cancer. Int J Cancer 2005; 114: 628–633

[187] Lin J, Zhang SM, Wu K et al. Flavonoid intake and colorectal cancer risk in men and women. Am J Epidemiol 2006; 164: 644–651

[188] Bravi F, Bosetti C, Scotti L et al. Food groups and renal cell carcinoma: a case-control study from Italy. Int J Cancer 2007; 120: 681–685

[189] Lin Y, Shi R, Wang X, Shen HM. Luteolin, a flavonoid with potential for cancer prevention and therapy. Curr Cancer Drug Targets 2008; 8: 634–646

[190] Lopez-Lazaro M. Distribution and biological activities of the flavonoid luteolin. Mini Rev Med Chem 2009; 9: 31–59

[191] Garcia-Closas R, Agudo A, Gonzalez CA, Riboli E. Intake of specific carotenoids and flavonoids and the risk of lung cancer in women in Barcelona, Spain. Nutr Cancer 1998; 32: 154–158

[192] Hirvonen T, Virtamo J, Korhonen P et al. Flavonol and flavone intake and the risk of cancer in male smokers (Finland). Cancer Causes Control 2001; 12: 789–796

[193] Filipic M, Plazar J, Arimoto-Kobayashi S. Beer – Protective Effects of Alcoholic Beverages and their Constituent. In: S Knasmüller, D DeMarini, I Johnson and C Gerhäuser, Hrsg. Chemoprevention of Cancer and DNA Damage by Dietary Factors. Weinheim: Wiley-VCH Verlag GmbH & Co. KGaA; 2009: 635–661

[194] Gerhauser C, Alt A, Heiss E, et al. Cancer chemopreventive activity of Xanthohumol, a natural product derived from hop. Mol Cancer Ther 2002; 1: 959–969

[195] Ferk F, Huber WW, Filipic M et al. Xanthohumol, a prenylated flavonoid contained in beer, prevents the induction of preneoplastic lesions and DNA damage in liver and colon induced by the heterocyclic aromatic amine amino-3-methyl-imidazo[4,5-f]quinoline (IQ). Mutat Res 2010; 691: 17–22

[196] Duell EJ, Travier N, Lujan-Barroso L et al. Alcohol consumption and gastric cancer risk in the European Prospective Investigation into Cancer and Nutrition (EPIC) cohort. Am J Clin Nutr 2011; 94: 1266–1275

[197] Jain MG, Hislop GT, Howe GR et al. Alcohol and other beverage use and prostate cancer risk among Canadian men. Int J Cancer 1998; 78: 707–711

[198] Mahabir S, Leitzmann MF, Virtanen MJ et al. Prospective study of alcohol drinking and renal cell cancer risk in a cohort of finnish male smokers. Cancer Epidemiol Biomarkers Prev 2005; 14: 170–175

[199] Zamora-Ros R, Knaze V, Lujan-Barroso L et al. Estimation of the intake of anthocyanidins and their food sources in the European Prospective Investigation into Cancer and Nutrition (EPIC) study. Br J Nutr 2011; 106: 1090–1099

[200] Chen T, Yan F, Qian J et al. Randomized phase II trial of lyophilized strawberries in patients with dysplastic precancerous lesions of the esophagus. Cancer Prev Res (Phila) 2012; 5: 41–50

[201] Wang LS, Stoner GD. Anthocyanins and their role in cancer prevention. Cancer Lett 2006; 269: 281–290

[202] Rossi M, Garavello W, Talamini R et al. Flavonoids and the risk of oral and pharyngeal cancer: a case-control study from Italy. Cancer Epidemiol Biomarkers Prev 2007; 16: 1621–1625

[203] Bosetti C, Bravi F, Talamini R et al. Flavonoids and prostate cancer risk: a study in Italy. Nutr Cancer 2006; 56: 123–127

[204] Gerhäuser C. Proanthocyanide – Selected Flavonoids. In: S Knasmüller, D DeMarini, I Johnson, C Gerhäuser, Hrsg. Chemoprevention of Cancer and DNA Damage by Dietary Factors. Weinheim: Wiley-VCH Verlag GmbH & Co. KGaA; 2009: 525–545

[205] Brooker S, Martin S, Pearson A et al. Double-blind, placebo-controlled, randomised phase II trial of IH636 grape seed proanthocyanidin extract (GSPE) in patients with radiation-induced breast induration. Radiother Oncol 2006; 79: 45–51

[206] Pantuck AJ, Leppert JT, Zomorodian N et al. Phase II study of pomegranate juice for men with rising prostate-specific antigen following surgery or radiation for prostate cancer. Clin Cancer Res 2006; 12: 4018–4026

[207] Theodoratou E, Kyle J, Cetnarskyj R et al. Dietary flavonoids and the risk of colorectal cancer. Cancer Epidemiol Biomarkers Prev 2007; 16: 684–693

[208] Cutler GJ, Nettleton JA, Ross JA et al. Dietary flavonoid intake and risk of cancer in postmenopausal women: the Iowa Women's Health Study. Int J Cancer 2008; 123: 664–671

[209] Gao YT, McLaughlin JK, Blot WJ et al. Reduced risk of esophageal cancer associated

with green tea consumption. J Natl Cancer Inst 1994; 86: 855–858
[210] Tang N, Wu Y, Zhou B et al. Green tea, black tea consumption and risk of lung cancer: a meta-analysis. Lung Cancer 2009; 65: 274–283
[211] McLarty J, Bigelow RL, Smith M et al. Tea polyphenols decrease serum levels of prostate-specific antigen, hepatocyte growth factor, and vascular endothelial growth factor in prostate cancer patients and inhibit production of hepatocyte growth factor and vascular endothelial growth factor in vitro. Cancer Prev Res (Phila) 2009; 2: 673–682
[212] Yuan JM, Gao YT, Yang CS, Yu MC. Urinary biomarkers of tea polyphenols and risk of colorectal cancer in the Shanghai Cohort Study. Int J Cancer 2007; 120: 1344–1350
[213] Deandrea S, Foschi R, Galeone C et al. Is temperature an effect modifier of the association between green tea intake and gastric cancer risk? Eur J Cancer Prev 2010; 19: 18–22
[214] Ide R, Fujino Y et al. A prospective study of green tea consumption and oral cancer incidence in Japan. Ann Epidemiol 2007; 17: 821–826
[215] Li N, Sun Z, Han C, Chen J. The chemopreventive effects of tea on human oral precancerous mucosa lesions. Proc Soc Exp Biol Med 1999; 220: 218–224
[216] Wu AH, Tseng CC, Van Den Berg D, Yu MC. Tea intake, COMT genotype, and breast cancer in Asian-American women. Cancer Res 2003; 63: 7526–7529
[217] Ren JS, Freedman ND, Kamangar F et al. Tea, coffee, carbonated soft drinks and upper gastrointestinal tract cancer risk in a large United States prospective cohort study. Eur J Cancer 2010; 46: 1873–1881
[218] Sun CL, Yuan JM, Koh WP, Yu MC. Green tea, black tea and colorectal cancer risk: a meta-analysis of epidemiologic studies. Carcinogenesis 2006; 27: 1301–1309
[219] Zhang X, Albanes D, Beeson WL et al. Risk of colon cancer and coffee, tea, and sugar-sweetened soft drink intake: pooled analysis of prospective cohort studies. J Natl Cancer Inst 2010; 102: 771–783
[220] Nothlings U, Murphy SP, Wilkens LR et al. A food pattern that is predictive of flavonol intake and risk of pancreatic cancer. Am J Clin Nutr2008; 88: 1653–1662
[221] Somoza V, Lindenmeier M, Wenzel E et al. Activity-guided identification of a chemopreventive compound in coffee beverage using in vitro and in vivo techniques. J Agric Food Chem 2003; 51: 6861–6869
[222] Bakuradze T, Boehm N, Janzowski C et al. Antioxidant-rich coffee reduces DNA damage, elevates glutathione status and contributes to weight control: results from an intervention study. Mol Nutr Food Res 2011; 55: 793–797
[223] Huber WW, Teitel CH, Coles BF et al. Potential chemoprotective effects of the coffee components kahweol and cafestol palmitates via modification of hepatic N-acetyltransferase and glutathione S-transferase activities. Environ Mol Mutagen 2004; 44: 265–276
[224] Lam LK, Sparnins VL, Wattenberg LW. Effects of derivatives of kahweol and cafestol on the activity of glutathione S-transferase in mice. J Med Chem 1987; 30: 1399–1403
[225] Volz N, Boettler U, Winkler S et al. Effect of coffee combining green coffee bean constituents with typical roasting products on the Nrf2/ARE pathway in vitro and in vivo. J Agric Food Chem 2012; 60: 9631–9641
[226] Kotsopoulos J, Eliassen AH, Missmer SA et al. Relationship between caffeine intake and plasma sex hormone concentrations in premenopausal and postmenopausal women. Cancer 2009; 115: 2765–2774
[227] IARC. Coffee, Tea, Mate, Methylxanthines and Methylglyoxal, IARC Monographs. Volume 51 Lyon: IARC; 1991
[228] Genkinger JM, Li R, Spiegelman D et al. Coffee, tea, and sugar-sweetened carbonated soft drink intake and pancreatic cancer risk: a pooled analysis of 14 cohort studies. Cancer Epidemiol Biomarkers Prev 2012; 21: 305–318
[229] Jiang W, Wu Y, Jiang X. Coffee and caffeine intake and breast cancer risk: an updated dose-response meta-analysis of 37 published studies. Gynecol Oncol 2013; 129: 620–629
[230] Je Y, Giovannucci E . Coffee consumption and risk of endometrial cancer: findings from a large up-to-date meta-analysis. Int J Cancer 2012; 131: 1700–1710
[231] Je Y, Hankinson SE, Tworoger SS et al. A prospective cohort study of coffee consumption and risk of endometrial cancer over a 26-year follow-up. Cancer Epidemiol Biomarkers Prev 2011; 20: 2487–2495

[232] Wakai K, Kurozawa Y, Shibata A et al. Liver cancer risk, coffee, and hepatitis C virus infection: a nested case-control study in Japan. Br J Cancer 2007; 97: 426–428

[233] Braem MG, Onland-Moret NC, Schouten LJ et al. Coffee and tea consumption and the risk of ovarian cancer: a prospective cohort study and updated meta-analysis. Am J Clin Nutr 2012; 95: 1172–1181

[234] Sharma RA, McLelland HR, Hill KA et al. Pharmacodynamic and pharmacokinetic study of oral Curcuma extract in patients with colorectal cancer. Clin Cancer Res 2001; 7: 1894–1900

[235] Cavallito CJ, Bailey JH. Allicin, the antibacterial principle of Allium sativum I Isolation, physical properties and antibacterial action. Journal of the American Chemical Society 1944; 66: 1950–1951

[236] Kim JY, Kwon O. Garlic intake and cancer risk: an analysis using the Food and Drug Administration's evidence-based review system for the scientific evaluation of health claims. Am J Clin Nutr 2009; 89: 257–264

[237] Giovannucci E, Rimm EB, Stampfer MJ et al. Intake of fat, meat, and fiber in relation to risk of colon cancer in men. Cancer Research 1994; 54: 2390–2397

[238] Steinmetz KA, Kushi LH, Bostick RM et al. Vegetables, fruit, and colon-cancer in the Iowa Womens Health Study. American Journal of Epidemiology 1994; 139: 1–15

[239] Li H, Li HQ, Wang Y, Xu HX et al. An intervention study to prevent gastric cancer by micro-selenium and large dose of allitridum. Chin Med J (Engl) 2004; 117: 1155–1160

[240] Ma JL, Zhang L, Brown LM et al. Fifteen-year effects of Helicobacter pylori, garlic, and vitamin treatments on gastric cancer incidence and mortality. J Natl Cancer Inst 2012; 104: 488–492

[241] Sparnins VL, Venegas PL, Wattenberg LW. Glutathione S-transferase activity: enhancement by compounds inhibiting chemical carcinogenesis and by dietary constituents. J Natl Cancer Inst 1982; 68: 493–496

[242] Prochaska HJ, Talalay P. Regulatory mechanisms of monofunctional and bifunctional anticarcinogenic enzyme inducers in murine liver. Cancer Res 1988; 48: 4776–4782

[243] Lynn A, Collins A, Fuller Z et al. Cruciferous vegetables and colo-rectal cancer. Proc Nutr Soc 2006; 65: 135–144

[244] van Poppel G, Verhoeven DT, Verhagen H, Goldbohm RA. Brassica vegetables and cancer prevention. Epidemiology and mechanisms. Adv Exp Med Biol 1999; 472: 159–168

[245] Lam TK, Gallicchio L, Lindsley K et al. Cruciferous vegetable consumption and lung cancer risk: a systematic review. Cancer Epidemiol Biomarkers Prev 2009; 18: 184–195

[246] Kristal AR, Lampe JW. Brassica vegetables and prostate cancer risk: a review of the epidemiological evidence. Nutr Cancer 2002; 42: 1–9

[247] Steinbrecher A, Nimptsch K, Husing A et al. Dietary glucosinolate intake and risk of prostate cancer in the EPIC-Heidelberg cohort study. Int J Cancer 2009; 125: 2179–2186

[248] Norat T, Lukanova A, Ferrari P, Riboli E. Meat consumption and colorectal cancer risk: dose-response meta-analysis of epidemiological studies. Int J Cancer 2002, 98: 241–256

[249] Slattery ML, Kampman E, Samowitz W et al. Interplay between dietary inducers of GST and the GSTM-1 genotype in colon cancer. Int J Cancer 2000; 87: 728–733

[250] Ambrosone CB, McCann SE, Freudenheim JL et al. Breast cancer risk in premenopausal women is inversely associated with consumption of broccoli, a source of isothiocyanates, but is not modified by GST genotype. J Nutr 2004; 134: 1134–1138

[251] Koller VJ, Marian B, Stidl R et al. Impact of lactic acid bacteria on oxidative DNA damage in human derived colon cells. Food Chem Toxicol 2008; 46: 1221–1229

[252] Meyer AL, Elmadfa I, Herbacek I, Micksche M. Probiotic, as well as conventional yogurt, can enhance the stimulated production of proinflammatory cytokines. J Hum Nutr Diet 2007; 20: 590–598

[253] Ishikawa H, Akedo I, Otani T et al. Randomized trial of dietary fiber and Lactobacillus casei administration for prevention of colorectal tumors. Int J Cancer 2005; 116: 762–767

[254] Aune D, Lau R, Chan DS et al. Dairy products and colorectal cancer risk: a systematic review and meta-analysis of cohort studies. Ann Oncol 2012; 23: 37–45

[255] Lampe JW. Dairy products and cancer. Journal of the American College of Nutrition 2011; 30: 464–470
[256] Rohrmann S, Linseisen J, Jakobsen MU et al. Consumption of meat and dairy and lymphoma risk in the European Prospective Investigation into Cancer and Nutrition. Int J Cancer 2011; 128: 623–634
[257] Kurahashi N, Inoue M, Iwasaki M et al. Dairy product, saturated fatty acid, and calcium intake and prostate cancer in a prospective cohort of Japanese men. Cancer Epidemiol Biomarkers Prev 2008; 17: 930–937
[258] Trock BJ, Hilakivi-Clarke L, Clarke R. Meta-analysis of soy intake and breast cancer risk. J Natl Cancer Inst 2006; 98: 459–471
[259] Dong JY, Qin LQ. Soy isoflavones consumption and risk of breast cancer incidence or recurrence: a meta-analysis of prospective studies. Breast Cancer Res Treat 2011; 125: 315–323
[260] Adlercreutz H. Phyto-oestrogens and cancer. Lancet Oncol 2002; 3: 364–373
[261] D'Aloisio AA, Baird DD, DeRoo LA, Sandler DP. Association of intrauterine and early-life exposures with diagnosis of uterine leiomyomata by 35 years of age in the Sister Study. Environ Health Perspect 2010; 118: 375–381
[262] Chlebowski RT, Anderson GL. Changing concepts: Menopausal hormone therapy and breast cancer. J Natl Cancer Inst 2012; 104: 517–527
[263] Beral V. Breast cancer and hormone-replacement therapy in the Million Women Study. Lancet 2003; 362: 419–427
[264] Geelen A, Schouten JM, Kamphuis C et al. Fish consumption, n-3 fatty acids, and colorectal cancer: a meta-analysis of prospective cohort studies. Am J Epidemiol 2007; 166: 1116–1125
[265] Kim S, Sandler DP, Galanko J et al. Intake of polyunsaturated fatty acids and distal large bowel cancer risk in whites and African Americans. Am J Epidemiol 2010; 171: 969–979
[266] Pot GK, Geelen A, van Heijningen EM et al. Opposing associations of serum n-3 and n-6 polyunsaturated fatty acids with colorectal adenoma risk: an endoscopy-based case-control study. Int J Cancer 2008; 123: 1974–1977
[267] Brouwer IA. Omega-3 PUFA: good or bad for prostate cancer? Prostaglandins Leukot Essent Fatty Acids 2008; 79: 97–99
[268] Ukoli FA, Fowke JH, Akumabor P et al. The association of plasma fatty acids with prostate cancer risk in African Americans and Africans. J Health Care Poor Underserved 2010; 21: 127–147
[269] Dijkstra SC, Lampe JW, Ray RM et al. Biomarkers of dietary exposure are associated with lower risk of breast fibroadenomas in Chinese women. J Nutr 2010; 140: 1302–1310
[270] Patterson RE, Flatt SW, Newman VA et al. Marine fatty acid intake is associated with breast cancer prognosis. J Nutr 2011; 141: 201–206
[271] Kuriki K, Hirose K, Wakai K et al. Breast cancer risk and erythrocyte compositions of n-3 highly unsaturated fatty acids in Japanese. Int J Cancer 2007; 121: 377–385
[272] Szymanski KM, Wheeler DC, Mucci LA. Fish consumption and prostate cancer risk: a review and meta-analysis. Am J Clin Nutr 2010; 92: 1223–1233
[273] Geelen A, Schouten JM, Kamphuis C et al. Fish consumption, n-3 fatty acids, and colorectal cancer: a meta-analysis of prospective cohort studies. Am J Epidemiol 2007; 166: 1116–1125
[274] Kolahdooz F, van der Pols JC, Bain CJ et al. Meat, fish, and ovarian cancer risk: Results from 2 Australian case-control studies, a systematic review, and meta-analysis. Am J Clin Nutr 2010, 91: 1752–1763
[275] Qin B, Xun P, He K. Fish or long-chain (n-3) PUFA intake is not associated with pancreatic cancer risk in a meta-analysis and systematic review. J Nutr 2012; 142: 1067–1073
[276] Yu X, Bao Z, Zou J, Dong J. Coffee consumption and risk of cancers: a meta-analysis of cohort studies. BMC Cancer 2011; 11: 96
[277] Bravi F, Bosetti C, Tavani A et al. Coffee reduces risk for hepatocellular carcinoma: an updated meta-analysis. Clin Gastroenterol Hepatol 2013; 11: 1413–1421
[278] Aggarwal BB, Sundaram C, Prasad S et al. Tocotrienols, the vitamin E of the 21st century: its potential against cancer and other chronic diseases. Biochem Pharmacol 2010; 80: 1613–1631
[279] Bingham SA, Day NE, Luben R et al. Dietary fibre in food and protection against colorec-

tal cancer in the European Prospective Investigation into Cancer and Nutrition (EPIC): an observational study. Lancet 2003; 361: 1496–1501

[280] Botterweck AA, van den Brandt PA, Goldbohm. Vitamins, carotenoids, dietary fiber, and the risk of gastric carcinoma: results from a prospective study after 6.3 years of follow-up. Cancer 2000; 88: 737–748

[281] Burkitt DP. Related disease related cause? Lancet 1969; 2: 1229–1231

[282] Burkitt DP. Epidemiology of cancer of the colon and rectum. Cancer 1971; 28: 3–13

[283] Burkitt DP. Some diseases characteristic of modern Western civilization. Br Med J 1973; 1: 274–278

[284] Chakravarti N, Myers JN et al. Targeting constitutive and interleukin-6-inducible signal transducers and activators of transcription 3 pathway in head and neck squamous cell carcinoma cells by curcumin (diferuloylmethane). Int J Cancer 2006; 119: 1268–1275

[285] Chavarro JE, Toth TL et al. Soy food and isoflavone intake in relation to semen quality parameters among men from an infertility clinic. Hum Reprod 2008; 23: 2584–2590

[286] Chen WY, Rosner B et al. Moderate alcohol consumption during adult life, drinking patterns, and breast cancer risk. JAMA 2011; 306: 1884–1890

[287] Cui Y, Morgenstern H et al. Dietary flavonoid intake and lung cancer a population-based case-control study. Cancer 2008; 112: 2241–2248

[288] Cummings J. The effect of dietary fiber on fecal weight and composition. In: Handbook of Dietary Fiber in Human Nutrition. Spiller G. Boca Raton FL, CRC Press 1993 263–349

[289] D'Amicis A, Scaccini C et al. Italian style brewed coffee: effect on serum cholesterol in young men. Int J Epidemiol 1996; 25: 513–520

[290] De Greef E, Vandenplas Y et al. Probiotics and IBD. Acta Gastroenterol Belg 2013; 76: 15–19

[291] Dhillon N, Aggarwal BB et al. Phase II trial of curcumin in patients with advanced pancreatic cancer. Clin Cancer Res 2008; 14: 4491–4499

[292] Dong J, Zou J et al. Coffee drinking and pancreatic cancer risk: a meta-analysis of cohort studies. World J Gastroenterol 2011; 17: 1204–1210

[293] Duthie SJ, Jenkinson AM et al. The effects of cranberry juice consumption on antioxidant status and biomarkers relating to heart disease and cancer in healthy human volunteers. Eur J Nutr 2006; 45: 113–122

[294] Egner PA, Wang JB et al. Chlorophyllin intervention reduces aflatoxin-DNA adducts in individuals at high risk for liver cancer. Proc Natl Acad Sci U S A 2001; 98: 14601–14606

[295] Engeset D, Alsaker E et al. Fish consumption and breast cancer risk. The European Prospective Investigation into Cancer and Nutrition (EPIC). Int J Cancer 2006; 119: 175–182

[296] Ferk F, Huber WW et al. Protective effects of coffee against induction of DNA damage and pre-neoplastic foci by aflatoxin B. Mol Nutr Food Res 2013

[297] Filipic M, Plazar J et al. Beer – Protective Effects of Alcoholic Beverages and their Constituent. In: Knasmueller S, De Marini DM, Johnson I, Gerhäuser C, Hrsg. Chemoprevention of Cancer and DNA Damage by Dietary Factors. Weinheim, Wiley-Blackwell 2009 635–661

[298] Floegel A, Pischon T et al. Coffee consumption and risk of chronic disease in the European Prospective Investigation into Cancer and Nutrition (EPIC)-Germany study. Am J Clin Nutr 2012; 95: 901–908

[299] Gallus S, Tavani A et al. Does coffee protect against liver cirrhosis? Ann Epidemiol 2002; 12: 202–205

[300] Garcia-Closas R, Gonzalez CA et al. Intake of specific carotenoids and flavonoids and the risk of gastric cancer in Spain. Cancer Causes Control 1999; 10: 71–75

[301] Gates MA, Tworoger SS et al. A prospective study of dietary flavonoid intake and incidence of epithelial ovarian cancer. Int J Cancer 2007; 121: 2225–2232

[302] Gaudet MM, Britton JA et al. Fruits, vegetables, and micronutrients in relation to breast cancer modified by menopause and hormone receptor status. Cancer Epidemiol Biomarkers Prev 2004; 13: 1485–1494

[303] Gaziano JM, Glynn RJ et al. Vitamins E and C in the prevention of prostate and total cancer in men: the Physicians' Health Study II randomized controlled trial. JAMA 2009; 301: 52–62

[304] Hecht SS, Trushin N et al. Complete inhibition of 4-(methylnitrosamino)-1-(3-pyridyl)-

1-butanone-induced rat lung tumorigenesis and favorable modification of biomarkers by phenethyl isothiocyanate. Cancer Epidemiol Biomarkers Prev 1996; 5: 645–652

[305] Hiramoto K, Kida T et al. Increased urinary hydrogen peroxide levels caused by coffee drinking. Biol Pharm Bull 2002; 25: 1467–1471

[306] Hoelzl C, Glatt H et al. Consumption of Brussels sprouts protects peripheral human lymphocytes against 2-amino-1-methyl-6-phenylimidazo[4,5-b]pyridine (PhIP) and oxidative DNA-damage: results of a controlled human intervention trial. Mol Nutr Food Res 2008; 52: 330–341

[307] Huber WW, Parzefall W. Modification of N-acetyltransferases and glutathione S-transferases by coffee components: possible relevance for cancer risk. Methods Enzymol 2005; 401: 307–341

[308] IARC. Coffee, Tea, Mate, Methylxanthines and Methylglyoxal. IARC Working Group on the Evaluation of Carcinogenic Risks to Humans. Lyon, 27 February to 6 March 1990. IARC Monogr Eval Carcinog Risks Hum 1991; 51 291–390

[309] Jenab M, Riboli E et al. Plasma and dietary vitamin C levels and risk of gastric cancer in the European Prospective Investigation into Cancer and Nutrition (EPIC-EURGAST). Carcinogenesis 2006; 27: 2250–2257

[310] Kensler TW, Chen JG et al. Effects of glucosinolate-rich broccoli sprouts on urinary levels of aflatoxin-DNA adducts and phenanthrene tetraols in a randomized clinical trial in He Zuo township, Qidong, People's Republic of China. Cancer Epidemiol Biomarkers Prev 2005; 14: 2605–2613

[311] Klein EA, Thompson IM Jr et al. Vitamin E and the risk of prostate cancer: the Selenium and Vitamin E Cancer Prevention Trial (SELECT). JAMA 2011; 306: 1549–1556

[312] Kotsopoulos J, Eliassen AH et al. Relationship between caffeine intake and plasma sex hormone concentrations in premenopausal and postmenopausal women. Cancer 2009; 115: 2765–2774

[313] Kresty L A, Frankel WL et al. Transitioning from preclinical to clinical chemopreventive assessments of lyophilized black raspberries: interim results show berries modulate markers of oxidative stress in Barrett's esophagus patients. Nutr Cancer 2006; 54: 148–156

[314] Kumar G, Pillare SP et al. Black tea polyphenols-mediated in vivo cellular responses during carcinogenesis. Mini Rev Med Chem 2010; 10: 492–505

[315] Kurahashi N, Inoue M et al. Dairy product, saturated fatty acid, and calcium intake and prostate cancer in a prospective cohort of Japanese men. Cancer Epidemiol Biomarkers Prev 2008; 17: 930–937

[316] La Vecchia C, Negri E et al. Tea consumption and cancer risk. Nutr Cancer 1992; 17: 27–31

[317] Lin HJ, Probst-Hensch NM et al. Glutathione transferase null genotype, broccoli, and lower prevalence of colorectal adenomas. Cancer Epidemiol Biomarkers Prev 1998; 7: 647–652

[318] MacMahon B, Yen S et al. Coffee and cancer of the pancreas. N Engl J Med 1981; 304: 630–633

[319] McLarty J, Bigelow RL et al. Tea polyphenols decrease serum levels of prostate-specific antigen, hepatocyte growth factor, and vascular endothelial growth factor in prostate cancer patients and inhibit production of hepatocyte growth factor and vascular endothelial growth factor in vitro. Cancer Prev Res (Phila) 2009; 2: 673–682

[320] MacLean CH, Newberry SJ et al. Effects of omega-3 fatty acids on cancer risk: a systematic review. JAMA 2006; 295: 403–415

[321] Mendez AM, Pera G et al. Cereal fiber intake may reduce risk of gastric adenocarcinomas: the EPIC-EURGAST study. Int J Cancer 2007; 121: 1618–1623

[322] Mostofsky E, Rice MS et al. Habitual coffee consumption and risk of heart failure: a dose-response meta-analysis. Circ Heart Fail 2012; 5: 401–405

[323] Myung SK, Ju W et al. Vitamin or antioxidant intake (or serum level) and risk of cervical neoplasm: a meta-analysis. BJOG 2011; 118: 1285–1291

[324] Nagata C, Kabuto M et al. Association of coffee, green tea, and caffeine intakes with serum concentrations of estradiol and sex hormone-binding globulin in premenopausal Japanese women. Nutr Cancer 1998; 30: 21–24

[325] Nanno M, Kato I et al. Biological effects of probiotics: what impact does Lactobacillus

casei shirota have on us? Int J Immunopathol Pharmacol 2011; 24 (1 Suppl): 45S-50S
[326] Negrao R, Costa R et al. Xanthohumol-supplemented beer modulates angiogenesis and inflammation in a skin wound healing model. Involvement of local adipocytes. J Cell Biochem 2012; 113: 100–109
[327] Noguer MA, Cerezo AB et al. Intake of alcohol-free red wine modulates antioxidant enzyme activities in a human intervention study. Pharmacol Res 2012; 65: 609–614
[328] Nothlings U, Murphy SP et al. Flavonols and pancreatic cancer risk: the multiethnic cohort study. Am J Epidemiol 2007; 166: 924–931
[329] Nouraie M, Pietinen P et al. Fruits, vegetables, and antioxidants and risk of gastric cancer among male smokers. Cancer Epidemiol Biomarkers Prev 2005; 14: 2087–2092
[330] Palafox-Carlos H, Ayala-Zavala JF et al. The role of dietary fiber in the bioaccessibility and bioavailability of fruit and vegetable antioxidants. J Food Sci 2011; 76: R6-R15
[331] Sakamoto W, Isomura H et al. Coffee increases levels of urinary 8-hydroxydeoxyguanosine in rats. Toxicology 2003; 183: 255–263
[332] Sasaki H, Sunagawa Y et al. Innovative preparation of curcumin for improved oral bioavailability. Biol Pharm Bull 2011; 34: 660–665
[333] Sato R, Helzlsouer KJ et al. Prospective study of carotenoids, tocopherols, and retinoid concentrations and the risk of breast cancer. Cancer Epidemiol Biomarkers Prev 2002; 11: 451–457
[334] Shannon J, King IB et al. Erythrocyte fatty acids and breast cancer risk: a case-control study in Shanghai, China. Am J Clin Nutr 2007; 85: 1090–1097
[335] Slavin J, Stewart M. Fiber and Microbially Generated Active Components. In: Milner JA, Romagnolo DF, Nutrition and Health: Bioactive Compounds and Cancer. Humana Press 2010 165–180
[336] Smolarek AK, Suh N. Chemopreventive activity of vitamin E in breast cancer: a focus on gamma- and delta-tocopherol. Nutrients 2011; 3: 962–986
[337] Sun CL, Yuan JM et al. Green tea, black tea and breast cancer risk: a meta-analysis of epidemiological studies. Carcinogenesis 2006; 27: 1310–1315
[338] Sun CL, Yuan JM et al. Urinary tea polyphenols in relation to gastric and esophageal cancers: a prospective study of men in Shanghai, China. Carcinogenesis 2002; 23: 1497–1503
[339] Tamimi RM, Hankinson SE et al. Plasma carotenoids, retinol, and tocopherols and risk of breast cancer. Am J Epidemiol 2005; 161: 153–160
[340] Tantamango YM, Knutsen SF et al. Foods and food groups associated with the incidence of colorectal polyps: the Adventist Health Study. Nutr Cancer 2011; 63: 565–572
[341] Theodoratou E, Kyle J et al. Dietary flavonoids and the risk of colorectal cancer. Cancer Epidemiol Biomarkers Prev 2007; 16: 684–693
[342] Traka M, Gasper AV et al. Broccoli consumption interacts with GSTM1 to perturb oncogenic signalling pathways in the prostate. PLoS One 2008; 3: e2568
[343] Turati F, Galeone C et al. Coffee and cancers of the upper digestive and respiratory tracts: meta-analyses of observational studies. Ann Oncol 2011; 22: 536–544
[344] Turesky RJ, Le Marchand L. Metabolism and biomarkers of heterocyclic aromatic amines in molecular epidemiology studies: lessons learned from aromatic amines. Chem Res Toxicol 2011; 24: 1169–1214
[345] Tverdal A, Skurtveit S. Coffee intake and mortality from liver cirrhosis. Ann Epidemiol 2003; 13: 419–423
[346] World Cancer Research Fund/American Institute for Cancer Research. Food, Nutrition, Physical Activity, and the Prevention of Cancer: A Global Perspective. Washington DC, Amer Inst for Cancer Research; 2007
[347] Yang CS, Wang H. Mechanistic issues concerning cancer prevention by tea catechins. Mol Nutr Food Res 2011; 55: 819–831
[348] Yuan JM, Sun C et al. Tea and cancer prevention: epidemiological studies. Pharmacol Res 2011; 64: 123–135
[349] Zhang S, Hunter DJ et al. Dietary carotenoids and vitamins A, C, and E and risk of breast cancer. J Natl Cancer Inst 1999; 91: 547–556
[350] Zheng T, Holford TR et al. Diet and nutrient intakes and risk of non-Hodgkin's lymphoma in Connecticut women. Am J Epidemiol 2004; 159: 454–466

[351] Murphy N, Norat T et al. Consumption of dairy products and colorectal cancer in the European Prospective Investigation into Cancer and Nutrition (EPIC). PLoS One 2013; 8: e72715

[352] Wang XQ, Terry PD et al. Review of salt consumption and stomach cancer risk: epidemiological and biological evidence. World J Gastroenterol 2009; 15: 2204–2213

[353] Dias-Neto M, Pintalhao M et al. Salt intake and risk of gastric intestinal metaplasia: systematic review and meta-analysis. Nutr Cancer 2010; 62: 133–147

6.15 Weiterführende Literatur

Aggarwal BB, Kumar A, Bharti AC. Anticancer potential of curcumin: Preclinical and clinical studies. Anticancer Res 2003; 23: 363–398

Fuchs S, Stidl R, Koller V et al. Lactobacilli and fermented foods. In: Knasmüller S, DeMarini D, Johnson I, Gerhäuser C, eds. Chemoprevention of Cancer and DNA Damage by Dietary Factors. Weinheim: Wiley-VHC; 2009

Gerhauser C. Beer constituents as potential cancer chemopreventive agents. Eur J Cancer 2005; 41: 1941–1954

Heber D. Pomegranate Ellagitannins. In: Benzie IFF, Wachtel-Galor S, eds. Herbal Medicine. Biomolecular and Clinical Aspects. 2. Aufl. Boca Raton: CRC Press; 2011

Heger A, Jandl B, Ferk F et al. Health effects of lycopene. Nutrition 2010; 34: 306–322

Kaefer CM, Milner JA. The role of herbs and spices in cancer prevention. J Nutr Biochem 2008; 19: 347–361

Krishnan AV, Feldman D. Mechanisms of the anticancer and anti-inflammatory actions of vitamin D. Annu Rev Pharmacol Toxicol 2011; 51: 311–336

Krishnan AV, Trump DL, Johnson CS et al. The role of vitamin D in cancer prevention and treatment. Endocrinol Metab Clin North Am 2010; 39: 401–418

Kumar M, Kumar A, Nagpal R et al. Cancer-preventing attributes of probiotics: an update. Int J Food Sci Nutr 2010; 61: 473–496

Lamprecht SA, Lipkin M. Chemoprevention of colon cancer by calcium, vitamin D and folate: molecular mechanisms. Nat Rev Cancer 2003; 3: 601–614

Lin Y, Shi R, Wang X et al. Luteolin, a flavonoid with potential for cancer prevention and therapy. Curr Cancer Drug Targets 2008; 8: 634–646

Lund EK. Fatty acids and cancer prevention. In: Knasmüller S, DeMarini D, Johnson I, Gerhäuser C, eds. Chemoprevention of Cancer and DNA Damage by Dietary Factors. Weinheim: Wiley-VHC; 2009: 749

Mamede AC, Tavares SD, Abrantes AM et al. The role of vitamins in cancer: a review. Nutr Cancer 2011; 63: 479–494

Ouédraogo M, Charles C, Ouédraogo M et al. An overview of cancer chemopreventive potential and safety of proanthocyanidins. Nutr Cancer 2011; 63: 1163–1173

Post RE, Mainous AG 3rd, King DE et al. Dietary fiber for the treatment of type 2 diabetes mellitus: a meta-analysis. J Am Board Fam Med 2012; 25: 16–23

Riediger ND, Othman RA, Suh M et al. A systemic review of the roles of n-3 fatty acids in health and disease. J Am Diet Assoc 2009; 109: 668–679

Scott E, Steward WP, Gescher AJ et al. Resveratrol in human cancer chemoprevention – Choosing the "right" dose. Mol Nutr Food Res 2012; 56: 7–13

Slavin JL. Dietary fiber and body weight. Nutrition 2005; 21: 411–418

Stevens JF, Page JE. Xanthohumol and related prenylflavonoids from hops and beer: to your good health! Phytochemistry 2004; 65: 1317–1330

Watzl B, Rechkemmer G. Phenolsäuren. Ernährungs-Umschau 2001; 48: 413–416

Zeeb H, Greinert R. The role of vitamin D in cancer prevention: does UV protection conflict with the need to raise low levels of vitamin D? Dtsch Arztebl Int 2010; 107: 638–643

Zheng J, Yang B, Huang T et al. Green tea and black tea consumption and prostate cancer risk: an exploratory meta-analysis of observational studies. Nutr Cancer 2011; 63: 663–672

7 Schlussbetrachtung: Fragen, Irrtümer und Empfehlungen

Wir diskutieren im letzten Kapitel dieses Buches einige aktuelle Probleme und geben Empfehlungen, deren wissenschaftliche Grundlagen in den vorangegangenen Abschnitten erörtert wurden.

7.1 Schützt die Mediterrandiät vor Krebs?

7.1.1 Definition

Unter dem Begriff „Mittelmeerdiät" versteht man eine Ernährungsform, die – wie der Name sagt – für Länder des Mittelmeerraums typisch ist (Kreta, Spanien, Italien). Sie besteht aus einem hohen Anteil an Früchten, Gemüsen, Getreide, Kartoffeln, Bohnen, Fisch und Nüssen sowie 1–2 Gläsern Wein pro Tag. Der Konsum von rotem Fleisch ist relativ gering. Bei der Nahrungszubereitung wird fast ausschließlich Olivenöl verwendet, das reich an Phenolen ist. Milch wird nur selten konsumiert, der Anteil an Joghurt und Käse ist relativ hoch.

7.1.2 Ergebnisse von Humanstudien

Kontou und Mitarbeiter veröffentlichten 2011 eine Übersichtsarbeit, in der sie die Ergebnisse von 17 Humanstudien auswerteten (8 prospektive und 7 retrospektive, eine Interventionsstudie sowie eine randomisierte Screeningstudie) [22]. Sie kommen zu dem Schluss, dass es keine definitive Evidenz für Schutzeffekte der Mediterrandiät vor Krebs gibt. Diese Aussage beruht allerdings nicht auf einer wissenschaftlich-statistisch fundierten Auswertung des vorliegenden Datenmaterials.

Dagegen sah man in einer prospektiven Einzelstudie deutliche Effekte: In einer Teiluntersuchung der EPIC-Studie war die Krebsmortalität nach 44 Monaten deutlich reduziert (HR 0,76), wobei der Effekt bei Teilnehmern, die älter als 55 Jahre waren, besonders deutlich war [62]. Nach 7–9 Jahren war die Erkrankungsrate in der Mediterrandiät-Gruppe immerhin noch um 12% erniedrigt. Darüber hinaus gibt es weitere Daten aus dem EPIC-Projekt (485.044 Teilnehmer, Alter 35–70). Betrachtete man 9 charakteristische Bestandteile der mediterranen Diät, zeigte sich nach 8- bis 9-jähriger Beobachtung eine Erniedrigung des Auftretens von Magenkrebs (HR 0,67) (!) [70], und in einer französischen Teilstudie sah man eine inverse Assoziation mit dem Brustkrebsrisiko. Der letztere Zusammenhang wurde allerdings in einer umfangreichen US-Studie (Nurses Health Study mit 121.700 Teilnehmern) nicht gefunden.

Die zweitgrößte prospektive Studie (492.382 Individuen) wurde in den USA realisiert (NIH-AARP Diet & Health Study) [72]. Der Altersbereich der Teilnehmer lag zwischen 50 und 69 Jahren. Nach 5-jähriger Laufzeit fand man eine Erniedrigung des Risikos für Kolorektalkrebs bei Männern um 28%. Die stärksten Schutzeffekte fand man übrigens in zwei italienischen Studien (304 Fälle von Ösophaguskrebs bzw. 527 Fälle von Kehlkopfkrebs); die Erkrankungsrisiken waren beim Konsum einer Mediterrandiät um 74% bzw. 60% reduziert [22].

7.2 Lösen genetisch modifizierte Nahrungsmittel Krebs aus?

„Gen macht Krebs" stand vor einigen Jahren auf der Titelseite der auflagenstärksten österreichischen Tageszeitung. Das Statement bezog sich auf die möglichen krebsauslösenden Wirkungen gentechnisch veränderter Nahrungsmittel, deren Produktion weltweit Befürchtungen bei Verbrauchern auslöste. Tatsächlich hat sich die Vermarktung von GMO (gentechnisch modifizierte Organismen) in Europa in wesentlich geringerem Ausmaß durchgesetzt als in anderen Kontinenten.

7.2.1 Studienergebnisse

Eine 2009 von griechischen Wissenschaftlern veröffentlichte Übersichtsarbeit beschreibt die molekularen Prozesse, durch die GMO negative gesundheitliche Effekte auslösen könnten [12]. Einerseits befürchtet man den Transfer von Genen in den Menschen, wobei vor allem mit viraler DNA Probleme auftreten könnten. Alternativ dazu ist es auch möglich, dass von modifizierten Nahrungsmittelbestandteilen Gene in die Mikroorganismen der Darmflora eingeschleust werden. Allerdings gibt es derzeit keine Hinweise darauf, dass diese

Überlegungen im Hinblick auf das Krebsrisiko für den Menschen relevant sind. Etwas anders sieht es mit der Auslösung von Allergien aus, denn es gibt tatsächlich Befunde, die diese Effekte belegen. Allerdings könnten derartige Wirkungen durch entsprechende Sicherheitsuntersuchungen der Produkte vor der Vermarktung verhindert werden. Das einzige Resultat einer wissenschaftlichen Studie, die von den Autoren erwähnt wird und die mit Krebserkrankungen in Zusammenhang gebracht werden könnte, ist die Erhöhung der IgA-Konzentrationen, die man in Ratten und Mäusen nach Fütterung von modifiziertem Mais fand. Es ist jedoch nicht auszuschließen, dass dieser Effekt die Konsequenz einer allergischen Reaktion war.

Exkurs: Die Séralini-Studie – gesunde Geschäfte?

2012 publizierte der am Institut für Biologie der Universität Caen in Frankreich tätige Forscher Gilles-Éric Séralini eine Studie über die Langzeiteffekte einer Maissorte, die gegenüber dem Herbizid Roundup resistent ist [33]. Es handelt sich um eine Züchtung des Monsanto-Konzerns, dessen Aktivitäten aus ökologischen und ethischen Gründen heftig kritisiert wurden. Die Autoren fanden nach zweijähriger Verfütterung an Sprague-Dawley-Ratten große Brusttumoren, Störungen des Hormonhaushaltes sowie schwere Nierenschäden. In männlichen Tieren wurde ein Anstieg subkutaner Tumoren festgestellt.

Sofort nach der Veröffentlichung der Arbeit brach ein Sturm der Empörung los. In zahlreichen Briefen an die Herausgeber der Zeitschrift wurde die Arbeit scharf kritisiert. Die Quintessenz der Problematik ist in Kommentaren zusammengefasst, die in der Zeitschrift Nature veröffentlicht wurden [46], [47]. Die Arbeit von Séralini erweckt den Anschein, dass die Krebsstudie entsprechend den Prüfrichtlinien der OECD durchgeführt wurde, tatsächlich ist dies jedoch nicht der Fall. Er verwendete nämlich eine zu geringe Tierzahl (nur 10 pro Gruppe) und darüber hinaus einen Rattenstamm, der eine sehr niedrige Überlebensrate aufweist (nur etwa 50 % der unbehandelten Tiere leben nach 104 Wochen); beides hat negative Auswirkungen auf die Aussagekraft der Studie. Darüber hinaus wurden weitere Kritikpunkte geltend gemacht, etwa Fehler bei der statistischen Auswertung. Viele Experten vertreten die Meinung, dass die Untersuchung dilettantisch durchgeführt wurde, sodass keine Aussagen getroffen werden können. Um die Qualität der Studie besser beurteilen zu können, forderte man Séralini auf, die unveröffentlichten Rohdaten zur Verfügung zu stellen. Er erklärte sich dazu bereit, allerdings unter der Voraussetzung, dass die EFSA alle Daten jener Studien, die 2003 zur Zulassung der getesteten Maissorte geführt hatten, herausgibt (u. a. eine 90-Tage-Studie mit Labornagern). Dies ist wahrscheinlich aus rechtlichen Gründen nicht möglich. Außerdem verlangte Séralini eine „unabhängige" Begutachtungsgruppe, d. h. eine Prüfung seiner Untersuchung durch ein „Nicht-EFSA-Gremium". Die Agentur veröffentlichte im Oktober 2012 eine Stellungnahme, in der sie betonte, dass die Studie aufgrund von Mängeln keine Aussagen ermöglicht und dass zukünftige Untersuchungen nicht erforderlich sind. Im Gegensatz dazu sind die Autoren dieses Buches der Meinung, dass die Realisierung einer sorgfältig durchgeführten Kanzerogenitätsstudie durchaus wünschenswert wäre. An der Vorgehensweise von Séralini war bedenklich, dass er bereits vor der Veröffentlichung seiner Studie Journalisten informierte, um eine möglichst große Medienpräsenz zu erreichen (allerdings unter Forderung der Geheimhaltung vor Veröffentlichung der Arbeit). Des Weiteren erschien zeitgleich mit der Publikation des skandalumwitterten Artikels ein von ihm verfasstes Buch, in dem er die Geschichte des Experiments beschreibt (sein plakativer Titel lautet: „Sind wir alle Meerschweinchen?"). Parallel dazu wurden ein Film und ein Dokumentarbericht hergestellt. Séralini hat, so scheint es, recht gute Geschäfte mit seiner Studie gemacht. Den Herausgebern der Zeitschrift „Food and Chemical Toxicology" (FCT) war die Veröffentlichung der Arbeit zunächst sehr unangenehm, obwohl die Arbeit den für die Fachartikel vorgesehenen Begutachtungsprozess durchlaufen hatte. Allerdings zeigte sich schon bald, dass sie zu den meistzitierten biomedizinischen Publikationen wurde, und es ist zu erwarten, dass die Arbeit trotz des negativen Beigeschmacks den Impact Factor der Zeitschrift (und damit ihre wissenschaftliche Bedeutung) verbessern wird. Im November 2013 zog Elsevier, jener Verlag, zu dem FCT gehört, die Veröffentlichung zurück.

In einer Übersichtsarbeit von Domingo werden 29 Studien beschrieben, wobei nur in zweien Hinweise auf negative Auswirkungen gefunden wurden [11]. In einer Untersuchung mit Augenbohnen sah man Änderungen im Blasenepithel von Ratten, in einer weiteren mit Kartoffeln detektierte man eine Erhöhung der Teilungsraten der Magenschleimhautzellen. In diesem Zusammenhang ist eine weitere (nicht in dem Übersichtsartikel erwähnte) Studie mit Tomaten zu nennen, in der ebenfalls Magenschäden gefunden wurden.

Ein weiterer Review befasst sich mit Untersuchungen (12), in denen Versuchstiere mehr als 90 Tage gefüttert wurden, sowie mit Mehrgenerationsstudien (12) [34]. Nur in 3 wurden negative Effekte gefunden. In Schafen, denen Mais verfüttert worden war, sah man Veränderungen der Größe der Zellkerne in Pankreas- und Leberzellen, und in einer Untersuchung mit Sojabohnen traten Veränderungen der Morphologie der Kerne von Leberzellen auf. Des Weiteren sind Ergebnisse mit Mäusen erwähnenswert, denen man Sojabohnen fütterte und bei denen es ebenfalls zu Veränderungen der Zellkerne in Pankreaszellen kam. Diese Prozesse sind im Hinblick auf gesundheitliche Konsequenzen unspezifisch und es können aus ihnen keine Schlussfolgerungen in Bezug auf die Auslösung von Krebserkrankungen abgeleitet werden. Lediglich in einer Studie wurde bisher ein Hinweis auf Auslösung von Tumoren gefunden (s. Exkurs „Séralini-Studie“).

7.3 Sind biologisch erzeugte Lebensmittel gesünder und schützen vor Krebs?

Sucht man im Internet nach Zusammenhängen zwischen dem Konsum biologisch produzierter Lebensmittel und dem Auftreten von Krebserkrankungen, so findet man Hunderte Beiträge von Produzenten und Diskussionsforen, in denen Schutzwirkungen erwähnt werden. Unter anderem wird auch US-Präsident Obama zitiert, der sich positiv über die gesundheitsfördernden Eigenschaften von „Organic Foods“ geäußert hat.

7.3.1 Mögliche Ursachen von Schutzwirkungen

▶ **Pestizide.** Biologischer Landbau verzichtet auf den Einsatz von Herbiziden und Pestiziden. Tatsächlich gibt es Studien, die zeigen, dass beispielsweise bei Kindern die Ausscheidung von Pestizidrückständen bei Verzehr von biologischen Lebensmitteln deutlich abnimmt. Da jedoch die Verwendung dieser Chemikalien aus der Sicht der Krebsauslösung in Industrieländern derzeit kein dramatisches Problem für die Konsumenten darstellt (s. Kapitel 4.17.2), ist dies kein relevantes Argument.

▶ **Wachstumsfaktoren und Sexualhormone.** Eine gewisse Bedeutung, so kritische Stimmen, könnte die Verwendung von Wachstumsfaktoren und Steroidhormonen haben. Erstere werden eingesetzt, um die Milcherträge von Kühen zu verbessern, allerdings werden sie bei der Pasteurisierung zerstört; darüber hinaus wird rinderspezifisches Wachstumshormon eingesetzt, das beim Menschen kaum Effekte auslöst. Die Sexualhormone werden in der Rinderzucht eingesetzt, um die Fleischerträge zu erhöhen. Von der „Food and Agriculture Organisation“ der UN und der WHO [69] wurde eine gemeinsame Stellungnahme veröffentlicht, in der betont wird, dass der Verzehr östrogenbelasteter Tiere aufgrund von Rückstandsmessungen im Fleisch als unbedenklich angesehen werden kann [73]. In diesem Zusammenhang ist erwähnenswert, dass 98–99% der endogenen Steroidhormone in proteingebundener Form vorliegen, während synthetische Steroide schlechter an die Transportproteine binden und in freier, d.h. biologisch aktiver Form vorliegen. Die in menschlicher Milch gefundenen Östradiol- und Östronkonzentration liegen jeweils bei 99 und 1.799 pg/ml, während Kuhmilch 4–14 pg/ml Östradiol und 34–55 pg/ml Östron enthält. Mit anderen Worten, menschliche Muttermilch enthält a priori Mengen, die deutlich höher liegen. Nichtsdestotrotz wurde postuliert, dass der Einsatz von Hormonen in der Tierzucht das Brustkrebsrisiko beim Menschen erhöhen könnte, weil Östrogene die Teilung der Brustdrüsenzellen verursachen (s. Kapitel 6.12 „Phytoöstrogene“). Allerdings sind die Konzentrationen, die in Tierversuchen verwendet werden müssen, um derartige Effekte auszulösen, deutlich höher als die Zufuhr über die Ernährung.

▶ **Konzentrationen von Inhaltsstoffen.** Biologisch hergestellte Lebensmittel unterscheiden sich hinsichtlich der Konzentrationen ihrer Inhaltsstoffe kaum von konventionell produzierten Lebensmitteln. Es gibt nur vereinzelte Hinweise, dass bio-

Exkurs: Was bringt der Konsum von Bionahrung?

Es besteht kein Zweifel, dass biologischer Landbau zahlreiche positive Aspekte hat, die die Stabilität von Ökosystemen, nachhaltige Bewirtschaftung der Böden und artgerechte Tierhaltung betreffen. Allerdings wird von der Lebensmittelindustrie dem Verbraucher auch suggeriert, dass biologisch produzierte Lebensmittel gesünder sind. Diese Behauptung lässt sich generell nur schwer und in Bezug auf die Verhinderung von Krebserkrankungen überhaupt nicht bestätigen, wenn man die derzeitig verfügbaren wissenschaftlichen Fakten betrachtet.

Effektiver Krebsschutz ist im Wesentlichen durch eine qualitative und quantitative Änderung der Zusammensetzung der Nahrung zu erreichen. Ob dabei biologische oder konventionell hergestellte Nahrungsmittel verwendet werden, spielt keine maßgebliche Rolle. Mit anderen Worten, das Krebsrisiko ist von der Produktionsform der Lebensmittel weitgehend unabhängig und es gibt keine Gründe anzunehmen, dass Bioprodukte in dieser Hinsicht „gesünder" sind als herkömmlich hergestellte Produkte. Es ist zu befürchten, dass Konsumenten, die „Bio" kaufen und konsumieren, der Meinung sind, dass sie sich dadurch vor Krebserkrankungen schützen, und daher zielführende Maßnahmen, die zu einer tatsächlichen Reduktion des Risikos führen, vernachlässigen.

logisch kultivierte Nutzpflanzen (z.B. Gewürze) durch das langsamere Wachstum ohne Einsatz von Kunstdüngern höhere Konzentrationen bioaktiver Substanzen enthalten. Eine zusammenfassende Analyse zahlreicher Studien ergab in diversen Gemüse- und Obstsorten keine deutlichen Veränderungen der Konzentrationen von Vitamin C, β-Carotin, α-Tocopherol, Ballaststoffen, Quercetin, Kaempferol und Flavanolen [71]. Die Gesamtphenolmengen waren hingegen in Lebensmitteln aus biologischem Anbau signifikant höher. Des Weiteren ist erwähnenswert, dass das Mykotoxin Deoxynivalenol in Bioprodukten seltener gefunden wurde; bei Ochratoxin A ergaben sich keine deutlichen Unterschiede.

7.3.2 Ergebnisse von Untersuchungen mit Säugetieren

Betrachtet man die Ergebnisse von Vergleichsstudien, in denen Labor- und Nutztiere mit Futter ernährt wurden, das aus biologisch produzierten Pflanzen hergestellt wurde, so zeigen sich in einigen Fällen deutlich Unterschiede. Die meisten detektierten Veränderungen stehen allerdings nicht mit der Auslösung von Krebserkrankungen in Zusammenhang, sondern beziehen sich auf den Reproduktionserfolg, z.B. auf die Produktion von Eiern, die Fertilität und das Wachstum der Nachkommen. In ▸ Tab. 7.1 sind Ergebnisse von Studien beschrieben, in denen Änderungen von Parametern gefunden wurden, die mit Krebsrisiken in Zusammenhang gebracht werden können. Die erniedrigte Proliferationsrate der Milzzellen in Ratten nach Fütterung von Pflanzen, die nicht mit Mineraldünger behandelt worden waren, könnte allerdings als Hinweis auf einen negativen Effekt (Schwächung der Immunfunktionen) interpretiert werden.

7.4 Erkranken Vegetarier weniger häufig als Nichtvegetarier?

Etwa 8 % der deutschen Bevölkerung ernährt sich vegetarisch, die diversen Formen der fleischlosen Ernährung wurden bereits in Kapitel 1.3.2 kurz beschrieben.

Tab. 7.1 Auswirkungen der Fütterung von biologisch produzierten Nahrungsmitteln auf Säuger (Vergleich mit Fütterung von konventionell produziertem Futter).

Tierart	Fütterung	Ergebnis
Ratte	Kartoffeln, Karotten, Erbsen, Grünkohl, Rapsöl	höhere IgG- und Vitamin-E-Werte im Plasma
Ratte	Gerste, Karotten, Kartoffeln, Zwiebeln	niedrigere Proliferationsraten der Milzzellen, Verbesserung des antioxidativen Status
Hühner	Weizen, Gerste, Mais	Verbesserung des Immunstatus

Wie bereits in Kapitel 4.2 über Risikofaktoren erwähnt, gibt es Hinweise, dass der Konsum von rotem Fleisch die Entstehung von Dickdarmkrebs begünstigt, andererseits verbessert er die Versorgung mit Vitamin A, Eisen und Vitamin B_{12}. Hohe Verzehrsmengen bedingen allerdings meist eine reduzierte Aufnahme der Zufuhr an Ballaststoffen und von sekundären Pflanzeninhaltsstoffen mit krebsprotektiven Eigenschaften. Diese Annahme gilt nicht generell, denn es gibt auch sog. Pudding- und Nudelvegetarier, die sich primär von Lebensmitteln ernähren, die besonders reich an Stärke, Zucker und gereinigten Mehlprodukten sind und nur geringe Mengen an gesundheitlich wertvollen Inhaltsstoffen aufweisen.

Die möglichen positiven Auswirkungen, die eine vegane Lebensweise durch verminderte Zufuhr von Methionin bei Menschen mit erhöhten Erkrankungsrisiken haben könnte, werden im Exkurs auf S. 202 erörtert.

7.4.1 Ergebnisse epidemiologischer Studien

Der Umfang und die Qualität der verfügbaren Untersuchungen sind äußerst unterschiedlich. Teilweise wurden verschiedene Formen des Vegetarismus getrennt behandelt. Von besonderer Bedeutung ist, dass Menschen, die sich vegetarisch ernähren, meist ein ausgeprägtes Gesundheitsbewusstsein besitzen. Die Berücksichtigung dieser Tatsache ist bei deskriptiven Untersuchungen oft ein Problem.

In manchen Studien wird die standardisierte Mortalitätsrate (Standardised Mortality Rate) berechnet, während sich andere Untersuchungen auf die Erkrankungshäufigkeit beziehen. In ▸ Tab. 7.2 sind die Ergebnisse einiger Studien zusammenfassend dargestellt, darüber hinaus gibt es weitere Untersuchungen, die die Auswirkungen vegetarischer Ernährung betreffen.

In einer älteren holländischen Studie (Berkel und de Waard 1983) [43] mit Adventisten des 7ten Tages (472 Todesfälle, Beobachtungsdauer 9 Jahre) wurden weniger Krebstote (standardisierte Mortalitätsrate für alle Krebsformen 0,50) sowie erniedrigtes Auftreten von Dickdarmkrebs gefunden (Observed/Expected-Verhältnis 0,43), auch bei Brustkrebs und Lungenkrebs waren die Mortalitätsraten erniedrigt.

2012 erschien eine Studie mit dänischen Baptisten und Adventisten [61]. Die Krebsraten waren in beiden Gruppen niedriger als in der Gesamtbevölkerung, wobei vor allem in Mundhöhle, Ösophagus und Rektum deutliche Effekte gefunden wurden. Die Autoren untersuchten jedoch das Ernährungsverhalten der beiden Gruppen nicht näher und verglichen es auch nicht mit der Gesamtpopulation, sodass die Studie keine klaren Aussagen ermöglicht.

▶ **Metaanalysen.** Es gibt zwei Metaanalysen, in denen die Auswirkungen vegetarischer Ernährung auf das Krebsgeschehen untersucht wurden. Eine stammt aus dem Jahr 1999 und betrifft die Mortalitätsrate bei Vegetariern [51]. Fünf Kohortenstudien wurden bewertet und die Autoren kommen zu dem Schluss, dass es hinsichtlich der Gesamtkrebsmortalität keine Unterschiede gibt und dass die Raten von Kolorektal-, Lungen-, Magen-, Brust- und Prostatakrebs bei Fleischessern und Vegetariern keine signifikanten Unterschiede aufweisen.

Eine weitere Arbeit stammt aus dem Jahr 2012 und bezieht sich auf die Erkrankungshäufigkeit [18]. Sieben Studien wurden analysiert, die aktuellste (Adventisten 2, mit 69.120 Teilnehmern, s. ▸ Tab. 7.2), in der eine inverse Assoziation gefun-

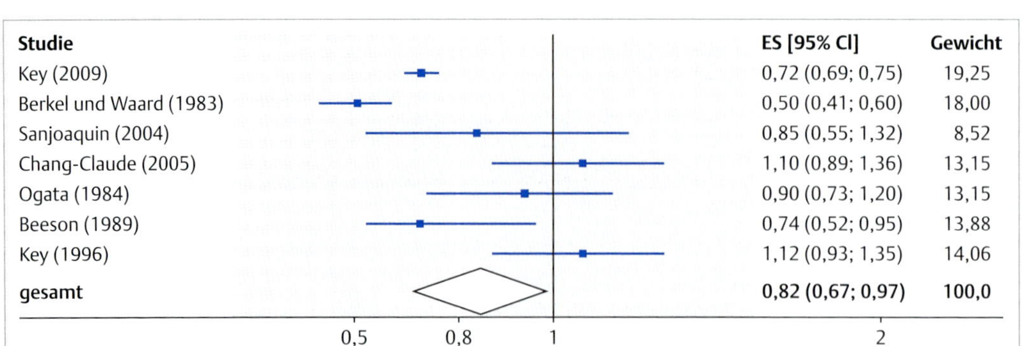

Abb. 7.1 Gesamtkrebsinzidenzen bei Vegetariern im Vergleich zu Nichtvegetariern. ES: Effect Size (Quelle: [18]).

Tab. 7.2 Ergebnisse einiger Kohortenstudien zum Auftreten von Krebserkrankungen bei Vegetariern.

Studie (Umfang/Land), Teilnehmerzahl, Beobachtungszeit und Autor	Krebsrisiko, Ergebnisse und Kommentare
Adventisten-Studie 2 • 69.120 Teilnehmer • Laufzeit: 9 Jahre • Autor: Tantamango-Bartley et al. 2013	Gesamtinzidenz ↓ (HR 0,92), ↓ GI-Trakt (HR 0,76, sign.!); vegane Ernährung: stärkerer Gesamteffekt (HR 0,84), Ovolaktovegetarier ↓ GI-Trakt (HR 0,75)
Kalifornische Adventisten des 7ten Tages • 34.192 Teilnehmer (ca. 50 % konsumierten 1-mal pro Woche Fleisch) • Laufzeit: 6 Jahre • Autor: Fraser 2009	Kolon- und Pankreaskrebs bei Nichtadventisten sign. häufiger als bei Adventisten (RR 1,88), bei anderen Krebsformen (Brust, Lunge, Uterus) wurden keine Zusammenhänge gefunden
Englische Vegetarier-Studie • 32.403 Fleischesser, 8562 Vegetarier inkl. Fisch (FE), 20.601 Vegetarier (VE), 3.350 Fälle • Laufzeit: 12,2 Jahre • Autor: Key et al. 2009	sign. ↓: Magen (RR: FE 0,29, VE 0,36), Ovar (RR: FE 0,37, VE 0,69), Blase (RR: FE 0,81, VE 0,47), Blutsystem/Lymphe (RR: FE 0,85, VE 0,55), Gesamtkrebsrate (RR: FE 0,82, VE 0,88)
UK-Vegetarier und gesundheitsbewusste Mischköstler • 10.771 Teilnehmer • Laufzeit: 16 Jahre • Autor: Key et al. 1996	♂: SMR ↓ für alle Krebsformen (0,76), Magen (0,37) und Kolorektalkrebs (0,64); ♀: alle Krebsformen (0,76) und Lunge (0,37)
UK-Vegetarier-Studie, Vergleichsstudie • 6.115 Vegetarier inkl. Fisch (FE), • 5.015 Kontrollen, 80 Krebsfälle bei Fleischessern, 50 Krebsfälle bei Vegetariern • Laufzeit: 8 Jahre • Autor: Thorogood et al. 1994	nach Bereinigung für BMI/Rauchen/Sozialstatus sieht man eine ↓ der Gesamtkrebsmortalitätsrate um 49 %(!)
Heidelberger Vegetarier-Studie • 1.125 Vegetarier (VE), 679 Gesundheitsbewusste Nicht-VE (GB) • Laufzeit: 21 Jahre • Autor: Chang-Claude et al. 2005	Gesamt-SMR im Vergleich zur Gesamtbevölkerung bei VE 88 und GB 36 (VE ähnliche Erkrankungsraten von Krebs wie GB); relativ deutliche ↓ der Erkrankungshäufigkeit in Kolon (SMR 41), Lunge (16) und Brust (63) bei VE, aber keine Unterschiede der Krebsmortalitäten im Vergleich zu gesundheitsbewussten Fleischessern!
Zen-Mönche Japan • 4.352 Mönche (Ernährung: vorwiegend, nicht ausschließlich vegetarisch!), 1.396 Todesfälle • Laufzeit: 23 Jahre • Autor: Ogata et al. 1984	SMR: sign. ↓ in respiratorischen Organen (0,67) und Lunge (0,62), ↑ (nicht sign.) in Darm, ↓ (nicht sign.) in Ösophagus und Magen
EPIC-Oxford, Vergleich VE/Nicht-VE • 64.234 Gesamtteilnehmerzahl, 1.040 Krebsfälle (in der Gesamtgruppe niedriger als in der Bevölkerung) • Laufzeit: nicht klar definiert • Autor: Key et al. 2009	Gesamtmortalität aufgrund von Krebserkrankungen bei VE/Nicht-VE gleich hoch; SMR-Werte bei VE/Nicht-VE für Erkrankungen in diversen Organen (Darm, Pankreas, Lunge, Brust, Ovar, Prostata) ergaben keine sign. Unterschiede; Magen: VE ↓ (46 vs. 22)

BMI: Body Mass Index, GI: Gastrointestinaltrakt, HR: Hazard Risk, RR: relatives Risiko, sign.: signifikant, SMR: standardisierte Mortalitätsrate, ↓: Reduktion, ↑: Erhöhung

den wurden, ist in dieser zusammenfassenden Untersuchung berücksichtigt. Die Autoren kommen zu dem Ergebnis, dass Vegetarier deutlich seltener an Krebs erkranken, d. h. das Gesamtrisiko ist bei ihnen um 18 % niedriger als bei Nichtvegetariern.

► Abb. 7.1 zeigt die Ergebnisse der Einzelstudien und der gepoolten Analyse.

► **Fazit.** Insgesamt sah man in den meisten Untersuchungen mit Vegetariern erniedrigte Erkrankungsraten und teilweise eine Reduktion der Krebsmortalität. Eine Ausnahme bilden die in Großbritannien durchgeführten Oxford-Studien, in denen man bei Vegetariern keine erniedrigten Sterberaten sah. Man verglich in diesen Untersuchungen (die größte ist die Oxford-EPIC-Studie) Vegetarier mit Nichtvegetariern, wobei die Mortalitätsraten in beiden Gruppen deutlich unter jener der englischen Gesamtbevölkerung lagen. Unter anderem ist dies dadurch erklärbar, dass man in diesen Untersuchungen nur Teilnehmer rekrutierte, die nie an einem Herzinfarkt oder Krebs erkrankt waren. Der Ausschluss dieser Risikogruppen könnte jedoch zu einer Verschiebung der Aussagekraft führen. Möglicherweise weicht auch die Ernährung der englischen Vegetarier von jener in anderen Ländern ab. In dem Abschnitt über stabilisierende Faktoren wurde bereits erwähnt, dass es bei veganer Lebensweise zu verhinderter Zufuhr von Vitamin B_{12} und Vitamin D kommen kann.

Prinzipiell sieht man bei Vegetariern vor allem Schutz vor Krebsformen, die durch Fleischverzehr ausgelöst werden bzw. durch Pflanzeninhaltsstoffe wie Ballaststoffe, Flavonoide und Phytoöstrogene verhindert werden, also im Darmbereich sowie in der Brust und der Prostata.

7.5 Schützt der Verzehr von Obst und Gemüse vor Krebserkrankungen?

Wir haben bereits in den Kapiteln über einzelne Nahrungsinhaltsstoffe die Schutzwirkungen jener pflanzlichen Nahrungsmittel erörtert, die diese enthalten. Dieses Kapitel betrifft Untersuchungen, in denen generelle Zusammenhänge zwischen dem Auftreten von Krebserkrankungen und dem Verzehr von Obst und Gemüse untersucht wurden. Unsere Aussagen und Schlussfolgerungen basieren auf den Ergebnissen von Metaanalysen und auf EPIC-Studien, die durch große Teilnehmerzahlen und sorgfältige Durchführung gekennzeichnet sind. Die Analysen sind leider nicht einheitlich, in manchen wurden lediglich Vergleiche zwischen Gruppen mit unterschiedlichen Verzehrsmengen angestellt, während in anderen zusätzlich Veränderungen der Erkrankungshäufigkeit zu bestimmten Konsummengen in Bezug gesetzt wurden. Man untersuchte den Konsum von Früchten und Gemüsen getrennt, in manchen Arbeiten wurde zusätzlich eine gepoolte Analyse durchgeführt. In einigen Untersuchungen wurden darüber hinaus Untergruppen analysiert; diese Befunde können jedoch im Rahmen dieses Buches aus Platzgründen nur teilweise berücksichtigt werden. Die wichtigsten Zusammenhänge, die gefunden wurden, sind in den nachfolgenden Grafiken dargestellt, zusätzlich werden die Resultate im Text genauer erörtert.

7.5.1 Früchte

Konsum in deutschsprachigen Ländern

Der jährliche Pro-Kopf-Verbrauch von Obst lag in Deutschland 2010/11 mit knapp 66 kg um mehr als 5 kg unter dem Konsum der Jahre zuvor. Derselbe Trend ist auch in Österreich ersichtlich (75 kg 2010/11 und 77–79 kg in den Jahren zuvor). Die beliebteste Obstsorte der Österreicher ist mit knapp 20 kg pro Kopf und Jahr der Apfel, gefolgt von Bananen (etwa 12 kg). Schweizer konsumieren jährlich rund 80 kg frisches Obst, hinzu kommt der Konsum von Fruchtsäften, Konzentraten und Obstkonserven. Ähnlich wie in Österreich sind Äpfel (16 kg), gefolgt von Bananen (12 kg) und Orangen (8 kg), die beliebtesten Obstsorten.

Ergebnisse einschlägiger Studien

Die Ergebnisse einschlägiger Studien sind in ▸ Abb. 7.2 zusammenfassend dargestellt.

Oberer Aerodigestivtrakt

In einer umfassenden EPIC-Studie wurden auch Untersuchungen, die den Ösophagus betreffen, miteinbezogen [44]. Es wurden keine Gesamteffekte gefunden, mit Zitrusfrüchten war das Risiko zwar erniedrigt (28 % bei 100 g/Tag), der Effekt war jedoch nicht signifikant. Eine weitere EPIC-Studie (345.905 Teilnehmer, Laufzeit 6,8 Jahre) bestätigte dieses Ergebnis, auch in Oropharynx und Hypopharynx wurden keine Assoziationen detektiert [44].

Pavia und Mitarbeiter führten eine weitere Metaanalyse durch, die sich ebenfalls auf Krebserkrankungen in Mundhöhle, Pharynx und Hypopharynx bezieht [29]. Sie kommen bei einer Analyse von 15 Fall- und einer Kohortenstudie zu dem Schluss, dass Konsum einer Portion (80 g/Person/Tag) zu einer Reduktion des Erkrankungsrisikos (OR = 0,51) führt.

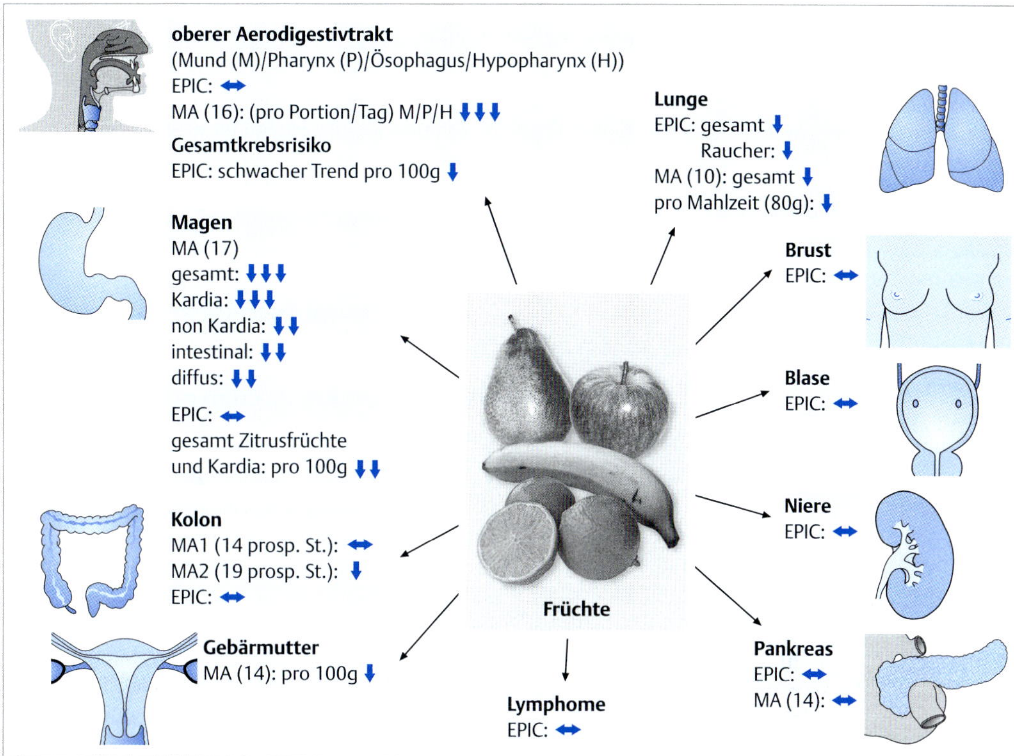

Abb. 7.2 Beeinflussung des humanen Krebsrisikos durch Verzehr von Früchten. In einigen Studien wurden lediglich Vergleiche zwischen der höchsten und der niedrigsten Verzehrsgruppe aufgestellt, in diesem Fall sind die Prozentangaben nicht näher spezifiziert. Liegen Angaben des Risikos in Bezug auf konkrete Verzehrsmengen vor, so ist dies in der Grafik erwähnt. Die Zahlen in Klammern beziehen sich auf die ausgewerteten Studien. EPIC: European Prospective Investigation into Cancer and Nutrition, MA: Metaanalyse, prosp. St.: prospektive Studie, ↓↓↓: starker Schutzeffekt (OR/RR/HR ≤0,6), ↓↓: mittlerer Schutzeffekt (OR/RR/HR ≥0,6 und ≤0,85), ↓: moderater/schwacher Effekt (OR/RR/HR ≥0,85 und <1). Quellen: Daten aus folgenden Metaanalysen: [2], [3], [5], [7], [8], [17], [23], [24], [26], [27], [31], [32], [37], [41].

Magen

Über die Beziehung zwischen dem Verzehr von Früchten und dem Auftreten von Magenkrebs liegt eine Metaanalyse von Lunet et al. vor, in der Schutzeffekte gefunden wurden [27]. Die Autoren unterscheiden zwischen Kardia- und Nicht-Kardia-Tumoren sowie zwischen diffusen und intestinalen Tumoren; die jeweiligen OR-Werte betragen 0,58, 0,61, 0,49 und 0,82. Diese Zahlen beziehen sich auf die Unterschiede zwischen den Gruppen mit den höchsten und den niedrigsten Verzehrsmengen.

Auch in einer EPIC-Studie wurden deutliche Hinweise auf Schutzeffekte gefunden (521.457 Teilnehmer, Laufzeit 6,5 Jahre) [17]. Mit frischen Früchten sah man keine Assoziation mit der Gesamtinzidenz, der Verzehr von Zitrusfrüchten war mit einer (nicht signifikanten) Abnahme der Kardiatumoren assoziiert (OR 0,77/100 g/Tag). Dieser Befund wurde in einer weiteren Analyse bestätigt. Darüber hinaus errechnete man, dass durch Verzehr von 100 g frischen Früchten pro Tag die Zahl der Erkrankungen an diffusen Tumoren um 41 % abnimmt.

Kolon

Zum Dickdarm liegt eine Metaanalyse von 14 Kohortenstudien vor (insgesamt 762.217 Teilnehmer, Laufzeit 6–20 Jahre). Es wurde ein RR von 0,93 errechnet, das, so die Autoren, nicht signifikant sei [54]. Die ähnliche Risikoabnahme ergab sich in einer weiteren aktuelleren Untersuchung, in die 19 prospektive Studien miteinbezogen wurden

(Aune et al.), allerdings kommen die Autoren zu dem Schluss, dass dieser Effekt signifikant ist [2].

In einer Teiluntersuchung der EPIC (452.755 Teilnehmer, Laufzeit 8,8 Jahre) sah man zwar keinen Zusammenhang mit dem Gesamtrisiko, das Erkrankungsrisiko in Gruppen mit hohem Verzehr von rotem Fleisch war jedoch reduziert [36]. Dies erklären die Autoren durch den Vitamin-C-Effekt, der die endogene Bildung von Nitrosoverbindungen verhindert (s. Kapitel 4.7.2).

Weitere Organe

▶ **Pankreas.** Für das Pankreas sind die Ergebnisse eindeutig. Weder in einer EPIC-Studie (ca. 520.000 Teilnehmer, Laufzeit 8,3 Jahre) noch in einer Metaanalyse von 14 Studien wurde ein Hinweis auf einen Schutzeffekt gefunden [24].

▶ **Brust.** Auch das Brustkrebsrisiko wird durch Verzehr von Früchten offensichtlich nicht maßgeblich beeinflusst (EPIC: 32.578 Teilnehmer, Laufzeit 5 Jahre).

▶ **Niere und Blase.** Das Erkrankungsrisiko für Nierentumoren war ebenfalls Gegenstand einer EPIC-Teiluntersuchung (375.851 Teilnehmer, Laufzeit 6,2 Jahre), wobei keine Hinweise auf einen Zusammenhang gefunden wurden. Für die Beeinflussung des Auftretens von Blasentumoren durch den Verzehr von Obst existiert kein Gesamtzusammenhang (EPIC: 478.533 Teilnehmer, Laufzeit 8,3 Jahre), man sah jedoch bei Nichtrauchern einen Effekt von Äpfeln und Birnen (Risikoreduktion (HR 0,90) bei Konsum von 25 g/Tag) [45]. In einer weiteren umfangreichen Studie wurde ebenfalls kein Gesamtschutzeffekt festgestellt, Verzehr von Weintrauben (25 g/Tag) reduzierte jedoch das Erkrankungsrisiko um durchschnittlich 13 % [26].

▶ **Lunge.** Einen schwachen, aber signifikanten Zusammenhang sah man im Fall von Lungenkrebs: Verzehr von Obst (100 g/Tag) führte zu einer signifikanten Abnahme des Risikos (HR 0,92) und bei Rauchern war der Effekt etwas deutlicher (HR 0,90) [56]. Dieser Befund wird durch eine Metaanalyse japanischer Studien erhärtet (6 Kohorten- und 4 Fallstudien), in der man zwischen der Gruppe mit dem höchsten und jener mit dem niedrigsten Verzehr einen Unterschied von 15 % sah [40].

▶ **Gebärmutterhals.** Letztendlich ist auch das Auftreten von Gebärmutterhalskrebs erwähnenswert: Eine Analyse von 14 Studien ergab eine geringfügige, aber signifikante Abnahme des Risikos (Verzehr von 100 g/Tag, Abnahme von 3 %) [74].

▶ **Lymphome.** In einer EPIC-Studie, die das Auftreten von Lymphomen betraf (411.097 Teilnehmer, Laufzeit 6,4 Jahre), sah man keinen Gesamtzusammenhang, auch in Subgruppen (Raucher, Nichtraucher etc.) wurden keine Effekte gefunden [31].

7.5.2 Gemüse

Verzehr in deutschsprachigen Ländern

Verglichen mit dem Obstkonsum, ist der Gemüseverzehr etwas höher. Österreicher essen jährlich etwa 109 kg Gemüse pro Kopf, am beliebtesten sind mit knapp 27 kg Tomaten. In Deutschland wird mit 92 kg insgesamt weniger Gemüse verzehrt (auch hier ist die Tomate mit 25 kg am beliebtesten).

Wie bei Obst haben auch bei Gemüse die Schweizer mit 118 kg die höchsten Verbrauchswerte, am häufigsten werden Karotten, Tomaten, Salate und Zwiebeln gegessen.

Ergebnisse einschlägiger Studien

▶ Abb. 7.3 zeigt die Resultate von Humanstudien.

Oberer Aerodigestivtrakt

Über die Auswirkungen des Verzehrs von Gemüse auf die Krebsinzidenz in den oberen Verdauungs- und Atmungsorganen liegen widersprüchliche Daten vor. Pavia und Mitarbeiter errechneten in einer Metaanalyse (15 Fallstudien und eine Kohortenstudie zu Mundhöhle, Hypopharynx und Pharynx) eine Abnahme des Erkrankungsrisikos und fanden bei Verzehr einer zusätzlichen Portion (80 g pro Person/Tag) eine klare Reduktion von 49 % [29]. Demgegenüber stehen negative Befunde aus einer EPIC-Studie (345.904 Teilnehmer, Laufzeit 6,2 Jahre), in der keine Zusammenhänge mit dem Auftreten von Mundhöhlen- und Ösophaguskrebs gefunden wurden [4]. Die Auswirkungen auf die Inzidenz von Speiseröhrenkarzinomen war Gegenstand einer weiteren EPIC-Studie; man sah zwar eine Abnahme (Erniedrigung der HR auf 0,78 pro 100 g), der Effekt war jedoch nicht signifikant [17].

In einer Untersuchung, die im Iran durchgeführt wurde, wertete man 34 Studien aus, die sich auf

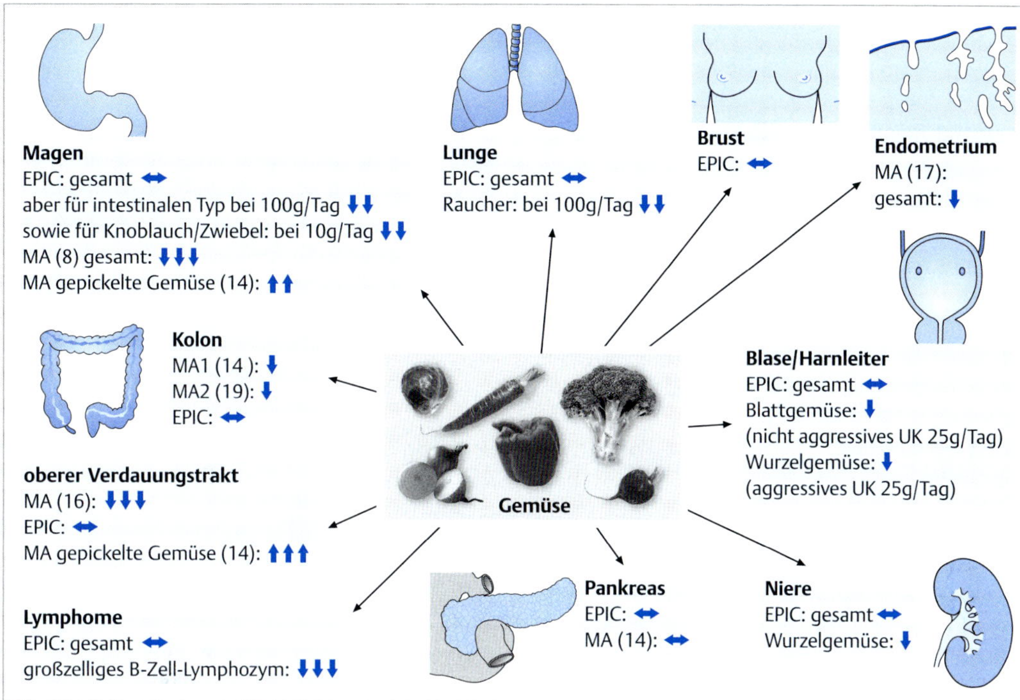

Abb. 7.3 Beeinflussung des humanen Krebsrisikos durch Verzehr von Gemüse. In einigen Studien wurden lediglich Vergleiche zwischen der höchsten und der niedrigsten Verzehrsgruppe aufgestellt, in diesem Fall sind die Prozentangaben nicht näher spezifiziert. Liegen Angaben des Risikos in Bezug auf konkrete Verzehrsmengen vor, so ist dies in der Grafik erwähnt. Die Zahlen in Klammern geben die Anzahl der ausgewerteten Studien an. EPIC: European Prospective Investigation into Cancer and Nutrition, MA: Metaanalyse, UK: Urothelialkarzinom, ↓↓↓: starker Schutzeffekt (OR/RR/HR ≤0,6), ↓↓: mittlerer Schutzeffekt (OR/RR/HR ≥0,6 und ≤0,85), ↓: moderater/schwacher Effekt (OR/RR/HR ≥0,85 und <1). Quellen: Daten aus folgenden Metaanalysen: [3], [4], [7], [17], [19], [21], [24], [26], [27], [29], [32], [36], [37], [38], [40], [41].

gepickeltes Gemüse bezogen, und stellte eine Verdoppelung des Erkrankungsrisikos in der Gruppe mit dem höchsten Verzehr im Vergleich zu jener mit dem niedrigsten Verzehr fest [19].

Magen

Den Ergebnissen der EPIC-Studie zufolge gibt es keine Zusammenhänge zwischen dem Auftreten von Karzinomen im Magen und dem Verzehr von Gemüsen [17]. Allerdings sank die Inzidenz bei Tumoren des intestinalen Typs bei Verzehr von 100 g/Tag deutlich ab, auch mit Zwiebeln und Knoblauch wurde eine deutliche Reduktion des Erkrankungsrisikos gefunden.

Lunet und Mitarbeiter fanden in einer Metaanalyse recht deutliche Effekte (OR: Kardia 0,63, Nicht-Kardia 0,75, intestinale Tumoren 0,61, diffuse Karzinome 0,67) [27]. Eine weitere Metaanalyse, die mit Studien aus Japan und Korea realisiert wurde, ergab eine signifikante Abnahme des Erkrankungsrisikos (OR 0,62, Vergleich höchste vs. niedrigste Verzehrsgruppe) [52]. Interessanterweise sah man in dieser Untersuchung auch, dass der Konsum von gepickeltem Gemüse zu einer 28 %igen Erhöhung des Erkrankungsrisikos führt (Analyse von 14 Studien).

Kolon

In einer Metaanalyse von Koushik et al. (14 prospektive Studien, 756.217 Teilnehmer, Laufzeit 6–20 Jahre) sah man keinen signifikanten Zusammenhang (OR 0,94) [23]. Aune und Mitarbeiter werteten 19 prospektive Studien aus, die von ihnen berechnete OR beträgt 0,91 [1]; dieser Effekt war signifikant. Die stärksten Wirkungen wurden bei Verzehr von Mengen zwischen 100 und 200 g/Tag gefunden. In einer großen EPIC-Teilstudie (452.755 Teilnehmer, Laufzeit 8,8 Jahre) sah man weder bei Kolon- noch bei Rektumkarzinomen einen Zusammenhang [36].

Weitere Organe

▶ **Pankreas.** Weder in einer Analyse von Kohortenstudien (insgesamt 14) noch in einer EPIC-Teilstudie (520.000 Teilnehmer, Laufzeit 8,9 Jahre) wurden Hinweise auf Zusammenhänge mit dem Auftreten von Pankreaskrebs gefunden [38].

▶ **Brust.** Auch das Brustkrebsrisiko wird, so das Ergebnis einer EPIC-Teilstudie (285.526 Frauen, Laufzeit 5,4 Jahre), nicht beeinflusst [37].

▶ **Niere und Blase.** Hinsichtlich des Auftretens von Nierentumoren wurde ebenfalls kein Zusammenhang gefunden (EPIC 375.851 Teilnehmer, Laufzeit 6,2 Jahre) [41]. Der Konsum von Wurzelgemüse war jedoch mit einer signifikanten Abnahme des Erkrankungsrisikos assoziiert (Reduktion um 12 % bei Konsum von 8 g/Tag). Die Gesamtaufnahme von Gemüse hat keinen Einfluss auf das Auftreten von Blasenkarzinomen (EPIC 478.533 Teil-

Exkurs: Was wäre wenn ...?

Die Auswertung der derzeit verfügbaren Daten hinsichtlich der Schutzeffekte von Obst- und Gemüseverzehr ergaben zwar nicht die dramatischen Schutzeffekte, die sich manche Forscher gewünscht hätten, allerdings fand man in Organen, in denen Krebserkrankungen relativ häufig auftreten (z. B. in der Lunge) moderate, aber signifikante protektive Wirkungen. Auf große Populationen umgelegt, ergeben sich daher durch den Verzehr von Früchten und Gemüse eindrucksvolle Schutzeffekte. Dies zeigen Arbeiten, die die Frage betreffen, ob eine Erhöhung des Verzehrs von Obst und Gemüse im Hinblick auf die Krebsinzidenz sinnvoll ist. Eine sorgfältig durchgeführte Berechnung von Reiss und Mitarbeitern (2012) kommt zu dem Schluss, dass ein Mehrkonsum einer Portion Obst und Gemüse (je 80 g/Tag) durch die Hälfte der US-Bevölkerung etwa 20.000 Krebsfälle pro Jahr verhindern könnte [30]. Diesen Berechnungen liegen die Ergebnisse von Metaanalysen des WCRF/AICR zugrunde. Betrachtet man die Organe, die am meisten von den Schutzwirkungen profitieren, so sind dies die Lunge (mehr als 90 % der vermeidbaren Erkrankungen), der Magen und andere Organe des Verdauungstrakts.

In einer Untersuchung, der die Ergebnisse der EPIC-Studien zugrunde gelegt wurden, kommen die Autoren zu dem Schluss, dass eine Erhöhung des Verzehrs von Obst und Gemüse um 150 g/Person/Tag das Erkrankungsrisiko bei Männern um 2,6 % und bei Frauen um 2,3 % erniedrigen würde [5]. Legt man dieses Ergebnis auf die amerikanische Bevölkerung um, so entspricht dies 18.356 Fällen pro Jahr. Mit anderen Worten entspricht das Resultat dem der amerikanischen Abschätzung, die mit völlig anderem Datenmaterial arbeitete.

Der Vollständigkeit halber ist noch eine weitere Arbeit erwähnenswert. Sie betrifft die Vorhersage der Verhinderung von Krebserkrankungen durch Erhöhung des Konsums von Obst und Gemüse auf 500 g/Tag und kommt zu dem Schluss, dass durch diese Maßnahme lediglich 398 Erkrankungen in Frankreich, Deutschland, Spanien und Schweden im Jahr 2050 verhindert würden [35]. Die Autoren verwenden für ihre Abschätzung eigene Metaanalysen, die äußerst dilettantisch durchgeführt wurden. Für manche Krebsformen wurden nur Fallstudien herangezogen, während große prospektive Untersuchungen nicht berücksichtigt wurden. Aus diesem Grund sind die Ergebnisse dieser Berechnung mit großer Wahrscheinlichkeit irrelevant.

Interessanterweise berechneten Reiss et al. in ihrer Abschätzung auch die Zahl der Krebserkrankungen, die durch den Mehrkonsum der pflanzlichen Nahrungsmittel durch deren Belastungen mit Herbiziden und Pestiziden verursacht werden [30]. Da sie sich bei diesen Abschätzungen nicht direkt auf Humandaten stützen konnten, verwendeten sie sog. Q-Daten der US-Environmental Agency, die die Wahrscheinlichkeit wiedergeben, bei lebenslanger Exposition von 1 mg/kg/Tag eines bestimmten Pestizids/Herbizids an Krebs zu erkranken. Um es kurz zu machen: Die Ergebnisse der Abschätzung sind beruhigend. Sie ergibt, dass durch den Mehrkonsum der pflanzlichen Nahrungsmittel lediglich 10 Krebstote in der US-Bevölkerung (315 Mio. Menschen) pro Jahr zu erwarten sind.

nehmer, Laufzeit 8,3 Jahre), interessanterweise sah man bei der genaueren Auswertung der Ergebnisse Assoziationen zwischen dem Konsum von Blattgemüse und dem Auftreten von nicht aggressiven Urothelialkarzinomen (Reduktion von 13% bei Verzehr von 25 g/Tag). Konsum von Wurzelgemüse reduzierte die Inzidenz aggressiver Karzinome (Reduktion um 13% bei Verzehr von 25 g) [7].

▶ **Lunge.** Insgesamt wurden keine Hinweise auf die Beeinflussung des Lungenkrebsrisikos gefunden (EPIC 478.590 Teilnehmer, Laufzeit 6,4 Jahre), man sah jedoch bei Rauchern nach Verzehr von 100 g/Tag eine signifikante inverse Assoziation (HR 0,78) [26]. In einer Metaanalyse japanischer Studien (6 Kohorten-, 4 Fallstudien) betrachtete man lediglich den Konsum grüner und gelber Gemüse und fand keine signifikanten Zusammenhänge [40].

▶ **Gebärmutter.** Über das Erkrankungsrisiko der Gebärmutter liegt eine Metaanalyse vor, die einen signifikanten Gesamtzusammenhang ergab (Risikoreduktion bei Verzehr von 100 g/Tag: OR 0,90) [3]. Der Verzehr von 100 g Kohlgemüse pro Tag führte zu einer signifikanten Abnahme der Inzidenz (OR 0,79).

▶ **Lymphome.** Die Beziehung zwischen Gemüseverzehr und dem Auftreten von Lymphomen wurde in einer prospektiven europäischen Studie untersucht (EPIC 411.097 Teilnehmer, Laufzeit 6,4 Jahre) [31]. Es wurde kein Gesamteffekt im Hinblick auf das Auftreten diverser Erkrankungen gefunden, allerdings ergab eine detailliertere Analyse einen signifikanten Zusammenhang zwischen der Inzidenz von großzelligen B-Lymphomen (HR 0,49 in der Gruppe mit dem höchsten Verzehr).

7.5.3 Kombinationseffekte (Obst und Gemüse)

Eine Reihe von Untersuchungen analysierte auch Kombinationseffekte. In einigen Fällen beobachtete man signifikante Wirkungen, die mit den Einzelgruppen nicht gefunden wurden.

▶ **Obere Verdauungs- und Atmungsorgane.** Ein typisches Beispiel sind Erkrankungen der oberen Verdauungs- und Atmungsorgane: In einer EPIC-Teilstudie (345.905 Teilnehmer, Laufzeit 6,8 Jahre) berichten Boeing et al. über eine signifikante Abnahme des Erkrankungsrisikos um 9% bei Verzehr von 80 g/Person/Tag [4].

▶ **Kolon.** Hinsichtlich des Auftretens von Kolonkrebs ergab sich ein moderater Kombinationseffekt (Abnahme des Erkrankungsrisikos um 10% bei Verzehr von mehr als 200 g/Tag vs. 100 g/Tag), allerdings war in dieser Untersuchung der Effekt statistisch nicht signifikant [23]. In einer weiteren Analyse mit einer größeren Studienzahl (insgesamt 19) fand man ein identisches Ergebnis, das allerdings signifikant war [2]. In diesem Zusammenhang ist eine EPIC-Studie (452.755 Teilnehmer, Laufzeit 8,8 Jahre) erwähnenswert, in der man einen signifikanten Trend beobachtete (Vergleich der Gruppe mit dem höchsten und niedrigsten Verzehr, HR 0,76) [36]. Dies entspricht einer Abnahme der Erkrankungshäufigkeit um 5% bei 100 g/Tag. Die Analyse von Teilgruppen zeigte, dass dieser Effekt nur bei Nichtrauchern (d.h. Nie-Rauchern bzw. ehemaligen Rauchern), nicht aber bei Rauchern zu sehen ist. Betrachtet man nicht das Dickdarmkrebsrisiko, sondern das Erkrankungsrisiko für Kolorektalkrebs, so war der Obst- und Gemüseeffekt deutlich schwächer, aber immer noch signifikant (Reduktion der Erkrankungshäufigkeit um 14%).

▶ **Brust, Pankreas und Niere.** In diversen EPIC-Teilstudien sah man in Hinblick auf das Auftreten von Brust-, Pankreas- und Nierenkarzinomen keine Wirkung [66]. In einer Untersuchung, die das Auftreten von Nierenkrebs betraf, war ebenfalls kein Gesamteffekt erkennbar. Bei Individuen, die nie geraucht hatten, sah man allerdings einen Grenzeffekt (OR 0,94 bei 100 g/Person/Tag) [66].

▶ **Lunge.** Es gibt mehrere EPIC-Studien, die das Auftreten von Lungenkrebs betreffen. Die umfassendste wurde 2010 von Büchner und Mitarbeitern veröffentlicht (1.830 Erkrankungsfälle) und lieferte einen Hinweis auf eine signifikante Verringerung des Erkrankungsrisikos (HR 0,94) bei Verzehr von ≥ 100 g Obst und Gemüse/Tag [68]. Auch in einer früheren Untersuchung wurde ein deutlicher Zusammenhang gefunden.

▶ **Gesamtinzidenz.** Betrachten wir die Beeinflussung der Gesamtinzidenz des Auftretens von malignen Erkrankungen, so ergibt sich aus einer prospektiven Studie (EPIC, 142.605 Männer und 335.873 Frauen, Laufzeit 8,7 Jahre) ein Hinweis auf eine geringfügige Abnahme der Erkrankungshäufigkeit von 3% bei Verzehr von 100 g/Tag [48].

7.6 Was bringt der Verzehr von Vollkornnahrung?

7.6.1 Definition und Inhaltsstoffe

Vollkornlebensmittel enthalten einer Definition der US-amerikanischen Chemischen Gesellschaft und der FDA zufolge „intakte, vermahlene, geschrotete oder in Flockenform gebrachte Körner, deren Hauptbestandteile (das stärkereiche Endosperm, der Keimling und die Schale) in denselben Gewichtsverhältnissen vorliegen wie im intakten Korn".

► Abb. 7.4 zeigt schematisch den Aufbau eines Getreidekorns und die in den diversen Geweben enthaltenen bioaktiven Substanzen. Von besonderem Interesse im Hinblick auf die Prävention von Krebserkrankungen sind Ballaststoffe, Phenolsäuren und Phytinsäure (s. Exkurs „Inositol-Hexaphosphat"), die in der Schale vorkommen; ein Teil des Materials des Endosperms besteht aus resistenter Stärke, die ebenfalls protektive Wirkung aufweist. Der Keimling selbst enthält Vitamine (E und B), Flavonoide sowie Spurenelemente.

Die antioxidativen Eigenschaften von Getreiden werden insbesondere von Phenolsäuren verursacht. Ihre Konzentrationen sind in Mais am höchsten (236), gefolgt von Weizen (136) und Hafer (111). Die Werte in Klammern geben die Gallensäureäquivalente in g/100 g an. Bei der Herstellung von raffiniertem Mehl, das derzeit allgemeine Verwendung findet, gehen zahlreiche Inhaltsstoffe mit krebsprotektiven Eigenschaften verloren (► Abb. 7.5).

7.6.2 Verzehrsdaten

In Großbritannien essen ungefähr ein Drittel der Erwachsenen und 27 % der Kinder überhaupt keine Vollkornprodukte, nur 5–6 % der Bevölkerung erreichen 3 Portionen am Tag. Dies ist mit den Mengen vergleichbar, die in den USA verzehrt werden, wo gemäß einem Bericht des staatlichen Agrarministeriums lediglich 7 % der Amerikaner auf 3 Vollkornportionen am Tag kommen.

Bei Skandinaviern ist die Vollkornaufnahme höher, vor allem weil Vollkornroggenbrot bei ihnen ein wichtiges Grundnahrungsmittel darstellt. Aufgrund unterschiedlicher Messmethoden lassen sich die Ergebnisse von Verzehrsstudien nur bedingt vergleichen. Die Daten zeigen bei Norwegern eine 4-fach höhere Zufuhr im Vergleich zu Briten; in Finnland ist die Aufnahme sogar noch höher. Männer scheinen mehr Vollkornprodukte zu essen als Frauen, dies ist möglicherweise durch ihre größere Gesamtverzehrsmenge erklärbar.

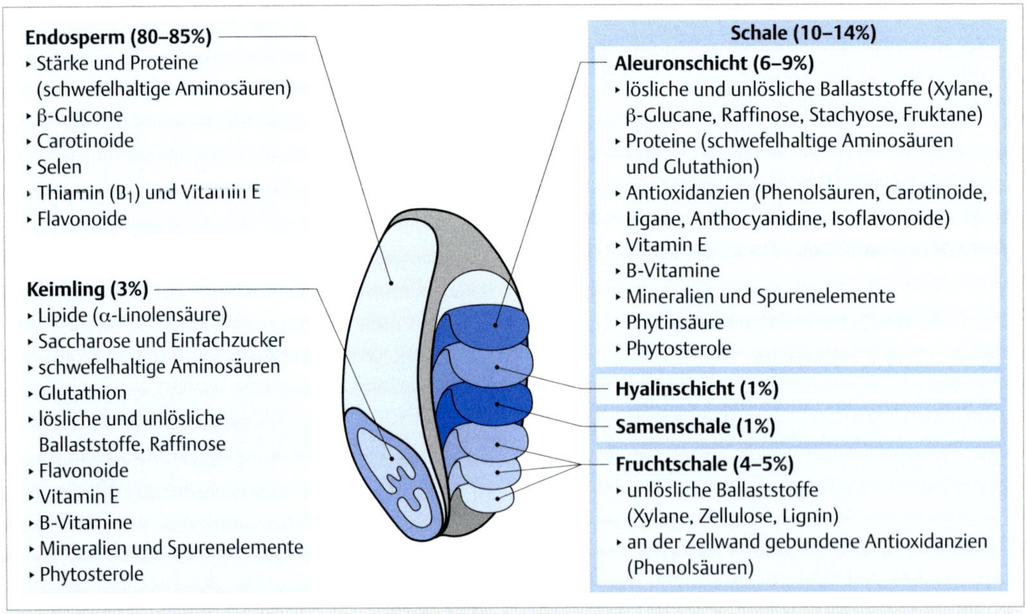

Abb. 7.4 Schematischer Aufbau eines Getreidekorns und die in den jeweiligen Organen enthaltenen bioaktiven Substanzen (Quelle: [13]). Die Prozentwerte geben die Massenanteile im Korn an.

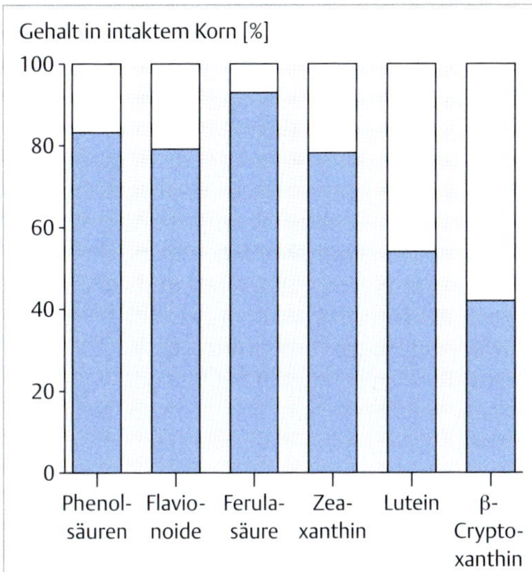

Abb. 7.5 Die farbigen Anteile der Balken zeigen die Verluste diverser bioaktiver Substanzen bei der Herstellung von raffiniertem Mehl in % der im Ausgangsmaterial enthaltenen Mengen (Quelle: [20]).

In Deutschland wurden 2010 pro Kopf 91,6 kg Getreideerzeugnisse verbraucht. Österreich liegt mit 90,4 kg auf einem ähnlichen Niveau, die Schweiz mit 74 kg etwas darunter.

Die Empfehlungen der D-A-CH (Deutschland, Österreich und Schweiz) schlagen den täglichen Verzehr von 5 Portionen Getreide, Getreideprodukte und Kartoffeln vor, bevorzugt sollten Vollkornprodukte konsumiert werden.

7.6.3 Vermeidung von Übergewicht und Diabetes durch Verzehr von Vollwertprodukten

Der Verzehr von Vollwertprodukten ist mit geringerem Körpergewicht assoziiert. Dies zeigen sowohl Verzehrsstudien als auch klinische Studien, die in einer Übersichtsarbeit von Giacco et al. (2011) beschrieben werden [16]. In einer gut gemachten US-amerikanischen Untersuchung (Health-Professionals-Follow-up-Studie) sah man, dass das Körpergewicht bei Verzehr von ≥ 40 g Vollwertprodukten pro Tag um durchschnittlich 1,1 kg erniedrigt ist [67].

Eine weitere Konsequenz dieses Phänomens ist die Erniedrigung des Erkrankungsrisikos für Diabetes mellitus Typ 2. Recht deutlich sah man diesen Zusammenhang in großen präventiven Studien, beispielsweise in einer großen Untersuchung mit amerikanischen Krankenschwestern (Nurses-Health-Studie) [63]. In der Gruppe mit der höchsten täglichen Verzehrmenge von Ballaststoffen aus Getreide (≥ 31 g/Tag) war das Auftreten der Krankheit um 28 % niedriger als in jener mit der geringsten Aufnahmemenge (≤ 3,7 g/Tag).

7.6.4 Kaum Daten über Krebsrisiken!

Der Reichtum der Getreide an bioaktiven Inhaltsstoffen und ihre positiven Effekte in Hinsicht auf die Vermeidung von Übergewicht und Diabetes, die mit erhöhten Erkrankungsrisiken für Krebs assoziiert sind, machen Vollwertprodukte im Hinblick auf die Vermeidung maligner Erkrankungen zu äußerst vielversprechenden Nahrungskomponenten. Es ist daher überraschend, dass man ihre Auswirkungen auf die Tumorinzidenzen nicht eingehend untersucht hat; im Gegensatz zu Studien, die die Auswirkungen des Konsums von Früchten und Gemüse betreffen, liegen kaum Daten vor.

Am eindrucksvollsten sieht man das hohe Potenzial der Vollwertprodukte in einer älteren Untersuchung von Chatenoud et al. aus dem Jahr 1998 [9]. Es handelt sich um eine Analyse von 7.990 Krebserkrankungen, die in Italien durchgeführt wurde. Man unterschied zwischen 3 Gruppen (Verzehr < 1 × pro Woche, Verzehr 1–2 × pro Woche und Verzehr > 3 × pro Woche). In Bezug auf das Auftreten von Krebserkrankungen sah man zwischen der Gruppe mit dem höchsten und dem niedrigsten Verzehr eine Reduktion der Risiken für den oberen Verdauungs- und Aerodigestivtrakt (OR 0,2 bzw. 0,3!) sowie für Rektalkrebs (OR 0,7), für Magen und Dickdarm (OR 0,5) und für Leber- und Ovarialkrebs (OR 0,6).

Auch andere Untersuchungen bestätigen die Hinweise auf ausgeprägte Schutzwirkungen. Beispielsweise publizierten Larsson und Mitarbeiter 2005 eine schwedische Mammografie-Kohortenstudie, in der das Erkrankungsrisiko in der höchsten Quintile um 23 % erniedrigt war [25], allerdings ist in diesem Zusammenhang erwähnenswert, dass man in zwei weiteren Fallstudien keine klaren Effekte detektierte. In einer Metaanalyse, die den Zusammenhang mit Kolorektalkrebs betrifft, analysierten Aune und Mitarbeiter 2011 [1] insgesamt 25 prospektive Studien. Die Berechnungen ergaben bei Verzehr von 3 Portionen pro Tag eine

Exkurs: Inositol-Hexaphosphat (IP6) – ein geheimnisvoller Schutzstoff in Getreiden und anderen Nahrungsmitteln

Die Verbindung, die auch als Phytinsäure bezeichnet wird, wurde 1855 von dem deutschen Forscher Theodor Hartig identifiziert. Sie kommt in Getreiden, Hülsenfrüchten, Ölsamen und Nüssen vor. Besonders hohe Gehalte findet man in Mais und Weizen (0,7–2,2 bzw. 0,4–7,3), Indianerbohnen (0,6–2,3), Sojabohnen (0,1–2,9), Erdnüssen (0,2–4,4) und Mandeln (0,3–9,4). Die Werte in Klammern bezeichnen g/100 g Trockengewicht. Im deutschsprachigen Raum hat sich der am deutschen Bundesforschungsinstitut für Ernährung und Lebensmittel in Karlsruhe tätige Ulrich Schlemmer besonders intensiv mit dieser Substanz beschäftigt [60].

▶ **Schutzeffekte.** IP6 wurde in einer Vielzahl von In-vitro-Experimenten und auch in Tierstudien eingehend untersucht. Die Ergebnisse sind in Übersichtsarbeiten von Vucenik und Shamsuddin (2006) und von Fox und Eberl (2002) beschrieben [39], [15]. In zahlreichen Krebsmodellen wurden Schutzeffekte detektiert, beispielsweise in Organen wie Brust, Dickdarm, Leber und Prostata. Die meisten Tierstudien, die durchgeführt wurden (ca. 10), betreffen das Auftreten von Dickdarmkarzinomen. Mechanistische Studien ergaben Hinweise auf antioxidative und immunmodulierende Eigenschaften, aber auch andere Effekte, die mit der Auslösung von Krebserkrankungen in Zusammenhang stehen (Abb. 7.6). Manche Forscher vertreten die Ansicht, dass die krebsschützenden Wirkungen nicht von der Ausgangssubstanz selbst verursacht werden, sondern von Dephosphorylierungsprodukten. Man nimmt an, dass ähnliche Inositolverbindungen mit 3 und 4 Phosphorgruppen in Zellen vorkommen und eine wichtige Rolle bei der Signalübertragung spielen. Trotz der Vielzahl von Prozessen, die von IP6 beeinflusst werden, ist unklar, welche im Hinblick auf die krebsschützenden Eigenschaften beim Menschen von Bedeutung sind. Es gibt derzeit auch keine Ergebnisse epidemiologischer Untersuchungen, in denen die Auswirkungen der IP6-Aufnahme durch Verzehr entsprechender Nahrungsmittel im Hinblick auf die Krebsrisiken untersucht wurden. Die Extrapolation von Daten aus Tierexperimenten deutet darauf hin, dass bei täglichen Aufnahmemengen von 1–2 g/Tag präventive Effekte zu erwarten sind; die therapeutischen Dosen liegen höher, nämlich bei 8–12 g/Tag. Ergebnisse, die mittels Fragebögen erhalten wurden, zeigen, dass die Aufnahmemengen durch Nahrungsmittel in Europa im Bereich zwischen 0,2 und 1,5 g/Tag schwanken (Durchschnittswerte: Italien 250 mg/Person/Tag, Schweden 180 mg/Person/Tag, Finnland 280 mg/Person/Tag). Durch Einnahme höherer Dosen kann es allerdings durch Abnahme der Bioverfügbarkeit von Mineralstoffen und Spurenelementen zu negativen Konsequenzen kommen.

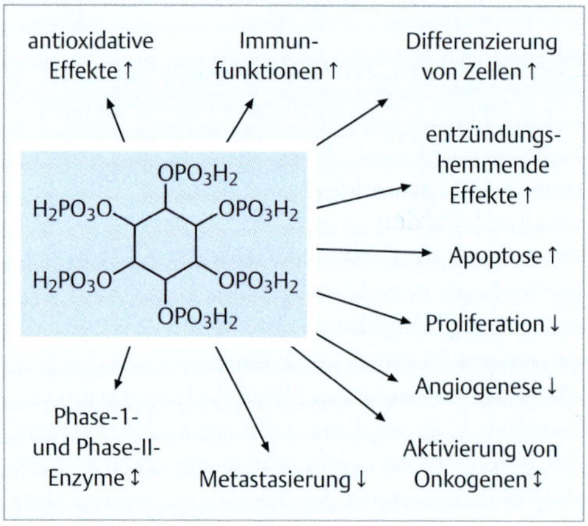

Abb. 7.6 Mechanismen des Krebsschutzes durch IP6 (Quelle: [39]). ↑: Anstieg, ↓: Reduktion, ↕: sowohl Induktion als auch Inhibition

▶ **Klinische Studien.** Die Ergebnisse kleiner klinischer Studien sind spärlich, aber vielversprechend. Beispielsweise erhielten Dickdarmkrebspatienten eine Kombination aus einer konventionellen Chemotherapie und einem IP6-Präparat. Die Nebeneffekte der Zytostatikatherapie waren in der IP6-Gruppe deutlich reduziert und man sah bei allen Teilnehmern, die Phytinsäure zu sich nahmen, eine Reduktion des Tumorwachstums. Auch in 2 weiteren sehr kleinen Studien (mit Brust- und Lungenkrebspatienten) sah man positive Effekte, beispielsweise eine Verlängerung der Lebensdauer.

signifikante Abnahme des Erkrankungsrisikos um 17 %.

Im Hinblick auf das Auftreten anderer Krebsformen wurden meist keine Assoziationen gefunden. Beispielsweise sah man in Untersuchungen, die in Dänemark durchgeführt wurden, keine Auswirkung in Bezug auf das Auftreten von Prostata- und Endometriumkrebs.

7.7 Allgemeine und spezielle Empfehlungen

Die Betrachtung des Krebsrisikos unterschiedlicher Bevölkerungsgruppen zeigt, dass es deutliche Unterschiede gibt, und man weiß, dass eine Vielzahl von Mechanismen an der Auslösung diverser maligner Erkrankungen beteiligt ist. Aus diesem Grund ist die Effizienz von Präventionsmaßnahmen von den jeweiligen individuellen Gegebenheiten abhängig. Es gibt allerdings auch Faktoren, die auf die Allgemeinbevölkerung zutreffen, sodass sowohl spezielle als auch generelle Empfehlungen abgegeben werden können.

7.7.1 Empfehlungen für Risikogruppen

In ▶ Tab. 7.3 sind Empfehlungen für Bevölkerungsgruppen aufgelistet, die erhöhte Erkrankungsrisiken haben bzw. besonders gefährdet sind.

7.7.2 Konzept der „genomischen Gesundheitsklinik“: ein Plädoyer für individuelle Ernährungsstrategien

Die letzten 50 Jahre intensiver Forschung haben gezeigt, dass der allgemeine Gesundheitszustand und das Krebsrisiko des Menschen durch eine Vielzahl von Ernährungsfaktoren beeinflusst werden. Nicht nur die Lebensmittel, sondern auch die Art der Zubereitung sowie die unterschiedliche individuelle Konstitution der Menschen beeinflussen die Wirksamkeit biologisch aktiver Nahrungsinhaltsstoffe. Zusätzlich hängt das ernährungsbedingte Erkrankungsrisiko für Krebs von zahlreichen endogenen Faktoren ab. Die Komplexität dieser Zusammenhänge erschwert die Ausarbeitung allgemeingültiger Ernährungsempfehlungen. Auf der Basis dieser Erkenntnis wurde von dem Australier Michael Fenech ein bahnbrechendes Konzept entwickelt [14]. Der Grundgedanke ist die Erfassung des individuellen Ernährungszustandes und die Diagnose des Erkrankungsrisikos durch Bestimmung von Biomarkern und Parametern, die mit der Erkrankung in Zusammenhang stehen. In ▶ Abb. 7.7 ist dieses Konzept grafisch dargestellt. Es geht davon aus, dass (ähnlich wie dies bei konventionellen Vorsorgeuntersuchungen der Fall ist) Messgrößen erfasst werden, die das Risiko des Menschen für Langzeiterkrankungen reflektieren. Im Fall von Krebs ist die Stabilität der Erbsubstanz von entscheidender Bedeutung. Wie erwähnt, ist es nachgewiesen, dass Chromosomenaberrationen bzw. die Kleinkernraten zuverlässige Biomarker für das Erkrankungsrisiko sind. Die Ergebnisse der Bestimmung dieser Parameter können mit dem Ernährungszustand in Zusammenhang gebracht werden (Messungen der antioxidativen Kapazität und der Konzentrationen von Spurenelementen, die bei Krebserkrankungen eine Rolle spielen, z. B. von Eisen, Selen, Zink und Folsäure sowie diverser Vitamine wie A, C und E, ggf. von weiteren Markern wie den Enterolacton- und Flavonoidkonzentrationen). Darüber hinaus erfolgt die Bestimmung der Polymorphismen von Genen, die das Auftreten maligner Erkrankungen beeinflussen (typische Beispiele: Polymorphismen von GST, NAT und UGT, von DNA-Reparaturenzymen und von Enzymen, die ROS inaktivieren). Die letztgenannten Messungen beruhen auf RT-PCR-Analysen und können auch mit Speichelproben durchgeführt werden. Derzeit werden sie von diversen Firmen über das Internet angeboten, liefern jedoch keine zuverlässigen Aussagen über das Erkrankungsrisiko, da weitere Faktoren berücksichtigt werden müssen, um zu klaren Aussagen zu gelangen. Auf der Basis der Erhebung schlägt Fenech die Ausarbeitung individueller Maßnahmen vor (beispielsweise Verbesserungen der Speisepläne und Einnahme von Supplementen). Sein Ansatz ist äußerst sinnvoll und zudem auch realistisch, da die erforderlichen Messungen automatisiert werden können, wenn sie in ausreichendem Umfang durchgeführt werden, sodass die anfallenden Kosten relativ gering ausfallen. Derzeit laufen in Australien Projekte, in deren Rahmen dieses Konzept realisiert wird.

In diesem Zusammenhang ist erwähnenswert, dass viele Menschen in den westlichen Industrieländern derzeit Nahrungssupplemente zu sich nehmen, ohne über ihre individuellen Bedürf-

Tab. 7.3 Empfehlungen zur Reduktion des Krebsrisikos in ausgewählten Bevölkerungsgruppen.

Gruppe	Risikofaktoren	Gegenmaßnahmen
Übergewicht	erhöhte Leberkrebsinzidenz bei Männern, Endometriumkrebs bei Frauen sowie zahlreiche andere Krebsformen (s. Kapitel 4.16), erhöhte Belastung mit ROS, hormonelle Effekte	sämtliche Maßnahmen, die zu einer Reduktion des Gewichts führen, z. B. Verzehr kalorienarmer Nahrungsmittel (ballaststoffreiche LM, Pilze, bestimmte Gemüse), Erhöhung des Verzehrs antioxidanzienreicher Nahrungsmittel,[1] evtl. phytoöstrogenreiche LM, Kaffee
Personen mit extrem hohem Konsum von „rotem" Fleisch	erhöhte Inzidenz von Dickdarmkarzinomen	Verzehr von Vitamin-C-reichen Früchten und phenolreichen LM, um die endogene Bildung von Nitroverbindungen zu reduzieren
Vegetarier	Folsäuremangel, Eisenmangel, Vitamin-B_{12}-Mangel, Vitamin-A-Unterversorgung; Vitamin-D-Mangel	Erhöhung des Verzehrs folsäurereicher LM (Spinat, Mangold, Spargel etc.); evtl. Supplementierung, Sonnenlicht
Hoher Alkoholkonsum	Anstieg von Leberkrebs und Ösophaguskrebs, bei Frauen Anstieg von Brustkrebs, Mangel an Folsäure und Vitamin A	erhöhter Verzehr von folsäurereicher Nahrung, erhöhter Verzehr von Vitamin-A-reicher Nahrung
Arbeiter in speziellen Branchen (chemische Industrie, Metallindustrie, Schweißer, Möbelindustrie etc.)	erhöhte Exposition gegenüber Kanzerogenen (PAK, Nitrosamine, diverse Industriechemikalien, Schwermetalle)	erhöhter Verzehr von LM, die GST induzieren (Lauchgemüse, Kohlgemüse), diverse Getränke (Kaffee, Tee) und Gemüse, evtl. antioxidanzienreiche LM
Raucher	erhöhtes Lungenkrebsrisiko und erhöhte Erkrankungsrisiken für andere Krebsarten, Schädigung der DNA durch Chemikalien (Nitrosamine, PAK) und ROS	Reduktion des Alkoholkonsums (starker Anstieg des Risikos), Konsum von LM, die ROS-protektiv wirken (Grüntee, phenolreiche LM etc.), Konsum von LM, die GST induzieren (s. o.), keine β-carotinhaltigen LM und Supplemente, wenig Kaffee
Säuglinge, Kinder, Jugendliche	teilweise stark erhöhte Empfindlichkeit gegenüber gentoxischen Kanzerogenen (z. B. Nitrosamine)	Isoflavonkonsum der Mütter während der Schwangerschaft möglicherweise problematisch, Verringerung der Belastung mit kanzerogenhaltigem Fleisch (z. B. gegrillt oder geräuchert)
Geschlechtsspezifische Faktoren (s. ▶ Tab. 7.4 u. Tab. 7.5)	Männer vor allem Prostatakrebs, Frauen vor allem Brustkrebs und Gebärmutterkrebs	Männer: evtl. erhöhter Konsum von selenreichen Lebensmitteln, Phytoöstrogenen und Lycopin; Frauen: Phytoöstrogene, ballaststoffreiche Nahrungsmittel, kalziumreiche LM
Typ-2-Diabetiker	erhöhte Erkrankungshäufigkeit an Krebs, wobei u. a. die Beteiligung von ROS diskutiert wird	Gewichtsreduktion, erhöhter Konsum antioxidativ wirkender LM[1]
Chronische Entzündungen (z. B. Zirrhose, Morbus Crohn, Colitis ulcerosa)	erhöhte Krebsrisiken durch Freisetzung von ROS	entzündliche Darmerkrankungen: Konsum von Joghurt; Hepatitis: Kaffee, phenolreiche Nahrungsmittel
Gruppen mit erhöhtem Erkrankungsrisiko für bestimmte Krebsarten	Menschen mit Darmpolypen, Männer mit erhöhten PSA-Werten, Frauen nach Brustkrebstherapie	Darm: Verzehr von Joghurt, evtl. Kohlgemüse, ω-3-Fettsäuren; Männer mit erhöhtem Prostatakrebsrisiko: erhöhte Zufuhr von Selen, Lycopin und Phytoöstrogenen; Frauen mit erhöhtem Brustkrebsrisiko: weniger Fett (!), Phytoöstrogene in Sojaprodukten, evtl. Ballaststoffe, evtl. methioninarme Ernährung (Effizienz nicht beim Menschen bewiesen!)

[1] obwohl einzelne Forscher den Zusammenhang zwischen Krebsauslösung und oxidativem Stress in Frage stellen, gibt es eine Reihe deutlicher Hinweise darauf, dass Zusammenhänge existieren
LM: Lebensmittel, GST: Glutathion-S-Transferase, ROS: reaktive Sauerstoffspezies

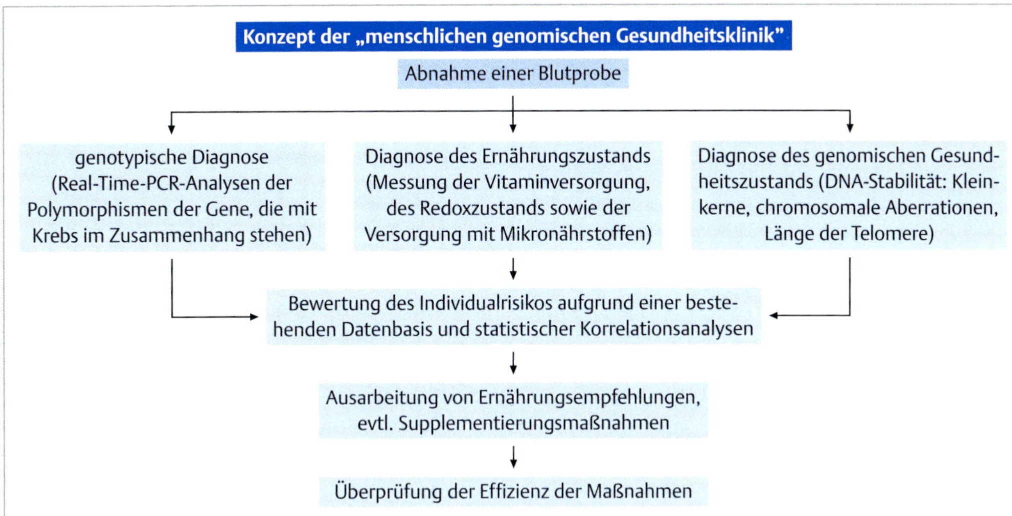

Abb. 7.7 Das Konzept der „menschlichen genomischen Gesundheitsklinik" (Quelle: [14]).

nisse Bescheid zu wissen. Im Fall von Multivitaminpräparaten ist bekannt, dass ihre Einnahme die Krebsrisiken nicht erniedrigt, sondern im schlimmsten Fall sogar erhöht (s. Exkurs „Kein Schutz vor Krebs durch Multivitaminpräparate!", Kapitel 6.2, S.236). Die Einnahme „alchemistischer" pflanzlicher Präparate, die chemisch nicht oder nur schlecht charakterisiert sind und deren Wirksamkeit in humanen Studien nicht nachgewiesen wurde, ist sowohl aus medizinischer als auch aus moralischer Sicht abzulehnen und sollte vom Gesetzgeber verboten werden.

7.7.3 Allgemeine Empfehlungen I: Vermeidung von Risiken

▶ **Übergewicht.** Der bei Weitem wichtigste menschliche Risikofaktor ist in reichen Ländern das Übergewicht. Auf der Grundlage der Überlegungen von Lutz und Schlatter ist kalorische Überernährung für die meisten malignen Erkrankungen in westlichen Industrieländern verantwortlich [28]. Alle Maßnahmen, die zu einer Reduktion des Übergewichts führen, dienen daher der Krebsprävention, allerdings ist vor Crash-Diäten zu warnen, die zu Störungen der Versorgung mit Spurenelementen führen können.

▶ **Rotes Fleisch und Fett.** Ein Faktor, der nachgewiesenermaßen das Erkrankungsrisiko maßgeblich beeinflusst, ist der Konsum von rotem Fleisch, daher sollten Empfehlungen zur Reduktion des Konsums auf 2–3 Mahlzeiten pro Woche ernst genommen werden. Die Belastung mit einschlägigen Kanzerogenen wie PAK, Nitrosaminen und HA kann durch schonende Zubereitung reduziert werden. Gut dokumentiert ist die negative Auswirkung des Verzehrs von Fetten, die sich vor allem auf das Brustkrebsrisiko auswirkt (s. Kapitel 4.1.1).

▶ **Alkohol.** Ein weiterer Faktor, der eine große Rollte spielt, sind alkoholische Getränke (s. Kapitel 4.3). Aus der Sicht der Krebsforschung ist Ethanol ein DNA-schädigendes Kanzerogen; für derartig wirkende Chemikalien existieren keine oder nur sehr niedrige Schwellendosen. Daher ist die Annahme, dass der tägliche Konsum einiger „Gläschen" nicht schädlich ist, schlichtweg falsch.

▶ **Weitere Risikofaktoren.** Auch die übrigen Risikofaktoren sollten nicht außer Acht gelassen werden. Eine hieraus abgeleitete Empfehlung ist, dass der Konsum hoher Mengen von Nahrungsmitteln, die Kanzerogene enthalten (z.B. von Gewürzen mit bedenklichen Inhaltsstoffen), eingeschränkt werden sollte.

7.7.4 Allgemeine Empfehlungen II: Krebsschutz durch „richtige“ Ernährung

Nur wenige der Nahrungsmittel, die wir konsumieren, sind aus der Perspektive der Prävention „schädlich“, d.h. krebserregend. Das eigentliche Problem besteht darin, dass uns viele Lebensmittel nicht vor dieser Erkrankung schützen. Der Konsum solcher „wertfreier“ Produkte hat in den letzten Jahren erheblich zugenommen. Gemeint ist der Verzehr „gereinigter“ (raffinierter) Nahrungsmittel, die den Charakter von Reinchemikalien haben. Beispiele sind Auszugsmehl oder weißer Zucker, die in großen Mengen verzehrt werden, oft in Form von Fertigprodukten, die darüber hinaus auch hohe Konzentrationen an Fetten aufweisen. Durch den Konsum derartiger Nahrungsmittel wird dem Körper zwar eine ausreichende Menge Energie zugeführt (in vielen Fällen sogar zu viel, sodass es zu Übergewicht kommt), es fehlt jedoch eine optimale Versorgung mit bioaktiven Substanzen, die als „Xenobiotika“ (körperfremde Verbindungen) die Entgiftung ankurbeln, das Immunsystem aktivieren und dadurch vor Krebserkrankungen schützen.

Viele Menschen vermuten, dass ihre Ernährung einen negativen Einfluss auf ihren Gesundheitszustand hat. In den Medien wird meist als Alternative der (unreflektierte) Verzehr von Obst und Gemüse propagiert. Aus der Sicht der Krebsprävention ist dazu anzumerken, dass nur bestimmte Gemüsesorten krebspräventive Inhaltsstoffe enthalten, im Kapitel über Schutzfaktoren sind einige dieser Gemüse und ihre Inhaltsstoffe eingehend beschrieben. Effizienter Krebsschutz ist beispielsweise durch Verzehr von Vertretern der Kohlgemüse, Lauchgemüse und von flavonoidreichen und carotinoidreichen pflanzlichen Nahrungsmitteln sowie durch Sojaprodukte und Getreide zu erreichen. Der ausschließliche Ersatz von Fleisch durch Obst und Gemüse ist nur bedingt empfehlenswert, wesentlich sinnvoller ist es, Fleischrationen teilweise durch Getreidemahlzeiten oder Sojaprodukte zu ersetzen, da dadurch eine gesteigerte Aufnahme weiterer bioaktiver Substanzen erreicht wird. Sinnvoll ist auch eine Erhöhung des Verzehrs von Ballaststoffen, denen bei der Krebsprävention eine zentrale Rolle zukommt. Aus diesem Grund sollten vor allem Brot und Nudelprodukte verzehrt werden, die aus Vollkornmehl hergestellt wurden. Eine weitere zielführende Strategie ist der Verzehr von Getreiden, da diese im Vergleich zu Speisen, die nur aus Gemüsen hergestellt wurden, langsamer verdaut werden und somit Hungergefühle verhindert werden. Ein weiterer wichtiger Aspekt ist der Verzicht auf mit Rübenzucker gesüßte Säfte sowie auf Torten und Backwaren, die maßgeblich zu einer erhöhten Kalorienzufuhr beitragen.

In ▸ Tab. 7.4 und Tab. 7.5 sind einzelne Nahrungsmittel bzw. Inhaltsstoffe von Lebensmitteln aufgelistet, die den Menschen vor Krebserkrankungen schützen. Wir haben uns bei der Darstel-

Tab. 7.4 Auswirkungen ausgewählter Lebensmittelgruppen auf die Erkrankungsrisiken verschiedener Organe.

	Mundhöhle Kehlkopf	Ösophagus	Magen	Dickdarm/ Enddarm	Blase	Leber	Lunge	Brust	Endometrium/ Ovar	Prostata
Knoblauch			↓↓	↓					↓	↓
Kohlgemüse				↓?	↓		↓↓			
Soja							↓↓	↓↓[1]	↓↓	↓↓
Tomaten										↓↓
Gemüse									↓	
Früchte			↓↓	↓?			↓↓			
Fisch				↓↓						
Grüntee	↓?		↓↓				↓[2]			
Schwarztee	↓↓									
Kaffee		↓?			↑↑[4]	↓↓	↑↑[3]		↓↓	
Kochsalz			↓?							

[1] nur in Asien, [2] nur bei Nichtrauchern, [3] nur bei Rauchern. ↓↓: starke Evidenz, ↓: Hinweise aus mehreren Einzelstudien, ?: widersprüchliche Befunde, aber überwiegend Hinweise auf Schutzwirkungen, [4] nur in retrospektiven Studien.

Tab. 7.5 Auswirkungen ausgewählter Inhaltsstoffe auf die Erkrankungsrisiken verschiedener Organe.

	Mundhöhle Kehlkopf	Ösophagus	Magen	Dickdarm/ Enddarm	Blase	Leber	Lunge	Brust	Endometrium/ Ovar	Prostata
Vitamin D				↓↓						
Vitamin C		↓↓	↓↓							
Vitamin A								↓↓	↓↓	
Vitamin E									↓?	
Carotinoide							↓↓[1]			
Cryptoxanthin							↓			
Lutein							↓			
Folsäure	↓	↓		↓↓[2]				↓↓[2]		
Selen		↓?	↓?	↓?						↓?
Lycopin										↓↓
Quercetin							↓↓			↓?
Lignane								↓↓[3]		
Isoflavone								↓?		↓↓
Ballaststoffe			↓?	↓↓				↓↓		
ω-3-Fettsäuren								↓?		

[1] gilt nicht für β-Carotin bei Rauchern, [2] gilt nur für Aufnahme über Nahrungsmittel, [3] nur bei postmenopausalen Frauen. ↓↓: starke Evidenz, ↓: Hinweise aus mehreren Einzelstudien, ?: widersprüchliche Befunde, aber überwiegend Hinweise auf Schutzwirkungen.

lung auf jene Lebensmittel beschränkt, bei denen die Evidenz als ausreichend bzw. vielversprechend anzusehen ist.

7.8 Schlussbetrachtung

Die Auswertung der verfügbaren Daten zeigt in eindrucksvoller Weise die eminente Bedeutung, die der Ernährung im Hinblick auf die Auslösung von Krebserkrankungen zukommt. Wie erwähnt, postulierten Doll und Peto, dass etwa 35% aller krebsbedingten Todesfälle durch falsche Ernährung bedingt und daher vermeidbar sind [10]. Diese Schätzung beruht auf der Analyse epidemiologischer Daten. Durch Entwicklung und Realisierung zielgerichteter individueller Ernährungsstrategien, beispielsweise in Form des „Human Health Genome"-Konzepts (s. Kapitel 7.7.2), ist zu erwarten, dass die Schutzwirkungen erheblich (möglicherweise bis auf 50%) gesteigert werden können.

In den letzten 2 Jahrzehnten hat die Entwicklung und Anwendung fortschrittlicher molekularbiologischer Methoden, insbesondere der OMICS-Techniken, zu einer Revolution der biomedizinischen Forschung geführt. Die derzeitige Datenlage zeigt uns, dass in lebenden Organismen äußerst komplexe Netzwerke existieren, die über Schaltzentralen (z.B. Transkriptionsfaktoren) und Signalpfade geregelt werden, und dass Nahrungsfaktoren maßgeblich in diese Systeme eingreifen. Wir beginnen zu verstehen, dass Langzeiterkrankungen (wie Herz-Kreislauf-Erkrankungen, Krebs, aber auch neurodegenerative Störungen), die die Haupttodesursachen in industriell entwickelten Ländern darstellen, nicht monokausal, sondern durch verschiedenste Ursachen ausgelöst werden und dass Nahrungsfaktoren physiologische „Ungleichgewichte", die diese verursachen, auf verschiedenen Ebenen ausgleichen können. Beispielsweise nimmt man an, dass Störungen des Redoxgleichgewichts, die durch Entzündungen, aber auch durch Übergewicht und Diabetes verursacht werden, zu den oben erwähnten Erkrankungen führen und durch Nahrungsinhaltsstoffe verhindert bzw. reduziert werden können. Die gute Nachricht, die sich aus dieser holistischen Betrachtungsweise ergibt, ist, dass es nicht spezielle Ernährungsformen gibt, die vor einzelnen Erkrankungen schützen, sondern dass Maßnahmen, die das Auftreten maligner Erkrankungen reduzieren, auch andere Zivilisationskrankheiten verhindern.

Dem ständig wachsenden Wissen um die Ursachen der Krebsentstehung und um die Beeinflussung der Erkrankungsrisiken durch Nahrungsfaktoren steht das Unwissen der Konsumenten gegenüber. Über den herkömmlichen Bildungsweg werden den Menschen kaum Informationen vermittelt, die die Zusammenhänge zwischen Ernährung und dem Auftreten fataler Erkrankungen betreffen. Die Hauptquellen der Wissensvermittlung sind Werbekampagnen der Lebensmittelindustrie und mediale Berichterstattungen, die zumeist wissenschaftlich nicht fundierte Halbwahrheiten transportieren. Es ist den Verbrauchern daher nicht klar, dass Fehlernährung zu denselben tragischen Konsequenzen führt wie jahrzehntelanger Tabakkonsum. Da man mit Büchern über gesunde Ernährung gutes Geld verdienen kann, wird der Markt mit trivialwissenschaftlichen Werken mit geringem Informationsgehalt überschwemmt. Besonders schmerzhaft ist es für seriöse Wissenschaftler, wenn die Ergebnisse jahrelanger Forschung in Frage gestellt werden und behauptet wird, dass keine Zusammenhänge zwischen Ernährung und Krebserkrankungen existieren und dass eine „ausgewogene" Ernährung (die nicht genauer definiert wird) ausreichend sei. Auch die Ansicht, der Mensch wisse selbst, „was ihm gut tut", ist häufig zu hören. Durch die Produktion und den steigenden Konsum wohlschmeckender, aber kalorienreicher Nahrungsmittel, die an bioaktiven Inhaltsstoffen völlig verarmt sind, kommt es zur Verführung und in der Folge zu einer „Verfettung" und „Verweichlichung" der Konsumenten, d. h. zu einer Abnahme der natürlichen Abwehrmechanismen, etwa von Funktionen des Immunsystems und der Aktivitäten entgiftender und ROS-protektiver Enzyme. Dies führt zu erhöhter Anfälligkeit für Krebserkrankungen. Diese negative Entwicklung wird durch die Verbesserung der Versorgungssituation (die ganzjährige Verfügbarkeit frischer oder tiefgefrorener pflanzlicher Nahrungsmittel, die in der Vergangenheit nicht gegeben war) nur in geringem Ausmaß kompensiert.

Die aktuellen Entwicklungen zeigen negative Tendenzen, die durch gezielte Gegenmaßnahmen, insbesondere durch entsprechende Aufklärungsarbeit, verhindert werden können. Ein Blick auf die Speisekarten der Restaurants und auf die Pläne der Werks- und Schulküchen in mitteleuropäischen Ländern zeigt das Ausmaß der derzeitigen Fehlernährung in katastrophaler Weise. Im Hinblick auf Krebsprävention gibt es einerseits ein zu hohes Angebot an Fleischspeisen sowie von Beilagen (Reis, Nudeln und Kartoffeln), die äußerst arm an bioaktiven Substanzen sind, und gleichzeitig einen Mangel an Gerichten aus Getreiden und Gemüsen, die Ballaststoffe, Spurenelemente und bioakive Substanzen enthalten. Am Ende jahrelanger Fehlernährung stehen Erkrankungen wie Krebs, Diabetes und Herz-Kreislauf-Erkrankungen, die nicht nur zu einem verfrühten Tod, sondern auch zu jahrelangem Leiden der Betroffenen führen.

Die Autoren hoffen, dass dieses Buch dazu beitragen wird, Ärzte, Studierende und Wissenschaftler zu stimulieren, sich mit den aufregenden Zusammenhängen zwischen Ernährungsfaktoren und dem Auftreten von Krebserkrankungen zu beschäftigen, auf diesem Gebiet weiter zu forschen und die bereits vorliegenden Erkenntnisse einer breiteren Öffentlichkeit nahezubringen, um falsche Ansichten zu eliminieren und so die Menschen vor dieser fatalen Erkrankung zu schützen.

7.9 Literatur

[1] Aune D, Chan DS, Lau R et al. Dietary fibre, whole grains, and risk of colorectal cancer: systematic review and dose-response meta-analysis of prospective studies. BMJ 2011; 343: d6617

[2] Aune D, Lau R, Chan DS et al. Nonlinear reduction in risk for colorectal cancer by fruit and vegetable intake based on meta-analysis of prospective studies. Gastroenterology 2011; 141: 106–118

[3] Bandera EV, Kushi LH, Moore DF et al. Fruits and vegetables and endometrial cancer risk: a systematic literature review and meta-analysis. Nutr Cancer 2007; 58: 6–21

[4] Boeing H, Dietrich T, Hoffmann K et al. Intake of fruits and vegetables and risk of cancer of the upper aero-digestive tract: the prospective EPIC-study. Cancer Causes Control 2006; 17: 957–969

[5] Boffetta P, Couto E, Wichmann J et al. Fruit and vegetable intake and overall cancer risk in the European Prospective Investigation

into Cancer and Nutrition (EPIC). J Natl Cancer Inst. 2010; 102: 529–537

[6] Buchner FL, Bueno-de-Mesquita HB, Linseisen J et al. Fruits and vegetables consumption and the risk of histological subtypes of lung cancer in the European Prospective Investigation into Cancer and Nutrition (EPIC). Cancer Causes Control 2010; 21: 357–371

[7] Buchner FL, Bueno-de-Mesquita HB, Ros MM et al. Consumption of vegetables and fruit and the risk of bladder cancer in the European Prospective Investigation into Cancer and Nutrition. Int J Cancer 2009; 125: 2643–2651

[8] Buchner FL, Bueno-de-Mesquita HB, Ros MM et al. Variety in vegetable and fruit consumption and risk of bladder cancer in the European Prospective Investigation into Cancer and Nutrition. Int J Cancer 2011; 128: 2971–2979

[9] Chatenoud L, Tavani A, La Vecchia C et al. Whole grain food intake and cancer risk. Int J Cancer 1998; 77: 24–28

[10] Doll R, Peto R. The causes of cancer: quantitative estimates of avoidable risks of cancer in the United States today. J Natl Cancer Inst. 1981; 66: 1191–1308

[11] Domingo JL, Gine Bordonaba J. A literature review on the safety assessment of genetically modified plants. Environ Int 2011; 37: 734–742

[12] Dona A, Arvanitoyannis IS. Health risks of genetically modified foods. Crit Rev Food Sci Nutr 2009; 49: 164–175

[13] Fardet A. New hypotheses for the health-protective mechanisms of whole-grain cereals: what is beyond fibre? Nutr Res Rev 2010; 23: 65–134

[14] Fenech M. The Genome Health Clinic and Genome Health Nutrigenomics concepts: diagnosis and nutritional treatment of genome and epigenome damage on an individual basis. Mutagenesis 2005; 20: 255–269

[15] Fox CH, Eberl M. Phytic acid (IP6), novel broad spectrum anti-neoplastic agent: a systematic review. Complement Ther Med 2002; 10: 229–234

[16] Giacco R, Della Pepa G, Luongo D et al. Whole grain intake in relation to body weight: from epidemiological evidence to clinical trials. Nutr Metab Cardiovasc Dis 2011; 21: 901–908

[17] González CA, Pera G, Agudo A et al. Fruit and vegetable intake and the risk of stomach and oesophagus adenocarcinoma in the European Prospective Investigation into Cancer and Nutrition (EPIC-EURGAST). Int J Cancer 2006; 118: 2559–2566

[18] Huang T, Yang B, Zheng J et al. Cardiovascular disease mortality and cancer incidence in vegetarians: a meta-analysis and systematic review. Ann Nutr Metab 2012; 60: 233–240

[19] Islami F, Ren JS, Taylor PR et al. Pickled vegetables and the risk of oesophageal cancer: a meta-analysis. Br J Cancer 2009; 101: 1641–1647

[20] Jonnalagadda SS, Harnack L, Liu RH et al. Putting the whole grain puzzle together: health benefits associated with whole grains – summary of American Society for Nutrition 2010 Satellite Symposium. J Nutr 2011; 141: 1011S–1022S

[21] Kim HJ, Lim SY, Lee JS et al. Fresh and pickled vegetable consumption and gastric cancer in Japanese and Korean populations: a meta-analysis of observational studies. Cancer Sci 2010; 101: 508–516

[22] Kontou N, Psaltopoulou T, Panagiotakos D et al. The mediterranean diet in cancer prevention: a review. J Med Food 2011; 14: 1065–1078

[23] Koushik A, Hunter DJ, Spiegelman D et al. Fruits, vegetables, and colon cancer risk in a pooled analysis of 14 cohort studies. J Natl Cancer Inst. 2007; 99: 1471–1483

[24] Koushik A, Spiegelman D, Albanes D et al. Intake of fruits and vegetables and risk of pancreatic cancer in a pooled analysis of 14 cohort studies. Am J Epidemiol 2012; 176: 373–386

[25] Larsson SC, Giovannucci E, Bergkvist L et al. Whole grain consumption and risk of colorectal cancer: a population-based cohort of 60,000 women. Br J Cancer 2005; 92: 1803–1807

[26] Linseisen J, Rohrmann S, Miller AB et al. Fruit and vegetable consumption and lung cancer risk: updated information from the European Prospective Investigation into Cancer and Nutrition (EPIC). Int J Cancer 2007; 121: 1103–1114

[27] Lunet N, Valbuena C, Vieira AL et al. Fruit and vegetable consumption and gastric cancer by location and histological type: case-control

and meta-analysis. Eur J Cancer Prev 2007; 16: 312–327

[28] Lutz WK, Schlatter J. Chemical carcinogens and overnutrition in diet-related cancer. Carcinogenesis 1992; 13: 2211–2216

[29] Pavia M, Pileggi C, Nobile CG et al. Association between fruit and vegetable consumption and oral cancer: a meta-analysis of observational studies. Am J Clin Nutr 2006; 83: 1126–1134

[30] Reiss R, Johnston J, Tucker K et al. Estimation of cancer risks and benefits associated with a potential increased consumption of fruits and vegetables. Food Chem Toxicol 2012; 50: 4421–4427

[31] Rohrmann S, Becker N, Linseisen J et al. Fruit and vegetable consumption and lymphoma risk in the European Prospective Investigation into Cancer and Nutrition (EPIC). Cancer Causes Control 2007; 18: 537–549

[32] Ros MM, Bueno-de-Mesquita HB, Kampman E et al. Fruit and vegetable consumption and risk of aggressive and non-aggressive urothelial cell carcinomas in the European Prospective Investigation into Cancer and Nutrition. Eur J Cancer 2012; 48: 3267–3277

[33] Séralini GE, Clair E, Mesnage R et al. Long term toxicity of a Roundup herbicide and a Roundup-tolerant genetically modified maize. Food Chem Toxicol 2012; 50: 4221–4231

[34] Snell C, Bernheim A, Berge JB et al. Assessment of the health impact of GM plant diets in long-term and multigenerational animal feeding trials: a literature review. Food Chem Toxicol 2012; 50: 1134–1148

[35] Soerjomataram I, Oomen D, Lemmens V et al. Increased consumption of fruit and vegetables and future cancer incidence in selected European countries. Eur J Cancer 2010; 46: 2563–2580

[36] van Duijnhoven FJ, Bueno-De-Mesquita HB, Ferrari P et al. Fruit, vegetables, and colorectal cancer risk: the European Prospective Investigation into Cancer and Nutrition. Am J Clin Nutr 2009; 89: 1441–1452

[37] van Gils CH, Peeters PH, Bueno-de-Mesquita HB et al. Consumption of vegetables and fruits and risk of breast cancer. JAMA 2005; 293: 183–193

[38] Vrieling A, Verhage BA, van Duijnhoven FJ et al. Fruit and vegetable consumption and pancreatic cancer risk in the European Prospective Investigation into Cancer and Nutrition. Int J Cancer 2009; 124: 1926–1934

[39] Vucenik I, Shamsuddin AM. Protection against cancer by dietary IP6 and inositol. Nutr Cancer 2006; 55: 109–125

[40] Wakai K, Matsuo K, Nagata C et al. Lung cancer risk and consumption of vegetables and fruit: an evaluation based on a systematic review of epidemiological evidence from Japan. Jpn J Clin Oncol 2011; 41: 693–708

[41] Weikert S, Boeing H, Pischon T et al. Fruits and vegetables and renal cell carcinoma: findings from the European prospective investigation into cancer and nutrition (EPIC). Int J Cancer 2006; 118: 3133–3139

[42] Aune D, Lau R, Chan DS et al. Nonlinear reduction in risk for colorectal cancer by fruit and vegetable intake based on meta-analysis of prospective studies. Gastroenterology 2011; 141: 106–118

[43] Berkel J, de Waard F. Mortality pattern and life expectancy of Seventh-Day Adventists in the Netherlands. Int J Epidemiol 1983; 12: 455–459

[44] Boeing H, Dietrich T, Hoffmann K et al. Intake of fruits and vegetables and risk of cancer of the upper aero-digestive tract: the prospective EPIC-study. Cancer Causes Control 2006; 17: 957–969

[45] Buchner FL, Bueno-de-Mesquita HB, Ros MM et al. Consumption of vegetables and fruit and the risk of bladder cancer in the European Prospective Investigation into Cancer and Nutrition. Int J Cancer 2009; 125: 2643–2651

[46] Butler D. Hyped GM maize study faces growing scrutiny. Nature 2012a; 490: 158

[47] Butler D. Rat study sparks GM furore. Nature 2012b; 489: 484

[48] Couto E, Boffetta P, Lagiou P et al. Mediterranean dietary pattern and cancer risk in the EPIC cohort. Br J Cancer 2011; 104: 1493–1499

[49] Gonzalez CA, Lujan-Barroso L, Bueno-de-Mesquita HB et al. Fruit and vegetable intake and the risk of gastric adenocarcinoma: a reanalysis of the European Prospective Investigation into Cancer and Nutrition (EPIC-EURGAST) study after a longer follow-up. Int J Cancer 2012; 131: 2910–2919

[50] Gonzalez CA, Pera G, Agudo A et al. Fruit and vegetable intake and the risk of stomach and oesophagus adenocarcinoma in the European Prospective Investigation into Cancer and Nutrition (EPIC-EURGAST). Int J Cancer 2006; 118: 2559–2566
[51] Key TJ, Fraser GE, Thorogood M et al. Mortality in vegetarians and nonvegetarians: detailed findings from a collaborative analysis of 5 prospective studies. Am J Clin Nutr 1999; 70: 516S-524S
[52] Kim HJ, Lim SY, Lee JS et al. Fresh and pickled vegetable consumption and gastric cancer in Japanese and Korean populations: a meta-analysis of observational studies. Cancer Sci 2010; 101: 508–516
[53] Koh-Banerjee P, Franz M, Sampson L et al. Changes in whole-grain, bran, and cereal fiber consumption in relation to 8-y weight gain among men. Am J Clin Nutr 2004; 80: 1237–1245
[54] Koushik A, Hunter DJ, Spiegelman D et al. Fruits, vegetables, and colon cancer risk in a pooled analysis of 14 cohort studies. J Natl Cancer Inst 2007; 99: 1471–1483
[55] Koushik A, Spiegelman D, Albanes D et al. Intake of fruits and vegetables and risk of pancreatic cancer in a pooled analysis of 14 cohort studies. Am J Epidemiol 2012; 176: 373–386
[56] Linseisen J, Rohrmann S, Miller AB et al. Fruit and vegetable consumption and lung cancer risk: updated information from the European Prospective Investigation into Cancer and Nutrition (EPIC). Int J Cancer 2007; 121: 1103–1114
[57] Rohrmann S, Becker N, Linseisen J et al. Fruit and vegetable consumption and lymphoma risk in the European Prospective Investigation into Cancer and Nutrition (EPIC). Cancer Causes Control 2007; 18: 537–549
[58] Ros MM, Bueno-de-Mesquita HB, Kampman E et al. Fruit and vegetable consumption and risk of aggressive and non-aggressive urothelial cell carcinomas in the European Prospective Investigation into Cancer and Nutrition. Eur J Cancer 2012, 48: 3267–3277
[59] Salmeron J, Manson JE, Stampfer MJ et al. Dietary fiber, glycemic load, and risk of non-insulin-dependent diabetes mellitus in women. JAMA 1997; 277: 472–477
[60] Schlemmer U, Frolich W, Prieto RM, Grases F. Phytate in foods and significance for humans: food sources, intake, processing, bioavailability, protective role and analysis. Mol Nutr Food Res 2009; 53 (Suppl. 2): 330–375
[61] Thygesen LC, Hvidt NC, Hansen HP et al. Cancer incidence among Danish Seventh-day Adventists and Baptists. Cancer Epidemiol 2012; 36, 513–518
[62] Trichopoulou A, Costacou T et al. Adherence to a Mediterranean diet and survival in a Greek population. N Engl J Med 2003; 348: 2599–2608
[63] Salmeron J, Manson JE et al. Dietary fiber, glycemic load, and risk of non-insulin-dependent diabetes mellitus in women. JAMA 1997; 277: 472–477
[64] Wakai K, Matsuo K, Nagata C et al. Lung cancer risk and consumption of vegetables and fruit: an evaluation based on a systematic review of epidemiological evidence from Japan. Jpn J Clin Oncol 2011; 41: 693–708
[65] Aune D, Lau R, Chan DS et al. Nonlinear reduction in risk for colorectal cancer by fruit and vegetable intake based on meta-analysis of prospective studies. Gastroenterology 2011; 141: 106–118
[66] Benetou V, Orfanos P, Lagiou P et al. Vegetables and fruits in relation to cancer risk: evidence from the Greek EPIC cohort study. Cancer Epidemiol Biomarkers Prev 2008; 17: 387–392
[67] Koh-Banerjee P, Franz M et al. Changes in whole-grain, bran, and cereal fiber consumption in relation to 8-y weight gain among men. Am J Clin Nutr 2004; 80: 1237–1245
[68] Buchner FL, Bueno-de-Mesquita HB et al. Fruits and vegetables consumption and the risk of histological subtypes of lung cancer in the European Prospective Investigation into Cancer and Nutrition (EPIC). Cancer Causes Control 2010; 21: 357–371
[69] Food and Agriculture Organization of the United Nations, WHO. Evaluation of certain veterinary drug residues in food. World Health Organ Tech Rep Ser 2009; 954: 1–134
[70] Buckland G, Agudo A et al. Adherence to a Mediterranean diet and risk of gastric adenocarcinoma within the European Prospective Investigation into Cancer and Nutrition

(EPIC) cohort study, Am J Clin Nutr 2010; 91: 381–390

[71] Juroszek P, Lumpkin HM et al. Fruit quality and bioactive compounds with antioxidant activity of tomatoes grown on-farm: comparison of organic and conventional management systems. J Agric Food Chem 2009; 57: 1188–1194

[72] Reedy J, Mitrou PN et al. Index-based dietary patterns and risk of colorectal cancer: the NIH-AARP Diet and Health Study. Am J Epidemiol 2008; 168: 38–48

[73] Stephany RW. Hormones in meat: different approaches in the EU and in the USA. APMIS Suppl 2001; 103: S357-363; discussion S363–354

[74] World Cancer Research Fund/American Institute for Cancer Research. Food, Nutrition, Physical Activity, and the Prevention of Cancer: A Global Perspective. Washington DC, Amer Inst for Cancer Research; 2007

Sachverzeichnis

A

B

E

H

I

L

M

N

O